「ポリヴェーガル理論」を読む

からだ・こころ・社会

津 田 真 人

〈凡　例〉

・本文中の他文献からの引用・参照は，［著者名　年号, p. ○○］の形式で示されています。それらの文献の一覧は，巻末の「文献一覧」（アルファベット順・年号順）に一括してあります。

・ただし，ポージェスの２つの単著についてだけは，この限りでありません。2011 年刊の大著 "The Polyvagal Theory" ［Porges 2011］については PVT, 2017 年刊のポケット・ガイド版 "The Pocket Guide to the Polyvagal Theory" ［Porges 2017］については PoG の略号で記し，［PVT, p. ○○］［PoG, p. ○○］の形で表記されています。

・［著者名　年号, p. ○○］の表記において，年号が等号で結ばれている場合（例：2017 ＝ 2018），邦訳が存在することを意味します。等号の前の年号（例：2017）が原著の発刊年，等号の後の年号（例：2018）が訳著の発刊年です。

　また，年号が矢印で結ばれている場合（例：2017 → 2018），当該文献に版の変更があり，本書では後者の版（例：2018）から引用・参照を行なったことを意味します。

・［Ibid.］は「同書」，［op.cit.］は「前掲書」を意味します。

・引用文中の［……］は，「中略」を意味します。

・引用文中で，［○○○］と大カッコで括った部分は，著者（津田）による補足です。

・引用文中に下線での強調がある場合，もともと原文にも強調符があったときには［著者名　年号, p. ○○　強調ママ］と記されていますが，「強調ママ」が記されていないときはすべて，著者（津田）が付加した強調です。

・本文には，文章の末尾の読点が「。。。」と３つになっているものが時々ありますが，誤植ではありません。読点３つ分，呼吸を合わせてそのまま読み進めて下さい。

・本文中では敬称はすべて略させて頂きました。

iv

目　次

0.　はじめに……………………………………………………………………1

0–1　〈からだ・こころ・社会〉の理論　1 ／ *0–2*　多重迷走神経理論——自律神経の新しい理論　5 ／ *0–3*　どう広まってきたのか？　8 ／ *0–4*　原点に帰ってみる　14 ／ *0–5*　トラウマ理論への展開　15 ／ *0–6*　「ストレスの時代」から「トラウマの時代」へ　17 ／ *0–7*　「トラウマ社会」——その諸相　23

1.　理論の誕生まで………………………………………………………39

1–1　精神生理学と神経系：脳−身体の双方向性をみる　39 ／ *1–2*　心臓というフィールド：心拍変動〜呼吸性洞性不整脈（RSA）　45 ／ *1–3*　迷走神経パラドックス　51

2.　「ポリヴェーガル」の発見…………………………………………65

2–1　２種類の迷走神経　65 ／ *2–2*　植物的な迷走神経・機敏な迷走神経　66 ／ *2–3*　そんなに２つはちがうのか？　70

3.　脳神経・副交感神経と迷走神経…………………………………75

3–1　脳神経としての迷走神経　75 ／ *3–2*　自律神経としての迷走神経　81 ／ *3–3*　植物的な迷走神経・機敏な迷走神経と迷走神経背側運動核・疑核　85

Column A　呼吸中枢　94

4.　鰓弓神経と「腹側迷走神経複合体」……………………………103

4–1　迷走神経背側運動核・孤束核と「背側迷走神経複合体」　103 ／ *4–2*　疑核と「腹側迷走神経複合体」　109 ／ *4–3*　鰓弓神経という祖型　115 ／ *4–4*　"上陸革命" から "哺乳類革命" へ　119 ／ *4–5*　"哺乳類革命" としてのポリヴェーガル　133

Column B　迷走神経刺激（療法）：VNS　163

Column C　哺乳類の音声コミュニケーションからヒトの言語へ　167

Column D　哺乳類の嗅覚〜視覚の進化　173

5. 自律神経系の3段階論 … 179

5–1 自律神経系は2つのシーソーでなく，3つの階層！ 179 ／ 5–2 哺乳類の社会 ——酸素代謝要求と安全空間の必要 180 ／ 5–3 不動化・可動化・社会的関与 184 ／ 5–4 3段階論のダイナミズム 195 ／ 5–5 ジャクソンの脳の階層論 ポージェスの自律神経の階層論 198 ／ 5–6 3段階のブレンドの可能性 200 ／ 5–補 個体発生は系統発生を鏡映する 201

Column E 哺乳類の社会性 225

Column F 死んだふり・仮死状態・冬眠 238

Column G アイ・コンタクトとグルーミング 248

Column H 「（心的）トラウマ」の概念 259

6. ニューロセプション … 263

6–1 ニューロセプション：安全／リスクの検出 263 ／ 6–2 ニューロセプション：不動化・可動化・社会的関与のスイッチ 266 ／ 6–3 適応的な防衛行動と「ミスマッチ」——こころの病の背景 267 ／ 6–4 ニューロセプションの神経回路 270 ／ 6–5 大脳皮質の決定的な役割 276 ／ 6–6 3つの問題提起 278

7. 「背側迷走神経複合体」の社会化：「恐怖なき不動化」 ～オキシトシン・マジック … 307

7–1 背側迷走神経複合体の社会性!? 307 ／ 7–2 「恐怖なき不動化」ということ 307 ／ 7–3 オキシトシン・バソプレッシン——社会的な神経ペプチド 309 ／ 7–4 哺乳類の愛とストレス 312 ／ 7–5 夫人スー・カーターの大きな存在 314 ／ 7–6 嫌悪の条件づけ，愛の条件づけ，そしてトラウマ 315 ／ 7–7 社会的関与と社会的絆（愛着，共感，親密性） 317 ／ 7–8 哺乳類の創発特性としての愛 320

Column I プレーリーハタネズミ 338

8. 「あそび」の社会性 ～腹側迷走神経複合体と交感神経系のブレンド … 343

8–1 交感神経とのブレンド＝あそび 343 ／ 8–2 5つの生理心理的な基本状態 345

9. 「拡大ポリヴェーガル理論」へ … 353

9–1 「社会神経系」の理論としてのポリヴェーガル 353 ／ 9–2 液性システムへの拡

vi

大ポリヴェーガル理論 355 ／ **9–3** 皮質プロセスへの拡大ポリヴェーガル理論⁉ 360

10. 「ポリヴェーガル理論」の射程（1）〜意識／無意識問題 369

10–1 意識・非意識・身体 369 ／ **10–2** 非意識から覚醒へ 372 ／ **10–3** 覚醒と（原）意識のちがい 373 ／ **10–4** 哺乳類の「原意識」 霊長類以降の「全き意識」 375 ／ **10–5** 意識／無意識とニューロンの統合度 379 ／ **10–6** 意識形成と相関しやすい領域はあるか？ 383 ／ **10–7** 注意とワーキングメモリー——前頭前皮質という虚焦点 385 ／ **10–8** 正中線構造と"主体性"の感覚 389

11. 「ポリヴェーガル理論」の射程（2）〜トップダウン／ボトムアップ問題 407

11–1 トップダウンなのかボトムアップなのか 407 ／ **11–2** 錐体路をこえる腹側迷走神経複合体 409 ／ **11–3** 腹側迷走神経複合体のボトムアップの可能性 412 ／ **11–4** 「恐怖条件づけ」と双方向的多重経路 414 ／ **11–5** 迷走神経－扁桃体－内側前頭前皮質コネクション 421 ／ **11–6** 扁桃体と前頭・側頭皮質ネットワーク 428 ／ **11–7** 「社会脳」としての扁桃体 430 ／ **11–8** 防衛反応／向社会的反応の進化的入れ子構造 435

12. 「ポリヴェーガル理論」の射程（3）〜皮質ブラックボックス問題 463

12–1 大脳皮質というブラックボックス 463 ／ **12–2** ポリヴェーガル理論とソマティック・マーカー説 464 ／ **12–3** ポリヴェーガル理論とミラーニューロン説 472 ／ **12–4** ポリヴェーガル理論とデフォルト・モード・ネットワーク 479 ／ **12–5** ポリヴェーガル理論と創造性（フロー，ゾーン）の理論 482 ／ **12–6** ポリヴェーガル理論とマインドフルネス 488 ／ **12–7** ポリヴェーガル理論とメンタライジング（心の理論） 492 ／ **12–8** 多重迷走神経システムと社会脳システムの相互補完性 495

13. 小結 〜「社会神経系」と「社会脳」 513

13–1 「社会神経系」と「社会脳」の断層 513 ／ **13–2** 大脳の複雑性・社会の複雑性 517 ／ **13–3** 二者関係の「社会」と三者関係の〈社会〉 526
Column J 霊長類の脳と三者関係の〈社会〉 543

文献一覧 551
あとがき 601
索 引 611

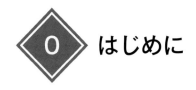

0 はじめに

0–1 〈からだ・こころ・社会〉の理論

　「ポリヴェーガル理論」（Polyvagal Theory）とは何でしょう？　それを明らかにすることが，この本のめざす目標です。とはいえ，"それが何かを知る"って何をすることなのか⁉　どうなったら知ったことになるのか⁉　そこからして一筋縄ではない大問題ではあります。人それぞれにちがう問題でもあります。そこでとりあえず，それがどんな背景から，どのように誕生した理論なのか……どんな主張を展開し，どのように発展した（している）理論なのか……他の諸理論と何がちがい，何が同じなのか……所属領域である今日の神経科学の世界にどう位置づけられるのか……どんな長所と短所をもつのか……そのうえで，私たちはこの理論をどう受容していくのか（あるいは，しない？のか）……そんなあたりを見定めることができればと思って，取り組んでみました。ただそうなると，「ポリヴェーガル理論」を他のさまざまな研究と照らし合わせて考えてみることも欠かせません。"何かを知る"って，どうやら，それが"何でないかを知る"ことでもあるのですよね（実はこのこと自体，後に *10–5* で，神経科学上も意外に大事なトピックの1つになってきます）。そんなわけで，思いのほか分厚い本になってしまいました。この点力不足で，本当に申し訳ないです。

　あらかじめ，大まかに本書の構成の見取図を示しておくと，まずこの理論の誕生過程を *1章*・*2章* で，その創成期の論旨を *3章* で，そこでの主張の射程（意義・限界）と他の諸理論との異同を *4章* で，この理論の確立期の姿と

その射程（意義・限界）を5章・6章で，さらにそれ以降の新たな展開を7～9章で，理論全体の射程（意義と限界）や，その神経科学の中での位置を10～13章で，考察することになるでしょう。そしてこの章立ては，とりあえず9章までは，以下に述べる理由から，基本的に時系列に従って，古い方から新しい方へと進んでいくことになるでしょう。

「ポリヴェーガル理論」を最も手っ取り早く知りたい向きには，1章から9章までの，まずは本文を通読されることをお勧めします。さらに深く理解したい方は，その各章の註とColumnも合わせ読んで，充実させてみて下さい。しかし，この理論の射程（意義・限界）そのものをもっと広い視野で考えたい方は，さらに10～13章も熟読して頂けるとありがたいです。

とはいえ各章の記述は，互いに密接に重層的にからみ合っており，ある章で述べたことがまた別の章で再び登場したり，別の角度から論じ直されたりして，ときどき前を見たり後ろを見たりしなければならないかもしれません。そのため，それぞれの箇所の関連づけをできるだけ明記するようにし，また重要な用語は巻末の「索引」に網羅して，他のどの箇所で論じられているかを一瞥できるようにしておきました。もし万一，聞き慣れない言葉の海に溺れそうになった時にも，ぜひ活用してみて下さい。逆引きもアリです。

なぜ「ポリヴェーガル理論」でこうした作業をしたのかといえば，それが本書もタイトルに掲げる，〈からだ・こころ・社会〉という本当は絶対に切り離しえない3つの要素の関わり合いを視野に収め，そのテーマを深めていくうえで，少なくとも足がかりとなりうる重要な論点をいくつも含む，興味深い理論を展開しているから，とまずここでは言っておきましょう。

ちなみに，これは決してありふれたことではありません。たとえば，〈からだとこころ〉のつながりを唱える人は，昨今少なくないのですが，多くはその場合，個体の内部に沈潜して，〈社会〉は欠落しがちなのがしばしばです。いうまでもなく心身医学は，さまざまな身体疾患の「心理・社会的要因」を重視し，今後もますますそうあるよう期待されますが（そのとき薬物療法も，"人薬"療法の奥行きをいっそう深めるのではないでしょうか），実際にはなお心理的要因に止まるものも少なくありません。〈こころと社会〉

のつながりを唱えるのは，社会心理学や社会精神医学という学問領域もあり，近年は社会神経科学や認知感情神経科学も進境著しいのですが，いずれにせよ今度はそこに〈からだ〉が希薄です。〈からだと社会〉のつながりを唱えるのは，今や社会科学でも珍しくなく，「身体（性）の社会学」なども活況を呈していますが，〈からだ〉（と〈こころ〉）の社会的な構築性を，せいぜいヒトの社会の水準だけで論じる傾向が圧倒的です。私自身，このいずれにも因縁浅からぬ関わりをもってきましたが，〈からだ・こころ・社会〉を揃って主題化しようとする理論は，そう簡単には見当たらないものです。ならばそのなかで，「ポリヴェーガル理論」はどう読めるでしょうか？　そのことを，この本全体を通して考えていきたいと思います。

　そんなわけで本書は，たぶん単なるポリヴェーガル紹介本に収まるものでもありません。もちろんしっかり紹介しつつ，なおかつそれを礎に，〈からだ・こころ・社会〉をめぐるさまざまな議論の叩き台，ないしは捨て石になればと思っています。もっとも，理論は理論であって教義でない以上，そうなる他もないのですが。

　さてこの理論，欧米ではすでに最先端のトラウマ理論の1つとしても注目され，多方面に大きな影響を与えつつあるこの理論の提唱者は，長く（心拍変動の）精神生理学の研究者として地道な研究を重ね，現在は行動神経科学を標榜している，スティーブン・ポージェス（Stephen W. Porges, 1945-）。70歳をこえる現在は，イリノイ大学精神医学科の名誉教授として，2012年7月までは，シカゴにある同大学の「脳－身体センター（Brain-Body Center）」の所長（director）を務めたあと，今はノースカロライナのリサーチ・トライアングル・パーク（全米有数のハイテク研究開発拠点）にある非営利の研究調査機関「RTIインターナショナル」の行動神経科学の主任研究員（principal researcher）を経て，インディアナ大学キンゼイ研究所の「トラウマ研究協会」（Kinsey Institute Traumatic Stress Research Consortium）の座長を務めています。

　「ポリヴェーガル理論」をはじめて世に問うたのは，もはや今を遡ること

四半世紀前の，1994年10月8日。この年に会長を務めていた「精神生理学会」（The Society for Psychophysiological Research）大会での会長講演（president address）においてだった，と自ら語っています［PVT, p. 6; Porges 1995, p. 301; Porges 2018a, p. xix］。

その講演原稿を第2章に据え，関連する一連の論文計19篇を集めて，2011年，その名もズバリ *Polyvagal Theory*［Porges 2011: PVT］と題する大著を公刊しました。原論文の発表年は，1992年から2011年までのほぼ20年と，かなり広い幅にわたっており，著者の粘り強い研究の展開の跡を辿ることのできる奥行きの深い構成となっています。

ただ，この大著をどう読み解くかは，決して簡単なことではありません[*1]。大著なうえに取っ付きにくい英語（これは英語圏の人々にとっても同じようです），20年分の論文をその時間差への配慮なく集大成した編集方法，著者の専門領域である心臓の生理学的世界への不案内，要求される解剖学・生理学・進化論などの基礎知識の多さ，などなど，読み通すには障壁がいくつもあります。少なくとも日本では，ホントかウソか知りませんが，"あの本を通読した人は誰もいない"とまで噂される代物です！

テーマごとに5部に分けられていますが，これは事後的な便宜的分類ですから，それに沿って読めば全体がわかるというほど単純でもないです。一番の近道は，やはり20年にもわたる広い時間幅に沿って，その理論形成の跡を時系列で辿りなおすことではないかと思いました。もっとも，5部構成のうち4部は，その各々の中では発表年順に編まれていますが，全体としては必ずしも年代順に並べられていないので，いったんその順番をバラして，時間軸に沿いながらこの大著（と同書にぜひ収めてほしかった他の重要な論文3篇［Porges 2001, 2003, 2007］ほか[*2]）を読み集めて，「ポリヴェーガル理論」の骨子とその形成の筋道を探ってみました。すると，「ポリヴェーガル理論」の全貌が，少しずつ姿をあらわしてきたのです。

_0–2_　多重迷走神経理論——自律神経の新しい理論

　それにしても「ポリヴェーガル」とは，われわれ日本人としてはなおさら，聴き慣れない言葉ですよね。原語で"poly-vagal"……。ポージェス自身もいうように [PVT, p. 263]，"poly" は "many"，"vagal" は「迷走神経」を意味しますから，翻訳すれば「多重迷走神経理論」というのがいちばん近い感じになるでしょうか。

　「迷走神経」とは，これから本文で詳しくみていくように，副交感神経の80%を占めるとされる脳神経（脳に直接出入する末梢神経）（_3–1_ を参照）です。よく知られているとおり，自律神経は交感神経と副交感神経の2つからなるとされ，それぞれ対極的な役割を分担し，互いの間を律動的に交互しながら，私たちのからだとこころのバランス（ホメオスタシス）を維持するものとされていますよね。その副交感神経のかなりの部分をなす迷走神経が，それ自体単一でなく多重だというわけですから，自律神経のもっと多彩で重層的な働き，つまりは，私たちのからだとこころのバランスを取る，もっと多様で精妙なしくみを明らかにしようとするのがこの理論なのだな，ということが，「ポリヴェーガル」という言葉からも窺われてきます。

　では，迷走神経が「多重」というのは一体どういうことでしょうか？　その答えは，もちろんこの本全体から読み取って頂こうというわけですが，でももうすでに巷には，「ポリヴェーガル理論」といえばこれだけは知ってる（聞いたことがある）！　と，ちらほら口の端に上るキーワードが出回っています……"腹側迷走" "背側迷走" というのがそれです！　もちろんこれだけなら，まだ「多重」でなく「二重」でしかないですが，それでもたしかに「ポリヴェーガル理論」のエッセンスを凝縮したキーワードであることにちがいはありません。迷走神経は，このあと _2–2_ から本格的に詳しくみるように，そもそも脳幹の延髄から出入する神経なんですが，「ポリヴェーガル理論」によると，延髄の腹側（ヒトでは前側のこと）から出力する腹側迷走神経と，延髄の背側（ヒトでは後側のこと）から出力する背側迷走神経があり，このそれぞれを中心に「腹側迷走神経複合体」（ventral vagal com-

plex：VVC)・「背側迷走神経複合体」（dorsal vagal complex：DVC）とい
う異なる機能をもつ2つのシステムを形成しているとされるのです。そのい
わば略称が“腹側迷走”“背側迷走”です。

　ところで，副交感神経系の80％を占める迷走神経が2種類あるとすれば，
副交感神経には，“腹側迷走”系の副交感神経系と，“背側迷走”系の副交感
神経系の少なくとも2つがあることになり，これにもう1つの自律神経系の
交感神経系を加えると，自律神経系には合わせて3つのサブ・システムがあ
ることになりますね。交感神経系と副交感神経系の2つからでなく，副交感
神経系がさらに2つに割れて，交感神経系と背側迷走神経複合体，腹側迷走
神経複合体の3つからなるのが，「ポリヴェーガル理論」によれば自律神経
系なのです。

　ふつう自律神経系の働きといえば，交感神経系は覚醒・緊張，副交感神経
系は休息・弛緩とされますが（*3–2*を参照），「ポリヴェーガル理論」では，
後者のうち腹側迷走神経複合体はいわば<u>社会的に関わりをもった（en-
gaged）</u>動的な休息・弛緩，背側迷走神経複合体はいわば<u>社会的に切り離さ
れた（disengaged）</u>静的な休息・弛緩として峻別され，腹側迷走神経複合
体の“社会的関与”（social engagement）という向社会的行動（prosocial
behavior）に対して，背側迷走神経複合体は交感神経系とともに<u>防衛的行動</u>
（defensive behavior）を司るものとも位置づけられます。迷走神経が腹側迷
走神経複合体と背側迷走神経複合体に区分されたことによって，防衛的行動
もまた，ふつうは交感神経系の1つだけとされてきたのに対し，<u>交感神経系
の防衛行動と背側迷走神経複合体の防衛行動の2種類</u>があることになります。

　ならば交感神経系の防衛行動とは何でしょう？　それはよく知られている
とおり，20世紀初頭に自律神経学の今日の方向性を決めたW・キャノン以
来ずっと，“闘うか逃げるか”（fight or flight）の反応とされてきました。<u>可
動化する（mobilize）能動的な（active）防衛行動</u>です。ただし気をつけて
ほしいのですが，それは単に病的な症状ではなく，それ自体は環境改変や緊
急事態の際には必須の防衛行動なのです（“火事場の馬鹿力”！）。でも，も
う必要ないのに，あるいは過剰に必要なために，いつまでもやり続けて切替

がきかないとすれば（闘争・逃走への闘争・逃走！），それは病的な症状ということになってきます。私たちがいわゆる「ストレス」を感じているとき，多かれ少なかれこの状態になっていないでしょうか。

では背側迷走神経複合体の防衛行動とは？　こちらは"凍りつき"（freezing）の反応となります。さまざまのショック状態，動物たちの学習性無力感，持続性不動状態から"死んだふり"，私たちヒトではショックによる失神，パニック，解離，抑うつ，そして何より今日大きな問題となっている「トラウマ」状況においてこそ，この状態が生じているとみられています。"闘う"ことも"逃げる"こともできないとき，ヒトのみならず多くの動物たちはみな，"凍りつき"の反応で対応します。それは，これまた単に病的な症状ではなく，動物たちの"死んだふり"がそうであるように，それ自体はもともとれっきとした一個の防衛行動，ただし交感神経系とちがって，不動化する（immobilize）受動的な（passive）防衛行動なのです。とはいえこれも，もう必要ないのに，あるいは過剰に必要なために，いつまでもやり続けて切替がきかないとすれば（凍りつきへの凍りつき！），それは病的な症状ということになってきます。私たちがいわゆる「トラウマ」を抱えているとき，多かれ少なかれこの状態になっていないでしょうか[*3]。"闘う"ことも"逃げる"こともできない状況が，極度にあるいは長期にわたるとき，ひとは"凍りついた"身体（→回避と麻痺），"凍りついた"感覚（→過覚醒），"凍りついた"認知（→意識野の狭窄），"凍りついた"記憶（→フラッシュバックの侵入），"凍りついた"感情（→解離）に縛りつけられずにいられません──回避と麻痺，過覚醒，意識野の狭窄，侵入，解離はいずれもDSM-5のPTSDの診断基準を充たすものですが，その共通点は"凍りつき"なのだということがわかります[*4]。

腹側迷走神経複合体の"社会的関与"，交感神経系の"闘うか逃げるか"，背側迷走神経複合体の"凍りつき"。この3つは，それゆえ横並びの対等な関係ではなく，縦の階層的な関係で，この順番で発現するものと「ポリヴェーガル理論」では捉えられています。安心できる社会的な関わりのもと，穏やかなリラックスした日常が保たれている限りは，腹側迷走神経複合体の

"社会的関与"システムが支配的に働いているのですが，ひとたびそれが機能しなくなると，交感神経系の"闘うか逃げるか"の能動的な防衛システムが支配的に働き，さらにそれも機能しなくなると，背側迷走神経複合体の"凍りつき"の受動的な防衛システムが支配的に働く，というように。あるいは，腹側迷走神経複合体の支配下では，交感神経系と副交感神経系のリズミカルな往復運動が保たれていますが，腹側迷走神経複合体が機能しなくなると，交感神経系と副交感神経系が相剋的に対立関係になり，交感神経過剰＝"闘うか逃げるか"反応に行きっ放しになるか，副交感神経過剰＝"凍りつき"反応に行きっ放しになるか，あるいは両者が拮抗しながら競り上がってゆくか（共亢進），というように。いわゆる「**自律神経失調症**」とは，多くはこういう状態になっているのではないでしょうか。

　こうして「ポリヴェーガル理論」は，これまでの交感神経系を中心とする自律神経理論では十分に説明できずにきた，しかも今日臨床の場面で大きな関心の的となっている，トラウマや解離に関わるメカニズム，PTSDを含む各種の不安障害やうつに関するメカニズム，自閉症スペクトラム障害を中心とする発達障害に関するメカニズム，さまざまの心身相関的な疾患に関わるメカニズムなどを説き明かすうえで，有力な理論的支柱を与えてくれる斬新な学説として内外で注目を集めるようになってきたのでした。日本でも，身体志向のサイコセラピーやボディ・ワーク，トラウマ治療などの分野を中心に，強く関心を呼んでいます。しかし大きくみれば，専門家の中でもまだまだ「ポリヴェーガル理論」の名前すら浸透したとは言い難いですし，理論の名前は知っていてもその中身となると，これまたいくつかのキーワード以外はほとんど知らない，というのが現状かもしれません。

0–3　どう広まってきたのか？

　もちろん，これまですでに国内外で，いくつかこの理論の紹介がなされています。しかし実は，2011年の著書自体をふまえた上でのものは意外に少なく，ほとんどがこの著書の発刊以前になされたものが，そのまま今なお流

通しているのが現状です。しかもそれらは，その時々の，ポージェスのほんの限られたいくつかの論文だけに依拠して書かれたものが多いように見受けられます。各々が，各々の時期と各々の関心によって切り取った限りでの「ポリヴェーガル理論」はいくつも流布していながら，その理論全体を包括的に論じたものはというと，残念ながらあまり見当たりません。ところが「ポリヴェーガル理論」は，これから本文でみていくように，1994年の発祥から今日に至るまで，たえず小さくない変化を遂げ，進化を続けているのです。どの時期の「ポリヴェーガル理論」のことを言ってるのかということは，場合によっては等閑にできない問題となるかもしれません。ともあれまずは，「ポリヴェーガル理論」がどのように紹介されてきたか，その軌跡を少し跡づけておきましょう。

　「ポリヴェーガル理論」の意義に最も早い段階から着目し，最もその紹介に功績あるとみられるのは，おそらく，ボディ・ワークの「バイオダイナミクス」系の論者たち，特にその中心となるジョン・チティだったといってよさそうです［Chitty 2002, 2009, 2013, 2014; Sills 2004］。ただしチティのポリヴェーガル論は，ポージェスの2001年の論文［Porges 2001］にかなり大幅に依拠しており，ポージェスがほとんどその論文でしか用いなかった「**社会神経系**」（social nervous system）という概念を，そのまま“腹側迷走”と等置したうえで，かなり前面に打ち出して用いています。「副交感神経系」－「交感神経系」－「社会神経系」の「三位一体」という具合にです。当然チティの編集下に編まれた「バイオダイナミクス」の基礎トレーニングのテキスト『クラニオセイクラル・バイオダイナミクス』にも，それは受け継がれています［Sills 2004=2012, p. 334］。そして「バイオダイナミクス」系以外にも，広く受け継がれているようです。「社会神経系」というこの語の卓抜な簡便さゆえと思いますが，この概念が「ポリヴェーガル理論」において正確にはどんな意義をもつものなのか，本書を進めていくなかで検討してみたいと思います。なおヴァン・デア・コークのように，独自に「社会迷走神経」（social vagus）との呼び方を用いた例もあります［van der Kolk 2011, pp. xiii, xvi, xvii］。

　次に「ポリヴェーガル理論」を精力的に紹介し，摂取し，普及に貢献した

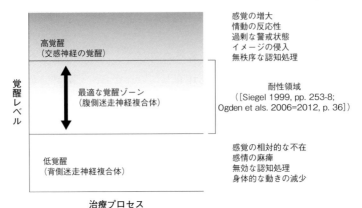

図表 0-a　覚醒レベルの 3 段階と耐性領域
[Paulsen 2009＝2012, p. 195] を改変

のは，広い意味でのトラウマ・セラピストたちでした。その最も早いのが2006年，ハコミ研究所の創設メンバーの1人でもあるパット・オグデンらによる『トラウマと身体』[Ogden et als. 2006=2012, pp. 38-47] で，そのセンサリー・モーター・サイコセラピーにおいて，

「低覚醒」 － 「過覚醒」 －「最適な覚醒」

の図式の好例として「ポリヴェーガル理論」を適用したことから，その図式とともに「ポリヴェーガル理論」が，というよりその図式が「ポリヴェーガル理論」のものとして，受容されていったといっていいでしょう（実際には「ポリヴェーガル理論」がそれを言い出したわけではありません）。そしてこの「最適な覚醒」の範囲を，オグデンはダニエル・シーゲルの概念に借りて[Siegel 1999, pp. 253-8]，「耐性領域」（**window of tolerance**）[Ogden et als. 2006=2012, p. 36] としても捉えました（図表0-a）。ポージェスもこの彼女の仕事を高く評価していますし [Porges & Buczynski 2013b, p. 20]，最新刊では「耐性領域」の概念を自説の説明に用いてもいます [PoG, p. 24; Porges 2018b, p. 62]。ちなみに，オグデンのこの著書で参照されているポージェスの論文は7

本，うちポージェスの大著に収められているのは3本です。

次いでその3年後に，オグデンらのこの図式を，自我状態療法のポールセンが，『トラウマと解離症状の治療——EMDRを活用した新しい自我状態療法』[Paulsen, 2009=2012, pp. 72-3, 195-7]の中でそのまま採用し，EMDR周辺の世界にも「ポリヴェーガル理論」が知られていったと見られます。

トラウマ療法といえばもう1つ，ピーター・A・ラヴィーン*5のソマティック・エクスペリエンシング®（SE™）療法も欠かせません。ラヴィーンは，ポージェスの2011年の著書の劈頭に推薦文を認めていますが，2人の関わりは古く，SE™療法は「ポリヴェーガル理論」が成立し発表されるはるか以前に誕生していたものです——1969年の症例「ナンシー」を出発点とし[Levine 1997=2008, p. 37; 2010=2016, pp. 23-4]，以後「40年以上かけて開発した手法」[Ibid. p. 92n1]だとラヴィーン自身が2010年に語っています。その症例の根幹に，彼はすでに，後にポージェスが「背側迷走神経複合体」による「不動化」（immobilization）反応として概念化することになる「持続性不動状態」（tonic immobility）（**5–3**，**5–4**，**Column F**を参照）を見て取っていました（「持続性不動状態」のことをラヴィーンは，その数ヶ月前にエソロジストのピーター・マーラーのセミナーで聞いていたといい，さらに1977年には，G・ギャラップとJ・メイザーによる初の総説論文で詳細に学ぶことになります）[Levine 2018, pp. 6-7]。1969年……ではその頃ポージェスは何をしていたか？　大学院博士課程の院生です。ちょうど前年に提出した修論に基づく論文を専門誌に発表し[Porges & Raskin 1969]，早壮の研究者として歩みだしたところでした。さらに翌70年には博士論文で学位を得て[PVT, p. 3]，72年にはこれも同じ専門誌に発表しています[Porges 1972]。2人の関わりとなると，もう少し下って，やはりラヴィーンの述懐によれば，「始まりは1978年に遡る」[Levine 2010=2016. p. ix; Levine 2018. p. 3]とのことです。ちょうどラヴィーンが，カリフォルニア大学バークレー校で医学生物物理学の博士論文（"Accumulated Stress, Reserve Capacity, and Disease"）[Levine 1976]をパスした1976年の直後に当たります。この「蓄積ストレス」（accumulated stress）の研究が，やがてラヴィーンのトラウマ・セラピー研究へ

と発展していったとみられますが（ちょうど **0-6** で言う「ストレスの時代」から「トラウマの時代」への移行を象徴しています），その途上で彼はポージェスを見い出し，以後急速に親交を深め，互いにインスパイアし合いながら，各々が各々自身の理論を完成させていったと聞きます。ラヴィーン自身の言によるなら，そうやって2人は長きにわたり，新規を企む「同志的な共謀者」（willing co-conspirators）［Levine 2018, p. 4］だったのです。ポージェスとしても，元来トラウマを自らの研究対象としてきたわけでなく［PoG, p. x; Porges 2018a, p xxii］，ポリヴェーガル理論がトラウマの理論として発展できたのは，ピーター・A・ラヴィーン，そしてヴァン・デア・コーク，パット・オグデンの3人の先駆的なトラウマ研究者が自説に強く関心をもってくれ，対話を重ねてきたおかげだったと自ら語っています［PoG, pp. x, 195; Porges 2018a, pp. xxii-iii］。そしてヴァン・デア・コークをポージェスに紹介したのは，ピーター・A・ラヴィーンでした［van der Kolk 2011, p. xv］。

　さて日本ではどうでしょうか？　興味深いのは，「ポリヴェーガル理論」を紹介した以上の3つの著作，つまり『クラニオセイクラル・バイオダイナミクス』［Sills 2004=2012］，『トラウマと身体』［Ogden et als. 2006=2012］，『トラウマと解離症状の治療』［Paulsen, 2009=2012］がわが国で翻訳・刊行されたのが，いずれも同じ2012年だったことです。ポージェスの大著 "Polyvagal Theory" がアメリカで刊行されたちょうど1年後のことです。このあたりが，日本の「ポリヴェーガル理論」元年だったということになるでしょうか。

　しかし，その1年前の2011年，すでに久保隆司『ソマティック心理学』が，さまざまなソマティック系心理学の1つとして，「社会関与と防衛行動の理論──ポリヴェイガル理論」を紹介しています［久保2011, pp. 146-52］。これが日本での「ポリヴェーガル理論」の一般的な紹介の最初といえそうです。2011年，つまりポージェスの大著刊行に相前後して刊行されたこの記念碑的労作も，しかし依拠するポージェスの文献は，同書巻末の文献表によれば，ポージェスの論文1本（大著の第1章に所収の「ニューロセプション」についての論文）と，UCLA での「アタッチメント理論会議」（2007年3月）の配布資料2つのみです。そしてポリヴェーガル理論はここでは，「低覚醒」

－「過覚醒」－「最大覚醒」［同 , p. 150］という独自の図式で整理されています。「最適覚醒」でなく「最大覚醒」。では「最大覚醒」とは？ …もちろん単なる誤植でないとすれば，非常に興味深い論点を孕みうる概念ですが，ここには説明はありません。ポージェスの記述・発言にもあまり見当たらない概念です。ぜひもっと知りたいところですね。

　こうして，海外でも国内でも，ポージェスのこの大著の 19 論文すべてを視野に収めたうえでポリヴェーガル理論を紹介した研究は，意外にも，未だ皆無に等しいという状況がずっと続いてきました。ポージェス自身の筆になるもので邦訳で読めるものすら，これまで 2011 年の大著を含めてほとんどなく，管見の限りわずかにたった 1 つ，（同書には採録されなかった）共感についての共著論文［Carter, Harris & Porges 2009=2016］があるぐらいでした。

　でもここまでは過去の話。ついにこの日本でも，このたび 2017 年 9 月にポージェスが刊行したばかりの最新刊 “Pocket Guide to the Polyvagal Theory”［PoG］の翻訳本（邦題：『ポリヴェーガル理論入門』）が，ポージェスの研究室にも直接学んでこられた最もうってつけの訳者・花丘ちぐさ訳により，出版されるに至りました。すばらしいことです！　いよいよこれから本格的に「ポリヴェーガル理論」が日本でも検討され，議論されていくことを願います。本書も訳者と打ち合わせて，重要なキーワードなど訳語の統一をできるだけ図るようにしました（“social engagement” の訳語「社会的関与」－「社会的交流」などいくつか例外もありますが）。そのうえで，本書でもポージェスのこの最新刊の主張を，引用は原書からとなりますが，できる限り視野に収め，2011 年の第 1 作との異同にもたえず目を配りながら，随所で論及していくつもりです。

　ついでに付け加えておくと，さらに最々新刊，2018 年 6 月末に原書が出たばかりの第 3 作『ポリヴェーガル理論の臨床応用』［Porges & Dann 2018］でのポージェスの記述も，本書は早速，最小限ながら取り入れておきました。

0-4 原点に帰ってみる

　もっとも，以上のような多彩な分野の人々による紹介のおかげで，今や「ポリヴェーガル理論」といえば，ポージェスの原典にじかにふれずとも，自律神経系の，

"背側迷走"	—	"交感神経"	—	"腹側迷走"	の "三位一体"[*6]
（低覚醒）		（過覚醒）		（最適な覚醒）	
hypoarousal		hyperarousal		optimal arousal	
凍りつき		闘うか逃げるか		社会的関与	

といった明快な図式での理解を，私たちは手軽に入手できるようになっています。もちろんこの図式は，ある意味で「ポリヴェーガル理論」の特質をとてもうまく捉えてはいます。しかし，明快なあまりかえって，この図式だけが一人歩きして，正体もおぼろなまま，セラピー業界その他のあちこちを徘徊している感も，なきにしもあらずです。。。ポージェスはこうした図式を，そもそもどんな論拠で，どんな意味合いで，どんな具体的イメージを描いて，主張しようとしたのでしょうか？　それを不問に付したまま図式だけが一人歩きするとき，いつしか私たち"消費者"は，そこに勝手なお好みのイメージを盛りこんで，空膨れした，単なる"おまじない言葉"に仕立て上げてしまう危険もないでしょうか。現に「ポリヴェーガル理論」は，オーソドックスな神経科学の世界では，まだまだ決して市民権を得るには至っていないと言うべきかもしれません。その小さくない理由の1つが，生半可な理解を，あたかもこの理論そのものであるかのように言い広めてしまったことにもなかったかどうか，気がかりなところです。

　そこで一度，原点に立ち返って，「ポリヴェーガル理論」を，できるだけその奥行きと広がりにおいて捉えてみたいと私は思いました。そうでなければ，もし仮にこの理論が"使える"ものだとしても，受験勉強の知識の横流しみたいな使い方はできても，本当の意味で，現場で，生きた形で，実践的

0 はじめに 15

に使うことはできないだろうと思うからです。

　原点に戻ろうというこうした試みは，一種の"原理主義"みたいなものにすぎないのでしょうか？　もしも自身の解釈1つしか許さないとすれば，まさにそうでしょう。でもそれなら，"おまじない言葉"に祟め立てて消費している場合も，全く同断です。「ポリヴェーガル理論」を，"原理主義的な"狂信の対象にするのでなく，さりとて"おまじない言葉"的な現世利益信仰の対象にするのでもなく，もっと自由でかつ地に足の着いた，つまりは真の意味でのクリエイティブなスタンスで読み解くことはできないものか？　そのためにもまずは，ちょっと唐突な喩えですが，1人のクライエントの語りを，その人の全人生・全関係性・全時代背景の文脈で理解しようとするのと似た心持ちで，ポージェスの主張も理解してみたいと私は思いました。

0-5　トラウマ理論への展開

　その点でちょっと興味深いなと思うのは，ポージェスが1994年に「ポリヴェーガル理論」を公表し，2011年に大著『ポリヴェーガル理論』を公刊したとき，「トラウマ」のことはまだ十分視野に収めた理論ではなかったということなんです。

　先にも *0-3* で少しふれたとおり，彼は元来「トラウマ」を自覚的に自らの研究対象としてきたわけでなく [PoG, p. x; Porges 2018a, p. xxii]，院生時代から心拍変動の精神生理学的な研究を地道に重ね，ただ臨床的な関心は早くから深く抱く精神生理学者でしたから，その臨床応用には積極的に取り組んでいましたが，それも専らハイリスクの胎児・新生児や自閉症児にほぼ限られており，唯一2001年に発表した，PTSD罹患者の心拍数の迷走神経による制御（の欠如）を報じたエルサレムのハダッサ大学病院との共同研究 [Sahar, Shalev & Porges 2001] を例外として（しかもそこでは，PTSDの負荷課題への反応は，迷走神経でなく恐らく交感神経によるのではないかと結論しています [Ibid., p. 637]），「トラウマ」治療の分野に関与することになるとは夢にも思っていなかったはずです。2011年に『ポリヴェーガル理論』を刊行し

たときも，それまで20年間，地味な学界専門誌にのみ掲載してきた精神生理学的研究の成果を，主に同じ土俵で研究する専門家に向けて公にしておく心積もりで出版したのでした［PoG, pp. xiii-xiv］。

　ところが蓋を開けてみると，門外漢には晦渋を極めるはずのこの著書が，"よく売れている"というのです！　［Ibid., p. xiv; Porges 2018a, p. xx］誰が一体買っているのか？　それはむしろ異分野のさまざまな領域にわたる専門家だったのですが［Ibid.］，これを機に各方面に呼ばれて話などしてみると，何とトラウマ・セラピストや，さらにはトラウマ・サバイバーたちが強い関心と深い理解を示すのです‼　［PoG., pp. xiv, 104, 200; Porges 2018a, p. xx］この事実を知り，自分がハイリスク児の徐脈や無呼吸の説明として明らかにしてきたことが，虐待やトラウマの経験者の理解や自己理解に役立っていることを知ったとき，ポージェスは本当に「衝撃を受けた」（shocked）［Ibid., p. 104］と述懐しています。ポージェスが「トラウマ」問題に真に目を開かれたのは，実にこのとき，むしろ『ポリヴェーガル理論』の著書を発刊して以降のことだったと言ってもいいのです‼‼　だからあの本には，わずか1章（第17章「音楽療法，トラウマとポリヴェーガル理論」原論文は2010年発表）［PVT, pp. 246-54］の中の3－4頁*7［PVT, pp. 250-1, 252-3］を除いて，「トラウマ」の語もほとんど出てこない*8……それでいて，それを論じる理論的な基礎はすでにこの本には用意されていた，というわけです。そして2017年9月。『ポケットガイド・ポリヴェーガル理論』［PoG］においてポージェスは，今度は専門家向けというより一般向けに，「ポリヴェーガル理論」をいわば「トラウマ」の理論として打ち出すに至ります。それを可能にしたのは，ピーター・A・ラヴィーン，ヴァン・デア・コーク，パット・オグデンの3人の先駆的なトラウマ研究者が，自説にトラウマ理論として強く関心をもってくれ，たびたび対話を重ね，ワークショップの場に導き入れ，当事者たちとの対話の機会も与えてくれたおかげだったと自ら語っています［PoG, pp. x, 195; Porges 2018a, pp. xxii-iii］。なかでも，ポリヴェーガル理論がアカデミックな理論から臨床応用へ移行してゆくターニング・ポイントになったのは，1999年5月21日，ヴァン・デア・コークが自ら主宰するボストン年次トラウマ会議

（Annual Boston Trauma Conferrence）に招かれた（*1* の＊16 も参照）時だとポージェスは振り返っています [Porges 2018a, p. xx]（ヴァン・デア・コークも，この時のことを感銘深く述懐しています [van der Kolk 2011, p. xi]）：そこでなされた「情動のポリヴェーガル理論」（*5–1* を参照）についての講演は [Ibid.]，期せずしてポリヴェーガル理論が，あたかもトラウマを説明するための「失われた概念装置」（missing construct）のピースをはめる格好になっていることを，最初に垣間見させたものでした [op. cit., p. xxii]。

　こうした流れのうえで刊行された，この最新刊は，臨床的関心にも応え，心理学的な記述も多く，非常に平易でとても読みやすくなり，ポリヴェーガル入門書としては恰好の書物になったといえるでしょう。ただ反面，その理論的な掘り下げは浅く，議論が大雑把で，なぜそう言えるかという個々の主張の論拠が薄弱な嫌いもなしとしません。もう少しきちんと知りたいという読者には，不全感が残るかもしれません。そうなるとやはり 2011 年の第 1 作，となるわけですが，この大著は，たしかにまさしく「ポリヴェーガル理論」の理論的なエッセンスが全面的に展開されており，これなしにはやっぱり「ポリヴェーガル」は語れないっていう感じなんですが，ところがすでにみたように，あまりに理論的，あまりに解剖学的・生理学的，あまりに一般向けには難解，という憾みがあります。第 1 作だけではとうてい歯が立たないし，ポケット版だけではとうてい物足りない。

　このジレンマを解消する本，双方をきちんと視野に収めて，双方をつなぐ議論を展開できるような本が，とくに（第 1 作の翻訳もない）日本では必要ではないか？　これもまた本書が編まれようとした 1 つの大きな理由です。

0–6 「ストレスの時代」から「トラウマの時代」へ

　それにしても，「ポリヴェーガル理論」と「トラウマ」をめぐるこのエピソードは，一体何を物語っているでしょうか。私はここに，「トラウマ」をめぐる 1 つの大きな時代のうねりを垣間見ないわけにはいきません。ポージェスは，「ポリヴェーガル理論」を打ち出す以前から，「ストレス」について

の新しい理論化をずっと自覚的に追究し，論文も書いていましたが［PVT, pp. 64-74］，かといってその際も特に「トラウマ」を意識していたわけではありませんでした［PoG, p. x］。また「トラウマ」についての本を書こうとして，あの大著を出版したわけでもありませんでした。にもかかわらずその著書は，期せずして「トラウマ」についての新しい理論化を胚胎し，またそれを読んだトラウマ界隈の読者たちに，鋭く「トラウマ」の新しい理論であることを嗅ぎ分けられてしまったのでした。ポージェス自身の主観的な意図を否応なく踏み越えて，その作品は時代精神と共に，いやむしろ "時代精神の狡知" とでもいうべきものに導かれるようにして，独自の運命を辿り，自らのうちに胚胎していた新たな種子を開花させ，ついにはその花に誘われて，理論自体の方を再編するに至ったのでした。

　ここにほの見えるのは，私たちの生きるこの時代は，その時代精神を深く省察するなら，ひょっとして「ストレスの時代」から「トラウマの時代」へのドラスティックな大変動過程の真只中にあるのではないかということです[*9]。あるいはポリヴェーガル的に言うならば，<u>交感神経系の「闘うか逃げるか」を防衛機制の主軸とする時代</u>から，<u>背側迷走神経複合体の「凍りつき」を防衛機制の主軸とする時代</u>への大変動の移行過程を，私たちは生きているのではないか？——この2つの防衛機制は，どちらも脊椎動物の大半に共有される<u>生物学的な機制</u>ですが，もしそうであるなら，<u>身体がそのどれを主軸として用いるかは，社会的に選択されてきた</u>ということにもなります。

　「ストレスの時代」から「トラウマの時代」へ——これはポリヴェーガル理論を読み解くうえで，ぜひ視野に収めておきたい極めて重要な時代背景と考えられます。ただ，早くポリヴェーガル理論の中身のほうを知りたいぞ！という方は，ここからあと，本章末までは，とりあえずどうぞ読み飛ばして下さって構いません。でもここは，「トラウマ」という現象がなぜ今こんなに問題になってるのか（ということはもちろん，「ポリヴェーガル理論」がなぜ今こんなに話題になってるのか）を理解するうえでも，とても重要な所なので，最後まで読んだら，ぜひぜひまたここに戻ってきて下さいね！

0 はじめに　19

さて，その「ストレスの時代」から「トラウマの時代」へのドラスティックな変動なんですが，その移行の境目は，DSM-ⅢがPTSDを診断項目にはじめて加え，解離性障害を独立の診断カテゴリーとした1980年ごろ……日本でもおそらく，細かい論証は本書では割愛するとして，高度経済成長後の1970年代半ばから80年代半ばあたりとみられ，そして90年代後半以降にはもう，ほぼ後者への移行が広く社会全般に定着してきたのではないかと私は考えています（海外でも国内でも，少なくとも戦後高度経済成長の時期を共有した先進諸国については，これはほぼ同様と思われます。それ自体がグローバルな水準で進行する大きなうねりということです）。加えて，おそらくその境目は，近代の前期（いわゆる古典的な"モダン"）と近代の後期（いわゆる"ポストモダン"）を分かつ，もっとスケールの大きい社会変動の節目に照応するものとみられます。「トラウマの時代」といえば，日本では1995年の阪神淡路大震災と地下鉄サリン事件を画期とするのが通例でしょうが，それは人々の強い関心を引くようになった画期がそうだったということであり，仮にこれらの事件が起こっていなかったとしても，「ストレスの時代」から「トラウマの時代」への移行は，私たちの日常意識の閾下で，すでに着々と進行していたのではなかったでしょうか。

この時代変遷を，「産業社会」から「リスク社会」への移行として把握するウルリッヒ・ベックに倣って言えば［Beck 1986=1998］，前期近代が，前近代（封建的な農業社会）の近代化として，「産業社会」のシステムを構築したとすれば，後期近代は，その近代化自体の近代化，「自己内省的な近代化」［Ibid., p. 10］として，「産業社会」を徹底化し普遍化することによって「産業社会」自体をかえって掘り崩し，「リスク社会」を招来したというわけなのですが，その前期近代に跋扈した「ストレス」が，いっそう徹底化され普遍化された後期近代において，依然ストレスではありながら，もはや単なる「ストレス」の枠には収まらない別種の新たなストレス，つまり「トラウマ」（「トラウマティック・ストレス」）として表面化するに至ったということではないでしょうか。「産業社会」から「リスク社会」へは連続的な発展のプロセスでしたが，まさにこの連続性のゆえに，ドラスティックな変化が

生じました。同様に,「ストレスの時代」から「トラウマの時代」へもまた,連続的でありながら,それゆえにドラスティックな変化が生じたといえないでしょうか。

近代化には大きく2つの側面があります。自然の支配（産業・科学技術）と共同体の因習からの解放（個人化）です。ベックによれば,前近代は,自然の脅威と因習の束縛を「宿命」として忍従する無力と不安の社会でした。自然の脅威については,前期近代はそれを産業と科学技術の力によって克服し,自然を征服し利用し,富を生産し分配して,有力性と安定した空間を所有しようとする（したと思えた）社会でした（国民国家‐工場（企業）‐学校‐家族）。同時にそこでは,富の分配をめぐって,階級間・国家間・個人（≒家族）間の闘いや競争が絶えない「ストレスフルな」社会でもありました。ところが後期近代は,その産業や科学技術やシステムの力それ自体が,また,その力によって征服され破壊され産業社会内部に組み込まれた「自然」（という名の第2の自然＝非自然）［Ibid., pp. 5, 129-30］が,ともどもに「災害」という形で,あるいは自然災害か人工災害かの区別も曖昧な形で,前近代の“天災”に勝るとも劣らぬ巨大な脅威の源泉として立ち現われてくることになりました……自然の征服とは,破壊した自然を,破壊したまま,安全空間であるはずの私たちの社会の直中に抱え込むことなのです。前近代での自然支配の不足と貧しさによる,外から襲いかかる「宿命」的なリスクにかわって,後期近代は自然支配の過剰と豊かさによる,自ら生み出した,それでいてほとんど「宿命」的というほかないリスクに曝される,再び無力と不安の社会となりました。その予測不能,コントロール不能,対処不能な圧倒的な威力は,前近代のそれに決して劣らぬばかりか,その影響する範囲は前近代とは比較にならぬほど広汎です（チェルノブイリ〜フクシマ！）。しかもなおその威力ゆえに,私たちは巨大システムの利便に全面的に依存し,そのかりそめの全能感とともに,それとぴったり表裏一体の圧倒的な無力感を,そう,ひょっとするとそれ自体がすでに「トラウマティックな」体験を,事も無げに（とすると解離して!?）日常的に過ごしています。自然支配の面からみたとき,後期近代の「リスク社会」は,「災害」による「トラウマ」受

傷の機会の増加に加えて，平時の利便システムによってすら進行する，前トラウマ的な心性の広汎な一般化の見られる社会と捉えられます。

　では，共同体からの個人の解放（個人化）の方はどうでしょうか。生まれによる身分や属性（「宿命」！）によらない個人の自由と平等という理念は，言うまでもなく前期近代・後期近代を通して一貫して追求されてきた夢であり理想でした。しかしこの点でいうと，前期近代の「産業社会」は，実は「もともと不完全な近代」であり，それ自身のうちに「反近代」を抱え込む「常に半分産業・半分身分社会」だったとベックは言います［Ibid., pp. 16, 216-22］。ただしあくまで「近代的な反近代」［Ibid., p. 218］，つまり前近代的な反近代たる中世的な身分社会でなく，「産業社会」自身が創出した近代的な身分社会としての，生産点（職場）における階級と，再生産点（核家族）における性別役割分業を，不可欠の基盤として存立するのが「産業社会」なのでした。「産業社会」は職業と家族（の分離），労働と生活（の分離）を基軸とした最初の社会でしたが，その各々の内部は反近代の原理，つまり不自由と不平等に貫かれていたのです。では後期近代にはどうなったでしょうか。もちろん近代化の進行とともに，「近代的な反近代」の領域も近代化の対象となり，個人化の力学は否応なく職業にも家族にも及んでいきました。ならば自由と平等は？　残念ながらそこに実現したのは，自由も平等もなき個人化，いわば1人1人の徹底した砂粒化にほかなりませんでした。自由も平等も手繰り寄せられなかったどころか，かえって友愛の欠片すらも喪ってしまいました。

　階級は，所得格差自体はさほど改善しなかったにもかかわらず，全階層的な所得水準の上昇のエレベーターに乗せられて，個人化の波に掘り崩されていき，結果的には新たに「社会的不平等の個人化」に取って代わられます。階級が解体したからといって，不平等は消滅したのでなく，粉々に粉砕されて大量の人間に振り撒かれ，むしろいっそう尖鋭化したにすぎません。貧困や失業は，特定の階級ではなく，個々の人生のある特定の局面に断片化されて大量の人間に分け持たれ[*10]，個々人はそれを個人的「運命」として，個人的な人生の失敗として，"自己責任"として耐え忍び，その罪責感と自己

否定感で自身の内面を苛み，そして「静かなる自己破壊」が進行していく……要は社会的な矛盾が1人1人に微分されて転化され，「社会的リスクの個人化」が生じたのにすぎません［Ibid., pp. 174, 179, 182, 193］。しかし個人の側からすれば，これぞほかならぬ「トラウマティックな」体験でなくて何でしょうか。しかも実はそれは失業前からすでに始まります（初っ端は"就活"⁉）。あたかも，いざそうなった時の前適応のように（前トラウマ的な心性！）。それが「リスク社会」の現場の実感ではないでしょうか。

　核家族とその性別役割分業もまた，男女間の不平等自体は解消しないままに，家事労働自体の機械化，女性の労働市場への進出，離婚や単身世帯の増加などを通して，個人化の波に曝され，「家族の個人化」［Ibid., pp. 231, 237, 247］が進行しました。男女それぞれの人生がまずあり，その上で家族がある……つまりは，家族は1つの選択の対象，もっといえば要するに「リスク」因子の1つとなりました。しかもなお不平等自体は消滅したわけではないですから，核家族の閉域に封じ込められていた矛盾が微分化されて多くのパートナー間に振り撒かれ，双方の利害の対立から，家族をめぐってしばしば「世紀の紛争」が生じます。それはまちがいなくDVや虐待，さらには性暴力による深刻な「トラウマ」増加の背景となっているでしょう。それでも結婚や家族を求めるとすれば？　つながりのため？　愛のため？　むしろ孤独への不安からでは？　とベックは言います［Ibid., p. 230］。けれども個人化の壁に遮られて，あるいは多数に断片化された貧困や失業に遮られて，それも叶わなかったとすれば，ここでもまたそれは，個人的な人生の失敗として，「トラウマティックな」体験として，孤独のうちに耐え忍ばれるほかなくなってしまうでしょう。結婚はもちろんのこと，恋愛がすでに，リスキーでトラウマティックな（それゆえ，できれば関わらずに済ませたい）厄介事として立ちはだかって来ざるを得なくなるでしょう。

　個人化の面からみても，後期近代の「リスク社会」は，職場（労働）や家族（性）をめぐる「トラウマ」受傷の機会の増加に加えて，平時における前トラウマ的な心性の広汎な一般化の見られる社会と捉えられます。前期近代には，富と安全の自明な源泉とみられたそれら諸制度が，みるみる不安定

（precarious）になり，今やむしろ1つのリスクとして，少なくともそのつど選択すべき1つの項目として，立ち現れざるを得なくなりました。

こうして，後期近代の「リスク社会」は，日常の至るところに，広い意味での「トラウマティックな」出来事を遍在させるに至った社会のように思われます。「リスク社会」は，それを引き受ける個々人の側からいえば，ほとんど「トラウマ社会」なのです。個人化の力学によって，バラバラに細分化された砂粒たちは，もはや互いが互いの他者1人1人をも，コントロール不能な脅威として，（時には圧倒的な）無力感において，体験しなければならなくなったとすらいえそうな状況です。あたかも，生きるというただそのことが，ますますリスキーでトラウマティックな営みと感じられているかのように。1人1人の身体は，今やまさしく，前期近代の能動的な有力性の身体（労働という富の源泉！）から，後期近代の受動的な脆弱性の身体（幼老病死というリスクの源泉！）へと変身してきました。労働する「主体」（subject）でなくリスクの「担い手」（agent）にとって，ありとあらゆる事象がリスクの可能性をもちえます。なぜならリスクとは，そもそもどんな事象であれ，それ自体に内在する性質ではなく，リスクの「担い手」たる身体との関係においてリスクになるのですから。

そしてポージェスによれば，トラウマの核心は，それを引き起こした「出来事」（the event）そのものよりも，当人1人1人の中で起こる「出来事への反応」（the response to the event）の方にこそあるのです [PoG., pp. 22, 112, 165, 203; Porges & Culp 2010, p. 59; Porges & Buczynski 2013b, pp. 19-20]（*5–3*へ）。

0–7 「トラウマ社会」——その諸相

かつて「トラウマ」は，前期近代の19世紀末から20世紀初頭に，まず鉄道事故（エリクゼンやペイジの「鉄道脊椎症」）や工場・鉱山の爆発事故等において（シャルコーの「トラウマ性ヒステリー」「男性ヒステリー」，オッペンハイムの「トラウマ神経症」），次いで家族内の女性や子どもにおいて[*11]（ジャネ，そしてフロイト & ブロイアーの「ヒステリー」），そして国

家規模の戦争において（ダ・コスタの「過敏性心臓」からマイヤーズの「シェル・ショック」，クレペリンの「驚愕神経症」，カーディナーの「戦争神経症」[*12]）……［Young 1995=2001; Micale & Lerner 2001=2017; 森 2005］，つまりは近代産業社会がその下に産出した企業－（核）家族（の分離），その上に産出した国民国家という近代固有の集団のそれぞれの場において，顕在化し問題化し始めたものでした。逆にいえば，職場という特定の空間，家庭という閉鎖空間，戦場という非日常の時空に限られていた（正確には恐らくそれ以外は黙殺されていた）「トラウマ」が，後期近代に入るにつれ，日常のさまざまな時空に拡散し表面化し，それに応じてまるで戦争が平時にも日常化したかのように（にもかかわらずまるで"平和ボケ"であるかのように思念されながら），日常のいたるところに根源的な無力感が瀰漫し始めています[*13]。

　もちろん「トラウマ」の概念は，安易に拡張することには慎重でなければなりません。DSM における PTSD の定義（「A 基準」）は，「トラウマ」に該当する出来事を一貫して，生命の脅威を感じさせるほどの・ふつうでない・危険な出来事に限定する立場を固守しています[*14]。精神医学的な診断基準としては，この慎重さは絶対に不可欠でしょう。さもなくば「モラル・パニック」，いや「リスク・パニック」［美馬 2008］の好餌となるにすぎません。ただ問題は，「トラウマ」のもたらす帰結が，DSM にいう PTSD をはるかに凌駕する奥行きをもっていないかということです。

　いちばん論議の的になってきたのは，DSM が前提とする，単回性だが致死性の高い突発的な出来事による衝撃には当てはまらない，1 回あたりはたとえ小さくても長期にわたって反復される慢性的な被害（幼児虐待や拷問など）についてでしょう。レノア・テアは前者を「I 型のトラウマ」，後者を「II 型のトラウマ」と区分し［Terr 1991, 1994］，マクファーレンは前者を「単純性 PTSD」（uncomplicated PTSD）［van der Kolk, McFarlane & Weisaeth 1996=2001, p. 145］，ジュディス・ハーマンは後者を「複雑性 PTSD」（complex PTSD）として提起し［Herman 1992=1996, pp. 187-91］，ヴァン・デア・コークはこれをもとに後者を「他に特定されない極度のストレス性障害（DESNOS）」として提起し，独立の診断名としては今なお採用されぬにせよ，

DSM-IVからDSM-5にかけて「関連特徴と障害」の項目に含まれるほか，次第にPTSDの記述に占める比重が大きくなってきています。

　他方，反対に，DSMが前提とする狭義の「トラウマ」を顕在化させてきた時代のうねりは，それとともに，さまざまな広義の"トラウマ"的現象（「陰性トラウマ」[岡野 1995, pp. 24, 55, 105, 210]や「潜行性トラウマ」(insidious trauma)[Root 1992, pp. 240-2]，さらには数々のいわゆる"プチ・トラウマ"から前トラウマ的な心性[*15]までをも含む）を，その周縁におびただしく増殖させるものであったことも看過できないように思われます（まるで社会全般がプチ・トラウマ・サバイバーであるかのように！）。しかも厄介なことに，「A基準」を充たす狭義の「トラウマ」体験よりも，充たさないもっとありふれた広義の"トラウマ"体験の方が，むしろPTSD症状を起こしやすく，重症度も高いという複数の報告がなされていることも無視できません[Solomon & Canino 1990; Gold et als. 2005; Long et als. 2008]。

　また逆に，「A基準」を充たし，PTSDと似た症状も起こすのにPTSDとは異なる，「外傷性脳損傷」(Traumatic Brain Injury：TBI)も問題化しています（特にアフガン〜イラク戦争以来の爆風等による多発）[Alexander 2015, p. 85]。ただ戦場ならずとも，交通事故等でも珍しくありません。物理的かつ心的なトラウマ性障害と言うべきでしょうか。

　さらには，マイノリティや社会的弱者，被差別者の体験に照準を合わせながら，宮地尚子は，「外傷的事件の定義は満たさないものの，精神的な打撃や屈辱，自己肯定感を掘り崩す扱いを持続的に受けているような場合のトラウマ」，「一見些細だが長期的に存在を蝕んでいくようなマイノリティ体験，『真綿型』のトラウマ体験」を，テアの分類に倣って「III型のトラウマ」と概念化しています[宮地 2004, p. 12; 2005, p. 80]。「II型のトラウマ」と同じく長期的・反復的・慢性的ですが，「II型のトラウマ」ほど「A基準」を必ずしも充たさない別種のトラウマ……「I型を短期の戦争，II型を長期の内戦にたとえたら，III型は被植民地のようなものといえようか」[宮地 2004, p. 12]と，宮地は卓抜な比喩で3つのタイプを類別しています（図表0-b）。

　さて，ではこの被植民地状況。それは一体どこの国の話でしょうか。マイ

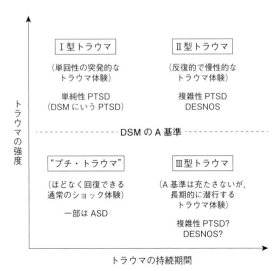

図表 0-b　トラウマの諸類型
［宮地 2005, p. 80］により新たに作成

ノリティや社会的弱者，被差別者とは，どの他者のことでしょうか。でもちょっとこうも考えてみましょう。同質性の集団圧力が日常化しているこの国の社会において，どの 1 人 1 人もまた，その個を生きようとする瞬間，たちまち"たった 1 人のマイノリティ"の生へと封じ込められていくのではないか，と。だとすれば私たちの日常の，「Ⅲ型トラウマ」の真綿との異同は何だろうかと。それは「魂の植民地化」［深尾 2012］とも言えないかと。

　とはいえ，ここではむろん，「トラウマ」概念を拡張しようというのではありません。狭義と広義の間でどう規定するのがいちばん適切かについて，論じようというのでもありません。それより，狭義の「トラウマ」にも広義の"トラウマ"的現象にも，あるいは「Ⅰ型トラウマ」にも「Ⅱ型トラウマ」にも「Ⅲ型トラウマ」にも"プチ・トラウマ"にも前トラウマ的な心性にも，恐らくそのどれにも通底する心身のメカニズムとして，それまでの「抑圧」の防衛機制にかわる「解離」の防衛機制が[*16]［Herman 1992=1996; van der Kolk et als. 1996］，そしてポリヴェーガル的には，交感神経系の"闘うか逃げるか"の防衛機制にかわる背側迷走神経複合体の"凍りつき"の防衛機

制が，つまりはどちらの場合も近代以前にむしろ馴染み深かった防衛機制が[*17]，近代の最先端においてスタンダードとなりつつある状況こそ目を逸らせないのではないかと思うのです（それをここでは，さしあたり「トラウマの時代」「トラウマ社会」と呼んでみました）。今や巷では，"闘うか逃げるか"の防衛機制は急速に防衛機制としての意義を失ないつつあります。"闘う"ことも"逃げる"こともできなくて，その結果"凍りつき"の防衛機制に移行する；いやそれどころか，何か波風が立てば，"闘うか逃げるか"の防衛機制などすっ飛ばして，いきなり"凍りつき"の防衛機制に突入するというのがしばしばです（そこには，この時代から特に顕在化した各種の「心身症」，そして**9**の＊6で述べる理由から，この時代にやはり急増してくる「自己免疫疾患」も含めてもいいかもしれません）。あるいはその少し手前の所で，いわば"凍りついた"行動を延々とくり返す嗜癖行動[*18]に耽るのもお馴染みとなりました。いやそればかりではありません。何より，最も社会的に容認された"健常な"日常性のパターンそのものが，"凍りつき"の連続と化してはいないでしょうか。それがまた，「安全」を求めてかえって，トラウマ促進的な政治体制を招き寄せてしまう逆説も生むのですが。

　あくまでリスクの「担い手」たる受動的な脆弱性の身体は，こうして"凍りつき"の戦略を採り，ただそこから戻って来れないとき，つまり"凍りつき"を解凍するすべを失なうか奪われるとき，そのとき一体どうなるか？そこにまさしく「トラウマ」が形をなしてくるのではないでしょうか[*19]。では解凍するすべを何が奪うのか？　それは煎じ詰めると，個人化する「後期近代」社会で次第に露呈する，他者との関係性のバランスの崩れ（二者関係なき三者関係の支配，三者関係なき二者関係の支配等々）のごときものではないかとみられます（**13–3**へ）。

　ならば，このうねりの渦中に投じられた「ポリヴェーガル理論」は，腹側迷走神経複合体，交感神経系，背側迷走神経複合体の自律神経系3つのサブシステムを擁して，一体どんな説を展開するのでしょうか。さあそれでは，いよいよ本題に入るべき時がやってきたようですね！

〈註〉

*1 そこで，この大著を読まずに「ポリヴェーガル理論」を早わかりできる虎の巻とし
て，わずか8ページにまとめられた同書の第3章に誰もが飛びつきたくなります。
しかし，あまりに短すぎて，かえって早わかりには適さないというパラドックスに，
すぐに直面させられてしまいます。おまけに，2009年刊のこの論文は，創生期の
「ポリヴェーガル理論」の内容までをも代表できるものではありません。むしろ，
もう少し長いものですが，ポージェスが2001年に『国際精神生理学雑誌』に発表し
た論文［Porges 2001］が，（あくまで2001年時点での，という限りですが）ずっと
好適かもしれません（しかしなぜかこの論文は同書には収められていません）。ア
メリカでは，この論文がよく参照されているようで（とくに「バイオダイナミク
ス」系），おそらくこの論文で「ポリヴェーガル理論」は世に広く知られるように
なっていったのではないかと思われます。

*2 このうち2001年の論文と2007年の論文は，ポージェス自身も，1994年時点の最初
のポリヴェーガル理論をさらに洗練させ，拡張した理論と自ら評価しているにもか
かわらず［PVT, p. 6］，同書には収められていません。

*3 西澤哲はトラウマを「瞬間冷凍された体験」，「自己を圧倒するような体験の諸相が
『凍結』された状態」として捉えています［西澤1999, pp. 42, 44］。瞬間冷凍されて
心の他の領域から疎隔化されるのですが，瞬間冷凍されたがゆえに鮮度を保ったま
ま，解凍されるといつでも生々しい形で心の中に侵入してくるのです。

*4 こうして「ストレス」と「トラウマ」は，可動化する能動的なコーピングと不動化
する受動的なコーピングに伴なうものとして，あるいは交感神経系の“闘うか逃げ
るか”の防衛機制と背側迷走神経複合体の“凍りつき”の防衛機制に伴なうものと
して，「ポリヴェーガル理論」では峻別されます。ポージェスは今や，5-4でみるよ
うに，「ストレス」という言葉を使うこと自体に慎重な態度を取るに至っています：
世にふつう用いられる「ストレス」の語は，交感神経系の可動化システムの活性化
とほぼ同義なので，この2種類の防衛反応を区別できず，とくにトラウマなどを扱
う際にこれを「ストレス関連障害」（PTSD !）と括ってしまうと，それが背側迷走
神経複合体による不動化システムという，もう1つの防衛システムによるものであ
ることを見落としかねないからです［PoG, pp. 54, 103, 141; Porges 2018a, p. xxii］。
　実際，DSMにおけるPTSDは，1980年のDSM-Ⅲでの登録以来ずっと，その名
が示すとおり，あくまで「ストレス性障害」の枠内にとどまるカテゴリーであって，

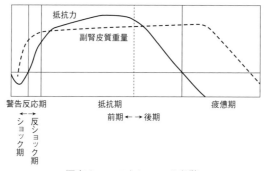

図表 0-c　ストレスの 3 段階
[田多井 1956, p. 41] をもとに作成

しかも「不安障害」の下位項目に分類され（そのぶん「解離性障害」とは DSM-IV まではほぼ全く分断され），そのため交感神経系の興奮が最も中核的な症状と目されやすい傾向があります。実際には，解離こそ，周トラウマ期の諸反応の中でPTSD発症を予測する最も強力な因子であることが，明かされつつあるのですが。

　逆にいえば「トラウマ」は，そのように多くの精神障害の共通の根底に交感神経系の活性化としての「ストレス」をみる，伝統的な治療モデルに異議を突きつけたのだと，ポージェスは言います [Porges & Culp 2010, p. 58; PoG, p. 199]。この伝統的なモデルの礎石をなしてきたのは，いうまでもなく「ストレス理論」（ウォルター・キャノンの「緊急反応」説，そしてとりわけハンス・セリエの「汎適応症候群」説）でした。ストレス理論は，20 世紀心理学の最も主要なパラダイムの 1 つといっていいでしょう。警告反応期 – 抵抗期 – 疲弊期から成る「ストレスの 3 段階論」[Selye 1936; Selye 1976=1988, pp. 49-50; Selye 1976=1988, pp. 115-7; Selye 1979, p. 74]（5 の＊10 も参照）の抵抗力のエネルギー・カーブは，視床下部 – 脳下垂体 – 副腎皮質系（HPA 軸）を源とし，基本的に交感神経系の亢進に支えられています（図表 0-c）。それが持続する「抵抗期」の後半までは回復が可能ですが，交感神経系の抵抗力が尽きると，病的状態（副腎皮質の肥大，胸腺の萎縮，胃十二指腸潰瘍の 3 大徴候）に突入し，「疲弊期」（phase of exhaustion）の名の通り，あとはもう防衛反応も回復能力も底を尽くものと捉えられています [Selye 1936]。ここでは防衛反応は，交感神経系だけしか想定されていません。副交感神経系は，防衛反応としては端から戦力外の位置づけです。

　ところが，「トラウマ」による諸症状は，むしろ交感神経系の防衛システムが終

わったところから始まるとでも言うべきか，背側迷走神経複合体によるもう1つの防衛システムで自らを必死に守っている姿にほかならない，というのが「ポリヴェーガル理論」の立ち位置です。あるいは，セリエの抵抗期を前期と後期に分けて，交感神経系の抵抗力のエネルギーが落ちてくる後期は，背側迷走神経複合体による防衛の局面と考えれば，修正「ストレス3段階論」の一翼として「ポリヴェーガル理論」を整合的に位置づけることもできなくはありません。その場合，抵抗期の後期に相当する"凍りつき"の段階は，正確には交感神経に拮抗しながら背側迷走神経複合体が「共亢進」（coactivation）してくる局面であり，次いで疲弊期に相当する"シャットダウン"（虚脱）の段階として，交感神経系の枯渇と背側迷走神経複合体のみの亢進の局面がくるということになるでしょうか。このあたり，*5–3* でもう一度詳しく検討しましょう。

　なお，ポージェスと似た問題意識は，その以前からすでに提示されてはいました。たとえばホッブフォールは，ストレッサーが大規模になると質的に異なるストレス反応，つまり資源を節約する反応として"死んだふり"が生じると言い［Hobfoll 1988］，精神分析の立場から強制収容所症候群の研究を行なってきたヘンリー・クリスタルは，精神的な屈服と感情の凍りつきが，単なるストレスとは異なるトラウマ性反応の主な特徴だと指摘しており［Krystal 1978］，ポージェスと酷似する立場に接近していましたが，「ポリヴェーガル理論」はさらにそれらを，神経解剖学的・神経生理学的に，交感神経系と異なる背側迷走神経複合体の働きに帰属させたところに，それまでにない斬新さがあったことを銘記せねばなりません。

*5　これまでピーター・A・リヴァインと表記されることもありましたが，正確にはピーター・A・ラヴィーンとのことで，本書では後者に統一します。

*6　ポール・マクリーンの「三位一体脳」［MacLean 1990=1994, p. 22］になぞらえて，ポージェスの説に"三位一体の自律神経系"という卓抜な表現を与えたのは，やはり「バイオダイナミクス」のジョン・チティでした［Chitty 2002, 2009, 2013, 2014; Sills 2004=2012, p. 334］。ただしポージェス自身は，マクリーンの仕事を神経生物学的な研究の先達として大いに称揚しつつも［PVT, p. 166; Porges 2003, p. 503］，自説を説明するのに"三位一体"（triune）という言葉を使ったことは（管見の限り）一切ありません。また，マクリーンの「三位一体脳」は，「前脳」を舞台として［op. cit., p. 28］，「爬虫類脳」（または「R－複合体」［Ibid, p. 41］：大脳基底核の「反射脳」）－「前期哺乳類脳」（大脳辺縁系の「情動脳」）－新（高等）哺乳類脳（大脳新皮質の「理性脳」）の3段階からなるとされますが［Ibid, p. 22］，ポージェスの"三位一体の自律神経系"は，爬虫類－前期哺乳類－新哺乳類という段階分けでも，反

射－情動－知性という段階分けでもありません。ポージェスの“三位一体の自律神経系”は，爬虫類－前期哺乳類－新哺乳類という段階分けでも，反射－情動－知性という段階分けでもありません。

　なるほど彼も一時（1996年頃），2つの迷走神経系を，「新哺乳類の」迷走神経系・「爬虫類の」迷走神経系と呼び分けたこともあり［PVT, p. 105］（*2–2* を参照），これに大脳辺縁系の防衛システムと交感神経系の親縁性を加えると［PVT, pp. 197-8］，マクリーンの「三位一体」とパラレルな図式となりますが，でも何より，本論でみていくように，ポージェスは爬虫類と哺乳類は峻別しても，前期哺乳類と新哺乳類の区別には重きをおきません。また，マクリーンのいう「(大脳) 辺縁系」は，ブローカの「辺縁葉」とそれに連なる脳幹をさします［Ibid, pp. 131, 139］。とすれば，ポージェスの“三位一体の自律神経系”は，むしろその「辺縁葉」（とくに扁桃体・帯状回）とのつながりからみて，3つまとめてマクリーンの「情動脳」＝「前期哺乳類脳」（「反射脳」＝「爬虫類脳」ではない）に収まるのかもしれません。

　それでも神経系の系統発生的な進化を3段階の発展段階で論じること自体，何よりこれから本論でみるように，ポージェスは爬虫類と哺乳類は峻別しても，前期哺乳類と新哺乳類の区別には重きをおきません。また，マクリーンのいう「(大脳) 辺縁系」は，ブローカの「辺縁葉」とそれに連なる脳幹をさすので［Ibid, pp. 131, 139］，ポージェスの“三位一体の自律神経系”は，その「辺縁葉」とのつながりからみて，3つまとめてマクリーンの「情動脳」＝「前期哺乳類脳」（「反射脳」＝「爬虫類脳」ではない）に収まることになってしまいます。

　それでも神経系の系統発生的な進化を3段階の発展段階で論じること自体，意識的にも無意識的にも，マクリーンの大きな影響が働いているのは，これまた疑いのないところでしょう。ちなみにポージェス自身は，マクリーンの仕事を次の3点で称揚しています：神経系や行動を研究する上での進化の重要性の強調，大脳辺縁系の規定とそれによる情動の生物学的研究の推進，迷走神経の求心性フィードバックによる高次脳中枢の制御の重要性の認識［Porges 2003, p. 503］。そしてこれらのコンセプトをもとに，ポリヴェーガル理論は樹立されたのだとポージェスも自ら述べているので［Ibid., p. 512］，マクリーンが脳の進化にみたものを，自律神経系と情動の進化にみようとしたのがまさにポリヴェーガル理論だ，と言ってよさそうです。

　ただそうなると，マクリーンの理論が今日もはやその前提が崩れつつある事実は，留意しておく必要があるでしょう。その主な論点は，まず辺縁系＝「情動脳」とはいいきれないこと（しかもその中枢とマクリーンが定めた海馬に，むしろ認知機能が発見されました），そもそも辺縁系（マクリーンこそがこの概念の創始者だった

わけですが）の領域を定める基準がいまだに曖昧で確定できないこと（大脳基底核や間脳，中脳までも含みかねない），それを構成する中隔・扁桃体・海馬・帯状回などは爬虫類の脳にも存在すること，そして何より，「新哺乳類脳」（大脳新皮質）は哺乳類だけの脳とはいえず，最も原始的な脊椎動物にも終脳の最上部に新皮質の前駆体が存在したこと，両生類の「背側終脳」はこの前駆体と恐らく似ていること，爬虫類・鳥類の終脳にも新皮質の相同（*4*の＊34，*11*の＊39を参照）領域が存在すること（新皮質と同じ「背側外套」に位置する爬虫類の「背側皮質」や鳥類の「高外套」，また「腹側外套」と少し位置はズレるけれど，終脳の特殊化した，より新皮質の機能に近い爬虫類・鳥類の「背側脳室稜」（dorsal ventricular ridge：DVR）など――ただ前者は大きさが十分でなく，後者は哺乳類とちがって他の脳領域の上部でなく下部に存在するため見逃されてきた），等々です［Allman 1999=2001, p. 67; LeDoux 2002=2004, pp. 54, 313-5; 村上 2013, pp. 126-7, 232, 236-40］。

　より根源的には，進化とともに古い脳構造に新たな脳構造が段階的に付け加わってゆく，という単線的・発展段階論的なパラダイム自体が，比較神経解剖学では次第に疑問に付されつつあります：むしろ無顎類以来5億2千万年余にわたり，全脊椎動物で脳の基本構造・基本パーツは共通に保存され（その進化拘束の源として，「ツールキット遺伝子群」も発見されています），その証拠に後にも見るように，脳胞形成が始まる「咽頭胚期」（*4*の＊21を参照）と呼ばれる発生初期の段階において，爬虫類を含むどの脊椎動物の脳も共通に，終脳－間脳－中脳－後脳－髄脳という5脳胞の形態をとるのです。ただその各々の大きさや形が，以後の発生過程でそれぞれの種ごとに，さまざまな生存条件に応じてさまざまな姿をとってきたにすぎないというのが，今日次第に有力になりつつある考え方です［Carroll et als. 2001=2002; Emery & Clayton 2007; 村上 2013, pp. 68, 71, 73］。それはポリヴェーガル理論の3段階論の足場をも，大きく揺さぶる可能性を孕んでいます（さらに*13*の＊19へ）。

＊7　その論旨は，トラウマを受けた人は社会的関与（social engagement）システムを損なわれていて，防衛反応がただちに作動してしまうので，トラウマ治療は伝統的な対面的・対話的な方式でなく，それに先立って音楽療法が，対面的な脅威を迂回して社会的関与システムを直接に作動させうる，有力なアプローチたりうるというものです［PVT, pp. 250-1, 252-3］。それはこの後くり返しみるような，ポージェス自身の"listening project"から今日の"safe and sound protocol"（SSP）に至る，「迷走神経刺激（療法）」（vagal nerve stimulation）（*Column B*を参照）による臨床応用のプロジェクトにも通底する考え方といえましょう。しかしそもそもまず，トラウマとは神経科学的にどういう状態なのか，どういうメカニズムなのかについて

は，この段階では全く言及されていません。

*8 それどころか，2009 年の論文では「トラウマ被害者がしばしば訴える解離状態」について述べていた記述が［Porges 2009, p. 47］，2011 年の大著に収められる際には削除されているケースもあります（**6-4** を参照）。

*9 この変動は，身体志向のサイコセラピーの推移にもくっきりと反映しているように思われます。「ストレスの時代」，つまり以下にみるように前期近代には，ウィルヘルム・ライヒの「抵抗分析」の身体療法からフリッツ・パールズの「ゲシュタルト・セラピー」への流れが太い幹をなし，"抵抗"への直面と処理を中心に，"闘うか逃げるか"の身体の反応をいかに完了させるかをセラピーの根幹としていました。しかしそれが後期近代，つまり「トラウマの時代」に入るにつれ，続く世代はそれらのセラピースタイルに違和感と限界を感じ，それをいかに"ソフトな"セラピーに造り替え，いかに「抵抗」と"闘う"ことなしに，意識の下層で"凍りついている"（トラウマ由来の）身体反応を完了させるかをセラピーの根幹とするようになっていきました。多種多様な方法が開発され，その結果，今日の身体志向のサイコセラピーの百花繚乱を現出することになりました。

*10 もちろんそこには，フレックス制労働，パートタイム労働といった，部分就業という名の巧妙に配分された部分失業，と言って悪ければ「完全就業と失業との合成物」［Beck 1986=1998, p. 293］も含まれてきます。

*11 このことは，後にジュデイス・ハーマンが「複雑性 PTSD」の定義に用いることになる，「全体主義的な支配下に長期間服属した生活史」［Herman 1992=1996, p. 189］が，ここに根深く巣食っていたことを，図らずも白日の下に曝すことになったといえましょう。

*12 ちなみに第 2 次大戦期の日本では，「戦争神経症」の語は「戦時神経症」の語に置き換えられる傾向にありました：戦争が原因で起こる神経症でなく，戦時に根性（"日本精神"）の足りない劣弱者が起こす神経症というわけで，当人の不良な素質（ex. 弱い闘争心，疾病への逃避）や不良な願望（ex. 帰郷願望，要償願望）に原因が求められ，それを打破して戦場に戻し，恩給を節減するのが，精神医学的な治療の目標とされました［中村 2018, pp. 18, 59-69］。ナチス政権下のドイツでは，さらにもう 1 歩先を行って，敗戦前年の 1944 年に，「戦争神経症」の語自体が使用禁止とされるに至っています［Kloocke et als. 2005, pp. 44, 54］。いやしかし，言葉の操作で禁語に匹敵する効果を出せる，今また健在のわが国お得意のお家芸の方が，そのさらにもう 1 歩先を行っているかもしれません。

*13 日常に瀰漫する無力感と不安感は，「安全」を獲得するために，全体主義的な支配

への服属を自らすすんで招き入れるかもしれません。「リスク社会はリスクに対する防衛のためにという『正当な』全体主義的傾向を持っている。この全体主義は最悪の事態を阻止するためによくあることだが，別のもっと悪い事態を引き起こす。［……］民主主義体制の存続を脅かす。」［Beck 1986=1998, p. 127］近代家族の家父（夫）長制的な全体主義的支配は，その閉域において，女性・子どもに数々のトラウマをもたらしましたが，社会に広く蔓延する前トラウマ的な心性は，逆に全体主義的支配をこちらから積極的に呼び寄せる可能性ももっています。

[*14] すなわち，最初にPTSDを疾病単位として登録したアメリカ精神医学会の診断基準DSM-Ⅲ（1980年）では，「ほとんど誰にでもはっきりとした苦悩を起こすような明白なストレス」とあり（トラウマがはじめからずっと，ストレスの一種とみなされてきたこともわかります），DSM-Ⅲ-R（1987年）では「通常の人が体験する範囲を超えた出来事」，DSM-Ⅳ（1994年）およびDSM-Ⅳ-TR（2000年）では，「実際にまたは危うく死ぬまたは重症を負うような出来事」または「身体の保全（integrity）に迫る危機」，DSM-5（2013年）では，「実際にまたは危うく死ぬ，重症を負う，性的暴力を受ける出来事」となっています。

なおこれらの客観的な条件に加えて，DSM-Ⅳ（および-TR）では，「強い恐怖，無力感，または戦慄に関するもの」と当事者の感情的反応に関わる主観的な条件が規定されましたが，DSM-5（2013年）では除外されて，再び従来の客観的な方式に戻っています。

また，WHOの国際疾病分類ICD-10（1992年）でも，ほぼ同様に，「ほとんど誰にでも大きな苦痛を引き起すような，例外的に著しく脅威的な，あるいは破局的な性質をもった，ストレスの多い出来事あるいは状況（短期間もしくは長期間に持続するもの）」とされ，「自然災害または人工災害，激しい事故，他人の変死の目撃，あるいは拷問，テロリズム，強姦あるいは他の犯罪の犠牲になること」と，具体例も挙げられています。

[*15] 「前トラウマ的心性」とは，これまた許し難い概念拡張と論難されそうですが，とりあえずここでは，DSM-Ⅳ（および-TR）における「A2基準」のみを満たし，「A1基準」は必ずしも満たさない不全型とでもいっておきましょう。

[*16] いうまでもなく「抑圧」の防衛機制はフロイトが，「解離」の防衛機制はジャネが提起しました（*Column H*を参照）。もっとも，フロイトは当初はジャネの「例に従い」［Freud 1910=1969, p. 230］，「解離」をヒステリーの根本現象として明言していたのですが［Breuer & Freud 1893=1955, pp. 326-7］，やがて「解離」とはむしろ「力動的に相剋する2つの心的なエネルギーの葛藤」であり，「一方に対する他方の

0　はじめに　35

活発な抗争の結果」ではないのかと考え［Freud 1910=1969, p. 236 訳文変更］,「抵抗」を素通りしてしまう催眠術ともども「解離」説を放棄し,「抑圧」説を採用してゆくのでした［Freud 1896, pp. 368-9; Ibid., pp. 233-4］。それと並行してトラウマは，外的な現実でなく心理的な現実，抑圧された（性的）欲動の生み出す幻想と捉えなおされました。恐怖は外的な現実の恐怖よりも，自身の（性的）欲動への恐怖（葛藤）であり，それをこそ防衛，つまり「抑圧」しなければならないとき,「解離」もヒステリーも発生するというのでした。現に，幼少期にトラウマ的とおぼしき性的体験をした多くの人がヒステリーを発症せず，とりわけそれは「下層階級」において顕著だ，というのもフロイトの傍証とするところです［Ibid., pp. 363-70］。そして翌 97 年には，ヒステリー患者の語るトラウマ的事件が，大半は当人の作り上げた空想でしかないとして，すっかり転向することになるのは周知の通りです。

　　意識と無意識の関係でみると,「解離」では両者はあたかも<u>互いに無縁</u>で，無意識が意識の下で“凍りついている”とすれば（したがってジャネにおいてはそれは「<u>下意識</u>」（subsconciente）であり,「下意識」の概念はジャネの造語に由来します［Ellenberger 1970=1980, pp. 465, 475］）,「抑圧」では両者が<u>互いに対立抗争</u>しあい，まさしく“闘うか逃げるか”反応の内なる相応物であるかの様相を呈しています。そこでは無意識はむしろ「<u>反意識</u>」「カウンター意識」とでも言った方がいい位です（**10** の * 36 を参照）。

　　この「抑圧」と「解離」の対極性が，精神分析理論を 20 世紀の大半，1970 年代頃までは（つまり前期近代では）主流の位置に置き，しかし（後期近代に入る）1980 年の DSM-Ⅲ刊行を機にその権威を失墜させ，他方それまで忘れ去られていたジャネの仕事を，にわかに再評価させるに至った理由といえましょう。

*17　シャーマニズムはもちろんのこと，アイヌの「イム」（imu），マレーシアの「アモック」（amok），ジャワ島などの「ラタ」（latah），中国や東南アジアの「コロ」（koro），ピーター・A・ラヴィーンが「恐怖による麻痺」の好例とする南米の「ススト」（susto）［Levine 2010=2016, p. 40］，そしてポージェスがその理論形成上非常に重視するコンゴからハイチ・ポリネシアの「ヴードゥー死」（voodoo death）［PVT, pp. 164-5; Porges 2001, pp. 135-6］（**1-3** を参照）……等々のいわゆる「文化結合症候群」（culture-bound syndrome）は，いずれも解離や凍りつきと切っても切り離せぬ深い関係にあることも想起されます。（これら文化特異的な解離反応の一群を，DSM-Ⅳが「特定不能の解離性障害（DDNOS）」に含めたのも，周知のとおりです）。

　　逆にこの後期近代の今日に，再び古来の伝統的な心身社会的なプラクティスの治

療的有効性が見直される理由もここにあり，その正当性を示したものこそポリヴェーガル理論ではなかったかと，ヴァン・デア・コークは述べています［van der Kolk 2011, p. xvi］。

　なお，日本でちょうど1980年代半ば以降，大きな社会問題となって今日に至る「いじめ」「過労死」「ひきこもり」等を，「文化結合症候群」に含めようとする向きもありますが，その当否はともかく，これらもまた解離や凍りつきと親和性が高いことは注目に値します。いずれも1980年代半ばを境に（*1*の＊20を参照），「暴走族」「校内暴力」→「いじめ」，「モーレツ・サラリーマン」→「労働運動の衰退」→「過労死」，「家出」→「家庭内暴力」→「ひきこもり」と，"闘うか−逃げるか"（抑圧−抵抗）の防衛機制から，"凍りつき"（解離）の防衛機制へと変容してきた帰結でした。不愉快さを表わす一般の日常語も，"腹が立つ"（明治以降）・"頭にくる"（高度成長期以降）から，"ムカツク"（1985年頃以降）・"キレる"（1998年頃以降）へと，推移してきました。"腹が立つ"と"頭にくる"は述語に目的語を伴なう，つまり対象を明確に指示する言い回しですが，"ムカツク"は対象は指示しえても，むしろそれに対するわけのわからない主体内部の不快な体感の方にアクセントがあり，"キレる"になるとついに対象はすっかり退いて，文字どおりの自動詞となりました。この"ムカツク"気分を，"キレる"身ぶりで地で行った究極が，やはりこの時期から激増してきた「リストカット」ということになるでしょうか。

*18 嗜癖行動と，"闘うか逃げるか"反応・"凍りつき"反応との関係については，*5*の＊13，*11–5*で考察しますが，"凍りつき"がまさに行動しない不動化反応であるのに対し，嗜癖行動は強迫的なほどしつこく行動しながら，その行動自体に凍りついた<u>不動な可動化</u>，<u>可動な不動化</u>とみることができます。

*19 ピーター・A・ラヴィーン曰く，「トラウマは不動反応が解消されないときに生じる。すなわち，日常生活に戻るための移行ができず，不動反応が不安や，恐怖，嫌悪，無力感のような強烈な否定的な情動と慢性的に結合（couple）したときに生じる。このつながりが一旦形成されてしまうと，不動状態に関わる身体感覚そのものが恐怖を呼び起こす。」［Levine 2010=2016, pp. 83-4］，「不動状態が強烈な恐怖や他の強い否定的な感情と密接かつ同時に結びついているときにのみ，持続性の心的外傷後ストレス障害という形でトラウマのフィードバックループが形成されると私は考えている。」［Ibid., p. 70］，「長期化する不動状態，すなわちトラウマ」［Ibid., p. 73］。

　したがって，不動状態から恐怖を分離すること（uncoupling），恐怖なき不動状態（immobilization without fear）の身体感覚を取り戻すこと，そして不動状態の自然終息（self-paced termination）を再び可能にすること，を支援するのがトラウマ

治療の鍵ということになります［Ibid., pp. 67, 70, 84］。実際のところ，「一般に，野生の動物は，殺されなければ不動状態から回復し，元通りの生活に戻って行く。」［Ibid., p. 66］ヒトとヒトに飼育された動物だけが，この自然終息に不－具合（disorder）を生じ，トラウマに苛まれうるのです。解離するとそのまま戻って来れない，解離をめぐる不具合（dissociative disorder）が，「解離性障害」（dissociative disorder）です。

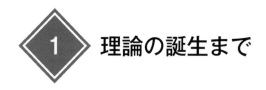

1 理論の誕生まで

<u>1-1</u> 精神生理学と神経系：脳―身体の双方向性をみる

　さて,「ポリヴェーガル理論」とは, どのようにして誕生してきた理論なのでしょうか。提唱するポージェスは, どのようにしてこの理論に辿り着いたのでしょうか。そのことからまず見ていきましょう。

　この理論の生みの親であるポージェスは, 1945年生まれ。ちょうど戦後"ベビーブーマー世代"(日本の"団塊世代"に相当)の走りに属し, やがて"ニューエイジ"ムーブメントを担うことになる中心世代ですね(ジョン・デンバーやドナルド・ウォルシュ, ケン・ウィルバーらがほぼ同世代です)。そんななかで, 早くから人間の心理状態を生理学的な測定によって理解することに関心を抱いていたポージェスは, 1966年に大学院に入学し [PoG, p. 34], 研究者の途を歩みはじめると, 当時はまだ新進の学際的な学問分野であった「精神生理学」(psychophysiology) に強く魅せられ [Ibid., p. 35], 以後, 精神生理学者として, さらにはその延長上で(行動)神経科学者として, アカデミックな世界で今日までずっと着実な業績をあげてきた研究者です[*1]。とはいえ, 臨床的な事柄にも早くから深い理解と関心をもっており, 1980年代半ばまでには早産児等への臨床応用を進め [Ibid., p. 39], 1990年代後半以降は [Ibid., p. 87] 自閉症スペクトラム障害の子どもたちを中心に, 聴覚刺激による迷走神経刺激治療の試み("listening project")も進めてきましたが, 彼自身は臨床家なわけではありません。ましてトラウマ臨床に寄与することになるとは, 自身全く思いもよらなかったようです [Porges & Culp 2010,

40

（初期の）「精神生理学」
心理的なもの（独立変数）　→　生理学的なもの（従属変数） S（刺戟）　　　　　　　　　　　　　R（反応） 主に人間が研究対象
「生理心理学」（physiological psychology） 生理学的なもの（独立変数）　→　行動や心理的プロセス（従属変数） S（刺戟）　　　　　　　　　　　　R（反応） 主に動物が研究対象

図表1-a　精神生理学と生理心理学

p. 58; Ibid, pp. 104, 200]。現在も，精神生理学者としてのその基本的スタンスは
貫かれており，ポリヴェーガル理論もこの土壌からこそ醸成し，この土壌の
上にこそ開花し，この土壌に根ざしながら発展してきたものだったことをま
ず銘記しておきましょう。

　とはいえ，一口に「精神生理学」といっても，ポージェスが入門した頃の
「精神生理学」と，それ以後の，ポージェス自身も発展に大いに寄与した
「精神生理学」とでは，決定的にパラダイムを異にする，というのが，ポー
ジェス自身の捉え方（自負）です [PVT, pp. 2-3]。

　初期の1960年代までの「精神生理学」は，自らを「生理心理学」（physi-
ological psychology）と対置し[2]，後者が生理学的なものを独立変数として
操作し，行動や心理的プロセスを従属変数としてモニターする方法を採った
のに対し（従って主に動物が研究対象），逆に心理的な要因やプロセスを独
立変数とし，生理学的なものを従属変数とする方法を採っていた（主に人間
が研究対象）とのことです[3] [PVT, p. 2]（図表1-a）。一方は心理的なもの
を行動と同じく刺戟に対する反応とみなし，他方は生理的なものを行動と同
じく刺戟に対する反応とみなし，どちらをとっても心理的なものと生理的な
ものは二分されている点では変わりはありませんでした。表面上の対立の根
底で，両者はともにS（刺戟）-R（反応）パラダイム（S-R Paradigms）

1　理論の誕生まで　41

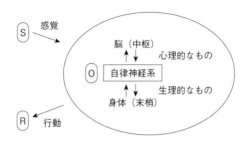

図表1-b　ポージェスにおける自律神経系の位置づけ

[Porges 2007, pp. 117-9; PoG, pp. 36-7] という土俵を共有していたのです。そしてなぜそうなるかといえば、それは「測定されたさまざまの変数を媒介する神経メカニズムに対する無関心」[Porges 2007, p. 117] のためだったとポージェスは総括しています[*4]。

　これに対して、ポージェスが達成してきた「精神生理学」は、何より心理的なものと生理的なものの連続性を強調し [PVT, pp. 20, 257]、両者の「双方向的な交互嵌入」(bidirectional transduction) の機能単位として神経系を明確に位置づけようとします [PVT, p. 20]。なかでもその中軸に、ポージェスは自律神経系（のなかでも副交感神経、さらにそのなかでも迷走神経）を据え[*5]、その自律神経系の、一方では脳の中枢とのコミュニケーションにおいて心理的なものが機能し、他方では身体の末梢の諸器官とのコミュニケーションにおいて生理的なものが機能する、というような見取図を描いているように思われます。自律神経系（なかでも副交感神経、さらにそのなかでも迷走神経）を中軸にすえて、脳の中枢と身体の末梢とがグローバルな双方向的フィードバック回路で結ばれる格好です[*6] [PVT, p. 258; PoG, pp. 4-5, 47-8, 136]。以上をまとめると、図表1-bのようになります。

　あるいは神経解剖学的に言い直せば、それは脳幹を中軸として、より上位の脳の中枢と身体の末梢が双方向的なコミュニケーションを行なうということでもあります。脊椎動物の進化を通して、原初的な脳幹は上位の脳の構造と密接に絡み合っており、哺乳類では脳幹は中枢の上位脳と末梢の身体の間の中継点となっている、というのがポージェスの認識です [Porges 2003, p.

42

508]。 脳幹は， 他のプロセスがその上に足場を組む「礎石」（building block）［PoG, p. 135］ともいえます。

　なかでも迷走神経は，これからみていくように，トップダウン（top-down）にしてかつボトムアップ（bottom-up）の双方向的な（bidirectional）機能をもち，それゆえ脳─身体あるいは精神─身体関係への最初の神経上の入口とみられることを，強調しておかなければなりません［Ibid., pp. 47-8, 57, 136, 169-70］。

　ここでは， 心理的なものと生理的なものは1つの「生物行動的な」（biobehavioral）［PVT, pp. 1, 257, 259］システムとしてなだらかに融合され，「精神生理学」と「生理心理学」の対立もそのなかに解消されるでしょう。「生理心理学」との対立を解消したこの「精神生理学」を，ポージェスは「神経精神生理学」（neuropsychophysiology）［PVT, p. 22］とも呼び，その源流をダーウィンやクロード・ベルナールにまで求めています［PVT, p. 22］。

　こうして自律神経系が，心理的なものと生理的なもの，中枢と末梢，脳と身体，つまりは精神と身体の交互嵌入の場となり，さらに脳の中枢から身体の末梢までをもグローバルに包括する有機体（organism）全体の要として，S（刺戟）－R（反応）に対する媒介変数Oをなすという，S（刺戟）－O（有機体）－R（反応）パラダイムをポージェスは採用することになります[*7]（1920年代のウッドワース以来の伝統が拠り所とされます）［PVT, pp. 143, 279; PoG, pp. 40-1］。どんな刺戟（S）も，環境から直接に訪れるのでなく，媒介変数である有機体（O）の神経回路を舞台として，すなわち「ニューラル・プラットフォーム」（neural platform）（*5-2, 13*の＊6を参照）を通して検出（detect）されるのであり，どんな行動＝反応（R）も，刺戟（S）から直接に導かれるのでなく，有機体（O）の「ニューラル・プラットフォーム」の舞台上に創発する（emergent）［PVT, p. 3］ものなのです。ポージェス自身，その学問的生涯はこの「媒介変数」を求めての旅だった，と最新刊で述懐していますが［PoG, p. 41］，その集大成としてポリヴェーガル理論は，これを「ニューロセプション」の概念にまとめあげるのを，*6-2*でみるでしょう。

　S－O－Rとは，これまた1950年代の「新行動主義」か!?　と訝る向きも

あるかもしれませんが，やがてここから60年代にかけての“認知革命”を経て「認知心理学」，さらに90年代以降の「認知神経科学」[Gazzaniga 1999]へと展開してゆく心理学発展の歴史を振り返ってみると，実質的に大脳皮質の機能に比重が偏りがちとなっていった認知神経科学（〜「社会脳」研究！）の「皮質中心主義的態度」（corticocentric orientation）[PoG, p. 33] に対して，あくまで自律神経系を中軸にすえて身体と脳をつなぎ，S−O−Rパラダイムを貫こうとするところに，ポージェスの立ち位置があるといえるでしょうか。S−O−RにおけるOが，歴史的にみると，神経生理学的な土台をもたず，生理学的状態を考慮しなかったというポージェスの慨嘆に[Ibid., p. 40]，そのことはよく表われています。神経系とは，ポージェスによれば何より，単に身体から独立した脳ではなく，脳−身体の神経系（brain-body nervous system）なのです [Porges & Culp 2010, p. 64; PoG, p. 214]。

　その脳−身体の神経系が，自律神経系を中心に，脳の上位中枢から身体の末梢までをも広く包摂するわけですが，逆にいえば，その脳から身体すみずみまでの有機体全体が，むしろ自律神経系の延長，いわば拡大された自律神経系，広義の自律神経系として位置づけられうることも，ポージェスは示唆するほどです [Porges 2003, p. 505]。少なくともポージェスにとって，自律神経系が媒介変数Oの中核をなすことはまちがいないといっていいでしょう。

　こうして，ポージェスにとっての「精神生理学」は，心理学（＋精神医学）にも，生理学にも支配的な，心理的なものと生理的なもの，中枢と末梢，脳と身体，つまりは精神と身体の「二元論の罠」[PVT, p. 3] を超え，「脳と身体の双方向的なコミュニケーション」のシステム [Porges & Pregnel 2011, p. 2; PoG, pp. 5, 47-8, 216-8]，ボトムアップにしてかつトップダウンのモデル [Porges & Culp 2010, p. 61; Porges & Pregnel 2011, p. 13; PoG, pp. 206, 239]，「双方向的な脳—身体モデル」[PVT, p. 3]，「双方向的な精神—身体および脳—身体の反応のよりよき理解」[PVT, p. 297] をめざす学問分野であり[8]，こうした（神経）精神生理学の長年にわたる研究の結晶として，ポリヴェーガル理論も導き出されてきたのだということ，ポリヴェーガル理論の根底にはこうした心身統合論的な問題意識が貫かれていることを，まず確認しておきましょう。

のみならずポージェスは，さらにその延長に，神経系だけでなく内分泌系や
ストレス反応系（HPA軸），免疫系をも同様に媒介変数（O）のなかに統合
した「拡大ポリヴェーガル理論」[PVT, p. 297] まで構想するに至っているこ
とを，*9–2* でみるでしょう。

※こうした自律神経系の構造，そしてその系統発生的な進化を，ポージェスは1997年
　頃から，心理的なものと生理的なもの，さまざまの行動（社会的行動，防衛的行動）
　といった機能に対する，「基体」（substrate）[PVT, pp. 59, 140, 142, 151-2, 161, 168,
　191, 261, 265, 276, 279; Porges 2001, pp. 123, 124, 126, 130; Porges 2003, pp. 505, 506]
　として位置づけ，さらに2010年以降の近年になると，「ニューラル・プラットフォー
　ム」（neural platform）[PVT, pp. 3, 118, 126,298; PoG, pp. XVI, 41, 45, 117, 123, 208,
　237, 241-2; Porges & Pregnel 2011, pp. 11, 13-4] と位置づけ直しています（*13*の＊6
　を参照）。のみならず，「プラットフォーム」の概念がポリヴェーガル理論の鍵概念と
　して汎用される傾向にあり，例えば「ニューラル・プラットフォーム」によってさま
　ざまの行動を解釈するポリヴェーガル理論自体が，「理論的なプラットフォーム」
　（theoretical platform）[Porges 2001pp. 136, 144; Porges 2003, p. 512] と位置づけら
　れ，またセラピストの仕事も，クライエントに「適切なプラットフォームを供給す
　る」[PVT, p. 298] ことと捉えられています。
　　では，この「プラットフォーム」の含意は何でしょうか。「基体」とは何がちがう
　のでしょうか。「プラットフォーム」は，複雑系科学が「創発性」（emergency）の基
　盤として重視するのを援用したものとみられますが，「基体」では構造が機能のあり
　方を決定するとすれば，「プラットフォーム」では構造から機能は相対的に独立し，
　新たな性質を創発するものと捉えられます。どちらも構造の第一義的な規定力を重視
　しますが，「基体」ではそれはいわば必要十分条件なのに対し，「プラットフォーム」
　では，必要条件ではあっても十分条件ではありません。
　　ポージェスの記述においても，自律神経系の構造（とその進化）は，「基体」とし
　てみられたときには，心理的なものと生理的なもの，行動的なものの「組織原理」
　（organizing principle）[PVT, pp. 151, 155, 158, 162, 163, 217, 258; Porges 2001, pp.
　124, 126] であり，「決定因」（determinants）[PVT, pp. 153, 154] でもあります。逆
　に後者（機能）は前者（構造）の機能的な「派生物」（derivative）[PVT, pp. 152,
　155, 267] です。自律神経系の進化の段階が，情動や社会的行動のあり方や範囲を「決
　定」するのです [PVT, p. 155]。

「基体」ということを言い始めた1997年，ポージェスは，「建築の世界での，形態（すなわち構造）は機能に従うという格言とはちがって，*神経系の機能は構造の派生物である*」[PVT, p. 152] と，わざわざイタリック体で強調して述べていました。生理学的であれ心理学的であれ，それらの「**機能**」は，神経系の「**構造**」に決定される……神経系という「構造」の，2通りの派生物として，生理学的な「機能」と心理学的な「機能」は連続するわけですが，でも同時にそのとき，心理的なものは生理学的な（機能的な）身体とは連続的であっても，解剖学的な（構造的な）身体にはむしろ決定論的に支配されることになってこないでしょうか。「構造」が「機能」を決定するこのスタンスは，心身二元論を超えるどころか，むしろ（解剖学的）身体への還元論ではないのか，という議論の余地を残します。"心身問題"とは，ベルグソン以来まずもって，「構造」と「機能」がズレをもつときに発生するものなのでした [Changeux 1983=1989, p. 393]。

これに対し，「基体」が「ニューラル・プラットフォーム」と位置づけ直されたとき，今や心理的なものや行動的なものは，神経生理学的な状態の「偶発的な創発特性」（contingent emergent properties）[PVT, p. 298] とされ，そして神経生理学的な状態の方も，その「必要だが十分ではない条件」とされるようになってきます [PVT, p. 298]。言ってみれば，舞台（プラットフォーム！）がなければ踊ることもできないが，どんな踊りを踊るかは舞台には決められない，というわけです。では，どんな踊りを踊るかを決める十分条件とは何か。それはどのように説明されるのか。「プラットフォーム」に依拠するポリヴェーガル理論の，理論としての試金石はそこにあるように思われます。

1-2 心臓というフィールド：心拍変動～呼吸性洞性不整脈(RSA)

さてポージェスは，精神生理学の研究を進めるにあたり，そのフィールドを一貫して心臓においてきました。心臓こそ，交感神経と副交感神経の両極的な支配，中枢（精神）と末梢（身体）の双方向的な相互作用の典型的な場だというのが，（ダーウィン以来とする）ポージェスの考えだからです [PVT, p. 22]。

ところが，ポリヴェーガル理論の紹介の中で，この心臓の研究という，まさしくポージェスの研究の"心臓部"に言及した文章すら，一部を除き

[McEwen&Lasley 2002=2004; van der Kolk 2014=2016]，決して多くはありません（逆に精神生理学や生理心理学においては，ポージェスのこの"心臓部"がしばしば言及されますが，ポリヴェーガル理論についてはほぼ全くふれられません）。なるほどこの"心臓部"は，私たちがポージェスの著作に挑んであえなく挫折しやすい，最大の"心臓破りの"難所の１つでもあります。

　心臓のさまざまな働きの中でも，彼が注目したのは「心拍変動」（heart rate variability：HRV）でした[*9]。心拍数の変動——ふつう心臓の拍動は規則正しいリズムで刻まれ，またそうであることが正常であり健康であると考えられていますが，実は心拍はつねに微細に揺らいでいるのがむしろ正常であり，とくに小児では，心電図のRR間隔（心室興奮周期）は「一見してわかるほど」［景山 1983, p. 119］はっきり揺らいでいるし，成人でも「ミリ秒のオーダーで詳細に分析すると」明確なゆらぎが認められるのです！［同］——残念ながら 40 代以降は次第に曖昧になってしまうのですが。。。逆にまたそれだけに，胎児や乳児の心拍変動の減少は，致死的な危機の兆候として，最も早くから臨床的にも注目されてきたものでした。心拍がつねに一定であるのは，神経支配をすべて切断されたり，アトロピンで迷走神経の影響をブロックした場合だけなのです［PoG, p. 14］。

　ポージェスはまず，当時，精神生理学会でもずっと研究の焦点にされてきた，「定位反射」[*10]の自律神経成分としての心拍（heart rate）成分［PVT, p. 23］を手がかりに研究に取りかかり，これと対比的に，いわば一過性の（phasic）注意反応というべき「定位反射」に対して，持続的な（tonic）「注意反応」の自律神経成分としての心拍変動（heart rate variability）成分を見い出して，「心拍変動」（heart rate variability）を次第に研究の中心に据えていきます［PVT, p. 23］。修士論文［Porges & Raskin 1969］も博士論文［Porges 1972］もこのテーマで書かれており［PVT, p. 3］，以後 70 年代にかけて［Porges, Arnold & Forbes 1973; Porges, Stamps & Walter 1974］，「心拍変動」がポージェスの研究の中心となります。人は定位反射や注意反応において心拍数が低下すること，のみならず注意反応の際に減少する心拍変動が神経系の，

しかも迷走神経（vagus）の制御によること（迷走神経の遮断では消失するのに，交感神経の遮断では消失しません［Wheeler & Watkins 1973, pp. 585-6]），したがってこれを「迷走神経緊張」（vagal tone）という形で人間の心理的なプロセスの有力な指標とできること，を明らかにしていきました。

　60年代までは，人間の心理状態（とくに情動やストレス）の生理学的な指標は，キャノンの説以来，交感神経の覚醒（arousal）もしくは活性化（activation）ばかりだったのが［PVT, p. 1]，「交感神経緊張」（sympathetic tone）だけでなく「迷走神経緊張」（vagal tone）をも重要な指標として位置づけ，まずは「交感神経中心主義」（sympathetic-centric view）［PVT, p. 1]から，ラングレーの説以来の「交感神経・副交感神経の二元的な」（dual sympathetic-parasympathetic）「対抗関係」（paired-antagonism）［PVT, pp. 4, 52-3]に基づく研究パラダイムへと転換させました。それが少なくとも1990年までは続きます［PVT, p. 4]。

　しかし心拍変動は，たしかに迷走神経（心臓枝）の影響を最も強く反映するものの，実はそのほかにも，交感神経系の影響，肺の伸展受容器反射の求心路の影響，圧受容器反射の影響，呼吸やそれ以外の中枢性活動の影響などが複合しており，純粋に迷走神経の働きだけを表わすものではありません。そこで，心拍変動のなかでも，よりいっそう強く迷走神経の働きを反映する成分として，単なる「拍動ごとの変動性」（beat-to-beat variability）でなく，呼吸に伴なう心拍変動成分，「呼吸性洞性不整脈」（respiratory sinus arrhythmia：RSA）が次第に注目を集めるようになってきます[*11]（現に「呼吸性洞性不整脈」は，迷走神経遮断剤であるアトロピン投与でほぼ消失します［Katona & Jih 1975; Katona et als. 1977]）。

　ポージェスもやがて，1980年代初頭には［PVT, p. 3]，この「呼吸性洞性不整脈」（RSA）を，単なる「拍動ごとの変動性」（beat-to-beat variability）よりもずっと感度のよい，「迷走神経緊張」の有力な心理プロセスの指標として，とくにストレス反応やストレス脆弱性の度合の指標として，重視する立場をとるようになります。心拍数には迷走神経だけでなく，交感神経や機械的刺激も影響するのに対して，RSAこそは迷走神経の影響だけを示

48

しやすいとみられるからです [PVT, p. 25]。また並行して，1980年代半ばまでには，早産児（受胎37週以前に出生の新生児で，心拍変動の小ささが知られる）などへの臨床応用も進めていきます [PoG, p. 39]。

そしてその測定装置——ポータブル型「迷走神経緊張モニター」[Ibid.]——を独自に開発し，1985年には特許をとり [Porges 1985]，デルタ・バイオメトリクス社という今はない小会社から販売し [op. cit.]（現在も世界各地の100以上の研究室で用いられているとのことです）[PVT, p. 4]，翌86年にはRSAについての総説を著しています [Porges 1986]。

「呼吸性洞性不整脈」（RSA）とは，一言で言えば，呼吸と心拍の同期現象[*12]です [PVT, pp. 137, 171, 229; 安間ほか2007, pp. 61-2]。ドイツの生理学者カール・ルードヴィッヒが1847年にはじめて記載し [Anrep et als. 1936a; Daly 1986, p. 565; 早野ほか1996, p. 870; 安間ほか2007, p. 61]，心理学の世界でもウィルヘルム・ヴントが1910年に『生理心理学原理（第6版）』で指摘し [Wundt 1908-11, S. 281]，生理学の大御所ヘーリングが1910年にRSAの振幅と心臓迷走神経の働きの関連を指摘し [PVT, p. 69; Porges 1986, p. 103]，エッピンガーとヘスが1915年にはじめてRSAの振幅と迷走神経緊張を関連づけ [PVT, pp. 142-3; Porges 1986, p. 103]，その延長上にアンレップらが1936年に具体的なメカニズムの解析に先鞭をつけたのですが [Anrep et als. 1936a; 1936b]，我々は誰でも，息を吸うと迷走神経の影響が減少して，心拍数が増加し脈が速くなり，息を吐くと迷走神経の影響が増加して，心拍数が減少し脈が遅くなる傾向があります[*13] [PVT, pp. 137, 254; Angelone & Coulter 1964; Lopes & Palmer 1976; Grossman 1983, p. 288; Berntson et als. 1993]。心電図のRR間隔（心室興奮周期）も，それにつれて短くなったり長くなったりします。

迷走神経心臓枝の抑制作用（＝心拍数の減少）が，吸気においては働きが抑制され（心臓抑制作用の抑制＝心拍数の増大＝RR間隔の減少），呼気においては抑制から解放される（心臓抑制作用の促進＝心拍数の減少＝RR間隔の増大）からです [Lopes & Palmer 1976; Porges 1986, pp. 103-4]。こうした呼吸と心臓の動的な相互作用を，RSAは反映しています [Porges 1986, p. 105]。

呼吸に合わせて心拍のリズムがゆらぐ，その揺動（oscillations）[PVT, pp.

1 理論の誕生まで 49

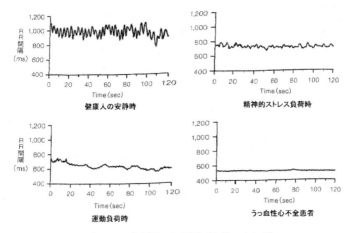

図表 1-c 心電図 RR 間隔（心拍のゆらぎ）
［安間ほか 2007, p. 63］より作成

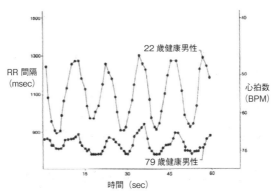

図表 1-d 若年者と高齢者の呼吸性不整脈
（β-アドレナリン作用ブロック下）
［Pfelfer et als. 1983, p. 253］を改変

25, 30, 43, 44, 68, 71, 74, 105; Porges 1985; Porges 2001, p. 135; PoG, pp. 15, 98, 143］の振幅の大きさ（約 50 ミリ秒レベル）がRSAの強さということになりますが[*14]（図表 1-c），意外にもそれは健康者ほど強く，また年少者ほど強く，逆に高齢者ほど弱く，病者ほど弱いのです（図表 1-d）。「不整脈」の名がついてい

るので、よくないことのように思ってしまいそうですが、実はいうなれば健康な不整脈なのです。「健康人の心拍数は一定ではない」[PVT, p. 69] とポージェスもいいます。もともとは、酸素の必要が減る安静時や深い睡眠時に、呼吸が減るのに合わせて心拍も減らしてエネルギーを節約する、効率的な生命維持手段として進化してきたメカニズムです。そのためか、RSA の振幅は、ノンレム睡眠で最大になり、覚醒時やレム睡眠時には小さくなるようです [Daly 1986, p. 565]。

　健康者ほど振幅が大きく、年少者ほど振幅が大きいとすれば、健康度と年齢のどちらがより決定的な要因でしょうか？　これは微妙な問題ですが、少なくとも年齢だけで決まるものではなさそうです：健康で活動的な成人は、35歳以上になっても RSA の振幅は維持されますし [Hirsch & Bishop 1981]、健康でない胎児・乳幼児は、RSA の振幅がきわめて小さく、致死的な危険をすらはらむのです。若さだけでなく、むしろそれ以上に健康度の、身体的・精神的な健康度の、RSA は好適な指標とみなさなければなりません [Eckberg 1980; Grossman 1983]。

　だから特に新生児では、十分な妊娠期間をへて生まれた健康な子どもほど、「迷走神経緊張」が強くて RSA の振幅が大きく、早産の子どもほど、「迷走神経緊張」が弱くて RSA の振幅が小さい[15]、という一貫した傾向を認めたポージェスは、RSA を「迷走神経緊張」による心臓の健康状態やレジリエンス、あるいは逆にストレス反応やストレス脆弱性の度合の非常に有力な指標となるのではないかと提起したのでした[16] [PVT, pp. 68-74]。例えば、ポジティブな感情や環境・他者との関わりを経験している子どもは、RSA の振幅が増加し、ネガティブな感情や運動時には RSA の振幅は減少します [Bazhenova & Porges 1997, p. 471]。そして何らかの負荷がかかったとき、心拍数の増加に RSA の振幅の増加が共起するのが、自己調整（self-regulation）の証しです [Sahar, Shalev & Porges 1997, p. 641]。RSA の振幅を、「迷走神経緊張」の最良の指標として強調するために、ポージェスはこのころ 1980 年代には、V̂ と記したりもしていました——いうまでもなく、"vagal tone"（迷走神経緊張）の頭文字 v をとって標徴化したものです。

ストレスは，外的な出来事（ストレッサー）自体にでなく，それに反応する身体内部の生理学的状態によって定義されるべきものであり[17]，具体的には身体の（動的な）ホメオスタシスの不全として現われるものであるのを，「迷走神経緊張」の低下，そしてRSAの振幅の低下としてモニターできるのではないか，というのがここでのポージェスの主張です[PVT, pp. 66-8]。そしてこうしたRSAこそまさに，S（刺戟）−O（有機体）−R（反応）図式における媒介変数Oとして用いることができるのではないかと[PoG, p. 41]。

時は1992年9月。ポリヴェーガル理論誕生の2年前のことでした（この研究は2011年の大著の第4章[PVT, pp. 63-74]に収められています）。

1–3 迷走神経パラドックス

ところが，ここでポージェスは1つ大きな難問にぶつかることになります。きっかけは，ある新生児医学者の好意的な手紙に記された1つの疑問でした[PTV, p. 5; PoG, pp. 59-60]。「迷走神経緊張」は心臓に対して，「呼吸性洞性不整脈」という健康な影響を及ぼすだけでなく，「徐脈」（bradycardia）危険な影響をも及ぼす（長引けば脳を酸素欠乏に追い込み，死をも招く）事実が存在するのです[18]。それはまさに，乳幼児突然死症候群（SIDS）や成人の心臓突然死（SCD）の原因でもあり[PVT, p. 32]，民族誌的な「ヴードゥー死」[19][PVT, pp. 164-5; Porges 2001, pp. 135-6; Cannon 1942]から「シェル・ショック」[20]，恐らくは（ポージェスはふれてませんが）現代日本の「過労死」（karoshi!）[21]，さらには"縁起の悪い日"の突然死[22]，自殺者の「記念日反応」までをも含むでしょう。さらには野生動物の捕獲や拘束による突然死（「捕獲性筋障害」[Natterson-Horowitz 2012=2014, p. 187]）も原因は共通とみられます[Richter 1957, pp. 164-5; Porges 2001, pp. 135-6]。

呼吸性洞性不整脈と徐脈。どちらも同じく「迷走神経緊張」によって生じるのに，一方の呼吸性洞性不整脈（の高振幅）は心身にとって健康で保護的，他方の徐脈はむしろ危険で致死的，と正反対の働きを示し，しかも後者の徐脈は前者の呼吸性洞性不整脈が抑制されているときのみ発生するという対立

52

関係にあることがわかってきます。なぜ相反する2つの現象が同じ条件から起こるのか？ "どんなによいことも，度を過ぎれば害になる"ということなのでしょうか？ ……ところが徐脈は，呼吸性洞性不整脈の過剰においてでなく，まさにその消失において生じるのでした [PVT, pp. 5-6, 26, 53]。どう考えればいいのでしょうか？ それは「迷走神経緊張」が，「呼吸性洞性不整脈」というパラメータと，「心拍数」というパラメータにおいて，必ずしもいつも同じ表われ方をしないというジレンマでもあります [PVT, pp. 24-6]。このジレンマをポージェスは「迷走神経パラドックス」（vagal paradox）と自ら命名し [PVT, pp. 4-6, 26, 54]，その解決の努力のなかから，交感神経—副交感神経の二元的対抗関係を超える，ポリヴェーガル理論を打ち立てることになるのです。

〈註〉

[*1] それはポージェス自身が自らの研究者としての生涯を振り返る際，①心拍変動とその経験的研究の段階＝終身在職権の獲得と准教授への昇進をめざした時期，②心拍変動の神経生理学的メカニズムの研究の段階＝教授への昇進をめざした時期，③ポリヴェーガル理論の提唱の段階＝精神生理学会の会長就任の時期，の3つの段階に分けるのですが [PoG, pp. 42-3]，いずれも研究内容の展開だけでなく，アカデミズムにおける昇進の度合がぴったり照応しているところによく表われています。

[*2] 先に存在したのは「生理心理学」（physiological psychology）の方で，ウィルヘルム・ヴントが『生理心理学原理（初版）』（Grundzüge der physiologischen Psychologie）を刊行した1874年に始まるとされています。これに対して「精神生理学」（psychophysiology）が言われるようになったのは，ジャン・ドレーが1945年に『人間の精神生理学』（La psychophysiologie humaine）[Delay 1945=1952] をクセジュ文庫で刊行してからであり（彼がクロルプロマジンを統合失調症の最初の特効薬として発見した7年前のことです），1961年にはアメリカで第1回の精神生理学会（The Society for Psychophysiological Research）が開催され，1964年からはその機関誌 *Psychophysiology* も発行されました。ポージェスが1994年に会長になったというのは，この学会のことです。
　　反対にフランスでは，「生理心理学会」（Société de psychologie physiologique）

を設立したのは，1885年，シャルコーでした［Ellenberger 1970=1980,（上）p. 393; Trillat 1983=1998, p. 224］。同会で催眠と暗示についての論文を発表してセンセーションを起こし，シャルコーの知遇を得て，5年後からサルペトリエールでその片腕となったピエール・ジャネの，その教え子の1人がジャン・ドレーでした［Ibid., p. 403］。ドレーによれば，現代の神経生理学も精神薬理学も，ジャネの発想を展開したものだということになります［Ibid., p. 466］。

　なお，「精神生理学」には実はもう1つ別に，ウィリアム・カーペンターらイギリスでの系譜があり，こちらは"psychophysiology"でなく"mental physiology"，しかもその初出はウィルヘルム・ヴントの「生理心理学」と同じ1874年でした［Carpenter 1874］。"psycho"でなく"mental"とされるように，こちらの「精神生理学」は，知覚や思考などの高次機能も含めて生理学的に（＝「無意識的精神活動」として）考えようとするところに強調点がありました（**6-6**を参照）。

[*3] これはポージェスがそう言うというだけでなく，アメリカ精神生理学会の機関誌 *Psychophysiology*[*2] の創刊号でJ・A・スターンが宣言していたことでもありました［Stern 1964, pp. 90-1］。

[*4] このS－Rパラダイムは，薬物療法の発想そのものにも貫徹しているといえるかもしれません――薬剤が特定の障害だけを標的にして，それが身体全体のニューラル・フィードバック・システムに及ぼす影響を考慮しないときには［PoG, p. 196］。しかも，そのフィードバック・システムの中核にポージェスがすえる迷走神経は，末梢で最も主要なコリン作動性神経ですが，向精神薬をはじめ多くの薬剤は抗コリン作用をもっているわけですから［Ibid., pp. 145-6］。

[*5] ちなみに，神経系全体の中でみても，神経といえば最もポピュラーな体性運動神経よりも，自律運動神経の方が格段に数は多く，ヒトの体性運動神経細胞の数は，脊髄全体で約12万個止まりなのに，自律神経細胞は上顎神経節だけでも約90万個，腸（管）神経系に至っては何と1億ものニューロンが含まれているのです［Kandel 2013=2014, pp. 1035, 1038］。

[*6] その先駆としてポージェスは，ダーウィンが『人及び動物の表情について』（1872年）において，心臓と脳の「**肺胃神経**」（pneumogastricnerve）による双方向的な神経連絡を指摘していたことをあげています：そしてこの「肺胃神経」こそが，のちに19世紀末に「迷走神経」と呼びなおされるものです［PVT, pp. 22, 134, 152, 217］。ダーウィンの同書の邦訳（岩波文庫版）では，ご丁寧にもすでに「迷走神経」と意訳されています！［Darwin 1872=1931, p. 95］。ちなみに交感神経の方は，はじめ17世紀にウィリスにより「肋間神経」と呼ばれ，1732年からウィンスロー

54

によって「交感神経」と呼ばれるようになりました［鈴木 2015, p. 6］。

*7 その「パラダイム・シフト」の転回点は，ポージェス自身が最新刊で振り返るところによれば，心拍変動を従属変数として扱った修士論文から［Porges & Raskin 1969］，心拍変動を媒介変数として扱った博士論文［Porges 1972］へのあいだにある，とのことです［PoG, p. 36］。

*8 *0-1* でみたように，ポージェスは 2012 年 7 月まで，イリノイ大学の「脳—身体センター」の所長なのでした。

*9 心臓の精神生理学的反応として，それまで唯一の定番だった心拍数（heart rate）だけでなく，従来はむしろノイズとして計測から除去される傾向にあった心拍数の変動（heart rate variability）に関心が向けられ，自律神経機能の有効な検査法として臨床的にも注目されるようになったのは，1973 年，ホイーラーとワトキンスが，9 人の糖尿病性自律神経障害の患者に，拍動ごとの心拍変動の顕著な減少ないし不在を見い出してからのことでした（そしてその原因は，心臓の迷走神経支配の欠如（vagal denervation）に帰せられました）［Wheeler & Watkins 1973, p. 585］。むろんそれ以前にも，早くは 1733 年にスティーブン・ヘイルズが，ウマの頚動脈で血圧を最初に数量的に計測した際，すでに「拍動ごとの変動性」（beat-to-beat variability）を見い出し，歴史上はじめて記録に残していましたし［Akselrod et als. 1981, p. 220］，下って 1925 年には，ブラッドベリとエッグルストンが自ら「起立性低血圧」（postural hypotension）と名づけた患者 3 例に，発汗減少，暑さへの耐性低下，瞳孔異常，尿閉，便失禁または便秘，勃起障害などの自律神経症状とともに，脈拍のゆらぎの消失を報告し［Bradbury & Eggleston 1925］——それは「ブラッドベリ・エッグルストン症候群」とも呼ばれ，，1960 年に報告された「シャイ・ドレーガー症候群」に相当するものとされ［景山 1983, p. 119］，その後 1988 年にはバニスターにより「純粋自律神経不全症」（pure autonomic failure：PAF）のカテゴリーにまとめられました［朝比奈 2014, pp. 544-5］——，このうち脈拍のゆらぎ（定常状態の心拍変動）が自律神経機能そのものの働き具合を示す簡便で有効な測度たりうることは，1973 年になるまで誰も気づくことがなかったのです。そしてわがポージェスも，同じこの年，ズバリ「心拍数変動性（heart rate variability）」と題する論文を発表しています［Porges, Arnold & Forbes 1973］。

　ただしこの同じ 1973 年には，次にみるように[*11]，早くもセイヤーズが心拍変動のスペクトル分析を行ない，その中から RSA 成分を抽出して［Sayers 1973］，心拍変動の精神生理学的研究の重心を RSA へと移していくことになるでしょう。ポージェスもまた同様です。

*10 「定位反射」（orienting reflex）の研究史はパブロフにまで遡ります［Pavlov 1927=1975］。パブロフは，周囲の環境に少しでも変化があると，その変化源に向けて，対応する受容器を動かす「『おや何だ』反射」［Ibid., p. 32］，つまり「定位反射（反応）」ないし「探求反射（反応）」が生じることに着目しました［Ibid., pp. 32, 54］（「反射」と「反応」にパブロフは区別を設けず，どの「反応」も「反射」として論じます［Ibid., pp. 28-30］）。周囲の世界のわずかな変化にも即応し，それに合わせてその方向に適切な感覚器官を自動的に向ける，身体が起こす最初の反応で，これなしには動物の生命はつねに危機一髪の状態となる「基本的な反射の1つ」として，「この反射の生物学的な意義は大きい」とパブロフは重視しましたが，加えてさらに人間では，その探求性が「科学の基礎となる知識を愛する心に至っている」と位置づけています［Ibid., pp. 32-3］。「定位反射」は，ここでは「防衛反射」とよりも，「探求反射」と連続的なものとして位置づけられています。

　パブロフの定位反射の研究を継承し発展させたソコロフは，しかし，この「定位－探求反射」を広すぎるとして，新奇な刺激に対する非特殊的な調節反応系としての「狭義の定位反射」と，対象の詳細な認知作用を含む複雑な連鎖反応としての「探求反応」を区別し，前者に研究を限定しました［Sokolov 1958=1965, p. 20n］。

　そのソコロフの研究によると，（狭義の）定位反射には，運動成分（刺激方向への身体や眼・耳・鼻の回転運動），感覚成分（受容器の感受性の増大＝閾値の低下・反応潜時の短縮），自律神経成分（皮膚電気成分（皮膚電気反射の発現），心拍成分（心拍の減速反応），血管運動成分（脳血管の拡張・末梢血管の収縮），呼吸運動成分（呼吸リズムの低下），瞳孔成分（瞳孔の拡大），ホルモン成分（アドレナリンの分泌），そして大脳皮質成分（興奮性の増大＝a波抑制など脳波の低振幅・速波化）の少なくとも4つの成分があり［Ibid., pp. 13-25］，このうちポージェスは，自律神経成分の心拍成分に焦点を絞ったことになります。

　このソコロフのモデルをポージェスは，「自律神経機能を心理学的な状態に関係づける統合的な理論に必要な成分をすべて含む」理論として，つまり具体的には（a）自律神経と体性神経の両者の，求心性と遠心性の双方向の回路，（b）自律神経系のフィードバック・ループ，（c）自律神経系のプロセスと心理学的なプロセスのインターフェイス，（d）大脳による自律神経の制御，をすべて盛り込んだ理論として，高く評価しています［PVT, p. 23］。ポージェスがポリヴェーガル理論に託すことになる「双方向的な脳―身体モデル」（1–1を参照）の原イメージは，ここにあったのではないかとみられます。現に，ポリヴェーガル理論の構築に与った感謝すべき6人のうち1人に，統合的な理論を生みだす刺激を与えてくれたとして，ポージ

ェスはソコロフの名を挙げているのです［Porges 1995, p. 301］。

　そのうえでポージェスは，「定位反射」の心拍成分における心拍の減速反応（＝心拍数の減少＝神経原性の徐脈）というソコロフ以来よく知られてきた現象に，「迷走神経緊張」の関与を見い出し［PVT, pp. 23-4］，ソコロフの段階ではまだ「交感（ときには副交感）神経系の調節作用」［op. cit., p. 17］とされていた自律神経成分に，副交感神経系の地位を回復したといえましょう。ところが「迷走神経緊張」は，それにとどまらず，「定位反射」と「探求反応」＝「（持続的）注意反応」とで，全く異なる働きを示すことが明らかになってきます。「定位反射」では，「迷走神経緊張」の増加によって，反射的・受動的な心拍数（heart rate）の減少が生じるのに対して，注意課題遂行における随意的・能動的な「（持続的）注意反応」（sustained attention response）では，むしろ「迷走神経緊張」の減少によって，心拍変動（heart rate variability）の減少が生じることをポージェスは見い出したのでした［Porges 1972］。しかも「迷走神経緊張」の増加で生じる徐脈は，「迷走神経緊張」の減少で生じる心拍変動低下のもとでこそ，よく生じるのです［PVT, p. 26］。このパラドックス，それは後に「迷走神経パラドックス」（vagal paradox）（1–3 を参照）と呼ばれることになるものです。

　いいかえれば，ここには2種類の相異なる「迷走神経緊張」があり，一方は反射的・受動的な「相動的（phasic）反応」としての「定位反応」（orienting response），他方は随意的・能動的な「持続的（tonic）反応」としての「（持続的）注意反応」（sustained attention response）からなる「注意の2成分説」（two-component theory of attention）を，若きポージェスは提起したのでした［PVT, p. 51; Porges 1972, pp. 109-10］（10 の ＊8, 12–2 を参照）。当初それは，前者を皮質下レベル（間脳ー辺縁系），後者を皮質レベルで作動するものと類別しましたが［Porges 1972, p. 110］，やがて前者を爬虫類に支配的な「迷走神経背側運動核」に発する「植物的な迷走神経」，後者を哺乳類に支配的な「疑核」に発する「機敏な迷走神経」と，2種類の相異なる「迷走神経」に帰属するものと捉え直し，これこそがほかならぬポリヴェーガル理論の母体となっていくのです（2–1, 3–3, 10 の ＊8 へ）。こうして，「ポリヴェーガル理論のルーツ」は「注意の2成分説」にあり［PVT, p. 3］，精神生理学的な「注意の2成分説」が数十年経って，神経解剖学的・神経生理学的に基礎づけられたポリヴェーガル理論へと姿を整えていったのでした［PVT, p. 51］。

＊11　「呼吸性洞性不整脈」（RSA）が「迷走神経緊張」の非侵襲的な指標として注目されるようになったのは，1973 年にセイヤーズが，心拍変動のスペクトル分析から，体

温調節に同期するリズム（0.025Hz付近の周波数），血圧調節に同期するリズム（0.1Hz付近の周波数：動脈圧のいわゆる「マイヤー波」に連動する——早野順一郎は「マイヤー波洞性不整脈」（MWSA）と呼んでいます［早野1988, p. 334］）と別に，呼吸運動に同期するリズム（0.35Hz付近の周波数：つまりRSA）を抽出し［Sayers 1973, pp. 27, 28, 30］——前二者が交感神経と副交感神経の両方を反映する成分なのに対して，後者は副交感神経のみを反映する成分であり（これは，副交感神経系の方がはるかに反応潜時が短く，より高い周波数のスペクトルにまで対応可能であるという「帯域通過特性」（band-pass properties）［Warner & Cox 1962］のちがいによるものです），以後の研究者たちはこの前二者を「低周波成分」，後者を「高周波成分」とまとめることになります［Akselrod et als.1981; Porges 1986, p. 103; Grossman & Svebak 1987; 早野 1988］——（図表1-eを参照）．

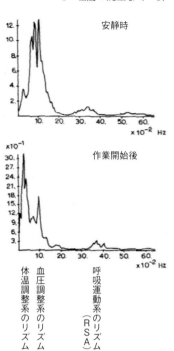

図表1-e 心拍変動のスペクトル分析
［Sayers 1973, p. 27］を一部改変

1975年にカトーナらが，イヌの実験でRSAが副交感神経系（迷走神経）による心臓の制御の非侵襲的な測度であることを実証的に明らかにしてからのことでした（両者の平均相関係数は0.9という高いレベルと算出されました）［Katona & Jih 1975］．1983年にはエックバーグが，ヒトの実験においてそのことを示します［Eckberg 1983］．そして同じ1983年に，心臓血管系の精神生理学における呼吸の重要性について総説［Grossman 1983］を書き，1987年にRSAを1回の呼吸のRR間隔における最大値と最小値の差から定量する「peak-valley法」を考案して［Grossman & Svebak 1987］，意欲的に研究を進めたグロスマンらのグループと，1985年に心拍変動のスペクトル分析でRSA成分をいっそう正確に抽出する「多項式フィルター（polynomial filter）技法」のパテントを取得して［Porges 1985］，RSAの研究体制を整えていった［Porges 1986］ポージ

58

ェスらのグループが主要なRSA研究集団となっていったのです。

　どちらも自律神経系と心理的なもののつながりに関心を持ち，どちらもそこで交感神経系中心主義に対抗して副交感神経系を重視し，どちらもその表われとして心拍変動に注目し，どちらもその最も重要な測度としてRSAの意義を強調したのでしたが，そのRSAの測定方法では立場を異にしたのに加え，RSAの源泉として，グロスマンは副交感神経系（迷走神経心臓枝）と同時に交感神経系と副交感神経系の相互作用を考慮に入れたのに対し [Grossman & Svebak 1987]，ポージェスはこれから詳しくみていくように，副交感神経系（迷走神経心臓枝）にさらに2種類の迷走神経を見い出し，迷走神経一般でなく何より疑核発の迷走神経（すなわち腹側迷走神経）の重要性を打ち出していくことになるのでした [PVT, p. 44]。そして，迷走神経による心臓への影響をアトロピンで遮断すると，RSAだけでなく「マイヤー波」も除かれることから，「マイヤー波」の振幅の方は，この2種類の迷走神経の合同効果を反映するものとしています [Sahar, Shalev & Porges 1997, p. 638]。

　なおこの時期のポージェスの諸説を，日本でこの当時やや遅れながらも紹介しつつ自身の研究を進めていた精神生理学者として澤田幸展がいますが，澤田はしかし心臓迷走神経活動の指標として，RSAだけでなく「圧反射感度」（Baroreflex Sensitivity: BRS）——圧反射（4の＊2を参照）における収縮期血圧（BP）の上昇に対する心拍間隔（IBI）の延長の割合——の方がより精度が高く，呼吸の統制の必要がない点で推奨できるという結論に達しています [澤田 1996]。

　さらにその後には，島皮質の研究ではポージェスも多くを負うことになる（6–1, 13–1 を参照）クリッチュリーらが，心拍変動，とくに心臓迷走神経の活動を反映する「高周波成分」と，前帯状回の活性化との間に，正の相関がみられることを報告しています [Critchley et als. 2003]。だとすれば，これからとくに11章で考察するように，腹側迷走神経複合体の働きと，前帯状回の働きの間にかなり密接な連動関係があると想定され，それはポリヴェーガル理論自体がさらに探求すべき重要なテーマではないかと思われます。

＊12　呼吸と心拍の同期現象は魚類でもすでに観察され（鰓を通過する水流のリズムと心拍との，多くは1：1の比例関係），アトロピン（迷走神経遮断剤）で消失しますが，両生類でオタマジャクシからカエルに変態するときに，延髄の疑核で呼吸と同期する神経活動が見られるようになり，哺乳類になって「呼吸性洞性不整脈」（RSA）として顕著に見られるようになるとのことです（個体発生上も，ヒトの胎児では，受胎33週をこえるとRSAが出現する）[安間ほか 2007, pp. 61, 62-3]（5の＊44を参照）。それは後にみるように，哺乳類以降になると，疑核に起始する有髄化した

1 理論の誕生まで　59

迷走神経心臓枝，まさにポージェスのいう「ヴェーガル・ブレーキ」(*5-3*へ) がそなわってくることを示唆しているといえるでしょう。またこれに比べて，ポージェスによれば，「RSA は爬虫類では観察されてこなかった」のです ［PVT, p. 30］。

*13 それは末梢（肺の伸展受容器反射）からも中枢（延髄の呼吸中枢）からも，呼吸リズムの相に合わせて，吸気では迷走神経の働きを抑制し，呼気では迷走神経の働きをやや賦活するメカニズムが作動するからです。

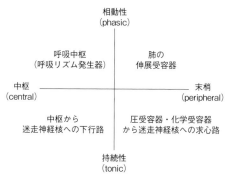

図表 1-f　呼吸性洞性不整脈（RSA）の諸要因
［Berntson, Cacioppo & Quigley 1993, p. 191］を一部改変

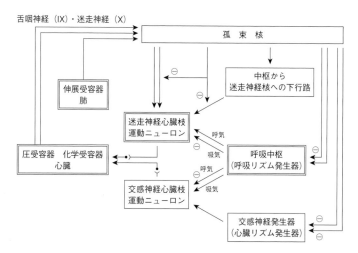

図表 1-g　呼吸性洞性不整脈（RSA）のメカニズム
［Berntson, Cacioppo & Quigley 1993, p. 189］を一部改変

すなわちRSAは，単に迷走神経心臓枝だけでなく，それを取り巻く中枢（central）／末梢（peripheral）の，また持続的（tonic）／相動的（phasic）な，さまざまな要因の複雑な相互作用から生まれることが明らかにされてきています：延髄の迷走神経心臓枝の運動核（中枢の持続的要因），延髄の呼吸中枢の心肺リズム発生器（中枢の相動的要因），大動脈弓や頚動脈洞の圧受容器・化学受容器（および中枢性化学受容領域）の反射（末梢の持続的要因），心臓や肺の伸展反射（末梢の相動的要因），などが少なくともその主要因です［Berntson, Cacioppo & Quigley 1993, pp. 184-90; Daly 1985; Feldman & Ellenberger 1988; Richter & Spyer 1990］（図表1-fを参照）。

　なお圧受容器・化学受容器反射は，呼吸相により変動するので，相動的にみえますが，それは心臓・肺の伸展反射による吸気／呼気での心−肺間の圧力関係のちがいから生じるもので（吸気では肺→心が心→肺を上回り，大動脈弓や頚動脈洞の圧受容器が心拍出力低下を感知し，呼気では心→肺が肺→心を上回り，大動脈弓や頚動脈洞の圧受容器が心拍出力上昇を感知する）（4の＊2を参照），それ自体は持続的な要因とみられるべきものです。

　このうち，呼吸の相（吸気／呼気）の変動にかかわらない持続的な要因は，中枢の迷走神経運動核においても，末梢の圧受容器・化学受容器反射においても，迷走神経心臓枝に一定の出力を提供し続けて持続的なベースラインを保ち，その平均値を維持するのに対して，呼吸の相（吸気／呼気）の変動とともに様相を変える相動的な要因は，中枢の心肺リズム発生器も末梢の肺伸展反射も，迷走神経心臓枝の（心臓抑制的な）働きを吸気では抑制し，呼気ではやや賦活するため，吸気では心拍数が増加し，呼気では減少するのです。こうした結果，直接には迷走神経心臓枝の働きをとおして，RSAの振幅が大きくなる，という現象があらわれることになるのです［Berntson, Cacioppo & Quigley 1993, pp. 184-90; Daly 1985; Feldman & Ellenberger 1988; Richter & Spyer 1990］。（図表1-gを参照）

[14] のみならずポージェスによれば，多くの生理的システムがリズム的な変動性をもち，そこでも「揺動（oscillation）の振幅が大きいほど，その個人は健康である」とのことです［PVT, p. 68］。その典型がRSAというわけです。ただし反対に，揺動（oscillation）の振幅の大きさが健康のマイナスの指標となる，血圧の変動のような例もあります［PoG, p. 15］。

[15] 近年，早産児ほど高い基本周波数で泣くことを発見した明和政子らも，その原因を自律神経機能の未成熟，とりわけ迷走神経の低活動（右疑核に発する迷走神経の喉頭筋・声帯への緊張抑制作用の低下）に想定していますが，実はここで依拠されて

いるのがポージェスの研究［Porter, Porges & Marshall 1988］なのでした［Shinya et als. 2014］。ポージェスの研究とは，ハイリスク児の泣き声のピッチの高さ，そしてRSAの振幅の低下を指摘するものでした［op. cit.］。恐らくこれに依拠してとみられますが，明和らはさらにRSAの測定によって，以後の社会性の発達との関連を詳細に追跡する必要を提起しています［Shinya et als. 2014］。

　ポージェスらの方でも近年，ヒトの幼児やさらにはプレーリーハタネズミ（*7*の＊25，*Column I*を参照）において，泣き声のピッチ（基本周波数）の高さ・抑揚の平板化と心拍数の上昇・RSAの振幅の低下との間に共変関係を見い出し，発声の音響的な特徴をもって心拍数の「代理指標」（surrogate index）とみることができるのではないかとの説を発表しています［Stewart et als. 2013; Stewart et als. 2015］（さらに*Column I*へ）。

*16　ちなみにヴァン・デア・コークが，トラウマをヨーガで克服する研究に着手したのは，1998年に，呼吸に伴なう「心搏変動」（つまりはRSA）について初めて知り，その改善の手段を模索していた時にD・エマーソンと出会ったからとのことですが［Emerson & Hopper 2011, pp. 20-1; van der Kolk 2014=2016, pp. 440-4］，では「心搏変動」のことをどこから知ったかといえば，何とポージェスの1996年の論文（2011年の大著の第7章所収）だったようなのです［Ibid. pp. 143, 194, 661n24］。

　そのころヴァン・デア・コークは，トラウマ記憶再生時の心拍変動の安定度がPTSDの重症度と反比例することに気づいており，ちょうどその理論的根拠を与えるものとして，ポリヴェーガル理論に邂逅したのであり，これが彼のポリヴェーガル理論とのそもそものなれそめなのでした［van der Kolk 2011, p. xiii］。

　そしてピーター・A・ラヴィーンにポージェスを紹介されると［Ibid., p. xv］，この翌年，99年5月21日には，自ら主宰する「ボストン年次トラウマ会議」に，（マキューアン，パンクセップとともに）ポージェスを招聘したのは*0–5*でみたとおりです［Ibid., p. xi］。

*17　これはポージェスがそう考えるというだけでなく，そもそもハンス・セリエがストレス理論を提起した最初から強調していたことでした。もともと「ストレス」（stress）の語は，物理学や工学において（今日でも），外界から及ぼされる力や圧力の側のことを指し，それを受けた物体の側の反応は，「ストレイン」（strain）と呼ばれます。ところがセリエのいう「生物学的ストレス」（biological stress）は，外界から加わる刺激に対する生体の側の反応を指しており，そのため外界からの刺激を表わすために，「ストレッサー」（stressor）という新しい言葉をセリエ自らが造語したのでした［Selye 1979, p. 70］。実は後の告白では，ウィーン生まれのハン

ガリー人たるセリエにとって，英語の「ストレス」（stress）と「ストレイン」（strain）の意味のちがいが不分明だったようなのですが［Ibid.］，ともあれこうして物理学や工学では「ストレス」→「ストレイン」だったのが，生物学的ストレス理論では「ストレッサー」→「ストレス」へと「ストレス」の位置は反転したのでした。あまりに「ストレス」の語義がちがうので，セリエがストレス理論をはじめて発表した1936年の論文［Selye 1936］では，「ストレス」（stress）の語を一度も使わなかったほどです。そして「生物学的ストレス」の語も，「激しい世論の反対に屈して，一時使用をあきらめていた」ほどなのです［Selye 1976=1988, p. 48］。

*18 ポージェスが知らなかったとも考えにくいんですが，すでに1845年，ドイツの生理学者エデュアルト・ウェーバー（エルンストの弟）が，カエルの迷走神経を電気刺激すると，心臓の拍動が遅くなり，ついには停止に至ることをナポリの学会で報告していました。神経には興奮作用だけでなく抑制作用もあることをはじめて明らかにした，自律神経学史上記念碑的な発見で，以後ここから，交感神経の興奮作用と副交感神経の抑制作用をテコとする自律神経二元論が整えられていったのでした。

*19 禁猟期ないし禁猟区で猟をした，タブーの食物を食べた，不倫に溺れた，近親姦のタブーを犯したなど，社会的な死を意味する行動が世間にバレると，この文化では呪術師による呪死という処遇が定められているのですが，いよいよそれが確実になると，もうその瞬間から当人は死者になり，たちまち（しばしばその日のうちに）本当に衰弱死してしまうのです！　社会心理学では例えばこれを，「"死に瀕した人間の役割"の取得」と捉えます［Sabin 1954=1956, p. 30］。社会的な死の自己認知が，社会的な"死者"の役割取得（いわば社会的な死んだふり）を引き起こし，それが真に肉体的な死をもたらすに至ってしまうのです（5–3も参照）。この驚くべき現象において，その最中，本人の身体内部には一体何が起こっているのでしょうか？この役割演技は一体どんな生理学的効果を伴なっているのでしょうか？

　そのことについて，はじめに主題化したキャノンは，交感神経の過剰による死（総血流量の減少）とみなし（人類学の雑誌に発表）［Cannon 1942; 1957］，それを動物の突然死で検証したリヒターは，「迷走神経による死」（vagas death）とみなしました（心身医学の雑誌に発表）［Richter 1957］。この論争は今日に至るまでなお決着がついたとはいえないようですが，ポージェスはリヒターの説の方を支持し，リヒターに代わってそのメカニズムを説明できるのがポリヴェーガル理論だと主張しています［PVT, pp. 164-5; Porges 2001, pp. 135-6］。

*20 キャノンは，「常識的にはショック状態の原因とは考えられないような非常に些細な」外傷によってショックに陥る兵士の症例を，ヴードゥー死に近いものと捉えて

いました［Cannon 1942, p. 179］。のみならずリヴァースは，すでに第1次大戦中に，闘争でも逃走でもなく恐怖に対する不動（凍りつき）の反応（ただし集団的な暗示反応）と見定めていました［Rivers 1920, pp. 92-8, 102, 130］。

[*21] **0**の＊17でみたように，「過労死」が日本社会で大きな社会問題として耳目を引くようになったのは，"モダン"社会が"ポストモダン"と呼ばれるようになった1980年代半ばのことでした（子どもの「いじめ」も同様です）。それはちょうど，交感神経緊張による防衛反応を中心とする社会から，迷走神経緊張による防衛反応を中心とする社会への移行期に当たり（一例として，モーレツサラリーマン→労働運動の衰退→過労死，暴走族・校内暴力→いじめetc.…），今日のトラウマと解離の激増，あるいは心理療法の変容は，ポストモダン時代の交感神経系防衛反応の失墜を背景として生まれてきたであろうことを示唆します。つまり，どの生物学的防衛戦略を身体が用いるかは，それ自体が社会的な選択でもあるのです。

[*22] 「ヴードゥー死」のような現象を，自分たちには無縁の，"未開"な人々の"蛮習"として笑殺して済ませているとしたら，いささか呑気すぎるかもしれません。たとえば私たちは，「4」を"忌み数"とする「迷信的ストレス」（superstitious stress）を共有する文化にいますが，そういう風習のない（むしろ「13」を"忌み数"とする）アメリカの白人を統制群として，中国と日本の死亡者の統計を1973年1月から1998年の12月末まで丸25年間にわたって精査した社会学者デイヴィッド・フィリップスらは，毎月の4の日にとくに慢性心臓病で死亡する人の割合が，中国人と日本人ではチャンスレベルをはるかに越えて大きい事実を明らかにしています［Phillips et als. 2001］。「迷信的ストレス」に呪縛されて死に至る点では，「ヴードゥー死」と何ら違いはないのではないでしょうか。そしてそれはまた，フィリップス自身がそれ以前にすでに明らかにし，今やよく知られている自殺者の「記念日反応」（社会的・個人的に特定の因縁のある日に死を選ぶ傾向）［Phillips & Smith 1990］とも，通じる反応であることを付け加えておきましょう。そしてこのことはまた，"自らの意志の決断による死"と通俗的には思念される「自殺」の，その"自らの意志"とはそもそも何なのか，根底的に問いかける射程をはらんでいます。

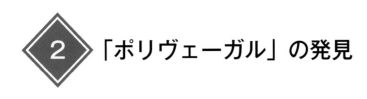

「ポリヴェーガル」の発見

2–1 2種類の迷走神経

　ポージェスに思わぬ難題を突き付けた「迷走神経パラドックス」を解決する鍵になったのは，何と，脊椎動物の自律神経系の系統発生的な進化に関する，比較神経解剖学的・比較神経生理学的な研究でした。

　ただしこれは，むろん神経解剖学者ではない彼自身が直接に行なった研究ではなく，比較神経解剖学・神経生理学分野の膨大な先行文献についてのサーヴェイ研究です。1992年の秋から94年の秋までの丸2年間，ポージェスはNIH（国立保健研究所）の図書館や国立医学図書館にこもって，脊椎動物の自律神経系に関する数百にのぼる文献を渉猟し［PVT, p. 6］，系統発生的にも解剖学的・生理学的にも全く異なる，2種類の迷走神経の存在を見い出すに至ったのでした——多重迷走神経理論の誕生です。それをはじめて世に問うたのは，1994年10月8日，この年に会長のポスト（任期1年）にあった「精神生理学会」（The Society for Psychophysiological Research）の第34回大会（同年10月5〜9日：アトランタ）［*Psychophysiology*, vol. 32, no. 4, p. 522］での会長講演（president address）においてだった，とポージェスは自ら語っています［PVT, p. 6; Porges 1995, p. 301; PoG, p. ix］。

　なので，今日「ポリヴェーガル理論」として一般に紹介されているその中核部分は，ポージェス自身が自ら発見したものというよりは，神経解剖学・神経生理学の研究者たちの数々の発見に基づく文献研究の結果練り上げられた「より思索的な」（more speculative）［PVT, p. 29］ものだったことは，覚

66

えておいてもいいかもしれません。

　しかし，自律神経系の精神生理学的研究に，系統発生的な進化の観点を持ち込み，脊椎動物の進化の観点から人間の情動や社会的行動を説明する理論を構築したところに，「ポリヴェーガル理論」の新しい境地があり，ポージェス自身も何度もそう自負するところです（ただしその先達として，ダーウィン，ジャクソン，マクリーンの名が挙げられています [PVT, p. 166]）。

2-2　植物的な迷走神経・機敏な迷走神経

　この研究の結果，この2種類の迷走神経は，はじめ 1994 年当初の段階では[*1]，「植物的な迷走神経」（vegetative vagus）・「機敏な迷走神経」（smart vagus）と呼び分けられていました [PVT, pp. 41, 136][*2]。「植物的な迷走神経」は延髄の「迷走神経背側運動核」（dorsal motor nucleus of the vagus：DMNX）[*3] に起始する迷走神経，「機敏な迷走神経」は延髄の「疑核」（nucleus ambiguus：NA）[*4] に起始する迷走神経で [PVT, p. 136]，「植物的な迷走神経」は「迷走神経背側運動核」を中心に「背側迷走神経複合体」を形成し，「機敏な迷走神経」は「疑核」を中心に「腹側迷走神経複合体」を形成するものとされており [PVT, pp. 39, 48]，これが後に世で“背側迷走”“腹側迷走”と略称されていくことになるものです（4-1 へ）。延髄の位置は図表2 -aで，「迷走神経背側運動核」と「疑核」の位置は，図表2-b，2-cで確認して下さい。

　しかしここでまずはじめに注意しておきましょう‼　“背側迷走”“腹側迷走”をめぐって，奇妙な誤解ないし無理解が世に横行しています。そしてそれが，「ポリヴェーガル理論」に対する無用の偏見を招いてもいるかもしれません。

◎まず“背側迷走”“腹側迷走”といっても，<u>“背側迷走”は身体の背中側を走る迷走神経，“腹側迷走”は身体のお腹側を走る迷走神経，という意味</u>

2 「ポリヴェーガル」の発見　67

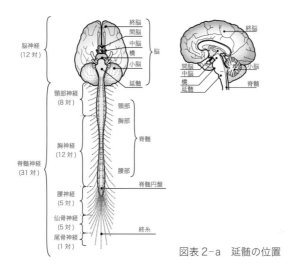

図表2-a　延髄の位置

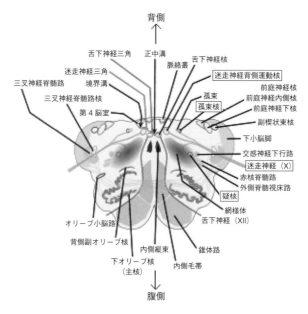

図表2-b　延髄の諸核
(Wikipedia「延髄」に一部加筆修正)

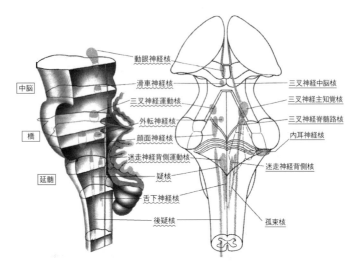

図表 2-c　延髄の主要な脳神経核の位置関係
[Williams 1995, p. 1017] を一部改変
～～ は運動核，── は感覚核

ではありません!!
　それぞれの神経が延髄で起始する神経核が，延髄の断面で背中側にあるか（「迷走神経背側運動核」），お腹側にあるか（「疑核」）のちがいです。そこを出てからどこを走り，どこに停止するかは，関係ありません。むしろ"背側迷走"の方が，身体のお腹あたりを支配するといえるほどです。このあとすぐ，2–3 から 3–3 で，詳しく見ていきましょう。

　cf. ところで，なぜ「背側」「腹側」とかいって，簡単に「後側」「前側」とはいわないのでしょう!?　それは，動物によって（とくに直立したヒトと，他の脊椎動物の間で）「後側」「前側」の意味が異なるからです。地図上の東西南北が誰にとっても同じ方角であるように，どの脊椎動物にとっても同じ方向を示すよう人為的に定めたのが「背側」「腹側」なのです。「解剖学的方向」と呼ばれるものですが，「背側」はいそく－「腹側」ふくそく（冠状面の切片）だけでなく，「外側」がいそく－「内側」ないそく（矢状面の切片），「吻側」ふんそく－「尾側」びそく（横断面の切片）の3次元があります。詳しくは以下の図表2-dをみてください。

2 「ポリヴェーガル」の発見 69

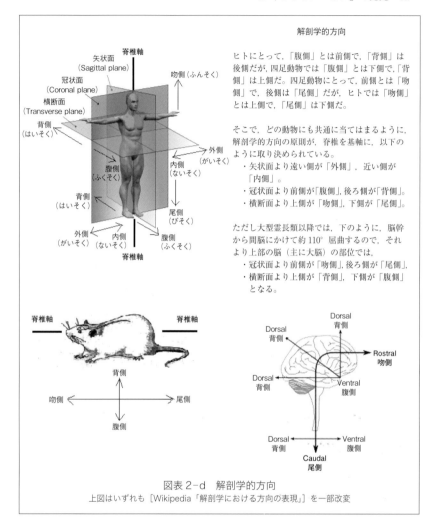

図表2-d　解剖学的方向
上図はいずれも［Wikipedia「解剖学における方向の表現」］を一部改変

◎また"背側迷走""腹側迷走"とは、"背側迷走神経""腹側迷走神経"の略語ではなく、「背側迷走神経複合体」「腹側迷走神経複合体」の略語であること‼ それぞれ単一の「神経」でなく複数の神経の集まり、「神経複合体」なのです。とくに"腹側迷走"では、実は迷走神経以外の4種類の

70

脳神経（三叉神経，顔面神経，舌咽神経，副神経）が複合しています。つまり"腹側迷走"とは，腹側の迷走神経（だけ）ではないのです。

　世に出回るポリヴェーガル理論の解説等では，しばしば表情筋や中耳の働きが"腹側迷走神経"に帰せられていますが，"腹側迷走神経"ではなく「腹側迷走神経複合体」が正確なので（つまり迷走神経ではなく，顔面神経や三叉神経の働きなので），くれぐれも注意してください。解剖学の基礎を知る人がそんな解説を聞けば，もうこれだけで"トンデモ理論"扱いです！　*4–1*以降で，詳しく見ていきましょう。

◎　"背側迷走"は"悪玉迷走"，"腹側迷走"は"善玉迷走"，とかではないこと‼　"背側迷走"の方が進化上古く，"腹側迷走"の方が進化上新しいにすぎません。爬虫類までの脊椎動物は，"背側迷走"で完璧に適応的に生存できていたのに対し，哺乳類以降は，"腹側迷走"なしには適応的に生存し得ないというだけのことです。しかも，哺乳類の生存にとっても，"背側迷走"は依然として基本的に不可欠の役割を果たしています。これらのことは，*5–3*で詳しく見ることにしましょう。

◎　"背側迷走"は，すべて副交感神経といっていいですが，"腹側迷走"は副交感神経線維だけではありません。したがって，迷走神経のすべてが副交感神経ではありません（迷走神経には副交感神経の線維とそうでない線維とがあります）。逆に，副交感神経のすべてが迷走神経でもありません（副交感神経の線維をもつのは，動眼神経・顔面神経・舌咽神経そして迷走神経の４つです）。今は言葉の遊び位にしか聞こえないかもしれませんが，その意味を*3–1*ですぐに見ることにしましょう。

2-3　そんなに２つはちがうのか？

　こうして私たちはだんだんと，神経解剖学の世界へと足を踏み入れざるを得ない運命となってしまいました。旅立ちに当たって，まずここまでの復習

2 「ポリヴェーガル」の発見　71

と次への予習を兼ねて，下の図表2-eに，ポージェスの言う2つの迷走神経の具体的なちがいをまとめておきましょう。このことがもつ意味を深く理解するために，これから*3章*と*4章*が当てられることになります。

図表2-e　2つの迷走神経

	植物的な迷走神経 （vegetative vagus）	機敏な迷走神経 （smart vagus）
系統発生	系統発生的に古い 爬虫類まではこちらのみ （爬虫類までのほぼすべての脊椎動物がもつ）	系統発生的に新しい 哺乳類からさらに追加 （哺乳類以降の脊椎動物がもつ）
起始部	延髄の迷走神経背側運動核に起始 (dorsal motor nucleus of the vagus:DMNX)	延髄（腹外側）の疑核に起始 (nucleus ambiguus:NA) 発生過程で背側運動核から移動して形成
投射器官	主に横隔膜より下位の器官の平滑筋・心筋・腺に投射 （主に消化器官）	主に横隔膜より上位の器官の横紋筋に投射 （喉頭，咽頭，軟口蓋，食道上部1/3）＋（気管支，心臓）
神経線維	無髄神経（ミエリン鞘なし） C線維（伝導速度遅い：1-3m/s）	有髄神経（ミエリン鞘あり） B線維（伝導速度速い：3-15m/s）
	一般内臓性遠心性線維（general visceral efferents） （主に消化器官へ） （ただし，心臓枝もあり）	〈疑核の背側より〉特殊内臓性遠心性線維（special visceral efferents） ・舌咽神経（Ⅸ）・副神経（Ⅺ）も同時に出力 ・三叉神経（Ⅴ）・顔面神経（Ⅶ）と連絡 〈疑核の腹側より〉一般内臓性遠心性線維（general visceral efferents） (NA_{EX})　　（心臓（洞房結節）・気管支へ）
酸素代謝要求	低い（静的）　酸素低依存的	高い（動的）　酸素高依存的 （とくに大脳・心筋）
心臓機能	心臓では徐脈を発生 (bradycardia) 呼吸との同期なし 心臓へのvagal brakeのレベル低い（一時的に高い）	心臓では呼吸性洞性不整脈を発生 (respiratory sinus arrhythmia: RSA) 呼吸との同期（心肺機能の結合） 心臓へのvagal brakeのレベル高い（一時的に低い）
作用特性	受動的・反射的・無意識的	能動的・随意的・意識的
器官機能	消化，栄養摂取（腺からの分泌作用）	摂食（嚥下），呼吸，発声
行動機能	定位反射（orienting reflex） 凍りつき・回避行動など（不動化）	注意反応（attention response） 運動（motion）・情動（emotion）・コミュニケーション（communication）
複合体	迷走神経背側運動核が，延髄の孤束核とともに「背側迷走（神経）複合体」(dorsal vagal complex: DVC) を形成	疑核が，三叉神経運動核・顔面神経核とともに「腹側迷走（神経）複合体」(ventral vagal complex: VVC) を形成

〈註〉

*1 しかし2001年ごろになると,「植物的な迷走神経」・「機敏な迷走神経」の2つの言葉はもうあまり使われなくなり,かわって以後は,「有髄化された」(myelinated)・「有髄化されない」(unmyelinated) 迷走神経という対語に置き換えられていきます。

*2 あるいはまた,マクリーンにあやかってか,「新哺乳類の」迷走神経系・「爬虫類の」迷走神経系と呼び分けられることもあります[PVT, p. 105](0の*6を参照)。

*3 「迷走神経背側運動核」は,右の図表2-fにみるように,その内部である程度局在化され,その最尾側では食道や気管(および気管支?),中央部の尾側では心筋,中央部の吻側では腹部内臓,吻側では腹部内臓と肺(および気管支?)と,司る支配領域が大まかに区画されています[Getz & Sirnes 1949, p. 109]。ただし,「迷走神経背側運動核」よりも「疑核」の方が,次の*4にみるように,いっそう局在化が明確であろうとみられています[Ibid. pp. 108-9]。

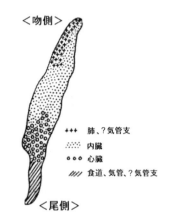

図表2-f 迷走神経背側運動核の区画
[Getz & Sirnes 1949, p. 105]を一部改変

*4 「疑核」(nucleus ambiguus)はその奇妙な名前のとおり,神経核としての形態が疑わしい,つまり輪郭があいまいで(ambiguous),すぐ周囲にある延髄網様体と明確な区別が難しい(逆にいえば密接なつながりをもつ)神経核ということです[PVT, pp. 27-8]。延髄の腹側部にあって,その吻側は顔面神経核の尾側端から,尾側は下オリーブ核の尾側端(ヒト,サル,ネコ)ないし延髄の下端(ウサギ,ラット)にまでわたり,ロウンの先駆的なウサギの研究によると,両側に各々1500個ずつの細胞から構成される全長4-5mmの細長い核ですが[Lawn 1966a; 1966b],散在性の神経細胞を多く含むため(とくに尾側と最吻側),周囲の網様体との境界が識別困難なのです。

　ビーガーとホプキンスのラットでの研究では,吻側で密集し,中央部でやや密集し,尾側で疎になる傾向があり[PVT, p. 42; Bieger & Hopkins 1987],吻側には食道や咽頭を司る神経が,中央部には咽頭・喉頭を司る神経が,尾側には喉頭を司る

神経が起始し，これら背側部に対しさらに腹側全体には，心臓や横隔膜より上の構造を司る神経が起始するというように［PVT, p. 42; Bieger & Hopkins 1987］。疑核内部のニューロンの配列は，決して曖昧なものではありません。

吉田義一らのネコやサルでのより稠密な研究によれば，右の図表2-gのように，最吻側（後顔面神経核ともいう）には咽

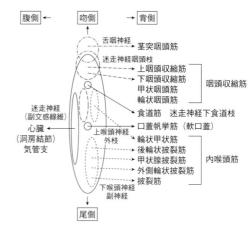

図表2-g　疑核内の支配運動ニューロンの配列模式図
［Bieger & Hopkins 1987; 吉田 1994; 2000］により作成

頭挙筋の1つである茎突咽頭筋を司る舌咽神経が起始し，吻側には咽頭収縮筋（上咽頭収縮筋・下咽頭収縮筋・甲状咽頭筋・輪状咽頭筋）や食道筋，軟口蓋の口蓋帆挙筋を司る迷走神経，そして内喉頭筋の1つ輪状甲状筋を司る上喉頭神経（外枝）が起始し，尾側には輪状甲状筋以外の内喉頭筋（後輪状披裂筋・甲状披裂筋・外側輪状甲状筋・披裂筋）を司る下喉頭神経・副神経延髄根が起始します［吉田 1994, 2000］。

なおこの副神経（延髄根）は，疑核を出た後も，わずか数mmの走行距離以外はずっと迷走神経に並走し，同一の標的筋に達するので，迷走神経の一部とみなすのが妥当と考えられています［Wilson-Pauwels 1988＝1993, p. 132］。

ところで，もともと「疑核」は，「迷走神経背側運動核」の中にあった一部が，爬虫類から分化を開始し（カメはまだ未分化ですが，トカゲ・ワニでは分化），発生の途上で神経細胞が腹側のほうへ集団で大移動して独立したもので，その過程は哺乳類で完成することがわかっています［PVT, p. 30］。発生上からみても，いわばそれは，「迷走神経腹側運動核」［吉田 1994, p. 365］といってもいい存在なのです。爬虫類でもカメはまだ「迷走神経腹側運動核」が分化していなかったことから，ポージェスは原始的な爬虫類の自律神経系はカメのそれに似ていたのではないかと推測し，そのカメの第一の防衛システムこそシャットダウンであり頭を引っ込めることであることに注意を喚起しています［PoG, p. 107］。

脳神経・副交感神経と迷走神経

　ポリヴェーガル理論のこの骨格を読み解くために，これから3章と4章では，ポージェスが当然の前提としている神経解剖学・神経生理学・比較形態学等の知見と照合しながら話を進めましょう。さもないと，彼の理論の意義と射程を評価するどころか，そもそもついて行くことすら覚束なくなってしまいます。現にここで挫折する人も多いようです。特にこの分野の予備知識のない方，ここが踏ん張りどころです。一緒に頑張りましょう‼

　そうすれば，ポリヴェーガル理論の半分位は手に入れたといってもいいですし，そしてポージェスの説が，今日の神経科学の水準に照らして決して突飛なものでなく，むしろ神経科学の基本を踏まえたうえで，その強調点を微妙にずらしたところから斬新な理論を展開したものであることが見えてくると思います。

3-1　脳神経としての迷走神経

　まず，「迷走神経」とは何なのでしょうか。そもそもそれは，12対ある「脳神経」(「脳」そのものでなく，<u>「脳」という中枢神経に脳外から直接出入する末梢神経</u>)（図表3-aを参照）の10番目，第Ⅹ脳神経なのです（爬虫類以前は，10対あるうちの10番目）。脳神経は，12対のうち大半が，顔面の諸部位の感覚・運動を司る神経ですが，迷走神経だけは唯一，頭頸部から広く体幹部＝胸腹部に及んで（ただし骨盤内臓器は除く），しかも感覚・運動のどちらをも司る神経です。あまりに広範囲を彷徨う（wandering）かのよ

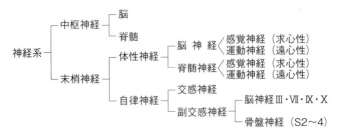

図表3-a　神経系の分類

うなので，そのラテン語にちなんで「迷走」(vagus) と名づけられました。その分布のさまは，以下のとおりです（図表3―bを参照）。

迷走神経は，舌咽神経・副神経とともに延髄の後外側溝から出ると，一幹となり，舌咽神経とともに頸静脈孔の前部に至り，紡錘状にふくれて上神経節を作りますが，そこからまず硬膜枝（→後頭蓋窩硬膜）と耳介枝を出し，次いで下神経節から咽頭枝を出し（舌咽神経・交感神経と合流して咽頭神経叢を形成し，咽頭と軟口蓋へ），さらに下神経節の末梢から上喉頭神経を出し（運動系の外枝と感覚系の内枝へ），次いで上頸部心臓枝・下頸部心臓枝を相次いで出し，そのあと胸腔内で胸部心臓枝を出し

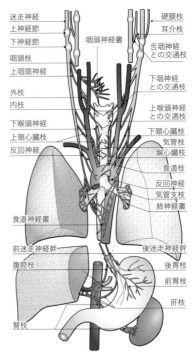

図表3-b　迷走神経の走行路
http://www.anatomy.med.keio.ac.jp/funatoka/anatomy/cranial/cn10.html をもとに作成

たのち，下喉頭神経（反回神経）（喉頭に逆行して運動・感覚を支配）を出し，さらに本幹と反回神経とから気管枝，気管支枝，食道枝を出し，肺神経叢や食道神経叢も作ります；食道とともに横隔膜を貫いて，腹腔内に入ると，食道神経叢から前迷走神経幹と後迷走神経幹を生じ，前迷走神経幹からは前胃枝，肝枝を，後迷走神経幹からは後胃枝と主に腹腔枝（胃以外の腹腔内臓に分布）を生じ，ほかに腎枝も出て行きます。しかし同じ腹部でも，骨盤内の臓器になると，迷走神経支配でなく[*1]，副交感神経系では骨盤神経の支配となるので[*2]，その両者の分かれ目となる大腸では，いわゆる脾曲まで，つまり上行結腸・横行結腸までは迷走神経支配ですが，下行結腸・Ｓ状結腸・直腸は骨盤神経支配です。

　この巨大な神経は，体内でもほとんど脊髄に匹敵するぐらいの大きな神経であり，ニューロン総数でも脊髄に次いで2番目に大きい神経です［Levine 2010=2016, pp. 144, 166］。そして，このように複雑に分岐して胸部から腹部の内臓諸器官に到達するわけですが，そこに作られる腸（管）神経系（enteric nervous system：ENS）は，その数量では脊髄に匹敵する0.5〜1億個のニューロンを有し（ヒトでは，ネコの頭の脳とほぼ同数！），その複雑さゆえに「第2の脳」「腸脳」とも言われ，しかも迷走神経の80%が求心路（感覚線維）だといいますから，迷走神経は"頭の脳"と"腸の脳"を双方向的に（というか大幅にボトムアップ的に）結合する大幹線路だということになります［Ibid., pp. 144-5, 354; Mayer 2016=2018, p. 18］。

　さて，この迷走神経も含めて，脳神経はふつう大きく3つの群に分類されます。a感覚神経の線維だけをもつもの，b運動神経の線維だけをもつもの，c両方をもつものです（図表3-cを参照）。そのなかで迷走神経はどんな脳神経なのでしょうか？

a　特殊体性感覚神経：嗅神経［Ⅰ］[*3]，視神経［Ⅱ］，内耳神経［Ⅷ］
　　頭部のみにあり，特定の感覚器（鼻，眼，耳）をもつ特殊体性感覚（嗅覚，視覚，聴覚・平衡覚）を支配する特殊体性求心性（SSA）神

図表 3-c　脳神経の分類（一覧）

	運動	感覚	自律（副交感）	起始
Ⅰ 嗅神経		○		
Ⅱ 視神経		○		
Ⅲ 動眼神経	○		○	中脳
Ⅳ 滑車神経	○			
Ⅴ 三叉神経	○	○		
Ⅵ 外転神経	○			橋
Ⅶ 顔面神経	○			
Ⅷ 内耳神経（聴神経）		○		
Ⅸ 舌咽神経	○	○	○	
Ⅹ 迷走神経	○	○	○	延髄
Ⅺ 副神経	○			
Ⅻ 舌下神経	○			

経のみからなる。運動神経はもたない。

b　体性運動神経：動眼神経［Ⅲ］，滑車神経［Ⅳ］，外転神経［Ⅵ］，舌下神経［Ⅻ］

眼筋や舌筋群の運動を支配する一般体性遠心性（GSE）神経のみからなる。感覚神経はもたない。

c　鰓弓性神経：三叉神経［Ⅴ］，顔面神経［Ⅶ］，舌咽神経［Ⅸ］，迷走神経［Ⅹ］，副神経［Ⅺ］

水生脊椎動物時代の鰓弓（gill arches）に由来する「特殊な内臓」（喉頭，咽頭，軟口蓋，食道，気管など）の運動に関わる特殊内臓性遠心性線維（SVE）神経をもつ。大半が運動神経も感覚神経ももつ。

　他方これとは別に，脳神経には「副交感神経」線維をもつものが4つあります。図表3-dにあるように，副交感神経は頭蓋（脳幹）から出るものと，仙髄から出るもの，の2通りがあるのですが，そのうち脳幹部の副交感神経にあたるのがこれです。仙髄の副交感神経は，骨盤内臓器を司る上記の骨盤

3 脳神経・副交感神経と迷走神経　79

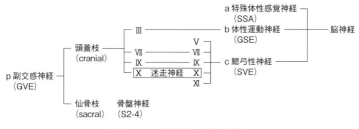

図表3-d　脳神経と副交感神経

神経に当たります。

  p　<u>副交感神経</u>：動眼神経［Ⅲ］[*4]，顔面神経［Ⅶ］，舌咽神経［Ⅸ］，迷
　　走神経［Ⅹ］
　　一般の内臓の活動に関わる<u>一般内臓性遠心性線維（GVE）神経</u>

　迷走神経［X］はこうして，p副交感神経線維（＝一般内臓性遠心性線維
（GVE）神経）を持つ脳神経（の1つ）です。しかしc鰓弓性神経として，
特殊内臓性遠心性神経線維（SVE）も持っています。ですから，<u>迷走神経
のすべてが副交感神経ではありません</u>。また逆に，<u>副交感神経のすべてが迷走
神経でもありません</u>。動眼神経［Ⅲ］・顔面神経［Ⅶ］・舌咽神経［Ⅸ］も，
副交感神経線維をもつ脳神経だからです（以上，図表3-d）。とはいえ<u>副交
感神経の80％が迷走神経ではあります</u>[*5]［PVT, pp. 81-2］。

※ちょっとややこしいですが，一般に脳神経の神経線維は，「求心性」−「遠心性」，
　「体性」−「内臓性」，「一般」−「特殊」で区分されるのです。脳神経全体の詳しい
　見取図は，次頁の脳神経の総覧の図表3-e，分布の図表3-fを参照下さい。
　　・「求心性」とは末端から戻ってくることなので，感覚性に相当するものです。「遠
　　　心性」とは末端に向かっていくことなので，運動性に相当するものです。
　　・「体性」とは身体を移動して感覚−運動で生存を図る<u>動物性</u>の機能，「内臓性」と
　　　は身体を移動せずに栄養−生殖で生存を図る<u>植物性</u>の機能に関わるものです。
　　・「特殊」とは頭部・顔面部・頸部にのみ存在するもの，「一般」とは広く体部全般

図表３-e　脳神経の分類（総覧）

		求心性（感覚性）				遠心性（運動性）		
		一般体性求心性（GSA）	一般内臓性求心性（GVA）	特殊体性求心性（SSA）	特殊内臓性求心性（SVA）	一般体性遠心性（GSE）	特殊内臓性遠心性（SVE）鰓弓性神経線維	一般内臓性遠心性（GVE）副交感神経線維
Ⅰ．嗅神経				嗅覚（嗅上皮）				
Ⅱ．視神経				視覚（網膜）				
Ⅲ．動眼神経						上直筋，内側直筋，下直筋，下斜筋，上眼瞼挙筋		瞳孔括約筋，毛様体筋
Ⅳ．滑車神経						上斜筋		
Ⅴ．三叉神経	Ⅴ1．眼神経	額・上眼瞼・鼻根の皮膚，鼻腔・副鼻腔粘膜						
	Ⅴ2．上顎神経	上顎・上唇の皮膚，上顎歯，口蓋粘膜						
	Ⅴ3．下顎神経	下顎・下唇の皮膚，下顎歯，口腔粘膜，舌					咀嚼筋（咬筋，側頭筋，内側翼突筋，外側翼突筋），顎二腹筋前腹，鼓膜張筋，口蓋帆張筋〈三叉神経運動核から〉	
Ⅵ．外転神経						外側直筋		
Ⅶ．顔面神経		耳介外側，外耳道〈三叉神経脊髄路核へ〉			味覚（舌の前2/3）〈孤束核へ〉		表情筋，茎突舌骨筋，顎二腹筋後腹，広頸筋，アブミ骨筋〈顔面神経核から〉	涙腺・鼻腺，顎下腺・舌下腺〈上唾液核から〉
Ⅷ．内耳神経	前庭神経			平衡覚（前庭器）				
	蝸牛神経			聴覚（コルチ器）				
Ⅸ．舌咽神経		外耳道，鼓膜〈三叉神経主感覚核・脊髄路核へ〉	舌の後1/3，軟口蓋，咽頭，頸動脈小体，頸動脈洞（圧受容器），中耳〈孤束核へ〉		味覚（舌の後1/3，喉頭）〈孤束核へ〉		茎突咽頭筋〈疑核から〉	耳下腺〈下唾液核から〉
Ⅹ．迷走神経		脳硬膜（後頭蓋窩），耳介後部，外耳道，鼓膜〈三叉神経脊髄路核へ〉	咽頭，喉頭，気管，食道，消化管，心臓，大動脈洞（圧受容器）〈孤束核へ〉		味覚（軟口蓋）〈孤束核へ〉		咽頭と軟口蓋の諸筋，喉頭筋群（反回神経）〈疑核から〉	消化管〈背側核から〉／心臓（抑制）・気管支（収縮）〈疑核と背側核から〉
Ⅺ．副神経	延髄根						（迷走神経と同一経路）	
	脊髄根					胸鎖乳突筋，僧帽筋		
Ⅻ．舌下神経						舌筋群		

※三叉神経の３つの求心性神経は，いずれも三叉神経主感覚核か脊髄路核へ入る：触覚・圧覚は前者に，痛覚・温冷覚・圧覚は後者に。

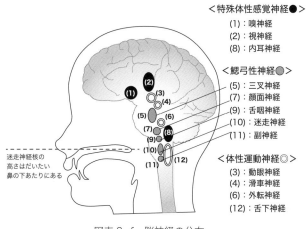

図表3-f　脳神経の分布

に存在するものという意味です。ただし体性運動（「体性」「遠心性」）の場合，頭部・顔面部が特殊な意味をもつ以前に，他の部位と同じ横紋筋でできていた事情から，この区別は施されず，すべて「一般」で統一されています。たとえば，眼球運動（[Ⅲ][Ⅳ][Ⅵ]）は首なき時代の首の運動の先取りだったし，舌の運動（[Ⅻ]）は手なき時代の手の先取りでした。

　一方，内臓の運動（「内臓性」「遠心性」）の場合は，ふつう平滑筋（か心筋）からなる内臓「一般」を司るもの（やはり体幹部に広く存在する）と，もともと内臓なのに横紋筋からなる「特殊」な内臓（鰓弓由来の器官）を司るもの（頭頸部に存在する）とが区別されています。

3-2　自律神経としての迷走神経

　しかし「副交感神経」線維とは何でしょう。「交感神経」線維とは何でしょう。「副交感神経」線維なんてものはないんだ，という説もあります。でも少なくとも，両者の間に4つの異なる特徴をあげることができます。

　第1に出所がちがいます。「副交感神経」線維は脳幹（中脳・延髄）と仙髄から（cranio sacral !），「交感神経」線維は胸髄・腰髄から出力します。

このため前者は頭仙系，後者は胸腰系とも呼ばれます。

　第2に，そこから出た神経線維がどちらも途中で辿る神経節が，前者では
出所から遠く（標的器官に近く），後者では出所に近く（標的器官には遠く），
つまり前者では節前線維が長く（節後線維が短く），後者では節前線維が短
い（節後線維が長い）のです。だから前者では，各器官の働きが比較的独立
し，後者では各器官の働きが比較的連動しやすくなります。

　第3に，分布様式がちがいます。前者は消化管をはじめとする内臓臓器と
の関係が深いのに対し，後者は血管（動脈）に沿って走り，側枝も出すとい
うように，血管と密接な関係をもっています。

　第4に，各々の神経線維の終末で放出される神経伝達物質が，おおむね前
者ではアセチルコリン（コリン作動性神経線維），後者ではアドレナリンま
たはノルアドレナリン（アドレナリン作動性神経線維）です。

　このため同じ自律神経といっても，この両者はほとんど正反対の働きをし，
正反対の働きをすることで対抗的なバランスをとるものとされてきました。
そこで先に行く前に，「副交感神経」と「交感神経」，つまりあわせて「自律
神経系」の構造を，しっかり把握しておくことにしましょう‼　次頁以下の
図表3-g，3-hがその全貌です。これを頭に入れておくと，ポリヴェーガル
理論の理解の基礎となるだけでなく，〈こころ〉の問題を〈からだ〉の視点
からみていくうえでも，強力な助っ人になってくれるでしょう。

　ただし，ポリヴェーガル理論の立場からこれを用いるときには，スタンス
が少し異なるので注意が必要です。自律神経系の働きは，伝統的に，交感神
経系−副交感神経系のシーソーのような二元的対抗関係（バランス）として
把握され，それぞれ図表3-g，3-hのような役割分担が明らかにされてきた
のでした。そして，双方の状態の間を円滑に往復していれば健康なバランス，
どちらか一方に偏倚しつづけた場合には（あるいはその両極端の間を激しく
往来する場合には）病的なアンバランス（交感神経過剰ないし副交感神経過
剰）として，扱われてきました。

　ポリヴェーガル理論は，これを否定するのではないのですが，ただ交感神
経系−副交感神経系の関係をむしろ交感神経系と背側迷走神経複合体の関係

3 脳神経・副交感神経と迷走神経 83

図表 3-g 交感神経系と副交感神経系の各器官への影響

		交感神経	副交感神経	
眼	瞳孔	散大	縮小	Ⅲ
	眼球	突出	後退（？）	
	毛様体筋	弛緩	収縮	
涙腺		軽度分泌	分泌	Ⅶ
唾液腺		軽度分泌（粘稠性）	分泌（漿液性）	Ⅶ，Ⅸ，Ⅹ
心臓	心拍数	増加	減少	Ⅹ
	心筋	収縮力増加	収縮力低下	
	刺戟伝導系	速度増加	速度減少	
気道・肺	気管支	拡張（筋弛緩）	収縮（筋収縮）	Ⅹ
	腺	分泌抑制	分泌促進	
	呼吸運動	吸気	呼気	
肝臓	グリコーゲン	分解（糖新生）：異化作用	合成：同化作用	Ⅹ
	胆汁分泌	抑制	促進	
胃腸	蠕動運動	抑制（平滑筋弛緩）	促進（平滑筋収縮）	Ⅹ
	腺	分泌減少	分泌促進	
	括約筋	収縮	弛緩	
膵臓	膵液	分泌抑制	分泌促進	Ⅹ
	インシュリン	分泌抑制	分泌促進	
副腎髄質		カテコールアミン分泌	—	
腎臓	尿生成	抑制	促進	Ⅹ
	ホルモン	レニン分泌	—	
膀胱	排尿筋	弛緩	収縮	pelvic
	括約筋	収縮	弛緩	
生殖器	陰茎	弛緩	勃起	pelvic
	射精	促進	—	
	陰核	弛緩	勃起	
	膣	分泌抑制	分泌促進	
	子宮	収縮増強	弛緩	
汗腺	分泌	促進	—	—
	濃度	濃くなる	薄くなる	
立毛筋		収縮（鳥肌が立つ）	—	—
血管	全身血管	収縮（ノルアドレナリン作動性）	—	—
		拡張（コリン作動性）	拡張（顔面の皮膚・粘膜，生殖器官など）	Ⅶ，pelvic
	冠血管	拡張	収縮	Ⅹ
	脳血管	収縮	拡張	Ⅶ
骨格筋	血流量	血流増加	—	—
	糖	グリコーゲンの分解	—	
皮膚		血管収縮	血管拡張（前額～眼窩部）	Ⅶ
皮下脂肪		減少（異化作用）	増加（同化作用）	
白血球	総数	増加	減少	
	性状	単球・顆粒球増加	リンパ球増加	

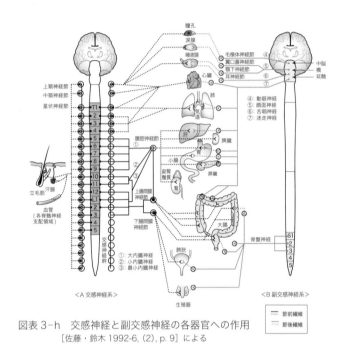

図表 3-h　交感神経と副交感神経の各器官への作用
　　　　　［佐藤・鈴木 1992-6, (2), p. 9］による

とみなし，さらにその両者の関係の背後に働く腹側迷走神経複合体（社会的関与システム）の作用を重視するのです。つまり，いわゆる交感神経系と副交感神経系の健康なバランスは，何よりもまず腹側迷走神経複合体（社会的関与システム）がうまく機能しているから生じるのであり，その腹側迷走神経複合体の作用（社会的関与システム）のもとでの，交感神経系と背側迷走神経複合体のあいだの最適な「自律バランス」として考えられるのです（5-3 を参照）；そして反対に，腹側迷走神経複合体の作用が減退するとき，交感神経系の過剰活性化か，あるいは背側迷走神経複合体の過剰活性化かという，2通りの防衛反応が生じるというのです［PoG, pp. 4, 6］。したがって，図表3-gに記された交感神経と副交感神経の特徴は，腹側迷走神経複合体がうまく機能しているときにはポジティブな特徴（適度な発現）として，腹側迷走神経複合体がうまく機能していないときにはネガティブな特徴（過度な発現）として，あらわれることになります[*6]。では腹側迷走神経複合体それ自体は

何をしているのか？　それが「社会的関わり」（social engagement）だというのです。

　一体どのような論拠でポリヴェーガル理論はそう主張するのか……それを少しずつ見ていくのが本書のねらいの1つです。

3-3　植物的な迷走神経・機敏な迷走神経と迷走神経背側運動核・疑核

　さてそうすると，*3-1*の分類から，脳神経12対のうちでも，迷走神経（と顔面神経，舌咽神経）は，<u>一般内臓性遠心性神経線維（GVE）＝副交感神経線維（p）</u>と，<u>特殊内臓性遠心性線維神経（SVE）（c）</u>の両方をもつことがわかります。これをポージェスは，それぞれさらに「植物的な迷走神経」，「機敏な迷走神経」と呼びかえていくのです。つまり，<u>一般内臓性遠心性線維（GVE）神経＝副交感神経（p）</u>を「植物的な迷走神経」と，<u>特殊内臓性遠心性線維（SVE）神経（c）</u>を「機敏な迷走神経」と。

　では，「植物的」とか「機敏」とか，神経科学的には一体何がちがうのでしょうか。ここで*2-3*で見た図表2-eに沿って説明していきましょう。

　まず，「植物的な迷走神経」（迷走神経の本来の<u>一般内臓性遠心性線維＝副交感神経</u>）は，延髄の迷走神経背側運動核（DMNX）に起始し，<u>主に横隔膜より下位の</u>[*7]（subdiaphragmatic）内臓の平滑筋（心筋）・腺に広く到達して，その活動を制御します[*8]。内臓の筋肉はふつう「平滑筋」（か「心筋」）（図表3-iを参照）なので，ふつうの内臓を司る，つまり「一般内臓性」というわけです。内臓を支配する神経線維は，より原始的な**無髄神経**で，伝導速度も遅い（1-3m/s）<u>C線維</u>（図表3-jを参照）からなっています[PVT, p. 29; Porges 2007, p. 131]。節前線維も節後線維もムスカリン様受容体です[PVT, p. 55; Porges 2007, p. 131]。

　他方，「機敏な迷走神経」（迷走神経の**特殊内臓性遠心性線維**）は，延髄の**疑核（NA）**に起始し，<u>横隔膜より上位の</u>[*7]内臓（喉頭，咽頭，軟口蓋，食

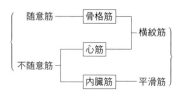

図表 3-i　骨格筋・心筋・内臓筋の分類

図表 3-j　有髄神経・無髄神経の分類 [Erlanger and Gasser 1937] より作成

		直 径	伝導速度	機 能
有髄	Aα	15μ	100m/s	骨格筋（α）運動線維，筋紡錘（Ⅰa群）求心線維
	Aβ	8μ	50m/s	皮膚の触覚，圧覚（Ⅱ群）
	Aγ	5μ	20m/s	筋紡錘（γ）運動線維
	Aδ	3μ	15m/s	皮膚の温冷覚・痛覚（Ⅲ群）
	B	3μ	7m/s	交感神経節前線維
無髄	C	0.5μ	1m/s	皮膚の痛覚（Ⅳ群），交感神経節後線維

道上部 1/3[*9] など）に到達して，その活動を制御します。ところがこれらの内臓を動かす筋肉は，内臓でありながら，骨格筋一般と同じ「横紋筋」（図表3-i を参照）になっており，この特殊性をもって「特殊内臓性」というわけです。横紋筋を支配する神経線維は，より進化した**有髄神経**で[*10]，その太さ・速さについてポージェスの言及はありませんが，他の研究で補足すると，最も有髄神経線維の多いといわれる中位頸部でも，80％近くが直径 3μ 以下，15％が中くらいのサイズ，残りの不定数が 10μ かそれ以上ということなので [Schnitzlein et als. 1958, p. 653] ――なかでも（声帯を支配する）反回神経では 8-10μ が支配的 [Ibid., pp. 655, 660] ――，基本的に B 線維が大半を占め，残りはせいぜい Aδ ないし Aγ 線維，反回神経では例外的に Aβ 線維という感じになるでしょうか（図表3-j を参照）（反回神経で突出しているのは，まちがいなく言語の発話のおかげでしょう。***Column C*** も参照して下さい）。

ともあれこのおかげで，迷走神経背側運動核（**DMNX**）に起始する「植物的な迷走神経」の一般内臓性遠心性線維が，無意識的（unconscious）で反射的で受動的で植物的な機能に関わるのに対し，疑核（**NA**）に起始する「**機敏な迷走神経**」の特殊内臓性遠心性線維は，より意識的（conscious）で

3 脳神経・副交感神経と迷走神経　87

随意的で能動的で柔軟で，しばしば社会的な活動に関わるものとされます：すなわち，単なる定位反射にとどまらず，さらに（持続的な）注意（attention）を向け（*1*の＊10，*2-3*を参照），能動的な動き（motion）をおこし，複雑な情動（emotion）を示し，それを他個体にコミュニケートする（communication）[PVT, pp. 30-1, 38, 41]：この4つの"〜tion"が，疑核発の「機敏な迷走神経」のいわばトレードマークなのです [PVT, pp. 41, 43]。そしてこれはまた，爬虫類と哺乳類のちがいでもあります [PVT, pp. 30-1]。

　他方，これに加えて疑核からは，この<u>特殊内臓性遠心性</u>の<u>有髄神経線維</u>が背側に起始するだけでなく，腹側からは<u>一般内臓性遠心性＝副交感神経</u>の神経線維でも<u>有髄神経B線維</u>（3-15m/s）が起始し，心臓（洞房結節[＊11]）や気管支に[＊12]向かいます[＊13] [PVT, pp. 28, 35; Porges 2007, p. 131]（ここでまた話がややこしいですが，延髄の腹側にある疑核は，さらにそれ自身が機能の異なる背側部と腹側部に分化しているのです。*2*の図表2-gを参照してください）。節前線維はニコチン様受容体，節後線維はムスカリン様受容体です [PVT, p. 55; Porges 2007, p. 131]。心臓や気管支には，迷走神経背側運動核に起始する<u>無髄</u>の<u>一般内臓性遠心性線維＝副交感神経</u>（「植物的な迷走神経」）も入力していますが，しかし心臓レベルでは主要な役割を果たさず [PVT, p. 157]，疑核からの有髄の<u>一般内臓性遠心性線維＝副交感神経</u>（「機敏な迷走神経」）の方がはるかに数も多く，主要な役割を果たしています [PVT, p. 28][＊14]（図表3-kを参照）。そもそも（個体）発生の過程で，迷走神経背側運動核からどんどん神経細胞が移動していって疑核が形成されたのです [PVT, pp. 37, 157]（*2*の＊4を参照）。

　そしてもう1つ，決して見落としてはならない重要なちがいとして，疑核からの遠心性<u>有髄線維は呼吸のリズムと同期する</u>（つまり*1-2*でみた<u>RSAの源になる</u>）のに対し，迷走神経背側運動核からの遠心性<u>無髄線維は呼吸のリズムと同期しない</u>という，注目すべき相違も存在します[＊15] [PVT, pp. 33, 42, 49]。疑核とそこからの遠心性迷走神経有髄線維に媒介されることで，心臓の拍動は呼吸のリズムと同期し[＊16]，その結果あのRSAも生じているのでした。

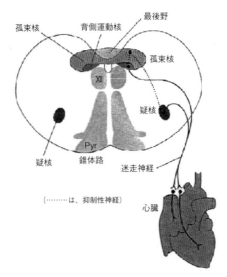

図表3-k　迷走神経の心拍数調節に関係する基本回路
[Ganong 2003=2004, p. 619] により作成

まずここに，微妙な重心の移動を見てとることができます。ポージェスのいう「多重迷走神経」とは，まずは，一般内臓性遠心性神経線維（GVE）と特殊内臓性遠心性神経線維（SVE）という，神経科学的には言い古された2種類の神経線維の区別を出発点にしていますが，その中身を精査するなかで，一般内臓性遠心性神経線維（GVE）でも心臓・気管支に行くものは，（迷走神経背側運動核に起始する）少数の無髄神経線維と，（疑核に起始する）多数の有髄神経線維があることから，迷走神経全体を（迷走神経背側運動核に起始する）無髄の神経線維群と，（疑核に起始する）有髄の神経線維群に組み直す，もう1つ別の区別の仕方に移行していくのです。「植物的な迷走神経」・「機敏な迷走神経」という呼び分けもそこから出てきたのでした。図示するとこうなります。

3 脳神経・副交感神経と迷走神経　89

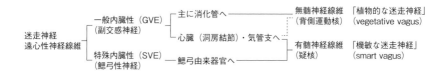

〈註〉

*1 ただし，子宮と子宮頸の感覚神経は迷走神経で，じかに脳に戻ってくるとのことです［Linden 2015=2016, pp. 119-121］。
*2 三木成夫は「骨盤の迷走神経」とも呼んでいます［三木 1989, pp. 424-5］。ただし近年では，骨盤神経が交感神経繊維も含むことが示唆されています：動物の骨盤神経は，ヒトでは副交感系の骨盤内臓神経と交感系の仙骨内臓神経に分化したものと推測されていますが，その骨盤内臓神経のなかにも交感神経線維が含まれていることが組織学的に立証されたからです。
*3 嗅神経は脳神経 12 対のなかで最も古く，唯一，左右交叉しません。
*4 ただしそこには，三叉神経第 1 枝からも線維が来ており，動眼神経とともに眼球に入って，毛様体や虹彩の平滑筋を支配して，眼球の調節や瞳孔反射に与っています：しかも動眼神経の本来の構成要素とは考えられないとのことです［Romer & Parsons 1977=1983, p. 463］。だとすれば三叉神経第 1 枝も，本来は限りなく副交感神経的なものということなのかもしれません。
*5 すると副交感神経のうち，80% を占める迷走神経と，残り 20% の迷走神経以外の副交感神経（動眼神経，顔面神経，舌咽神経，そして骨盤神経）があることになります（図表 3-1 を参照）。ポージェスはこのうち，顔面神経，舌咽神経と迷走神経は

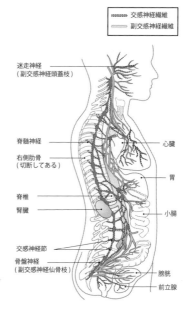

図表 3-1　交感神経系・副交感神経系の走行

「腹側迷走神経複合体」の中にまとめますが，動眼神経と骨盤神経は迷走神経との連合をとくに論じていません。迷走神経（や顔面神経・舌咽神経）と動眼神経・骨盤神経は，どのように関係するのでしょうか？　互いに連動するのでしょうか，しないのでしょうか？　「腹側迷走神経複合体」と「背側迷走神経複合体」とでは，連動の仕方はちがうのではないでしょうか？

　またそもそも，副交感神経線維は交感神経線維とちがって，節前線維が長く対象器官ごとの独立性が大きいため，同じ副交感神経だからといって直ちに各々の連動性を想定するのは性急かもしれません。しかしポージェスは，「腹側迷走神経複合体」の中耳筋の反射と動眼神経の瞳孔反射の連動や［PoG, p. 207］（*4*の＊59を参照），「背側迷走神経複合体」のシャットダウン反応と骨盤神経の排便反射の連動［PoG, pp. 6, 11, 26, 30, 35, 58, 130, 173-4, 226］（*5–3*を参照）などを無媒介に一気に論じているところがあります。実は連動を媒介する，他の神経（上位中枢）の介在のおかげかもしれません。しかしそういった議論は全くなされていません。

＊6　しかしそうなるとここでも，動眼神経と骨盤神経の副交感神経線維についても同じことが言えるのか？　という問いが生じてきます。

＊7　「横隔膜より上位」とか「下位」とかいった区分は，ポージェスにオリジナルなものではなく，実はすでに古代ギリシャ時代，プラトンの『ティマイオス』が，霊魂（pshche）のありかを3区分した際に規準としたのが最初で（「頸より上」＝「頭」の「神的な霊魂」（理性），「横隔膜より上」＝「心臓」の「気概の霊魂」，「横隔膜より下」＝「腹部臓器」の「欲望の霊魂」），その基本枠組は古代ローマ（2世紀）の医者ガレノスにおいて，脳の理性的な霊魂，心臓・肝臓の非理性的な霊魂の区別に踏襲されました。そしてガレノスの医学体系は，「ガレニズム」の名の下にほとんど18世紀の半ばまで1500年以上にわたって医学界を支配したのでした［Zilboorg 1941＝1958, pp. 57, 60］。もちろん，横隔膜の上下を2種類の迷走神経の区分に用いたのは，ポージェスが最初と思われますが。

＊8　そのため1950年代には，消化性潰瘍の治療に「迷走神経切除術」（vagotomies）が行なわれ［Porges & Buczynski 2013b, p. 16; PoG, p. 159］，80年代前半以降，H2ブロッカー等による投薬治療に取って代わられるまでは，全盛を極めました。

＊9　食道は，上部1/3が横紋筋で有髄の迷走神経（つまり「機敏な迷走神経」）支配，下部2/3が平滑筋で無髄の迷走神経（つまり「植物的な迷走神経」）支配です。

＊10　神経線維の周りを「ミエリン鞘」と呼ばれる脂肪の層でできた髄鞘が取り巻くことで絶縁されたものを有髄線維と言い，このため他の線維と混線せずにすむ（＝限られたスペースにニューロンを詰め込んで，密な相互連絡ができる）だけでなく，い

わゆる跳躍伝導によって，エネルギーを節約しながら伝導速度を15〜300倍にまで
向上させることができます。このため有髄化のことをミエリン化ともいうのですが，
高等脊椎動物の脳の発達を根本から支えたのは，この「ミエリン鞘」といっても過
言ではないほどです［Allman 1999=2001, p. 53］。現に「ミエリン鞘」は，どの無脊
椎動物にも，円口類ですらも見い出されないのに対し（ただし橈脚類のケンミジン
コで最近発見），魚類以降のすべての脊椎動物に見られます［Ibid., p. 54］。

　ミエリンはタンパク質と脂肪でできていますが，脂肪の割合が多く，おかげで白
色に見える有髄線維の集合体である脳の中の「白質」は，乾燥重量の過半（リン脂
質25%，コレステロール・糖脂質33%）が脂質という，体内で最も"体脂肪率の高
い"器官となっています！　しかもコレステロールは，神経細胞の細胞膜の不可欠
の成分でもあるので，なくてはならない必需品です。コレステロールは，少なけれ
ば少ないほどいい，というような生易しい物質ではないのです。

　髄鞘は主に出生後著しく発達します。ヒトの誕生時の脳重は約300gで，ここか
ら成人では4〜5倍にも成長するわけですが，大脳皮質のニューロン自体はそのは
るか以前，受精後16週ですでに細胞分裂を停止しています。細胞の数は増えない
（むしろ減っていく！）なかでの，この猛烈な重量化は，シナプスの形成――それ
は細菌の細胞ほどの大きさがあります［Changeux 1983=1989, p. 319］――を除くと，
髄鞘の形成によるところが大きいのです［Ibid., p. 287］。ヒトの脳の成長の完成が
18歳近くまでかかるのも，髄鞘の形成が前脳ではその頃まで続くからなのです。ち
なみに皮質の中で最も早く髄鞘化が進むのが1次感覚野で，次に1次運動野，それ
から側頭葉・頭頂葉・前頭葉とより高次の部位に移っていきます［op. cit., p. 107］。

　しかしミエリンは，そのメリットと引き換えに，病気になりやすいという欠点も
孕みました［Ibid., p. 54］。ミエリン鞘を自身の免疫細胞が攻撃し，脱髄が生じる難
治の自己免疫疾患が「多発性硬化症」です。

*11　「洞房結節」は，心筋の細胞のなかでも，心房や心室の固有心筋とちがって，電気
的な興奮（活動電位）の自発的な発生と（筋肉なのに神経のように）伝導に特化し
た**特殊心筋**で［柿沼 2015, p. 24; 鈴木 2015, p. 80］，心臓の右心房で心臓の拍動を刻み，
刺激伝導系を通じて心臓全体に行き渡らせる"天然のペースメーカー"です。それ
に符合するように，心臓への副交感線維（迷走神経）の入力も心房，そして刺激伝
導系に多く，心室では最も少ないようです［柿沼 2015, pp. 88, 107, 175］。加えて左
右対称でなく，右の迷走神経は洞房結節を中心に，左の迷走神経は房室結節を中心
に入力します。ポージェスによれば，洞房結節への入力（心拍率を調整）は，右疑
核からの迷走神経，房室結節への入力（心室率を調整）は，左疑核からの迷走神経

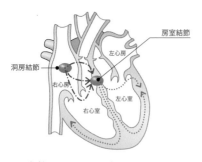 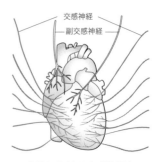

心拍のペースメーカー　　　心臓における交感神経と
としての洞房結節　　　　　副交感神経の分布

図表 3-m

だといいます［PVT; 澤田 1996, p. 80］。心室への入力は交感線維で，交感神経は心室の収縮力（心拍出力）を専ら司っています。図表3-mで確認してみて下さい。

　これに対し，副交感神経（迷走神経）は心拍数を司っています。洞房結節の"天然のペースメーカー"で自発的に発生する活動電位は，安静時に100〜120回／分とみられますが（心臓への迷走神経・交感神経を外科的・薬理的に遮断するとそうなる），副交感線維（迷走神経）がブレーキをかけ，60〜70回／分レベルにまで遅くしているのです。もし120回以上／分に高める必要がある場合には，交感神経が力を発揮します。

　心室の心筋細胞は，副交感神経線維の入力が少ないかわりに，自らアセチルコリンの自己産生能をもち，副交感神経線維で分泌されるアセチルコリンとポジティブ・フィードバックシステムをもつことが，近年みいだされています（非神経性のアセチルコリン産生システム：NNCCS→NNS）［同, pp. 112-7, 121-8］。これにより心臓の活性酸素の産生の抑制，心筋細胞間の「ギャップ結合」の維持，酸素消費の節約などを行ない［同, p. 195］，こうして心臓の機能を保護しています。

[*12] そして胸腺が2003年から追加されます［PVT, pp. 219, 266; Porges 2003, p. 506］。*9–2*でみるように，迷走神経と免疫系の相互作用を強調するためとみられます。なお迷走神経は，最大のリンパ管である胸管も支配しています。一方，胸腺には，上頸神経節・星状神経節から交感神経も入力していることは付け加えておきましょう。

[*13] つまり，副交感神経でありながら，有髄神経なのです。疑核に起始するこの心臓抑制性の迷走神経については，ポージェスは，1970年代後半のマッカーレンとスパイヤー（さらに *Clumn A* を参照）の研究に全面的に依拠して立論しています［McAl-

len & Spyer 1976, 1978］（もしこの研究結果が覆されるならば，ポリヴェーガル理論は一気に根底から崩れ落ちるかもしれません）。

　彼らは電気生理学的に右迷走神経心臓枝の解剖学的な位置と，その心臓抑制性の機能を確認し，この心臓枝の逆行性の電気刺激で活性化する 57 個の延髄のニューロンが B 線維（3-15m/s）の軸索を出していること，そしてそのすべてが疑核にある（背側運動核には 1 つもない）ことを確認しました。これに対し背側運動核からのニューロンは，わずか 3/33 個しか心臓枝の逆行性刺激で活性化せず，その閾値や反応速度からみて心臓抑制性のニューロンではなさそうだというものです。

*14 心臓の迷走神経緊張（cardiac vagal tone：CVT）は，疑核からの神経線維の作用（NA）と背側迷走神経運動核からの神経線維の作用（DMX）の総計となります：つまり，「CVT＝NA＋DMX」［Porges 2007, p. 131］。

*15 疑核はこのように，迷走神経背側運動核とともに心臓（の拍動リズム）を支配する循環系の拠点であるだけでなく，迷走神経背側運動核とはちがって，それ自体が呼吸中枢の一環として呼吸リズムを支配する呼吸系の拠点でもあるのです。詳細は *Column A* を参照して下さい。

*16 心臓の拍動が呼吸のリズムと同期したように，実は血管の収縮も呼吸のリズムと同期しています（前者が *1* の＊11 でみた心拍変動の「高周波成分」，後者が「低周波成分」なのです）。全身の血管の多くは，それを支配する交感神経の血管収縮線維（*α*アドレナリン作動性線維）の「トーヌス」（ベースライン的な緊張性活動）によってつねに軽度の収縮状態にあるのですが，その際，交感神経線維は呼吸運動（や脈圧）に同期する周期で緊張性の放電をしており，それはさらに上位から交感神経節前線維を支配する，疑核や呼吸中枢の近傍（すぐ腹側）にある延髄網様体の吻側延髄腹外側野（RVLM）が，呼吸中枢とくに吸息中枢から興奮性の入力を受けていることに由来しています。心拍は，疑核（NA）とそこからの迷走神経の媒介によって呼吸と同期しましたが，血管収縮は，疑核近傍の吻側延髄腹外側野（RVLM）とそれに制御される交感神経の媒介によって，呼吸と同期するのです。そのため，このトーヌスの発生源である吻側延髄腹外側野（RVLM）は「血管運動中枢」（vasomotor center）と呼ばれることになりました（*4* の＊2 を参照）。

　とすると，「血管運動中枢」と「呼吸中枢」は二重の意味で密接な連絡があることになります。1 つは疑核（NA）をとおして心拍数に（RSA！）*15，もう 1 つは疑核のすぐ腹側にある吻側延髄腹外側野（RVLM）をとおして血管収縮（したがって血圧）に，呼吸のリズムに合わせた変動が生じるのです。

～ *Column A*　呼吸中枢～

　心臓（の拍動リズム）の支配に，迷走神経背側運動核とともに重要な役割を果たす循環系の拠点・疑核は，同時に迷走神経背側運動核とはちがって，むしろ孤束核とともに，呼吸リズムの支配にも重要な役割を果たす呼吸系の拠点でもあります。

　もちろん実は，疑核発の迷走神経だけでなく三叉神経（Ｖ），顔面神経（Ⅶ），舌咽神経（Ⅸ）そして舌下神経（Ⅻ）も，運動ニューロンが呼吸リズムをもち，延髄でも正中部の縫線核が呼吸リズムをもつことが確認されていますが，しかし疑核は単に呼吸リズムをもつだけでなく，むしろそのリズムを作る側にあることが重要です。その吻側部や尾側部，そして腹側部のすぐ腹側周囲には，呼吸に関わるニューロンが集合しており，それらと一体となって連動して作用するため，それ自体が呼吸中枢の一環とみなされるほど，呼吸リズムの生成との関わりの深い部位なのです。かつてポリオによる小児麻痺患者で，呼吸麻痺で死亡した全例が共通して，疑核とその周囲の網様体を病理組織学的病巣に含んでいたとの報告は［Baker et als. 1950］，そのことを切に物語っています。

　すなわち疑核は，迷走神経背側運動核（および孤束核）とともに循環中枢（*4* の＊2を参照）の重要な一翼を担うばかりでなく，迷走神経背側運動核とちがって，そして孤束核とともに，呼吸中枢の重要な一翼も担う，ホメオスタシス保持上はかにない不可欠の部位であることを強く銘記しておかなければなりません。そこでここでは，呼吸中枢のことを少し詳しくみておきましょう。それは水生脊椎動物の鰓呼吸では，鰓孔のリズミカルな開閉運動を司り，鰓が消滅した陸上脊椎動物の肺呼吸でも，横隔膜等にリズミカルなインパルスを送り続ける呼吸運動中枢として，そのまま残ったものでした。ただし中枢といっても，脳幹レベルではどの中枢も，特定の１つの核とかではなく，ニューロンのネットワークとして広範囲にわたるものです［佐藤・佐藤・五嶋 1995, p. 351］。

　「呼吸中枢」（respiratory center）は，延髄において，孤束核を中心とす

る「背側呼吸ニューロン群」(Dorsal respiratory group：DRG) と，疑核とそのすぐ腹側で吻尾側に長く分布する「腹側呼吸ニューロン群」(Ventral respiratory group：VRG) からなる一群のニューロン・ネットワークです（迷走神経背側運動核は関わりません）。DRG は主に吸気性ニューロンからなり，呼気性のニューロンはほとんどありません。VRG は縦に長いので，尾側・吻側・最吻側の3段階からなり，尾側の後疑核 (Nucleus retroambigualis) と最吻側の後顔面神経核周囲の Bötzinger Complex は主に呼気性ニューロン中心，吻側の疑核と傍疑核は主に吸気性ニューロン中心です。Bötzinger Complex のさらに尾側には（つまり吻側・最吻側移行部には），尾側でありながら (post- でなく) Pre Bötzinger Complex と名づけられた部位があって，自発的な呼吸リズムを生成し，呼吸パターンの雛型を形成する"天然の呼吸ペースメーカー"様の働きをしていることも明らかにされてきました［Smith et als. 1991; Ganong 2003=2004, p. 687］（図表 3-n を参照）。

　脳幹にはほかにも，末梢からの求心性インパルスの関与がなくても，定型的なリズム運動の基本パターンを自動的に出現させる，「中枢性パターン発生器」(central pattern generator) と呼ばれるニューロン集団（回路）がいろいろありますが（咀嚼，嚥下，発声，嘔吐，歩行運動など），その呼吸版が Pre Bötzinger Comple といえましょうか。この Pre Bötzinger Complex を中心に，「背側呼吸ニューロン群」(DRG) と「腹側呼吸ニューロ

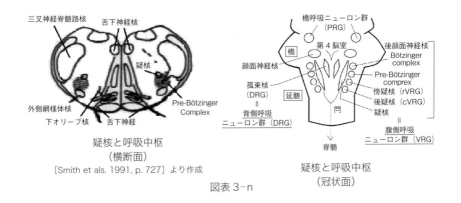

図表 3-n

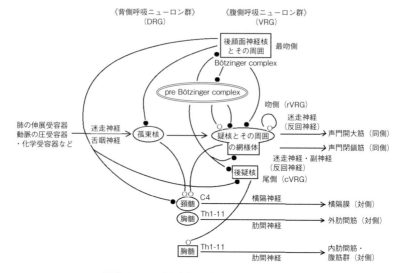

図表 3-o　呼吸中枢のネットワーク概略図
[有田 2006b; 北村ほか 1986; Kitamura et als. 1989] より作成

□：呼気性中心　○：吸気性中心　○：興奮性　●：抑制性

群」（VRG）が取り巻いて，複雑な相互作用を行なっているのが「呼吸中枢」です（以上，図表3-oを参照）。

その中心である Pre Bötzinger Complex は，吻側 VRG の疑核周囲の吸気性ニューロンや，最吻側 VRG の Bötzinger Complex の呼気性ニューロン，吻側 VRG の吸気性・呼気性のニューロンに抑制的に投射し（脊髄レベルには直接下行することはない），呼気相から吸気相への切替や，一定の感覚入力に対する一定の運動出力の発現を司る介在ニューロンとしても作動しています。

呼吸中枢への末梢からの入力は，専ら背側呼吸ニューロン群（DRG）の孤束核周囲の領域に，肺の伸展受容器，大動脈弓・頸動脈洞の圧受容器・化学受容器，呼吸中枢すぐ近くの延髄腹側表面の中枢性化学感受領域などから求心性入力があります。たとえば，吸気で肺が拡張すると，肺の伸展受容器が刺激され，吸気から呼気への切替がおこる「ヘーリング・ブロイエル反

射」(別名「肺迷走神経反射」)を中継するのは,吸気中枢である孤束核の「ポンプ・ニューロン」と呼ばれるニューロンです(このあと延髄や橋の広い範囲に投射します)。

呼吸中枢からの出力は,背側・腹側の両方の呼吸ニューロン群が関与し,吸気性ニューロンでは,疑核(吻側)から迷走神経(反回神経)をへて直接に同側の咽頭・喉頭の呼吸筋(声門開大筋=後輪状披裂筋)を支配し,また孤束核と疑核・傍疑核から下行性投射が対側の頸髄C4で横隔神経に接続して横隔膜(4-4を参照),また対側の胸髄Th1-11で肋間神経に接続して外肋間筋,という2つの主要な吸気筋を支配します。

呼気性ニューロンの方は,最吻側のBötzinger Complexから,強い抑制性の出力が,脳幹内のDRG・VRGの吸気性ニューロンや頸髄の横隔神経運動ニューロン(吸気性)になされ(この抑制は強力で,このニューロンが発火している限り呼気相が続きます),疑核(吻側・尾側)から迷走神経(反回神経)と副神経延髄根[北村ほか1986; 北村ほか1987; kitamura et als 1989]が直接に同側の咽頭・喉頭呼吸筋(声門閉鎖筋=甲状披裂筋・披裂筋・外側輪状披裂筋)を支配し(図表3-pを参照),また尾側の後疑核から直接に下行性投射が対側の胸髄Th1-11で肋神経に接続して内肋間筋を,対側の下部胸髄・上部腰髄で肋間神経・腰神経叢に接続して腹直筋・腹横筋・外腹斜筋・内腹斜筋を,とどちらも主要な呼気筋を支配します。

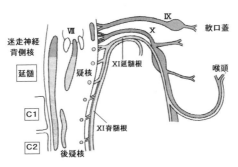

図表3-p 迷走神経と副神経延髄根の関係
[Williams 1995, p. 1257] を一部改変

これら「呼吸中枢」によって作られる呼吸リズムと，心血管系のリズムがきわめて類似していること，加えて「呼吸中枢」の以上の構成要素が，心血管系の中枢と解剖学的にきわめて重複する位置どりにあることをふまえて，リヒターとスパイヤーは，この呼吸中枢が同時に「心肺共通の振動発生器」（common oscillator）[Richter & Spyer 1990, p. 202]，つまり呼吸と循環に共通の中枢性パターン発生器でもあることを提起しましたが，ポージェスはこの研究に大幅に依拠しています [PVT, pp. 35, 42-4, 49, 105]。ここでもまた（**3**の＊13を参照）スパイヤーの研究が，ポリヴェーガル理論において重要な役割を果たしているのです。とりわけリヒターとスパイヤーによれば，「心肺共通の振動発生器」は孤束核（DRG）と疑核（VRG）の相互作用のネットワークから生じるものとされるので，疑核はその一翼を担うことになり，疑核こそがRSAの発生源と主張するポージェスの立場を正面から支持するものとなっています [PVT, pp. 42, 49; Sahar, Shalev & Porges 1997, p. 638]。

そもそもポリヴェーガル理論の「腹側」「背側」という迷走神経の分け方自体が，この呼吸中枢の区分けに着想を得たものではなかったでしょうか。ただし，呼吸ニューロンでは「腹側」「背側」は疑核と孤束核に代表され（迷走神経背側運動核は基本的に関与せず），しかも両者はともに協調しあい，合わせて1つの統合的な呼吸作用をなすのに対し，ポリヴェーガル理論における「腹側」「背側」は，疑核と（孤束核よりも）迷走神経背側運動核に代表され，ここでは両者はむしろ互いに対抗しあう，というちがいがあります。

＊ ＊ ＊

これらのネットワーク全体で，呼吸運動の円滑なリズムとパターンは構成されるのですが，興味深いことにこれらはさらに，咳・くしゃみ・しゃっくり（吃逆）・嚥下・嘔吐・発声…etc. といった呼吸機能そのものには直接関係しない特有の「呼吸関連行動」においても，ほぼ同一の脳部位・同一の神経・同一の筋肉がそのまま，ただし別のモード・別の連動の仕方で，用いられることも明らかになってきています（そしてこのモード変更には，Bötzinger Complex による延髄内の多彩な抑制性制御が舵を切っているようです [Miller & Nonaka 1990; Oku et als. 1994]）。いずれにも共通しているのは，

ふだんの吸気-呼気の周期的な反復に代わる，一過性の吸気の制止（しゃっくり・嚥下）ないしは呼気の激発（咳・くしゃみ・嘔吐・発声）といえましょうか。どれもその中枢の働きはまだ十分に解明されてはいませんが，たとえば，咳運動の一連のパターンは延髄背内側部の網様体の，嘔吐運動は後顔面神経核近傍の網様体の，しゃっくり運動は疑核外側の網様体の，それぞれ電気刺激によって引き起こすことができ，ここからみても，それらの中枢は個々にあるとしても，上記の呼吸中枢と大幅に重複し，孤束核・疑核とその周囲の網様体が不可欠の役割を果たすことは動かないでしょう（ただしそのうえで，嘔吐のみは，後に 7-6 でもみるように，迷走神経背側運動核も加わり，また発声・嚥下・嘔吐では舌下神経核も不可欠の役割を果たします）。

　最も異なるのは，孤束核へ伝えられる感覚入力刺激で，くしゃみは鼻粘膜（呼吸粘膜）の侵害刺激が三叉神経を経て，咳は喉頭粘膜の刺激が迷走神経の枝である上喉頭神経（内枝）を経て，嚥下は口腔・咽頭・喉頭の刺激が三叉・顔面・舌咽・迷走神経を経て，嘔吐は消化管の侵害刺激や前庭器官の刺激が腹部迷走神経や前庭神経 [Yates et als. 1994] を経て（および血中から最後野を経て――7 の＊5 を参照），そしてしゃっくりもまた，最近有田秀穂らのグループにより突き止められたように [有田 2006b, p. 224]，鼻咽頭後壁の機械的刺激が舌咽神経咽頭枝を経て，いずれも共通して孤束核に入力し，そしていずれも孤束核・疑核・網様体の複雑な連動を介して，それぞれ特有の一定の複雑な運動反応を出力するのです。

　運動出力に関しては，声門の閉鎖がどれにも共通の不可欠の要素で，これによりふつうの呼吸機能が一時的に中断され，呼吸中枢も普段の活動を停止し，呼吸運動から解放された呼吸ニューロン群が，かわりに咳・くしゃみ・しゃっくり・嘔吐・嚥下・発声…etc. の運動に奉仕するのです。

　くしゃみと咳は，声門閉鎖につづく呼気の激発，嚥下（咽頭相）は声門の閉鎖と同時に舌骨の挙上，鼻腔・口腔の閉鎖と連動しての食道入口部の開大（輪状咽頭筋の弛緩），嘔吐は声門の閉鎖と咽頭の開大，吸気筋と呼気筋（横隔膜と腹筋群，外肋間筋と内肋間筋）の同時収縮による胸腹腔内圧の急激な上昇による胃内容物の逆流，しゃっくりは横隔膜の攣縮による鋭い吸気運動

と声門閉鎖による吸気停止の同時発生，発声は声門閉鎖につづく呼気の排出に際して調節される声帯（内喉頭筋）の伸張・緊張，等々です。

このうち嚥下としゃっくり（吃逆）を，そのプロセス全体を通してみると，図表3-q，3-rのようです（なお嘔吐について7-6で，発声については4-5でも，またふれられます）。

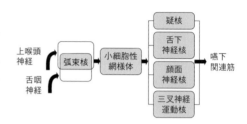

図表3-q　嚥下反射の経路
［進2000, p. 323］を一部改変

いずれも孤束核と疑核（を中心とする）が中軸をなすのが目を引きます。とくにしゃっくり（吃逆）は，上にみたように，横隔膜収縮による吸気運動も，声門閉鎖も，疑核とその周囲の網様体の役割です。そして疑核外側の網様体を電気刺激することでしゃっくり運動を誘発できることも確認されています［Arita et als. 1994］。

ところで，しゃっくり（吃逆）はなぜおこるのでしょう。吸気運動（横隔膜収縮）と吸気停止（声門閉鎖）は，なぜ同時発生しなければならないのでしょう。実は興味深いことに，それは鰓呼吸ながら肺を持ち始め，しかもなお鰓呼吸を守ろうとしたオタマジャクシの呼吸様式の再演なのです（ヒトの胎児でも，胎生8週頃から吃逆は見られます——5の＊43を参照）［Shubin 2008=2013, pp. 286-90; 有田2006b, pp. 225-6］。水中で肺呼吸の運動＝横隔膜の収縮がうっかり始まってしまったとき，肺に水が入るのを阻止するために，声門をただちに閉じること……だとすれば，声帯と

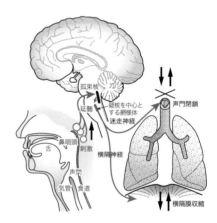

図表3-r　吃逆（しゃっくり）反射の経路
［有田2006b］より一部改変

はそもそも，発声以前にまず，気道閉鎖の役割を担って登場した一種の防衛器官だったのではないかと考えられます［有田 2006b, p. 226］。それを発声器官として華々しく開花させた哺乳類，なかでもヒトの創造力には，あらためて舌を巻かずにいられません。

しかしこの防衛反応は，個体発生的にはオタマジャクシが典型ですが，前身の肺魚は成体でこれを年周的に行ない（乾季は眠りながら肺呼吸，雨季は水中で鰓呼吸），さらに“上陸革命”のその頃，ヴァリスカン造山運動の大地殻変動に曝された他の多くの脊椎動物も，海に戻るか陸に上がるか逡巡しながら，次第に肺を備え，ある時は鰓で呼吸し，ある時は肺で呼吸し，長い間浜辺で迷い暮らした数千万年の歴史があったのでした［三木 1996 → 2013, p. 141］。系統発生的にいえば，しゃっくりは，この一大革命前夜のクライマックスの再演でもあるのです。

しゃっくり以外にも，やはり防衛反応である咳は，多くの魚（たとえばコイ）において，鰓上皮を定期的に清掃するメンテナンス・システム（「せきばらい運動」）として備わっていたものですし［Hughes 1969=1973, p. 43］，くしゃみは無顎類が大きな固形物の吸入時に鼻孔から排出する装置でした［Ibid., p. 26］。嘔吐に至っては，脊椎動物どころか，ナメクジのような単純な神経系しかもたない生物にすら，すでに備わっているメカニズムとのことです［坂井 2000, pp. 151-3］（**7–6** を参照）。もっとも哺乳類でも，ラットやウサギなどの草食動物は嘔吐しないとされていますが［有田 2006b, p. 230］，咳もくしゃみも嘔吐も，我々ヒトにおいて，依然として不可欠の防衛反応として，脈々と受け継がれているのです。

＊　　　　　　　＊　　　　　　　＊

ただし呼吸ニューロン群は，延髄だけでなく橋にも，傍小脳脚核（**4**の＊3を参照）の周囲に橋呼吸ニューロン群（pontine respiratory group：PRG）があって，延髄で形成された以上の呼吸リズムを修飾し調整しています。とはいえ，延髄の呼吸ニューロン群は，橋中枢からの抑制的入力を切り離しても，また末梢からの知覚性入力を切り離しても，自発的なリズム形成を保つので，呼吸中枢はまずもって「延髄自律性」［Hughes 1969=1973, p. 115］

において成立し，そのうえで上位中枢および末梢刺激によって修飾ないし調整がなされるのであることを，念頭においておかねばなりません。

橋呼吸ニューロン群のさらにその上位では，中脳水道周囲灰白質（PAG）が橋中枢をとおして延髄の呼吸中枢を制御し，その背内側部からは深呼吸や呼吸停止（dyapnea），背外側部からは頻呼吸（tachypnea），内側部からは持続性吸息（inspiratory apneusis）などさまざまな呼吸パターンの発現に関与し，また呼吸運動から発声への切り替え（とくにPAGから後疑核への投射による）も司っています [Subramanian et als. 2008]。

このためPAGは，発声の中枢制御の最も重要な部位と考えられ（*11–2*を参照），除脳ネコでもこの周辺（から中脳 橋 網様体にかけての一帯）を電気刺激すると，正常発声とほとんど変わらぬ発声，しかも種特異的な発声が誘発され，逆にそのあたりを破壊すると発声が消失ないし減少することが認められており，発声運動は帯 状 回あたりからの出力が（*4*の＊55，***Column C***，*11–2*を参照）PAGを介し，主には中脳橋網様体を通って延髄の後疑核（尾側 VRG !）や後顔面神経核（最吻側 VRG !）に [片田 1996, pp. 5, 9]，他方では橋の傍小脳脚核をへて，延髄の疑核周囲（吻側 VRG !）に投射され [光増 1984, p. 1123]，これら呼吸中枢の中核部位を制御することによって，PAGは発声運動のパターン形成に不可欠の役割を果たしているものとみられます（ラット，モルモットからネコ，サルに至るまで，PAGは，種特異的な音声を発するのに必須の中枢とされています）。そしてもちろん傍小脳脚核もまた，例えばサルにおいて，電気刺激で発声が惹起され，破壊により発声が消失することが確認されています [Jürgens 1976b; Jürgens & Pratt 1979]。

上記すべてを裏づけるように，疑核に直接投射する部位は，ネコにおけるHRP（ペルオキシターゼ）注入による逆行性標識法によると，反対側の疑核のほかは，両側の孤束核，同側の傍小脳脚核，そして両側の中脳水道周囲灰白質（PAG）なのでした [光増 1984; 吉田 2000]（さらに*4*の＊19へ）。

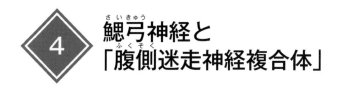

4 鰓弓神経と「腹側迷走神経複合体」

4-1 迷走神経背側運動核・孤束核と「背側迷走神経複合体」

　ポージェスはこの2種類の迷走神経の相違の意味をさらに掘り下げてゆきます。すなわち,「植物的な迷走神経」の起始核である迷走神経背側運動核（DMNX）と「機敏な迷走神経」の起始核である疑核（NA）が, <u>それぞれ独立の神経複合体を形成している</u>ことに着目するのです：たしかにどちらの核も孤束核や扁桃体の中心核, 視床下部からの入力を受けるなどの共通点はあるものの, 双方の間に明確な連絡はないことを, いくつかの研究が明らかにしているというのです [PVT, p. 28]。

　まず一方の, 延髄の迷走神経背側運動核（dorsal motor nucleus：DMNX）は, やはり延髄にあって密接な関係をもつ孤束核（nucleus tractus solitarius：NTS）とともに,「背側迷走神経複合体」(dorsal vagal complex：DVC）を形成するものとされます [PVT, pp. 39, 48]。迷走神経背側運動核（DMNX）は運動出力核であるのに対し, 孤束核（NTS）は感覚入力核です。さらに1998年からは, 最後野（area postrema：AP）も感覚成分として付け加えられるようになりますが [PVT, pp. 172, 175]（*7-3*を参照）, この「背側運動核」「孤束核」「最後野」の3つをあわせて「背側迷走神経複合体」(dorsal vagal complex）とする呼称は, すでにポリヴェーガル理論以前から（1980年前後以降）, さまざまの論者により, しばしば用いられてきていたものです。迷走神経背側運動核（DMNX）は何より孤束核（NTS）から入力を受けますが, さらに扁桃体, 視床下部, 網様体, 嗅覚系などから

も入力を受けます［Wilson-Pauwels et als. 1988=1993, p. 122］。

延髄の孤束核はどんな場所かというと、顔面神経、舌咽神経、迷走神経などから求心路（感覚線維）が集まり（図表4-a を参照）、その結果、味覚に加え、ほぼすべての内臓感覚の情報が集中する最初の総合中継センターとなっている重要な部位です[*1]（ただし内臓痛覚は交感神経系で伝達されます［Ibid., p. 125］）。90％以上が意識にのぼりません。この求心路（感覚線維）が、副交感神経線維の80％を占める迷走神経の、さらにその80％を占めています［PVT, pp. 81-2］。

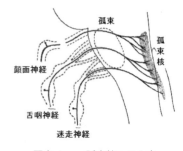

図表4-a 孤束核への入力
［Williams 1995, p. 1021］を一部改変

この分厚い求心路に依拠して、孤束核は主に3つの投射路を出し（末梢へのフィードバック路、延髄網様体への直射路、前脳への上行路）［PVT, p. 223］、2つの基本的な機能を果たしています。1つは（はじめの2つの投射路により）、自律性反射を統合・制御する中枢として働くことです。たとえば、孤束核に集められた内臓感覚の情報は、ただちに同じ延髄の迷走神経背側運動核に直接送られ、背側運動核は即座にこれに反応して運動反射をおこし、その一般内臓性遠心性線維（GVE）をとおして、横隔膜より下位の（骨盤臓器を除く）広い範囲の内臓（主に消化管）にフィードバックの指令を送るという関係になっています。血圧や呼吸の反射的な制御にも、隣接する延髄網様体の腹外側野のニューロンとも協同して、重要な役割を果たしています[*2]［Porges 2003, p. 509］。実に、迷走神経背側運動核と孤束核のコンビで、私たちの知らないうちに（非意識に）、たった今この瞬間も、私たちの身体のホメオスタシスのかなりの部分が維持されているのです。今日では、*9-2* でみるように、免疫系の制御や腸内細菌とのコミュニケーションにすら、不可欠の役割を果たしていることが判明してきています［Watkins et als. 1995; Tracey 2002; Forsythe et als. 2014; Mayer 2016=2018］。それはいわば自然治癒力の屋台骨です。"背側迷走"だからといって、どうか悪者にしないで下さいね。

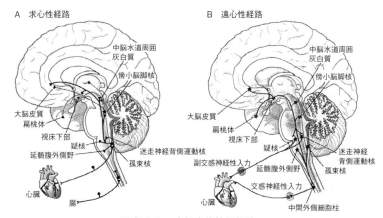

図表 4-b　中枢自律神経経路
[Kandel 2013=2014, p. 1048] より転載
点線は，傍小脳脚核からのニューロンを示す

"凍りつき"だって，本来はそうした大切な機能の1つにほかなりません（詳しくは **5-3** へ）。

のみならず第2に，孤束核は，大脳皮質を含む上位の中枢をがっちり下から支える部位でもあります。孤束核に集められたその感覚情報は，ポージェスもいうように，主に橋の傍小脳脚核（または結合腕傍核 parabracial nucleus：PBN──内臓感覚・味覚・痛覚・温冷覚の中継核）[*3]や青斑核，中脳水道周囲灰白質（PAG）[*4]を通して，視床下部，扁桃体，そして視床の諸核をへて島皮質[*5]，そして前帯状回，眼窩前頭皮質や前頭前皮質，また1次体性感覚野の3a野（固有感覚野）など，前脳のあらゆるレベルに直接つながっていき［PVT, pp. 192, 205, 220, 223, 271; Porges 2003, p. 509］，逆にまたそれらからの制御も受けるという形で，皮質中枢までを巻き込む「中枢自律神経経路」［Kandel 2013=2014, p. 1048］の広大なニューラル・ネットワークの礎石として作動しているのです[*6]（図表4-b参照）（さらに ***12-4*** へ）。

後にみる「迷走神経刺激（療法）」（vagal nerve stimulation：VNS）（***Column B*** を参照）の解剖学的根拠も，ここにあるといっていいでしょう。迷走神経への刺激が，孤束核を介して脳の上位中枢に影響を与えるわけですが，ノーマン・ドイジに倣っていえば，それは脳の神経可塑性（neuro-plas-

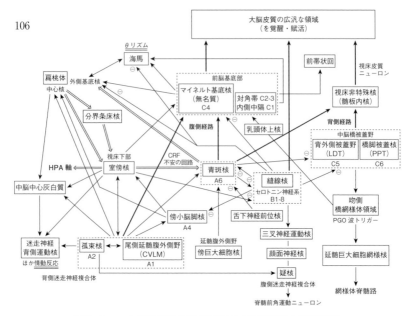

図表 4-c　上行性脳幹網様体賦活系の腹側経路と背側経路
[有田 2006] ほかにより作成

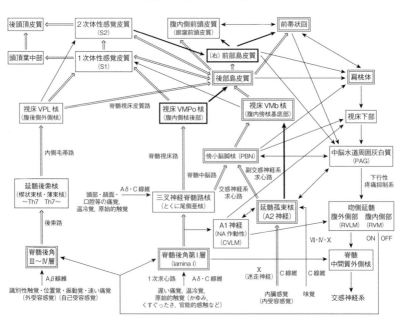

図表 4-d　（広義の）内受容感覚の神経経路
[Craig 2002; Damasio 2003; Morrison et als. 2010; Linden 2015=2016] により作成
なお，図中の太線の部分は，霊長類以降に発展した部分を示す

ticity）を刺激し，身体のホメオスタシスだけでなく「脳のホメオスタシス」を調整し，脳の神経ネットワークの「再配線」を促進しうる（＝「不使用の学習」を克服しうる）ポテンシャルを秘めたものということになります [Doidge 2015=2016, pp. 355, 367, 374, 410, 420]。

　とくにそれが顕在化するのは，内部環境に危機的変動があった場合で，その場合は即座に対応し，上位中枢をただちに覚醒させますが，平時のホメオスタシス維持状況でも，上位中枢の覚醒のベースラインをキープしており，要するに危機時であれ平時であれ，孤束核は上行性脳幹網様体賦活系（ascending reticular activating system：ARAS）（**10-2を参照**）の腹側経路[7]の礎石をなす部位でもあるのです[8]（図表4-c）。いいかえれば，それ自体は非意識でありながら，上位中枢で「意識」のプロセスを成立させるのに必要な（しかし十分とは限らない）可能要因[9]（**10-1を参照**）となっているのが，孤束核なのです。

　ただしポージェスは言及しませんが，こうした中枢自律性のネットワークは，孤束核を中心とする求心性迷走神経による内臓感覚フィードバックだけで支えられているわけではありません[10]。もう1つの柱として，体性感覚の脊髄路（脊髄視床路，後索・内側毛帯系，脊髄中脳路など）があります（図表4-d）。孤束核が副交感神経性の内臓感覚の情報を上達するとすれば，脊髄路は，全身のあらゆる組織から集まるむしろ交感神経性の体性感覚の情報を上達します [Craig 2002, p. 659; 2003]。両者は傍小脳脚核，そして（視床のそれぞれ隣接する別の核を経て）島皮質，前帯状回，眼窩前頭皮質などで統合され（つまり内臓感覚のC線維の情報と，体性感覚のC線維[11]（**4-4を参照**）の情報が幾重にも統合され），さらに島皮質では後索・内側毛帯系からの固有感覚とも統合されます[12]。こうしていわば狭義の内受容感覚（intero-ception）（＝内臓感覚）が，広義の内受容感覚（＝内臓感覚＋体性感覚）へと纏められていくわけですが（図表4-eを参照），その最も古い幹線は，孤束核−傍小脳脚核−視床ルートのようです。傍小脳脚核は哺乳類に共通に存在し，それに対して脊髄路が視床に直行できるための視床VMPo核[13]は，霊長類以降はじめて発達したものだからです [Ibid., p. 659]。またこ

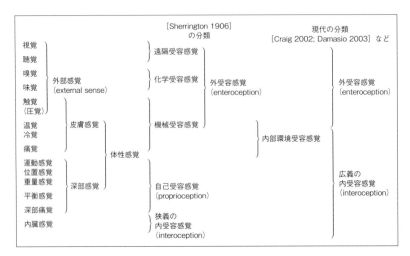

図表4-e　感覚の分類

れと並んで，孤束核から一気に視床VMb核に直行する経路も，霊長類以降，創発するのが見い出されます [Ibid.]。

加えて前部「島皮質」（さらには右側）でも，新たな発展が霊長類（さらにはヒト）で顕著に進行し[*14]，皮質の各部位から送られるさまざまの身体信号とも**多感覚統合**（multimodal convergence）しながら [Mufson & Mesulam 1982, p. 51]，高次の身体表象を形成し [Craig 2002; 2009]，これが**自己感**（sense of self）の本体をなすらしきことも明らかになりつつあります [Ibid.]。

ポージェス自身も「自己感」（sense of self）に言及し [PVT, p. 257]，早くから（ポリヴェーガル理論成立以前から）「内受容感覚」を「第6の感覚」[PVT, p. 77; Porges & Buczynski 2013a, p. 12; PoG, p. 142] として重視し，それを「より高次の行動のインフラ」と位置づけていました [PVT, p. 78]。自己の最も安定したプラットフォーム，相対的な不変性と連続性の源ともいえます [Damasio 2010=2013]。だからこそまずポージェスは，迷走神経の意義を重視してもきたわけですが，しかし逆にまさにそれゆえに，あえて古典的な<u>狭義の内受容感覚</u>にとどまって，広義の内受容感覚（＝内臓感覚＋体性感覚）にまで視野を広げることが難しくなっている面も否めません[*15]。

4-2 疑核と「腹側迷走神経複合体」

　これに対して，延髄の疑核（nucleus ambiguus：NA）の方は，まず，迷走神経の特殊内臓性遠心性（SVE）の有髄神経線維の起始部であるだけでなく，他に舌咽神経（第Ⅸ脳神経）・副神経（第Ⅺ脳神経）の特殊内臓性遠心性（SVE）の有髄神経線維の起始部としても共有されています。というか，疑核の所ではこれら3つの神経は互いに癒合していて，頚静脈孔を出てはじめて明確に分化するといった趣きなので，「迷走神経群」と一括されているほどです。とくに副神経は，その名の通り，もともと迷走神経の運動性の副枝で，爬虫類（トカゲ，カメ）以降にはじめて独立したものです。

　そしてさらに疑核（NA）は，三叉神経（第Ⅴ脳神経）運動核・顔面神経（第Ⅶ脳神経）核と密接に連絡しあい，三叉神経の求心性線維がまず入力する所でもあり［PVT. pp. 39, 48, 161; Porges 2007; Porges 2018b, p. 56］，またその吻側は顔面神経核に近接して相互にやりとりしてもいるのです［PVT. pp. 39, 42, 48; Porges 2007; Porges 2018b, p. 56］。この事実に鑑みポージェスは，疑核・三叉神経運動核・顔面神経核をあわせて，「腹側迷走神経複合体」（ventral vagal complex：VVC）を形成するものと規定しています［PVT. pp. 39, 48, 160］。

　さらに付け足して言えば，各神経核を出た後も，三叉神経と顔面神経，三叉神経と舌咽神経，顔面神経と舌咽神経，顔面神経と迷走神経，舌咽神経と迷走神経，迷走神経と副神経など，互いに交通枝を出して密接に絡まり合う事実も見落とせません。

　すると疑核を中心に，三叉神経（第Ⅴ脳神経）・顔面神経（第Ⅶ脳神経）・舌咽神経（第Ⅸ脳神経）・迷走神経（第Ⅹ脳神経）・副神経（第Ⅺ脳神経）の5つの脳神経が，1つの「ファミリー」［PVT, p. 27; Porges 2018b, p. 53］をなしているような感じになってきます。それもそのはず。先に*3-1*で脳神経の3つの分類のcで示してあったとおり，実はこの5つの脳神経は，もともと「鰓弓神経」（branchial nerves）として一括される文字通りの親類どうしなのです。水生脊椎動物時代から鰓弓の働きを共に司ってきた，古くからの同志たちです[*16]（図表4-fを参照）。

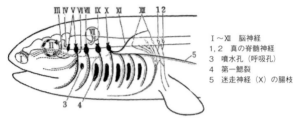

図表4-f　原始魚類の鰓と脳神経
[Portmann 1976=1979, p. 116] より作成

　この「鰓弓神経」由来のファミリーが[*17]，いずれも特殊内臓性遠心性線維（SVE）の有髄神経線維として，「腹側迷走神経複合体」の「体性運動成分」（somatomotor component）を受け持つのです。
　同時に疑核からは，先に見た心臓（洞房結節）や気管支に向かう一般内臓性遠心性（GVE）の有髄神経線維が，心臓（洞房結節）の活動を抑制し気管支を収縮させる「ヴェーガル・ブレーキ」（vagal brake）として（5-3で後述），「腹側迷走神経複合体」の「内臓性運動成分」（visceromotor component）を受け持つものとされています。
　そして，「体性運動成分」である「鰓弓神経」由来の特殊内臓性遠心性線維（SVE）の有髄神経線維と，「内臓性運動成分」である心臓（洞房結節）や気管支に向かう一般内臓性遠心性（GVE）の有髄神経線維が，互いにたえず「シナジー的」（synergistic）に連動しあって作動する [PVT, pp. 40, 190, 270; Porges 2007, p. 123]，というのが「腹側迷走神経複合体」の働きの最も核心的な部分なのです（それはちょうど，交感神経系と四肢の骨格筋が「シナジー的」に連動しあって作動するのと類比されています）。
　心臓（洞房結節）や気管支に向かう「内臓性運動成分」は，一般内臓性遠心性線維（GVE）ですから，有髄とはいえ副交感神経です。「鰓弓神経」由来の「体性運動成分」は，特殊内臓性遠心性線維（SVE）なので，副交感神経ではありません。このため，「腹側迷走神経複合体」はそのすべてが副交感神経とはいえません。ところが両者のこの「シナジー的」な連動のおかげで，副交感神経でない「体性運動成分」も，副交感神経である「内臓運動

4 鰓弓神経と「腹側迷走神経複合体」 111

図表4-g 「腹側迷走神経複合体」（ventral vagal complex）を構成する神経線維

〈疑核の背側より出力〉	迷走神経（X）の特殊内臓性遠心性線維（SVE）	有髄神経	鰓弓性神経	
〈疑核の背側と連絡して出力〉	舌咽神経（IX）・副神経（XI）の特殊内臓性遠心性線維（SVE）	有髄神経	鰓弓性神経	体性運動成分
（三叉神経運動核・顔面神経核）	三叉神経（V）・顔面神経（VII）の特殊内臓性遠心性線維（SVE）	有髄神経	鰓弓性神経	
〈疑核の腹側より出力〉（NA$_{EX}$）	心臓（抑制性）・気管支（収縮性）への一般内臓性遠心性線維（GVE）：vagal brake	有髄神経		内臓運動成分
〈疑核に入力〉	三叉神経（V）・顔面神経（VII）より，一般体性求心性線維（GSA）	?	鰓弓性神経	
	延髄の孤束核より，一般内臓性求心性線維（GVA）・特殊内臓性求心性線維（SVA）	?		
（上位ニューロンより）	扁桃体の中心核より，下向性線維	?	上位ニューロン	
	大脳皮質の1次運動野より，（直接に）皮質延髄路・（間接に）皮質網様体路	有髄神経	上位ニューロン	

成分」に同期することによって，事実上「腹側迷走神経複合体」は，限りなく副交感神経に近い振舞いを見せる，ということになるでしょう。

またここで，「シナジー的」に連動しあう特殊内臓性遠心性線維（SVE）と一般内臓性遠心性（GVE）が，いずれも有髄神経線維となったのは，爬虫類から哺乳類への移行においてはじめて生じた出来事であったことが，ポージェスにとって最も重大な事実です。「哺乳類だけが有髄化された迷走神経をもつ。」[PVT, p. 55] あるいは，「哺乳類でだけ，迷走神経は2つの異なる遠心路を含む。」[PVT, pp. 202-3]——これこそがまさに，ポージェスにとって，"哺乳類革命"の核心だったとみなければなりません。すなわち曰く，「哺乳類はポリヴェーガルである。」[PVT, p. 27]

こうして，「腹側迷走神経複合体」を構成する神経線維をラインアップしてみると，図表4-gのようにまとめられそうです [cf. PVT, p. 161]。

「腹側迷走神経複合体」（ventral vagal complex：VVC）とは，要するに，疑核に出入力する神経線維の集合体ということができますが，まず最も狭義には，この複合体の最も特徴的な成分である2種類の遠心性有髄神経線維，

1つは鰓弓由来器官を司る特殊内臓性遠心性（SVE）の有髄神経線維，もう1つは心臓（洞房結節）や気管支を司る一般内臓性遠心性（GVE）の有髄神経線維），を指すものです。そして，疑核と連合する三叉神経運動核・顔面神経核に出入する神経線維が含まれます。加えて，末梢器官からフィードバックされる一般・特殊を問わず内臓性求心性の神経線維があります。特に迷走神経の神経線維の80％は求心性であることを（つまり中枢と末梢の双方向性を），ポージェスは非常に強調します[*18]［PVT, pp. 27, 82, 284; Porges 2003, p. 505; PoG, pp. 29, 57, 136, 170, 223］。さらに，扁桃体や大脳皮質など上位中枢からの下行性の神経線維（とりわけ皮質延髄路）も入力します[*19]（図表4-h）。皮質延髄路の場合，運動前野，運動野，他の皮質野から入力します［Wilson-Pauwels et als. 1988=1993, pp. 80, 107, 120］。皮質延髄路から疑核へは，両側性の入力です［Ibid., p. 109］。疑核にはまた，咳や嘔吐の反射の感覚性シグナルも来ているようです［Ibid., p. 120］。

　ところで，扁桃体は 6-4 でみるように，さらに側頭皮質から下行する抑制性ニューロンの「トップダウン・コントロール」［PVT, pp. 195, 274; Porges 2005, p. 46］を受けますし，一方，内臓から上行する求心性フィードバック情報も，4-1 でみたように，孤束核からさらに上行して視床や大脳皮質にまで伝えられますから，「腹側迷走神経複合体」といっても実は，広義には末梢から皮質中枢までをも含む，グローバルな双方向的神経ネットワークシステムの一環ということになります。このことはポージェス自身にとっても重要な論点になってくるので，6-4 でまた触れましょう。

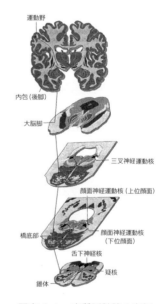

図表 4-h　皮質延髄路の走行
［Nolte 2007=2011, p. 159］より転載

　※そしてこれにもう1つ加えて，「腹側迷走神経複合体」を構成する3つの運動核，すなわち三叉

4 鰓弓神経と「腹側迷走神経複合体」 113

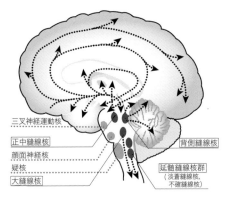

図表4-i 脳幹の縫線核群（セロトニン神経系）と腹側迷走神経複合体
［http://kanri.nkdesk.com/hifuka/sinkei29.php］を改変

神経運動核，顔面神経核，疑核の3つには，それぞれの高さの**縫線核**（raphe nuclei
——背側縫線核と正中縫線核・大縫線核・淡蒼縫線核）からセロトニン神経のかなり
密な入力があり［Arita et als. 1993］，そのニューロン活動に修飾を加える**促通作用**
（facilitation）を及ぼしていることを付け加えておかなければなりません［有田2006a,
pp. 6-9］（図表4-iを参照）。セロトニンは一般に，他のニューロンを直接に興奮させ
る古典的な「神経伝達物質」としてでなく，その反応を修飾し調節する「神経修飾物
質」として働くのです［Allman1999=2001, pp. 19-23］。

　興味深いことに，こうしてセロトニン神経に修飾されるそれらの活動は，いずれも
咀嚼（三叉神経，顔面神経）・呼吸（迷走神経）・心拍（迷走神経）・嚥下（舌咽神経，
迷走神経）・発声（迷走神経）など身体のリズム運動に関与しており，このまさにリ
ズム運動こそセロトニン神経の活動を優先的に賦活する鍵刺激であるので，「腹側迷
走神経複合体」とセロトニン神経系とは互いに相乗的な双方向ループをなして支えあ
うものであることが見えてきます［有田2006a, pp. 9, 12］。しかもこうした，セロト
ニン神経系と中枢のリズム形成機構との相互作用は，無脊椎動物にもすでに認められ
るとのことです［Ibid., p. 9］。原始的な脊索動物ナメクジウオにおいてもすでに，脊
椎動物と同じ脳の最下部にセロトニン分泌ニューロンがあり，つまりは5億年来の進
化を通じてセロトニン作動性システムは維持されてきたことになるわけですが［All-
man 1999=2001, pp. 19, 49］，「腹側迷走神経複合体」もまた，やはり脊索動物に存在
した鰓弓神経以来の5億年来のよしみであったこと[*16]を，もう一度想起しください。
ただしセロトニン受容体となると，さらに遡って少なくとも8億年来の歴史があるら

114

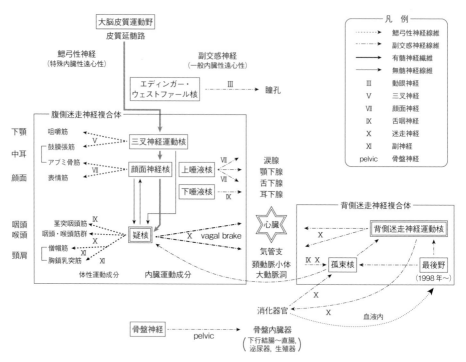

図表4-j　腹側迷走神経複合体／背側迷走神経複合体の概略図

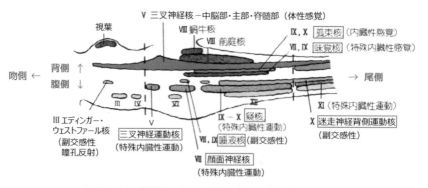

図表4-k　哺乳類の中脳・後脳領域の脳神経核の側面図
[Romer & Parsons 1977=1983, p. 482/483①] より作成

図の色分けは、■は体性感覚（■の点々は特殊体性感覚）、■は内臓性感覚（■の斜線は特殊内臓性感覚）、■は内臓性運動（■の点々は特殊内臓性感覚）、■は体性運動を示す。

しく［Ibid., p. 19］，その遺伝子は，真核の単細胞生物である酵母やカビにもある「G
タンパク質結合受容体遺伝子」というさらに大きなグループの一員をなしています
（嗅受容体遺伝子もその一員です）［Ibid., pp. 20, 51］。

　以上は，ポリヴェーガル理論では全くふれられていない論点ですが，ポリヴェーガ
ル理論の射程を深く掘り下げる上でも，落とすことのできない重要な事実ではないか
と思われます。とりわけ「腹側迷走神経複合体」がもたらす社会的関わり（social en-
gagement）のやりとりもまた，まさしく「やり─とり」のリズム運動であることに
思い至るとき，その意義はなおさら重みを増してこないでしょうか。実際，哺乳類に
おける社会的関わりの原初形態は，リッキングやグルーミングなどのリズム運動です。
加えて霊長類の複雑な社会行動においても，セロトニン機能はグルーミングを中心と
する親和的な「向社会的行動」と関連が深く，その機能が低下すれば親和的な社会行
動を回避し，その機能が亢進すれば親和的な社会行動を増進することが確認されてい
ます。*11-3* そして *Column G* でこのことをさらに掘り下げて考えたいと思います。

　ではここまでの「背側迷走神経複合体」と「腹側迷走神経複合体」の神経
解剖学的な概略マップ（図表4-j）を，前頁に掲げておきましょう。このあ
と読み進めていくなかで，よくわからなくなってしまったら，このマップに
戻ってきて，確認しなおして下さい。また，各神経核の脳幹での分布図は図
表4-k です。

4-3　鰓弓神経という祖型

　ところで，このように「腹側迷走神経複合体」の中核をなす「鰓弓神経」
とは，いったい何者なんでしょうか？　ここでまたちょっとポージェスを離
れて，比較解剖学の知見を確認しておくことが，ポリヴェーガル理論を血肉
化するためにも，役に立つように思います。そしてそれはまた，私たちの身
体そのものの歴史を省みる一大ロマンでもあります。

　元来，私たち脊椎動物も，水生だった時代までは（魚類，そして両生類の
幼生），鰓呼吸で生きていました。鰓は腸管の前半部分が分化して膨らんで
できた腸の一部（捕食・呼吸器官──腸管の後半部分は消化・吸収器官）で，

「鰓腸」（Kiemendarm）とも呼ばれる本来れっきとした内臓です。この腸管前半の広大な鰓領域をさすのが咽頭（pharynx）でした（脊椎動物の前段，原索動物ナメクジウオでは，体長の半分近くを占めます！［本川2017, p. 232]）。内臓でありながら骨格をもち，（内臓性）横紋筋の筋肉をもち[*20]，特殊内臓運動性の神経をもつ，それは身体の他の部位と著しい対照をなす独自の領域なのでした［Romer & Parsons 1977=1983, pp. 142, 192, 249］。

　その特異点での鰓の呼吸は，海中の波のリズムに合致した，原初の生命リズムを刻み続けてきたのではないでしょうか。ホヤが5億年余にわたり，今なお継続しているように。さらには哺乳類が，海を離れてはるか後も，「腹側迷走神経複合体」のリズム運動を展開しているように。

　そこには，口から取り入れた水を噴出する5〜7対の鰓孔（鰓裂）があって[*21]，その通路（鰓弁）の表面の鰓膜でO_2-CO_2のガス交換が行なわれ，そのため腹大動脈から咽頭の左右を迂回する何対かの弓状の有対血管（大動脈弓）が生じ，さらに鰓に入って各鰓孔（鰓裂）間に極細の（＝ちょうど赤血球が通るに十分なだけの）枝を伸ばし，毛細血管網を作ってのち，背側で合流して背大動脈となり，全身へ向けて後走するという，循環系とセットをなした一大呼吸器官となっています。そして鰓領域の背方，腸下静脈の鰓門脈の基部から腹側に心臓（「鰓心」（Kiemenherz））が発達します（もともとホヤやナメクジウオなど原索動物では一鰓一心臓で，サメで1個にまとまりました）。また各鰓孔（鰓裂）間には，4〜7対の「鰓弓」（branchial arches）という柔らかい骨（鰓弓骨）と小さな筋肉（鰓弓筋）でできた構造があり，その1つ1つを神経（鰓弓神経）が支配し，それらの神経の集まりは「鰓脳」ともいわれて，延髄の起源（ということは「中枢神経の発祥の地」）とも目されました［三木1989, pp. 164, 175-6; 1997, p. 128; 2013, p. 176］。第1の鰓弓（顎弓）を司るのが三叉神経，第2の鰓弓（舌弓）を司るのが顔面神経，第3の鰓弓を司るのが舌咽神経，第4以降の鰓弓を司るのが迷走神経です。副神経は（爬虫類以前では）まだ迷走神経から分化していません。

　鰓そのものは，多くの無脊椎動物にも何らかの形で存在するものですが，無脊椎動物では腸管前半部でなく表皮が皮膚呼吸のために身体外に張り出し

た「外鰓」として存在するのに対し，脊椎動物（とその前身と目される原索動物ホヤやナメクジウオを含むほぼすべての脊索動物）では，腸管前半部（咽頭）に「内鰓」として存在するのがその「極めつきの目印」です［Romer & Parsons 1977=1983, pp. 3, 285; Romer 1959=1981, p. 28］。つまり，鰓孔（鰓裂）が存在するのが，脊索動物の普遍的な特徴です［Ibid., p. 18］。内鰓は外鰓よりもいっそう能動的な高度な呼吸器官ですが，とはいえ原索動物のホヤやナメクジウオ，そして脊椎動物でも無顎類ではまだ，その底生生活の濾過食に適合した摂食器官としても働き，皮膚呼吸の比重もかなり大きかったので，当初はむしろ摂食機能の方が第一義だったと推測されます［Ibid., pp. 3, 20, 292-3; Romer 1959=1981, pp. 37-8］：鰓の律動的な運動で取り込まれた微粒の餌を，鰓腸の床（内柱）から分泌される（ヨード含有性の［本川 2017, p. 240]）濃稠な粘液にくるんで後腸に送り込むというように［三木 1989, pp. 98, 103]。しかし軟骨魚類（サメ類・エイ類）とともに，前端部の鰓が変形して顎が形成され（つまり顎の骨は鰓弓骨の後身です）*22，顎には同時に歯が生え*23，そうして摂食機能が顎に移譲されると，鰓領域は専ら呼吸器官として働くようになりました。顎の獲得のおかげで，脊椎動物はれっきとした捕食動物となり，さらに硬骨魚類での脊椎の硬骨化による遊泳速度の上昇も相俟って，一気に多様な適応放散を遂げていきます。（あわせて獲得性免疫も確立します：図表9-bを参照）。いわば"有顎革命"です。

　ところがやがて3億6千万年頃前（デボン紀中〜後期）［長谷川 2014, p. 126]，脊椎動物は（植物・昆虫に続いて）"上陸革命"を敢行します。革命といっても，果敢なアニマル革命戦士が積極的に新たなフロンティア開拓を企てたのでなく，ヴァリスカン造山運動による大地の何千m規模もの乱高下と，海進・海退のくり返しの中で，否応なく陸に打ち上げられてしまっただけのことなのですが（他方，頑なに上陸を拒み，海中生活を貫徹した最強硬保守派が軟骨魚類のサメやエイでした）。。。陸に上がると，彼らの身体からは鰓が退化し，鰓孔は第1の穴（呼吸孔）が耳の穴として残る以外はすべて閉鎖し，鰓弓骨も顎骨のほかは，舌骨，甲状軟骨（のどぼとけ），輪状軟骨，披裂軟骨（声帯を後方より調節），気管軟骨などに姿を変え*24，喉頭という限

られた領域を構成するにとどまります（つまり喉頭の軟骨群は鰓弓骨のもう1つの後身です）（図表4-1を参照）。喉頭はしかし、やがてその内部に声帯を張り、**発声**というそれまでにない新しい機能を備えます[*25]。それは次に**4-4**でみるように、哺乳類において、なくてはならないコミュニケーション手段となるでしょう。

こうして硬い鰓がなくなると、そのあとに残ったのが、柔らかい

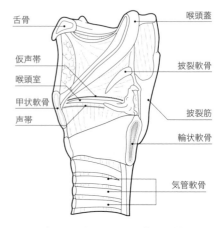

図表4-1　喉頭をつくる軟骨の構造

「くび」でした。魚には「くび」はなく、両生類でもまだ太く短いですが、魚と両生類をつなぐ魚類ティクターリクからすでに「くび」がみられます［本川2017, p. 283］。「くび」は陸上動物の象徴［三木1997, p. 66］、上陸革命の勲章なのです。「くび」によって、頭部と胴部の区別が生じ、各々が独立に動く自由を獲得します（魚類では肩が一連の骨板＝肩帯で頭部につながっていたのが分離独立し［Clark 2000, p. 62; Shubin 2008=2013, p. 41］、それに伴い、僧坊筋や胸鎖乳突筋を支配する副神経が迷走神経の副枝から独立しました）。またその内部では、鰓なき後に空いた空間となった咽頭（「のど」）が次第に縮小しつつも、その周囲にさまざまの新しい器官を生じて、新たな地位を獲得します（支配神経は依然ほぼ変わらず、三叉神経、舌咽神経、そして大半は迷走神経、のいずれも旧鰓弓神経です［Wilson-Pauwels 1988=1993, pp. 149-50]）。咽頭の上部（口腔天井）には鼻孔の奥が開通し（**内鼻孔**[*26]）、下部には（「のど」が縮小し「くび」が発達したぶん）食道が伸長して目立ってくるほか、鰓の後末端である咽頭の盲嚢が腹側に膨らんで**肺**となり[*27]（魚の鰾は盲嚢が背側に膨らむ）［Hughes 1969=1973, pp. 48-9］、咽頭から肺までの途として（鰓弓由来の）軟骨で守られた**喉頭**（と声帯）－**気管**－**気管支**が新たに分化し、鼻から肺まで気道が通じます。鼻呼吸、そして肺呼吸の始まり

4　鰓弓神経と「腹側迷走神経複合体」　119

……「呼吸革命」です（その副産物として発声が生まれます）。しかし中枢は変わらず延髄です（*Column A* を参照）。また咽頭の最上部には，もう1つ耳管という穴も開き，その先には中耳が生じます[28]（有顎魚類以来の第1鰓孔の名残，「呼吸孔」の後身です）。水中よりも音の伝導が悪い空気中から効率よく聴音するために[29]，（皮膚の一部が変容して）鼓膜もできてきます（両生類ではまだ，皮膚と同一平面上に並んで体表に露出していますが，爬虫類・鳥類では体表よりやや陥没して短い外耳道ができ，哺乳類ではさらに深く陥没して長い外耳道ができます）。逆に言えば，魚たちは内耳（と側線）だけで"音を聞く"ことができたのですね[30]。現に池の鯉たちも水槽の金魚たちも，ポンポンと手を叩くだけで，ちゃんと寄ってきます！　サメの仲間では，非常に低い振動にも反応することがわかっています[31]。

　他方，食道の下部に続く消化管は，顎の獲得とともに生じた胃袋という膨隆部に続いて，陸上生活での消化困難な食物事情と排泄物コントロールの必要から，新たに大腸というもう1つの膨隆部をもつようになるでしょう［本川 2017, pp. 302-4］。同じく膀胱も，上陸とともに直腸から膨隆し，さらに胎生つまり哺乳類において分離独立するでしょう［三木 1997, p. 93］。

4-4　"上陸革命"から"哺乳類革命"へ

　これらの構造は，両生類〜爬虫類と少しずつ発展していきますが，2億2千万年前頃に出現し始めた哺乳類は，さらにそれを独特な形に発展させます。

×まず，肺呼吸の機能向上のために，肺は膨大な数の微細な肺胞の集合体となって大きく膨張し[32]（これにより表面積が激増），それを腹腔と完全に隔てる横隔膜が完成します[33]。横隔膜を呼吸運動に使うのは哺乳類だけです［有田 2008=2013, p. 36］。横隔膜も上陸時に出現していたものではありますが，はじめは文字通りの膜にすぎず，哺乳類ではじめて筋肉，それも横紋筋からなる頑丈な構造になるのです。他の動物でも，似たような筋性の装置がありますが，どれもみな哺乳類の横隔膜とは相同物ではありません[34]［Hughes

1969=1973, p. 80]。そして横隔膜は，他の横紋筋とちがって，その拮抗筋（つまり呼気の専用筋肉）をもちません［三木1989, p. 164］。"上陸革命"に際し，頚直筋が，その上端を，従来の顎に加えて新たな捕食器となった舌に提供したのにつづいて，長い試行錯誤の末（両生類〜爬虫類・鳥類の多様な呼吸補助筋），"哺乳類革命"で下端の一部を分かち与えることになったのが横隔膜です［同；三木2013, p. 175］。そのため今なお横隔神経は頚髄（C_4）に起始します（**Column A**を参照）。

　あるいはその，「くび」なき時代の頚直筋は，サメが典型のように，咽頭の深奥で鰓弓筋の基部をなすいわば「動かない舌」［西原2002, pp. 83-4, 145］の舌筋（三叉神経・顔面神経支配［西原2016, p. 118］）でもあったとすれば，頚直筋も舌も横隔膜も，実は鰓弓筋の後裔だったということになりましょう。上陸と共に鰓弓から解放されることで，舌は敏速に動く器官になりますが，だとすればそのために新生した舌下神経（XII）も，腹側迷走神経複合体の外郭メンバーぐらいにはすべきかもしれません。現に舌下神経核は，延髄のほぼ同じ高さにあり，孤束核や三叉神経核からも入力があります。

　肺は，他の内臓と唯一ちがって，自ら動くことができず，さりとて鰓弓筋は呼吸とは無関係の諸筋肉に変身したので，肺の換気は，横隔膜など胸郭の骨格筋に力を借りた，肋骨による吸上げポンプでなされることになりました［Hughes 1969=1973, pp. 71, 76］。中生代の両生類の祖先にはすでにみられ，現生の両生類には欠損し，爬虫類で一般化するようになります［Ibid., p. 70］。ただし爬虫類でもなお，肋骨はまだ（魚類のように全長にわたることはなくても）胸椎から腰椎まですべての椎骨にみられ，哺乳類のように腰椎の肋骨が退化し，胸椎のみになってはじめて，横隔膜は横隔膜としての固有の機能を発揮できるようになったのです［有田2006b, p. 36］。

　また，肺呼吸とともに，魚類の1心房1心室（直列式の単式循環）から肺魚・両生類とカメの2心房1心室へと刷新されてきていた心臓も，哺乳類（と鳥類・ワニ）で完全な2心房2心室（体循環・肺循環の並列式の完全複式循環）になります。そして2心房2心室で，肺から戻った新鮮な血液（酸素化血）と全身から戻った汚れた血液（脱酸素化血）を分離できる脊椎動物

はすべて、肺循環の血液を<u>左側</u>で受け、体循環の血液を<u>左側</u>から起始するのです［Ibid., p. 165］。爬虫類はそうでないので、哺乳類は爬虫類から直ちに進化したのでないこともわかります［Ibid., p. 164］。

　2心房2心室のおかげでやっと、酸素化血を脱酸素化血と混濁せずに、直ちに全身に送出できるようになり、哺乳類（と鳥類）のもう1つ重要な特徴である、恒温化（爬虫類までよりはるかに高温での体温の保持）も可能になります。動物界の中で、分類群全体が恒温性を獲得したのは、哺乳類と鳥類だけです（マグロのような大型回遊魚類や飛翔性昆虫は、筋肉活動で発生する熱で環境温を上回る高い体温を維持しています）。こうして哺乳類は、変転めまぐるしい地球環境の温度変化に束縛されることなく、<u>自由に即座に動き回れる恒温性という安全空間</u>を、手に入れたのでした。そうやって高まる酸素代謝要求を充足するとともに（生体内で働く多くの酵素の最適温度は、ちょうど哺乳類・鳥類の体温域である 30 ～ 40℃なのです［Hugues 1969=1973, p. 92］）、しかしそれを維持するには、たえず暖かい身体で働きつづけ、沢山のエネルギーを消費し続けねばなりませんから、哺乳類は酸素代謝要求のさらなる高度化を余儀なくされます[*35]。

×そして口の構造でみても、哺乳保育に伴なって、新たに柔らかい頬と口唇（側壁）、軟口蓋（天井）が加わり（ただし哺乳類の元祖カモノハシには口唇はなく、母も汗腺しかなく、その体表を流れる白い汗のミルクを舌で舐めとる一方、爬虫類でもワニには軟口蓋があります）、それらに囲まれた口腔が鼻腔と隔てられた閉鎖空間になり、気道と食道の完全な分離が実現します。おかげで、動物ではじめて口腔内での食物の咀嚼が可能になりました。口の中にいっぱい食物を頬張っても、平気で息ができるのです！　――なぜそんなことが大事かといえば、ここでも、たえず呼吸を確保し続けることで、恒温化を維持し、酸素代謝要求の上昇に応えねばならないからです［Romer & Parsons 1977=1983, pp. 209-10］。それにあわせて、喉頭には、気道と食道を転轍する喉頭蓋も生じます（爬虫類ではまだ、それらしき軟骨片にとどまっていました）。また口腔の内部には、3大唾液腺（耳下腺・顎下腺・舌下腺）が

揃い，嚥下前から消化活動を開始します。歯の構造も，哺乳類からはじめて門歯・犬歯・臼歯に分化し（異型歯……その代わり，1回しか生え変わらなくなります），歯根膜（歯周靭帯）で補強された頑丈な釘植歯で噛むと同時に（爬虫類では，釘植歯をもつワニ以外，骨癒着型の歯で咀嚼困難），**下顎骨と咀嚼筋が発達し，なかでも咬筋は哺乳類の特徴となります。**噛むことは，顔全体に顔面筋（表情筋）も発達させました。下顎骨も，噛む力のパワーアップに耐えうるように，たった1枚の構造に進化します（実は爬虫類では3つの骨，両生類では多数の小さな骨の集合体から成るものでした）。

×気道と食道の分離はまた，口腔と区別された**鼻腔の独自の機能**を発達させ，哺乳類が最も頼りとする感覚器官である**嗅覚**を大いに発達させました。それはまた，嗅覚による対象の識別に相応する大脳（嗅脳）の発展をも促しました[*36]。もともと夜行性の小動物として出発し（現生哺乳類の7割が，未だに体重10kg以下です！），今も夜行性が大半の哺乳類にとって，視覚より嗅覚こそ真先に用いる識別手段であり記憶手段であり伝達手段であるのは，どんなに人間化されたイヌやネコをみても明らかです（哺乳類で視覚が発展するのは，霊長類それも真猿類以降にすぎません：***Column D*を参照**）[*37]。またこれに呼応して，哺乳動物の身体には，眼下腺・皮脂腺・肛門腺・尾腺など匂いを放出する腺があちこちに作られています。

　嗅覚は，初期の水生脊椎動物ですでに重要な識別器官でしたが，嗅覚受容体遺伝子のレベルでみると，無顎類ではまだごく少数だったのが，硬骨魚類で多くなり，両生類と爬虫類でさらに多くなり，哺乳類ではいっそう膨大な数となっている（1000個を上回り，実に全ゲノムの3%をも占める！）のがわかります［Buck & Axel 1991］。

　なお哺乳類の多くは，両生類・爬虫類（ワニ以外）と共通に，これらの嗅覚系（嗅上皮−主嗅球−梨状葉・扁桃体（1次嗅覚野）−眼窩前頭皮質（2次嗅覚野））と並んでもう1つ独立に**鋤鼻系**（かつては副嗅覚系とも呼ばれました）というフェロモン受容系（鋤鼻器−副嗅球−扁桃体内側核および後核・分界条床核（合わせて「鋤鼻扁桃体」（vomeronasal amygdala）といわ

れる）−視床下部・視索前野）をもっていますが，これは哺乳類でも霊長類の旧世界ザルと類人猿，コウモリ，イルカ（そして鳥類）では退化し，ほとんど消失してしまいます（**Column D** を参照）。とはいえ，ヒトをはじめこれら鋤鼻系の退化した動物でも，「鋤鼻扁桃体」に相当する領域は保持していますし，鋤鼻系のかわりに嗅覚系がフェロモン情報を感知し，性機能を制御している可能性も残しています（マウスにおける視床下部の性腺刺激ホルモン放出ホルモン（GnRH）ニューロンへの嗅覚系の直結，家畜における嗅上皮によるフェロモンの受容など）。

×一方，咀嚼の獲得に伴ない，顔の外表面では顔面の皮筋（しかも横紋筋）が発達し，もしくは（霊長類以降）顔面筋いわゆる**表情筋**（図表4-m）となっていきます。その起源は軟骨魚類における顎の獲得にまで遡りうると思われますが，哺乳類における吸乳と咀嚼という摂食様式の獲得はやはり決定的な画期だったといえましょう。

皮筋（skin muscle）とは，筋肉の端が（骨でなく）皮膚につながっている横紋筋の総称で，爬虫類までは，顔面に目や鼻や口を開閉させる以上の筋肉はなく，筋肉と皮膚の結合もほとんどなかったのですが，哺乳類からはもう1つ，皮膚と密接に結合する表層の筋肉層ができてくるのです。それはまずもって，咀嚼の発達と吸乳の必要に応じたものでしたが，次第にその口の回りの筋肉，頬の筋肉，鼻の周囲の筋肉，目の周りの筋肉等々の微細な動かし方が，音声の表情，顔の表情，目の表情などとして，情動の表現と伝達の格好の手段ともなってゆきます。哺乳類は顔面の皮筋だけでなく，体幹皮筋も最高度に発達しているのが特徴ですが[*38]（反対に両生類や爬虫類は，ヘビの体幹を例外として，一般に皮筋がほとんど発達していません），さらに

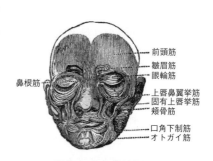

図表4-m　顔面表情筋
チャールズ・ベルの図譜をダーウィンが転載したもの
[Darwin 1872=1931, p. 42] より転載

124

社会のますます複雑化する霊長類以降になると，体幹皮筋の方は退化してゆくのに，顔面皮筋はいよいよ発達しつづけますから，それがいかに<u>コミュニケーション・メディア</u>としての役割に比重を移していったかが伺われます。

　口の回りの筋肉は，頬の筋肉や舌の筋肉と協働して，"上陸革命"で獲得されていた発声に（**4-3を参照**），いっそう多彩なニュアンスを織り込んでいきました[39]。口の回りや鼻の周囲や頬や目の周りの筋肉は，（とくに霊長類以降）次第に顔や目に多彩な表情を織り込んでいきました（たとえば大頬骨筋と眼輪筋は喜びの笑いを，皺眉筋は怒りで眉をひそめるのを，上唇鼻翼挙筋は嫌悪の顰め面を作ります）。すると，顔や目の表情がコミュニケーション・メディアとして意義をもちうるためには，その微細な変化を見分けうる<u>視覚の発達</u>が，同時に不可欠になってくるでしょう。霊長類以降の表情筋の発達と，やはり霊長類以降の視覚の発達[40]とは，まさに「共進化」したものといえないでしょうか。

×体幹皮筋とともに哺乳類は，よりいっそう広く全身にわたって体毛をもち，汗をかき，恒温性保持（酸素代謝要求高度化への適応）や皮膚の保護，そして触覚認知（夜行性への適応）に重要な役割を果たすのも特徴的です。"ケダモノ"の名のとおり，体毛は哺乳類の一番目につく特徴ですね。もっとも，ヒト（とハダカデバネズミ）は稀有な例外ですが，そのヒトですら無毛とみえる大部分が，軟毛（産毛）にたくさん覆われた「有毛皮膚」（hairy skin）であり[40]，本当の「無毛皮膚」（glabrous skin）は手掌（指の内側を含む），足裏，口唇，乳首，生殖器の一部だけです［Linden 2015=2016, p. 49］。無毛皮膚には，識別性触覚のための4種の機械受容器（メルケル盤，マイスナー小体，パチニ小体，ルフィニ終末）があり，そこには有髄線維（A β線維）の感覚神経が来ていて，無毛ということが触覚刺激の敏速で精細な識別のためにあることをよく物語っていますが[41]，反対に有毛皮膚ではその密度はかなり低く，自由神経終末が多く，沢山の無髄神経（**C線維**）（**4-1を参照**）が来ています。では，有毛皮膚は何をしているのでしょうか？

　C線維は長い間，温冷覚や（遅い・鈍い）痛覚だけを伝える神経とみられ

てきましたが，これらはＣ線維のごく一部にすぎず，その入力先である脊髄後根で調べてみると，無髄神経（Ｃ線維）が有髄線維（Ａβ線維）の３～４倍もあるといわれ［Douglas & Ritchie 1962］，その大部分は機能が不明とされてきましたが，近年，"かゆみ"（ヒスタミン刺激）に反応するＣ線維（最も遅く最も細いＣ線維）がヒトの腓骨神経から同定されたばかりでなく［Schmelz et als. 1997］，さらに注目すべきことに，有毛皮膚で触刺激そのものに反応する「Ｃ触覚線維」（tactile C fibers）が見い出され［Vallbo et als. 1993］，個体間の接触的コミュニケーションに関与するのではないかと目されています（デイヴィッド・リンデンは「愛撫のセンサー」と呼ぶのでした）［Linden 2015=2016, p. 99］。「Ｃ触覚線維」は有毛皮膚にしか存在せず（無毛皮膚には存在しない），その終末は毛包に絡みつき，毛のゆっくりした軽い動きに反応するようになっており，毎秒３～10cmの速度で撫でられると最も活性化するとされています*11［Löken et als. 2009］。

　哺乳類の社会性*42が，触覚とその有毛性による洗練とともに出発したことを，それは雄弁に物語っています*43。では"裸のサル"となったヒトは，かえって社会性を退化させたということでしょうか？　ところがマウスの研究で明らかにされたところでは，Ｃ線維が最も包絡するのは，ヒトなら軟毛に当たるタイプの毛の毛包のようです［Ibid., pp. 99-100］。ヒトの無毛化が実はむしろ軟毛化というべきものであることを今さっき指摘しましたが，だとするとヒトが"裸のサル"になったのは，かえって触覚コミュニケーションをさらに高度化するためであったとすら言えるかもしれません。ただし，ヒトの「Ｃ触覚線維」とその社会的役割は，まだまだ研究途上ということは頭に入れておかねばなりません。だいいち，ヒトの社会では，無毛皮膚の接触も重要な役割を果たしているわけですから（たとえば握手）［Ibid., p. 270］。

　他方，多くの哺乳類は，体毛にとどまらず，さらに触覚機能を高度化すべく，顔面の口吻（顎の領域）を中心に洞毛（sinus hair）を生やします。なかでも食肉類（ネコのヒゲ！）・齧歯類（マウスのヒゲ！）・海牛類（アザラシのヒゲ！）ではよく発達しています（齧歯類など，おかげで視覚をあまり頼りにしないで済むほどです）。しかし霊長類では退化傾向にあり，旧世界

ザルではほとんど目立たず，類人猿では消失するに至りました（恐らく指先の触覚の鋭敏化で置き換えられたものとみられます）。ヒトのヒゲももちろん洞毛でなく，ただの体毛です。洞毛は体毛に比べて，数倍も太く，数十倍もの数の神経が出入し，毛根部には横紋筋もあり，接触を非常に鋭敏に感じることができる特殊な体毛なのです。そして，注目すべきことに，その感覚は三叉神経（上顎枝）が，運動は顔面神経が司っています。とすると，少なくとも霊長類以外では，（洞毛による）触覚もまた腹側迷走神経複合体の守備範囲内なのですね。加えて，彼らの洞毛からの情報は，その空間的配置をそのまま反映する体性感覚地図（バレレット）となって，三叉神経核の中に描出され，さらにそのまま間脳へ（バレロイド），ひいては終脳の体性感覚野へと送られて，最終的な体性感覚地図（バレル）となるのです。「バレル」（barrel）とは樽という意味ですが，感覚ニューロンの集合体（コラム）で，1本1本の洞毛から1つのバレルに入力があり，洞毛の配列がそのままバレルの配列となって，脳内に地図を作るのです。

×他方，その洞毛を生やす顎の骨は，咀嚼の発達とともに，大きな再編成を余儀なくされていました。そもそも顎骨は，原始魚類が第1鰓弓を変形して顎を獲得して以来，上顎の方形骨，下顎の関節骨，それを支持する舌顎骨で形成されてきたのですが[22]，すでに両生類以降，舌顎骨がはずれて中耳のアブミ骨に転じ，さらに哺乳類では方形骨－関節骨も歯骨－鱗状骨に置き換えられて，やはり中耳のツチ骨・キヌタ骨に転じ，このアブミ骨・キヌタ骨・ツチ骨の3つが中耳の腔である鼓室の中に連なって，耳小骨連鎖（図表4-nを参照）を形成するようになるのです[22]（つまり，哺乳類は3つの耳小骨をもち，両生類・爬虫類はたった1つの耳小骨をもち，魚類は1つももっていない，ということになります［Shubin 2008＝2013, p. 241]）。これらはみな，先にみたように，鰓弓骨のなれの果てであることに注目して下さい。先に鰓弓骨は，すでに"上陸革命"とともに喉頭の軟骨に転身し，発声（音声の発生）に関与するようになっていましたが（4-3を参照），哺乳類ではさらに音声の聴取にも，ということは，それまでほぼ無縁だった聴覚系全般

4 鰓弓神経と「腹側迷走神経複合体」　127

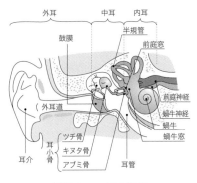

図表4-n　耳の構造

に関与し，中核的な役割を果たすようになりました。ちなみにここで，鰓弓骨の上陸後の変転ぶりをまとめておくと，図表4-o，4-pのようになります。

ツチ・キヌタ・アブミの3つの小さな骨の連なりは，鼓膜を揺さぶる音の振動を（約30倍も）増強し，音刺激から余計なノイズをカットし，大きな騒音等から内耳を保護するだけでなく，とりわけ同種動物の音声だけを選択的に集音するフィルターとしての性能を高め，視覚の使えない夜間に安心し

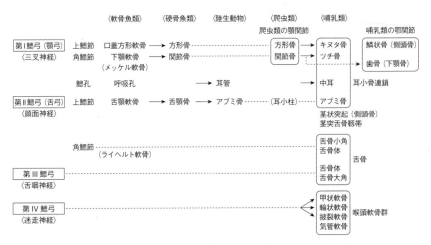

図表4-o　鰓弓骨の行方

て活動すること可能にしました［PVT, pp. 206-14; 村上 2015, p. 46］。

このとき，それを調節するアブミ骨筋もまた，哺乳類だけにみられるものです。アブミ骨筋（顔面神経支配）と鼓膜張筋（三叉神経支配）によって[*44]，中耳の内外両端から耳小骨連鎖が引き締められ・鼓膜（eardrum＝耳の太鼓！）の張力が高まることで，低周波音のノイズをカットし，高周波音を選択的に吸収し[*45]，爬虫類の骨伝導では聴こえない高周波域の空中を伝わる音声で安全にコミュニケートできる可能性を，哺乳類は手に入れることができました［PVT, pp. 206-14, 251; Porges 2003, pp. 507-8; Allman 1999=2001, p. 66］。片や，餌となる昆虫の高周波音を分析できるようになり，いとも容易に捕まえられるようになりました［Allman 1999=2001, p. 64］。子どもが危険を知らせるときに出す高周波音も，素早く聞くことができるようになりました［Ibid.］。そして反対に，今度はこちらが捕食される危機状況では，耳小骨連鎖と鼓膜の緊張を緩め，爬虫類など捕食者と結びついた低周波音まで可聴域を広げて，危機に備えます。危機状況でもないのにこのモードから切り替えることができないのが，ポージェスによれば，いわゆる聴覚過敏ということになります。

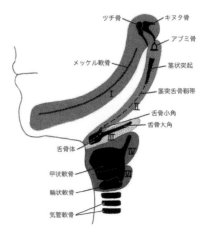

図表 4-p　各鰓弓の軟骨要素により形成された完成構造
［Sadler 2010=2010, p. 283］より転載

もっとも逆に，高周波音が聞こえすぎる聴覚過敏はないでしょうか？　エレイン・N・アーロンのいう「高敏感者（HSP：Highly Sensitive Person）」［Aron 1996=2008］・「高敏感児（HSC：Highly Sensitive Child）」［Aron 2002=2015］（訳本では"敏感すぎる人"・"人一倍敏感な子"）などはそれに近いかもしれませんが（低周波音・高周波音どちらにも過敏？　その場合，中耳はどうなっているのか？），いっそうの精査が望まれます。

なおここで高周波音とは，単に高い音ではなく，高音域の倍音を含んでい

ることを意味し（それはいわば「和音」なのです），低くても高周波数帯域
の倍音に富んだ生き生きとした声（"低音の魅力"！）も可能ならば，高く
ても倍音が貧弱で，か細いか耳障りな声（"金切り声"！）も可能なのです
[Doidge 2015=2016, p. 520]。

　爬虫類や鳥類の聴覚は10000Hz以下に限られますが，哺乳類は数万Hz，
時には10万Hzを超えるはるかに高い周波数の音を聴くことができます[All-
man 1999=2001, p. 64]。ヘビの可聴域は150 〜 6000Hz（ヘビには耳がない！），
トカゲは100 〜 5000Hzに対して，マウスは1000 〜 70000Hz（超音波での，
赤ん坊のセパレーション・コール，子どもの社会的あそびやくすぐりでの
"笑い"？（**8**の＊5を参照），あるいはオス・メスの性的なやりとり！）に
も達します[PVT, pp. 206-14, 251; Porges 2003, pp. 507-8; Allman 1999=2001, p. 66;
Panksepp & Burgdorf 2003, pp. 535-41; Panksepp 2007, pp. 234-6]。

　加えて，内耳の中でもやはり哺乳類とともに発達した蝸牛は，空気の振動
を（海水とよく似た）内リンパの液体の振動に再び還元して音を聴取するの
ですが，その渦巻形で音の高低も感じ取ることができ，頂上部が低周波音を，
底部が高周波音を感じ取ると言われています。蝸牛の発展は哺乳類の可聴域
を大きく広げました。耳介という一大可動式集音器を体外に装着したのも，
哺乳類にしかない特徴です（とくにウサギの耳，サイの耳！）。耳介にはす
でに**3–1**でみたように，迷走神経の最初の枝が分岐し，鼓膜と外耳道から入
力情報を得ています（加えて三叉神経第3枝の耳介側頭枝，顔面神経の迷走
神経耳介枝への連絡枝，そして鼓膜内面からは舌咽神経の鼓室神経叢も関与
します[Wilson-Pauwels 1988=1993, p. 147]……あたかも旧鰓弓神経ファミリー
の集結場のように！）。

　こうして念入りに確保された，われわれ哺乳類の同種どうしの快活なおし
ゃべりの安全空間は，爬虫類からみれば，聞き捨てならない（でも聞こえな
い！）怪しい密談謀議なのかもしれません。のみならず，（ヒトを含む）哺
乳類の同種他個体の声の個体識別は，その中でもずっと<u>高周波域</u>で行なわれ
ます[*46]。逆に低周波音は，哺乳類にとって，今なお生得的に危険の兆候で
す[PVT, pp. 247, 257-8]。古典的な哺乳類の定義では，乳腺と体毛の存在が重

視されましたが，それらの痕跡の失われる化石記録においては，中耳の耳小骨の下顎骨からの分離こそが，今日，哺乳類を識別する最も有力な特徴とされるのです[47]。ポージェスもこの事実に強く依拠します[48] [PVT. pp. 203, 286]。

　「哺乳動物の社会的コミュニケーションは，かなり聴覚に依存している。」[Carter, Harris & Porges 2009=2016, p. 232] こうしてポージェスは，嗅覚や触覚よりも聴覚をこそ，哺乳類の特性として最も重視することになります（**5–3**も参照）。

×そして最後に，この顎骨からの耳小骨の分離，顎関節の再編成（方形骨－関節骨から歯骨－鱗状骨への）は，それまで顎関節の支持に拘束されていた頭蓋骨の解放でもあり，おかげで頭蓋骨，とりわけその中に包容される大脳は，大きく膨張する足がかりを得ることになりました。もっとも，本当はそれでも足りず，哺乳類の大脳には「脳回」「脳溝」という名の皺が沢山あります。しかもその刻み具合は，指紋と同程度に各々にユニークですが，なかでも前頭葉と側頭葉を分ける「外側溝（シルヴィウス溝）」は，原始的な哺乳類まで含む多くの哺乳類に共通のものです。とはいえ脳回の数は，原始的な哺乳類ではほとんどゼロだったのが，霊長類で増加し，ヒトで最大に達します：ヒトの大脳が頭蓋内にすっぽり収まるなら，表面積は700cm^{2}ですむのに，実際は2200cm^{2}で，2/3は脳溝や襞の奥に埋められていることになります [Changeux 1983=1989, p. 61]。とすると，ここでもまた，単に頭蓋骨のスペース解放という解剖学的構造にとどまらぬドラスティックな変動が，大脳の拡大を引き起こしたとみなければなりません。それこそが恐らく，これから見ていくように，社会性の発展ではないでしょうか。

　大脳（というか終脳——大脳とは正確には，ヒトなど大型哺乳類の"大きな終脳"という意味なんです）自体は，もちろん脊椎動物のはじめ（円口類）から嗅覚の発達とともに，古皮質（paleocortex：嗅球・梨状葉）という形で存在し（前段階のホヤやナメクジウオなど原索動物には相同物も確認されていません），両生類から爬虫類ではさらに原皮質（archicortex：海

馬・歯状回）が発現し，過渡形態の中間皮質（mesocortex:帯状回）ともども「大脳辺縁系」へと発展していきますが，哺乳類はさらにこの古皮質と原皮質の間隙から，相同する皮質下神経核を大脳新皮質（neocortex）へと大きく発展させ[*49][Fuster 1997=2006, p. 9]，そのぶん大脳の容積を顕著に拡大させたのでした。脳の皮質優位化は，ヒトにも霊長類にも特有のことではなく，哺乳類の進化の開始の時期から明白な現象で[Changeux 1983=1989, pp. 382-3]，新皮質は乳腺や体毛，耳小骨連鎖と同様に，哺乳動物を定義する特徴です。とはいえ，"哺乳類革命"以降も新皮質の発展は止まる所を知らず，脳全体に占める新皮質の体積の割合は，原始的な哺乳類とされる食虫類ではまだせいぜい10 〜 15%，ほとんどの哺乳類で30 〜 40%，それに対し霊長類ではどんなに少ない原猿類でも50%を超え，真猿類で70%，ヒトでは80%と，霊長類以降にむしろ本格的な進化をとげたことが伺われます[Dunbar 1996=1998, p. 91; 澤口 1996, p. 19; 澤口・澤口 1997, p. 313]（さらに**Column J**を参照）。そして霊長類以降は，皮質の厚さはどの種でもほぼ同じ（2-3mm）なので[澤口 1996, p. 173]（ネズミなど下等哺乳類の最大3倍[Changeux 1983=1989, p. 91]），体積比を表面積比に置き換えて見てみると，その傾向はいっそう顕著で，食虫類の22.0%に対し，原猿類で71.5%，ヒトでは94.7%にもなります！（同時に嗅球は，ゾウをほぼ唯一の例外として，どんどん縮小していきました：食虫類で17.6%，原猿類で2.9%，ヒトではわずか0.01%です）[Stephan 1983]。この結果，霊長類以降，古皮質・原皮質は，膨張する新皮質の内面や底面に押しやられて，外側からは見えにくくなり，ヒトではふつう「皮質」といえば，新皮質をさすものとなりました。

　新皮質は古皮質や原皮質と何がちがうかというと，整然たる6層構造をなすことで（それは単孔類カモノハシですでに見い出されています），後者はそれがないので「不等皮質」（anisocortex）とか「異種皮質」（allocortex）と呼ばれて区別されるのです。新皮質の6層のなかでも，とくにⅡ〜Ⅲ層（新皮質内の他の領域に連合線維を出す層）が，他の動物にはないほど分厚く稠密に発展しているのも，哺乳類の見逃せない特徴です。大脳の左半球・右半球を結ぶ脳梁もこの層にあり，脳梁もまた哺乳類（ただし有胎盤類）に

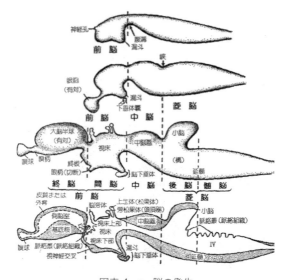

図表 4-q　脳の発生
[Romer & Persons 1977=1983, p. 469] より転載

なお，現生のすべての脊椎動物の終脳は，例外なく，背側の「外套」（pallium）と腹側の「外套下部」（subpallium）に分けられます。

・外套 ┬ 背側外套 → 大脳新皮質
　　　├ 内側外套 → 海馬・歯状回（原皮質）
　　　├ 外側外套 → 梨状葉（古皮質）
　　　└ 腹側外套 → 嗅球と扁桃体の一部（古皮質）
・外套下部 ──────→ 大脳基底核・扁桃体の一部

[村上 2015, pp. 62, 196, 198, 211] より作成

特有の構造ということになります（「交連」と呼ばれる左右の脳を結ぶ神経線維は，すべての脊椎動物に存在しますが，巨大な交連というべき「脳梁」は哺乳類以外には存在せず，また哺乳類でも単孔類と有袋類には存在せず，下等になるほど脳梁は小さく前交連が大きくなります）。こうして新皮質は，皮質間連絡を行なう皮質内相互ニューロンが濃密に存在して，外界とは別に脳内にいわば巨大な"内なる世界"（閉じた世界！）を構築しうる点で，他の脳構造と峻別されます。これらの結果，ヒトではとうとう新皮質が大脳皮質の全表面の約95％も占めるに至りましたが，これも新皮質の中でも最もメタ連合的な（＝連合線維と連合線維を連合する）前頭前皮質の部分を大き

く発展させたからにほかなりません*50。

　実は，全脊椎動物の5億年余の歴史を通じて，前脳（終脳・間脳）－中脳
－菱脳（後脳・髄脳）という脳の基本設計図自体は共通ですし，終脳が外套
－外套下部に分かれるのも共通です（図表4-qを参照）。ただその中の，ど
こに比重を置くかで進化上の顕著なちがいが生じました [Carroll et als.
2001=2002; Emery & Clayton 2007; 村上 2015, pp. 68, 71, 73]。魚類と両生類では，菱
脳の延髄（なかでもマウトナー巨大細胞*51），そして特に中脳（中脳蓋）が
最重要の連合中枢を務め，爬虫類・鳥類ではマウトナー巨大細胞が消失する
一方，中脳の連合機能は重要な部位であり続け，しかし次第に拡大する終脳
（大脳の古皮質・原皮質・基底核）と競合し，さらに哺乳類になると，それ
ら一切を凌いで大脳新皮質が連合中枢をほぼ独占し，脳全体の心臓部を占め
るに至ったのでした [Romer & Parsons 1977=1983, p. 481]。

　この哺乳類における大脳新皮質のめざましい発展が，やはり哺乳類におい
てめざましく発展した延髄レベルの「腹側迷走神経複合体」と，どのように
関連しあうのか（あるいは，しないのか）──それこそがまさにポリヴェー
ガル理論の根幹を制する最重要課題であることを，これからみていくことに
なるでしょう。

4-5　"哺乳類革命"としてのポリヴェーガル

　これら2億2千万年前の"哺乳類革命"をとおして，鰓弓を転用してでき
た新しい器官（鰓弓由来器官）の働きを司るようになったのが，3億6千万
年前の"上陸革命"で失職した鰓弓筋と鰓弓神経でした。そしてこれこそが，
あの5つの脳神経（の特殊内臓性遠心性線維），つまりは「腹側迷走神経複
合体」の「運動成分」なのです。

　ただし注目すべきことに（ポージェスはまさにここに注目しました），鰓
弓筋はもともと鰓腸という内臓の筋肉だったのが横紋筋へと変身し，鰓弓神
経は伝導速度の速い有髄神経へと変身したものです。この点でも，この5つ
の脳神経（の特殊内臓性遠心性線維）は互いに共通しています。

ではその仕事とは，鰓の働きに代わる，どんな新たな仕事でしょうか？
「鰓弓系神経」の働きについて，もう一度神経解剖学的な知見を確認しなが
ら，ポージェスの主張の位置を見定めておきましょう。先の*3–1*の末尾に掲
げた図表3-e「脳神経の分類」の，「特殊内臓性遠心性（SVE）」の欄も参照
しながら，読み進めてみて下さい。

　まず三叉神経は，咀嚼筋（咬筋・側頭筋・外側翼突筋・内側翼突筋）を支
配して咀嚼，下顎の収縮，口の開閉を司るようになります。咀嚼が終わると，
咽頭の口蓋挙筋で（副神経とともに）嚥下の開始にも関わります。その一方
で，中耳の鼓膜張筋も支配します。なぜこんなにかけ離れた機能をもつかと
いえば，そのいずれもが第1鰓弓のなれの果てだからです[52]。顔面神経は，
顔面表情筋や頬筋・広頚筋を支配して口角・口唇の動き，咀嚼の補助，口呼
吸を司ります。その一方で，中耳のアブミ骨筋も支配します。ここでもまた，
こんなにかけ離れた機能をもつのは，そのいずれもが第2鰓弓のなれの果て
だからです。舌咽神経は，咽頭の茎突咽頭筋を支配して嚥下を司ります。こ
れは第3鰓弓のなれの果てです。そして（機敏な）迷走神経は，軟口蓋・咽
頭・喉頭・食道上部1/3などのほとんどの筋を支配して嚥下を司る一方（こ
れらはいずれも第4鰓弓のなれの果てです），心臓と気管支を同期させ，そ
のリズムにこれら5つの脳神経の機能を連動させます。迷走神経の副枝だっ
た副神経は，（三叉神経とともに）嚥下の開始にも関わります。

　同時に注目すべきことに，三叉神経は，咀嚼筋の支配による口の開閉を通
して，顔面の表情や発声の調節にも不可欠の役割を果たし，顔面神経は顔面
表情筋（前頭筋・皺眉筋・眼輪筋[53]・鼻根筋・頬筋・口輪筋・下唇下制筋
など）を支配して顔面の表情やまぶたの開閉（ただし開く方は，動眼神経支
配の眼瞼挙筋による），口元の動きの調整を司り[54]，また顔面神経によるア
ブミ骨筋の支配と三叉神経による鼓膜張筋の支配は，聴音において，環境の
さまざまなノイズ音から同種動物の声を選択的に抽出するフィルターとして
働きます。（機敏な）迷走神経は（反回神経の分枝ともあわせて）発声の調
節を司り[55]（図表4-rを参照），副神経は（「くび」の動きが自由になった

爬虫類以降、迷走神経の副枝から独立して）胸鎖乳突筋や僧帽筋を支配して頭部の回転運動による視線や姿勢でのメッセージ伝達に関与し、こうやっていずれも情動やコミュニケーションの社会的機能を担う神経群として顕著に進化してくるのです[*56]。これらの機能は互いに連動しあって、他者に接近する社会的行動そのものを構成すると同時に、他者の社会的行動を検出し識別する「フィルター」［PVT, pp. 126, 189, 191, 205, 250; Porges 2003, p. 506］としての機能も果たします［PVT, p. 189］。

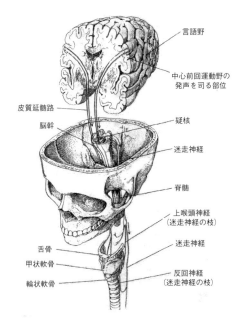

図表4-r　迷走神経と発声のしくみ
［Sataloff 1992=1993, p. 90］より作成

たとえば、まぶたを制御する顔面神経は、同時に中耳のアブミ骨筋をも制御するので、アイ・コンタクトと人の声に耳を傾けることはつねに連動することになります[*57]［PVT, pp. 192, 221, 250; Porges 2003, pp. 506-7］。反対に聴覚過敏とベル麻痺の併発も説明できます。アブミ骨筋は自分の発声時にも活動し、喉頭筋群を制御する回路とも共通の要素を含んでいます［Borg & Counter 1989=1989, p. 94］。中耳の鼓膜張筋とアブミ骨筋による聴声の調節が、発声においても、アブミ骨筋とともに顔面神経が口輪筋や前方開口の2つの表情筋を制御し、鼓膜張筋とともに三叉神経が口を横に引く咬筋を制御するのです（トマティスの3つの法則を参照[*58]）。ひいては、顔面の他の筋群の制御とも連動するでしょう[*59]［Porges 2003, p. 511］。そのうえ、これらの社会的な機能は、心臓－呼吸の連動的調節機能（RSA！）とも密接に連動しながら作動するというのが、ポリヴェーガル理論の核心部分となります。

　こうして、かつて魚の鰓で摂食・呼吸に働いていたものが、今や陸上での

新たな様式の摂食・呼吸に働くものとなり，さらにはそれを介して，情動表出やコミュニケーションの働きに寄与するものともなったのでした！　鰓弓筋から咀嚼筋・表情筋・中耳筋・嚥下筋・発声筋・頭動筋などへ……。逆にいえば，情動表出やコミュニケーションは，内臓の反応が高度に分化し，外界に露出したものともいえます[*60]。"上陸革命"に続くこのいわば"哺乳類革命"こそ，ポージェスが強く依拠するところのものであり，これをもとにポリヴェーガル理論は，以下にみるように，情動の自律神経的なメカニズムに新たな説明を与え，人間の社会性の神経科学的基盤を系統発生的に基礎づける独自の理論として，発展していくことになるのです。

　それはポリヴェーガル理論が，"人間の条件"を哺乳類であることに置こうとする理論であることをも意味するでしょう（その分，霊長類であることは独自性を薄められ，哺乳類以前的のままであることは非適応的とみられることを意味するかもしれません[*63]）。

　ここでもまた，ポージェスの立論には，神経科学の定説をふまえた上での，微妙な強調点の移動を見てとれます。ポージェスのいう「腹側迷走神経複合体」は，まずは「鰓弓神経」たちの親族ネットワークという，神経科学的には古くから注目されてきた事実を1つの重要な成分（体性運動成分）としています[*61]。ポージェス自身もそのことにくり返し言及しています［PVT, pp. 37-40, 43, 123-4, 152, 161, 163, 168, 189, 192, 205, 270, 285］。

　そのうえでしかし，ここでポージェスは，（"上陸革命"による）「鰓弓神経」とその退化・転生よりも，（"哺乳類革命"による）「鰓弓神経」の転生後のさらに新たな再編（co-opting）［PVT, p. 285］，つまりは社会化の方へと着眼点を移しています。"上陸革命"の単なる連続延長上に"哺乳類革命"をみるのでなく，"哺乳類革命"のそれまでとは断絶する独自性をみています。それこそが「腹側迷走神経複合体」の形成であり，それを「基体」（substrate）とする情動表出とコミュニケーションの「創発」（emergency）なのです。ここにポリヴェーガル理論の新たな視点が打ち出されました[*62]。

　この強調点のちがいから，ポリヴェーガル理論は，自律神経系の系統発生

的な進化に基づく情動と社会的行動の神経科学として，発展を開始します。その動向は，早くも1997年頃から形をなし始めました。

〈註〉

*1 孤束核は吻尾側方向に長い核で，尾側には舌咽神経・迷走神経からの(一般)内臓求心性神経が入力し，吻側には顔面神経・舌咽神経からの味覚求心性線維が入力します［佐藤・佐藤・五嶋 1995, p. 351; 鈴木 2015, pp. 50, 55］。味覚線維は，孤束核を出ると傍小脳脚核をへて視床に向かいますが，ほかに唾液核，迷走神経背側運動核，疑核，舌下神経核そして（網様体脊髄路を介して）脊髄とも連絡します。

*2 呼吸の制御システムは，*Column A* でふれたとおりですが，血圧の制御システムも，図表4-sように，孤束核を中心に，疑核や迷走神経背側運動核も大きな役割を果たしています。「血管運動中枢」（vasomotor center）［Alexander 1946］ないし「心臓血管運動中枢」（cardio vascularmotor center），「循環中枢」（circulatory center）は，まずは交感神経性の吻側延髄腹外側野（RVLM）にあり（ここを破壊するとショックレベルにまで至る激しい降圧効果が生じることを1974年にガーツェンシュタインらが発見しました），脊髄の交感神経核である中間質外側核をへて，心臓や血管を支配する交感神経の自発的活動（トーヌス）を維持しているのですが（*3* の＊16を参照），それだけでなく孤束核は，頚動脈や大動脈弓の動脈圧受容器（図表4-tを参照）から血圧上昇の信号を受けとると，尾側延髄腹外側野（CVLM）をとおして吻側延髄腹外側野（RVLM）の働きを抑制的に制御する一方，心拍動を抑制する疑核や迷走神経背側運動核には促進的に作用し，心拍出量の低下，血管の拡張などを生じて血圧を降下させます（動脈圧受容器反射）。血圧低下の信号が来た時は，上とちょうど逆の反応が生じて，血圧が上昇します。血圧低下時のほうが，この反射はより積極的に反応するようにできているようです［Smith & Kampine 1984=1989, p. 182］。

　血圧上昇の場合，とくに“闘うか逃げるか”反応の時は，視床下部外側野が吻側延髄腹外側野（RVLM）の働きをむしろ亢進させつづけて，この圧受容器反射による血圧調整を妨げます。また圧受容器反射が働いても，疑核が作動せず，孤束核→迷走神経背側運動核のルートを進むなら，今度は血圧が一気に急降下しすぎて，血管迷走神経反射性（血管緊張低下性の）の失神（VVS）が生じます。

　ただし動脈圧受容器反射は，一定の基準血圧を前提にして，そこから短期的に血

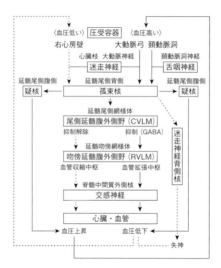

図表4-s　圧受容器による血圧調整システム

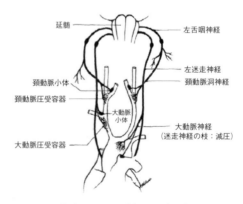

図表4-t　圧受容器の諸要素
[Smith & Kampine 1984=1989, p. 180] を一部改変

　圧が変動する場合の調整システムであり（秒単位で速やかに即応可能で，それなしには，立ち上がったりちょっと体位変換するだけで重要臓器は虚血になってしまう！），もっと長期的・慢性的な血圧変動の場合は，基準血圧の方を変更して，この新たな圧の水準に順応してしまいます（高血圧症，低血圧症）［佐藤・佐藤・五嶋1995, p. 80］。それをこえて長期的に調節する場合には，こうした神経性の調整で

4　鰓弓神経と「腹側迷走神経複合体」　139

なく，ノルアドレナリン・アドレナリン系，レニン・アンギオテンシン・アルドス
テロン系，あるいはバソプレッシンなど液性での調整になります［同 pp. 83-4］。ア
ンギオテンシンは生物の歴史上最強の血管収縮物質の呼び声高く，バソプレッシン
は顕著な持続的血圧上昇作用により，その名を付与された物質です［Folkow &
Neil 1971=1973, p. 271］。バソプレッシンは，血管平滑筋のV_1受容体に作用して細
胞内のCa^{2+}を増やして血管を収縮させると同時に，腎臓の遠位尿細管のV_2受容体
に作用して水分再吸収も促進して，両面から血圧の持続的な上昇に寄与するのです
が［前掲書 p. 84］，ここでもまた孤束核が，網様体のノルアドレナリン性 A1 ニュ
ーロン（尾側延髄腹外側野：CVLM）をへて視索上核・室傍核に作用し，そこでバ
ソプレッシン分泌の調節に関与しているようです[8]（さらに *7-3* を参照）［同，p.
355］。ちなみに上記の失神の際におこる持続的な皮膚の蒼白は，バソプレッシンの
過剰分泌によるものといわれているようです［Ibid.］。

[3]　傍小脳脚核（PBN）には図表 4-d のように，内臓感覚・味覚が孤束核から，痛覚・
温冷覚が脊髄後角（と三叉神経脊髄路核）から入力し，視床 VMb 核をへて 1 次体
性感覚野および島皮質に出力します。内臓感覚・味覚は孤束核で非意識的なホメオ
スタシス調整が行なわれますが，痛覚・温冷覚はこの傍小脳脚核を介して，やはり
非意識的にホメオスタシス調整が行なわれます。
　　　すなわち，痛覚は A β 線維で視床から大脳に上行する意識的経路とは別に，C 線
維で，傍小脳脚核から（髄板内核もへて）扁桃体中心核（や分界条床核）に上行す
る経路をもち，非意識的に「恐怖条件づけ」（*6-4* を参照）の成立に寄与します。温
冷覚も，視床から大脳に上行する意識的知覚の経路とは別に，（外側）傍小脳脚核
から体温調節中枢である視床下部視索前野に直行し，環境の温度変化に合わせて深
部体温の恒常性を非意識的にフィードフォワード制御します（だからこそ傍小脳脚
核は，どの哺乳類＝恒温動物にも備わっているのでしょう）。
　　　ほかにも傍小脳脚核は，前庭神経核と双方向の結合があり，平衡機能の調節にも
一定の役割を果たしているようです[10]［有田 2006a, p. 91］。また，吻側延髄腹外側
野（RVLM）の心臓血管運動中枢に作用して血圧・循環調節に関与し，また睡眠−
覚醒の切替，そして呼吸運動の吸息−呼息の切替（したがって呼吸数の調節）にも
不可欠の役割を果たしています。このため傍小脳脚核には発声中枢からの入力もあ
り，また「恐怖条件づけ」の成立下では，傍小脳脚核を介して過換気を生じます
（パニック発作の機序とも目されています）（*11-4* を参照）。

[4]　孤束核から中脳水道周囲灰白質（PAG）へは，その腹外側部（vlPAG）に直接に投
射され，外側部（lPAG）にはまばらにしか投射されません［Bandler et als. 2000,

140

p. 99]。中脳水道周囲灰白質腹外側部（vlPAG）は，*6–4*でみるように，「背側迷走神経複合体」に下行して，"凍りつき"を生じる部位です。

*5 こうして孤束核−視床核−島皮質は1つのネットワークをなし，視床核を中継点として，孤束核が島皮質（とくに前部島皮質）に接続される結果，前部島皮質は孤束核と機能的特殊化のパターンが酷似し，孤束核に皮質レベルでの表象を与えるものとなります［Mesuram & Mufson 1982b, p. 50］。この島皮質を，ポージェスも2009年以降，自説に繰り入れるようになるのでした（ただし2017年の最新刊では再び言及されなくなります）。

*6 それはアントニオ・ダマシオが「原自己」（proto-self）と呼ぶ自己感の「非意識的前兆」［Damasio 1999=2003, pp. 43, 195］と，「中核自己」（core-self）と呼ぶ自己感の中核を生み出す構造に，ほぼぴったりと符合します：前者は，脊髄路・三叉神経・迷走神経複合体（とダマシオは記しています──ただし訳書では「複合体」が訳し落とされていますが）・最後野を介して身体のそのつどの状態を信号化する脳幹（上部）の諸核，視床下部と前脳基底部，そして島皮質と内側頭頂皮質［Ibid., pp. 197-8］であり，後者は視床と帯状回なのです［Ibid., pp. 228, 288, 336］（*10–1*，*10–3*，*10–8* を参照）。またクリッチュリーらの調査によると，前者（身体状態の1次表象）は橋背側のとくに傍小脳脚核と中脳水道周囲核，および島皮質と体性感覚皮質であり，後者（身体状態の2次表象）は帯状皮質と内側頭頂皮質です［Critchley et als. 2001, pp. 207, 210］。

　さらに島皮質と帯状回から上に広がる前頭葉や側頭葉が，ダマシオでは「延長された意識」による「自伝的自己」（autobiographic self）を形成するわけですが［Ibid. pp. 198-200］，「原自己」「中核自己」から島皮質・帯状回を経て，正中線上をそのまま上行して内側前頭前皮質や眼窩前頭皮質に至るラインは，ヴァン・デア・コークが「自己認識のモヒカン刈り」と呼ぶ［van der Kolk 2014=2016, pp. 151-3］脳の「正中線構造」（midline structures），なかでも「デフォルト・モード・ネットワーク」［Rainchle 2010］の中軸をなす，「社会脳」の最重要部位の1つにあたります。とすれば，孤束核とそれに基づく「背側迷走神経複合体」は，「社会脳」を下から支える求心性フィードバックの役割をも担っていることになります。これらについては，*10–8*，*12–4* で改めて考察しましょう。

*7 脳幹網様体賦活系の「背側経路」が，睡眠から覚醒への移行に関与するとすれば，「腹側経路」は覚醒からさらに注意のようなアクティブな意識への移行に関与する，と大まかには区別できます［有田 2012, p. 253］（さらに*10–2*を参照）。

*8 孤束核はノルアドレナリン系のA2神経も含み，A1神経の尾側延髄腹外側野

（CVLM）とともに内部環境の危機的変動（低酸素血症，失血，低血糖，感染など）に対応し，視床下部の室傍核に直接投射してCRF（*7-3*を参照）の産生（＝HPA軸の活性化）を促進したり，前出のようにバソプレッシンの分泌を調節して血圧を調節したり（＊2を参照），視索前野／脳室周囲器官に投射してプロスタグランジンE₂の産生を促し，感染時の発熱，眠気（徐波睡眠の増加），食欲減退，不安などの随伴症状を発現したり，淡蒼球の腹側にある前脳基底部のマイネルト基底核（無名質）に投射して，コリン作動性神経を活性化し，大脳皮質の覚醒を賦活したり，中脳水道周囲灰白質の腹外側部に投射して，凍りつきその他の反応を引き起こしたり，扁桃体中心核に投射して，凍りつきや逃走行動，威嚇，過呼吸，不安などの情動反応を起こしたりするのにも寄与しています［有田 2006a, pp. 56, 60-72］。

*9 それはダマシオが「原自己」（proto-self）と呼ぶ自己感の「非意識的前兆」にも相当し*6［Damasio 1999=2003, pp. 43, 195］，またクリストフ・コッホ（とフランシス・クリック）のいう「意識と相関する（必要十分にしてかつ最小の）ニューロン集合」（neuronal correlates of consciousness：NCC）（*6-6*を参照）を「可能にする要因」（enabling factors→NCCe）にも相当します：NCCが意識成立の必要にして十分な条件であるとすれば，NCCeは意識成立の必要だが十分ではない条件とされ，前者は意識の内容まで確定するのに対し，後者は意識の作用そのものを存立させるにとどまるとされています［Koch 2004=2006, pp. xii, 39-40, 168-9］。現象学的（西田哲学的？）にいえば，意識のノエマ的側面（志向対象）の成立と，ノエシス的側面（志向作用）のみの成立のちがいといえましょうか（*10-1*を参照）。

　　ただし，自己感のような（広義の）内受容感覚における意識的知覚の場合は，孤束核の伝える内臓感覚の情報が，前部島皮質で意識内容が成立するうえで，可能要因（必要条件）にとどまるのか，必要にして十分な条件になる可能性も秘めているのか，より微妙な精査が必要かもしれません。その意味でもダマシオの視角は重要です。

*10 ただし，ポージェス自身も射程に収めきれていないかと思いますが，＊3で言及だけしておいたように，孤束核への前庭神経の入力（催吐性入力）が近年の研究で明らかにされてきています：すなわち，迷走神経（と最後野）の刺激に反応する孤束核（内側）の細胞は，前庭神経核からの刺激に反応するというのです［Yates 1994］。たしかに，そうでなければ，めまいや乗り物酔いでの悪心・嘔吐の神経メカニズムは説明できなくなってしまうでしょう。こうして平衡感覚は，四肢や眼球の筋肉に即座に伝えられるだけでなく，胃袋の筋肉へも伝えられるのであり［三木 1992, p. 170］，内臓感覚とも不可分なのです。ここにも広義の内受容感覚がみられます。

加えて，＊3でも見たように，孤束核と密接な連絡をもつ傍小脳脚核も，前庭神経核と双方向の結合があり，平衡機能の調節に一定の役割を果たしているようなのでした［有田 2006a, p. 91］。

*11 C線維のうちでも「C触覚線維」（tactile C fibers）は，毎秒3～10cmの速度で撫でられると最も活性化し［Löken et als. 2009］，その情報は1次・2次体性感覚野には伝わらず，島皮質後部に強く反応して，漠然とした快感をゆっくりと生じるのです［Olausson et als. 2002］。反対に有髄線維（Aβ線維）は，島皮質後部にはあまり反応せず，1次・2次体性感覚野によく反応します。ただし1次・2次体性感覚野と島皮質後部どうしは，互いに双方向に連絡しています。

　なお，「C触覚線維」で活性化されるのは，島皮質にかぎらず，多様な感覚・運動情報を統合する（右後部）上側頭溝，内側前頭前皮質，（背側）前帯状回そして（左）扁桃体といった「社会脳」の重要部位であり［Gordon et als. 2011, p. 7］（*8*の＊7も参照），背側迷走神経複合体が「社会脳」を下から支える*6のに匹敵する重要な位置にあることは見落とせません（さらに*12–4*を参照）。「社会的器官としての皮膚」（the skin as a social organ）［Morrison et als. 2010］とはこの謂いです。

*12 識別性の触覚と深部感覚を伝えるとされてきた後索・内側毛帯系ですが，近年では内臓の痛覚を伝える線維が見い出されており［Willis et als. 1999］，このレベルですでに体性感覚と内臓感覚の区別が絶対的でないことが示されつつもあります。

*13 つい最近まで視床のVP核（腹後側核）とされていたのを，実はVMPo核（腹内側核後部）であることを発見したのはバド・クレイグでした［Craig 2002, p. 659］。ちなみにクレイグによると，VMPo核は，霊長類以降に発達するのですが，原猿類ではまだ痕跡的にしか存在せず，マカクザル（真猿類）やテナガザル（小型類人猿）では小さく，ヒトでは非常に大きくなり，ピグミーチンパンジー（ボノボ）（大型類人猿）でも，それほどではないが大きいとのことです：「自己感」の形成との関係で，ここで何より想起すべきは，後二者の共通点が，鏡像での自己認知が可能ということでしょう［Ibid., pp. 659, 664］。それに対して前者は，哺乳類全般と共通に，鏡像を見てもそこに他者を見た末，程なく興味をなくして関わりをやめてしまうのですが，これはフォックスに倣って，鏡像が他者でなく自分の像にすぎないことの認識だとすれば［Fox 1982, p. 342］，ここに自己認知（self-awareness：自己と他者の識別）の萌芽をみることもできるかもしれません。後二者とちがうのは，自己省察（self-reflection）はまだできないということだけになります［Ibid., pp. 342-3］。前者よりもっと以前の，哺乳類以前の動物では，鏡像に反応する場合，そこに他者を見たまま，いつまでも（疲れ果てるまで）関わりつづけることになるのです。

4 鰓弓神経と「腹側迷走神経複合体」 143

*14 島皮質はもともと大脳辺縁系に属し，すべての哺乳類に存在するものですが，霊長
類以前はまだ非常に未発達で，（広義の）内受容感覚を統合しボディマップを形成
する器官となるのは霊長類以降のことです。そしてそれに合わせて，霊長類ととも
に，島皮質のとくに前部が大きく膨隆してきます。さらに類人猿の進化とともにヒ
トに至って，それは前部島皮質の右側の膨隆として顕在化してきます（その結果ヒ
トの島皮質は，マカクの30％も大きくなりました）［Craig 2002, 2003, 2009; Critch-
ley et als. 2004; Blakeslee & Blakeslee 2007］。後部の島皮質が，主に下位から入力
する身体感覚情報を「表象（representation）」するとすれば，前部（とくに右側
の）島皮質は，さらにその「表象」を上位の高次皮質からの情報とも統合して「再
－表象」（re-representation）・「メタ表象」（meta-representation）し，ここに自己
の身体の主観的なイメージ，意識的な「自己感」＝「自己意識」が成立するものと
みられています［Craig, 2002, p. 652; 2003, p. 503; 2009］（*10-8*，*10*の*31，*12-4*を
参照）。そして下位への身体的な出力を主な役割とします。こうして右前島皮質は，
からだとこころ，身体反応と主観的感情を媒介する結節点と位置づけられるように
なってきました［Craig 2002, 2003, 2009; Critchley et als. 2004; Blakeslee & Blakeslee
2007］。以上の島皮質の意義は，*10*の*31で改めて考察することになります。

*15 もっとも近年では，内臓感覚の神経と皮膚・筋の体性感覚神経とが，同一の1次感
覚ニューロンから枝分かれしている「二分軸索感覚神経線維」（dichotomizing sen-
sory fibers）という事実も報告されていることに注意しておきましょう［佐藤・佐
藤・五嶋1995, p. 377］。

*16 鰓弓はカンブリア紀の無顎類メタスプリッギナ（*Metaspriggina walcotti*）の化石
からも確認されていますから，文字どおり脊椎動物のはじめ，約5億2千万年余前
（カンブリア紀）から存在してきたことになります［村上2013, pp. 48-9］。以後その
間，地球上の生物は，実に少なくとも5度の大絶滅の危機に見舞われました（今は
6度目！）。しかもなおそこを潜り抜けるなかで，ほぼすべての脊椎動物が，その発
生期の菱脳（延髄・橋・小脳の前身）の（脊椎動物特有の）脳分節において，鰓弓
神経ファミリーを構成する三叉神経運動核・顔面神経核・舌咽神経核・迷走神経背
側運動核が前後軸に沿って2分節ごとに整然と並ぶ構造を備えるに至ったのでした
［同, p. 91］。この構造は，ヤツメウナギやヌタウナギを含む現生の脊椎動物のすべ
てに見られ，また今のところ脊椎動物にしか見い出されていないものだそうです
［同, p. 93］。

　言いかえると，脊椎動物の脳の基本構造は，すでに無顎類が進化してきた時点で
できあがっていたことになるでしょう。そして，この菱脳から中脳・間脳をへて終

脳に至る情報の流れなどは、すべての脊椎動物を通じて非常によく保存されており、どの脊椎動物でも多くの共通の「基本的神経回路」(early neuronal scaffold) が存在することを示しています [同 p. 97]。

なお、カンブリア紀がどれほど私たちの身体組成と因縁深いかは、ヒトの血液のイオン濃度が、カンブリア紀の海のイオン濃度を反映している事実によく表われています（ちなみに細胞内液のイオン濃度は、原始の海を反映しています）。

*17 さらには、甲状腺・副甲状腺・扁桃腺・胸腺など咽喉部の内分泌系・免疫系の諸器官も、鰓囊から発生するものが少なくなく、「鰓性器官」と総称されるほどですから、これらもまた鰓弓神経「ファミリー」の外郭メンバーぐらいの資格はもつといってもいいでしょう（9の＊4へ）。顎の形成により、鰓孔が閉じてゆく時に、その粘膜から、上皮系の細胞は甲状腺（第1鰓孔由来）や上皮小体（第2鰓孔由来）などの内分泌腺に変身し、間葉系の細胞は胸腺（第3鰓孔由来）となって胸郭内に侵入していったのでした（その変化は、今なお現存の円口類の、幼生から成体への変態に明確に認められます）[三木 1989, p. 104; 2013, p. 153]。図表4-uで確認して下さい。

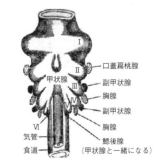

図表4-u ヒト胎児（約6週令）の鰓囊（I〜VI）と、そこから生ずる腺組織
[小林 1980, p. 131] より転載

したがって、甲状腺や胸腺は顎を持つ魚類から存在しましたが、副甲状腺は魚類には存在せず、両生類の成体と爬虫類以降、つまり陸上生活に適応して出現した内分泌器官です。副甲状腺とは反対の働きをする鰓後腺（さいこうせん）というものも魚類から存在しましたが、哺乳類では甲状腺の中に併呑されていきます [小林 1980, pp. 5, 130-1, 147-8]。

*18 それは何より、ラングレーの定義（1921年）以来、今日の神経科学の標準的な教科書にいたるまで、自律神経系を（平滑筋・心筋・腺に対する）<u>遠心性線維</u>に限定しがちな傾向に対する批判でもあります [PVT, pp. 52, 65; Porges 2003, p. 504]。それゆえ「双方向的な脳－身体モデル」（1-1）への橋頭堡でもあります。

ちなみにラングレーは、「自律神経」という名称の名付け親（1898年）であり、さらに自律神経系を胸腰系＝交感神経系と頭仙系＝副交感神経系、そして腸（管）神経系に分類し、交感神経と副交感神経の拮抗関係を明らかにした（1905年）**自律神経学の泰斗**です。ただその際、どちらの場合も自律神経は<u>遠心路</u>しかない神経と

4 鰓弓神経と「腹側迷走神経複合体」 145

して定義されていたのでした［鈴木2015, pp. 6, 12, 48］。しかし1933年のアドリアンによるネコの迷走神経の求心路の発見以降，1937年には早くも頸部迷走神経では80%が求心性線維であることが確認され［Foley & DuBois 1937］，1957年にはヒトでも確認され［Hoffman & Kuntz 1957］，腹部迷走神経では90%（31000本中28000本）に及ぶことが今日公認されるに至っています［鈴木2015, pp. 49, 131］。内臓からの情報を伝えるので「内臓求心性線維」といわれ，"第3の自律神経"と呼ぶ人もあるのですが，内臓の臓器感覚を伝える線維は副交感神経の遠心路と並走し，内臓の痛覚を伝える線維は交感神経の遠心路と並走しており，それぞれ副交感神経求心路・交感神経求心路とみることもできます。

　もっともポージェスは，単に理論的な関心で求心性線維を顕揚するのでなく，臨床上の実践的な関心もここに籠められていることに注意しておきましょう。医学的なトレーニングでは，求心性の迷走神経には非常に限られた理解しかなされておらず，そのフィードバックによる医学的治療の可能性はめったに認められていないとも指摘するポージェスですが［PoG, pp. 29-30］，*Column B* でみるように，彼自身，初期のポール・マクリーンの研究に触発されて［Porges 2003, p. 509］，自ら迷走神経求心路にボトムアップの刺激を与えることで，その終末に当たる上位脳の調整を目標とする「迷走神経刺激（療法）」（vagal nerve stimulation），とりわけ自閉症スペクトラム障害者を対象とする"listening project"（聴覚刺激による非侵襲的な迷走神経刺激）を，ポリヴェーガル理論の臨床応用として実践しているのでした［Porges 2003; Porges, Macellaio et als. 2013; Porges, Bazhennova et als. 2014］。

[*19] なお，疑核に直接投射する部位は，すでに *Column A* でみたように，ネコにおけるHRP（ペルオキシターゼ）注入による逆行性標識法によると，対側の疑核のほかは，両側の孤束核，同側の傍小脳脚核，そして両側の中脳水道周囲灰白質（PAG）であって［光増1984; 吉田2000］，大脳皮質から疑核への直接の投射は，ネコ，のみならずサルでも，ほとんどあるいは全くみられません［Jürgens 1976a; 小林1965］。ただしチンパンジーおよび特にヒトになると，かなり豊富に存在するようになるのは注目に値します［Kuypers 1958］。ポージェスが，後にみるように，疑核に大脳皮質との特権的ともいうべき関係をみようとするのも，あるいはこの事実に依拠してのことかもしれません——ただしこの事実は，あくまで大型類人猿以降にはじめてみられる現象であって，ポージェスの強調する哺乳類全般にはただちに当てはまるものではないことも指摘しておかねばなりません。大脳皮質から脳神経の運動核への直接の投射は，進化とともに次第に付加されてゆく神経経路と考えるべきもののようです［Kuypers 1958］。

ただしラットでもすでに、大脳皮質の眼窩前頭皮質（と島皮質）は孤束核にじか
に投射し［van der Kooy et als. 1982; Terreberry & Neafsey 1983; Terreberry &
Neafsey 1987］，それを介して間接的に，（迷走神経背側運動核だけでなく）疑核に
到達していることは，ネコの段階でも確認されています（現に眼窩前頭皮質の刺激
で嚥下の運動が惹起されます）［光増1984, p. 1121］。それどころか，ラットで眼窩
前頭皮質から疑核に直接に投射が存在することも報告されています［Hurley 1991,
pp. 257, 263］。眼窩前頭皮質（を含む広義の内側前頭前皮質）と，疑核を中心とす
る「腹側迷走神経複合体」との関係を，ポリヴェーガル理論はさらに明らかにする
必要があるでしょう。このことを，*12-2*で，あらためて集中的に検討します。

[20] その骨格は，骨が一般に中胚葉性であるのに対して，外胚葉性の「神経堤細胞」（発
生途上，神経管の形成時に神経堤から離脱し，体内を自由に移動してさまざまな細
胞を作り出す一種の全能細胞なので，"第4の胚葉"ともいわれてきました）に由来
し，その筋肉は，咽頭の内臓系を支配しながら横紋筋であり，横紋筋でありながら
一般の体性横紋筋とちがって，発生上はむしろ平滑筋と同じく，胚子の筋節でなく
臓側板の「間充織」から生じ，神経支配上も体性運動神経線維でなく「特殊内臓性
運動線維」による支配を受けています［Romer & Parsons 1977=1983, pp. 225-6,
249］。消化管は咽頭，食道の上部1/3，外肛門括約筋が横紋筋からなる以外は，す
べて平滑筋で構成されています。

[21] たとえば現生する唯一の無顎類（脊椎動物の元祖）ヤツメウナギ（*Petromyzon*）は，
鰓孔が7対（鰓弓は8対）あります。これにホンモノの目を合せて8つの目玉があ
るみたいに見えるから「八ツ目うなぎ」と，これは駄洒落でも何でもありません
ゾ！

　有顎類になると，顎の形成に伴ない，第1鰓弓・第2鰓弓が退化するため，鰓孔
が5対（鰓弓は6対）となります（その先頭は呼吸孔）[22]。しかし上陸をとげて鰓
呼吸が無用になってもなお，哺乳類に至るまで，個体発生上ある時期に鰓弓・鰓孔
が出現する現象が続きます：すなわち，どの陸生脊椎動物も発生初期の胚子の時代
に鰓裂期があり［Hughes1969=1973, p. 21］，マウスでは発生8～10日に鰓弓が出
現して鰓裂が4対でき，12日以降は消失してゆきます。ヒトも発生4～5週には鰓
弓が出現して鰓裂が4対でき［Sadler 2010=2010, pp. 277, 285］，この受胎30日頃に
出現した鰓弓は，受胎39日には早くも退縮し始めるので，わずか10日ばかりの間
に，古代魚類から"上陸革命"をへて原始哺乳類にまで至る（1億年に相当する）
進化の片鱗を「夢のごとくに再現」していることになります：その胎児の顔貌には，
受胎32日で魚の面影，34日でカエルの面影，36日で爬虫類の面影，38日で哺乳類

の面影が漂うのです［三木 1983, pp. 107-17; 1996 → 2013, pp. 50-3］。

　鰓弓・鰓裂は咽頭部にできるので，発生学的には咽・頭・咽頭裂ともいい，咽頭に鰓弓（咽頭弓）の構造ができるこの時期を「咽頭胚期」（pharyngula period）というのですが，それは胚発生上の1つのターニングポイントであり，すべての脊椎動物にほぼ共通の身体の構造（ボディ・プラン）として，"進化的に保存"されています（*0*の＊6を参照）（ヘッケルのあの"反復説"も，この事実に着想を得たものだったのでしょう）。この時期は，ちょうど脳胞の形成も進む時期ですが，（マクリーンの説に反して）やはりどの脊椎動物でもすでにこの段階で終脳−間脳−中脳−後脳−髄脳の5脳胞への分化が生じており，これ以後ニューロンの猛烈な増殖の時期（ヒトでは妊娠40−130日）に入ってはじめて，それぞれの種ごとに多様な形態をとるようになっていくのです。

　もっとも，一口に鰓弓の構造ができるといっても，脊椎動物の初期には，その規模はかなり幅があり，ヤツメウナギと同じ無顎類のメクラウナギ（*Myxine*）では，鰓孔（鰓裂）は6〜14対と変異があるかと思えば［Romer & Parsons 1977=1983, p. 291］（ただし外側の開口は合一し，体外からは単一の開口がみえるだけですが［Hughes 1969=1973 p. 23］），最古の化石無顎脊椎動物・甲皮類では，かなり鰓が発達していたのに，12対以上の鰓孔（鰓裂）は見出されていないそうです［op. cit., p. 292］。ところが，さらに前身の原索動物ナメクジウオでは，鰓孔（鰓裂）を数ダース［Romer1959=1981, p. 37］，つまり50対ないしそれ以上［Romer & Parsons 1977=1983, p. 20］も持つことがあるそうです（幼生では3対なのに）。

　つまり，進化とともに鰓孔（鰓裂）の数は減少してきたわけで［Hughes 1969=1973, p. 21］，無顎類から下って有顎類になると，第1の鰓孔が退化して呼吸孔（噴水孔）となり，大半のサメ（軟骨魚類）と硬骨魚類では第2鰓孔以降の5対が普通となります（少数のサメでは6〜7対）［Romer & Parsons 1977=1983, pp. 44, 193, 196, 250, 285, 289, 291］。現生魚類の大多数は5対で，8対以上は皆無です［Hughes 1969=1973, p. 21］。さらに両生類の幼生では，呼吸孔（噴水孔）の開存もほとんどなく，鰓孔は有尾類で3対，無尾類で4対に減少します：そして変態して成体になると，鰓孔（鰓裂）は消失するのです（ただし変態しない有尾類では，1〜3対の鰓孔（鰓裂）が完全に残存します）［Ibid., p. 293］。

[*22] 第1鰓弓（顎弓）の上半分（上鰓節）が上顎（軟骨魚類では口蓋方形軟骨，硬骨魚類〜爬虫類では方形骨），下半分（角鰓節）が下顎（軟骨魚類では下顎軟骨，硬骨魚類〜爬虫類では関節骨）を構成し，第2鰓弓（舌弓）の上半分（上鰓節）がその関節部を頭骨側面に結合する支持装置（軟骨魚類では舌顎軟骨，硬骨魚類では舌顎

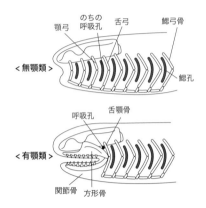

図表 4-v　鰓弓骨から顎の獲得へ
[Romer 1977=1983; 三木 1992] より一部改変
鰓弓骨の最前列の少なくとも 2 列が消失し，次列の鰓弓骨が顎骨へ変身，そこに歯も生えてくる。一方，消失した鰓弓の鰓孔は，呼吸孔（偽鰓）として残存する。

骨）となることで，顎は形成されました（図表4-v）（顎のおかげで，食物くずを漉える底生生活から解放され，流線型の体躯と対鰭を備えた本格的な捕食性の魚へと進化する手がかりが得られました——咀嚼のために顔面にはじめて横紋筋ができ，食物くずをくるむヨード含有性の粘液を分泌する内柱は，内分泌性の甲状腺に変貌をとげ [三木 1989, p. 104]，かわって大きな獲物を丸呑みするので，食いだめ袋として胃袋も形成されてきます）。しかし両生類までは，まだ顎の役割は副次的で（現生のカエルでも歯があまりない），爬虫類ではじめて側頭筋により強い力で噛むことのできる顎が登場しました：閉口で側頭筋が収縮して膨れると，側頭部の眼窩後方に「側頭窓」という開口部が生じるようになります（それが1つだけのものが単弓類で哺乳類の祖先となり，2つ開くものが双弓類で爬虫類・鳥類になっていきます）[村上 2013, pp. 39-45; 本川 2017, pp. 297-8]。ただし爬虫類では，まだこの顎（と歯）で獲物をくわえた後，すりつぶすことはできず，獲物が動かなくなるのを待って丸呑みするだけです [本川 2017, p. 298]。

一方，第1鰓弓・第2鰓弓から顎が形成されたのに伴ない，残った第3鰓弓（有顎類以降の第1鰓孔）も，両眼球後部の背側開口部に「呼吸孔（噴水孔）」（直接に血液が分布しない「偽鰓」）としてだけ残り，現生の硬骨魚類では消失するに至りますが（軟骨魚類は多くが比重が水より重く，休息時には水底に沈むためで，サメでも外洋性なら呼吸孔が小さいか欠如するのです [Hughes 1969=1973, p. 42]）。こ

れに対し陸生動物では，やがてそこを横切って鼓膜が張られ，アブミ骨を介して内耳へとつながる中耳となっていきます：アブミ骨は，魚類の顎を支持していた舌顎（軟）骨（上記のように第2鰓弓由来です）が変形したもので，陸生動物において，顎関節が頭蓋と側頭筋でより頑丈に支持されるようになり，役割を全うしたため，聴覚器官に転用されたものです（爬虫類・鳥類では耳小柱とも呼ばれます）——アブミ骨の小ささとその位置とが，空気中の振動を捉えるのに理想的なのでした［Shubin 2008=2013, p. 247］；だがさらにそれだけでなく，すぐ後で見るように，爬虫類までの鰓弓骨性の顎関節を構成してきた方形骨と関節骨までもが，次第に小さくなっていき［Shubin 2008=2013, pp. 98, 244］，哺乳類になると，中耳に移動してツチ骨とキヌタ骨となり，アブミ骨とあわせて耳小骨連鎖を形成し，顎関節の方は，その前方に新たに，下顎骨の残った骨である皮骨性の歯骨と鱗状骨で作り直されることになるのです（ヒトでは，側頭骨‐下顎骨関節といいます）［Romer 1959=1981, pp. 61-2, 128, 149; Romer & Parsons 1977=1983, pp. 74, 193-6, 210, 220-2, 285-7, 438-40; 三木 1992, p. 279］。そして実は，上顎の歯と下顎の歯が正確にうまく咬合できるようになるのも，この時がはじめてなのです（つまり爬虫類にはまだそれは到底不可能でした）［Shubin 2008=2013, p. 98］。

*23 歯は顎となった口腔周縁部の皮骨からできた，鱗の仲間です：歯と同様，鱗もエナメル質と象牙質からできています［本川 2017, p. 297］。はじめて顎をもち，その顎の皮膚に生えた鱗（楯鱗）として歯を備えた［Romer 1959=1981, p. 63］有顎類であるサメは，まだ骨のない軟骨魚類です。つまり歯は骨より先に，脊椎動物の身体に定着した物質なのです：どちらも硬い結晶分子であるヒドロキシアパタイトを含有するのですが，それはまず他の動物を食べる歯として抜擢され，いったんそうなると被食動物の側も骨質の装甲を発達させ，すると捕食側もいっそう大きな顎を発達させ，…という軍拡競争をエスカレートさせていくなかで，歯も骨も磨き上げられていき［Shubin 2008=2013, pp. 120-2］，ついには硬骨魚類の誕生となるのでした。

*24 ただしこのうち，サンショウウオ（両生類有尾目）には披裂軟骨しかなく，カエル（両生類無尾目）で輪状軟骨も付け加わり，気管軟骨は大部分の哺乳類にあり，甲状軟骨は哺乳類だけにしかないとのことです［Romer & Parsons 1977=1983, p. 197］。気管軟骨はしかし，気管が細くなるほど減少し，直径1mm以下の細気管支では消失します。

*25 これがポージェスも指摘するように［PVT, p. 191］，われわれヒトの言語装置の出発点となったものです。つまりヒトの言語は，もともと，鰓弓を構成していた筋肉の働きで発せられたものなのです。ただし，ヒトが言語を身につけるようになるに

150

は，少なくともさらにまず，直立二足歩行という大革命を経過する必要があるでしょう（**Column C** を参照）。

[26] 鼻はそれ自体が脊椎動物ではじめて現われたものですが，魚類が基本的に外鼻孔しかもたなかったのに対して，陸生動物を生んだ魚類の一部（総鰭類）から肺魚類（現生の肺魚も），そして両生類に至る系譜において，内鼻孔が生成するのです [Hughes 1969=1973, p. 58]。もっとも現生の肺魚3属は，内鼻孔をもちながら，空気呼吸は口から行ないます [Ibid., p. 59]。

[27] 肺魚類から両生類では，肺といってもただの中空の嚢の域をほとんど出ない場合が多く，内壁も襞折れがほとんど見られません。両生類でもカエルでは，襞折れが見られるようになり，肺が泡沫様の外観を持つようになりますが，気管や気管支ははっきりまとまった形で存在しません [Hughes 1969=1973, p. 63]。そして爬虫類になると，肺は内表面を増し，軟骨の円環列で補強された1本のはっきりした気管が出現します [Ibid., p. 69]。大型のトカゲでは，肺は表面積は大幅に増大し，またはっきりした気管支があらわれます [Ibid., p. 70]。以上に照応するように，カエルでは皮膚呼吸がまだ非常に重要な役割を果たしており，爬虫類の角質層に富んだ皮膚においてはじめて，皮膚呼吸への依存から自立をとげるのです [Ibid., pp. 68, 70]。

[28] ただしヘビには，中耳も鼓膜も外耳孔も，つまり誰もが知る通り，耳がありません。空気の振動でなく地面の震動をじかに感じるため，退化したのです。視覚もよくないですが（代わりにガラガラヘビのように，赤外線感知器官である「ピット器官」をもつ種もいます……ちなみにこれを司るのも三叉神経です [Linden 2015=2016, pp. 159-64]），嗅覚は発達しており鋤鼻器もよく発達しています：ヘビは爬虫類で最も嗅覚的な動物であり，反対に爬虫類のなかでもワニ類，そして鳥類は，最も非嗅覚的な動物で，鋤鼻器も完全に消失しています [市川・守屋 2015, p. 123]。

[29] 音の伝導速度は，空気中で330m/s，水中で1500m/sと，水中の方がはるかに速いのです。ただその際，高周波数音は吸収され，低周波音が遠くまで伝わるため，魚類の生活領域の音はたいてい数百Hz付近の周波数となり，これに対応して魚類の内耳は数百Hzレベルの周波数音に最も敏感になっています。側線器の方は，さらに低周波の主に100Hz以下の周波数音を受容するようです。

[30] 「耳」がないのにどうやって内耳に音が伝わるかといえば，頭蓋骨がまず振動し，それが内耳の膜迷路の中の内リンパを動かし，そして内耳の有毛細胞を刺激するのです（要するに骨伝導）[Romer & Parsons 1977=1983, p. 437]。またニシン類では，浮袋（鰾）が振動受容装置として利用され，ここから内耳の膜迷路に管状突起が到達しています——浮袋（鰾）の周壁には感覚神経の終末が分布し，深さの変化や音

響震動の効果によって浮袋（鰾）が体積を変えると，周壁の伸展度を感知している
ようです［Hughes 1969=1973, pp. 53-4］；さらにコイ類（など骨鰾類）のように太
古から濁った泥水中に生息する淡水魚では，両側椎骨最前部から浮袋（鰾）に伸び
る「ウェーバー小骨」の連鎖が，浮袋（鰾）の振動をさらに増幅して内耳に伝えま
す（まるで哺乳類の中耳の耳小骨連鎖とそっくりです）［Ibid.］：おかげで，「ウェ
ーバー小骨」を持たない他の大多数の魚に比べて，ずっと高い振動数（毎秒１万サ
イクル水準）に応答できるようです［Hughes 1969=1973, p. 54］——コイの高度の
聴覚の秘訣はここにあるのでしょう。ちなみに浮袋（鰾）自体が，そもそも魚類の
高度な進化の証です。浮袋（鰾）から肺が進化したのでなく（ダーウィンすらそう
思っていました！），原始の肺（肺魚）から浮袋（鰾）は，降海した（硬骨）魚類
において，進化したものであることが今ではわかっていますから。

　また，内耳だけでなく，魚では側線（体壁の両側全長にわたる１本の長い管で，
水の振動を感知する）もまた，聴覚（空気の振動を感知する）と密接な関係がある
わけですよね。水の振動こそ彼らにとって「音」だとすれば，側線こそ聴覚の祖で
あり，むしろ耳の方が新参者にすぎません。側線の感覚器部分である「神経丘」細
胞は，細長くて，１本の突出した毛様構造物をもっており，内耳に（そして味蕾に
も）よく似た細胞です［Ibid., p. 431］。というか，内耳とはそもそも発生学的には，
側線と同様の形で頭部に現われたプラコード（感覚器官の原基となる外胚葉性の肥
厚表皮）が中に落ち込んで特殊化した器官とみられ，しかもその内部を満たす内リ
ンパは，今なお古代の海に酷似する液体であって，内耳と側線は互いに密接な関係
をもついわば親戚どうし。どちらもまずは平衡感覚器であり，そして二次的に聴覚
器ともなる，「聴－側線系」の感覚システムを形成します［Ibid., p. 436］。そしてど
ちらにも，Pax6 という共通の遺伝子が発生のスイッチとして関与しています
［Shubin 2008=2013, p. 258］。このことにそのまま対応して，側線神経と内耳神経
（第Ⅷ脳神経）ももちろん互いに緊密な関係にあります：側線神経はたしかに顎の
成立以降，走行の都合上，鰓弓神経と絡み合い（脳頭蓋に入る所では三叉神経や顔
面神経に並走し，硬骨魚類や両生類ではほぼ重合さえする），そのため鰓弓神経の
一部とも見られやすいのですが，発生上の起源をみれば，互いに全く異なる独立し
た神経で（前者はプラコード由来，後者は他の多くの神経と同じく神経冠由来），
現に無顎類まで遡ってみると，鰓弓神経ともはっきり分離して走っていたのがわか
ります［Ibid., pp. 431-3, 460, 466-7; 村上 2013, pp. 109-10］。そして，この互いに独立
する「聴－側線系」と鰓弓神経系のいわば異種同居体こそが，ほかならぬ延髄なの
でした。

しかしここでもなお，「聴−側線系」はやがてさらに独自に，その同居体の背側に，小脳を増築する途をとるでしょう。円口類では，メクラウナギだとまだ小脳は未発達ですが，ヤツメウナギでは小脳が存在します。そして何より，硬骨魚類の脳の，軟骨魚類の脳との著しいちがいの1つが，小脳のめざましい発展でした。小脳はもはや単に「聴−側線系」にとどまるものではありません。むしろ視覚の発達とともに，自身が活発に動いている最中でも網膜像をぶれずに安定させるために，眼の動きを頭の動きに合わせて補正する信号を外眼筋に送るメカニズムです（小脳−前庭系）［Allman 1999=2001, pp. 51, 53］。魚類では三半規管も登場します。

ともあれこのように，内耳は，耳を構成する他の構造物たち（中耳，耳小骨，鼓膜，外耳，耳介など）とちがって（後者はいずれも鰓弓神経系の支配領域であることにも注意！），哺乳類に特有のものでなく，すべての脊椎動物に通ずる基本構造であり，また聴覚器として特殊化した構造である以前に，まず何より側線とともに生じてきた平衡感覚器でした［Ibid., p. 433］。進化を遡るほど，内耳は平衡感覚器としてあらわれ，進化を下るほど聴覚器としてあらわれてきます（そして平衡感覚器の担当部分は，少々軽視されて「前庭」と呼ばれるようになります）。しかし平衡感覚器はおそらく生物の歴史上最も古い，そして最も重要な感覚器の1つであることを確認しておきましょう（なぜなら地球上のすべての生物が，重力の影響との関係なしに生存することはできないはずだからです）。

*31 水中で最も恐るべき捕食動物の王者・サメ（軟骨魚類）は，驚くべきことに，狙う魚たちの在り処をその心拍音から嗅ぎつけます！　狙われる魚の側は，それを掻い潜るために，何とか心拍を弱め，遅めようとします。これこそが，神経性「徐脈」＝シャットダウンが原初的な防衛反応となる，幕開けの瞬間です！　［Natterson-Horowitz 2012=2014, p. 50］。そしてやがて群れを組む利点を覚えると，魚たちは闘うか逃げるかの交感神経的な防衛反応で，いっそう守りを固めます（*5−2*へ）。実際，ポージェスによれば，交感神経系は硬骨魚類において確立するのです（*5−3*へ）。ただしポージェスには想定外かもしれませんが，それは群れの社会性において洗練された可能性が高いように思われます。

*32 肺胞の数は，ヒトでは片肺だけで3億5千万個にも達し，1つ1つの肺胞は厚さ1/2 μm以下，直径わずか100μmです［Hughes 1969=1973, p. 84］。

*33 先に見たように，ポージェスは，「横隔膜より下位」（subdiaphragmatic）を支配する迷走神経と「横隔膜より上位」（supradiaphragmatic）を支配する迷走神経を区別したわけですが，そもそもそういう区別ができること自体，哺乳類以降でなければ不可能なわけです。なおポージェスによれば，横隔膜によって，発声と呼吸の調

4 鰓弓神経と「腹側迷走神経複合体」 153

整の能力も格段に上昇します［PVT, p. 212］。

*34 「相同」とは，単に構造や機能が類似している（「相似」）だけでなく，その進化的な起源が共通していることをいいます（コウモリの羽とトリの羽は「相似」ですが，コウモリの羽と哺乳類の手は「相同」です）。さらに *11* の*39を参照下さい。

*35 とはいえ，それが過少になれば（副交感神経過剰）低体温になりますし，過剰になっても（交感神経過剰）これまた低体温になります。

*36 嗅覚は大脳辺縁系（その大部分が広義の嗅脳に相当）に直結し，扁桃体に直行します。しかし，「鰓弓系神経」→「腹側迷走神経複合体」を中心にすえるポージスは，"哺乳類革命"に嗅覚の意義を含めることはあまりありません。かわりに，すぐ後で見るように，聴覚を非常に重視します。なるほど，嗅覚の主役は，「鰓弓系神経」でなく，嗅神経（第 I 脳神経）です。ただし，鼻腔に広く分布する三叉神経，咽頭における舌咽神経，喉頭における迷走神経等も補助的に嗅覚に関与し，刺激臭などの場合は，嗅神経よりむしろこちらの方が働くことも，注意しておきましょう［高橋 1979, p. 44］。そしてその場合，嗅覚系とはちがう三叉神経路（三叉神経主知覚核から 1 次体性感覚野・島皮質・前帯状回）が賦活されます［Savic 2002, pp. 455-6］。また，ただ匂う（smelling）のでなく"クンクン"臭いをかぐ探索行動（sniffing）でも，この三叉神経路が用いられ［Sobel et als. 2004, p. 284］，1 次体性感覚野で中継されてから，梨状葉や（内側および後部の）眼窩前頭前皮質の嗅覚野に伝えられ（そこでは"クンクン"の運動周期に同期した活動変化が記録されます），前者の（外側および前部の）眼窩前頭前皮質の嗅覚野とは区別されます［Ibid., pp. 282-4］。

ちなみにマウスは，キツネ・ヘビ・ネコなどの天敵に生来一度も遭ったことがなくても，その臭いを嗅ぐだけでたちまち"凍りつき"の反応を起こすのですが，それは刺激性化合物への化学受容体として働く「Trpa1」という遺伝子の変異による生得的な反応であり，しかもその部位は三叉神経の神経細胞であることが，つい最近見い出されました［Wang et als. 2018］。彼らは天敵の存在を，痛覚に似た一種の刺激臭として嗅ぎ分けているわけですね！

*37 大部分の哺乳類は，環境の脅威や嫌悪の情報の伝達に嗅覚を用い，とくに個体認知や母性（父性）行動，求愛行動，なわばり認知，順位の認知など社会的な営みに嗅覚的手がかりが関与します［deCantazaro 1999＝2005, pp. 185, 348; 市川・守屋 2015, pp. 14-25］。哺乳類の社会性は何よりまず，嗅覚をメディアとします。マウスからウシに至る多くの哺乳動物が，他の個体が嫌な経験をした場所を，尿の匂いなどを介して回避する能力を広く共有し［Ibid., p. 185］，ある個体がストレスを受けた直後に，そのことを全く知らない別の個体を同じ場所に置くと，それだけで，（肛門周囲か

154

ら放出された）匂い物質を鋤鼻系で感知して，ストレス反応（例えば一過性の深部体温の上昇）を示したりします［市川・守屋 2015, p. 44］。視聴覚中心主義に囚われていると，ほとんど"超能力！"に見えますよね。"見えない世界"の奥は深いです。

　ヤギやヒツジなどいくつかの哺乳類の母親は，分娩が近づくと群れから一時的に離れ，周りに他の子がいない場所で出産し，出産直後の（わずか5分間ほどの）舐め回しによる匂いのインプリンティングによって，子に対する永続的な絆を形成します［Ibid., p. 332; Klopfer 1971, pp. 404-5］（さらに ***Column G*** へ）。これは子どもの産道通過＝子宮頚管刺激により解発される（そして5分以内に再分解される）オキシトシン放出が関与しているものと見られ［Klopfer 1971, p. 407; Eibl-Eibesfeldt 1984=2001, p. 183］，母親の脳内でオキシトシンの作用した嗅球が子の匂いを記憶するためのようです（ちなみに嗅球は，後に ***11*** の＊18で見るように，ラット・マウスやネコでは，海馬の歯状回とともに（あるいはそれ以上に）ニューロン新生の確認されている部位でもあります──それぞれ古皮質と原皮質の代表であるのも興味深いです）。ポージェスが1998年以降重視するようになるオキシトシンは，このようにまず何よりも，嗅覚との深い関わりにおいて意味をもつペプチドであったこと，嗅覚による社会性においてこそ彼の言う「社会的な神経ペプチド」（***7-3*** を参照）たりえていることを見落とすわけにはいきません。

＊38　ウマやウシは，胴体にハエの群れがたかって止まろうとするたびに，この体幹皮筋をビクッと動かして追い払い続けます。他方，ヒトの皮筋は顔面筋（表情筋）以外には，広頚筋と短掌筋（手掌の皮下につく）しかなく，あとはいっさい退化しています。

＊39　哺乳類の祖先が夜行性の小動物だったとすれば，その生存のうえで，音声によるコミュニケーションはきわめて重要な役割を果たしていたにちがいありません。何より哺育に伴う母子間の絆の維持には不可欠で，生後間もない子にとって，巣から遠く離れることは致命的な事態だったでしょう。その際，子と母親の間に交わされる「セパレーション・コール」／「アイソレーション・コール」は，ほとんどの哺乳類の子にみられ（齧歯類では超音波です），これを耳にした母親は否応なく子探し行動に駆り立てられます（さらに ***Column C，Column G*** を参照）。

＊40　哺乳類が嗅覚優位から視覚優位に移行するのは，齧歯類のリスの仲間を別にすれば，実は霊長類，それも真猿類以降（新世界ザルのホエザルと，旧世界ザルから類人猿）になってからのことです（***Column D*** を参照）。

＊40　ヒトの全身の皮膚には約500万本の毛がありますが，最もそれが目立つ髪の毛も，かなり髪の濃い女性でさえ全体の2％を占めるにすぎず，大半は細い軟毛（産毛）

なのです［Linden 2015=2016, p. 281］。

*41　その証拠に，ペンフィールドの有名な"脳地図"（1次体性感覚野における身体地図）で，不気味なほど拡張された範囲を占める領域（手先，口唇，舌，そして程度は落ちますが足先）は，いずれもこの機械受容器（メルケル盤）の密度が高い部位なのです［Linden 2015=2016, pp. 81-2］。

*42　もちろんそれは，親密圏における二者関係的な「社会」性であることは言うまでもありません。見知らぬどうしのコミュニケーションで，身体的な接触が用いられることは，ヒトならずともあまりないことですから。「C触覚線維」の刺激がオキシトシンの分泌と密接に関連するのも，このことに関わっているでしょう。

*43　しかしゼブラフィッシュに水流で"マッサージ"を与えると，ストレスが軽減されることから，シンガポールの研究者たちは，有毛皮膚をもたない魚類でも「C触覚線維」とよく似た働きがあり，それは側線のニューロマストの有毛細胞によるのではないかと推定しています［Schirmer et als. 2013, p. 7］。

*44　「この2つの筋は骨格筋であり，骨格筋としては身体の中で最小だが，随意筋ではない。」［Borg & Counter 1989=1989, p. 88］外界の大きな音を聞いたり，自分で発声したりするときに，無意識に収縮するのです。自分が声を出すときもこの2つの筋が働くことを見逃さないで下さい。なぜなら，もしそうだとすれば，この2つの筋を司る三叉神経・顔面神経は，喉頭で声帯筋の緊張具合を調節する腹側迷走神経ともたえず連動しているということであり，さらには口の開閉を調節する三叉神経ともたえず連動しているということであり，われらは何と一息一息声を発するたびごとに，それと意識することなく，そのつど文字通り腹側迷走神経複合体の協同関係（後に5–3でみる「統合された社会的関与システム」）を実現していることを雄弁に物語っているからです。ましてや歌うこと（singing）は，この特徴をいっそう強いものにするでしょう［PoG, pp. 25-6］。

*45　しかもアルフレッド・トマティスによれば，左耳より右耳の方が高周波音を抽出する能力に長けているとのことです［Doidge 2015=2016, p. 451］。そもそも耳がモニターする喉頭の反回神経は，左側の方が，心臓につながる主要な血管を迂回して長く時間がかかる構造になっています［Ibid., pp. 565-6］。

*46　これを逆手に取っているのが，いわゆる"オレオレ詐欺"でしょう。電話での通話は，データを軽くするために，4000Hz以上の音域をカットしているため，個体識別がしにくいのです。加えて加齢により聴き取りにくくなるのも，高周波域の音の方からです。

*47　恐竜の時代よりはるか昔，二畳紀中期から三畳紀前期にかけて（約2億7000万年前），

156

地上で最も広く栄えた脊椎動物であるセラプシド（Therapsid：獣弓類）——かつては"哺乳類型爬虫類"ともいわれた哺乳類の祖先とされる単弓類の1つ——（図表13-hを参照）は，それ以外ではほとんど哺乳類に近いのに（後期には体毛や恒温性も獲得しました），関節骨と方形骨がツチ骨とキヌタ骨になりきらず，顎関節の一部にとどまっていたため，低周波音しか聞こえない爬虫類であったとされています［MacLean 1990=1994, pp. 103-4, 110, 114, 124-6］。それかあらぬか三畳紀末までには恐竜によってすっかり駆逐されていってしまいました。

*48 それと関連してポージェスは，すでにみたように，ポリヴェーガル理論の臨床応用として，聴覚刺激による「迷走神経刺激」（vagal nerve stimulation），すなわち自閉症スペクトラム障害の子どもたちに，抑揚に富み調子の変化に富んだ人の歌声を聴かせることで，神経生理学的状態を調整するという試み（"listening project"）に10年来，力を入れているのでした［PVT, pp. 18, 217-25; Porges 2003, pp. 511; Porges & Buczynski 2011, pp. 21-4; Porges, Macellaio et als. 2013; Porges, Bazhennova et als. 2014］これについては，*Column B*を参照してください。

*49 この出自の事情から，新皮質自体も，主に古皮質とくに扁桃体と密接に連絡しあう腹側部分と，主に原皮質つまり海馬と密接に連絡しあう背側部分の，二元的な構成要素をもつことになり，この二元性は新皮質の中でも最も高次の前頭葉のレベルにまで及んで，眼窩前頭皮質（OFC）が前者，背外側前頭前皮質（dlPFC）が後者に相当します：それゆえ，眼窩前頭皮質と扁桃体等は密接に相互連絡して情動機能に関与し，背外側前頭前皮質と海馬は密接に相互連絡して認知や記憶の機能に関与するのです［Brutkowski 1965, pp. 722-3; Porrino et als. 1981, p. 121; Fuster1997=2006, pp. 9, 37］。このことの意味には，*11*の*31，*13*の*8で再び立ち戻りましょう。扁桃体と海馬も，一般に関係が深いように見られていますが，こうした出自の経緯からみると，両者は互いに独立分離した器官で，たまたま最終的に近接した場所に定着したにすぎないことがわかります。

*50 ちなみに前頭前皮質の皮質全体に占める割合は，ラットやマウスではごくわずかですが，ネコ科で3.5%，イヌ科で7%，キツネザル（原猿類）でも8.5%に対して，マカクザル（真猿類）10.5%，テナガザル（小型類人猿）11.5%，チンパンジー（大型類人猿）17%，ヒトでは何と29%に達します［Fuster 1997=2006, p. 8; Preuss 2000, p. 1224］。前頭前皮質は，哺乳類の中でも霊長類，なかでも大型類人猿とともに急速に発展し，ヒトで最も脳の主要な位置を占めるに至ったことがわかります。このことがもつ意味を，*10*の*39また*Column J*で改めて考えたいと思います。

　また，前頭前皮質を前頭連合野とし，頭頂連合野，側頭連合野と合わせたいわゆ

4 鰓弓神経と「腹側迷走神経複合体」 157

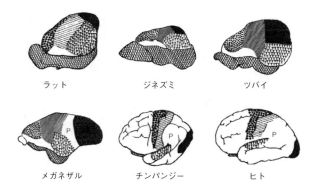

▨ 運動野　▨ 聴覚野　▨ 体性感覚野　▨ 嗅脳　■ 視覚野　□ 連合野 (uncomitted cortex)

図表 4-w　大脳連合野の進化
[Penfield 1966, p. 220] より改変

る「連合野」の哺乳類における進化の跡を，ペンフィールドは図表4-wのようにまとめています（なお彼は，連合野を「無任所皮質」（uncomitted cortex）と呼んでいました）[Penfield 1966, p. 220]：ラットやネズミでは，連合野は嗅脳に接するわずかな部分だけで，ツパイ（食虫類と霊長類の中間段階）でもほとんど変わりはないですが，メガネザルになると視覚野の前にもう1つ連合野ができ（*Column D* を参照），チンパンジーでは連合野が大脳の大部分を占め，ヒトではいっそう拡大して，前頭連合野・頭頂連合野・側頭連合野の3つの部分に分けられるようになります。

[*51] マウトナー（あるいはマウスナー：Mauthner）巨大細胞は，延髄底に左右1対のみ鎮座し，他に類を見ないほどの巨大な細胞（直径150μm以上）で，そこには聴－側線系を中心に，嗅覚系・視覚系の感覚ニューロンも入力し，正中で左右交差して反対側の運動ニューロンに接続し，その側の体幹全長の骨格筋に出力する，マルチモーダルな連合中枢（介在ニューロン）です：いうなれば原初的な大脳といったところでしょうか——これにより，侵害刺激の到来した方向とは反対側の体幹筋が収縮し即座に刺激と反対方向に逃走することができます [Korn & Faber 2005]。無顎類を含む魚類と両生類の無尾類に存在し，"上陸革命"で側線系とともに消失したため，有尾類の成体と爬虫類以降には存在しません [Romer & Parsons 1977=1983, p. 477; 村上 2015, p. 94]。しかし，このメカニズムの基本設定自体はヒトの大脳にまで継承されていて，私たちの大脳に出入するニューロンがやはり延髄（の錐体）で左右交差する淵源も，実にこのあたりにこそあるのです。また，マウトナー細胞の

消失した爬虫類・哺乳類では，その恐怖反応と逃走機能は扁桃体に移譲されたものとみられます。

*52 たとえば第1鰓弓症候群の子どもは，小さな顎と，ツチ骨・キヌタ骨を欠いた中耳をもって生まれてきます。

*53 たとえば，"自然な笑顔" には，この眼輪筋の収縮が不可欠であることが明らかになっています。19世紀中葉のフランスの生理学者デュシェンヌ・ド・ブローニュは，被験者の顔の各筋肉に電気刺激を与え，どんな表情が表われるかを調べ（その写真集を『表情のメカニズム』として1862年に公刊し，その大きな影響を受けたダーウィンも，『人及び動物の表情について』でくり返し紹介し検討しています[Darwin1872=1931]），大頬骨筋への刺激で笑顔が生じることを確認したのですが，この笑顔には眼輪筋の収縮が欠けている（目が笑ってない！）ことを見い出し，大頬骨筋と眼輪筋の両方が収縮してはじめて，本当に心からの自然な笑顔になると指摘したのでした[Ibid., pp. 235-7]。ここから，大頬骨筋と眼輪筋がともに収縮する自然な笑顔を「デュシェンヌ型微笑」，大頬骨筋のみが収縮する（口元だけが笑ってる！）意図的・儀礼的な "作り笑顔" を「非デュシェンヌ型微笑」と呼ぶようになりました（図表4-x 参照）[Ekman & Friesen 1982]。一口に表情筋といっても，眼輪筋のように意図的に制御しきれない（それゆえ情動をそのまま正直に表わしてしまう）筋肉もあれば，大頬骨筋のように意図的に制御できる時もできない時もある筋肉もあるわけです。眼輪筋のほかに皺眉筋，鼻根筋，口角下制筋なども，随意的に支配しにくい筋肉としてデュシェンヌは挙げているようです[Darwin 1872=1931, pp. 220-2, 226]。このように意志の支配を受けることの最も少ない筋肉を丁寧に類別したのも，デュシェンヌの重要な貢献だとダーウィンは述べています

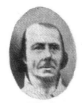 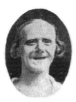 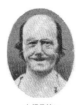

平常の顔　　自然な笑顔　　大頬骨筋に
　　　　　（デュシェンヌ型微笑）　電気刺激時の顔
　　　　　　　　　　　　　　（非デュシェンヌ型微笑）

図表4-x　デュシェンヌ型微笑と非デュシェンヌ型微笑
デュシェンヌの図譜をダーウィンが拝借し転載したもの
[Darwin 1872=1931, p. iii] より作成

[Ibid., p. 24]。神経解剖学的には,「非デュシェンヌ型微笑」は運動皮質と錐体路が司り(ゲシュヴィンドは「錐体路的笑い」と呼んだそうです),「デュシェンヌ型微笑」は前帯状回が司るようです(前帯状回が損傷すると,作り笑いはまるで自然のようにうまくできますが,自然な笑いが自然に生じるのが非常に難しくなります:「情動的顔面麻痺」)[Damasio 1994=2000, pp. 228-30]。さらに *11–2* でその意味を考察します。

　なお,目も笑う微笑は生後第3週から生じ[Bower 1979=1982, p. 374],10ヶ月になると,母には「デュシェンヌ型微笑」を,見知らぬ人には「非デュシェンヌ型微笑」を示すことが多いとの報告もあります[Fox & Davidson 1988]。

*54 顔面の表情制御は,爬虫類にはない哺乳類の特徴としてポージェスは重視します[PVT, pp. 46, 259]。ただし,表情筋が本当に表情筋としてこのような機能を自由に発揮するようになるのは,真猿類(の旧世界ザル以降)になってからのことでした(*Column D*, *13–3* を参照)。それまでは哺乳類でも,(例えばイヌがそうなんですが)解剖学的に上唇が歯肉の中央に接着していて,顔面の表情が多様に作れなかったのです[Brothers 1990, pp. 29-30]。反対に真猿類(旧世界ザル以降)の霊長類では,皮質の運動野において,表情筋の表象に当てられている領野が非常に大きくなってきます(ということは,単に自動的な反応だけでなく,ある程度は意識的な制御が可能ということでもあります)[Allman 1999=2001, pp. 90-1]。"哺乳類革命"は哺乳類において直ちにでなく,霊長類以降になってはじめて現実化したというべきではないでしょうか。それまではむしろ,そもそも顔面の表情というものがなく,主に身体全体の動きや姿勢によって情動の表出がなされていたのでした[Cabanac 1999]。もちろんそれは尻尾の動きも含みます。あんなに"情緒豊かな"イヌの,尻尾の動きと顔の表情とどっちが雄弁か,一目瞭然ですよね。

*55 声の高さは声帯の振動数で決まり,したがって声帯の緊張度によって決まるわけですが,その調節を行なうのは,(腹側)迷走神経の分枝である上喉頭神経外枝が司る輪状甲状筋と,(腹側)迷走神経のもう1つの分枝である下喉頭神経(反回神経)が司る声帯筋(甲状披裂筋内側部)の協同作業なのです(*Column C* を参照)。

　ところで,鳥類と哺乳類以外のほとんどの脊椎動物は,発声することができません。あとは少数のガマアンコウとトカゲとカエルぐらいなものです。ガマアンコウはカエルと恰好が似ていますが浮袋で音を出し,カエルはヒトの声帯とかなりよく似た1対の声帯(気管の隆起線)をもち,喉頭の鳴嚢で共鳴させることによって大声にしています。また鳥類は,喉頭はあるけれども声帯はなく,声を出すのは鳴管という特殊器官です。すると喉頭の声帯で発声するのは,カエル,少数のトカゲ,

そして大多数の哺乳類ということになります［Romer 1959=1981, p. 154; Romer & Parsons 1977=1983, p. 303］。そもそも声帯は，肺の発生しはじめたオタマジャクシが，鰓呼吸を守ろうとして，気道を閉鎖するために生じたと考えられる器官でした（***Column A***を参照）［Shubin 2008=2013, pp. 286-90; 有田 2006b, pp. 225-6］。

　しかし声帯での発声を直接に司るのは（腹側）迷走神経だとしても，同時に三叉神経が下顎と軟口蓋，顔面神経が口唇，舌咽神経が咽頭，そして舌下神経が舌の運動を司ることで，はじめて発声は成立します。発声器官は動物ごとにちがいはあれども，それを制御するこの神経系のメカニズムは，どの脊椎動物でも共通です（魚類では舌下神経に相同とされる後頭神経が，舌下神経と同じ働きをしています）。

　そして，その運動プログラムは中脳水道周囲灰白質（PAG）に発しており，さらに大脳辺縁系（前帯状回）の情動的な入力がそれに変調を施しています（***Column A***, ***Column C***, *11-2* を参照）。さらにその上位では内側前頭前皮質が制御し，そこから発声に関わる咽頭筋を支配する脳幹の神経核に投射されることもわかっています；内側前頭前皮質には，とくに上側頭皮質の聴覚連合野から顕著な入力が目を引きます（***Column C***を参照）（内側前頭前皮質への感覚入力は単モーダルで，眼窩前頭皮質が多モーダルなのと対照的です）［Barbas 2000, pp. 324-5］。

*56　なかでも**顔面神経**の情動表現との因縁は相当に深いようです。たとえばエリマキトカゲが威嚇やディスプレイに用いるあの"襟巻き"も，顔面神経に支配されているといいます［村上 2015, p. 115］。顔面でなくとも顔面神経は，ポージェスによれば顔面の表情制御をまだ行なわないはずの爬虫類［PVT, p. 46］の段階でもすでに，情動表現に関与しているのです。

*57　のみならず，ヒトの音声言語を聴き取るときには，顔面表情の視覚情報が不可欠であることもわかっています。「マガーク効果」（McGurk effect：発音時の口の動きを見る視覚情報が，耳からの聴覚情報に影響する効果）といわれるもので，例えば，被験者に"ga"を発音する口の動きを見せながら"ba"という音を流すと，視覚情報の方が優位に立ち，聴覚情報に干渉して，"da"が聞こえたと報告するのです［Allman 1999=2001, p. 121］。皮質内の双方向ループにより，声と唇の動きの手がかりが初期の処理段階で結合することから生じる現象です［Eagleman 2011=2012, p. 69］。

*58　「自分が発することのできる声の周波数は，耳が聴くことのできる周波数のみである」（第1法則），「損なわれた周波数の音を正しく聴く機会を与えれば，その周波数はただちに，無意識に，発声において回復される」（第2法則），「聴覚刺激をある一定の期間与えると，残留効果によって自分の声を聴く姿勢が変わり，結果的に発声

が変わる」（第3法則）［Doidge 2015=2016, pp. 440-5］。

*59 その裏側からの証拠としてポージェスは，自閉症・抑うつ・攻撃性障害・PTSDなどの精神病理，悲嘆（グリーフ）・激怒・怒り・孤独などの情動状態，老人ぼけ・AIDS・発熱などの医学的疾患など多くの場合に，これらの筋群が一緒に働きを低下させること（顔の表情の欠乏，瞼が落ちること，声の抑揚の乏しさ，人の声を聞く力の低下＝聴覚過敏など）をあげています［Porges 2003, p. 511］。DSM-ⅣやDSM-5の分類よりも，個々の疾患・障害の医学的な診断名よりも，それらに共通の特徴の方が重要だとポージェスは言います［Porges & Culp 2010, p. 63; Porges & Buczynski 2013a, p. 9; PoG, pp. 138, 210］。たとえば聴覚過敏は，自閉症者の少なくとも60%に見られるとされますが［Porges & Culp 2010, p. 62; PoG, p. 208］，トラウマ性疾患にもよく見られます［Porges & Culp 2010, p. 63; PoG, p. 210］。その時どちらにおいても，顔の表情の欠乏や声の抑揚の欠乏も見られるでしょう。それが腹側迷走神経複合体（の機能不全）のもつ意味です。

　ただしポージェスは，自閉症者における聴覚過敏と光過敏の併発についても，この文脈で述べようとしていますが［Porges & Culp 2010, p. 61; PoG, p. 207］，後者をもたらす瞳孔反射の低下の源は，動眼神経の副交感神経線維であって，腹側迷走神経複合体のファミリーではありません（3の＊5を参照）。

*60 「顔とは，いうなれば腸の筋肉が目鼻をつけて，あたかも脱肛のように，外界に露出したものであり，したがってその表情運動は内臓の反応が白日の下に晒け出されたもの，と見ることが出来る。」「発声は，表情と同様に，内臓運動の高度に分化したものと見ることが出来る。」［三木 1989, p. 174; 2013, p. 174］

*61 「鰓弓神経」の退化・転生に情動や社会性の起源をみること自体は，これまでもいくつもあったように思います。たとえば日本でも，今なお隠然たる影響力を持ちつづける異端の解剖学者・三木成夫の，魅惑的な労作などが想起されますが，ただその場合も，動物の身体に今なお内蔵されている「植物性器官」への着目という切り口であって［三木 1982, 1983］，ポージェス風にいうならば，まさに文字通り"vege-tative vagus"の世界を出ていないということになりそうです。しかしながら，私たち日本人がポリヴェーガル理論を摂取する際，三木成夫の論考と合わせ読む作業が非常に有意義ではないかと思います。前者を後者は深め，後者を前者は先に進めるのではないかと。

　たとえば三木にあっては，心臓の自律神経は，原始爬虫類では「迷走・交感の混成」であったのが，「しだいに"交感優位"の一途を辿り，やがて人類の誕生でひとつの頂点を極める」［三木 2013, p. 222］とされるのに対し，ポリヴェーガル理論

162

はそこに腹側迷走神経という突破口を穿ったものとみることができます。もっとも，その腹側迷走神経が，他の旧鰓弓系の諸神経と組むファミリー（腹側迷走神経複合体）の意味を，三木はポージェスに何十年も先立って（年齢もちょうど20歳年上ですが），深く考察し抜いていたことも知らねばなりません。

*62 とはいえそれは，"上陸革命"の無効を意味しはしないでしょう。あくまで"上陸革命"あってこその"哺乳類革命"であり，"哺乳類革命"は"上陸革命"をもとにして，それをさらに一歩先に進めたにすぎないとみることも可能です。たとえば情動は，それ自体としては，陸上生活の複雑さに対処するために，爬虫類から出現した（つまり爬虫類・鳥類・哺乳類の羊膜類のみに共通の）ものとみられ，それをさらに社会的情動にまで高めたのが哺乳類と考えることができます。のちに7の*19でみるように，爬虫類にも"愛"はありますが，それはわれわれの愛の概念とちがって，他者（同種個体）への愛ではなく，まずもって場所への愛なのです。たしかにテリトリーへの執着は，これもむしろ鳥類・哺乳類でこそ頂点に達するものなのですが［Ruffié 1986=1990, pp. 126-8］，でもそれはあくまで異性個体との生殖，および子の養育のための不可欠の手段だからであり，主役はすでに場所でなく同種個体の方なのです。ところが爬虫類では，同種個体への愛が成立しておらず，場所そのものが直に執着の対象なのです。

　カバナックらは，トカゲやラットをハンドリングしてやると，恐怖のストレス反応で情動性の発熱（深部体温の上昇）や情動性の頻脈を示すのに，カエルではあまりそうした反応が生じないことから，情動の進化上の出現を，両生類の祖先から爬虫類の祖先への移行線上においています［Cabanac 1999］。ほかに爬虫類以降にあって両生類以前にないものとして，快楽の意識，味覚嫌悪学習（7-6を参照），レム睡眠，あそび，迂回行動などもあげられています［Cabanac et als. 2009］。

　さらに，脳の構造でみても，脳重量の体重比（大脳化指数）は哺乳類以降でこそ一気に10倍以上に拡大するものの，「皮質」という新たな構造が目を引くようになるのは爬虫類からであり［Ibid., p. 268］，脳の情報量が遺伝子の情報量を上回るようになるとされるのも爬虫類以降のことです［Sagan 1977=1978, pp. 24, 51］。

　こうしてみると，"上陸革命"を完遂させたのがいわば"羊膜革命"（羊膜による水環境からの完全な自立！）（11-8, 13-3へ）であり，その完遂のための，いろいろあるうちの最も画期的な方策の1つが，"哺乳類革命"であったということもできるかもしれません。

*63 その場合，"爬虫類的生き方"をするヒトは，"哺乳類的生き方"に矯正してやるのが最善のケア，ということになるのでしょうか？

～ *Column B*　迷走神経刺激（療法）：VNS ～

「迷走神経刺激（療法）」（vagal nerve stimulation：VNS）は，*4–1* でみたような迷走神経→孤束核→脳幹の諸核→大脳の広汎な諸領域という連関を通して，迷走神経を（電気）刺激することで，抑うつの治療に時に効果を発揮し，また難治性てんかん（薬剤抵抗性・開頭手術非適応性のてんかん）を軽減緩和する（根治ではない）補助的な治療法として定着しつつあるものです。VNS に反応する領域は，延髄，小脳，傍小脳脚核，青斑核，視床下部，視床，扁桃体，海馬，帯状回，そして対側の体性感覚皮質などです [Lesser 1999, p. 1118]。とくに孤束核の果たす役割は大きく，迷走神経の求心性刺激が孤束核に入ると，そこから視床への興奮性刺激が視床から大脳への抑制性出力を強め，これがてんかん発作の二次性全般化や辺縁系発作の皮質への伝播を制止する一方，キンドリングによるてんかん原性獲得をも予防するものとみられています [George et als. 2000; 川合 2011, pp. 335, 336]。てんかん発作の改善に伴なう，視床での血流変化も確認されています [Henry et als., 1999]。

　その始まりは 1938 年，ベイリーとブレマーがネコに VNS を施して，**眼窩前頭皮質に同期する活動**を見い出し，そこを「**迷走神経の皮質的再現**」の場とみる（ポリヴェーガル理論の根幹にも関わる）注目すべき発見でしたが [Bailey & Bremer 1938]（さらに *5* の＊26，*12–2* へ），次いで 1949 年，若きポール・マクリーンとカール・プリブラムが VNS により，麻酔サルの外側前頭皮質の脳波に徐波の反応を見い出し [MacLean 1990, p. 468]，さらに 1951 年には，デルとオルソンが VNS により，無麻酔の高位頚髄離断ネコの前嗅脳溝や扁桃体に徐波の反応を見い出し [Dell & Olson 1951]，翌 52 年にはザンチェッテらが，VNS のネコの脳波への影響を示しました [Zanchetti et als., 1952]。マクリーンはその後もこの研究を続け，頚部の求心性迷走神経の電気刺激により，帯状回皮質や海馬，扁桃体など辺縁系のいくつかの脳構造に反応を認めています [Bachman, Hallowitz & MacLean 1977; Radna & MacLean 1981]。さらには，「腹側迷走神経複合体」のもう 1 つの重要な求心路でもある三叉神経求心路の電気刺激によっても，海馬発作波（hippocampal seizures）に抑制

効果を得るとの報告を行なっています［Yokota & MacLean 1968, p. 190; Porges 2003, p. 509］。

　同じ頃，今日の「迷走神経刺激療法」の創始者とされるジャコブ・ザバラは，VNSによるてんかん発作の治療の可能性を追求していました。面白いことに，ザバラがVNSの着想を得たのは，夫人が妊娠中に受けていたラマーズ法の講習で習ったリラクゼーションにあり，その効果の原因を深い呼吸による肺の伸展受容器，そして求心性迷走神経の刺激に見定め，頸部迷走神経の刺激で嘔吐時の腹筋の痙攣様収縮を鎮静できることを見い出すと，上記のザンチェッティらの研究を想起して，迷走神経の刺激をてんかんの痙攣発作の治療に応用できるのではないかと閃いたようです［Lesser 1999, p. 1117］。体内に留置できる植込型の末梢神経刺激電極を開発し，全身麻酔で皮膚切開した頸部より（左）迷走神経を間歇的かつ慢性的な電気刺激を与えることによって，てんかん発作の治療の可能性を追求していきました（VNSの今日の広がりは，この電極の開発によるところが大きいといわれ，やがて特許を取得したザバラらの立ち上げたベンチャー企業が，現在VNSを製造供給しているCyberonics社とのことです）［川合 2011, p. 332］。

　1985年，ザバラはイヌに起こした実験的なてんかん発作に対するVNSの抑制効果を確認し［Zabara 1985］，すると1988年にはヒトへの臨床応用が開始され，94年に欧州で，97年に米国で認可，99年には米国神経学会の指針でクラス1のエビデンスを受けるに至り，日本でも2010年1月に薬事承認，7月に保険適応が得られました［川合 2011, pp. 331, 332］。

　迷走神経刺激は近年，迷走神経の抗炎症作用による「神経炎症性反射」（neural inflammatory reflex）（**9**の＊2を参照）を発見したK. J. トレーシーにより，直接電気刺激に加え，薬理学的な刺激によっても，あるいは他のどんな刺激方法によっても，関節リウマチや多発性硬化症などの自己免疫疾患や炎症性疾患の治癒にも有効たりうることが報告されています：体内で炎症が生じると，IL-1やTNFなどの炎症分子（サイトカイン）が迷走神経を活性化し，孤束核から背側迷走神経複合体を経て脾臓等でT細胞を刺激してアセチルコリンを放出させ，炎症分子（サイトカイン）の産生を阻止する

メカニズムが存在するというのです［Tracey 2002; Andersson & Tracey 2009;
2012; Rosas-Ballina & Tracey 2009; Pavlov & Tracey 2012; Tracey 2015］。

　ポージェスもまた，上記の特にポール・マクリーンの研究に触発されて
［Porges 2003, p. 509］，ただし電気刺激によるのでない独自の「迷走神経刺激
（療法）」（vagal nerve stimulation：VNS）を，ポリヴェーガル理論の臨床
応用として，考案し実践してきています［Porges 2003, p. 511; Porges & Buczyns-
ki 2011, pp. 21-4; Porges, Macellaio, et als. 2013; Porges, Bazhennova et als. 2014; PoG, pp.
87-92］（4の＊18を参照）。しかしむしろ，フランスの耳鼻咽喉科医アルフレ
ッド・トマティスの「トマティス・メソッド」にも非常によく似たものです
［Doidge 2015=2016］。ポージェスは2000年ごろからイリノイ大学において，
主に自閉症スペクトラム障害の子どもたちを対象に，聴覚刺激を用いた迷走
神経刺激による治療，すなわち抑揚に富み調子の変化に富んだ人の歌声を聴
かせることで，神経生理学的状態を調整するという試み（"listening proj-
ect"）に力を入れてきました：200人ほどに関わり，60％の子で聴覚過敏が
顕著に改善し，そのほか言葉の遅れ，叫声や平板な口調などにも効果が得ら
れているとのことです［PVT, pp. 18, 217-25; Porges 2003, p. 511; Porges & Buczynski
2011, pp. 21-4; PoG, pp. 87-92］。介入刺激の究極のモデルは，母親の子守唄［PVT,
pp. 210, 252; Porges & Pregnel 2011, p. 6; Porges & Buczynski 2011, p. 13; Porges &
Buczynski 2013a, p. 7; PoG, pp. 71, 93, 188］（***Column C*を参照**）でした（これはト
マティスにも共通）。大著出版後も，（とくに女性の）ヴォーカル音楽をさら
にコンピュータ変換で周波数帯調節を施し，抑揚をいっそう誇張した聴覚刺
激をもって介入刺激とする "Listening Project Protocol"（LPP）へと発展
させ［Porges, Macellaio et als. 2013; Porges, Bazhennova et als. 2014; Porges 2017, pp.
16, 88, 92, 114-7］，2016年からは "Safe and Sound Protocol"（SSP）のプロ
ジェクトもスタートしています。

　LPPの，「トマティス・メソッド」との酷似は驚くばかりです。「トマティ
ス・メソッド」の「電子耳」によるリスニングプログラム，とくにその前
半部分をなす「受動フェーズ」は，まずはモーツァルトの音楽や母親の声を
受動的に聴くのですが，ただしその際，高周波数帯域を強調するフィルター

166

をかけ，加えて低周波チャンネルでは小音量，高周波チャンネルでは大音量にするゲーティングをかけるのです（後半の「能動フェーズ」では，この「電子耳」で今度は自分の発話の声を聴く）[Doidge 2015=2016, pp. 451-5]。トマティスもまた，単なる Hearing（の受動性）とは異なる Listening（の能動性）を重視し，母親の声を重視し，高周波音による脳の活性化を重視していたことがわかります。

　ポージェスの LPP を受けた聴覚過敏者は，うち約50%が聴覚過敏でなくなり，またそのほとんどが社会的関与行動においても改善していたとのことです [Porges et als. 2014; PoG, pp. 116-7]。なお，それらの効果を測定する不可欠の装置として，「中耳音響吸収システム」（middle ear sound absorption system：MESAS）も，かつての大学院生徒で生物工学博士を取得したばかりのグレッグ・ルイスとともに開発し [Porges & Buczynski 2011, p. 22; PoG, pp. 88, 115]，2011年にはここでもまたパテントを取得しています [Porges & Lewis 2011]。

　自閉症者がよくやる，体揺らし行動（rocking and swinging）も，この観点からみると，本人自らが圧受容器に刺激を与える（＋リズム運動刺激を与える!?）ことで，この迷走神経システムを賦活しようとする，自発的な生物行動的戦略ではないか，ともポージェスは指摘しています [Porges 2003, p. 510]。これらの求心性刺激は脳幹に伝わり，副交感神経緊張を増大させるでしょうから，体揺らし行動も聴覚刺激と効果を共通する，いわば迷走神経刺激の一種の<u>自己治療，自己調整（self-regulation）の試み</u>ということになるでしょうか [Porges & Culp 2010, pp. 63-4; PoG, p. 212]。興味深いことに，トマティスに自身も重い学習障害を治してもらった高弟ポール・マドールは，発話の遅れている子どもたちにトマティスの「電子耳」を装着し，ブランコに乗せて揺らすと，発話能力を刺激できることを見い出しています [Doidge 2015=2016, p. 475]。

～ *Column C*　哺乳類の音声コミュニケーションからヒトの言語へ～

　*4–3*でみたように，"上陸革命"によって，咽頭部が新たに筋肉を生じ，喉頭がその内部に声帯を張り，発声というそれまでにない新しい機能を備えるようになったこと，これがポージェスも指摘するように，われわれヒトの言語装置が生まれてくる出発点となったものです［PVT, p. 191］（*4*の＊25を参照）。つまり言語は，もともと鰓弓を構成していた筋肉によって発せられたものなのです［三木1982］。そして，夜行性の小動物として始まり，恐竜全盛の時代をサバイバルしてきた哺乳類において，それは生存上決定的に重要な役割を果たすようになります。爬虫類には聴こえない高周波数域での音声によるコミュニケーションによって，同種動物間でのみやりとりできる安全空間（*4–4*を参照），とりわけ哺育に伴なう母子間の絆の維持を，確固たるものにしたのです（もしも生後間もない子が，巣から遠く離れると致命的な事態なので，超高周波音域の「セパレーション・コール」（*4–4*, *4*の＊39, *Column G*を参照）で母を否応なく呼び寄せることになります）。

　この哺乳類の発声において，声帯の調節を行なうのは，哺乳類ではじめて明確な形をとるようになった（腹側）迷走神経の，その分枝である<u>上喉頭神経外枝</u>（→輪状甲状筋）と，もう1つの分枝である<u>下喉頭神経ないし反回神経</u>（→声帯筋＝甲状披裂筋内側部）です（*4*の＊55を参照）。さらにその上位では，これもすべての哺乳類がもつ橋の傍小脳脚核（広義の呼吸中枢でもあります：*Column A*を参照），そして中脳水道周囲灰白質（PAG）（ラット，ネコ，サル等で電気刺激すると種特異的な音声を発します）［Davis et als. 1996; 片田1996; 坂本1997］，前帯状回（ACC）（種特異的な音声を発し，さらに情動的なニュアンスを施します）（*4*の＊55, *11–2*を参照），さらには内側前頭前皮質（mPFC）（聴覚連合野から顕著な入力があり，咽頭筋の支配もします）が，発声に関与しています（*Column A*, *4*の＊55, *11–2*を参照）。なお哺乳類特有の発声が帯状回皮質で生じることを早くハムスターとリスザルで明らかにしたポール・マクリーンは，同時にこの部位が，母には<u>母性行動</u>を，子には<u>あそび</u>を（*8*の＊8を参照）発現させる部位でもあることを示

しました［MacLean 1990＝1994, pp. 147-50］。

　他方，こうして発声される声を受け取る聴声の方は，中耳における鼓膜張筋を司る三叉神経と，アブミ骨筋を司る顔面神経で調節され，発声の（腹側）迷走神経とあわせて腹側迷走神経複合体が連動していることがわかります（4–5を参照）──「統合された社会的関与システム」です（5–4を参照）。

　ただし，ヒトが言語を身につけるに至るには，これらの道具立てがさらにもう一段階，直立二足歩行という大革命を経過しなければなりませんでした（その証拠に，驚異的な言語能力でよく知られる天才チンパンジー「アイ」でも，ことばを発声することはできません！）。それはヒトだけが唯一もつ超レアな特性です。直立により喉頭の位置が下がり，声道が広がって，空気が声帯を通る際に生じる音波が共鳴しやすくなること，また直立歩行により手が自由になって，犬歯の役割（敵と戦う，硬い食物を噛み切り引き裂く…等）が手に移されて犬歯が縮小すること，そのため歯列がアーチ状になり，舌や唇を使って口腔内の形を自在に変え，多様な音を出せるようになること，等々の変化が発声の革命にはぜひとも必要でした（他の類人猿では，喉頭の位置が高く，上下の犬歯ががっちり組み合わさっていて，口腔の柔軟性に乏しく，出せる音が限られてしまうのです）［山際 2012, p. 269］。

　ちなみに直立二足歩行と犬歯の縮小は，ヒトがチンパンジーとの共通祖先から分かれた約700万年前頃の地層から出土する，最古の化石サヘラントロプス・チャデンシスですでに認められているとのことです［同］。このとき脳の大きさは，しかしまだゴリラ並みの500cc以下。ヒトの脳が大きくなり始めたのは，何とそれから500万年後，今から240万年前のホモ・ハビリス以降のことでした（ここでようやく600ccを超え，160万年前のホモ・エレクトゥスで900cc超，60万年前のホモ・ハイデルベルゲンシスで現代人並みの1200cc超と急ピッチで激増します）。ホモ・ハビリスではすでに石器をもち，ホモ・エレクトゥスでは類人猿初の「出アフリカ」を遂げ……，ということはこの頃までに，ヒト特有の社会形態である「家族」も備えていたものと推測されています（1つの傍証として，この頃，化石人骨の性的二型も減少し，男女の体重差は，ホモ・エレクトゥスの時代に，現代のヒトとほぼ

同じになります）。しかしヒトが言語を獲得したのは，さらに下って，FoxP2遺伝子（言語能力に関係する遺伝子）からの推定では，約20万年前のホモ・サピエンスにおいてとみられています［同］。

つまりヒトは，まず脳が大きくなったからチンパンジーと分かれ，そのため直立歩行し，そして言語を獲得したのではなく，チンパンジーと異なる生活様式を営むなかで直立歩行というリスク（＝スリル？［Balint 1959］）を選択し，それに見合った社会生活を発展させていったある時点から，それに合わせて急速に脳を拡大し，それがまた社会を複雑化し，「家族」という他の動物にはない社会形態を生み出し，そのコミュニケーション・メディアとして，これこそ他の動物にはない「言語」という発声形式を発明した，という方がずっとありそうなストーリーです。ヒト特有の社会の発達が，ヒトの脳を作り，ヒトの振る舞いを作り，ヒトそのものを作ったのです。

すると，直立二足歩行以降の人類700万年の歴史において，約680万年間は，言語でなくどんな音声コミュニケーションが交わされていたのでしょうか。それは広い意味での「音楽」（歌，叫び，囀り，祈り，踊り…）ではなかったでしょうか。現に近年，言語の起源に広義の「音楽」をおく説が目立つようになってきているように見受けられます。音楽も言語も，音を一定の規則のもとに組み合わせて作るメッセージであり（ちなみに，そうした系列化や分節化を行なうのは，他の動物の「音楽」でも共通に，脳の帯状回です），その点では共通した音声的コミュニケーションの1つです。どちらも，相手とじかに接触しなくても，対面しなくても，つまり触覚も視覚も嗅覚も使うことなしに，相手の心にふれ，相手に心を見せ，相手の心に届く手段（メディア）です。ただし音楽は，感情を喚起させて心身を同調させ，個体間の境界を融解する社会的な機能をもつのに対し，言語は，何らかの“もの”（物・者・霊）や“こと”を指し示す意味を他個体に伝え，理解を促進する指示的な機能をもつ（言いかえれば三項関係を形成する）ところがちがいます。二者関係を深く充実するメディアが音楽だとすれば，三項関係さらには三者関係を広く展開するメディアが言語といえるかもしれません。

もちろんそうした「音楽」は，ヒトだけでなく，他の多くの哺乳類，のみ

ならず鳥類や昆虫にも広く採用されています。しかし昆虫はもちろん，鳥類の半数と霊長類でもヒト以外はすべて，生まれつき決まった歌を歌っているにすぎません：学習によって多様な声を組み合わせ，複雑な歌を作ることができるのは，（オウム，スズメ，ハチドリ，ジュウシマツなど鳥類の半数近くを占める鳴禽類を別にすれば）霊長類ではヒトだけなのです［同，pp. 260-1］。なおジュウシマツや（土地歌を多世代伝承する）ヌマウタスズメらは，歌の学習の際に FoxP2 遺伝子が関わることが確認され［Scharff et als. 2013］，また聴覚性のミラーニューロンを持つことまで知られています（その場所は，終脳で哺乳類の新皮質（大脳の背側外套）に相当するとされる「高外套」の HVC 核という部位です）［Prather et als. 2008］。こうなるとミラーニューロンの起源は，霊長類どころか哺乳類と鳥類の共通祖先，つまり原始爬虫類にまで遡ることになるかもしれませんね！

　ヒトにこれだけ高度な音楽能力が発展したのも，これまた直立二足歩行が，言語以前にまず音楽的な資質を高めるのに寄与したからではないかとする説が出されてきました：直立により，喉頭が胸の空気圧を安定させる働きから解放され，類人猿の分厚い軟骨性の喉頭と声帯が膜状の柔らかい声帯に変化し，発声できる音の種類が広がったという説，あるいは，直立姿勢の方が，音楽に合わせて身体全体でリズムをとり，自在に四肢体幹を動かしやすく，しかも他者にも示しやすい（その証拠にゴリラやチンパンジーも，ディスプレイのときだけは必ず二足立ちになって，胸をドラミングしたり，身体を揺すったりする）という説などです。実際，音楽に合わせて体を揺する動物はヒト以外にいません。ヒトの声帯は生来の楽器，胸は天然のドラムではないか！　直立二足歩行は，680 万年かけて，少しずつこうしたいわば音楽的な身体を創出し，その基礎の上に言語を開花させたのではなかったでしょうか。こうして言語は，音楽がもたらした高度な共感力の上に，音楽にはなかった指示的な意味を載せて，メッセージを送り始めたのです［同］。

　しかし，直立二足歩行以降のこの音楽的コミュニケーションから言語的コミュニケーションへの転回には，社会のあり方の発展が欠かせないでしょう。生まれつき決まった歌にとどまる霊長類でも，その音声レパートリーは，群

4 鰓弓神経と「腹側迷走神経複合体」 171

れのサイズが大きく，互いにグルーミングをする時間が長いほど，用いる音声の種類が多いことが報じられています［同, p. 261］。ヒトでは，音楽的コミュニケーションによって互いの心身を1つにして協調することのできる「家族」という対面的な規模の持続的な「共鳴集団」（sympathy group）［Dunbar 1996=1998, p. 108］（*13*の＊14を参照）を，恐らくホモ・エレクトゥス期あたりまでには完成させ［山極 2012, pp. 278, 342］，まずその「家族」内での音楽的コミュニケーションの一環として，徐々にことば（音楽的な言語）が生まれてきたとみられます。「子守唄」や「母親ことば」（motherese）［Ferguson 1966］ないし「赤ちゃん言葉」等々がその片鱗です。

　「子守唄」は，文化のちがいをこえて，よく似たメロディ・リズム・テンポであることが指摘されており［Trehub & Schellenberg 1995; Trehub & Trainor 1998］，人類の最も古い歌の特徴を保存するものとして，そこに言語の起源をみる山極寿一らの論者もいます［山極 2012, p. 275; 2014, p. 141］。子守唄が，母親が赤ん坊にいわば歌で語りかけるものだとすれば，逆に母親が赤ん坊にことばで歌いかけるのが，「母親ことば」／「赤ちゃん言葉」でしょうか。そこに言語の起源をみたのが，アメリカの人類学者ディーン・フォークでした［Falk 2004］。母親ならずとも，赤ちゃんに話しかけようとすると，誰もが自然に口をつくあの特有の発話スタイルもまた，やはりどの文化でも同様の大きな抑揚，同様の高いピッチ，同様のゆっくりしたテンポになり，それぞれ使う言語はちがえども，人間の赤ん坊が安心を感じる声の調子は共通なことをよく示しています（ただし日本語は，それが最も不明瞭とされますが）［Fernald et als. 1989］。健常児がストレスを受けた後でこうした母親の声を聴くと，脳内でオキシトシンが分泌されることも明らかになっています［Seltzer et als. 2010］。

　いずれにせよ，ことばは歌われ，歌は語られるところに，言語の原点はあることを，私たちはもっと噛み締めてもよさそうです。

　他の類人猿では，母親の声の調子で赤ん坊をなだめるなんてことはないので，そこには人類固有の遠い昔の響きがこだましているといえましょう。その時期を約50万年前と推定するロビン・ダンバーは，「母親ことばは音楽の

前身，さらに言うなら音楽と言葉のあいだの踏み石だったのかもしれない」
と述べています［Dunbar 2010=2011, p. 71］。同じく音楽と言葉のあいだの踏み
石といえそうな，子守唄の発生もその頃だったことになるでしょうか。

　ちなみに，舌の筋肉を制御する神経線維束の太さの目安として，頭蓋骨の
舌下神経管という孔の大きさをみると，アウストラロピテクスの頃は類人猿
とほぼ同じだったのが，少なくとも30万年前には，現生人類と同じ，類人
猿の1.8倍の水準に達しています［Allman 1999=2001, p. 122］。有髄迷走神経の
うち，声帯を支配する反回神経が突出してAβ線維（8-10μ）レベルとな
ったのも［Schnitzlein et als. 1958, pp. 655, 660］（*3–3* を参照），おそらくこれとパ
ラレルな過程だったことでしょう。

　しかし以上はまだあくまで音楽的な言語，ことばの端緒にすぎません。さ
らにそうした家族的な顔見知りの間柄をこえる，複数の家族の連合によるコ
ミュニティの発展のなかで，音楽的コミュニケーションから言語的コミュニ
ケーションが次第に自立していったのではなかったでしょうか［山極 2012, pp.
278, 342］。言語は家族に端を発しながらも，家族の規模をそのまま拡大する
のでなく，家族どうしの連合したコミュニティの規模を拡大するのにめざま
しい威力を発揮し，言語自身もまたそうしたコミュニティの発展とともにみ
るみる発展していったものと考えられます。ここでもまた，音楽が家族規模
の親密な二者関係を媒介するメディアだったとすれば，言語はコミュニティ
規模の新奇な三者関係を媒介するメディアだということもできるかもしれま
せん。もちろん，いったん成立したコミュニティのまとまりを擬似家族的に
維持しようとすれば，再び音楽が新たな役割を担って召還されたことでしょ
う（祝詞から国歌に至るまで！）。

　以上，哺乳類が喉頭を獲得してからヒトが言語を獲得するまでの，あまり
にも長い歴史の，あまりにも粗雑なスケッチでした。

～ *Column D*　哺乳類の嗅覚～視覚の進化～

　哺乳類が嗅覚優位から視覚優位に移行するのは，齧歯類のリスの仲間を別にすれば，実は霊長類，それも真猿類以降（新世界ザルのホエザルと，旧世界ザルから類人猿）になってからのことです。どれも昼行性の樹上生活という点で共通しています。これにより彼らは，他の哺乳類にない視力の良さと，眼と手の協調という霊長類特有の能力を切り開くことになりました。

　両生類，爬虫類，多くの哺乳類は，主に鼻で感じて口（と舌）で働きかけたのに対して，一部の哺乳類，なかでも霊長類は（原猿類より真猿類，真猿類の中でも類人猿，類人猿よりヒトとなるにつれ），主に眼で感じて手（さらには指先）で働きかけるようになります：長い口吻，大きな口，長い舌にかわって，長くて太く重い腕が対象に関与します（口はヒトでは，ほぼ咀嚼と発声，表情形成だけに用いられます）；眼の視野には，対象－口がほぼ一直線上に並んで手は視野の外だったのが，手がつねに視野に入り，かわりに口は視野の外に消えます；この眼と手を結ぶ中枢神経系の再編から，脳は大きくなり，口が退縮した脳頭蓋にスペースを広げ，それにつられて眼の位置も，手がよく見える腹側の方に押し下げられていくのです［西田 1986, pp. 179-89］。

　霊長類の進化の跡は，図表4-yのとおりですが，まず原猿類のキツネザルは，夜行性の種と昼行性の種が半々位ずつあり，嗅覚と視覚の両方のモダリティを備えており［伊谷 1972; 1987］，他の哺乳類に比べると両眼が顔の前面に移動してきてはいますが，まだやや外を向いており，鼻は突出してキツネに似た鼻づらをしています［Romer1959=1981, pp 464, 471］。臀部等には恒常的な臭腺ももっています。それに対してメガネザル（かつて原猿類と真猿類の中間型とされ，今は真猿類の姉妹群と位置づけられています），そして真猿類ではじめて，眼は完全に前方を向き，両眼の視野は一致し，立体視（したがって奥行きの知覚）が発達するとともに，網膜の黄斑部の中心に中心窩が生じ，細部を鋭敏に知覚できるようになります［Ibid., pp. 462-3, 466-7; Romer & Parsons 1977=1983, p. 426］；またつねに中心窩でみるために，たえず急速な眼

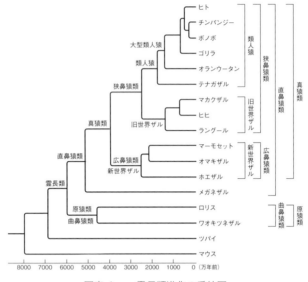

図表 4-y　霊長類進化の系統図
[河村 2006, p. 54] に加筆改変

球運動（霊長類で発達する中脳の上丘による「サッカード」）を行なうようになります（*10*の＊11を参照）――中心窩は，中心視野での高精細な視覚（ヒトでいえば読書，テレビや映画の観賞，運転等）に寄与する視覚上最も重要な領域で，魚類，爬虫類，鳥類にも存在しますが，哺乳類では真猿類以降の霊長類だけがもつものです。かわりに，夜行性には必須の輝板（tapetum：網膜の裏側で光を反射する膜）は失われました。メガネザルは夜行性にもかかわらず，先陣を切って網膜の輝板をなくし，その分メガネのように丸々と大きな眼を進化させて適応したのでした。メガネザルからは，視覚野の前にさらに連合野も新たに増設されます（*4*の＊50の図表4-wを参照）。

　目はもともと，緑藻クラミドモナス，棘皮動物ヒトデ，原索動物ホヤ（の幼生）など無脊椎動物の，「眼点」と呼ばれる，体表に散在するせいぜい明暗を知るだけの小細胞群だったのが，軟体動物ではカイで暗箱の構造の目ができ，カタツムリでレンズを加えて焦点を結び，ついに昆虫と脊椎動物では，色まで識別できるようになったものです。眼点以来ずっと受け継がれてきた

光感受性タンパク質オプシンも，脊椎動物の網膜の錐体細胞では，多くの魚類をはじめほとんどの爬虫類・鳥類（そして恐らく哺乳類の共通祖先）で4種類（赤・青・緑・紫外線）となり，哺乳類では夜行生活のためにいったん赤・青の2種類に退化し（かわりに桿体細胞に依拠し）ていたのが，（アフリカ大陸と南米大陸が完全に分離し終え，真猿類が旧世界ザルと真世界ザルに分岐した）約4000万年前ごろ，真猿類の旧世界ザルから遺伝子重複と突然変異によって，再び3種類（赤・青・緑）に増加，フェロモンに代わって豊かな色覚を，（魚類・爬虫類・鳥類ほどでないにせよ）取り戻します。私たちは「色の3原色」とか言って，勝手に世界標準にしていますが，独りよがりもいいところですね。ちなみに，霊長類でも原猿類は色覚は2種類，新世界ザルは2種類型と3種類型の混在です（3種類型は一部のメスだけで，個体差も大きい）［河村 2006, pp. 53-4］。2種類だと，赤色と緑色を見分けられませんが，しかしカムフラージュ昆虫の暗がりでの捕食には，むしろこの方がずっと有利なのです（ヒトの2色型色覚の場合も，やはりカムフラージュに関与する狩猟時代に有利だった形質の名残とのことです）［同, p. 55］）。ガラゴなど夜行性の原始的な原猿類では，青の遺伝子も偽遺伝子となって，単色型色覚者にすらなりおおせています（しかし偽遺伝子であるなら，祖先はもっと色を識別する能力があったということでしょう）。

　これと反対に，旧世界ザル以降はヒト至るまで，むしろ嗅覚の遺伝子に偽遺伝子が生じます。豊かな色覚を発達させた霊長類ほど，嗅覚遺伝子の絶対数は減らずとも，偽遺伝子を大量に含む傾向にあります（1000個以上もある哺乳類の嗅覚遺伝子のうち，ヒトではもはや300個以上もが偽遺伝子）［Gilad et als. 2003］。他方，嗅皮質の大脳皮質に占める割合は，ネズミでは60％近くもあるのに，霊長類ではせいぜい数％（類人猿では1％以下）となります。

　このことに並行して，メガネザルや真猿類以降，鼻づらの突出はなくなり（歯列も短縮），鼻は眼の間または下に押し込まれた小塊のように縮小し［Ibid., p. 466］，鼻先の湿り気（鼻鏡）もなくなります。フェロモンを受容する鋤鼻器（ヤコブソン器官）も，多くの哺乳類と同様，原猿類と新世界ザル

では存在が確認されていますが，旧世界ザルと（ヒトを含む）類人猿では退化してほとんど存在していません（*4-4*を参照）：哺乳類で鋤鼻器をもたないのは，他には超音波を感受するコウモリやイルカだけです［市川・守屋 2015, pp. 61, 131-2］。

　なお，嗅覚・副嗅覚（フェロモン）が退化すると，同時に味覚（とくに苦味）も退化します［郷・颯田 2006］。実は我々ヒトにおいても，嗅覚と味覚（とくに甘味と苦味）は，鼻腔内や口腔内だけでなく，消化管全体に広くレセプターが分布していることが近年明らかになってきました（例えば漢方薬や民間薬の"良薬は口に苦し"は，その効果かもしれません！）。この根幹あればこその，自在な退化だったとも考えられます。

　この視覚化のプロセスの背後には，1つには同時期の食性の変化が推側されますが（霊長類が豊かな色覚を得たと推定される少し前の 5500 万年前頃には，森林の果実がそれまでの地味な色彩のイチジク類・ヤシ類主流から一気に多様化し多彩化したのです），劣らず見落とせないのは，昼行性になって，ますます複雑で多様でデリケートになった集団生活の発展でしょう。実は前方を向いた眼は，とかくその利点ばかりが語られますが，かなり高い代償を払わねばなりません。横向きの眼が持っていた後方まで広がる視野を失うことで，背後からの捕食者の接近を察知しづらくなり，その反動で社会集団（群れ）の形成が大いに促進され，メンバーどうしの視覚的なコミュニケーション，さらには声の合図で補なう聴覚的なコミュニケーションも，発展させることになりました［Allman 1999=2001, p. 80］。そして集団内では，一度に不特定多数の多様な個体に分け隔てなく性的信号を送ってしまうフェロモンなど嗅覚信号よりも，正確な個体識別や微細な表情認知を可能にする視覚信号でないと，社会生活が円滑に進められなくなっていきます。

　現にこのプロセスは，視覚で識別すべき顔面の構造の変化ともきれいに並行していて，真猿類（の旧世界ザル以降）になると，解剖学的に上唇が歯肉から分離し（ヒトでは上唇小帯としてのみ残っています），顔面の多様な表情をつくれるようになったことと照応しています［Brothers 1990, pp. 29-30］。そしてだとすれば，表情筋が本当に表情筋として働くようになったのも，哺

乳類の初期段階から直ちにではなく，真猿類（昼行性）以降ということになりそうです。視覚と表情（筋）とは，まさしく「共進化」をとげた好例ではないでしょうか？　表情筋の表情筋としての成立は，“哺乳類革命”よりもむしろ“霊長類革命”に帰すべき事柄のように思われます（*4*の＊54を参照）。それを“哺乳類革命”に帰してしまうと，一種の“進化論的フライング”に陥る懼れもなしとしません（*13–3*を参照）。

　加えて，嗅覚優位から視覚優位への移行は大脳皮質の姿を一変させます。まず，嗅脳系の古皮質や原皮質にかわって新皮質の容量を激増させるのですが［Barton & Dunbar 1997=2004］，その増加率は真猿類では視覚野の増加率ときれいに比例しています。もちろん視覚野は，哺乳類のどの種にも存在し，どの種にも1次視覚野（V1）と2次視覚野（V2）は存在するようですが，3次視覚野（V3）になると，原猿類のガラゴからしか，それも不完全な形でしか現われません（ガラゴは原始的な原猿類，つまり現生霊長類の共通祖先の特徴をよく残すものとみられています）［澤口 1996, p. 152］。ところがマカクザルになると，視覚野は一気に30個以上にもなって（聴覚野・体性感覚野は10個前後），新皮質全体の半分〜3分の2を占めるに至り［同, p. 151］，V1だけでも原猿類の10倍以上の広さとなります［同, p. 163］。この視覚野の激増が，新皮質全体の激増の原動力です。ところが大型類人猿以降になると，視覚野と新皮質全体のこの比例関係は崩れて，新皮質の増加が視覚野の増加をはるかに上回るようになります：視覚野そのものの増加でなく，新皮質全体の増加が顕著になるんですが，ではそれは何に由来するのかといえば，視覚が新たに切り開いたコミュニケーションの稠密化，社会関係の複雑化だったのではないかとみられます［Dunbar 1998, pp. 184, 188-9］。とすれば，こうして激増してきた大脳新皮質は，その全体がまさに「社会脳」ということになります（*13–2*へ）。表情筋が表情筋として成立するのは，哺乳類でなく霊長類以降に生じた，この視覚化−社会関係の複雑化−大脳新皮質（社会脳）の激増の帰結ではないでしょうか。

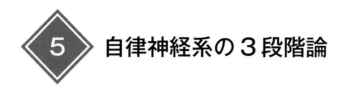

自律神経系の3段階論

5-1　自律神経系は2つのシーソーでなく，3つの階層！

　ポージェスは 1997 年，「情動」という画期的な論文において（2011 年の著書では第 10 章に所収），「情動のポリヴェーガル理論」（polyvagal theory of emotion）[PVT, p. 151] を新しい理論として打ち出すなかで，「背側迷走神経複合体」・「腹側迷走神経複合体」の 2 つのシステムに「交感神経系」を加えた，自律神経系の 3 つの発展段階（stages）／階層構造（hierarichy）論を提起します[*1] [PVT, p. 158; Porges 2001, p. 130]。

　それは通時的にいえば，系統発生的に脊椎動物が順次たどってきた自律神経系の 3 つの発展段階（stages）[PVT, pp. 54, 121, 151, 190, 193, 203, 218, 267, 268] であり，共時的にみれば，1 つの個体の中に下位から上位へと重層する，自律神経系の 3 つのシステムの階層構造（hierarchy）[PVT, pp. 55, 57, 155, 204, 265, 283] でもあります。この 3 つのシステムのちがいは，次頁の図表 5-a のようにまとめることができます。

　これによりポリヴェーガル理論は，長く伝統的なパラダイムであった，キャノン流の交感神経系の線形一元論（覚醒理論）[Cannon 1932] でもなく[*2]，ラングレー流の交感神経系－副交感神経系の対抗的二元論（バランス理論）でもなく，「背側迷走神経複合体」・「交感神経系」・「腹側迷走神経複合体」の 3 つのシステムの階層的三元論，という新たなパラダイムを切り開くことになったのです [PVT, pp. 158, 263-5; Porges 2001, p. 130]。

図表 5-a　自律神経系の3つの発展段階（stages）／階層構造（hierarchy）

	I　不動化システム （immobilization system）	II　可動化システム （mobilization system）	III　社会的関与システム （social engagement system）
神経系	背側迷走神経複合体 （無髄の迷走神経）	交感神経系 視床下部 - 下垂体 - 副腎系 （HPA 軸）	腹側迷走神経複合体 （有髄の迷走神経）
系統発生	軟骨魚類以降の ほぼすべての脊椎動物 （爬虫類までは適応的）	硬骨魚類（ふつうの魚） 以降	哺乳類以降
反応戦略	生の脅威（life-threatening） への反応	危険（dangerous） への反応	安全（safe）への反応
酸素代謝要求	節減（入力も出力も低い）	フル動員 （入力も出力も高い）	状況により制御（減少／増加）
生理反応	心拍数・気管支（－） 胃腸（＋）	心拍数・気管支・血管収 縮・発汗・副腎髄質（＋） 胃腸（－）	心拍数・気管支（＋／－） 発声・表情筋（＋／－）
情動反応	凍りつき（freezing）反応 （シャットダウン，死んだふり， 血管迷走神経性の失神）	闘うか逃げるか （fight or flight）反応	社会的コミュニケーション， 社会的行動
	防衛的行動（defensive behavior）		向社会的行動 （prosocial behavior）
下位運動ニューロン	迷走神経背側運動核（延髄）	脊髄	疑核（延髄）

5–2　哺乳類の社会——酸素代謝要求と安全空間の必要

　ポリヴェーガル理論のこの新たなパラダイムは，*1–1* でも概観しておいたように，自律神経系の系統発生的な進化を，心理的なものと生理的なものの，あるいは社会的・防衛的なさまざまの行動（社会的関与行動，"闘うか逃げるか"反応，"凍りつき"反応）の，「基体」（substrate）として位置づけています［PVT, pp. 59, 140, 142, 151-2, 161, 168, 191, 218, 249, 261, 265, 276, 279; Porges 2001, pp. 123, 124, 126, 130; Porges 2003, pp. 505, 506］。自律神経系の進化の段階が，それぞれ特有の，情動や社会的行動のあり方や範囲を決定するのです。2010年以降の近年になると，「ニューラル・プラットフォーム」（neural platform）［PVT, pp. 3, 118, 126, 298; PoG, pp. xvi, 41, 45, 117, 123, 192, 237, 241-2］と位置づけなおしていますが，まずは「基体」として理論形成されました。

　「基体」とは，自律神経系の構造とその系統発生的な進化が，心理的なも

のと生理的なもの，行動的なものの「組織原理」（organizing principle）
[PVT, pp. 151, 155, 158, 162, 163, 217, 248, 258; Porges 2001, pp. 124, 126] であり，そし
て「決定因」（determinants）[PVT, pp. 153, 154] であることを意味します。
逆にいえば，さまざまな情動や行動は，自律神経系の系統発生的な進化の
「産物」（product）[Porges 2003, p. 505] ないし「副産物」（by-product）[PVT,
p. 151] であり，「派生物」（derivative）[PVT, pp. 152, 155, 267] なのです。「自
律神経系の<u>構造的な</u>変動の<u>機能的な</u>派生物」[PVT, p. 155] です。

　だから自律神経系の進化の段階が，情動や社会的行動のあり方や範囲を<u>決</u>
<u>定</u>します [PVT, pp. 155, 249]。自律神経系のあり方は進化によってそのつど変
容してきたものであり，その自律神経系の系統発生的な進化に応じて，大き
く3つのシステムが生じ，この各々のシステムには，それぞれ特有の反応戦
略があり，特有の生理反応・情動反応のサブシステムがあることになります。

　では，自律神経系じたいはなぜ進化してきたのでしょう。それは身体の<u>酸</u>
<u>素要求</u>（oxygen needs）[PVT, pp. 43, 49-50, 73, 91-2, 105, 159-60, 285, 286-7] のあ
り方，<u>酸素代謝要求の上昇という条件の下での身体内のホメオスタシスの維</u>
<u>持</u>のため，というのがポージェスの（生物学的な）立場です。ホメオスタシ
スの維持をたえず新たな酸素要求の条件の中で充たしていく"<u>生存要求</u>"
（survival needs）のためであり，それを追求するうちに，思いがけない「<u>偶</u>
<u>発的な創発特性</u>」（contingent emergent properties）[PVT, p. 298]，「<u>自然な</u>
<u>創発特性</u>」（natural emergent properties）[PVT, p. 18; Porges 2003, p. 511] と
して，"<u>向社会的な要求</u>"（prosocial needs）も持つようになったのが，哺乳
類以降の生物だというのです*3。哺乳類の社会性を象徴する顔面諸器官が，
もともと「酸素感受システム」である鰓弓（gill arches）から進化した「派
生物」[PVT, p. 152] であり，呼吸・心拍という，ほかならぬ酸素代謝メカニ
ズムとの連動をいっそう洗練させた器官であるところに，その何よりの証拠
があるでしょう [PVT, pp. 38, 43]。

　その意味で，哺乳類は（単なる生存志向ではなく）「<u>向社会的でかつ生存</u>
<u>志向の</u>」[PVT, p. 202] 動物だとポージェスはいいます。「爬虫類とちがって，
哺乳類の神経系は，単に危険で脅威的な文脈のなかで生存するために進化し

てきたのではなく，安全な環境のなかで社会的相互作用と社会的絆を増進するために進化したのだ。」[PVT, pp. 121, 203-4] と。「安全な環境」ということが切実な必要性をもつようになったこと自体が，哺乳類の新しさです。では「安全な環境」とは？　──ポージェスがくり返し引き合いに出すのは，まずもって（生存のための）友／敵の区別[*4]であり [PVT, pp. 15, 190, 265; Porges 2003, p. 505; Porges 2005, p. 37]，「友」との間の社会的絆であり（裏返せば「敵」の排除であり[*5]），この「二者関係」（dyad）[PVT, p. 188; Porges 2005, p35-6; PoG, pp. 9, 49, 231, 240] 的な「社会」像こそが，哺乳類の切り開いた社会性の第一条件なのです。同種内社会行動，育児（parenting），ペア関係の絆（pair-bonding）[PVT, p. 50] ……こうした同種内の特定の個体に対する選択的な反応（のための神経回路）は，爬虫類まではそもそも存在しませんでした [Carter, Harris & Porges 2009=2016, p. 237]。

　しかし 2017 年の最新刊では，「安全な環境」の特徴として，友／敵の区別はもはや言及されず，代わってもう 1 つ，この「友」との間につくられる空間が，一定の構造（structure）と予測可能性（predictability）[*6]を持つことが挙げられています [PoG, p. 105]。もっとも，「友」を予測可能な他者，「敵」を予測不可能な他者と読み替えるなら，基本ラインは変わっていないということもできます。ただしその場合，「友」とはつまるところ，単なる自己の延長，他者の他者性の消去ではないのか，と問うこともできます。なぜなら，予測不可能な存在であってこそはじめて他者だからです。その場合，異質な他者は「友」たりえないことにもなります。

　ともあれこの点，ポージェス自身の掘り下げた考察は示されていないので，これ以上の論評はできません。ただ 1 つ付言するなら，「安全」には恐らく 3 通りの安全がありえます：予測可能でルーティン構造を守る“無難な”安全（リスクは斥けるべきノイズ），予測可能ながらルーティン構造を時に破る“スリリングな”安全（リスクは楽しむべきスリル），そして予測外の新たな構造を創造する“チャレンジングな”安全（リスクは生かすべきチャンス）。この安全とリスクのブレンド加減は要チェックです‼　レジリエンスやトラウマ後成長では，それは安全と自由のブレンドとして働くでしょう。

※〈二者関係〉(dyad) の「社会」とは，直接には２個体間の１対１のパーソナルな関係性であり，そこで最も特徴的な自他の融合（共生的な融合関係），つまり互いの同質性を前提にした親密性・友好性の関係です。〈二者関係〉の相手は，他者とはいっても実は<u>自己の延長</u>。自己の延長たりうる限りでの他者だけを相手にするのが，〈二者関係〉です。お互い同じであることが絆の源泉をなし，"互いに同じだからつながり，ちがっていればつながらない"。そこでは，異質性は非親密性・非友好性，ひいては敵対性を意味するにすぎません（友／敵の区別）。異質な第三者は"よそもの"であり，その社会の外部です。

　ところが互いに近しい二者は，近しければ近しいほど，やがて互いの微細な差異に鋭敏になって紛糾します。これを克服するには，双方の同質性を互いに確認しなおすか（二者どうしによる二者の同質性の確認），共通の外部の敵をでっち上げるか（敵なる第三者を介しての二者の同質性の確認），どちらも信頼する近しい第三者の調停を頼むか（友なる第三者を介しての二者の同質性の確認），そしてついには，二者のどちらとも異なる第三者を含んだ新たな社会関係を作るに至るか（異なる第三者を介しての二者の異質性の確認），ということになるでしょう。こうして〈二者関係〉の「社会」は，次第に第三者の存在なしには維持されなくなり，自ずから〈三者関係〉(triad)〈社会〉へと進まずにはいられなくなるでしょう。たとえば母子関係からエディプス関係，きょうだい関係，仲間関係へ……。エディプス関係はいうまでもなくフロイトの用語で，フロイトは心理療法において先駆的に三者関係を視野に収めていたことを示しますが，ただ，三者関係をほとんどエディプス関係だけに還元しました。ヒトはともかく，それ以前の多くの動物では，三者関係はむしろきょうだい関係，仲間関係のなかで発展し，エディプス関係はあまり大きな比重をもちません。後に*13-2*でもみるように，ほとんどの霊長類では，オスが子の世話に関わるとしても最小限で，どの子が自分の子かについてすらも情報をもっていないのが現実です［Emlen 1997, pp. 281-2］。ヒトでは果たしてどうでしょうか。

　そこで，〈二者関係〉では単なる"よそもの"にすぎなかった第三者が，二者と対等な資格で構成要素となり，三者おのおのの異質性，それぞれにおける自他の分離を前提にする関係性が〈三者関係〉(triad)〈社会〉です。〈三者関係〉では他者が２人になります。あるいは〈二者関係〉が二重になります。いずれも自己の延長であるはずの２人の差異から，２人それぞれが他者<u>の他者</u>として，つまり自己の延長でない他者として，しかもなお"よそもの"でもない他者として，はじめて（共存の対象としての）〈他者〉として現われてきます。ひいてはそれが自他の関係にも翻って，この〈三者関係〉ではじめて，自己は「自己」（他者とちがう自己）として，他者は「他

者」(自己とちがう他者) として存立することになります (詳細は *Column J* を参照して下さい)。今やお互いちがうことが絆の前提となり，"互いにちがってるけどつながる" ひいては "ちがってるからこそつながる"。異質性がむしろ友好性の鍵を握り，敵対性は友好性にも非友好性にもなりうるのに対し，同質的なつながりは，それだけではただ閉鎖性・非友好性を表わすにすぎません。しかもなお，自己の延長としての他者 (2人) がまずあったからこそ，異質な他者との友好的な (三者) 関係は成立できたのでもありました。

　そう，〈三者関係〉の自他分離的な異質性の〈社会〉が成立するためには，〈二者関係〉の自他融合的な同質性の「社会」が前提され (こちらはポージェスも想定する)，〈二者関係〉の「社会」が安定的に持続するためには，〈三者関係〉の〈社会〉の存在を不可欠とするのです (こちらはポージェスは論じない) (*13-3*, *Column J* を参照)。少し視点をずらして言えば，二人称は一人称の延長で，一人称と互いにたえず転換可能であるのに対し (今の "わたし" は次には "あなた"，今の "あなた" は次には "わたし"，というふうに)，その一人称じたい，この人称的 (personal) 次元を超えた三人称の視点において，はじめて確立するものなのです。つまり一人称の "わたし" とは，二人称とたえず転換しうる間主観的な一人称から，三人称的に名指される共同主観的 (→客観的) な一人称に至る，重層構造として存立します。二人称，三人称を潜り抜けてはじめて，一人称の "わたし" は成立します。

　さらに展開すると，〈二者関係〉は自他融合的な同質性，〈三者関係〉は自他分離的な異質性を原理とするなら，〈二者関係〉〈三者関係〉といっても，もはやそれは単なる数の問題ではありません。物理的には2人でも，互いの異質性 (自他の分離) を尊重しあうなら，〈三者関係〉とみるべきものですし，物理的には3人 (以上) でも，互いの同質性 (自他の融合) に依拠しあうなら，〈二者関係〉とみるべきものです (さらに *13-3* へ)。

5-3　不動化・可動化・社会的関与

　では3つの段階を具体的にみていきましょう。

×まず，最も古いシステムは，無顎類 (円口類) に胚胎し，軟骨魚類以降のほぼすべての脊椎動物に共有される[7] [PVT, pp. 156-7; Porges 2001, p. 128; Romer & Parsons, 1997=1983, p. 458]，副交感性の無髄の迷走神経 (「植物的な迷走神

図表5-b 脊椎動物における心臓の活動への自律神経支配

	背側迷走	交感神経	副腎髄質	腹側迷走
無顎類	(↑)			
軟骨魚類	↓			
硬骨魚類	↓	↑		
両生類	↓	↑		
爬虫類	↓	↑	↑	
哺乳類	↓	↑	↑	↓

[PVT, p. 156; Porges 2001, p. 128] により作成

経」）による「不動化」（immobilization）のシステムで[7]（図表5-bを参照），まだあまり酸素を要求しない・消費しない低代謝条件で環境に反応するシステムです。捕食行動も自ら獲りに行くよりは受動的に待って獲る形をとり，水中を泳ぐ時は無呼吸［PVT, p. 31］で徐脈（酸素を節約する「潜水反射」（diving response）[8]，陸上でもしばしば変温動物は長期に無呼吸［Hughes 1969=1973, p. 85］，危機状況ではただちに凍りつき（freezing）[9]，そして体内機能をシャットダウンする虚脱（collapse）の反応でしのぎます[10]。そのため，心拍数を減らし気管支を収縮させ，呼吸を浅くし，酸素代謝を低下させるように設計されていますが，同時にそんな中でも生存できるように，痛覚の閾値を上昇させ［PVT, pp. 179, 275］（「不動化」を多用する動物は，体表上の痛覚受容器の密度が低い傾向があります），胃腸の活動は昂進させて栄養吸収を確保します。とはいえ，危機状況が去ると，直ちに難なく戻ってくるので，そもそも平時と危機時の身体状態の間の落差が小さいのです。

　このシステムで爬虫類までは十分に適応的だったのですが，哺乳類以降になると，大脳の膨張と心筋の増強による酸素要求の激増に耐えられず，この戦略では致死的なほどに不利になってしまいました。この戦略では，「オキシゲン・ハングリーな」（oxygen-hungry：酸素渇望的な）［PVT, pp. 32, 46］哺乳類の大脳皮質と心筋は，カタストロフに陥り，心臓の虚血と皮質の酸素欠乏が勃発してしまうでしょう［PVT, p. 32］。たしかに哺乳類も，爬虫類のように平時にでなく，極度の恐怖状況などの場合に，"死んだふり"という，よりマイルド化したこの戦略を踏襲してはいますが[11]［PVT, p. 14］，これと

て短期間に限らないかぎり，"死んだふり"のつもりがホンモノの死と化してしまう危険と背中合わせです [PVT, pp. 275, 287]。ましてヒトでは，ヴードゥー死のように，一種の"社会的な死んだふり"から，しばしばその日のうちにホンモノの死に至るケースも，十分にありうるのでした（*1–3*を参照）。そこでヒトの場合，もっとマイルドな"死んだふり"として，（直接にはシャットダウンによる脳への酸素化血の減少の帰結なのですが [PoG, pp. 161-2]），失神・気絶・解離[*12]などが「不動化」の戦略として用いられるようになったのでした[*13] [PVT, p. 275; PoG, p. 11]。解離は，ポリヴェーガル理論の立場から見れば，まさしく「不動化」の戦略による生の脅威に対する適応的な防衛反応ということになります [PoG, p. 12]。それは恭順でも降伏でもなく，それ以上被害を大きくしないために身体自身が選択する（さもないと死の危険がある！），最も賢明な防衛反応なのです。

　その極北たるトラウマ反応は，2011年の大著刊行以降，むしろ身体の「英雄的な」（heroic）[PoG, pp. 104, 122, 151, 176-7; Porges & Buczynski 2013a, pp. 20-1] 叡智とすら，くり返し位置づけられるようになってきています。PTSDも，同じくこうした「背側迷走神経路に媒介された生の脅威に対する反応」として考えられています [Ibid., p. 23]。レイプ被害者の生理的シャットダウン反応も（迷走神経背側運動核による），同様です [PVT, p. 179]。ストレスの場合もそうであったように（*1–2*を参照），トラウマの核心もまた，それを引き起こした「出来事」（the event）にではなく，当人1人1人の中で起こる「出来事への反応」（the response to the event）の方にあるのです [Ibid., pp. 22, 112, 165, 203; Porges & Culp 2010, p. 59; Porges & Buczynski 2013b, pp. 19-20]。まさしくトラウマ反応，背側迷走神経複合体の反応なのです。

　背側迷走神経複合体，つまり横隔膜より下位の器官に向かう無髄の迷走神経の反応であるゆえ，これらのトラウマ反応が生じるような極度の恐怖状況では，しばしばそれらの内臓器官に，本来のホメオスタティックな反応を逸脱する過剰な防衛反応が生じます：トラウマに基づく諸障害に，さまざまの内臓疾患が伴ないやすいのはこのためです（胃の不具合，便秘・下痢，過敏性腸症候群，線維筋痛症，肥満，性困難症などをポージェスは挙げていま

す）[Ibid., pp. 158-9, 172-5; Porges & Buczynski 2013b, p. 16]。ほかにも，ポージェスは述べていませんが，横隔膜より下の迷走神経の枝の行先の末端である肝臓や腎臓（*3-1*を参照）の疾患も，この観点でみると合点が行く場合も少なくないように思われます。

　そもそも，人間に限らず哺乳類全般において，「不動化」のしばしば付随的な戦略として，（失神や解離と並んで）脱糞（defecation）[PVT, pp. 160, 162, 279; PoG, pp. 6, 11, 26, 30, 35, 58, 130, 173-4, 226]（と排尿）が生じることは，記憶に留めるに値します[*14]。凍りつきも脱糞（排尿）も，「恐怖条件づけ[*15]」など動物実験心理学研究において，恐怖反応の最も目につくメルクマールとして重視されてきたものでした。*4-3*でみたように，排便・排尿のコントロールが"上陸革命"の所産であったとすれば，これは水生時代への退行とみることもできるかもしれません。ただし脱糞・排尿は，直腸・膀胱の骨盤内臓器に生じる反応なので，直接に支配するのは迷走神経でなく，やはり副交感神経系の骨盤神経（と交感神経系の下腹神経，体性神経系の陰部神経）であることは注意しておかねばなりません（*6*の*27を参照）。骨盤神経のような他の副交感神経系が，「不動化」の際に，迷走神経の振舞いにどう連動するのか（しないのか）は，迷走神経論としても，さらに詳しく究明される必要はあるでしょう（*3*の*5を参照）。それを解く1つの鍵は，後に*6*の*27でみるように，中脳水道周囲灰白質（PAG）にあるとみられますが，その場合はPAGから（背側）迷走神経の凍りつき反応も，骨盤神経の脱糞・排尿反応も生じるのですから，副交感神経レベルでの連動でなく，より上位の脳幹中枢の所産ということになります。

×そこで第2に出現した自律神経システムは，"上陸革命"で降海した硬骨魚類と，上陸した両生類以降に確立し（図表5-b），哺乳類以降にも大きな意味をもつようになる[PVT, p. 156; Porges 2001, p. 128; Romer & Parsons 1977=1983, p. 458]，交感神経系による「可動化」（mobilization）のシステムでした。今度は打って変って，たくさんの酸素を要求し・消費する高代謝条件で環境に反応するシステムです。上陸により，肺呼吸がもたらした酸素摂

取量の飛躍的な増大を（鰓呼吸の1%から肺呼吸の20%へと20倍！……ちなみに陸の酸素濃度21%は海の0.7%の30倍［本川2017, p.272]），抗重力的な骨格筋の運動保持に結合するメカニズムとして確立し［安保2006, p.247]，そして全身すべての器官に栄養動脈（心臓なら冠状動脈）が誘導され，その血管運動神経として伸長したのが交感神経でした［西原2002, pp.104, 111, 199]。その趨勢は，恒温動物ではいっそう高度化され（恒温動物は変温動物の10倍ものエネルギーを要します［本川2017, p.27]），そのため概して哺乳類（と鳥類）の代謝速度は，魚類・両生類・爬虫類に比べて非常に大きくなりました［Hughes 1969=1973, pp.14, 96]。ポージェスによれば，哺乳類の酸素代謝要求は爬虫類の4〜5倍もあり，爬虫類が1ℓエンジン車とすれば，哺乳類は4〜5ℓエンジン車に譬えることができる……ウサギとカメの競争はまさにそのあらわれだ，というわけです［PVT, p.31]。捕食行動も自分の方から能動的に動いて獲りに行き，危機状況では全力で「闘うか逃げるか」（fight or flight）の反応で対処します[*16]。そのため心拍数を上昇させ，気管支を拡張し，（骨格筋以外の）血管を収縮させ，発汗を促進し，視床下部－脳下垂体－副腎系のストレス反応（HPA軸）[*17]を昂進する一方，さしあたり負担になる消化活動は抑制する（つまり第1のシステムの働きを抑制する）など，ただちにムダなく酸素代謝を上昇させ，全身のエネルギーを動員する（mobilization！）のに特化した仕組みになっています。

　交感神経系による「可動化」というと，すぐさま悪玉視されるのが世の風潮ですが，それは決してつねに悪とは限りません。むしろ「私たちは交感神経の活性化を必要としている」［PoG, p.171]。能動的な環境の改変（doing！）や緊急の危機回避にはそれは爆発的な効力をもち［PVT, p.194]，哺乳類であること，ヒトであることにとって不可欠な一部分をなすものです［PoG, p.141; Porges & Buczynski 2013a, p.12]。ただそれがしかるべき結果をもたらさない場合［PoG, p.141]，予測不能な場合，長期間持続する場合には，その高エネルギー状態を維持できずに自滅する危険もはらんでいます。実際その危険は，複雑な神経系を進化させた哺乳類以降，高まりました［PVT, p.194]。この「不適応な可動化」（maladaptive mobilization）が，いわゆる「ストレ

ス」に相当するものではないかと、ポージェスは言います［PoG, p. 141; Porges & Buczynski 2013a, p. 12］。なかでも、「幼児期の逆境体験（adverse childhood experience：ACE）」による慢性的なストレスや成人後の疾病はその極北でしょうが、ただし「ACE」論は他の多くと同様、「ストレス」と「トラウマ」、「闘争・逃走反応」と「凍りつき反応」の間に、本質的な区別は設けません。

×そこで第3に、哺乳類以降はじめてあらわれたシステムは（図表5-b）、有髄の迷走神経（「機敏な迷走神経」）を中心とする「腹側迷走神経複合体」による「社会的関与」（social engagement）のシステムです。「腹側迷走神経複合体」は、前章で詳しく見てきたように、もともとは5億2千万年前から、「鰓弓神経」として、「ファミリー」的な協働関係を結んできた（4-2を参照）三叉神経・顔面神経・舌咽神経・迷走神経・副神経の5つの脳神経からなり、鰓弓なきあと哺乳類以降は、鰓弓に代わる顔面諸部位の横紋筋と心血管系・呼吸系を「シナジー的」に統合する（4-3を参照）中枢として発展してきたものです：なかでも、それら顔面諸部位がはじめは吸乳や咀嚼のための器官だったのが、次第に情動やコミュニケーションの器官としても進化してくるにつれ、社会的関与の中枢となってきたものです。だから「社会的関与」といっても、ただ漠然と他者と社会的に関わること一般を指すというよりも、特に顔面諸器官を介しての［PVT, pp. 14, 188-9］、まさに文字通りの「フェイス・トゥ・フェイスな」［PoG, pp. 105, 119-20, 182］社会的相互作用を、（哺乳類からヒトに至るコミュニケーションのほとんど本質として）ポリヴェーガル理論は陰に陽に想定していることを銘記して下さい[*18]。

　同時にそれは、交感神経やHPA軸の反応を抑制し、穏やかな沈静化した行動状態を効果的に促進しうることにポージェスは注目します［Porges 2007, p. 123; Carter, Harris & Porges 2009=2016, p. 233］。いいかえれば、この「腹側迷走神経複合体」による「社会的関与」のシステムのもとでこそ、「交感神経系」（による「可動化」のシステム）と「背側迷走神経複合体」（による「不動化」のシステム）の間の最適な、いわゆる「自律神経のバランス」が現出するというのです［PoG, pp. 4, 6; Porges 2018b, p. 61］——これをポージェスは、

「ホメオスタティック・ダンス」(homeostatic dance) [PoG, p. 172] とも呼んでいます。そのリズムは，メトロノームのように純規則的な周期運動とはちがって，たえずミクロな揺らぎに貫かれながらマクロにはリズミカルとなる振動，ポージェスが初期から [PVT, pp. pp. 25, 30, 43, 44, 68, 71, 74, 105; Porges 1985; Porges 2001, p. 135] 最近年まで [PoG, pp. 15, 98, 143] しばしば用いる言葉でいえば「オシレーション（揺動）」(oscillations) が近いでしょうか（その典型があの RSA でした）(*1–2* を参照)。このオシレーションのダンスを「チアリーダー」のように応援し，「コンダクター（指揮者）」のように調整し，「交感神経系」の可動化システムと「背側迷走神経複合体」の不動化システムをホメオスタシス実現のためにシナジー的に統合するのが「社会的関与」のシステムということになります [PoG, pp. 128-9; Porges & Buczynski 2013a, p. 4]。ふつう自律神経系（防衛システム）の「コンダクター」と目される視床下部を押しのけて，「腹側迷走神経複合体」が，「社会的関与」システムとして自律神経系の「コンダクター」の地位に置かれるのです（*6* の＊23 を参照）。

　「社会的関与」のシステムは，先行する 2 つのどちらのシステムともちがって，最大限の酸素を要求しながらも（大脳と心筋の発展による）[19]・最小限の消費で済ます最適代謝条件で環境に反応するシステムで[20]，そんなことが可能になったのは，顔面諸器官の動き，つまり表情，頭の傾き，発声・発話（*Column C* を参照），アイ・コンタクト[21]（*Column G* を参照）……など，最小限の酸素消費量で最大の適応的効果をもたらす「信号行動」(signaling) [PVT, pp. 159, 161, 169, 172, 189, 248; Porges 2001]，ないし「象徴的な接近行動」(symbolic approach behaviors) [PVT, p. 181] を使えるようになったおかげです[22]。他者に来てもらいたいときに，腕をつかんで力ずくで引っぱって来ようとするのは，大きな物理的エネルギーを要しますが，しかし柔和な表情で，軽く小首をかしげ，相手の眼を見つめて，抑揚に富んだ軽やかな声で，「来て〜！」と一言いえば，最小限のエネルギー消費で相手を近寄せられるかもしれません。その酸素代謝削減効果たるや，たしかに莫大なものがありますよね！[23]

　そして情動の表出を行なうこれら「体性運動成分」を，そのつど最適代謝

条件で発揮できるように支えるのが、やはり哺乳類以降はじめてあらわれた[*24]、心臓（洞房結節のペースメーカー）と気管支を抑制的に調節する「内臓運動成分」、「有髄迷走神経による抑制」（myelinated vagal inhibition）[PVT, p. 266] である「ヴェーガル・ブレーキ」（vagal brake）です [PVT, pp. 170, 229, 268; Porges 2007, p. 121]（**4–2** を参照）。平穏な状況ではブレーキを作動して、心拍数を遅くし、代謝レベルを下げ、交感神経（−副腎）系の影響を抑制して（つまり第２のシステムの働きを抑制して）[*25]、「穏やかな」（calm）内臓状態を維持します。何かおこると、ブレーキを緩めて、交感神経−副腎系よりも迅速に、心拍数を早め、代謝レベルを上げて、「交感神経−副腎系を活性化することなしに」[PVT, pp. 157, 160, 170, 219, 266, 269; Porges 2001, pp. 129, 131]、対処行動を促進します（**3–3** でみたように、もともとヴェーガル・ブレーキは洞房結節のペースメーカーの心拍ペースを抑制していたのだから、そのペースまでブレーキを緩めるまでは、交感神経系を必要としないのです [PoG, p. 146; Porges & Buczynski 2013a, p. 16]）。しかもこのブレーキは、"全か無か"方式でなく、微細なグラデーション方式の調節で [PVT, p. 103]、複雑な環境の急激な変化に素早くきめ細かに対応できます。またそれに応じて、交感神経の影響を弱めたり強めたりします [PVT, p. 170]。ただし、問題状況があまりに強く・また持続的な場合には、交感神経系も活性化するでしょう [PVT, pp. 158, 269; Porges 2001, p. 129]。とはいえ大抵は、やがてヴェーガル・ブレーキにより再抑制されると考えられています [PVT, pp. 158, 269]。しかしヴェーガル・ブレーキが機能しなければ、交感神経系さらには背側迷走神経系が支配し、健康リスクは高まらざるをえません [PVT, p. 269]。

　いわばヴェーガル・ブレーキは、身体内部のホメオスタシスを維持する内的要求と、環境との適切な関わりを可能にする外的要求との、結節点ともいうべき存在です。洞房結節のペースメーカーへの抑制（ハイ・トーン）／脱抑制（ロー・トーン）[PVT, pp. 170, 219-20, 268; Porges 2001, p. 130] を瞬時に精細に切り替えるこの「スイッチ」[PVT, pp. 219, 220] に応じて、私たちは環境への関与（engagement）／不関与（disengagement）、あるいは「社会的関与」／「可動化」をも、たえず迅速かつ的確に変換できるのです。ヴェーガ

ル・ブレーキは，「心臓の働きを遅くしたり速くしたりすることができる交感神経と副交感神経の働きを合わせ持っている」[McEwen 2002=2004, p. 115]との見方もあるほどです。

　その当否はともかく，以上から伺えるように，同じ自律神経系の成分の中でも，「腹側迷走神経複合体」は，「背側迷走神経複合体」や「交感神経系」に対して，一段高いメタの位置，ヒエラルヒー上の特権的な地位におかれています。それはあたかも，古代ギリシャ悲劇の「機械仕掛けの神」（deus ex machina）をも髣髴させずにはいません。あるいはより神経科学的には，大脳皮質の「コンダクター」としての前頭葉の位置[Goldberg 2001=2007, pp. 16, 46-8, 52]との相似を感じずにはいられません。というか，「腹側迷走神経複合体」のこの地位は，ふつうそこに置かれそうな眼窩前頭皮質のお株をほとんど奪うかのような役割を担い*26，実際またポージェス自身，たとえば神経科学的には通例（眼窩部と背外側部の）「前頭前皮質」の主要機能とされる「持続的注意」を，むしろ「腹側迷走神経複合体」（疑核）に帰属させ，しかもそれをもってポリヴェーガル理論の到達点としているのでした[PVT, p. 51]（*1–2*, *2–3*, *3–3*を参照）。一方，後景に沈んだこの「眼窩前頭皮質」「前頭前皮質」は，ポリヴェーガル的にみても，孤束核から上行する迷走神経求心路の最終的な到達点とみられる部位でもあります[PVT, p. 223]（*4–1*を参照）。大脳皮質の「コンダクター」たる前頭前皮質と，自律神経系の「コンダクター」たる「腹側迷走神経複合体」（疑核）は，一体いかなる関係にあるのでしょうか？　このポリヴェーガル理論の根底に関わる問いは，*11–1*，*12–2*で詳しく考察されることになるでしょう。

　こうして，対外的に情動の表出・社会的な行動を司る「体性運動成分」と，対内的に心拍数の調節・ホメオスタシスの維持を行なう「内臓運動成分」が結合し，「シナジー的」[synergism：pp. 40, 190, 287]な連動を展開するおかげで，「統合された社会的関与システム」（integrated social engagement system）[PVT, pp. 56, 57, 59, 124, 125, 189, 190, 202, 204, 205, 270, 288; Porges 2003, p. 511]を形成するのが，「腹側迷走神経複合体」なのです。それは爬虫類でなく哺乳類

ではじめて出現する,「創発的な社会的関与システム」(emergent social engagement system)[Porges 2018b, p. 51]です。この,「統合された社会的関与システム」こそ,ポリヴェーガル理論の最も枢要な心臓部というべきでしょう。「多重迷走神経理論」というので,とかく"背側迷走"と"腹側迷走"の多重性ばかりが取沙汰されがちですが,その"腹側迷走"の内部に展開するこの「体性運動成分」(体性神経線維)と「内臓運動成分」(副交感神経線維)の「シナジー的」な結合という,もう1つの多重性こそ,この理論の優るとも劣ることのない決定的な核心であることを,見落としてはなりません。「多重迷走神経理論」の「多重」とは,ここでまとめておけば,迷走神経の以下のような多重性に照準したものと概括することができるでしょう。

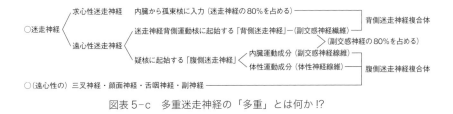

図表 5-c　多重迷走神経の「多重」とは何か!?

　顔の横紋筋と内臓の平滑筋をつなぐこの連動をポージェスは,近年では(2009年以降)さらにしばしば,「顔-心臓コネクション」(face-heart connection)[PVT, pp. 57, 124, 126, 204, 249, 265-6, 286; Porges 2007, p. 121; Carter, Harris & Porges 2009=2016, p. 233; PoG, pp. xvi-vii, 138; Porges 2018b, pp. 54-7],さらには「脳-顔-心臓回路」(brain-face-heart circuit)[PVT, pp. 249, 265, 266]とも呼んでいます。穏やかな心臓（内臓）の状態が穏やかな顔や声の表情をつくり,穏やかな顔や声の表情が穏やかな心臓（内臓）の状態をつくるのです。そして,このように穏やかな身体の状態がポジティブな社会関係をつくり,ポジティブな社会関係が穏やかな身体の状態をつくるのです。こうして,自発的な社会的関与行動と,身体的状態との双方向的な連結が可能になりました[Carter, Harris & Porges 2009=2016]。

　しかもこの連動は,どちらの成分も**有髄神経**であるため,複雑な環境の急

激な変化に迅速かつ的確に対応でき，そのつどの（酸素要求の）必要に応じて，環境への関与（engagement）／不関与（disengagement）を瞬時に切り替えることも可能なのが強みです。このたえず迅速に微細に切り替えられるブレーキこそが，先行する2つのシステムにはなかった（つまり単なるブレーキでも単なるアクセルでもない），「社会的関与システム」に独自の新たな戦略であり，健康な生命の表われなのです[*27]。

のみならず，この「ヴェーガル・ブレーキ」の働き具合，したがって情動の表出や「社会的関与システム」の働き具合は，数量的に測定可能です。その指標こそがまさにあの，呼吸性洞性不整脈（RSA）の振幅なのでした[*28][PVT, pp. 106, 171, 229; Porges 2007, p. 122]。たとえば，情動表出を司る「体性運動成分」の1つである声の抑揚の豊かさは，「ヴェーガル・ブレーキ」の強さを示すRSAの振幅の大小とパラレルな関係にあり，これを健康度の指標に利用できるというのが，ポージェスの立ち位置です[PVT, p. 288]。これまでくり返しふれてきた「迷走神経刺激」や"listening project"の効果なども（*Column B*を参照），こうして検証できます。他のさまざまの変数の健康との関わり具合も，RSAで測定する研究を，ポージェスは今日までずっと続けてきています。またポージェスに限らず，広く今日の精神生理学的研究においても，RSAは，副交感神経活動の最も非侵襲的な測定指標として多用されつつあります[Berntson, Cacippo & Quigley 1993; 廣田ほか 1994]。

この第3のシステム，「社会的関与」（social engagement）システムに至って，自律神経系は社会的な機能をもつ神経系となり，これをポージェスは2001年に，「よりグローバルな社会神経系（social nervous system）の部分」として位置づけました[Porges 2001, p. 124]。そこではこの「社会神経系」（social nervous system）という語が，論文のタイトルそのものにまで採用されたのですが[*29]，しかし他の論文には後にも先にも，また少なくともあの大著に所収のどの論文にも，不思議なほどこの語が用いられていません。なぜそうなったのか。この論文自体が同書に収められなかった理由とも合わせて謎ですが，それについては以下の行論で少しずつ考察してゆき，

8-2 で1つの仮説を出してみたいと思います。

5-4　3段階論のダイナミズム

　ただし，この「ヴェーガル・ブレーキ」も万能ではありません。制御困難に陥ることも少なくありません。そのときには，代わってより古い2つのシステム，つまり交感神経系による「可動化システム」（「闘うか逃げるか」(fight or flight) 反応），さらには原始的な（背側）迷走神経系による「不動化システム」（「凍りつき」(freezing) 反応）が，作動することになります。ただしそれは，ここでも，いよいよ悪者登場！　という意味ではありません：交感神経系も，腹側迷走神経複合体のもとに制御されているときには，可動性・覚醒・情熱などを促進する（社会的にも）重要な役割を担っており，腹側迷走神経複合体に制御されなくなったとき，はじめて防衛システムに転化するにすぎないのですが [PoG, p. 105]，それもなお必要な適応であって，悪者ということにはなりません。交感神経系が悪と化すことがあるとすれば，それはもはや防衛する必要がない状況にもかかわらず，防衛システムであり続ける時です。背側迷走神経複合体でも同様です。

　環境が安全 (safe) と判断される時には，腹側迷走神経複合体による「社会的関与システム」が作動し（逆にいえば，「社会的関与システム」が作動するためには，安全と思える環境が必要であり），環境が危険 (dangerous) と判断される時には，交感神経系による「可動化システム」（「闘うか逃げるか」反応）が作動し，環境が生命を脅やかす (life-threatening) と判断される時には，背側迷走神経複合体による「不動化システム」（「凍りつき」反応）が作動する（いいかえれば，生の脅威になるまでは眠っている [Porges 2018b, p. 53]），という具合です。したがって，環境の安全性が損なわれるほど，「ヴェーガル・ブレーキ」による制御も困難となり，「闘うか逃げるか」反応，ひいては「凍りつき」反応に頼るしかなくなるのです。反対に，環境の安全性が確保されるほど，「ヴェーガル・ブレーキ」による制御がよく効いて，「社会的関与」の健康な反応が支配することになります。この安全さ (safe-

ty）の意義は，2011 年の大著の刊行後も，2017 年の最新刊にかけて，ます
ます前面に押し出され，「私たちが安全であるとき，マジカルなことがおこ
る（When we're safe, magical things occur.）」[Porges & Buczynski 2013a, p.
12; PoG, p. 141] と*30，いわばセーフティ・マジックとでもいうべき趣きを呈
するまでに至っています。だからまさしく，「この安全感こそが治療なのだ
（This feeling of safety is the treatment）」[PoG, p. 187] と。

　その際，「社会的関与システム」が向社会的行動，健康な反応であるのに
対して，「可動化システム」・「不動化システム」は防衛的行動*31，ストレス
反応です。ストレス反応は，ポリヴェーガル理論では，交感神経系による単
一の防衛反応ではなく，危険な環境か生を脅かす環境かで，「可動化」とい
う第 1 の防衛システム，「不動化」という第 2 の防衛システムが想定されま
す [PoG, p. 54]。ストレス反応のうち，「可動化システム」は「能動的なコー
ピング」（active coping），「不動化システム」は「受動的なコーピング」
（passive coping）なのです*32 [PVT, p. 287]（＊14 も参照）。どちらも，や
がてそこから戻って来れるとすればコーピングなのです*33。反対に，戻っ
て来れないのが“病気”ということになるでしょうか（ただし，ポージェス
が言うわけではないですが，“病気”もまたそれ自体，戻ってくるためのコ
ーピングではないでしょうか——能動的でも受動的でもなく，たぶん中動態
的に……そしてそれこそが「社会的関与」の真骨頂かもしれません！）。

　この点では，「ストレス」という言葉を使うこと自体，ポージェスは慎重
です：ふつう用いられる「ストレス」の語は，交感神経系の活性化とほぼ同
じ意味で用いられるので，この 2 種類の防衛反応を区別できず，とくにトラ
ウマなどを扱う際に「ストレス関連障害」と括ってしまうと（ex.
「PTSD」！），それが背側迷走神経複合体による「不動化システム」という，
もう 1 つの防衛システムによるものであることを見落としかねないからです
[PoG, pp. 54, 103, 141; Porges 2018a, p. xxii]（**0** の＊4 を参照）。逆にいえばトラウ
マは，多くの精神障害の共通の根底に交感神経系の活性化としての「ストレ
ス」をみる，伝統的なセラピーのモデルに異議を突きつけたのだ，とポージ
ェスは言うのです [Porges & Culp 2010, p. 58; PoG, p. 199]。

5 自律神経系の3段階論　197

　今日（具体的には1980年代以降），私たちの生きるこの時代が，しばしば
"解離の時代"と呼ばれ，"トラウマの時代"（*0–6*を参照）と捉えうるよう
な空気を醸し出してきたのは，トラウマ・サバイバーのみならず広く社会全
般において（逆にいえば社会全般がプチ・トラウマ・サバイバーとなって），
最もよく用いられる防衛機制が抑圧から解離へと変容してきたからであり，
この抑圧こそ内なる能動的コーピング，解離こそ内なる受動的コーピングに
ほかならないのです。「ストレス」が能動的コーピングの時代の苦悩であっ
たとすれば，"ストレスの時代"はもはや私たちがそうと知らぬうちに，す
でに幕を閉じつつあるのかもしれません。

　さて，以上をまとめてポージェスは，1997年段階で，腹側迷走神経複合
体がハイ・トーンなら「社会的関与システム」が作動し，腹側迷走神経複合
体がロー・トーンになると交感神経系の「可動化システム」（能動的なコー
ピング）が作動し[*34]，さらに代わって背側迷走神経複合体がハイ・トーン
になると，「不動化システム」（受動的なコーピング）が作動する，と述べて
います [PVT, p. 165]。
　あるいは，少し見方を変えるなら，こうも言えるでしょうか――すなわち，
「ヴェーガル・ブレーキ」が制御している間，つまり平穏な日常では，腹側
迷走神経複合体による「社会的関与システム」と，交感神経系による「可動
化システム」とが対抗関係にありますが，前者が後者を適度に抑制していま
す。ところが，後者が前者の抑制を突破して，「ヴェーガル・ブレーキ」が
制御を失なうと，つまり防衛的なストレス状況では，今度は交感神経系によ
る「可動化システム」と背側迷走神経複合体による「不動化システム」とが
対抗関係になります。まずは前者が後者を抑制して支配的になるのですが，
さらに危機が深まると，後者が前者の抑制を突破して支配的になるのだ
と[*35]。とするなら，ポリヴェーガル理論の階層的三元論は，以下に図示（図
表5–d）するように，「交感神経系」－「副交感神経系」の二元的対抗関係
の二重化として解釈することもできるかもしれません[*36]。

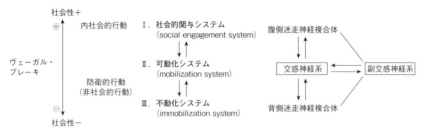

図表5-d　自律神経系の階層的三元論の構造

5-5　ジャクソンの脳の階層論　ポージェスの自律神経の階層論

　実際，ポージェスはこの3つの自律神経システム間の関係を，かつて19世紀末にヒューリングス・ジャクソンが（ハーバート・スペンサーにヒントを得て）脳のレベルに見出した中枢神経系の「進化」（evolution）と「解体」（dissolution）による「階層」（hierarchy）論［Jackson 1884=2000］になぞらえて，それが同様に自律神経レベルにも当てはまるものだと述べています［PVT, pp. 55-6, 161-2, 169; Porges 2001, p. 132; Porges 2007, p. 120; PoG, p. 12］。ポージェスの理論が「背側迷走神経複合体」－「交感神経系」－「腹側迷走神経複合体」の3層構造だったのと同様に，ジャクソンの理論も脳の「最低中枢」（脊髄・脳幹での「表象」）－「中等中枢」（前後中心回での「再・表象」）－「最高中枢」（前頭葉での「再・再・表象」）の3層構造で考えられており[*37]［Jackson 1884=2000, pp. 8, 21-2, 35-6］，ただジャクソンの方が，「最低中枢」から「最高中枢」までをさまざまな「程度」のちがいとみており［Ibid., pp. 43-4］，また各中枢（とくに最高中枢）内にもさらに層（layers）構造（「内的進化」）をみるなど［Ibid., p. 6］，よりキメの細かい多層構造となっているちがいはあります。

　ジャクソンのことは，「解離」の研究史のなかでお馴染みでしょうか。昨今再評価著しい，（心的外傷という意味での）「トラウマ」（trauma）論の創始者ピエール・ジャネ［Janet 1887］の解離論も（*Column H*を参照），ジャクソンの中枢神経機能の分析を精神機能において行なったものといえます[*28]

（ジャクソンの「精神自動症」（mental automatism）の概念とジャネの「心理自動症」（automatisme psychologique）の概念の名前を見比べるだけでも一目瞭然です）。

ジャクソンは脳における神経系の構築を，より<u>進化</u>したものほどより<u>組織化</u>され（organised），より<u>複雑</u>（complex）になり，より<u>随意的</u>（voluntary）になってより<u>上位</u>にあり，<u>原始的</u>なものほどより<u>組織化されず</u>，より<u>単純</u>（simple）で，より<u>自動的</u>（automatic）になってより<u>下位</u>にあるとしたうえで［Jackson 1884＝2000, pp. 4-5］，より上位のものがより下位のものを制御（抑制）する階層構造になっており，上位のものが機能を失うと[*39]，いわば「逆向きの進化」（de-evolution）ともいうべき「解体」（dissolution）の現象がおこって，上位の過剰発射による機能の欠損（陰性症状）とともに，下位の機能の「脱抑制」（陽性症状）が生じる——それこそが，神経系のさまざまの疾病なのだと主張したのでしたが［Ibid., pp. 5-7］（そのなかには，「夢幻様状態」（dreamy state）［Ibid., p. 30］と彼が呼んだ<u>解離</u>とおぼしき症状も入ります[*40]），ポージェスもこれと類比的に，自律神経系の3つのシステムの反応戦略の間に，同様の「解体」のメカニズムが働くことを，くり返し主張するのです［PVT, pp. 55-6, 161-2; Porges 2001, p. 132; PoG, p. 12］。

すなわち，いちばん上位の「腹側迷走神経複合体」はその下にある「交感神経系」を制御（抑制）し，「交感神経系」は最下位の「背側迷走神経複合体」を制御（抑制）する。平穏な日常的相互作用が保たれているときは，「腹側迷走神経複合体」（社会的関与の行動）がまず使われ，「腹側迷走神経複合体」が機能を失うと「交感神経系」（闘うか逃げるかの反応）が脱抑制し，「交感神経系」が機能を失うと「背側迷走神経複合体」（凍りつき反応）が脱抑制する……［PVT, pp. 161-2; Porges 2001, p. 132］。他のすべての戦略がうまく働かないとき，そのときにのみ，「背側迷走神経複合体」の反応は前面にあらわれるわけですが，しかしこれは爬虫類でこそ適応的であったものの，哺乳類には致死的なほど危険な反応なのでした。

ともあれ，この階層的な解体の理論において，少なくともジャクソン（ジャネ）的「解体」における「夢幻様状態」（＝解離！）と，ポージェス的

「解体」における「凍りつき」（＝解離！）の間には，共通に響きあうものが
あることを確認しておきましょう。同時にまたその対極，つまりジャクソン
（ジャネ）的「進化」の極にある前頭葉と，ポージェス的「進化」の極にあ
る「腹側迷走神経複合体」との間にもまた，ここでも共通に響きあうものが
炙り出されてくるのを，確認しておきましょう。

5–6　3段階のブレンドの可能性

ただしこれら3つの段階は，"全か無か"の形で働くのではなく，むしろグ
ラデーションを示し，複数のサブシステムがブレンドする形態もありうると
ポージェスは述べています［PVT, pp. 162, 168; Porges 2001, p. 132］（最新刊では，
「カップリング」ともいいます［PoG, p. 7; Porges 2018b, pp. 54, 62-3]）。例えば
「性的覚醒」（sexual arousal）は，腹側迷走神経複合体システムと交感神経
システムの「共活性化」（coactivation）［PVT, p. 277］，「ブレンド」［PVT, p.
168］だと，くり返し言及しています［PVT, pp. 65, 134, 168, 175, 177, 182, 275]。
"ベラドンナ"現象[*41]など，その好例かもしれません（*12*の＊26も参照）。

　　さらにもう1つ，この2つのシステムの「ブレンド」［PVT, p. 276］として，
ポージェスはさらに最近になって（2004年に少し触れ，本格的には2009年
以降），「あそび」（play）をあげています［PVT, pp. 12, 275-6, 278; Porges &
Buczynski 2011, pp. 17-9; Porges & Pregnel 2011, p. 14; PoG, pp. 80-2, 243]。あそびは
外見上，攻撃行動とよく似ていますが，本気の攻撃行動とちがって，友好関
係に真の意図があることを互いに示しあう「社会的関与」システムを同時に
作動させるので，やはり腹側迷走神経複合体システムと交感神経システムの
「ブレンド」だというのです［PVT, p. 276]。*8*で章を改めて考察します。

　　またこれらの「ブレンド」は，内臓からの求心性フィードバックと上位の
脳構造の働きによって生まれるとされており［PVT, p. 162; Porges 2001, p. 132]，
その意義を後に*8–1*で考察してみたいと思います。

5-補　個体発生は系統発生を鏡映する

　以上のように，脊椎動物の系統発生的な進化でみられた「背側迷走神経複合体」-「交感神経系」-「腹側迷走神経複合体」の自律神経系の発展は，ポリヴェーガル理論において，私たち人間の1人1人の個体発生（発達）においても，パラレルにあてはまるものとみなされています。「人間の胎児の自律神経の発達は，より広い系統発生の進歩を鏡映する（mirrors）」[PVT. p. 127] というわけです[*42]。それをポージェスは，心臓を支配する自律神経系で考察しています。

×まず，系統発生では最も古くあらわれた，迷走神経背側運動核に起始する遠心性の無髄の迷走神経は，個体発生でもやはり，子宮の中で最も早くから発展するシステムとされています。これに対して，系統発生的には最も新しい，疑核に起始して心臓の洞房結節に向かう遠心性の有髄の迷走神経である心臓抑制性の副交感神経性線維（つまり「ヴェーガル・ブレーキ」）は，胎児でも最も遅くに発展し，むしろ出生後最初の1年によく発達するとのことです。

　ヒトの心臓は，受胎後3-4週で鼓動を始めますが [Changeux 1983=1989, p. 317]，疑核もたしかに，ニューロンの成熟じたいは決して遅くなく，妊娠8-9週には開始し，12.5週にはほぼ完了します[*43]；ただ，そこに発する神経線維は，（迷走神経背側運動核の場合とはちがって）心臓の組織へはまだ届いておらず，有髄化も妊娠23週ではまだ始まらず，胎生期の最後の3ヶ月（24-40週）になってようやく直線的に増加し[*44]，生後1年（特に最初の3ヶ月）の間に活発に継続されていきます [PVT, pp. 126, 128; Porges 2007, p. 121]。このため，哺乳類の子どもの迷走神経は，出生時にはまだ部分的にしか有髄神経にはなっておらず，迷走神経の有髄神経の総数は，妊娠24週から増加しはじめ，30-32週からほぼ生後6ヶ月までの期間に最大の増加を示したあと，青年期まで少しずつ増加していくのです[*45]（同時にこれと比例して，無髄神経の数は減少していくようです）[PVT, p. 122; Porges 2007]。

交感神経系の発達は，意外にも，まだあまりよくわかっていないとポージェスは言いますが，恐らくこの両者，つまり迷走神経の有髄神経と無髄神経の中間ぐらいのどこかの時点で発達が始まるのではないか，としています[PVT, p. 128]。そもそも羊水に浸かっている胎児の血圧は 15mmHg しかなく，破水して生誕時には頚動脈洞が作動してやっと 30mmHg になり，そして哺乳類標準の 90mmHg へと急増していくそうです［西原 2016, pp. 34, 136, 198-9, 225］。15 → 30mmHg という数字は，まだ交感神経のないサメと全く同じ値との指摘［同］も勘案すると，胎生期の交感神経系の発達は，案外遅かったとも考えられます。

こうして，総じて哺乳類の自律神経系の特徴は，胎生期の最後の 3 ヶ月に発展しはじめ［PVT, p. 126］，つづく出生後の最初の 1 年間に激増することにあります［PVT, p. 126］。そしてこの自律神経系の発達に並行して，個体は自立＝自律してゆくのです。ただし，完全に自分自身だけで自分を制御する自立＝自律ではなく，他者との関わりによる自立＝自律，「共生的な制御」(symbiotic regulation) です［PVT, p. 120］。近年では，「相互調整」(co-regulation)」［Porges & Buczynski 2012; PoG, pp. 9, 49, 195］とも呼ばれています（*6–2* を参照）。哺乳類から人間において，自律神経系の発達とは，社会性の発達と相携えて進行する，社会的な神経系の発達でもあるのです。

×疑核からは他方，心臓の洞房結節に向かう一般内臓性の遠心性の有髄の迷走神経だけでなく，頭頚部の横紋筋を支配する特殊内臓性の遠心性の有髄の迷走神経（を中心とする鰓弓性神経）が起始していたのでしたが，それらを上位の皮質から制御しているのは，皮質延髄路でした（*4–2* を参照）。同じ錐体路でも，四肢・体幹の横紋筋を支配する皮質脊髄路が，出生時にはまだ有髄化がすべて完成しないのに対し，皮質延髄路は妊娠 24 − 28 週に有髄化が開始し，出生時にはほぼ完成しているとされています[46]：だから，手足は自由に動かなくても，新生児は随意的に微笑んだり，しかめ面をしたり，じっと見つめたり，声を出したり，おっぱいを吸ったりすることができ，それによって養育者を引きつけたり，栄養摂取を確保したりすることができる

というのです［PVT, pp. 15, 189; Porges 2005, p. 36; Sarnat 2003, p. 4］。

　そして感覚についても，その多くが外界の現実に対応する準備を整えるのは，一般に出産予定日のわずか2週間前にすぎないのですが，ただし耳だけは例外で，鼓膜や耳小骨など，妊娠期間の半分を過ぎると，もう早くも成人と同じ完全な大きさになり，機能しはじめることがわかっています（あわせて聴神経も成熟し，音を処理する側頭葉も大部分機能することも）［Doidge 2015＝2016, pp. 437, 469］。何のためでしょうか？　さまざまの研究によると，どうやら自分の母親の声（文字通りの「母語」！）を敏感に聴き分ける神経回路網を備えるためのようです［Ibid., pp. 469-70］。

〈註〉

*1　この点でポリヴェーガルの3段階論を，マクリーンになぞらえて"三位一体"と呼ぶのは適切でないかもしれません。マクリーンによれば，「三位一体脳という表現から，3つの脳が地層のように重なった構造［……］を思い浮かべる」のは「まちがいである」とのことだからです［MacLean 1990＝1994, p. 22］。

*2　ただしその提唱者W・キャノンは，20世紀初頭に，情動を自律神経系によって説明した最初の人でもありました［Cannon 1915; 1932］。ただ，あくまで交感神経系の活性化の度合によるもので，それを「闘うか逃げるかの反応」（fight or flight response）と名づけたのもキャノンです［Cannon 1915］。のみならず，クロード・ベルナールが1865年に『実験医学研究序説』で提起した生体の「内部環境」の「恒常性の維持」の概念を，1929年に「ホメオスタシス」と命名して，さらに考察を深めた人でもあり［Cannon 1929; 1932］，また，1936年7月4日の論文［Selye 1936］以降ハンス・セリエによって広く流布することになる「ストレス」の語を（しかもその論文ではこの語はまだ用いられていません）（1の＊17を参照），すでに1914年に用い，「情動的ストレス」「精神的ストレス」など，むしろセリエより今日の概念に近い使い方すらしていた人でもあります［Cannon 1914, pp. 261, 269, 272, 273, 275, 276］。セリエの「ストレス」概念は，ストレッサー（ラットの行動拘束）においてもストレス反応（副腎皮質ホルモンの変化）においても，あくまで純身体的なものでした。そして「からだの知恵」という言葉が流布したのも，1932年のキャノンの著書［Cannon 1932］のタイトル以降のことでしょう。

204

*3 つまり哺乳類以降においては，"生存要求"の創発特性として，新たに"向社会的な要求"が付け加わり，いったんそうなると，酸素代謝要求だけでなく社会的要求が，次第に哺乳類の進化の原動力となっていくということをそれは意味しているでしょう。自然環境への適応だけでなく，(同種動物間の)"社会"という生物自らの創出した特異な環境への適応，という新しい課題が進化の原動力です。ところがこの"社会"という環境は，当の生物たち自身の創造物ですから，それに適応して生物が進化すれば環境自体も進化し，それがまた生物の進化をもたらします。そのなれの果てが，霊長類(とくに真猿類〜類人猿)から人類に至る複雑な〈社会〉の発展と，それにパラレルに照応する大脳(新)皮質(なかでも前頭前皮質)の発展でした。人類ではついに，自身の生物学的な進化よりも，(社会)環境の進化(つまり「歴史」)のほうが，先を行くようにさえなりました。大脳(新)皮質は，その30%までもを前頭前皮質という媒介者が占めるのでなければ，統合できないほど複雑になりました。「人間の脳は万物の中で最も複雑なシステムだ。その複雑さは非常に入り組んだ社会的・経済的構造を上回るかもしれない」[Goldberg 2001=2007, p. 48]。複雑な〈社会〉の「歴史」という進化を外側に展開し，超複雑な大脳新皮質を内側に抱えてしまった人類の，そこでもなお脈々と働き続ける身体のありようをどう捉えるか…それこそが，私たち人間の究極のテーマではないでしょうか。*13–2*(とくに*13*の＊6)で，このことに再び立ち戻りたいと思います。

　その前にしかしまず，その大前提をなす哺乳類の社会性とは，どういうものなのでしょうか。ヒト以前の生物の社会の進化の歴史において，どういう位置を占めるのでしょうか。*Column E*によって，その背景を把握していただけると幸いです。

*4 「友／敵の区別」は，政治学的には，つまりヒトの社会では，そのまま戦争状態の定義でもあることも想起しておきましょう；そしてすべての戦争は政治の延長であるとするなら，それは政治そのものの定義でもあることになります [Schmitt 1932=1970, pp. 15-33]。一方，争いを戦争にまで至らせないのが政治であるとするなら，逆に人々の多数性(複数性)こそ政治の条件であり [Arendt 1958=1994, p. 20]，「友／敵の区別」をこえる公共性の確立が政治の定義ということになるでしょう。どちらの政治を私たちは採択するのか。それはひとえに，「友／敵の区別」をどう位置づけるかにかかっているでしょう。

　歴史上多くの戦争は"聖戦"であり，自分たちの「安全な空間」を守るための"正義の戦い"でした。すなわち，「友」たちの内集団の「安全な空間」と，「敵」たちの「危険」な外集団への「不信」とは，同じ事柄(二者関係)の表と裏であること。これこそが哺乳類の切り開いた社会性の原理なわけですが，だからこそヒト

もまた，今なお根深く，複雑な三者関係の錯綜と軋轢のストレスを，たえず二者関係への還元で解消しようとする執拗な渇望を秘めており，その最も勇ましく絶望的な最終解決手段が戦争であったことは記憶に値します。現に多くの戦争が，三者関係の混迷と矛盾の極致において，それを止揚する二者関係のエクスタシーの極致として，熱狂的な大衆的支持のもとに断行されてきたのでした。「愛」なき戦争は存在しえません。哺乳類の二者関係的な「友／敵の区別」が，それ以降の複雑な三者関係の発展のなかで，ますますくり返し切実に呼び戻されようとするのです。「逆説的なことに，戦争は憎悪の狂気というよりも愛の狂気（madness of love）のように思われる。」[Fornari 1966, p. 261]……少なくとも，憎悪の狂気は愛の狂気なしには発現しない（もしくは表裏一体）とはいえるでしょう。

　しかもなお，どんなに愛の狂気で鼓舞したとしても，いざ戦場に立った兵士たちが，実際どれほど人を殺すことに抵抗するかは，デーヴ・グロスマン米国陸軍中佐の注目すべき研究に明白です [Grossman 1995=2004]。歴史上明らかなだけでも，何百年も前から第2次大戦に至るまで，実際に敵に向けて発砲した兵士はどの戦争でも20％以内 [Ibid., pp. 43-5, 82-93]。同種個体どうしで殺し合うことへの「本能的な抵抗感」[Ibid., p. 57] の根強さを示して余りあります。哺乳類どころか全生物にすら貫徹しうる，同種内の殺戮への明確な制限。戦後その“弊害”に気づいた米国陸軍は，この抵抗感を克服する心理操作の訓練技術を洗練させ（脱感作，条件づけ，否認的防衛機制…）——「心理戦の時代——敵ではなく，自国の軍隊に対する心理戦である」——，朝鮮戦争では発砲率を55％に，ベトナム戦争では実に90％超にまで上昇させるに至りました [Ibid., pp. 91, 390]（並行して，第2次大戦までは稀だった「殺人の神聖視」（＝味方を聖化し・敵を賤化する二者関係の神聖化！）が，朝鮮戦争で増加し，ベトナム戦争では完全に制度化されたとのことです [Ibid., pp. 391-2]）：そしてその代償こそ，ベトナム戦争での大量のPTSD罹患者の輩出でした [Ibid., pp. 388, 448]（もっとも，この戦争では敵の死者1人当たり5万発以上の銃弾が消費されており，空に向けての発砲という抵抗がいかに頑強に続いていたかも見落とせませんが [Ibid., pp. 56, 395]，だからこそそのあれほど大量のトラウマの発生であったとみるべきでしょう）。三者関係の錯綜と軋轢の「ストレス」を逃れる，挙国規模での二者関係の神聖化（＝“母国”との一体化）の行き着く果ては，大量の「トラウマ」発生でしかなかったのです。哺乳類以後の「友／敵の区別」（＝同種内特定個体との絆）の尖鋭化と，哺乳類以前から恐らくどの生物にも汎通する「友／敵の区別」の制限（＝同種個体全般との共存）の表面化。この両極をどう引き受けるのか？　これまた哺乳類としての私たちヒトの大きな課題です。

206

*5 ポール・マクリーンに倣っていえば，「類縁性（familiarity）と異縁性（strange-ness）とは同じ金貨の2つの面である」［MacLean 1990=1994, p. 66］。そして「鳥類でも哺乳類でも，なんらかの形で異縁性をもつ個体は，仲間からの絶え間ないいじめにさらされる。」［Ibid., p. 67］

*6 この予測可能性による安全感覚は，社会心理学者ロバート・ザイアンスのいう「単純接触効果」（mere exposure effect）［Zajonc 1968］（反復刺激によって無意識のうちに好感度が上昇する効果）によるものとも言えます。「反復的な接触は，生体と周囲の環境（そこに生体がいるか否かを問わず）との関係において有利に働く。それによりこの生体は，安全な物体や生息環境と，そうでないものとを区別できるようになる。これは，社会とのつながりの最も原初的な形と言えるだろう。従って単純接触効果は，社会組織や集団の基礎を形成するものであり，心理的・社会的な安定性の基盤となる。」［Zajonc 2001, p. 227］哺乳類の切り開いた社会は，個体識別という，このいわば"なじみ"の共同幻想の確立ともいえます。反対にその共同幻想の喪失，予測不能な慢性ストレスが，哺乳類の最も強大なストレスとなるのです。

*7 ちなみに，迷走神経からの心臓抑制物質（Vagusstoff）として，ドイツの薬理学者オットー・ロウイが1921年に発見したアセチルコリンは［鈴木 2015, p. 5］，最初に発見された神経伝達物質でもありましたが，またそれ自体も伝達物質の中で最も歴史の古いもので，実に30億年以上前に出現したバクテリア類（乳酸菌ラクトバチルスの一種，真菌類の酵母やカビ，原生動物のミドリムシ・ゾウリムシ，植物の藻類など）に，すでに見出されています［柿沼 2015, p. 101］。なお，原初の神経系が登場したとされるのは，せいぜい約9億年前のこと。アセチルコリンは，ほぼすべての生物に存在するとみられています。もっとも，動物界で最も単純な神経系をもつヒドラなど腔腸動物の散在神経系では，アセチルコリンの存在は否定されているようですが［小泉 1999, p. 286］。

なお，アセチルコリンは迷走神経にとどまらず，副交感神経全体の神経伝達物質ですが，副交感神経の方は，ローマーによると，脊椎動物以前の原索動物ナメクジウオから存在するとのことです［Romer & Parsons 1977=1983, p. 458］。無顎類（円口類）では，迷走神経の中に副交感性の自律神経線維が存在します［Ibid.］。

*8 潜水反射は顔面浸水反射とも呼ばれますが，そこでの無呼吸の反応は，顔を水につけると，水の刺激が鼻腔入口の受容器から三叉神経求心路を介して延髄の呼吸中枢に入力し，そこから迷走神経遠心路を介して喉頭の声門閉鎖筋を収縮させ，同時に横隔神経を抑制して吸気筋（横隔膜）の運動を制止するのです（しかしこれは背側でなく，腹側迷走神経路ではないでしょうか）。無呼吸の反応とともに，非常に短

い反応潜時で心拍数の急減（徐脈）も生じ，例えばアザラシでは，心拍数が毎分
150回からほとんど即時にたった10回にまで落ちるとされています［Hughes
1969=1973, p. 88］（さらに**Column F**も参照）。この反応はアザラシのみならず，多
くの爬虫類・鳥類・哺乳類それにヒトでも観察されているようです［Ibid., p. 92］。
他方，こちらは交感神経性というか，副腎髄質からノルアドレナリン（のみ）を分
泌する反応も作動し，a_1受容体に働きかけて，（冠状動脈と脳血管を除く）全身の
筋肉・皮膚・内臓（とくに骨格筋）の動脈系で広範かつ強力な血管収縮を生じるた
め，血液循環は事実上「心－脳回路」と化します［Folkow & Neil 1971=1973, pp.
270, 314; Smith & Kampine 1984=1989, pp. 281-2］。これらの帰結として，潜水反射
のもう1つ興味深い特徴は，乳酸の産生です：無呼吸と徐脈により，おそらく筋系
内で無気生的な解糖が進行し，乳酸が蓄積するのですが，潜水中は血管収縮作用の
おかげで，全身の他の部位に循環することが防がれています（したがって水中から
解放されると，血中乳酸含有量が一気に激増します）［op. cit., pp. 46, 88-9］。ついで
に興味深いのは，陸生動物が水に潜った時に生じるこれらの特徴は，反対に水生動
物である魚類を水から引き上げたときにも，全く同様に生起することです［Ibid.,
pp. 46, 88-9, 93-4］。つまり無呼吸・徐脈・乳酸の蓄積は，酸素欠乏緊急時の窒息対
処反応の3本柱ということになりそうです。

　ところで，ここで想起されるのは，パニック発作と乳酸蓄積の関わりではないで
しょうか。パニック障害の患者に乳酸を静注すると，8割以上の確率でパニック発
作を誘発することから，乳酸がパニック発作のリスク因子と考えられていますが
［Pitts & McClure 1967］，乳酸といえば疲労物質……ではないことが今や明らかに
なった以上，パニック発作の発生は単に過労とかによるのでなく，上記から推論す
るとむしろ，いわば潜水なき潜水反射（つまりは，全身の血管収縮なき無呼吸・徐
脈・乳酸産生）ともいうべき凍りつき反応の度重なる反復の結果生じるものとみる
ことはできないでしょうか？　そして乳酸は，（血小板で典型的なように）セロト
ニン再吸収を促進させ，そのためとくに青斑核への抑制性入力を減弱させて，青斑
核の不安反応を活性化させる可能性も考えられ［有田 2006a, p. 78］，だとすると，
凍りつき反応のくり返しで蓄積された乳酸が，（CO_2とともに）窒息警報システム
（逃避行動，過呼吸，頻脈など）を（誤）作動させて［Klein 1993］，パニック発作
を惹起しているとみることもできないでしょうか。その場合，パニック障害の患者
は，凍りつき反応の反復で乳酸蓄積が慢性化し，窒息警報システム発動の閾値が低
く設定されるに至ったのかもしれません［Klein 1993; Stein 2003=2007, p. 77］。窒
息警報システムの内実を，延髄の化学受容体－青斑核の警告システム－辺縁系の不

安反応にみる説もあります［Nutt et als. 1999=2001, pp. 102-5］。*6-3* では，不安障害や抑うつの全般を，「進化に基づく誤警報」とみる説についても考察します。

パニック発作の前身「ダ・コスタ症候群」（ダ・コスタ自身は「過敏性心臓」（irritable heart）とも命名しています）は，（南北戦争での）戦争神経症の先駆であり，「シェル・ショック」（砲弾ショック）により戦争神経症がはじめて大々的に問題となった第1次大戦時には，オッペンハイマーらにより「神経循環無力症」（neuro circulatory asthenia）と名づけられました：いずれも，心臓に特定の器質的疾患がないにもかかわらず，発作性の動悸・胸痛などの心症状を呈するというもので，まさにパニック発作を先取りするものでした［Nutt et als. 1999=2001, p. 5］。

ではなぜ，それは南北戦争に萌芽し，第1次大戦で広く蔓延したのでしょうか。それまでの戦争は，敵－味方がまだ〈見る－見られる〉の対等な関係のうちにあったのが，火砲の支配がそれを打ち破り，遠く離れた"見えない敵"から一方的に見られることで死に追いやられる恐怖，自陣にいても逃げ場にならない，全く安心できない恐怖が，南北戦争とともに感じられはじめ，第1次大戦で全面化した（「砲弾ショック」！）からなのです：そのため自ずと，塹壕（トレンチ）を掘って敵の視線から身を隠す対処行動が，南北戦争の戦場に顕在化しはじめ，第1次大戦ではとうとう"塹壕戦"がその戦闘の姿を特徴づける代名詞ともなったのでした［大隈 1991, pp. 110, 114］。奇しくもこれは，先に*4*の＊31で見た，心拍音を聴き分けるサメに狙われた魚たちの戦慄と，寸分変わらぬ心境ではないでしょうか⁉ そして兵士たちの軍服も，第1次大戦前後から，火砲の標的になりにくいように，地味な無彩色になって土色の風景に溶け込み，塹壕に隠れて泥にまみれた前線生活の伴侶となったのでした［同, pp. 116-7］（トレンチ・コートはその名残です）。これまた**Column E**で見る，「単独性社会」の哺乳類が，森林の茂みや木陰に隠れ，地味な体色というカムフラージュ戦略をとった心境と似ていないでしょうか⁉ 20世紀以降の高度テクノロジー文明は，最も高度に進化した哺乳類＝ヒトにも，哺乳類以前的な原始的不動化の戦略を，切なる必需品たらしめたのでした。

シェル・ショックの兵士は，次のような症状のいくつかを示すといわれています——麻痺，擬似錯乱，失明，心気症状，恐怖症，不安，凍りつき，緊張病様昏迷，狂暴，焦燥，ひどい抑うつ，音に対する驚愕反応，身体症状，粗大振戦，不眠，夜驚，くり返す戦争の夢……［Figley 1978=1984, p. 10］。加えて脱糞や排尿の数々の逸話［Hall 1934, p. 386］。まさに「背側迷走神経複合体」系の不動化メカニズムのオンパレードです。ちなみにこの中の「凍りつき」は，邦訳では「冷ややか」なる意味不明の訳語が当てられ，「凍りつき」という症状への認知度が，邦訳刊行の

1984年当時の日本では，まだかなり低かったことを端なくも物語っています。

*9　「凍りつき」反応（freezing response）は，動物実験心理学では「すくみ」反応と訳されることも多いですが，両者は全く同一の事態をさすものです。恐怖に対する"3つのF"（fighting/flighting/freezing）の1つとしてしばしば一括されますが，fightingは能動的な接近（攻撃），flightingは能動的な回避（逃避），freezingは受動的な回避（不動）と類別することができます（ちなみに行動心理学的には，「回避」は嫌悪刺激の開始前に生じる防衛反応，「逃避」は嫌悪刺激の開始後に生じる防衛反応とされています）。恐怖でありながら，能動的な回避（逃避）ができないために，「逆説恐怖」（paradoxical fear）といわれることもあるようですが，受動的な回避（不動）をとることで，捕食者に出くわしたときに危険を逃れることができ，生き延びる確率を高めるからこそ，多くの脊椎動物が共有し，遺伝的にプログラムされてきたものとみられます。「すくみは進化がもたらしたあなたへの贈り物だ。」［LeDoux 1996=2003, p. 207］恐怖反応は，心拍数，血圧，呼吸数，血中副腎皮質ホルモン濃度，立毛，脱糞・排尿などさまざまな徴候を示しますが，その中でも，外目にも容易に観察でき，ストレスの強度や反復回数に比例して変化することから，「すくみ」は，「恐怖条件づけ」などの実験的研究で，恐怖の指標として最もよく利用されてきました［井上・小山1997, p. 555; 2005, p. 386］。

*10　ただしもう少し厳密に言うと，凍りつき（freezing）は，運動の不在という意味ではまさしく「不動化」そのものなのですが，その背後にある筋肉の極度の緊張という意味では，「可動化」にカテゴライズされる，とポージェスは指摘しています［PVT, p. 267］。いいかえればそれは，交感神経系の亢進と背側迷走神経複合体の亢進の競合状態，「共亢進」（coactivation）［Quigley & Berntson 1990, p. 759］であり，ここからさらに交感神経亢進が脱落し，背側迷走神経複合体の亢進だけが極まった状態が，シャットダウン（虚脱）になります。セリエの「ストレスの3段階論」（*0*の＊4を参照）でいえば，前者が「抵抗期」の後半，後者が「疲弊期」に相当するといえるでしょうか。しかしセリエのストレス論の枠組では，「シャットダウン」（虚脱）はもはや「疲弊期」という（死に向かう）敗残状態のイメージでしかないのに対し，ポージェスにおいては，むしろ死の危険を免れるための最後の防衛反応として位置づけられることに，注意して下さい。この違いはひとえに，セリエのストレス論があくまで交感神経系とくにHPA軸によってストレス反応を考えていたのに対し，ポリヴェーガル理論は交感神経系だけでなく背側迷走神経複合体にもストレス反応（防衛反応）をみるところに由来するといえましょう（さらに*5-4*で検討）。そしてこれがやがてトラウマ反応として特化されていきます。

なお，「凍りつき」に交感神経の亢進と背側迷走神経複合体の共亢進をみる考え方は，ダニエル・シーゲル［Siegel 1999］やパット・オグデン［Ogden 2006=2012, p. 132］にも共有されています。というかそもそも，ポージェスの上の指摘は，もともとシーゲルも編者の1人とする書物に収められた論文［Porges 2009］でのものでした。オグデンの場合，「凍りつき」をさらに2つのタイプに区分し，「タイプ1」は爆発的な行動への準備状態としての不動化（基本的に交感神経系の関与），「タイプ2」は行動の可能性が奪われた状態での不動化（これが交感神経系と副交感神経系の同時覚醒に相当）です［Ogden 2006=2012, pp. 130-2］；そしてこれら2つのあとに最後に，「凍りつき」とは異なる状態としての「シャットダウン」（交感神経系の消退と背側迷走神経複合体の劇的な亢進）が来るとされていますから［Ibid., pp. 133-4］，ここでは結局，「闘うか逃げるか」→「タイプ1の凍りつき」→「タイプ2の凍りつき」→「シャットダウン」と，交感神経系優位から背側迷走神経複合体優位へのなだらかなスペクトル状の連続体が想定されていることになります。シドニー大学のコズロフスカが，近年，「防衛カスケード」（defense cascade）［Kozlowska et als. 2015］と呼んだものとも通じます（*Column F* も参照）。

　この2つのタイプの「凍りつき」（不動化）の区別は，アイザック・マークスが「注意的不動状態」（attentive immobility）と「持続的不動状態」（tonic immmobility）に呼び分けたものに相当しますが［Marks 1987, pp. 58-69］，マークスは「注意的不動状態」の方だけを「凍りつき」（freezing）と等置しています［Ibid., pp. 58-60］。このあたり論者によって，言わんとすることは同じでも，概念規定がそれぞれ微妙に異なるので注意が必要です。

*11　"死んだふり"の進化上の意義については，*Column F* を参照して下さい。

*12　ラマチャンドランは，離人症や現実感喪失をはじめとする解離状態を，情動レベルでの"死んだふり"とし，一種の「ミニ・コタール」ではないかとの興味深い指摘をしています［Ramachandran 2003=2005, pp. 136-7］。「コタール」とは重症うつ病の1つ「コタール症候群」のことで，"自分はすでに死んでいる"という妄想に強く固執するものです。生者が自らを本物の死者として扱い，死者が生者のように言葉を発するのです。そのミニチュアが解離状態だというわけですね。

　1972年，ウェスト・ヴァージニア州でビットン社のダムの決壊により生じた洪水災害（「バッファロー・クリーク」）のサバイバー女性は言います：「黒い水が，私たちが住んでいた底辺部までやってきました。私はもう堪えられませんでした。まるで私から何かが拭い去られて，私は別の何かに変えられてしまったかのようだったのです。［…］今は自分が死んでいると感じます」と。そして彼女の近隣の1人

も言います：「まったく元気がないんです。まるで何年も前に死んだみたいに麻痺してしまっているんです」[Erikson 1995=2000, p. 276]。もはやちがいは，「まるで〜」があるかないかだけ。しかもなお，その「まるで」が言えるかどうかは，やはり大きなちがいではあります。それが「コタール」そのものでなく「ミニ・コタール」たるゆえんでしょう。妄想に「まるで」は基本的にないですから。とはいえ逆にいえば，妄想も解離も，程度こそちがえ，基本的な方向性は同じ（＝恐怖の現実の回避）だということをもこのことは示してもいます。

*13 ただし解離は，「不動化」以前にも，その前段階として，いわば"行動する解離"，"凍りついた行動"としても生じうるのではないでしょうか。その典型は習慣行動さらには嗜癖行動です（0の＊18を参照）。それは慢性ストレス下で，習慣的・反復的ながらも行動している点で，「不動化」ではなく，"凍りつき反応"ともちがいますが，行動とはいっても習慣的・反復的な特定のパターンに"凍りついた"行動であり，おまけにその行動にふける只中に解離する点で，"凍りつき反応"にきわめて親和的な，いわば"凍りつき反応"の前段階，さらには，"闘うか逃げるか反応"（交感神経系の可動化システム）と"凍りつき反応"（背側迷走神経複合体の不動化システム）のブレンドとみるべきものではないかと思われます。詳しくはさらに9の＊1，11-5で論じられるでしょう。

　また失神ないし気絶は，実際にそれとよく関連し，より長い持続時間で類似した反応を示す片頭痛までを含めることができます（オリバー・サックスは，逆に失神や気絶の方を，片頭痛に近いが片頭痛そのものでない「片頭痛様発作」「原片頭痛」と位置づけました[Sachs 1992=2000, pp. 108, 383]）。片頭痛は，実は頭痛が唯一の症状でも必発の症状でもなく[Ibid., pp. 49, 87]，瞳孔の散大，頻脈，感覚過敏，不安と興奮，活動過多，喉の渇き，便秘，乏尿など，交感神経的な反応とともに発作を開始し，発作の最中から後半には反対に，瞳孔の収縮，徐脈，感覚鈍麻，無感情とうつ状態，内臓の過活動（嘔吐，腹痛，下痢，多尿等），分泌活動の亢進（冷汗，流涙，唾液分泌等）など，まさに副交感神経反応の極限に達するのであり[Ibid., pp. 70-8, 347, 359-61, 379-85]，つまりはいっそう"凍りつき反応"の側に接近したタイプのブレンドと言えそうです。

*14 脱糞は，カルヴィン・ホール以来，動物実験心理学に最も好適な恐怖の指標として頻用されてきた反応であり（その測定装置として「オープンフィールド・テスト」も編み出された）[Hall 1934; Hall 1941; Hunt & Otis 1953; Gray 1971=1973, p. 48]，また恐怖による「持続性不動状態」で起こりやすい反応の1つでもあります[Gallup 1977, p. 44]。マウスやラットを荒っぽくハンドリングしたり，迷路に入れると，ま

212

ず最初に示す反応が脱糞や排尿であること［Hall 1934, p. 386］，またラットを見慣れぬオープンフィールドに放すと，臆病な個体は探索行動が少なく，情動的な覚醒が高まり，脱糞すること［Gray 1971=1973, pp. 48-53; Broadhurst 1975; Decatanzaro 1999=2005, pp. 75, 153］などからもそれはわかります。

　なお脱糞も排尿も，味覚的・嗅覚的には，捕食者を遠ざける効果も持ちえますから，それ自体有効な戦略にもなりうるのです。そのため脱糞や排尿は，不動化のみならず可動化（逃走反応）にも伴ないうるもので，例えばメスヒヒが優位なオスに追いかけられ，叫びながら走って逃げるようなとき，しばしば脱糞・排尿を伴なうというようなケースも報じられています［Hall & Devore 1965, p. 101］。ちなみにヒヒは，オスの体の大きさがメスの倍もあり，おまけに短剣のような鋭利な犬歯も持ち，性差の優劣が歴然としています。かつてエジプト人には"聖なるヒヒ"とされましたが，「男女同権論者にとってはまるで悪夢」のサルです［de Waal 1989=1993, p. 39］。そこでオスは，メスを所有物として扱い，自分のハーレムをまとめるために，逃げようとするメスのうなじに嚙みついたりするのです。すると驚くべきことに，メスはオスのほうに逃げ近寄るという"反転逃走"のパラドックスすらしばしば生じます。いずれにせよ，すさまじい逃走反応ですよね。

　さてそうすると，可動化的な恐怖による脱糞・排尿と，不動化的な恐怖による脱糞・排尿とはどうちがうのでしょうか。5-4で見るように，「可動化システム」は「能動的なコーピング」であり，「不動化システム」は「受動的なコーピング」であるとすれば［PVT, p. 287］，ちょっとラザルスのストレス論風にいうなら，当の個体が対処可能と判断できる恐怖が交感神経的な可動化の恐怖＝「危険」で，当の個体が対処不能と判断する恐怖が背側迷走的な不動化の恐怖＝「生の脅威」と考えることができます。この対処不能の恐怖状況において，まさに制御不能の形で起こってしまうのが，文字通りの脱糞・尿漏れ失禁ではないかと考えられます。しかし同時に，対処可能の恐怖状況において，その対処の武器・スキルの1つとして脱糞・排尿を利用することもあり，これが可動化状況にあらわれる脱糞・排尿といえます。

*15 「恐怖条件づけ」（fear conditioning）とは，電気ショックなどの恐怖反応を生じる非条件刺激（UCS）に，音・光・場所・状況等，もともと恐怖反応を導かない条件刺激（CS）を随伴（ペアリング）して呈示しつづけると，両者が連合され，条件刺激（CS）のみで恐怖反応を示すようになる現象のことをいいます（11-4で詳述）。その恐怖反応のなかで最も起こりやすく，最も見えやすく，最も測定しやすいのが，凍りつき（すくみ）であり*8，脱糞*14なのです［Gray 1971=1973, pp. 29, 32］。

*16 ただしこれは，捕食行動に代表される主に異種間の抗争で現われる反応であり，同

種間の抗争では，多くは「闘争 – 逃走」よりもむしろ，それをしないために高度に
儀式化された「**威嚇 – 降伏**」の反応が選択されることに注意しましょう [Grossman
1995=2004, pp. 46-8]。ジャック・リュフィエも言うように，種という境界は，性の
境界であると同時に，攻撃性の境界でもあるのです [Ruffié 1986=1990, p. 139]。社
会が複雑化するとなおさらその傾向は強まり，特に人間の攻撃性を考える上では，
このことは重要です。なぜなら人間にとってすでに，異種間の抗争は抗争とすら捉
えられず，専ら同種間の抗争だけが抗争と思念されているからです。ヒヒのような
霊長類の同種間の抗争でも，ほとんどの場合，「危害を与え合うことのないにせの
演出」[Changeux 1983=1989, p. 385] です。闘争の儀式化である「威嚇」は，闘争
そのものよりもより社会化され，その点ではむしろ取っ組み合い「あそび」の方へ
と一歩近づいています。逃走の儀式化である「降伏」は，逃走そのものよりもより
社会化され，その点では単なる凍りつき・シャットダウン（恐怖による不動化）よ
りも「愛」（による不動化），とまではいかないとしても，こうすればそれ以上は攻
撃してこない（＝威嚇止まりで終わる）という相手への信頼（による不動化）とい
う要素も混ざってきます（例えばマウンティングのロードーシス）。

　しかしポージェスは，後に **8–1** でみるように「あそび」や「愛」は論じても，「威
嚇」・「降伏」については論じていません（とくに **8** の＊１を参照）。前者が社会的関
与システムとのブレンドであるならば，後者もまた，いや後者の方こそまず，社会
的関与システムとのブレンドというべきではないでしょうか。にもかかわらずポー
ジェスが後者に論及しないのは，「社会」なるものを友好的な関係性においてのみ
捉え，対立的な関係性を「社会」の中には含めない立場を，暗黙の前提としている
からではないかと考えられます（さらに **8** の＊１へ）。

＊17　ストレス反応には２つの段階があります。まずはじめに迅速に作動する反応系は，
交感神経系が直接走る**視床下部 – 副腎髄質系**で，アドレナリン・ノルアドレナリン
が大量に分泌されます（キャノンの「緊急反応」）。"よいストレス"であれ"悪い
ストレス"であれ，興奮するような状況であれば作動するシステムです。副腎髄質
はもともと交感神経節が発生過程で内分泌器官に分化した組織なので，視床下部 –
脳幹の自律神経中枢を経て，胸髄（T5-9）の中間質外側核から交感神経の節前線維
が直接到達し（副腎神経），その標的たるクロム親和性細胞は，もともと節後神経
から分化したものですが（**9** の＊５を参照），他の節後神経一般とちがって，ノルア
ドレナリンでなくアドレナリンも直ちに血中に放出し，全身に行き渡らせます。ノ
ルアドレナリンは，α_1 受容体（→血管収縮）や β_1 受容体（→心筋増強）に親和性
が高いのに対して，アドレナリンは β_2 受容体（→骨格筋・心筋・肝臓・副腎自身

での血管拡張）に親和性が高く，より効果的な血流の再配分を行なえるのです。

　ヒトでは特にアドレナリンの比率が圧倒的に高く（ただし子宮内の胎児だけは，潜水動物と同じく，副腎髄質はノルアドレナリンのみを分泌します［Folkow & Neil 1971=1973, p. 270］），副腎髄質中のカテコールアミンの85%がアドレナリンで，ノルアドレナリンはわずか15%にすぎません──ノルアドレナリンはほとんどが交感神経端末の方から分泌されるのです。しかし，副腎髄質からこれだけ大量に放出されるアドレナリンは，交感神経端末から放出されるノルアドレナリン（秒単位で再取込）よりも，また副交感神経端末から放出されるアセチルコリン（その場ですぐ酵素により分解）よりも，もっと持続的な作用を示すことができます（半減期は約2分［Hjemdahl 1987, pp. 841-2］）。

　しかしこれに続いて生じる視床下部－脳下垂体－副腎皮質系（HPA軸）は専ら“悪いストレス”に対する，ずっと長期にわたる反応です。危険を察知した扁桃体の信号を引き金として，ストレス刺激後数分で分泌される視床下部のCRF（CRH）→脳下垂体のACTH→副腎皮質のグルココルチコイド（ヒトのほかイヌ，ハムスター，トリ等ではコルチゾール，齧歯類やウサギ，ヘビ等ではコルチコステロン）と連鎖的な分泌が作動し（セリエの「汎適応症候群」），コルチゾールが視床下部や脳下垂体の受容体に戻ってくると，ACTHの分泌が抑制されるというネガティブ・フィードバック・ループになっています。ACTH自体は迅速に反応するのですが，血中の半減期は8〜10分。ストレス後数分たって副腎皮質の細胞（束状層・網状層）にコルチゾールを合成・放出させ，10〜20分で最高潮に達し，本格的にその作用が働くのは数時間後，時には数日後ですらあります。しかもACTHの分泌を抑制するネガティブ・フィードバックが作動するまでに30分から2時間ほどもかかるので，コルチゾールは「緊急反応」に比べずっとゆっくりと作用し，長期ストレスに関与するものといえます。とはいえ，ACTHは直ちに脳脊髄液に作用してアドレナリン・ノルアドレナリンの効果を増強しますし［Gray 1971=1973, pp. 72-4; deCantazaro 1999=2005, pp. 235, 250］，コルチゾール（を含むコルチコステロイド全般）もまた，モノアミンを酸化分解するMAOを阻害する作用によって，アドレナリン・ノルアドレナリンを増強しますから，HPA軸のこの長期的な反応の間にも，アドレナリン・ノルアドレナリンの短期的な反応が生じやすい状態は続くのです。

　以上の両者，アドレナリン・ノルアドレナリンとコルチゾールをまとめて，「ストレスホルモン」と呼ぶのが習わしです。

*18 とくに近年はそれを，あそびと単なる攻撃性のちがいに見い出そうとするのを［Porges & Pregnel 2011p. 14; Porges & Buczynski 2011, p. 18; Porges & Buczynski

5 自律神経系の3段階論 215

2013b, p. 15; PoG, pp. 80-3, 155-8, 243]，後に **8–1** でみるでしょう。

[19] とはいえ心筋の細胞は，酸素濃度 1% の環境に 24 時間曝されるという超低酸素状態
におかれても，すぐには細胞死に至らず，あたかも冬眠状態のように文字通りの不
動化で生存し続ける強靭な細胞であることが知られています［柿沼 2015, p. 178］。
とすれば，哺乳類の酸素要求に大きなプレッシャーを与えているのは，やはり大脳
皮質のほうと言えそうです。

　ブドウ糖の供給に関しても，脳は筋肉よりもいっそう切実です。筋肉はブドウ糖
が不足しても脂肪やタンパク質を切り崩して充当できるけれども，脳は血液脳関門
の強力なバリアのおかげで，ブドウ糖よりも分子量の大きい物質は，燃料として入
ることができないからです［McEwen 2002=2004, pp. 125-6］。

　大脳が拡大したからこそ，哺乳類では有髄の迷走神経まで創出しなければならな
くなったのです。ではなぜ大脳は拡大せねばならなかったのか？　これからみてゆ
くように，それ自体がすでに，**社会とその複雑化**の所産ではないでしょうか。とす
れば，「腹側迷走神経複合体」が哺乳類の社会性を可能にしたというよりも，むし
ろ哺乳類以降の社会の発達が，（大脳の拡大とともに）「腹側迷走神経複合体」を可
能にしたという方が事実に近そうです。

[20] このように酸素代謝要求にしたがって，「背側迷走神経複合体」の「不動化」のシ
ステムは低代謝条件，「交感神経系」の「可動化」のシステムは高代謝条件，「腹側
迷走神経複合体」の「社会的関与」システムは最適代謝条件，に適応するシステム
として進化してきました。オグデンからポールセンの線でトラウマ治療の分野で紹
介されてきたポリヴェーガル理論は，これを，低覚醒－高覚醒－最適覚醒という軸
でまとめましたが（**0–3** を参照），それはむしろ低代謝条件－高代謝条件－最適代謝
条件の結果として起こることであり，ポージェス自身は，（「交感神経一元論」を連
想させるような）覚醒度の高低ということ自体に第一義的な重みをかけてはいなか
ったように思われます。「低覚醒」も「過覚醒」も「最適覚醒」も（［最大覚醒］も），
実はポリヴェーガル理論のなかには出てこない言葉なのです。

[21] ただしアイ・コンタクトのような視覚的コミュニケーションが，哺乳類のはじめから
ら，つねに「社会的関与」のメディアとして機能してきたかは怪しいところがあり
ます。むしろ，かなり高等な霊長類も含めて，多くの哺乳類では，グルーミングや
リッキングのような触覚的コミュニケーションが，その役割を果たしてきたのでは
ないでしょうか。詳しくは，*Column G*，そして **13–3** を参照して下さい。

[22] 「信号」（signal）と「象徴」（symbol）は「記号」（sign）の 2 つの形態ですが，し
かし両者は「意味するもの」（シニフィアン）と「意味されるもの」（シニフィエ）

の連合の仕方が質的に異なっており，社会性の異なる水準で機能するものと捉える必要があります。「信号」はシニフィアンとシニフィエが時空的に連続する記号ですが，「象徴」は時空的に断絶する記号です。したがって「信号」は時空を共有する二者関係的な「社会」でしかコミュニケートできませんが，「象徴」は時空を断絶する三者関係的な〈社会〉を俟ってはじめてコミュニケートできるものです。

[*23] 「物理力」にとって代わるこの「社会力」こそが，まちがいなく酸素代謝削減効果の源泉にほかなりません。しかし，それゆえにこそまた，哺乳類もやがて霊長類となり，類人猿となり，ヒトとなっていくのにつれ，この社会力の消費が次第に大きな負荷となってきた事実も頭に入れておかねばなりません。相手の微細な表情の変化を読み取り，視線の動きや首の傾く角度に注意を払い，声の調子の微妙な変化を聞き取り……etc. etc.，しかもそれを，また別の他者が示すそれとの関係において斟酌し……etc. etc. を余儀なくされねばなりません。実に膨大なエネルギー消費ですよね。そしておそらく，大脳新皮質の中でも特に前頭前皮質が顕著な発展を遂げてきたのは，まさにこうした複雑な要求を満たすためではなかったでしょうか。なぜならこの世界の中で，最も未知で最も曖昧な存在，最も予測不可能な存在こそ，他者であり，他者の他者との関係であり，そして何より他者の他者たる自分なのですから（さらに *11* の＊40，*13–2* も参照）。

　ところで先に *5–2* でみたように，近年のポージェスの規定によれば，予測可能性こそ安全さの必須条件なのでした。とすると，「社会」という画期的な安全空間を獲得した哺乳類は，まさにそれゆえに，それを維持し高度化するために，かえって他者の予測不可能性という最大の危険をその内に抱え込まざるをえなくなったことになります。他者という予測可能性の獲得がかえって次々と予測不可能性を増殖する……「社会的関与システム」は，「社会力」のはらむこの逆説までをも，しっかり視野に入れる必要があるでしょう。

[*24] ただしこれは，哺乳類のはじめからただちに生じた現象かどうかは，慎重である必要があるように思います。というのも，たとえばマウスのような齧歯類の心臓では，ヒトに比べて副交感神経の線維があまり発達しておらず，「極端な言い方をすれば，マウスの心臓は交感神経のみによってコントロールされている」かのようだからです［柿沼 2015, p. 83］。その証拠に，マウスの1分間の心拍数は実に500〜600（ヒトでは70前後），平均寿命はせいぜいわずか2年にすぎません。哺乳類誕生以降の「ヴェーガル・ブレーキ」の系統発生の軌跡を，より詳細にたどる必要があるように思われます。場合によっては，ここでも，哺乳類のかなり後期になって一般化した特性を，哺乳類の初期から遍在していたかのようにみなす，一種の"進化論的フ

5 自律神経系の3段階論 217

ライング"に陥る可能性もありえます（**13–3**を参照）。

[25] そもそも心臓の迷走神経枝は交感神経枝よりも瞬発的に作動します。両者をそれぞれ実験的に刺激すると，前者はほぼ1拍以内に心拍数に変化が現われるのに対し，後者は最大約5秒の潜時をおいて心拍数が増加しはじめ，20–30秒で安定したピーク水準に達するのです［PVT, pp. 32-6; 澤田 1996, p. 78］。

[26] たとえばダニエル・シーゲルは，<u>交感神経系のアクセルと副交感神経系のブレーキを巧みに制御するのが眼窩前頭皮質</u>だとして，とくにこの部位を感情制御において重視しています［Siegel 1999, p. 280］（**12–2**を参照）。実際，眼窩前頭皮質は後に**6**の＊**28**，**11**の＊**4**と＊**20**でみるように，背側縫線核のセロトニン分泌への抑制をテコに，能動的コーピングと受動的コーピングを転轍するスイッチとなっていることをアマットらは明らかにしています［Amat et als. 2005］。

　もっと遡ると，すでに1930年代にベイリーらは，**Column B**でふれたように，ネコの迷走神経刺激（VNS）で眼窩前頭皮質に同期する活動を見い出し，そこを「<u>迷走神経の皮質的再現</u>」の場とみる重要な発見をしていました［Bailey & Bremer 1938］。そしてすぐ翌々年には，W・K・スミスの呼吸の皮質的支配についての先行研究［Smith 1938］に鼓舞されて，逆に眼窩前頭皮質を刺激すると，ネコやサルにおいて，<u>呼吸の減速ないし低下</u>，<u>血圧の低下</u>，<u>胃運動の低下</u>などを引き起こし，さらに興味深いことに，副次的とはいえ<u>咀嚼</u>，<u>嚥下</u>，<u>舌の運動</u>なども引き起こすことを明らかにしていたのでした［Bailey & Sweet 1940］（**12–2**を参照）。眼窩前頭皮質はその後，「内臓運動野」（visceral motor area）とも呼ばれることもありました［Terreberry & Neafsey 1983, p. 248; Hurley-Gius & Neafsey 1986, p. 247］。解剖学的な位置においても，ちょうど「内臓感覚野」である島皮質と相携えて，体性運動野と体性感覚野を内側・外側からはさみ込む形となっており，系統発生的には「内臓運動野」・「内臓感覚野」の方が，体性運動野・体性感覚野より先に現われたとみられています［Hurley-Gius & Neafsey 1986, pp. 246-7］。そして，「内臓運動野」も「内臓感覚野」も，孤束核に直行するルートをもっています［Ibid., P. 247］。そこで両者合わせて「内臓皮質」（visceral cortex）［van der Kooy et als. 1982, p. 123］とも呼ばれました。こうしたことから，ヒトでは，前頭葉の損傷が「内受容感覚失認」（interoceptive agnosia）として表われる，とナウタなどは言うほどです［Nauta 1972, p. 182］。これらについては，また**12–2**，**12–4**，**13–2**でも論じられます。

[27] ポージェスの1996年の研究では（2011年の著書の第7章に所収），7–9ヶ月児24人にベイリー検査（年齢相応の作業をさせて精神的な発達度をみる）を行ない，3歳になってから母親たちに99項目の行動チェックリストで評価してもらったところ，

218

ベイリー検査中にヴェーガル・ブレーキを適宜はずし，迷走神経緊張の最も低下した子どもは，3歳時点での問題行動は少なかったとのことです［PVT, pp. 106-8］。つねにヴェーガル・ブレーキをかけ続けるよりも，むしろストレス負荷時には直ちにヴェーガル・ブレーキをはずし，必要に応じてブレーキをかけたりはずしたりできるのが健康の証しなのです。マキューアンのいう「アロスタシス」［McEwen 2002=2004］の反応にも相当するでしょうか。

*28 ただし，呼吸性洞性不整脈（RSA）に示される末梢の迷走神経活動を，そのまま中枢における迷走神経活動をのぞき見る窓と考えることについては，疑問も呈示されています［Grossman et als. 1992; 澤田 1996, p. 80］。たとえばアトロピンの投与は，末梢（心臓のコリン作動性受容体部位）では，迷走神経の活動を抑制しますが，中枢での迷走神経の活動は高める事実もあるからです［Katona et als. 1977］。

*29 そして*0-4*でみたように，この「社会神経系」という概念を，そのまま「腹側迷走神経複合体」と等置したうえで，大きくクローズアップしてポリヴェーガル理論を読み解いたのが，「バイオダイナミクス」のジョン・チティでした［Chitty 2002, 2009, 2013, 2014; Sills 2004］。

*30 このフレーズはそのまま意味を寸分違えることなく，こう読み替えることができます：「私たちが健康であるためには，安全であることが絶対に必要条件である。そうすればあとは，十分条件については，マジックが適えてくれる！」と。……でもその，適えてくれる「マジック」の神経科学的なメカニズムはどういうものでしょうか。腹側迷走神経複合体による「社会的関与システム」は，なぜいかにしてそうしたマジックを起こしうるのでしょうか？ ポリヴェーガル理論が理論を銘打つ以上，その神経科学的な説明を得てはじめて，十分条件の言及たりうるはずです。

　たとえば，マジカルさでは一歩も引けを取らないプラシーボの場合も，同じく安心・信頼は不可欠の必要条件です。ではこの必要条件は，その異同をどこまで説明できるでしょうか？ ちなみに今日すでに，プラシーボ時の前帯状（回）皮質（吻側領域）や（外側）眼窩前頭皮質の活性化が明らかにされています［Petrovic et als. 2002］（*12*の＊11を参照）。奇しくもポリヴェーガル理論がほとんど黙殺したこの2つの領域は，ポージェスの言う「マジカルなこと」には，どう関わる／関わらないでしょうか？ 関わるとすれば，腹側迷走神経複合体−前帯状（回）皮質（吻側領域）−（外側）眼窩前頭皮質が，プラシーボと同じくここにも働いていることになるでしょうか？ その際プラシーボとどう区別をつけるでしょうか？ 関わらないとすれば，他のどんなメカニズムが作動しているでしょうか？ ……理論として主張するなら，少なくともそうした説明がぜひとも求められます。

5 自律神経系の3段階論 219

　さもないと，すべてを説明しているようでいて，実は何も説明していないということにもなりかねません。よく知られているように，ジュディス・ハーマンは，トラウマ（PTSD）からの回復に3段階論を提唱しました：第1段階はもちろん「安全の確立」ですが，それに続いて，第2段階は「想起と服喪追悼」（記憶の語りと過去との和解），第3段階は「通常生活との再結合」（新しい自己，新しい関係，新しい未来の創造）です……しかもこれと同様の回復論は，従来すでに多くの人々がくり返し提示してきたと指摘しています［Herman 1992=1996, pp. 241-3］。ここでも「安全の確立」がもちろん絶対の必要条件ですが，それがあればあとは，果たして「想起と服喪追悼」も「通常生活との再結合」もマジカルに実現してしまうと言っていいでしょうか。この3段階の成長が，実は<u>二者関係</u>（安全）の確立から<u>三者関係的視点</u>（三人称的自己）の獲得への移行をはらんでいるだけに，なおさらです。

*31 それは「非社会的な」（asocial）［PVT, pp. 59, 192, 272, 275, 278; Porges 2005, p. 43］行動とも考えられています。つまりポージェスにとって，「不動化」だけでなく「可動化」もまた，すなわち攻撃的・対立的行動もまた，非社会的なのです。すると反対に，「社会」は，非対立的な・友好的な関係だけを指すことになります。
　──その場合，例えば「威嚇*16」という攻撃的な（ポージェスによれば「非社会的な」）攻撃回避の<u>社会的儀式行動</u>は，どう理解されるでしょうか？

*32 しかしこの2種類のコーピング・システムは，迷走神経に依拠することなく，血行力学的反応パターン（hemodynamic response pattern）全体における「パターンⅠ」と「パターンⅡ」の対比［Williams 1986］としても，精神生理学上みられてき

図表5-e　パターンⅠとパターンⅡの特徴比較［Williams 1986, p. 123］による

特性	パターンⅠ	パターンⅡ
運動性反応	増加（"闘うか逃げるか"）	減少（しかし警戒） 持続性不動状態
心臓血管系反応	骨格筋の血管拡張 心拍出量の増加	骨格筋の血管収縮
神経内分泌反応	エピネフリン・コルチゾール・プロラクチンの増加	テストステロンの増加
喚起する有効な刺激	防衛／緊急反応 恐怖／不安 感覚入力の拒否 能動的コーピング	警戒 感覚入力の取入れ 受動的コーピング
媒介する脳領域	視床下部の防衛反応領域 扁桃体の基底核	外側視床下部？ 扁桃体の中心核 青斑核

220

たことを付け加えておきましょう（図表5-e）。

「パターンⅠ」と「パターンⅡ」の最も典型的なちがいは，骨格筋の細動脈の拡張か収縮か，心拍出量の増加か否かにあり，つまりはβアドレナリン作動性交感神経（β₁受容体による心筋の増強，β₂受容体による骨格筋の血管の拡張）の働きか，αアドレナリン作動性交感神経（α₁受容体による全身の血管の収縮）の働きかということ，要するに交感神経活動の能動的パターンか受動的パターンかにあるといえます。ポール・オブリストは同様に，「能動的対処」（対処可能なストレス刺激への心拍出量増加による反応）と「受動的対処」（対処不能なストレス刺激への末梢血管抵抗増加による反応）の対比［Obrist et als. 1978］として考察しています。

なおそのうえで，「パターンⅠ」はβアドレナリン作動性交感神経の亢進とともに迷走神経の抑制を伴ない，心拍数も増加しますが，「パターンⅡ」はβアドレナリン作動性交感神経の活動低下とともに迷走神経の亢進を伴ない，心拍数は減少するとされます。もっとも後者では，迷走神経と同時に交感神経も亢進する「共亢進」（coactivation）の場合も認められ，その時には心拍数の減少にはなりません［Quigley & Berntson 1990］。

*33 ただしポージェスによれば，背側迷走神経複合体の「不動化システム」の1つの大きな問題は，そこから戻ってくる回路を神経系がもっていないということにあります（腹側迷走神経複合体と交感神経系の間は急速にシフトできるのに，背側迷走神経複合体と交感神経系，背側迷走神経複合体と腹側迷走神経複合体の間はうまくシフトできないというのです）［Porges & Culp 2010, p. 59; PoG, pp. 105-6, 201］。ただ，哺乳類でも擬死動物や冬眠動物は，まだ戻ってくる回路をもっていたのではないでしょうか。もしそうなら，進化はそれを退化させ，腹側迷走神経複合体の「社会的関与システム」に取って代えたことになります。今やそこへ戻って来れなければ，コーピングどころか病的状態でしかないことになりました。

その典型例が，「逃避不可能なショック」（inescapable shock）・「ショック・コントロール不可能性」（shock uncontrollability）としての「学習性無力感」（learned helplessness）［Maser & Seligman 1976; Peterson et als. 1993］でしょうか。学習性無力感に陥った犬たちは，もはや檻の扉が開かれ，いつでも逃げられるようにしてあっても，電気ショックに対して全く逃げようともせず，ただその場に蹲り，クンクン鳴きながら脱糞するだけでした。まさに"背側迷走"的な不動化の極致です。あるいは「持続性不動状態」と明白に類似するものです——ただし，学習性であること，アトロピンや中隔の損傷で弱化することにおいて，後者とは基本的に異なっていますが［Gallup & Maser 1977, p. 344］，どちらもすでに5–2でみたように，（背

側）縫線核におけるセロトニン活性と密接に関連しているのでした。なおまた，学習性無力感のとき，脳内では<u>ノルアドレナリンの枯渇</u>も見い出されています［Weiss et als 1970; Peterson et als. 1993=2000, pp. 62-7; Bremner 2002=2003, pp. 113, 116］。ただしセリグマンらの理論は，こうした生理的要因でなく，認知的なプロセスによって，この現象を説明しようとしたのでしたが［Peterson et als. 1993=2000］，そこに作動する生理的プロセスの，PTSDとの類似に着目したのが1980年代のヴァン・デア・コークでした［van der Kolk et als. 1985］。

　しかし，生理的であれ認知的であれ，いずれの場合にも最重要なのは，「不動化」を「持続性不動状態」のままにしないこと，「不動化」が病理なのではなく，いわば<u>不動化した「不動化」</u>こそが病理であること，「不動化」を否定するのでなく，「不動化」を動的に，自在に使いこなすこと，になってくるでしょうか。

[*34] たとえば本態性高血圧は，一般には，交感神経の亢進による病的状態と見られていますが，実際には交感神経の亢進よりもむしろ副交感神経の抑制の方が一貫して見られるのです［Korner et als. 1973］。

[*35] このあたりのプロセスは，たとえば花澤寿が摂食障害のとくに過食症において，いわゆる「共食不全論」と関連づけながら展開したエレガントな説明が参考になるかもしれません［花澤2017］。「共食不全論」によれば，過食症者は共食の世界がもたらすはずの安全感・安心感を根本的に失い，その失った「愛」の代用物としての食べ物に依存を深め，それでも食べることでのストレスや緊張の緩和はあくまで食べている瞬間だけのことでしかなく，ますます本来の「愛」からは遠ざかり，その空疎を埋めるためにますます食に依存し……という悲劇的な悪循環を生じる病理ということになるかと思いますが，これは花澤の説を少しパラフレーズしてみると，本来「食」（「共食」）において存在するはずの腹側迷走神経複合体と背側迷走神経複合体の協同が解体して，交感神経系の緊張（安心感の喪失，愛の欠落）が表面化する一方，腹側迷走神経複合体から分離・孤立した背側迷走神経複合体が独走し（過食），その交感神経緊張を緩和しようと対峙しつつも，一時的に終わるしかなく，そこで勢力を増して再び反張してくる交感神経系の緊張（太る恐怖，罪悪感等）を抑えるために，やはり背側迷走神経複合体の働きである嘔吐のメカニズムをも動員せざるを得なくなっている（「食べ吐き」）状態とみることができます。しかもその結果は，もちろん愛の奪還どころか，自己嫌悪感に深く打ちひしがれた無力な放心状態ばかりでしょう。ここに腹側迷走神経複合体の機能不全から，交感神経系と背側迷走神経複合体の対抗関係に移行し，シーソーのように対抗関係をくり返しながら，次第に背側迷走神経複合体が支配的な状態に極まっていく様が描かれています。

222

*36 第1の対抗関係は，マキューアンのいう「アロスタシス」，第2の対抗関係は「アロスタティック負荷」に相当するともいえそうです［McEwen & Lasley 2002=2004］（*6-3* を参照）。

*37 そこでジャクソンの理論図式を，本質的にポール・マクリーンの三位一体の脳進化説の先駆と指摘する向きもあります［Young 1995=2001, p. 114; Levine 2010=2016, p. 123n5］。あるいは，プラトンのあの「魂の3分説」を科学的に確認したものと指摘する向きもあります［Trillat 1983=1998, p. 311］。この点からもジャクソンとポージェスを結ぶもう1つの糸が見えてくるともいえましょう。ポージェスとプラトンの類似については本書でもすでに*3*の＊6でふれておいたとおりです。

*38 正確に辿ると，この進化と解体の原理は，フランスの精神科医モロー・ドゥ・トゥールが最初に提唱し，その後ヒューリングス・ジャクソンが神経学に導入し，それをジャネの師でフランス実験心理学の祖テオドール・リボーがフランスに輸入していたものですが，それとは別にジャネは自身でも，敬愛する哲学者メーヌ・ド・ビランの系譜においてモロー・ドゥ・トゥールの思想に親しんでおり，それを「精神生活の基本法則」と呼んで自説の土台としていたのでした［Ellenberger 1970=1980, pp. 337, 418, 461-2］。

*39 しかも上位のものほど，複雑な分だけデリケートで壊れやすいことになります。実際その後の神経科臨床でも，前頭葉は脳のどの部分よりも傷つきやすく，さまざまな脳障害（前頭葉機能障害）を被りやすい（＝機能的崩壊の閾値が低い）ことがわかっています［Goldberg 2001=2007, pp. 143, 222］。しかもそれは前頭葉そのものの損傷だけでなく，前頭葉に投射する広汎な他の脳領域（皮質内だけでなく，大脳基底核や上部脳幹も含む）の損傷によっても，いっそうしばしば生じるのです［Ibid., pp. 144, 190］。この高度ゆえの脆弱性は，「腹側迷走神経複合体」の場合にも同様に存在するのでしょうか？　ポージェスの記述からはその点不明です。

*40 岡野憲一郎は，この「夢幻様状態」の概念をもって，「実質的な解離の理論を展開したのである」としています［岡野 2007, pp. 27, 92］。ただしジャクソンの「夢幻様状態」は，「精神自動症」とともに，「てんかん発作後の一過性精神障害」［Jackson 1874］，さらには「特殊型てんかん」［Jackson 1888］の1つとして，てんかんの分類に当時新たに提起された，今日の「側頭葉てんかん」の100年早い先駆であったことは忘れてはなりません。しかもジャクソンは，その責任病巣として，すでに海馬鈎回（uncua gyri hippocampi）とその周辺領域を同定していました［Jackson 1899］。これを“辺縁系”と言い換えるなら，まさに今日の側頭葉てんかんの認識にぴったりと一致するわけですが，この「周辺領域」で最も見落とせないのは扁桃

5 自律神経系の3段階論 223

体の過活動ではないでしょうか。扁桃体の過活動による機能低下（陰性症状）と，それによる下位の神経階層の解放（陽性症状）こそが「夢幻様状態」なのであり，もしそれが解離であるとするなら，解離における扁桃体のありようを見極める作業が，喫緊の重要性を突き付けてくるように思われます。さらに根源的には，てんかんと解離はどこまで相関するかという興味深いテーマを突き付けるものでもあります（脳波異常のあり方の比較では，さしあたり結果は否定的のようですが）[Devinsky et als. 1989]。

*41 中世イタリアの貴婦人たちが，瞳孔が大きい方が目がキラキラしてセクシーな魅力を示せるというので，その効果を強く持つナス科の薬草／毒草ベラドンナ（*Atropa belladonna*）を競って入手し，そのエキス汁を点眼したのですが，大量摂取で中毒症状や死に至るケースが続出したことで，今日まで語り草として伝えられているものです。*belladonna* という学名自体が，この故事に由来しています（bella donna とは，イタリア語で"美しい婦人"という意味）。このベラドンナの有効成分が，副交感神経遮断剤として今日も最もよく用いられるアトロピンなのですが（この名もこの植物の属名 *Atropa* に由来します），動眼神経（第Ⅲ脳神経）の副交感神経線維（*3–1* を参照）による縮瞳反射を抑制し，瞳孔を散大させるのです。

　なお瞳孔が大きい女性が男性にとって魅力的というのは，現代でも心理学的に確認されており，エックハード・ヘスの実験によれば，瞳孔が大きい女性の写真は，瞳孔が小さい女性の写真に比べて，男性に2倍以上の強い反応を引き起こす（男性の瞳孔を拡大させる）ことがわかっています：しかも興味深いことに，本人は少しもそのことに気づかず，2枚の写真は全く同じものだと言います [Hess 1965, p. 50]。それかあらぬか，今日ではベラドンナの代わりに，カラーコンタクトがベラドンナの代役を果たしているのは，ご存知の通りですね。

*42 これはもちろん，エルンスト・ヘッケルの有名な定式「個体発生は系統発生をくり返す」を想起させます。ただし「くり返す」の原語は "repeat" でなく，自身の造語になる "recapitulate"。「短縮した，大急ぎでの反復」といった含意で，必ずしも同じ像の反復出現を意味しません。「鏡映する」の方が，ずっと同じ像の出現というニュアンスが強い気がします。

*43 ヒトの胎児では，受胎10週で嚥下と下顎の運動が開始し（羊水を毎日200 ～ 760ml も嚥下するといわれています），15週で間歇的な呼吸（gasping）が起こり，22週で鼻孔の刺激でくしゃみが生じる一方，21週より吸啜運動があらわれ，27週に嚥下と結合した完全な摂食型の律動性の運動となります [角 1986, p. 251]。ちなみにしゃっくり（吃逆）は，これらすべてに先立ち，8週頃からみられるのでした [Shubin

224

2008=2013, pp. 286-90; 有田 2006b, pp. 225-6]（***Column A** を参照*）。

*44 *1*の＊12でみた，ヒトの胎児で受胎33週をこえると呼吸性洞性不整脈（RSA）が
出現するという報告［安間ほか2007］を，ここでぜひ思い出して下さい。32週以前
に生まれた早産児の自律神経系は，いわば爬虫類の特徴をもった自律神経系だとポ
ージェスは述べています［PoG, p. 131］。

　　また，早産児に母親の声を録音したものを聴かせると，無呼吸や徐脈などの心肺
機能のリスクを減らす効果があらわれるのは，受胎後33週以降であることも明らか
となっています［Doheny 2012, p. 3］。ドヘニーらはそれを，この時期の胎児の聴覚
システムの発達（34－6週における発話の情動性の識別能力）から説明しますが
［Ibid.］，また内田らは，母親の声を認識する脳領域として，右側頭極－左背外側前
頭領域の結合の強まりを見い出していますが［内田ほか2015］，これら聴覚領域・
脳領域とともに，あるいはそれらよりもまず先に，心肺機能に直接接続する疑核か
らの有髄神経の発達を落とすわけにはいかないでしょう。

*45 青年期（18歳頃）に有髄化がほぼ完成する，もう1つの重要な部位は，大脳皮質の
前頭葉（前頭前皮質）であることを想起しましょう［Fuster 1997=2006, pp. 46, 52;
Goldberg 2001=2007, pp. 186-7］。それは出生時には全く未完成で，有髄化が最も遅
く始まり，最も遅くまで続く領域です：有髄化の遅い領域は，おしなべて個体の経
験に強く関連した複雑な機能をもつ領域であり［Fuster 1997=2006, p. 46］，前頭前
皮質の成熟の時期は社会的成熟の時期ということになります。ここでもまた，疑核
とのパラレルな関係がみられるのは興味深いです。

*46 胎児の大脳新皮質の中で最初に発達するのは，体性感覚野と運動野における口と舌
の表象となる部分であり，新皮質はその後ここを中心として同心円状に外向きに発
達していきます：それは出生後すぐにおっぱいを吸う必要があるからでしょう［All-
man 1999=2001, p. 70］。霊長類の赤ちゃんは，胎内ですでに「指しゃぶり」をして
いますが，これは妊娠後期にシナプスや有髄化が進んでくるとき，皮質内の身体地
図で口と手が連結するよう刺激を作り出しているとみられ，たくさんしゃぶった指
の側が利き手になるのではないかと，オールマンは提起しています［Ibid., p. 71］。

~ *Column E*　哺乳類の社会性~

　哺乳類の社会性とはどういうことなのか，いくつか基本的な特質を確認しておきましょう。哺乳類の社会性とかいわれると，まるで爬虫類までは全く社会がなく，哺乳類で一斉にみな社会をもつようになったかのような印象を抱きやすいですが，決してそんな単純な話でもないのですから。

　まず第1に，哺乳類の実に<u>半数以上</u>は単独生活者として孤立した世界を生きており，それが食虫類・齧歯類・食肉類を中心に<u>哺乳類すべての分類群に広く</u>みられる<u>最も主要な</u>「社会」形態（いわば「<u>単独性社会</u>」）であることを銘記しなければなりません［三浦 1998, pp. 16-7］。繁殖期（交尾期）の短い期間以外はオス・メスもバラバラに暮らし，生まれた子も，短期間で一人前になる（＝性的成熟を遂げる）と，速やかにメスのもとを離れる。そうして，自立した同種個体どうしが適度な距離をとって，互いに衝突することなく，互いに平和的に生存（共存）するという，高度に分化した社会関係をもつのです。互いにバラバラですが，いやバラバラだからこそ，これは本源的な社会関係なのです（現に隣り合う者より，余所者にずっと激しく反応したりします）。いわば〈個体的な非結合の社会〉で，その限りでは，哺乳類も爬虫類と決してドラスティックに断絶するわけではありません。この社会形態は，霊長類になってようやく，夜行性の一部の種（ロリス，アイアイ，いくつかのキツネザル）と類人猿のオランウータンだけになります［伊谷 1972, pp. 7-8, 10, 36, 111-4; 1987, pp. 46-7, 49, 79, 165-7］。もっとも，類人猿になってもなお，「単独性社会」は全滅せず根強く存続しつづけているということもできます。

　第2に，<u>哺乳類以前</u>においてもすでに，もっと目に見えやすい形の巨大な「社会」が存在していました。昆虫の大群，魚の群れ，鳥の群れ，蛇の群れ（蛇玉），産卵するウミガメの群れ……，つまりは「無名のものたちの群れ」（anonyme Schar）であり，これこそ最も広い意味での（結合）「社会」の原型といえます［Lorenz 1963=1970, pp. 197, 205; Eibl-Eibesfeldt 1984=2001, p. 181］。いや，われわれ人間の世界ですら，依然それは巨大な力をもっています。**群集**（Schar; crowd）です。

それは単にたまたま同じ場所に居合わせた同種個体の偶然の集合とかではなく，互いに同一と化した無数の個体どうしが1つのまとまりをなして，互いに同一の気分を伝染させ，同一の反応を示し，同一の方向に向かって進むのです（フォン・ホルストによると，ハヤの群れから1匹取り出して前脳を切除すると，こうした反応が一切消え，平然と単独行動することから［Ibid., p. 207］，硬骨魚類の前脳がすでに原初の"社会脳"だったことが窺えます。そしてこの前脳部分が，扁桃体相同領域であるというきわめて注目すべき発見がその後メダカでなされています［坪川 1999, p. 6］。このことのもつ意義については，*11–8* で再び考察しましょう）。

　かといってその際，特定のリーダーが中央集権的に統制しているわけではなく（それでは自然な動きにならない），超分散的に各個体がたった3つの条件（周りと同じ速度にする，群れの中心に向かって動く，他個体と衝突しないだけは離れる）を満たすだけで整然たる群れが成立することをクレイグ・レイノルズのコンピュータ・シミュレーション「ボイド」は明らかにしました。こうして成立する群れにおいては，わずかな個体距離を除いて，限りなく個体性は消去され，そのため攻撃性は全く欠如し，どの誰とも分け隔てなく友好的な（その代わりどの誰とも特別な愛着のない），きわめて平和な〈非個体的な結合の社会〉が成立しているのです。

　しかし第3に，以上2つのどちらの場合でも，どの動物も繁殖期（交尾期）にだけは，他の同種個体と接触をもたないわけにはいきません。哺乳類以前の動物においては，しかし他個体と最も接近するこの時期は，異性個体と愛の絆を形成する季節というより，むしろはるかに，同性（オス）個体と攻撃性の鎬を削りあう闘争の季節にほかならないのです。しかし繁殖期（交尾期）が終わると，その攻撃性もすっかり消失して，あの平和な無名の群れか，静謐な単独生活かに戻っていくでしょう。この期に絆を形成し，雛を育てる多くの鳥たちも，雛を育てない時期になると無名の大群に戻り，大群に戻ると個体間の結合もすっかり毀れてしまうでしょう。〈個体的な結合の社会〉は自立的に持続できず，〈個体的な非結合の社会〉か〈非個体的な結合の社会〉かに解体してしまいます。

実のところ，哺乳類の社会性の新しさは，まさにこの〈個体的な結合の社会〉，すなわち個体識別に依拠して存続する「集団」（Gruppe; group）の形成［Lorenz 1963=1970, p. 235］，個人的友情（連帯）の「きずな」（Band）の形成［Ibid., pp. 210, 234-5］にこそあるのです。哺乳類ではじめて社会が出現したのではなく，哺乳類以前から存在する，「単独性社会」の〈個体的な非結合の社会〉も，「無名のものたちの群れ」の〈非個体的な結合の社会〉も継承しつつ，しかもなおその一方で，〈個体的な結合の社会〉を最も自立的に持続させうるようになったのが，哺乳類の社会の真骨頂ということになります（ただし高等な硬骨魚類や鳥類にも見られ始めますが［Ibid., pp. 236, 300-1］）。具体的にはどういうことでしょうか。

哺乳類（と鳥類）のライフサイクル・ライフスタイルで最も安定した共通の特徴は，繁殖期（交尾期）という〈オス－メスのつながり〉の時期（爬虫類まではむしろオスどうしの闘争の時期でした），そして育児期（哺育期）という〈（母）親－子のつながり〉の時期（爬虫類まではほぼ全く皆無でした），の２つの時期をもつことにあり，そこに哺乳類の新たな地平があります（ヒトではついに繁殖期（交尾期）がオールシーズンとなり，区切られた期間としては消失しましたし，育児期（哺育期）も他のどんな動物種よりも長く引き伸ばされました）。するとこの２つの時期だけは，たとえ単独生活者であっても，限られた期間ながら，他の同種個体とのつながりというそれまでなかった〈個体的な結合〉の時間となります。ただし，それだけに同時に，不安とストレスにあふれた戦慄の時間ともなります。個体的な接近は，それまでなら攻撃衝動と恐怖情動を強烈に解発するものだったわけですから。そこで，攻撃性を再定位し儀式化（ritualization）する（＝攻撃や威嚇の身ぶりを挨拶や和平の身ぶりに転位する）ことによって［Ibid.］，哺乳類において新たに創出されたのが〈個体的な結合〉なのでした――それを各々の個体内部の生理学的レベルでみれば，後に7-4で考察するように，恐怖を愛に転位するオキシトシン・バソプレッシンといった新たな神経ペプチドの産出が注目されます。ローレンツによれば，個体的結合を結ぶ能力があって，しかも攻撃性をもたない動物は１つも知られていないし［Ibid.］，個体的結合がみ

られるのは種内攻撃が高度に発達した動物だけで，しかも攻撃性の強い動物ほどそうした愛の結びつきが堅いとのことでした［Ibid.］。オキシトシン・バソプレッシンにおいても，その愛の空間内部の絆の強化と，外部空間への激しい攻撃性は表裏一体です（7の＊13を参照）。

　もっとも，哺乳類の半数以上を占める単独生活者の場合は，きわめて短期間に圧縮されたこの2つの時期以外は，依然としてオスもメスも全く単身で，他との交渉なしに自分の生活をすべて賄っています。子の方もまた，あっという間に性的成熟を迎え，オス・メスともにすみやかに親元を離れて分散（dispersal）してゆきます。ところがその一方で，この2つの時期をもつライフサイクルは，別のポテンシャルも秘めており，繁殖期（交尾期）がその終了後も継続する形で恒常化するようになると「ペア型の集団」が，また育児期（哺育期）がその終了後も継続する形で恒常化するようになると「群れ型の集団」（troop）が，それぞれ生じてきて（「ペア型の集団をもつ社会」「群れ型の集団をもつ社会」）［伊谷 1972, pp. 43-4; 1987, p. 87］，哺乳類の社会性にさらに新たな独自の特徴を付け加えるのです。

　ただし，哺乳類で「ペア型の集団」（配偶システムとしては一夫一妻の単婚）を形成するのは，ワシントンの国立動物公園のクレイマンの徹底的な調査（1977年）によると，3%以下という意外な少なさです（鳥類は90%近くある）［Kleiman 1977, p. 40］（**Column I** を参照）。ビーバー（や後にみるプレーリーハタネズミ）など少数の齧歯類，食肉類のマングース科の一部とイヌ科の大部分（オオカミ，コヨーテ，ジャッカルやキツネ，タヌキなど），あるいはカモシカやディクディクなどごく一部の有蹄類ぐらいで［Kleiman1977, pp. 42-7; 三浦 1998, p. 118; 伊藤 2006, p. 129］，あとは最も多い霊長類でも，約200種中せいぜい20数種（10数%）のみ。夜行性原猿類の一部（アバヒ，スラウェシメガネザル，マングースキツネザルなど），昼行性原猿類の一部（シファカ，インドリ，エリマキキツネザルなど），新世界ザルの原始的な数種（ヨザル，サキ，ティティとマーモセット，タマリンなど），旧世界ザルのほんの一部（ブラッザモンキー，メンタウェールトンなど）のほか，類人猿でもテナガザルとヒト（?）にしか見られません［Kleiman1977, pp. 43-4; 伊谷

1972, pp. 21, 41, 52, 108; 1987, pp. 50, 61, 84, 97, 161]

　しかも，ヒトでも，マードックの社会人類学的調査で知られるとおり，世界中の 849 の民族社会において一夫一妻制は 137（16. 1%），一夫多妻制が 708（83. 5%），一妻多夫制が 4（0. 5%）という結果です [Murdock1967]）。ただし，アイブル・アイベスフェルトも批判するように，一夫多妻制とされる文化でも，実際には単に一時的な一夫多妻婚が，恒常的な一夫多妻婚よりも 2. 5 倍も多い事実は留意されねばなりません [Eibl-Eibesfeldt 1984, p. 258]。加えて恒常的な一夫多妻婚が可能なのは，富の蓄積・所有が大きな男性だけであり，それゆえ農耕革命以降のせいぜい 1 万年ほどの浅い歴史において，男性間の貧富の差が激しい不平等社会でばかり生じたものがほとんどなのです [長谷川・長谷川 2000, pp. 210-5]。しかし他方，一夫一妻制が規範的な社会であっても，行動上ではむしろ一夫多妻制に近い性的二型様式がかなり顕著な事実（近代社会の性別役割分業！）も留意されねばなりません [Kleiman 1977, p. 61]。一夫一妻制を基本に据えるようで，それでいて同時に一夫一妻制から逸脱するかのような微妙な立場に，ヒトの配偶システムは置かれています。体格の性差でみても，その比率は現在のヒトでは 110 前後。一夫多妻にしてははっきり低いものの，一夫一妻にしては高めという数字です [長谷川・長谷川 2000, p. 208]。このことは恐らく，以下にみるように，ヒトが「ペア型集団」と「群れ型集団」を重層的に結合した社会を形成したことと無関係ではないと思われます。

　他方，哺乳類で「群れ型の集団」（多くは単雄複雌群：配偶システムとしては一夫一妻の単婚，一夫多妻の複婚。多夫一妻は哺乳類では稀で，霊長類でも新世界ザルの一部にみられるのみ）を形成するのは，齧歯類のうち大型で草原に棲む昼行性のジリスやプレーリードッグなど 25% ほど，翼手類（コウモリ類）のほぼすべて，中・大型の有蹄類のほぼすべて，食肉類の 15% ほど（なかでもイヌ科のほぼすべて——実際には「ペア型の集団」で，その両性の子どもたちもしばらく一緒に住み，共同で狩をし，新生の子どもたちの育児ヘルパーを担う，いわば「拡大ペア型集団」です），クジラ類の大半，そして霊長類のほぼすべて（95% 近く）といったところですが [三浦 1998, pp.

12-6, 40-4]，それでも総じてみれば，上記のとおり哺乳類の半分以下にすぎず，過半は単独性社会なのです［同, pp. 16-7]。大半が「群れ型の集団」を組む霊長類では，母子の強い絆がそのすべてに共通にみられ，そのうえで単婚から複婚，専制主義から平等主義まで，限りなく多様な社会形態を示しますが［de Waal 1989=1993, p. 42]，哺乳類全般と反対に複雄群が最も一般的［Jolly 1972=1982, pp. 120, 243] です。

　「ペア型の集団」は夫－妻の絆が強く，しばしば生涯連れ添い，ともに育児に参加し，他の同性との共存を許さず，ともに強くなわばりの防衛に携り，行動的にも体型的にもいわゆる性的二型の希薄な（つまり男女差が小さく，生殖器を見ない限り判別が難しい），<u>内的には平等かつ平和で対外的には排他的な集団</u>です。性的二型の小ささは寿命にも及び，高等哺乳類では子の世話により大きく関わる方が長生きするという一般的な傾向に鑑み（霊長類で，オスがほとんど子育てをしない場合，メスのほうが42％も寿命が長く，出産直後からオスが子育てをする場合，オスのほうが20％ほど寿命が長い），ともに育児に参加する種のオス・メスは，平均余命がほぼ等しくなっています［Allman 1999=2001, pp. 108-15]。それどころか，父親の方が主に子育てをするヨザルやティティでは，オスの方が平均余命が長いのです［Ibid., p. 110]。しかしまさにペアである以上，他の異性同種個体を排除するだけでなく（ただし完全にではなく，パートナー以外の相手との間に生まれた子が案外多いこともわかってきてるんですが），その子たちも，（単独性社会と同じく）オス・メスどちらも性的成熟により分散してゆくので，集団とはいっても1代限りで，それ以上の規模と継承性とをもつ集団を形成するのは難しく，むしろまだ「単独性社会」から一歩踏み出したばかりの最もシンプルな形態の集団にすぎません［伊谷 1972, pp. 42; 1987, p. 86]：クレイマンのいう「タイプIの単婚」（「偶発的な単婚」）です［Kleiman1977, p. 62]。

　それでも，子たちの性的成熟が（1年以上に）遅くなったり，性的成熟に達してもすぐには分散せず，親の"ヘルパー"としてしばらく残るような場合には，親以外の複数の成体を含む複数世代からなる「家族<u>的</u>」な集団，いわば「拡大ペア型集団」を形成します（ビーバー，マングース，ジャッカル，

オオカミ，マーモセット，タマリン，テナガザルなど）：クレイマンのいう「タイプⅡの単婚」（「義務的な単婚」）です［Kleiman 1977, p. 62］。この協同繁殖（cooperative breeding）は，鳥類・哺乳類の約3%にみられ［Emlen 1995, p. 8094; 1997, p. 279］，こうした「家族的」集団を形成する動物は，哺乳類で約80種，鳥類では300種以上あるといわれています（ただし哺乳類の大半は霊長類以外です）［Emlen 1997, p. 281］。ここではもちろん，父親も育児に直接・間接に参加しますが，でも父親とちがって"ヘルパー"の子どもたちは，あくまで年下のきょうだいたちの面倒をみるだけで，「原家族」では生殖を抑制され，そこを離れないと自分の子は作れません。だから「家族」的とはいっても集団としての継承性はやはりないままです。

　このように，繁殖期（交尾期）は延長しても育児期（哺育期）は延長しない「ペア型集団」に対して，繁殖期（交尾期）は延長しなくても育児期（哺育期）が延長する形で生じるのが「群れ型の集団」です。ここでは，子たちが性的成熟を迎えてもずっと分散せず，親元に残るか近隣で独立するかして，自らもそこで子を持ちます。このため集団としての規模は次第に拡大し，かつ継承性をも備えるようになります。メスの子だけが残れば母系集団，オスの子だけが残れば父系集団，どちらでもありうるなら双系集団ですが，哺乳類では多くの分類群で共通に，母系的なメスの血縁集団（クラン）が群れ集団の形成の核になります（つまりオスの子だけが分散する，またはより遠くに分散する）［杉山 1990, pp. 22-3, 29, 34; 三浦 1998, pp. 41-5］。それどころか，ゾウ，シマウマ，ニホンジカなど多くの種がメスだけで集団を作り，オスは繁殖期（交尾期）だけその集団に加わるのです。一方，霊長類（真猿類以降）の群れは，母系的でもメスだけの群れというのは一切なく，単雄複雌群であれ複雄複雌群であれ，オスが必ずメスと一緒に暮らす集団となります［山極 2012, pp. 53, 70］。ただしオスはいったん出身集団を離れるので，どの集団のオスも，ほぼ全員が外部からの侵入者です。群れ社会を最もよく発展させた旧世界ザル（とくにマカクザル・ヒヒ）では，ほぼすべてがどれもよく似た母系的な集団で［伊谷 1972, pp. 76, 88, 94; 1987, pp. 131, 138, 145; 中川 2009, pp. 69-70］，群れの規模が大きくなる分，なわばりの防衛は疎かになり，代わりに群れ内部（家

系内・家系間）に明確な優劣の順位が定められる内的に不平等で対外的には非排他的な集団となります［Jolly 1972=1982, pp. 208-9, 236; 伊谷 1986, pp. 357, 360-5］。

　もっとも，新世界ザルでは群れをつくるもののなかに，むしろ父系的な集団があり［中川 2009, pp. 66-8］，さらにとりわけ注目すべきことに，類人猿では，その集団形態の多様をこえて，すべて父系的な集団をなす（つまりメスの子が「原家族」から分散する）一点で共通しているのです［山極 2012, pp. 87-8］。ただしメスの分散は，オスのように1人で離れザルになるのではなく（急激に生活条件が悪化した場合は例外），他所から誘い出しに来たオスについて行ったり，隣接する群れとの接近時に乗り移ったりするのです；それも大半はまだ独身の若いメスに限り，妊娠して以降メスは容易に群れを離れることはしません［杉山 1990, p. 77］。

　恐らくそれは，類人猿が，旧世界ザルに圧倒された熱帯雨林の「進化上の敗者」として（消化能力の低さ，繁殖周期の遅さ等による），旧世界ザルで頂点に達していた哺乳類全般の集団形成原理（オスの子の分散，メスの子の残留）自体から組み替えることを余儀なくされた，窮余の一策だったのでしょう。メスの残留（による集団の継承拡大）でなくその分散を，今度は新たな原理に据え，その上にあたかも既往の全集団形態を新たに築き直すように，テナガザルはペア集団（フクロテナガザルではオスが子育てに参与），オランウータンは単独性社会，ゴリラは単雄複雌の群れ集団，チンパンジーとボノボは複雄複雌の群れ集団を形成したのでした。その際，テナガザル・オランウータン・ゴリラでは，メスどころかオスまでも，性的成熟を遂げると親元の集団から分散し，チンパンジーとボノボでは，オスは残るがメスは分散するので，いずれにしても集団の継承性は大幅に後退した個体性の強い集団となったのです。また，母子間の生物学的な継承関係を切ったこの時点で，社会が「文化」を取り込む余地をもつようになったという見方もあります［伊谷 1986, p. 372］。

　ではヒトは？　約1800万年前頃まではテナガザルと，1200万年前頃まではオランウータンと，800万年前頃まではゴリラと，700万年前頃まではチ

ンパンジーと先祖を共通にしていたヒトもまた，これらメスを分散させる父系的な集団形成原理に強く規定されつつ，しかもなお類人猿で唯一，熱帯雨林を抜け出し地上生活に踏み切った開拓者（むしろ森の敗残者⁉）として，捕食圧の増大・食糧確保の困難・子どもの未熟と養育期間の延長などいっそう厳しい生存条件のもと，さらに新たな集団形態を創出せずにはいられませんでした（ちょうど，樹冠部の狭小なニッチに追い込まれた「進化上の敗者」類人猿が，やむなくブラキエーションという移動様式を発明し，それをやがて地上ではナックルウォーキングへと発展させ，そしてついには四足歩行に代わる直立二足歩行を創出してしまったように！）。それは「ペア型集団」と「群れ型集団」を重層的に組み合わせるということです。

　省みるに哺乳類の社会は，類人猿も含め，なるほどここまですべて，一方で「ペア型集団」，他方で「群れ型集団」を生み出しながら，この両者，つまり排他的な前者を後者の中に組み込む社会を作ることはできずにきました。ところが，まさに群れ集団の中に持続するペア集団としての「家族」，そしてその家族どうしの連合から形成される群れ集団としての「共同体（コミュニティ）」，という他のどの動物にもない独自の重層的な社会構造を創出したのがヒトでした。ヒトは哺乳類ではじめて，「群れ型」の集団生活と「ペア型集団」の生活を両立しうる社会をつくった動物です――そしてそのテコになったのは恐らく，ペアのみに性交渉を厳しく限定して，家族内の性的な競合を弱める，インセストの（単なる回避――それだけなら霊長類にもすでにある――にとどまらぬ）積極的な禁止＝インセスト・タブーという社会的規範だったとみられます［山際 2007, pp. 87-8］。最もヒトに近い類人猿においてすら，テナガザルは強固な排他的ペア集団で他を寄せつけず，オランウータンは単独生活で家族も共同体もなく，互いに鋭く敵対し，ゴリラはまとまりのよい平等な家族的集団をもちますが，その集団どうしは時に強く敵対的で共同体は成立せず，チンパンジーは，流動的な一時集団（パーティ）から成る離合集散的な群れの共同体はあっても，オス連合中心で，その内部に家族的な集団は存在せず，そしてよそ者を嫌い，群れどうしは時に殺し合いに発展するほど激しく敵対的です。ボノボも，流動的な一時集団（パーティ）か

ら成る離合集散的な群れの共同体をもつことでは異なりません。ただ，ずっとまとまりのよい大きなサイズのパーティを作り，母権的な色彩が強く，群れの内部が非常に平和的なだけでなく，群れどうしも相互容認的な点で霊長類の中では異彩を放ち，ヒト世界の「コミュニティ」に向かいうる萌芽すら窺わせますが［加納1991, p.53］，他方やはり家族的な集団は存在しません。

　これらに対して，ヒトだけが「家族」，そして「共同体（コミュニティ）」という独自の集団をもつのです。それらのおかげで，ヒトは大型類人猿の群を抜く大きな脳を発達させ，しかもその大きな脳ゆえの成熟までの遅さという代償も，これらの集団の力で克服してきました（ヒトの脳が拡大し始める頃，ちょうど体重の男女差が小さくなっていくのは，このことを象徴的に物語っているかもしれません）。必要な食料の大半を母親が自力で探さねばならない大型類人猿に対して，ヒトの出産間隔はむしろ短縮化し（大型類人猿ではふつう4～8年），多産的とすらいえるほどになりました［Allman 1999=2001, pp. 119-23］。とはいえ，そのヒトの集団においてもなお，集団どうしの敵対性は全く消滅したわけではなく，それどころかとくに約1万年前の"定住革命"［西田1986］以降，集団内部の絆は強まることこそあれ，そうであればあるほどなおさら，かえって対外的な排他性は増大する，あるいは少なくとも減少しない（＝戦争をくり返す！）という，重い課題をわれわれに突きつけています。しかもそうこうするうちに早や1万年。肝腎の「家族」・「コミュニティ」にしてからが，（その神話だけを亡霊のように残しながら）急速に空洞化しつつある，というのが眼前の現実でもあります。

＊　　　　　　＊　　　　　　＊

　こうしてみてくると，「単独性社会」「ペア型の集団をもつ社会」「群れ型の集団をもつ社会」のどのタイプの社会においても，社会とは，"集まる"・"結合する"原理（もしくは「向社会性」）だけでなく"離れる"・"分散する"原理（もしくは「非（反）社会性」）からもなっており［今西1951, pp. 70-9; 伊谷1972, p. ii; 1987, pp. 37-8］，いずれを欠いても社会が成り立たないことがみえてきます。これは人間社会の成立においても，親和力と反発力，統合と分化，協力と競争の相反する力の両方が必要であることを見抜いていた，古

典的な社会学者ジンメルのちょうど
100年前の見解ともぴったり符合しま
す［Simmel 1917=1979］。ていうか私た
ち1人1人が，人間関係には"適度な
距離が大事だよね"というとき，誰も
がよく知っている真理なのですね。

　面白いことに，もっと大きな生命の
歴史全体のスケールで見てみると，進
化の早い段階に生まれた生物は，まず
むしろ互いの分散の方を選択し［今西
1951, p. 75］，それゆえ（哺乳類）社会

```
┌──────────┐
│ エコ・システム │
└──────────┘
     ↑ 〈異種分散共生態〉
  ┌──────┐
  │ 社会 │
  └──────┘
     ↑ 〈同種分散共生態〉
┌──────────┐
│ 個体（多細胞体）│
└──────────┘
     ↑ 〈同種（同一クローン）結合共生態〉
 ┌────────┐
 │ 真核細胞 │
 └────────┘
     ↑ 〈異種結合共生態〉
 ┌────────┐
 │ 原核細胞 │
 └────────┘
```

図表5-f　生命史における共生系の重層
［真木 1993, pp. 53-73］より作成

も原初は「単独性社会」として"離れる"原理から始まったこと（実は哺乳
類以前も含めて，生命史の大きなスケールでみるなら，図表5-fのように社
会とはそもそも分散する共生系であり，結合する共生系とはむしろ個体にこ
そ体現される生き方です），そこへいかに"集まる"原理を重ねていくかで
以後の多様な社会性が発展してきたこと，それでもなお「ペア型の集団をも
つ社会」も「群れ型の集団をもつ社会」も，"集まる"ばかりで"離れる"
原理がなければ，そもそも存立しえないこと（ペアはペアたりえないし，群
れは膨張する一方でメリットを失なってゆきます），"集まる"原理がさらに
特定の個体どうしの結合へと高度化するには，攻撃性という"離れる"原理
の媒介が不可欠であったこと，などがみえてきます。おそらく，"集まる"
ことと"離れる"ことは，社会を存立させる両軸であるだけでなく，さらに
そのうえ，"集まる"ことが高度化すればするほど"離れる"こともまた高
度化し，"離れる"ことが高度化すればするほど"集まる"ことも高度化す
るという，相互背反的な相乗作用によって社会それ自体も進化してきたとみ
られます。親密性が決して単に向社会性にとどまらず，攻撃性が決して単に
非（反）社会性にとどまらない周知の逆説は，どうやら生命史に深く刻み込
まれた傾性なのです。のみならず，その傾性は進化とともに強化され，哺乳
類のなかでも，とくに霊長類において顕著になったとみられます：霊長類の

社会では，ちょっとした攻撃が，絆を破壊するどころか，かえって強固にする場合すら生じるようになりました［de Waal 1989＝1993, p. 23］。

「単独性社会」「ペア型の集団をもつ社会」「群れ型の集団をもつ社会」のいずれのタイプになるかは，進化系統上の分類群よりも，生息環境や生活型の生態的な条件により概ね決まってくるようです［三浦 1998, p. 15］。つまるところ，①いかに食べるかということ（食物の量と分布，安定度，大きさなど），②いかに食べられないか（捕食者にです）ということ（生息地の開放性／閉鎖性，夜行性／昼行性，体型の大小など），の２大生態的要因に尽きるのですが（例えば，食物の競合を避けるためには，群れは小さい方がよく，捕食圧に対応するためには，群れは大きい方がよい），もう１つ，③社会性そのものがもたらす適応上のメリット（密集による体温維持＝ハドリング効果，ペアによる安全な空間の確保など）という社会的要因も次第に重みを増してきます。哺乳類の多くは①と②の生態的要因で大半の社会のタイプが決まり，それに対して霊長類，それも真猿類・類人猿となるにつれて，生態的要因だけでは説明しきれなくなり［Jolly 1972＝1982, pp. 108-9; 山極 2012, pp. 82, 87］，それまで副次的だった③の社会的要因の比重が格段に大きくなってくるのです。しかもペア関係だけでなく，群れのレベルにおいてです。たぶんこの頃から，社会が複雑化することによって（二者関係に加えて三者関係の重畳，血縁選択［Hamilton 1964; Wilson 1975］→互恵的利他行動［Triverse 1971］（チスイコウモリなど少数の哺乳類と霊長類）→間接的な互恵性［Alexander 1987; Nowak & Sigmund 1998, 2005］（ヒトのみ）の発展など）（さらに *13-2* へ），はじめは "生存のための社会"（ポージェスいうところの，「生存要求」の「偶発的な創発特性」としての「向社会的な要求」！）だったのが，"社会あっての生存" へと反転し，社会的生存（他者との関係をうまくやること）こそが生存（自然環境との関係をうまくやること）の最重要な必要条件になってくるからではないかと思われます。

なお，捕食者にいかに食べられないかの戦略についてみておくと，「単独性社会」の哺乳類ではほとんどの場合，「隠れる」（森林の茂みや木陰）または「カムフラージュ」（地味な体色）という方法がとられ［Jolly 1972＝1982, p.

106; 三浦 1998, p. 33]（***Column F*** でみるように,「冬眠」も恐らくこれに入る），ポリヴェーガル的には「不動化」の戦略と親和的といえましょう（"死んだふり"ならぬ"いないふり"！）。「群れ型の集団をもつ社会」は，個体数の多さによって，草原・サバンナなど開放的な環境に棲む大型動物の「逃げる」または「闘う」戦略を補強し［Jolly 1972=1982, p. 107; 三浦 1998, p. 33]，ポリヴェーガル的には「可動化」の戦略を促進するものといえましょう（とすれば，交感神経系の"闘うか逃げるか"反応は，哺乳類の群れ集団の中でこそいっそう洗練されたものなのかもしれません——そしてだとすれば，交感神経系を単に（向）社会性の対極に置くのは性急かもしれません）。「ペア型の集団をもつ社会」は，いうまでもなく，社会的な関わりによって安全空間を構築するので，ポリヴェーガルでいう「社会的関与」の戦略そのものといえましょう。こうしてみると，ポリヴェーガル理論の自律神経系の3段階論は，脊椎動物の進化の3段階のみならず，哺乳類のとりうる3大社会形態と照応するものとしても把握できることがわかります。

～ *Column F* 死んだふり・仮死状態・冬眠～

"死んだふり"の進化上の起源は実はきわめて古く，無脊椎動物から脊椎動物に至るまで，広い範囲の動物にみられる現象です［Marks 1987, p. 61; 西野 2009, p. 59］。ある種の細菌の「芽胞」にまで遡れるかもしれません。動物の世界では，危機状況での"死んだふり"を含む不動化反応は，"闘うか逃げるか"の可動化反応よりも重要で，レパートリーも多彩です。

ヨーロッパでは長く「動物催眠」（animal hypnosis）として関心をもたれ（ファーブル，ダーウィン，パブロフらも含む），以後 20 世紀初頭以降の研究史の中で，よりニュートラルな名称として，「擬死」（apparent death, thanatosis）——クレッチマーは，擬死反射に「ヒステリー」の原型をみました［Kretschmer 1948=1953］——，「死にまね反応」（playing-dead response），「持続性不動状態」（tonic immobility）［Gallup & Maser 1977; Gallup 1977］，あるいは獣医学の分野では「警戒性徐脈」（alarm bradycardia）［Natterson-Horowitz & Bowers 2012, p. 51］などの概念で捉えられてきました［Gallup & Maser 1977, p. 334; 西野 2009, pp. 58-9］。いずれも，ダーウィンが早くに指摘していたように［Darwin 1876=1930］，捕食者を前にしたときの生き延びるための死のシミュレーション，「偽りの死」である点では共通です。

このうち「持続性不動状態」は，最近わが国でも，自身の性被害体験から ＃MeToo 運動の口火を切った伊藤詩織が，その著書で「擬死」と訳してこの語に言及し［伊藤 2017, p. 175］，さらにこれに触発されて米国在住の弁護士・椎名葉が，コズロフスカの説［Kozlowska et als. 2015］（*5の* ＊10を参照）に依拠しながら，この概念を軸に「性的被害と凍りつき」について論じました［椎名 2018］。2017 年，110 年ぶりのわが国刑法の改正も，「強姦罪」の名称こそ「強制性交等罪」に変えても，被害者の「無抵抗」を「合意の不在」と認めぬ姿勢に変化はなく，その不当を論破する鍵概念として，「持続性不動状態」に注目が集まっているのです。省みれば，ポリヴェーガル理論がトラウマ界に鋭敏な反応を惹起したのも（*0–5* を参照），その「背側迷走神経複合体」による不動化（凍りつき）の防衛反応の指摘によってなのでした。

この「持続性不動状態」を，ピーター・ラヴィーンは，"凍りつき"に相当する状態として，恐らくセラピー界で最も早く，ポージェスの「背側迷走神経複合体」の提唱にも 15 〜 25 年先立って，自身の独自のセラピー理論の根底に据えてきました［Levine 2010=2016, pp. 29, 60-1］（*0–3* を参照）。彼がこの概念を，ピーター・マーラーのセミナーで聞いたのは 1969 年［Levine 2018, p. 6］，ゴードン・ギャラップの総説から知ったのは，1977 年ないし 1978 年 12 月だと自ら記しています［op. cit., pp. 34, 67］。なお注意すべきことに，ギャラップの総説によれば，「持続性不動状態」は，アトロピン（迷走神経遮断剤）では（かなり大量に投与しても）終息せず［Gallup & Maser 1977, p. 346］，むしろセロトニン系との関わりの深さから，（「背側迷走神経複合体」でなく）「縫線核」（raphe nuclei）に支配領域があるのではないかと想定されていました［Ibid., pp. 349-50］。「持続性不動状態」以外に「学習性無力感」でも，「背側縫線核」（←間脳の手綱核←（腹）内側前頭前皮質）［Wang & Aghajanian 1977b］ のセロトニン活性との関連が指摘されており［Peterson et als. 1995=2000, pp. 81, 91; Maswood et als. 1997; Amat et als. 1998; Grahn et als. 1999; Amat et als. 2001; Maier & Watkins 2005］，「恐怖条件づけ」においても同様に確認され，ベンゾジアゼピンや SSRI の不安障害への薬効の根拠ともされています［井上・小山 1997, pp. 554-5; 2005, p. 388］（以上 *11* の＊ 21 も参照）。

「縫線核」には，さらに手綱核や（腹）内側前頭前皮質（＝眼窩前頭皮質）がネガティブ・フィードバック回路をなしており（*11–5* を参照），縫線核のセロトニン分泌に応じて抑制性（GABA 作動性）の信号を送り返すのですが［Hajós et als. 1998; Robbins 2005］，この場合，その抑制が外れて縫線核でのセロトニン過剰分泌となったのが「持続性不動状態」「学習性無力感」「恐怖条件づけ」等々とみられています（*6* の＊ 28 へ）。縫線核には自己受容体があるので，過剰分泌状態だとかえって脳内のセロトニン・レベルは低下するようです。

他方「背側縫線核」には，手綱核や（腹）内側前頭前皮質ほどではないにせよ，「孤束核」から入力があり［Wang & Aghajanian 1977b, p. 89］，反対に「縫線核」尾側部から「孤束核」にも密な投射があり，また「疑核」にも密な投

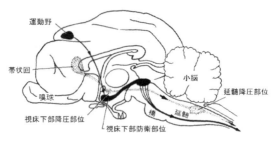

図表5-g　防衛反応と擬死反応（降圧反応）
[Folkow & Neil 1971=1973, p. 307] より転載。
黒い部分が防衛反応，点線部分が擬死反応を示す。

射があります［Arita et als. 1993; 有田 2006a］。そして4-2でみたように，セロトニン神経系と「腹側迷走神経複合体」の間には，密接な相互関係があるのでした。となると，ここで再びまた多重迷走神経とセロトニンの関わりが問われてきます（6-4，6-6，11-5で検討）。

　しかしさらに視野を広げると，ポージェスはふれていませんが，「（前）帯状回」が"死んだふり"に関与している可能性がかねてより指摘されてきています。ふつう"死んだふり"などしないネコの「前帯状回」のある部位を刺激すると，それだけで骨格筋の弛緩による運動抑制，そして徐脈，顕著な低血圧，呼吸抑制など"死んだふり"に酷似する反応が，あるいはその反応に必須な要素が発現するのです（全身的な交感神経の抑制と迷走神経の亢進が生じたものとみられます）（図表5-gを参照）［Folkow & Neil 1971=1973, pp. 311-3; 黒澤 2005, p. 424］。ただし「帯状回」刺激それ自体で反応が起こるわけではありません［堀 1991, p. 56］。それでもラットの「帯状回」相同領域（内側前頭前皮質腹側部）のセロトニン上昇では，フリージングの抑制を生じます［Hashimoto etals. 1999］。また「帯状回」を損傷したラットやウサギでは，持続性不動状態が軽減します（海馬や中隔を損傷した場合は逆に増強する）［Woodruff 1977］。「持続性不動状態」の沢山ある呼称の１つに，「カタプレキシー」がありますが［Klem 1971, p. 168; Marks 1987, p. 61］，「前帯状回皮質」（とくに24野）に障害のある患者が，しばしば「カタプレキシー」（cataplexy：情動脱力発作）――強烈な情動に見舞われることから発作的に生じる，完全

に覚醒したままの全身性の筋緊張の喪失——を呈することがあることも知られています [Ethelberg 1950]。24野はまた，古くから「抑制野」(suppressor areas) とも言われるほど，刺激に基づき，全身の筋肉の緊張を低下させる領域の1つとして知られてきた領域です [Smith

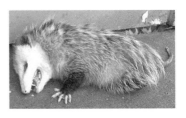

図表5-h　オポッサムの死んだふり
Wikipedia "Apparent Death" より転載

1945]。少なくとも「背側迷走神経複合体」の不動化反応に，「腹内側前頭前皮質」と，「帯状回」とが果たす役割は看過しえません。

　　　　　＊　　　　　　　＊　　　　　　　＊

　ところで"死んだふり"といえば，英語の慣用句には"play oppssum"という表現もあります。オポッサム（フクロネズミ）が，犬が近づくだけでも，ただちに全身の筋緊張を緩めて"死んだふり"をするからなのですが（キタオポッサムなど，半開きの口から舌を出し，死臭もどきの悪臭がする唾液まで分泌します！）（図表5-hを参照），この戦略が哺乳類になって顕著になったことを象徴するイディオムともいえるでしょう。ちなみにこの小動物は，フクロネズミの名に反して，齧歯類でなく，もっと哺乳類の原型に近い有袋類（カンガルーやコアラの仲間）の，さらにその原型に近い（恐竜支配全盛の白亜紀からほとんど変化せずに生存する），原哺乳類の"生きた化石" [Colbert 1955,（下）p. 19] とも呼ばれる動物なのです。高等な哺乳類（有胎盤類）に駆逐され，南米（第三紀）やオーストラリア（白亜紀以降）の隔離大陸に生存するほかなかった脆弱さゆえにこそ，"死んだふり"は必須の防衛手段だったにちがいありません。南米大陸がやがて洪積世の氷河期開始期に再び北米とつながり，肉食性の有胎盤類が大挙して進入してくると，有袋類の大半が絶滅したなか，オポッサム類だけは生存し，のみならず北米大陸に逆侵入すら遂げたことからみても [Romer 1959=1981, p. 334]，そう推測せずにはいられません。

　有袋類以外では，やはり南米を主生息地とし，危機に瀕するとたちまち堅牢な甲羅の中に丸まってボール状になってしまうアルマジロの場合も同様か

もしれません。

　そういえば，わが日本語にも，“死んだふり”がらみの誰もが知るイディオムがありました。“たぬき寝入り”です。食肉類イヌ科のタヌキもまた，猟師などに鉄砲で撃たれると，すかさず“死んだふり”を決め込んで，猟師が1発で仕留めたと得意になってちょっと一服，紫煙なぞ燻らせたりしてるスキに，いつの間にか姿をくらましてしまうのですね。タヌキの死の判別は本当に難しい，と全国各地の山村の古老は口々に語り伝えてきました。この苦い体験から絞り出された諺が，“取らぬ狸の皮算用”だったのかもしれません。ポージェスもいうように，まことに"死んだふり"は，多くの哺乳類にとって適応的な反応なのです [PVT, p. 165]。

　“死んだふり”があくまで“ふり”と呼ばれるのも，その最中に意識まですっかりなくしているのでなく，むしろ周囲の状況を刻々と鋭敏に感知しているらしいことが窺われるからでしょう。爬虫類ですら，そうであることが明らかになっています：バーガードの実験によれば，ブタハナヘビは棒などでつつかれたりすると，すぐにひっくり返って“死んだふり”に入りますが，近くに天敵のフクロウの剥製を置いておくと，なかなか戻ってきません：1m離れた所に人がいる位ならそれほどでもないのに，その人がヘビをじっと見つめていると，やはりなかなか復活してこないそうです [Bekoff, Allen & Burghardt 2002]。カメレオンが体色を変えるのも，恐怖に凍りついたときですが，それが続く間，環境に似せた保護色に逃げ込み，また別の危険な状況では，その場に応じた別の色に逃げ込むのです。

　ところがクマに至ると，銃で撃った猟師を襲い返すために“死んだふり”を用います。本当に死んだクマは拳を開くのですが，死んだふりのクマは拳を握ったままなので，それをしっかり見分けるのがマタギの鉄則だそうです：クマにとって，死んだふりの姿は，いつでも立ち向かっていけるための，リベンジのファイティング・ポーズでもあるのですね！

　そこで恐怖どころか，はじめから攻撃のためにそれが用いられることすらあります。たとえば，獲物（カラスなどの腐食鳥）を捕るために“死んだふり”をするコヨーテ。やはり食肉類イヌ科ですが，カラスの姿を見つけると，

突然身を地面に投げ出し，屍骸を装って相手を引きつけ，近づいてきたところを一瞬で捕らえるのです。こうなるとまさに文字通りの（人間的な意味に近い）"ふり"そのものですね。同じく食肉類イヌ科のキツネが，野ウサギに仕掛ける"チャーミング"戦術は，いっそう作為的で，"死んだふり"というより"死にそうなふり"というのに近くなってきますが，獲物を見つけると，あえて少し離れた所に倒れこんで，狂ったように身悶えする姿を見せつけ，ウロボロスの輪を作って，相手の注目（好奇心？）を引き寄せておいて少しずつ接近し，いきなり急襲するという，ほとんど元祖催眠術ともいうべき高等戦術です。"キツネは化かす"との伝承の奥行きを，決して見くびってはいけませんね。そして恐怖が攻撃と背中合わせであることも。

＊　　　　　　＊　　　　　　＊

　以上さまざまの"死んだふり"の形態は，どれも他種個体との捕食関係を前提としていますが，もっと物理的な極限状況——超低温，旱魃，食料欠乏，酸素欠乏（失血を含む）など——においては，こうした"ふり"にとどまらぬ文字通りの「仮死状態」（suspended animation）を，哺乳類はじめ多岐にわたる多くの動物が，やはり戦略として備えています。5の＊8でみたばかりの「潜水反射」も，その最も軽微な形態とみていいと思いますが，より本格的には，哺乳類・鳥類の「冬眠」（hivernation）（狭義の冬眠）——哺乳類18目中7目の少なくとも183種（日本国内に限ると，97種中33％に当たる32種）が冬眠するといわれています：齧歯目（ジリス，シマリス，ゴールデンハムスター，マーモット，ヤマネ等），単孔目（ハリモグラ），有袋目（フクロヤマネ，オポッサム），食虫目（ハリネズミ，テンレック），翼手目（各種コウモリ），食肉目（クマ，アナグマ），そして霊長目（コビトキツネザル）[川道・近藤・森田 2000, pp. 32-47, 59; 近藤 2010, p. 115]……マーモットと時にヤマネは集団で冬眠しますが，他の多くは体の小さい単独生活者です[川道・近藤・森田 2000, p. 15]——，爬虫類・両生類・魚類そして無脊椎動物らの変温動物の「冬越し」（広義の冬眠）[川道・近藤・森田 2000, p. 3]，そして肺魚や砂漠のカエル，カタツムリなどの（哺乳類では知られていない）「夏眠」（estivation）[Ibid., p. 16; Hughes 1969=1973, pp. 59-61] 等々……。

そこでは運動の完全な停止のみならず，呼吸や心拍，発育，細胞分裂まで
もが極端な減速ないし完全な停止に至りますが，その先駆は実に，体長わず
か1mmの線虫の胚の遺伝子（*san-1, mdf-2*）（酸欠状態に何日間も耐えられ
る）にあって，その後裔が脊椎動物でもよく保存され，さらに酸素要求の著
しく高まった哺乳類で，強く再活性化したものとみられています［Nystul et
als. 2003］。もはや"ふり"ですらない仮死状態の遺伝子は，無脊椎動物から
全脊椎動物にまで共有される，超強靭な遺伝子なのです。

　哺乳類においても線虫さながらに，例えばハダカデバネズミ（*Heterocephalus glaber*）は，東アフリカのサバンナの地下にトンネルを掘って，約300
匹もの群れで蠢きあって暮らすのですが，しばしばCO_2濃度が10％以上に
も及び（ヒトを含む他の哺乳類では致死ライン），そうなると直ちに意識を
失い，心拍数を下げ，呼吸を停止して備えに入り，やがて再び酸素が供給さ
れると，すぐまた呼吸を再開して，程なく活動を始め，以後に悪影響も残さ
ずにすむという"ミニ冬眠"を行なう能力をもっています；そして何と，酸
素濃度ゼロの環境に晒されても，最長18分までなら復活できるそうです！
［Park et als. 2017］（ちなみにハダカデバネズミは，癌に極めて罹患しにくい
動物としてもいま注目の的です）。

　ホンモノの「冬眠」となると，この低代謝状態が数ヶ月にわたり，加えて
体温の多少とも顕著な低下を伴ないます。マーモットでみると，体温はふだ
んの34−39℃から3−8℃に低下し，基礎代謝は410kcal/24h・m^2から
27kcal/24h・m^2へ，心拍数は毎分80回から4−5回へ，呼吸数も毎分25−
30回から0.2回へ，と激減します［Hughes 1969=1973, p. 107］。これらのデー
タから，背側迷走神経複合体の不動化システムがふんだんに駆使されている
ことが推測されます。体温は多くの種で0℃近くまで低下しますが（最低で
はホッキョクジリスの−2.9℃）［川道・近藤・森田 2000, p. 6］，限りなく低下す
るわけではなく，変温動物の広義の冬眠とちがって，かなり厳密に一定の水
準に定められ，セットポイントを低温（環境温度より少し高い温度）に再設
定し直した，あくまで<u>恒温性</u>の体温調節メカニズムなのです［川道・近藤・森
田 2000, pp. 5, 262; 近藤 2010, pp. 38, 129, 131, 222］（クマは冬眠中も体温30℃以上

に設定しますが，やはり長期に代謝水準・呼吸・心拍を減少させるので，「冬眠」に含まれます［川道・近藤・森田 2000, p. 213］）。さらに，冬眠中もときどき中途覚醒する期間が組み込まれ，わずか数時間で体温が急上昇して，その時だけ排泄が行なわれますし［川道・近藤・森田 2000, pp. 6, 10-1; 近藤 2010 pp. 39, 132］，このいわば自発的な中途覚醒以外でも，体温が設定値よりも下がりすぎたり，接触や騒音などちょっとした刺激に曝された場合には，熱産生の増加を促し，冬眠から覚醒するのです［同, pp. 264, 273-4］（クマはここでも例外で，妊娠したメスは冬眠中に出産・哺育までします［川道・近藤・森田 2000, pp. 7, 59, 214］）。これらを見ても，冬眠中も低体温にかかわらず，五感を介した神経系の機能や，それに支配される生理機構が正常に機能しているのがわかります［同, p. 274］。こうした状態が数ヶ月続いた後，春に向かうころ急速に覚醒し，体温も酸素消費量も一気に激増して復活するのです。こうして単に環境温まかせでなく，自律的なリズムで冬眠のプロセスを自ら選択しているのが，哺乳類の（狭義の）「冬眠」なのです。

　体温低下は，実はそれ自体，冬眠動物の身体にとっても有害なことに変わりはなく，彼らもまた普段なら，体温が30℃以下になると，体温調節機構が作動しなくなり（自力で正常体温に復温不能），さらに20℃以下になると洞房結節が作動しなくなり心臓が停止してしまいます［川道・近藤・森田 2000, pp. 265, 275-6, 297］。冬眠は体温低下によって起こるのではなく，むしろ体温低下にもかかわらず起こるのです。低体温（の害）に耐えうる「冬眠能力」，つまり低温耐性のある冬眠可能な身体に切替えることの方にこそ冬眠の本質はあるので，体温低下は，内因性の年周リズムによって生じるその切替を前提にして，環境温の低下を機に生じる，「冬眠能力」の結果にすぎないことが明らかになってきました［近藤 2010 pp. 125, 136-7; 川道・近藤・森田 2000, p. 307］。そこには，年周リズムに完全に同期して血中濃度が増減する（活動期には高濃度，冬眠期には低濃度）「冬眠特異的タンパク質」が介在し，肝臓で産生されて血中に放出されるのですが［近藤 2010 pp. 98-101; 川道・近藤・森田 2000, pp. 280-4］，チロキシンにより産生が抑制され（つまり冬眠期の開始），テストステロンにより産生が増加される（つまり冬眠期の終了）──ということ

は，視床下部−脳下垂体系を介したホルモンのリズムに従う——こともわか
っています［川道・近藤・森田2000, pp. 284-5］。反対に，この「冬眠特異的タ
ンパク質」による切替さえあれば，体温が低下する必然性すら冬眠にはなく，
体温低下に先立って，あるいは体温低下が生じなくても，体内にはすでに冬
眠時と同じ低代謝状態に切替わった，いわば「生理的冬眠」［同，p. 160; 川道・
近藤・森田2000, p. 307］が成立するのです。そこでは，ふだんと比べて活動量
や集中力の低下，睡眠時間の延長（ただし深い睡眠時間の減少），そして準
備期での炭水化物の過剰摂取と肥満などがみられ［Giedke 1986］，まるでうつ
状態，なかんずく季節性うつ病さながらの趣きですし，またその年周リズム
は季節性うつ病のリズムともよく似ています［同 pp. 203-4; 川道・近藤・森田
2000, pp. 304-6, 307］。抗うつ薬で冬眠が抑制されることも報告されています
［op. cit］。かといって，それは病気でもありません。どころか，「生理的冬
眠」の間，身体内部では各器官が脳の支配からも解放され，それぞれが自立
的に独自の働きを営み，疲労の回復，損傷の修復・再生ひいては若返りの作
業すら行なっているのです［近藤2010 pp. 215-6］。ここにも背側迷走神経複合
体の不動化システムのポテンシャルの片鱗が垣間見られます。うつ状態，あ
るいは解離といった現象のそもそもの存在理由も，このあたりまで遡って考
えてみると，新たな視野が開けてくるかもしれませんね。

　のみならず，この生理的冬眠への切替＝冬眠能力は，実に長寿の能力でも
ありそうなんです［同，pp. 177, 208; 川道・近藤・森田2000, pp. 310-2］。冬眠でき
る動物は，概して無病・長寿であることがよく知られています。冬眠は捕食
による死亡率もきわめて低い（エゾシマリスで普段の50％に対し，わずか
5％），非常に安全な期間，非常に安全な空間でもあるわけですが［川道・近
藤・森田2000, p. 83］，さらに冬眠中は，普段の血流量の10％以下という重度
の虚血状態に加えて，"超"がつくほどの高脂血症状態なのに，脳血管障害
も心疾患も一切おこらず（天然の抗メタボ・システムです！），寝たきりな
のに筋肉の廃用性萎縮も骨粗鬆症もおこらず（クマがそうなんです），発癌
物質・虚血・細菌感染・放射線照射のいずれも，身体にさしたるダメージを
与えることができないと伝えられています［同，pp. 185-6; 川道・近藤・森田

2000, pp. 267, 297-8]。あたかも「仮死状態」を自在に利用できる（往き来できる）生物は、かえって「本物の死」をかなりの程度まで遠ざける能力を備えているかのごとくです！　この最高度に磨き上げられた究極のシャットダウン・システムは、ポージェスのいう哺乳類一般の最高度に磨き上げられた到達点、すなわち腹側迷走神経複合体の社会的関与システムに勝るとも劣らない、背側迷走神経複合体の不動化システムのポテンシャルを最大限に引き出した、驚異的なスーパー・システムなのかもしれません！　単独生活者の（生理的）冬眠という安全空間と、集団生活者の"社会"という安全空間。もし後者に軍配を上げるとするなら、社会的関与システムが少なくとも発癌物質・虚血・細菌感染・放射線照射によるダメージを、（生理的）冬眠のシステム以上に克服可能である証拠を、ぜひとも提示したいところですね。

　なお、少なくとも齧歯類の冬眠動物はみな持つ「冬眠特異的タンパク質」は、興味深いことに、例えばリス科の近縁種の非冬眠動物では、その遺伝子がほぼ完全な形で保存されながら偽遺伝子化しており、しかもそうなったのはさほど昔ではないことがわかっています：とすれば、さほど昔でない時代、初期の哺乳類たちはみな共通に冬眠能力をもち、そこから遺伝子変異により冬眠形質を喪失した動物が非冬眠動物へと進化した可能性も考えられ[川道・近藤・森田 2000, p. 287]、そうした新型哺乳動物たちが、腹側迷走神経複合体の社会的関与システムというもう１つのスーパーシステムを、身につけるに至ったというストーリーも大いにありえます。

　最後に、肺魚やある種の哺乳類が行なう「夏眠」（estivation）も、「冬眠」と全く同一の生理現象とされており［Hughes 1969=1973, p. 108］、夏の旱魃になると固く身を丸め、"泥のまゆ"の中に籠もるアフリカハイギョは、酸素消費量はふだんの 10% にまで低下、呼吸は１-２時間に１回、心拍数は毎分わずか３回という代謝水準になりますが（この状態で３年でも５年でも生存できるそうです！）、旱魃が終わって、口に水が入るようになると、それを機にみるみる空気呼吸も激増し、ついにはピクピクと痙攣性の動きが生じて覚醒するのです［Ibid., pp. 59-61］。

～ *Column G*　アイ・コンタクトとグルーミング～

　アイ・コンタクトといえば，イコール"愛コンタクト"（ここでいう「社会的関与」）！　って私たちはすぐに想定し，ポージェスもどうやらその気配なきにしもあらずですが，本当にそう言えるでしょうか？

　2人の人間が，30cmの至近距離で30秒間じっと見つめ合っているとしましょう。そこには，たちまち怪しい雰囲気が漂い始めるでしょうが，たぶんその後2人は，抱き合うか，さもなければ殴り合いになるかのどちらかでしょう。つまり愛と敵対の両極の可能性があります。そして実に，（類人猿以前の）ほぼすべての動物にとって，相手をじっと見つめることは敵意の表われであり，アイ・コンタクトはむしろ威嚇の信号行動です（でもそれなら「交感神経系」の反応です）。もしこれをじっと見返せば，威嚇の儀式的水準をこえる，本気のケンカを宣戦布告したことになってしまいます。アイ・コンタクトが，動物たちに最も危険な行動として恐れられる所以です。その場合アイ・コンタクトは，愛か敵対かよりも，愛であれ敵対であれ，その本気度（意図の強度）を示す信号になっているというべきかもしれません。

　いずれにせよ，少なくともアイ・コンタクトが「社会的関与」のしぐさとなりうるためには，視覚を最も主要なコミュニケーション・メディアとできているのでなければなりません。そんな動物は，脊椎動物の中でも鳥類と霊長類，そしてある種の社会性肉食動物以外には，かなり難しくなってしまいます。もともと霊長類以前の哺乳類は夜行性で，嗅覚が視覚よりずっと重要なコミュニケーション・メディアでした：ようやく原猿類のキツネザルあたりが，嗅覚優位から視覚優位への移行段階なのでした（*Column D* を参照）。しかも，視覚を主に用いる動物でも，アイ・コンタクトは最も慎重に使用を回避されてきた手段ではないでしょうか。

　鳥類では，実にアイ・コンタクトするだけで「持続性不動状態」（＝凍りつき！）に入ってしまいます（それを逆手にとって，トリを天敵とするガは，ヘビ・タカ・ワシを連想させる立派な目玉模様（眼状紋）を羽に備えています）［Gallup & Maser 1977, p. 353; Gallup 1977, p. 57］。ニホンザルは，群れで食事

をするときでも互いに目を合わせないように気づかいます。相手の目を見ることは威嚇を表わすからです。人工保育のニホンザルの子が群れに戻されたとき，どうしていいかわからず仲間を凝視してしまい，"ガンをツケた"と思われて袋叩きに遭う例もよく伝えられます［増井 1991, p. 224］。同じマカクのアカゲザルも，喧嘩の際には互いに相手の眼を真直ぐに見つめ合うのに対し，和解となると決して相手の眼を見ず，友好的な接近では眼をそらすのが鉄則なのです（だから和解はさりげなく，まるで何もしないかのように微妙な方法で，「暗黙の和解」として進行する）［de Waal 1989=1993, p. 134］。彼らが鏡像認知が不得意なのも，案外このためかもしれません。

　アイ・コンタクトが向社会的に用いられるようになるのは，オオカミ・コヨーテ・ジャッカルら後述のイヌ科の社会性肉食動物を除くと，ようやく大型類人猿になってからのことです。とりわけゴリラは，相手とじっと見つめ合うことがコミュニケーションの重要な核をなしており，威嚇されても相手の視線を避けないですし，喧嘩の仲直りの際には，至近距離で対面してじっと顔を付き合わせる特有の「覗き込み行動」をとります［山極 1993, pp160-84, 288-92, 304-5; 2014, pp. 53-4］。チンパンジーでも同様に，対立抗争後に「和解」する際，見つめ合うことが決定的に重要な役割を果たし，和解の必須の前提条件となっています［de Waal 1982=1984, p. 146; de Waal 1989=1993, p. 55］。ボノボにもゴリラのような覗き込み行動があり，やはり挨拶や緊張緩和の機能をもっているようです。ただしチンパンジーやボノボの場合，ゴリラとちがって，これらのアイ・コンタクトに加えて，積極的な接触行動（ボノボでは性的な接触行動）をも合わせて多用します［山極 1993, pp. 289-90, 295］。チンパンジーでは，和解の最もすぐれた接触行動は「キス」であり，第三者が慰めるときは「ハグ」とのことです（もし2頭のチンパンジーが長々とキスをしてるなら，彼ら自身が少し前にケンカをしていた可能性が高いけれど，抱き合ってるだけなら，別の第三者とのケンカだった可能性が高い）［de Waal 1989=1993, pp. 54-5］。しかし，ボノボではさらに，仲直りにセックスまでを用いるのが常套手段であり［Ibid., p. 242］，異性・同性を問わず，緊張状況の解消や争いの解決こそが性のより基本的で普遍的な（生殖をも上回る⁉）機能

なのです［Ibid., pp. 223, 229, 237］——この「社会的性行動」なしにボノボの社会を捉えることはできない，とドゥ・ヴァールは強調します［Ibid., p. 251］。ボノボが集団内だけでなく集団間でも非敵対的なのは，「覗き込み行動」と「社会的性行動」とを，そこでも自在に使えるからなのです［加納 1991, p. 51］。ついでにいうと，ボノボではたいてい優位者（攻撃者）の方から仲直りを申し出るというのも特筆すべき特徴です［Ibid., p. 244］。なお，大型類人猿ならずとも，マカクに近縁のベニガオザルも，最も頻繁かつ顕著に和解を行ない［Ibid., p. 166］，喧嘩の和解においてボノボに次ぐほどの性的な要素（キスを含む）を示しますが［Ibid., pp. 172, 182］，そのとき見つめ合いが，大型類人猿のように重要な役割を果たすわけではありません。

　大型類人猿でようやく胚胎しはじめ，ヒトにおいて初めて明確になるような視覚的条件（"愛コンタクト"！）を，哺乳類段階ですでに可能であったかのように先読みするのは，一種の"進化論的フライング"に陥ることにならないでしょうか（**13-3**を参照）。

　実際，そもそも白目と黒目がこんなに明確に区別できる動物は，類人猿でもヒトを措いて他になく，霊長類88種の調査結果では，唯一ヒトだけが完全に色素細胞を欠いた白い強膜をもち，他はみな強膜が茶色に着色され，しかも虹彩と似た色になっており，おまけにその半数以上は皮膚の色とも似ていて，周到に視線を隠蔽する仕掛けになっています：加えてヒトは眼裂も最も横長で，水平方向の視野拡大により，視線によるコミュニケーションの可能性が飛躍的に高まっていることが明らかになっています（図表5-i）——つまり，ヒトと他の霊長類の間には，音声コミュニケーション（言語！）だけでなく，視線コミュニケーションの能力においても，大きなギャップが存在することが示唆されるのです［Kobayashi & Kohshima 1997; 小林・幸島 1999］。ちなみに興味深いのはイヌ科の社会性肉食動物で，彼らは霊長類を差しおいて，白目と黒目の明確な区別をもっており，現にオオカミなど互いに協力しあうとき，ほとんど鳴かないかわりに，視線で意思を疎通しあうのです：オオカミでは目の周りの毛の色も，霊長類の傾向とは反対に，できるだけ視線が明瞭となるように彩色されているとのことです［Ueda et als. 2014］。これが

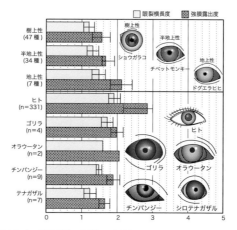

図表 5-i　霊長類の眼裂のちがい［小林＆幸島 1999］を参照

彼らの，霊長類をも凌ぐ向社会的な視覚的コミュニケーション能力（アイ・コンタクト！）を，担保していることは間違いありません。

　では求愛行動は？　ネズミやハムスターなどの齧歯類のオス・メスは，発情期にたしかに対面し顔を近づけあいます。でもそれは見つめ合うためでなく，互いの顔を嗅ぎ合うためなのです（facial contact──頭部に眼窩腺、涙腺，唾液腺など外分泌腺が沢山あり，エストロゲンやアンドロゲンにより，その各々にフェロモンが濃厚に付着しています）：嗅ぎ合うと，そのあとオスがメスの後方に回り込んでお尻周辺の匂いを嗅ぎ，そして出会って30分以内には交尾を遂げてしまうのです。実に原猿類までは基本的に同様なのですが，嗅覚に視覚がとって代わる真猿類（マカク，ヒヒ，マンガベイ，コビトグエノンなど）では，メスの発情のしるしは，（同じエストロゲンの作用が今度は）顔そして性皮を赤く腫脹させることになります（ただし性皮は旧世界ザルのみ）。対面するまでもなく，遠くから一目瞭然の強烈な視覚刺激です。さらに類人猿では，性皮の腫脹は複雄複雌（乱交乱婚）のチンパンジー・ボノボ以外では退化し，ヒトに向けてようやく対面的なアイ・コンタクトの求愛行動が意味をもってくるようです。

　交尾の体位はどうでしょうか。ここでも真猿類はもちろんのこと，大型類

人猿においても，対面的な，いわゆる"正常位"をとるのは，ボノボとヒトぐらいです。

　ボノボは，メスの性器がそもそも解剖学的に"上向き"の構造になっていて，対面交尾の方がやりやすく［de Waal 1989=1993, pp. 209, 224］，おかげで，交尾時に相手と目を合わせ，声に注意しながら，相手の感じ方に合わせて性行動を調節することができます［Ibid., p. 225; de Waal 2005=2006, p. 121］。ただしボノボの交尾時間は，平均わずか15秒，長くても30秒です。ちなみに霊長類以外の哺乳類では，クジラ，イルカ，マナティー（ウミカワウソ），ビーバー，カイギュウなど水生ないし水辺で生活するのに適した動物たちが，やはり女性器が腹側にくる関係上，対面で交尾を行なうことが知られていますが［Morgan 1982=1998, pp. 75-6］，奇しくもボノボもまた，チンパンジーのように水を嫌うこともなく，魚をとって食べ，また足の指に"水掻き"（第2趾と第3趾の癒合）を持ちます［de Waal 1989=1993, pp. 197, 206］。とすれば対面交尾は，水生哺乳類にこそ連なる特性と言えども，陸生ではとうてい本流とは言えますまい。それどころか，現にこの対面交尾の系譜を根拠の1つとして，エレイン・モーガンなどは，「ヒト＝水生類人猿説」を唱えすらしたのでした［Morgan 1982=1998, pp. 73-80］。

　ならば乳児期の母子関係は？　実はそれすら，親子が見つめあうのは，ヒト以外では大型類人猿だけですし［松沢2011, p. 47］，それもヒトほど頻繁ではありません［同, p. 142］（図表5-j）。幼児になると，真猿類でも子が母を遊びや毛づくろいに誘うときなどに顔を近づけて覗き込むようになり，さらに子どもどうしの遊びや性交渉へと転用されていくのですが，真猿類では成体になるにつれ，遊びが減少し交尾期が限定されるため，日常的には次第に覗き込み行動も生じにくくなってしまうのです［山極1993, pp. 292-3］。

＊　　　　　　　＊　　　　　　　＊

　反対に，親子の交流の，霊長類以前から哺乳類全般に一貫する最も主要なメディアは，むしろ舐めること（リッキング）と毛づくろい（グルーミング），つまり触覚（＋味覚？），皮膚感覚なのです。どの哺乳類も，母親は子と見つめ合うよりも，ただひたすら舐め続けて，コミュニケーションを築き

5 自律神経系の3段階論 253

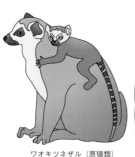
ワオキツネザル（原猿類）

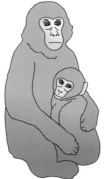
ニホンザル（真猿類）

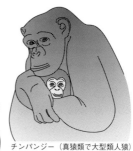
チンパンジー（真猿類で大型類人猿）

ワオキツネザル（原猿類）は、子が母（の背中）にしがみつくが、母は抱きしめていない。むろん母子は見つめ合いようがない。
　ニホンザル（真猿類）は、母は子を抱きしめるほどではないにせよ、軽く抱いている。母が子を抱くのは、真猿類からなのだ。しかし、子は母の胸に密着していて、見つめ合うことはできない。
　チンパンジー（大型類人猿）は、母が子をしっかりと抱いている。しかし子はこちらを向いていて、見つめ合うことはできない。ただし、時々母は子を引き離して、"高い、高い"遊びをし、顔と顔を合わせて、見つめ合う。
　母子が見つめあうようになるのは、大型類人猿からである。ただしヒトほどに頻繁ではない。

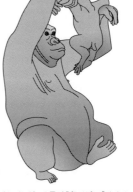
チンパンジーの母が"高い、高い"をする

図表5-j　霊長類の見つめ合わない母子関係

ます。子はそれによって、種の一員としての、あるいは個体としての"アイデンティティ"を確立して、自立してゆきます。ヤギやヒツジが子を産むと、5分以内に舐めることで自分の子と認知し、永続的な絆を形成することを4の*31でみましたが、これを逃すと自分の子とはみなせず、近づくのを拒むのです。
　その自立はストレス耐性能力をも含み、特に生後10日までを臨界期として［Liu et als. 1997, pp. 1659-61］、母親から十分にリッキングとグルーミングを受けたラットは、HPA軸の感受性が低下し（リッキング・グルーミングによる甲状腺ホルモン放出→セロトニン作動性神経の活性化→海馬におけるグ

ルココルチコイド受容体の増加→グルココルチコイドのネガティヴ・フィードバックの増大→グルココルチコイド分泌減少），成長後ストレスに遭遇しても，あまり大きなショックを受けずにすむことがわかっています［Sapolsky 1997, p. 1620; Liu et als. 1997］。ぞんざいに育てられたラットは，HPA軸に対する海馬のこの生得的な抗ストレスのメカニズムが作動しなくなるのですが，それは，遺伝的（genetic）でなく，幼児期の逆境体験（adverse childhood experience：ACE）によるエピジェネティック（epigenetic）な変化なのです（つまり遺伝子の塩基配列自体の変化でなく，メチル化による化学的な遺伝子修飾による変化です）［Kaffman & Meaney 2007; Mayer 2016=2018, pp. 125-7］。同じく，生後最初の1週間に母親に舐めてもらえなかった幼いラットは，所属感や安心感に関連する前帯状皮質のオピオイド受容器が発達しないことも，見い出されています［Nelson & Panksepp 1998］。また，やはり生後1週間の間に母親からリッキングやグルーミングを充分に受けなかった子ラットは，恐怖をもちやすく，オープンフィールドにもなかなか出ていこうとしません［Francis et als. 1999］。

　そして乳児期の齧歯類は，接触の欠乏（とそれによる体温低下）が生じると，超音波で種特異的な「セパレーション・コール」／「アイソレーション・コール」（*4-4, 4*の＊39, ***Column C***を参照）を発し，母親を呼び寄せ，巣に戻してもらい，念入りにグルーミングやリッキングをしてもらい，乳まで分泌させるメカニズムをもっています。やがて子が開眼すると，このコーリングは消失し，かわって母親が母性フェロモンを放出（盲腸内で産生し，糞とともに排出する），それを頼りに子の方が自ら巣に帰れるようになりますが，離乳が完了する頃にはそれも終了し，子は自立してゆくのです。<u>触覚</u>を中心にすえて，<u>聴覚・嗅覚</u>を動員し，<u>視覚</u>は側面から関与するこの一連のシステムに，<u>愛着行動の原型</u>があることをみてとらねばなりません。

　ニホンザルにおいても，初産ですら母ザルは，子の出生5秒後に子を腹側に抱き，7秒後に子の顔を舐め，10分後に子がはじめて発声すると（産声は発しない），12分後には敏感に反応し，19分後に毛づくろいをし，そして110分後になってはじめて子は母の乳首を吸い始めると伝えられています

［糸魚川・田中 1963, p. 76; 糸魚川 1988, p. 113］。吸乳行動をはるかに凌ぐこの接触行動の切実さは，同じマカクのアカゲザルにおける，ハーロウのあの“布製母親”の実験も想起させられます。接触欲求の充足を欠けば，どんなに栄養が足りたとしても，根深いストレスと深刻な低ストレス耐性を抱えざるをえないというわけです。さりとて母親は，この“母性行動”を，本能的にただちにできるのでもありません。隔離飼育で育った個体にはほぼ全く不可能なことから，その源泉は遺伝子や本能にではなく，（妹や弟への）“子守り行動”の観察学習や自身の経験（つまり，母子の二者関係にとどまらぬ，三者関係的な経験！）にあるとみられます。しかもなお，母だけと一緒に飼育されたメス個体ですら性行動ができず，それゆえ“母性行動”も行なえないこと，むしろ父だけと一緒に飼育されたメス個体の方が，性行動も“母性行動”も重大な障害が生じないことも確認されています［糸魚川 1988, p. 117］。

＊　　　　　＊　　　　　＊

　こうしてみると，グルーミングは元来，一種のストレス反応，ストレス緩和行動でもあることがわかります。実際それは，不和や緊張が高まる状況で最も頻繁になります（**6**の＊21を参照）。幼く無力な間は，母親からグルーミングしてもらう「対他的なグルーミング」（allo-grooming）でストレスから守られますが，やがて自立すると，自分で自分に行なう「自己グルーミング」（self-grooming），そしてお互いがお互いどうしで行なう「社会的なグルーミング」（social-grooming）でストレスを緩和してゆきます。グルーミングはされる側だけでなく，する側にも“癒し効果”があるのですね（私たちもペットとのやりとりで，よくよく知ってる通りです）。

　たとえばラットは，ストレスに曝されるとすぐに“凍りつき”（freezing）の反応を起こし，そこから戻ってくる段階で頻りに「自己グルーミング」を行ないます［Spruijt et als. 1992, p. 828］：自分の顔を洗うように，両手を左右交互にリズミカルに動かすしぐさです……下肢の交互のリズム運動が歩行であるとすれば，上肢の交互のリズム運動がグルーミングということになります［有田 2012, p. 218］。セロトニン系との関わりが深いのも（**4–2**を参照）このためかとみられますが，このリズム運動の（中枢性）パターン発生器（***Column***

*A*を参照）は中脳中心灰白質（PAG）にあるらしいことが破壊実験等から示されています［op. cit., p. 833］——ストレスに曝されると，まずHPA軸が作動し（*5*の＊17を参照），そのうちCRFとACTHがグルーミングを誘発させやすく（コルチゾールにはその作用はない），とくにCRFが産生するPONCからさらに産生されるACTHやMSHなどのメラノコルチン（MC）が中脳のドーパミン神経系に働きかけ，最終的に中脳中心灰白質（PAG）を介してグルーミングを起こさせるようです［Ibid., pp. 833-7］。

よく言われるように，グルーミングは衛生上の必要もありますが，何よりこうしてまず，ストレス対処の必要，そしてそのために，あくまでそのために発展させてきたコミュニケーションの必要を満たす手段として，進化してきたものとみなければなりません。哺乳類の社会性が，まずはストレス対処の防衛行動として生じ，それが次第に自己目的化していった結果であることが垣間見えてきます。

なお，このストレス対処行動としてのグルーミングを，不安が大きいあまりに，自己制御の範囲をこえて過度に行ないつづけてしまうのが，強迫性障害（OCD）ではないかとされています。スタインがパニック障害に「窒息警報の誤作動」（false suffocation alarm）をみるクラインの説（false suffocation alarm）（*5–3*を参照）に倣って，全般性不安障害に「非特異的な予期的警報」の誤作動，社会不安障害に社会的脅威への「服従（appeasement）警報」の誤作動をみるのと並んで，強迫性障害に「毛づくろい（grooming）警報」の誤作動をみるのは［Stein & Bouwer1997, pp. 415, 418, 421-2, 423; Stein 2003=2007, pp. 1, 12, 45, 66, 77, 105, 107, 111-2］（*6–3*を参照），このためと思われます。

＊　　　　＊　　　　＊

しかしこうしたストレス警報，ストレス緩和装置としてのグルーミングは，リッキングとちがって，それほど進化の早い段階から存在したものではありません。言うまでもなくそれは，手（の自由）を獲得しなければならないからです。触れられる欲求は哺乳類とともに格段に発達したとすれば，触れる欲求はようやく霊長類になって格段に発達したといえるのではないでしょうか。ドゥ・ヴァールは，哺乳類に特有のこの触れられる欲求が，鳥類には欠

5　自律神経系の3段階論　257

落していることを指摘しています：曰く，「私のペットのワタリガラスは，
恐慌状態になったとしても，触ってもらいたがる気配はない。羽づくろい，
とくに首の羽毛をつくろうのは，たしかに鎮静作用がある。しかし，それは
危険が去ってからの話である。」[de Waal 1989=1993, p. 20]。ストレス解除後に
むしろグルーミングが増えるのは，ラットでもそうであることは上述しまし
たが，のみならず哺乳類，とくに霊長類は，心が動転したときにはやさしく
他者の身体に触れたり，ハグしたり，あるいはグルーミングしたりすること
で緊張を和らげ，気持ちを落ち着かせる切実な欲求をもっているのだと，彼
は強調します [Ibid.]。

　触覚的なふれあいのうち，舌で舐めあっていたのを指でやるようになれば
グルーミングなわけですが，グルーミングに移行するのはようやく霊長類に
なってからのことなのです。しかも原猿類の段階では，まだグルーミングと
いっても，下顎の犬歯と門歯からなる歯櫛で，互いに毛を舐めたり梳いたり
するにとどまり，真猿類ではじめて指の細かい動きで選り分け，摘み取ると
いう精巧な技術を備え始めるのです [Jolly 1972=1982, pp. 186, 239, 261]。それは
乳児期に母親の体の毛にしがみついて乳首を吸うところから始まるのでしょ
う（ニホンザルはよく，死んだわが子を手放さず，白骨化するまで持ち歩き
ますが，それは出生時に親にしがみついた子だけで，死産などで一度もしが
みついたことのない子は，そのまま打っ棄られておかれます [増井 1991, p.
92]）。そして母親が翌年の発情期に近づく頃から，子にあまり構わなくなり，
授乳を拒むようになると，子ザルたちは互いにグルーミングを始め，そして
仲間どうしの遊びに夢中になっていきます。遊びはこれまた，哺乳類の子た
ちにとって，じゃれつきあいながら，触覚を通した社会的アイデンティティ
を確立していく大事な"お仕事"です（さらに *8* の＊7を参照）。

　相互グルーミングのねらいは，もはや圧倒的にコミュニケーションそのも
のにおかれてきます。まさに「毛づくろいの会話」（grooming talk）[van
Hooff 1967] ですね。のみならずロビン・ダンバーなどは，この霊長類の「グ
ルーミングの会話」から，真の会話としての「ゴシップ」への転回に，ヒト
の言語の起源をみています！　（*Column C* を参照）……ヒトの集団の最適サ

イズは150人，とダンバーは推定するのですが（*13*の＊14を参照），それを維持するには，グルーミングだけなら一日の40％もの時間を費やさねばならず，そこから言語が必要になったというのです［Dunbar 1996=1998, pp. 110-1］（逆に言うとそれは，コミュニケーション・メディアとしてのグルーミングの限界の顕在化でもあったということもできます）。

～ *Column H* 「(心的) トラウマ」の概念～

　心的外傷としての「トラウマ」の語は，日本では通説上，「1895 年 S. フロイトがブロイアーとともに，ヒステリーは心的外傷により生起すると述べたのに始まる」とされていますが［永島・野上 1988, p. 411］，実はそれに先立って，この『ヒステリー研究』［Breuer & Freud 1895=1955］の中にも収録された「ヒステリー現象の心的機制について〈予備報告〉」と題された論文（1892 年 12 月：翌 93 年に『神経学中央雑誌』に発表）で，多くのヒステリー症状の誘因として「心的外傷」に言及されているので［Breuer & Freud 1893=1955, pp. 317-8］この方が初出とみられます。一方，英語圏では，OED の "trauma" の項によると，この語を "psychic traumata" と，「心的外傷」の意味で用いたのは，1894 年，ウィリアム・ジェームズが最初のようです［James 1894, p. 199; The Oxford English Dictionary XVIII, 2nd ed., 1989, p. 441］。

　ジェームズのこの一文は，実はブロイアーとフロイトの 1893 年の講演の草稿へのわずか半頁のコメントの中に出てくるもので［James 1894, p. 199］，そのすぐ前には，同じジェームズによる数頁にわたるピエール・ジャネのこの年刊行の著書への書評が載っています：ジャネの仕事を丁寧に振り返ったあと，ジェームズはこのジャネの多くの斬新な発見が，さらにブロイアーとフロイトによって明確にされつつあるのだとしています［Ibid., pp. 195-9］。フロイトとジェームズの背後から，俄然ジャネの影が浮かびあがってきます。

　ところでフロイトとジェームズの共通点は，いずれもパリのサルペトリエール精神病院の病棟医長ジャン＝マルタン・シャルコーのもとに留学したことです。当代きってのヒステリー論の大家シャルコーは，ちょうどフロイトが滞在した 1885 年 10 月 3 日から 86 年 2 月 28 日までの頃，「外傷性ヒステリー」を唱え出したところでしたが，この「外傷」はまだ身体的外傷で，その刺激が催眠状態を引き起こし，一種の自己暗示によってヒステリー症状を作り出すという理解でした。そのシャルコーに招聘されて，サルペトリエールで，1890 年から 1902 年まで画期的な症例研究を展開することになるのがジャネです（シャルコーは 1893 年に急死しますから，2 人の直接の師弟関係，

というか協同関係は実は3年ほどしかありませんでした）。ジャネはそれ以前は、1889年7月までの6年半、つまりフロイトがサルペトリエールに滞在した頃はまだ、精神科医ではなく一介の心理学者として、ル・アーブルの高校教師をしながら、ル・アーブル病院で臨床研究を蓄積していたのですが（それによって1886年、シャルコーの知己を得たのです）[Ellenberger 1970=1980, pp. 393-4]、1887年の論文ですでに意識の「解離」（dissociation）を主題化しており [Janet 1887]、これが心的な「トラウマ」について理論化した嚆矢とされています [Hacking 1995=1998, p. 245]（ただし「トラウマ」の語は、この論文 [Janet 1887] には管見の限り1つも見当たりません）。そして2年後の文学博士論文では、多くは心的なトラウマ事件により生じた「意識下固着観念」（idée fixe subconsciente）、すなわちトラウマ性の記憶が引き起こすヒステリーその他の精神病理現象を「心理学的自動症」として一括し、はじめてその精緻な理論的考察を行なったのでした [Janet 1889=2013]。実に心的外傷としての「トラウマ」の理論は、1880年代末のジャネが最も早く打ち出したものでした。

　しかし「トラウマ」の語は、この博士論文でもやはり一度も用いられておらず、1894年の著書 [Janet 1894] あたりになってはじめて用いられてきます——そして何とこの著書こそ、ジェームズが書評した当の本なのでした。さらに「心的トラウマ」（traumatisme psychologique）の語となると、ジャネは1919年と1923年の著書でしか用いておらず [Crocq & de Verbizier 1989, p. 984]、それまでの初期の著作では「情動的ショック」（choc émotionnel）、「暴発する情動」（émotion violente）、「強度の情動」（forte émotion）などの語が当てられていました [Ibid.]。しかしそれらの語によって、トラウマ的出来事による意識下の心理を次々に明らかにし、1889年の博士論文『心理学的自動症』では、取りあげた症例19例中8～13件（10件）がトラウマ・ケース、さらに1903年の著書までの初期の4著作で扱った計591症例中、広くとれば実に257件（つまり約半分）、狭くとれば（つまりDSMの基準を厳密に充たすものに限定すれば）176件（つまり約3分の1）までもがトラウマ・ケースという、空前絶後の業績を蓄積していったのでした [Ibid., pp.

983-4]。

　ちなみに「心的トラウマ」の語自体は，少なくとも当時のパリにおいてすでに人口に膾炙し，フロイトがシャルコーの下に来た1885年頃には，パリでは「道徳的トラウマ」（traumatisme moral）の語が広く流布していたとのこと［Hacking 1995=1998, p. 228］（「道徳的」（moral）とは，フランス語ではしばしば「精神的」とほぼ同義で用いられる単語です）。そのなかでジャネはあえて，この語を自著に用いることを学問的に禁欲しながらも着々と理論化し，フロイトとジェームズは，理論ともどもその語の方もいち早く採り入れ，こうして当時最尖端のパリの“流行語”が，ドイツ語圏・英語圏にも持ち出されて，花開いていったということになるでしょうか。

　他方「解離」の語も，ジャネにおいては，1889年の博士論文以降 "dissociation" でなく "désagrégation" の語に専ら纏められていき［Janet 1889=2013］，またその原因がトラウマかどうかということは，（フロイトのように）第一義的な関心の的ではありませんでした。<u>何が原因か</u>ということよりも，<u>それがいかに作動するのか</u>の方が重要でした。ジャネの関心は，心理的な自動性の次元が存在するというまさにそのこと，それこそが他の学問ジャンルにはない心理学固有の研究対象であること，つまりは心理学の学問としての独立に基礎を与えることにありました［Ibid., pp. 1-10］（折りしも同じ頃フランスでは，1歳上のエミール・デュルケームが，社会学の学問的確立に鎬を削っていました）。

　なおジャネは，同じ頃，摂食障害についても，「身体羞恥の強迫観念」（L'obsession de la honte du corps）の名の下に，恐らく精神医学史上最初の緻密な観察を発表し（症例ナディア），摂食障害の「成熟拒否」説の嚆矢をなしています［Janet 1903, pp. 37-40］：それはやがてビンスワンガーの症例エレン・ウェストの考察に摂取され［Binswanger 1957=1959, pp. 231-49］，ボーヴォワールの『第二の性』にも紹介され［de Beavoir 1949=1953, pp. 66-7］（なお同書は他にもジャネの症例を参照しています），後の多くの摂食障害研究の先駆をなし，日本の摂食障害研究の草分けの1人・下坂幸三にも大きな影響を与えた説ですが［下坂 1961, p. 1042］，ジャネ自身は例えば，当時の女性や女

児に頻発したトラウマ性の「心理学的自動症」と，やはり当時の女性に出現しつつあった摂食障害の「成熟拒否」の，共通原因それ自体を究明するというような企図を特に示すようなことはなかったように思われます。

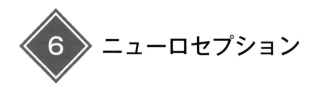# ニューロセプション

6–1 ニューロセプション：安全／リスクの検出

　ヒトだけでなくすべての哺乳動物は，こうして環境（他者）が安全（safe）か，危険（dangerous）か，あるいは生の脅威（life-threatening）かを判断し，防衛的・非社会的行動（＝不動化＋可動化）を向社会的行動に切り替えたり，あるいはその逆をしたりしていることになります。では私たちは，どうやってそうしているのか？――そのメカニズムを説明するのに，ポージェスは2003年，「ニューロセプション」（neuroception）［PVT, pp. 11, 57-8, 194, 273; Porges 2007, p. 125; Carter, Harris & Porges 2009=2016, p. 235］という概念を提起し［PVT, pp. 193-4］，翌04年には，「ニューロセプション」そのものをタイトルに掲げた論文を発表します。ただし，「ニューロセプション」の語は使わなくても，その発想の雛型はすでに1993年頃，つまりポリヴェーガル理論の成立以前に，ほの見えてもいたのですが［PVT, p. 75］。

　「ニューロセプション」は，ポージェスによれば，2つのプロセスから成り立っています。1つはリスク評価，もう1つは行動のスイッチです［PVT, pp. 11-3, 57-8, 193-4, 273］。
　まず1つ目はリスク評価。特に哺乳類以降の動物の生存にとって，環境の安全／危険，他者の友／敵の識別が不可欠の能力になってくるなか［Carter, Harris & Porges 2009=2016, p. 234］，<u>神経系</u>はいつも休みなく，環境（他者）が安全（safe）か，危険（dangerous）か，あるいは生命の脅威（life-threaten-

264

ing）かを検出し（detect），判断していることをポージェスは強調します
[PVT, pp. 11, 12, 57, 194; Porges 2007, p. 125]。

　しかも重要なのは，それが本来は意識的な知覚（perception）でなく，脳
の原始的な部分 [PVT, pp. 11, 194; Porges 2005, p. 44]，皮質下の辺縁システムが
[PVT, pp. 57-8, 194, 273; Porges 2005, p. 45]，「意識的な気づき」[PVT, pp. 11, 17, 57,
194, 273; Porges 2005, p. 44; Porges 2007, p. 125] や「認知的な気づき」[PVT, pp. 13,
59, 194, 275; Porges 2005, p. 44] なしに行ないうる，神経による受容覚（neu-
ro-ception）だということです。「知覚」（perception）とは区別して [PVT,
pp. 58. 273]，「ニューロセプション」とあえて造語された理由もそこにありま
す [PVT, pp. 11, 58, 194, 197, 273; Porges 2007; PoG, pp. 68, 147; Porges & Buczynski
2013b, p. 6]。「ニューロセプションは意識的なプロセスではない。むしろ，無
意識的な皮質下のシステム（unconscious subcortical systems）を通して
生じるものである」[PVT, p. 228] とポージェスは言います。あるいは一言で，
「ニューロセプションの無意識的なプロセス」と [PVT, p. 250]。それは「知
覚」（perception）でなく「検出」（detection），「意識的気づきのない検出」
（detection without awareness）なのです [Porges & Buczynski 2011; PoG, p. 65]。

　たとえば私たちは，「認知的レベル」では（perception !）危険に気づかな
くても，「神経生理学的なレベル」では（neuroception !），身体がすでに危
険に適応する行動（“闘うか逃げるか”もしくは“凍りつき”の反応）を開
始している，というわけです。一方では，動悸・血圧上昇・ふるえ・発汗・
顔面の紅潮（この場合なら「可動化」システム），他方では逆に，徐脈・血
圧低下・脱力・顔面の蒼白・放心など（この場合なら「不動化」システム），
といったように [PVT, pp. 11-2]。

　ではニューロセプションは，何をトリガーにしてその評価を行なうのでし
ょうか。それは何よりもまず，他者の側での「腹側迷走神経複合体」の「体
性運動成分」が示す反応，つまり顔面の表情[*1]，声の調子（抑揚やリズム），
まなざし，頭部の回転や傾き具合などの「信号」（signals）[*2] [PVT, p. 269]
（からその「意図」（intention）[*3] [PVT, pp. 13, 58, 270, 274, 277; Porges 2007, p.
125]）を読み取ることを通してなのです[*4]。すると，他者の「腹側迷走神経

複合体」の働きをトリガーにして，その安全を検出するとき，自分のなかでも「腹側迷走神経複合体」の働きが活性化しているわけです。いってみれば「ニューロセプション」（による安全の評価）とは，自 − 他の「腹側迷走神経複合体」どうしの連動（の評価），自 − 他の「ポリヴェーガルな相関性」（polyvagal correlate）[Porges & Buczynski 2013b, p. 5]（の評価）ということになるでしょうか[*5]。これはあの「ミラーニューロン」の働きをも髣髴させます（*12–3* であらためて考察します）。

　でもリスク評価のトリガーはそれだけではありません。他者の評価と同時に，その際の自分の内側，内臓感覚からの求心性フィードバックもトリガーとして常に用いられることが，クリッチュリーらの研究に触発されて[Critchley et als. 2004]，2007 年頃から[Porges 2007, p. 125]，そして特に 2009 年以降[PVT, pp. 57, 58-9, 273, 274]，強調されています[*6]（その役割を果たす皮質レベルの部位として，やはり 2009 年以降，島皮質（insula）が注目されます[PVT, pp. 59, 275]……ただし 2017 年の最新刊では再び言及がありませんが）。いいかえれば，内受容感覚がニューロセプションに「ブレンド」しています[PoG, p. 143]。そのため「内臓からの求心性フィードバックは，社会的関与行動につながっていく向社会的回路にどれほどアクセスできるか（accessibility）を示す主要な媒体となる。」[PVT, pp. 58, 274]ともいわれるのです。

　ただしポージェスによると，内受容感覚（interoception）とニューロセプション（neuroception）は性質を異にする面もあり，ニューロセプションが，外部の環境について意識的気づきなしに生じる検出であるのに対し，内受容感覚はニューロセプション（外部の評価）の後に，身体内部に生起した生理学的反応についての，しばしば「意識的気づき」（conscious awareness）であるといいます[PoG, pp. 15, 143]。しかし，ほとんどすべての内受容感覚は，やはり意識的気づきなしに生じるのがしばしばではないでしょうか。

　さらに加えて，身体内部からのフィードバックには，ポージェスが前提する内臓感覚（迷走神経）だけでなく，筋肉の緊張状態（筋紡錘からの固有感覚）なども含まれるのではないでしょうか（広義の内受容感覚──そしてこの両者が行き合うのが，*4–1* でみたように，島皮質なのでもありました）。

そして，ここまで広げても内受容感覚は，ほとんどがやはり意識的気づきなしに生じるプロセスではないでしょうか。たとえば，首や肩に緊張があると，目の前の相手にそのつもりがなくても，殴られる恐れがあるという評価を無意識に下してしまうかもしれません[*7] [Levine 2010=2016, pp. 147-8]。

ともあれこうして，環境（他者）についての中枢（脳）の感覚情報と，自分の側での末梢（内臓）の感覚情報とが綜合されて，リスク評価が行なわれるというのが，ニューロセプションの第一のプロセスです。

6-2 ニューロセプション：不動化・可動化・社会的関与のスイッチ

次いでもう1つの作業は行動のスイッチ。このリスク評価に基づいて，神経回路が自動的に適切な行動パターンを起動するシステムです。安全と見られる環境では，「社会的関与」（social engagement）が，危険と見られる環境では，「可動化」（mobilization），つまり"闘うか逃げるか（fight or flight）"反応が，生の脅威と見られる環境では，"「不動化」（immobilization）"，つまり"凍りつき（freezing）"そしてシャットダウン（虚脱），死んだふりなどの反応が作動します。いいかえれば，安全と見られるときには，「より原始的な辺縁系」の支配する防衛反応（"闘うか逃げるか"の「可動化」システムや，"凍りつき"の「不動化」システム）を抑制し，同時に他方では，「腹側迷走神経複合体」を活性化して，「社会的関与」が発現しやすくするようなメカニズムが働くというのです。われわれの社会的コミュニケーションは，防衛システムが抑制され，「社会的関与」システムが発現されるときにのみ，有効に表出されることになります [PVT, p. 273]。

ニューロセプションは，他者の動きの「意図」に反応する能力だともポージェスは言います [Porges 2018b, p. 58]。他者の顔面の表情，声の調子（抑揚やリズム），まなざし，頭部の回転や傾き具合など「腹側迷走神経複合体」の働きをトリガーにして，安全や信頼を検出すると，そのとき自分の側にも「社会的関与」のシステムが作動し，自分の側も同様に，顔面の表情，声の

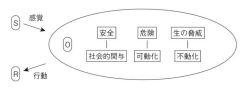

図表 6-a　ニューロセプションと S-O-R 図式

調子(抑揚やリズム),まなざし,頭部の回転や傾き具合において,「腹側迷走神経複合体」が働くのです。それは先に *6-1* でみたように,「ミラーニューロン」の働きをも髣髴させるような,自－他の「腹側迷走神経複合体」どうしの連動ないし共鳴のプロセスとみることができ,あるいは逆に,それを通して互いの生理学的な状態や行動をポジティブに調整しあう「相互調整」(co-regulation)(*5-補* を参照)の過程とみることもできます[*8]。

※この意味で「ニューロセプション」は,*1-1* でみたように,刺戟(S)－有機体(O)－反応(R)モデルだとポージェスはいいます[PVT, pp. 143, 279]。
　どんな刺戟(S)も,環境から直接に侵入するのでなく,有機体(O)の「ニューラル・プラットフォーム」(neural platform)を通して検出(detect)されるのであり,どんな行動＝反応(R)も,刺戟(S)から直接に導かれるのでなく,有機体(O)の「ニューラル・プラットフォーム」の上に創発する(emergent)ものなのです[PVT, p. 3]。
　「ニューロセプション」は2つの作業からなるとポージェスが言うのも,この文脈において,いっそうよく理解することができるでしょう。1つ目のリスク評価は,いわばS(刺戟)に面したO(有機体)の部分であり,2つ目の行動のスイッチはR(反応)に面したO(有機体)の部分である,ということです(図表6-aを参照)。

6-3　適応的な防衛行動と「ミスマッチ」──こころの病の背景

でもここで注意しましょう！　「社会的関与」が適応的な"よい行動"で,「可動化」・「不動化」が非適応的な"ダメな行動"なわけではないということを。安全な環境なら「社会的関与」は適応的ですが,危険な環境なら逆に

268

非適応的です。反対に，危険な環境では，「可動化」・「不動化」こそが最も
適応的で，安全な環境ではそれらは適応的でないというだけのことです
[PVT. pp. 12-3]。すでに**5-4**でみたように，ストレス状況では，「可動化」は
「能動的なコーピング」，「不動化」は「受動的なコーピング」と，どちらも
コーピングなのでした [PVT. p. 287]。れっきとした「適応的な防衛行動」
(adaptive defensive behaviors) なんです [PVT. pp. 11, 193, 195; Porges 2005, p.
43]（「社会的関与」は中動態的な適応？）。──「悪い反応といったものは
存在しない。あるのは適応反応だけだ。まず大事なのは，我々の神経系は
我々が生存するために正しいことをしようとするということであり，そして
神経系がしたことを我々は尊重する必要があるということだ。」[PoG, p. 86]

　ところが，心理的・精神的な障害のある場合には，まずリスク評価が不正
確で，評価のためのトリガー（他者の身体的な表現）を見落とし，安全な環
境にいても危険と思いこんでいたり（不安障害[*9]，恐怖症，強迫性障害，抑
うつ[*10]，BPD[*11]，PTSD[*12]，反応性愛着障害[*13]，自閉症[*14]，統合失調症），
危険な環境なのに安全と思いこんでいたり（ウィリアムズ症候群[*15]），とい
う「ミスマッチ」[PVT. pp. 58, 273] がおこってしまいます [PVT. pp. 17, 194,
273-4; Porges 2005, p. 45; Porges 2007, p. 124]。そのため，安全な環境なのに"闘
うか逃げるか"の反応を示したり，危険な環境なのに社会的関与の反応を示
したりすることになってしまいます。あるいは，環境（他者）についての中
枢（脳）の感覚情報と，末梢（内臓）からの感覚情報が，一致しないという
ことでもあります。例えばもし，内臓の状態が交感神経系の活性化に呑み込
まれているなら，せっかく外界に社会的なトリガーがあっても，検出するこ
とができないでしょう [PVT. pp. 58, 274]。つまり，末梢（内臓）からの感覚
情報が過剰に活性化するために，あるいは反対に，末梢（内臓）からの感覚
情報が活性化しにくい，または活性化しても検出しにくいために，環境（他
者）についての中枢（脳）の感覚情報との照合が鈍くなるのです[*16]。精神
障害や心理的な不健康は，これらの「誤ったニューロセプション」(faulty
neuroception) [PVT. pp. 13, 17]，「妥当でないニューロセプション」(invalid
neuroception) [PVT. pp. 194, 274; Porges 2005, p. 45; Porges 2007, p. 126] による非

適応的な行動として捉えられる，とポージェスは言います。

　安全な環境を危険と誤認する方が疾病の種類がずっと多いのは，もともと危険を安全と見るより，安全を危険と見る位のほうが，進化の上ではより適応的で，生存の確率を高めたからでしょうか。その分，安全を大げさに危険と見る防衛装置が，いろいろバラエティに富んだのだと（“ネガティビティ・バイアス”：*11-7*へ）。なかでも不安障害と抑うつを，「**進化に基づく誤警報（false alarm）**」として理解しようとするスタインの認知神経感情モデルも，ここで想起されてきます（*5-3*を参照）：パニック障害という「窒息警報の誤作動」[Klein 1993]（*5*の＊8を参照），全般性不安障害という「非特異的な予期的警報」の誤作動，強迫性障害という「毛づくろい警報」の誤作動，社会不安障害という社会的脅威への「服従警報」の誤作動，といずれも安全なのに危険を警報する誤作動です [Stein & Bouwer1997, pp. 415, 418, 421-2, 423; Stein 2003=2007, pp. 1, 12, 45, 66, 77, 105, 107, 111-2]。

　また，防衛反応が適応的か不適応的かは，その持続時間にもよります。どんなに適応的な防衛反応（ストレス反応）も，長期にわたり“慢性的なストレス”になれば，破壊的になる——ここでも哺乳類の酸素代謝要求が許さないからです。マキューアンはこれを，「アロスタシス反応」（適応的なストレス反応）から「アロスタティック負荷」（allostatic load）[McEwen & Lasley 2002=2004] への反転と捉えましたが（*5-4*参照），この「アロスタティック負荷」と「妥当でないニューロセプション」は共通の特徴をもつとポージェスは述べています [PVT, p. 194; Porges 2005, p. 45]。そこでは，ストレス因が消滅してもストレス反応が作動し続けたり，ストレス因が存続しているのにストレス反応が作動しなくなったり，というようなことがおこってしまうのです [McEwen & Lasley 2002=2004, pp. 22-3]。

　そしてそこではまた，ポージェスがそこまで言ってるわけではないのですが，免疫系レベルでも，安全（無害）な環境なのに危険（有害）と思いこむような錯誤も生じはしないでしょうか。アレルギーや自己免疫疾患こそまさにそれです [Ibid.]。“妥当でないイミューノセプション”とでも呼ぶべきでしょうか[*17]。

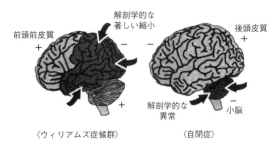

図表 6-b　ウィリアムズ症候群と自閉症の
　　　　　神経的欠陥パターンの相補性
（前頭前皮質，小脳，後頭皮質で正反対の特徴を示す）
［Deacon 1997=1999, p. 311］より転載

※安全を危険と評価する「自閉症」と，危険を安全と評価する「ウィリアムズ症候群」は，脳の障害領域でみても相補的で，図表 6-b のように，前頭前皮質の障害と後頭皮質の障害，そして小脳の障害が，互いに反転する形になっています［Deacon 1997］。とすれば，「誤ったニューロセプション」「妥当でないニューロセプション」は，皮質下のニューロセプション・レベルだけでなく，大脳皮質とくに前頭前皮質レベルの障害ないし機能不全の関与とも連動している可能性も考えねばなりません。

6-4　ニューロセプションの神経回路

　では「ニューロセプション」のこの 2 つの作業，リスク評価と行動のスイッチは，具体的にどんな神経回路において作動しているのでしょうか？　安全-社会的関与，危険-可動化，生の脅威-不動化のそれぞれについて，ポージェスは 2003 年の段階ですでに，図表 6-c のように図示し素描しています［PVT, pp. 197-200］。そして 2005 年 9 月 28 日 – 10 月 3 日，ベルリン自由大学にて開催された，第 92 回ダーレム・ワークショップ（Dahlem Workshop）「愛着と絆」（Attachment and Bonding）においても，それはそのまま発表されています［Porges 2005, pp. 48-50］。
　以後はとくに明示されてはいませんが，ポージェスは基本的にこの枠組

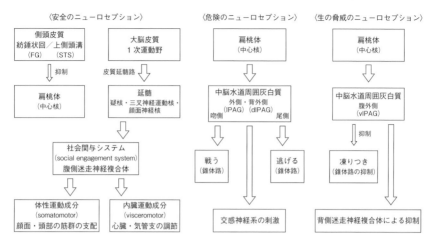

図表 6-c　ニューロセプションの神経回路
[PVT, pp. 198-200] より作成

則って理論を展開しており，以下にみるように2009年以降「島皮質」の意義を追加する以外は，変更したり別の枠組を示したりもしていないので，今日までこれが「ニューロセプション」論の神経メカニズムについての基本枠組と考えて差支えないはずです。

×環境が<u>安全</u>だと察知するとき，それは他者の顔の表情・まなざし・声の調子・首の動きなどの特徴（feature）をトリガーとするのでしたが，それらの「生物学的運動」（biological movement）[PVT, pp. 13, 274; PoG, pp. 65, 102] に他者の（友好的か攻撃的かの）<u>意図を</u> [PVT, pp. 13, 58, 270, 274, 277; Porges 2007, p. 125; PoG, pp. 65, 102]「反射的に」[PoG, p. 102] 読み取るのは，大脳皮質の側頭葉 [PVT, pp. 13, 17, 58, 195, 273; Porges 2007, p. 125; PoG, pp. 65, 101-2]，なかでも側頭連合野に属する「上側頭溝」（STS）と「紡錘状回」（FG）であることを，fMRIなどの最新のテクノロジーによる研究に大幅に依拠しながらポージェスは主張し[*18] [PVT, pp. 13, 195, 274, 276-7; Porges 2007, p. 125; Carter, Harris & Porges 2009=2016, p. 235]，それらを「ニューロセプション」そのもののトリガーとなる「特徴検出器」（feature detectors）[PVT, pp. 58, 273] として

位置づけるに至っています。

　ただしこの2つの部位は、基本的に視覚系の感覚連合野ですから（「上側頭溝」の背壁（dorsal bank）にはマルチモーダルな領域が集中していますが[19]）、ポージェスが重視する聴覚系を十分にカバーしきれるものではありません。そのせいか、さらに2010年にはポージェスは、「上側頭溝」上部

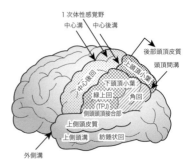

図表6-d　頭頂葉と側頭葉

の視覚-聴覚等のマルチモーダルな多感覚統合中枢に当たる、いっそう高次な「上側頭皮質」（「下頭頂小葉」とともに「側頭・頭頂接合部」（TPJ）を構成する）（図表6-d）（12の[9]を参照）をも、ここに含めて考えようともしています［PVT, p. 211］。ともあれ、安全の検出には大脳皮質、それも皮質の中でも連合野レベルに相当する、かなり高次の皮質部位が関与するものとされていることに注意しておきましょう。

　ところで安全／危険の評価には、環境（他者）についてのこれらの中枢（脳）の感覚情報だけでなく、自身の末梢（内臓）の身体感覚情報も必要なのでした。この両者を媒介し綜合する部位として、「島皮質」（insula）［PVT, pp. 59, 275］の働きが（特に2009年以降）有力視されるようになっていきます（2009年以降なので、先の図表6-cには示されていません）。ただしそれが、他領域と具体的にどのように絡みあいながら作動するかについては、これまでのところ全く言及はなされていません。それどころか、2017年の最新刊では、「島皮質」自体が再び言及がみられなくなっています。

　そこで「紡錘状回」（FG）と「上側頭溝」（STS）が、安全の「ニューロセプション」において、きわめて重要な位置を与えられることになるのですが[20]、それはまず一方では、同じ側頭葉にある「扁桃体」背側の「中心核」へ抑制的なニューロンを出し［PVT, pp. 58, 197, 274, 277; Porges 2009, p. 47］、環境の安全を察知すると、「扁桃体中心核」～「中脳水道周囲灰白質」（PAG）の辺縁系の防衛（恐怖[21]）反応システムを「トップダウン」式に［PVT, pp.

195, 274; Porges 2005, p. 46; Porges 2007, p. 125; Carter, Harris & Porges 2009=2016, p. 236] 抑制するとされています（**4-2**を参照）。この働きはふつう神経科学では，「内側前頭前皮質」に帰せられていますが，ポージェスは一貫してそれを側頭葉に求めるのです（**11-5**を参照）。また，「島皮質」も同様の働きがある，と近年の神経科学では目されていますが，これにはポージェスは言及していません（**12-4**を参照）。

　他方，側頭葉の感覚情報は，同じく大脳皮質の１次運動野（前頭葉の中心前回）から発する「**皮質延髄路**」（間接には「**皮質網様体路**」）を通して [PVT, pp. 57, 125, 204, 219, 266]，延髄の「腹側迷走神経複合体」の諸神経核（疑核・三叉神経運動核・顔面神経核）に刺激を促して，「腹側迷走神経複合体」をじかに作動させ（**4-2**を参照），「社会的関与」行動をひきおこすとされます [PVT, pp. 195, 197]。こうして，「社会的関与システムは皮質にコントロール成分をもっている」[PVT, p. 270] のであり，「安全の検出は辺縁系の構造に依拠する適応的防衛行動を抑制し，前頭・側頭領域のより高次の脳回路の作動を可能にする」[Porges 2009, p. 47] ということになります。

×環境が危険ないし生の脅威と察知されるときには，今度は逆に，側頭皮質の抑制ニューロンは働かず，そのため「扁桃体」の「中心核」が作動して[*22]，そこから密接につながりのある「中脳水道周囲灰白質」（periaqueductal gray：PAG）を刺激します[*23] [PVT, p. 196]。「扁桃体」は，脅威を意識的に同定できなくても，迅速に，自動的にそれを検出します[*24]。そしてPAGは，環境が安全でないときに扁桃体と連動して作動する重要な辺縁系防衛システムの拠点なのですが [PVT, p. 196]，その詳細なメカニズムを明らかにしたバンドラーらの研究に大幅に依拠して，環境を危険と判断する場合には，その背外側（dlPAG）ないし外側（lPAG）が刺激され，さらにそれが吻側だと "闘う" 反応を，尾側だと "逃げる" 反応を錐体路にひきおこし，同時に交感神経系を活性化するとされています；また，環境を生の脅威と判断する場合には，PAGの腹外側（vlPAG）が刺激され，これが錐体路に抑制性の指令を出すと同時に，延髄の迷走神経背側運動核をへて「背側迷走神

経複合体」を作動させ、"凍りつき"の反応をひきおこすとされています[25][PVT. p. 195; Porges 2007, p. 125; Porges 2009, p. 47; Keay & Bandler 2001; Leite-Panissi et als. 2003]。現にマウスのPAGに電気刺激を加えるだけで、"凍りつき"を起こすことができます[Blanchard & Blanchard 1972]。背外側（dlPAG）ないし外側（lPAG）の刺激で血圧や心拍数が上昇するのに対し、腹外側（vl-PAG）の刺激では、血圧も心拍数も低下します[Rossi et als. 1994; Bandler et als. 2000]。そしてvlPAGの電気刺激は、オピオイドを介した痛覚脱失を生じ[26][PVT. p. 195; Porges 2009, p. 47]、トラウマ被害者がしばしば訴える**解離**状態を増進することにも、ポージェスは着目しています[Porges 2009, p. 47]（ただしこの指摘は、*0*の＊8でふれたように、2011年の大著に収められる際に削除されています）。またvlPAGは、"凍りつき"にしばしば伴なう**排尿**（尿失禁）や脱糞の反応を媒介する不可欠の成分でもあります[27]。

　危険ないし脅威の環境では、皮質レベルは作動することなく、あるいは少なくとも作動する前に、この扁桃体〜中脳水道周囲灰白質等の皮質下の防衛システムが即座に作動するのであり[28]、逆に安全な環境では、扁桃体〜中脳水道周囲灰白質等の皮質下の防衛システムが側頭皮質に抑制され、そのため（皮質と結びついた）向社会的行動が生じやすくなるということになります。それどころか中脳水道周囲灰白質じたいが、社会的関与システムに繰りこまれて、社会的な働きに寄与しさえすることを、*7–3*でみるでしょう。

×しかし、「誤ったニューロセプション」「妥当でないニューロセプション」の場合はどうでしょうか。環境が<u>安全</u>なはずなのに<u>危険ないし生の脅威</u>と判断されるために、「社会的関与」システムでなく「可動化」「不動化」の防衛システムが作動してしまうとき、また環境が<u>危険ないし生の脅威</u>なはずなのに<u>安全</u>と判断されるために、「可動化」「不動化」の防衛システムでなく「社会的関与」システムが作動してしまうとき、神経回路上では何が起こっているのでしょうか。

　ポージェス自身は、そのことを主題的に論じているわけではありませんが、思うに、どちらのタイプのミスマッチも、「**扁桃体**」が大きな鍵を握ってい

るのではないかと思われます。すなわち，安全を危険と誤認するのは扁桃体の機能亢進に，危険を安全と誤認するのは扁桃体の機能低下によるのではないかどうか，検討してみる必要があるように思われます（**11–8**を参照）。ポージェスがあげる，安全を危険と誤認する例は，不安障害，恐怖症，強迫性障害，抑うつ，BPD，PTSD，反応性愛着障害，自閉症，統合失調症などでしたが（**6–3**を参照），これらさまざまの疾患のどれにも共通するのは，扁桃体の機能亢進ではないでしょうか[*29]。反対に，危険を安全と誤認する例は，ウィリアムズ症候群しかポージェスはあげていませんでしたが，ウィリアムズ症候群もその「過剰社交性」（hypersociability）の背後に扁桃体の機能低下・容積減少が指摘されるものでしたし[*15] [Galaburda et als. 1994; Bellugi et als. 1999; Paul et als. 2009]，その他類似の病態を示す「クリューバー・ビューシー症候群」や「ウルバッハ・ヴィーテ病」は，文字通り扁桃体の（人為的・遺伝的な）損傷によるものでしたし，「SSRI誘発性恐怖過少症」も，セロトニン系による薬原性の過剰な扁桃体の抑制が想定されるものではないでしょうか[*15]。

　そしてもしそうであるとすれば，扁桃体こそ，ポージェスが想定する防衛システムにおいてだけでなく，「社会的関与」システムにおいても合わせて，「ニューロセプション」装置を積極的に駆動する中枢部位として，もっと重視しなければならないことになってきます。ポージェスの「ニューロセプション」論は，「可動化」「不動化」の防衛システムでは，扁桃体の作動が不可欠の要素をなしていましたが，「社会的関与」システムではその働きに皮質（側頭葉の「上側頭溝」と「紡錘状回」）からのトップダウンのコントロールによって，他に影響を及ぼさないように抑制すること（先の図表6–cをもう一度見て下さい）が不可欠の要素をなしていました。扁桃体の働きを拘束することが「社会的関与」システム成立の条件なのです。しかし事態が上記のようであるとすれば，扁桃体の機能低下はむしろ「過剰社交性」という社会性の解体に帰着するほかないのであって，扁桃体の作動は「社会的関与」行動に適度なブレーキをかけるという逆説的な形態で，「社会的関与」システムの実現に積極的に寄与していると考えるべきではないでしょうか（**11–**

276

8）。そんな扁桃体に，もし本当に抑制をかけるとするなら，ただ見境なく他者に接近するごとき，「クリューバー・ビューシー症候群」のあのアカゲザルと同様の，ブレーキにブレーキをかける脱抑制――「社会的脱抑制」（social disinhibition）［Emery et als. 2001, pp. 540, 542］――に翻弄されるばかりとならないでしょうか（さらに *11–5*，*11–8* を参照）。

6–5　大脳皮質の決定的な役割

以上「ニューロセプション」論をひととおり一瞥してみて，否応なく目を引くのは，環境が安全だと察知したときに働く「社会的関与」のシステム，つまりは「腹側迷走神経複合体」のシステムに，大脳皮質が決定的な役割を付与されていることです（向社会的行動の促進，防衛的行動の抑制）。対照的に，環境が危険ないし生の脅威と察知される場合の「可動化」ないし「不動化」のシステムには，大脳皮質は基本的に関与しないものとされています。というか，それらは大脳皮質の関与なしに，それよりも先に，ひとりでに作動するものとされています。改めてまとめると，「社会的関与」のシステムにおいて，皮質プロセスは2種類（2009年以降は3種類）のルートを通して，不可欠の役割を果たしているのでした。

×1つ目は，向社会的行動の促進に働く「皮質延髄路」（間接には「皮質網様体路」）（1998年から注目）。1次運動野（中心前回）に起始し，延髄の「腹側迷走神経複合体」の諸神経核（疑核・三叉神経運動核・顔面神経核）に入力して，三叉神経（Ⅴ）・顔面神経（Ⅶ）・舌咽神経（Ⅸ）・迷走神経（Ⅹ）・副神経（Ⅺ）の「腹側迷走神経複合体」の体性運動（somatomotor）を支配します（*4–2* の図表4–h を参照）。このため「皮質延髄路」は，「社会的関与」システムの皮質における「コントロール成分」［PVT, pp. 191, 270; Porges 2005, p. 40］とされていました。

×2つ目は，防衛的行動の抑制に働く側頭葉の「紡錘状回」（FG）と［上側頭溝］（STS）（2003年から注目）。これこそが，「ニューロセプション」の

いわば窓口となる部位です。トリガーとなる他者の顔の表情・視線の方向や首の動きなどの特徴の検出器（feature detectors）として，他者の（友好的か攻撃的かの）意図を読み取るものとされ，もしそこに安全を検出すると，一方で「皮質延髄路」の回路を賦活するとともに，他方，自ら同じ側頭葉の「扁桃体」（中心核）へ抑制的なニューロンを出して，辺縁系の防衛（恐怖）反応の発現を「トップダウン」式に抑制し，向社会的行動の発現に側面援護も行なうとされるのでした。

×３つ目は「島皮質」（2009 年から注目）。先の図表6-c にはまだ示されてませんが，環境（他者）についてのこれらの中枢（脳）の「認知的気づき」（cognitive awareness）と，内部の末梢（内臓）から孤束核をへて上行する感覚フィードバックとを橋渡しする「ニューロセプションの媒介」（mediation of neuroception）として［PVT, pp. 59, 275］，特に 2009 年以降，有力視されたものです。ただし 2017 年の最新刊では再び言及されなくなりましたが。

　「ニューロセプション」は，6-1 でみたように，本来「無意識的な皮質下のシステム（unconscious subcortical systems）」とされていましたが，哺乳類への進化とともに，皮質による皮質下構造の制御（cortical regulation of subcortical structure）を含むものとなってくるとポージェスは規定しています［PVT, p. 194; Porges 2005, p. 45; Carter, Harris & Porges 2009＝2016, p. 235］。哺乳類以降に目立ってくる向社会的行動は，まず何より哺乳類とともに現われる「腹側迷走神経複合体」の所産なわけですが，同時に「腹側迷走神経複合体」に対する皮質による制御の所産（「創発特性」）でもあるというのです。それは，哺乳類ではじめて登場する「腹側迷走神経複合体」の「社会的関与」のシステムが，やはり哺乳類とともに発展し始めた大脳皮質なしには発展しえなかった可能性（もっといえば，大脳皮質の脳幹レベルにおける傀儡として位置する可能性）を示唆します。

　その意味では，少なくとも「腹側迷走神経複合体」の機能（とそれによる向社会的行動）は，身体の末梢器官だけでなく皮質中枢による制御までをも含む，広汎かつ複雑なニューラル・ネットワークの「創発特性」ということ

になります。「腹側迷走神経複合体」による「社会的関与」（social engage-
ment）システムを，ポージェスが2001年に「社会神経系（social nervous
system）」の概念で説明しようとしたとき，あくまでそれを「よりグローバ
ルな社会神経系の部分」[Porges 2001, p. 124] と性格づけていたのも（*5–3* を
参照），こういう背景からではないでしょうか。

6–6　3つの問題提起

　ただそうなると，「ニューロセプション」とポージェスが呼ぶものは，正
確には一体何なのか？　何を指すものなのか？　どういうプロセスなのか？
その概念の内包と外延，射程について，あらためて問い直す作業が余儀なく
されてきます。

×まず第1に，「ニューロセプション」の概念規定そのものに関わる問題な
んですが，そもそも「ニューロセプション」は，ポージェスの定義に従えば，
「知覚」（perception）とは異なる「無意識的な皮質下のシステム」なのでし
た（*6–1* を参照）。すると，「社会的関与」システムにおいて皮質プロセス
（＝皮質による皮質下構造の制御）が不可欠の役割を果たすとき，それは相
変わらず「ニューロセプション」と言えるのか，という問題が生じます。も
し定義に従うならば，皮質レベルを含むプロセスは，「皮質下のシステム」
たるべき「ニューロセプション」とは言えないことになりますし，「ニュー
ロセプション」と言えるとするなら，定義の方を変えて，皮質下だけでなく
皮質プロセスをも含むものに拡張しなければなりません。
　そのせいでしょうか……ポージェスは2011年の大著刊行後，2017年の最
新刊の刊行まで，次第に「ニューロセプション」の規定について，「無意識
のシステム」としては何度でもくり返し論及しながら，「皮質下のシステ
ム」としては語ることがなくなってきています [Porges & Pregnel 2011, p. 12;
Porges & Buczynski 2011, pp. 10-1; Porges & Buczynski 2013a, p. 13; PoG, pp. 15, 19-20,
43, 55-6, 65-73, 107, 143, 147, 177-8, 238]。すると「ニューロセプション」の最終的

な規定は，皮質であれ皮質下であれ神経系による，すなわち脳から身体までを包括する「脳ー身体の神経系（brain-body nervous system）」[Porges & Culp 2010, p. 64; PoG, p. 214]（*1–1* を参照）による，「反射的に」（reflexively）[PoG, pp. 68, 83, 102, 107, 178] なされる無意識の受容覚（＝「検出」）ということになります。当初打ち出された「皮質下システム」としての「ニューロセプション」の規定は，ここに事実上（明言されぬまま）棄却されたものとみなさねばなりません*30。そして「無意識のシステム」としての規定の方だけが残ることになります。

　もし「無意識的な皮質下のシステム」であるなら，「ニューロセプション」論は，以下のような二項対立図式がもたらす「二元論の罠」[PVT, p. 3]（*1–1* を参照）に陥りかねないものでしたが，皮質でも皮質下でもある神経系の「無意識のシステム」であるなら，そうした二項対立図式をのりこえる足がかりをつかみ始めることができます。

「知覚」：「ニューロセプション」＝「皮質」：「皮質下」＝「脳」：「身体」＝
「意識的」：「無意識的」＝「認知的」：「神経生理学的」

　でもそうなると，それぞれの作動部位のちがい（「皮質」／「皮質下」）もなくなった今，そもそも「知覚」と「ニューロセプション」に区別を施す必要があるだろうか，という疑問が沸いてきます。というのも，何はともあれ，「知覚」だって同じ神経系の行なう営みだからです。一体それは，神経系でない何が行なう営みでしょうか？　「パーセプション（知覚）」もまた，「ニューロセプション」の一種ではないのでしょうか？　しかしながら，もちろんポージェスによれば，「ニューロセプション」は同じ神経系でも，神経系による無意識の検出，神経生理学的なプロセスであるのに対して，「知覚」（perception）は，同じ神経系でも神経系による「意識的な検出」（conscious detection）[Ibid., p. 68]，「認知的プロセス」（cognitive process）として峻別されます。依然としてそういう区別が施されています。

　ではその分かれ目はどこにあるでしょうか？　神経系の意識的な（認知的

な）プロセス（知覚）と，神経系の無意識的な（神経生理学的な）プロセス（ニューロセプション）は，どこで区別されるでしょうか？ 皮質と皮質下に，とはもう言えません。ではどこに？ 脳と身体に，でしょうか？ でもそれなら，脳：身体＝意識（的知覚）：無意識（的ニューロセプション）となって，脳はすべて意識的なプロセスなのか？ ということになってしまいますし，脳の介在しない純身体的なプロセスだけがニューロセプションなのか？ ということになってしまいます。

そもそも，認知的なプロセスは意識的で，神経生理学的なプロセスは無意識的と区分することもできるのでしょうか？ できるとすれば，ポージェス自身が批判するコンピュータ・モデルの古典的な認知理論 [PoG, pp. 35-6] と，同レベル（での対立）ではないでしょうか？ 認知的プロセス自体，すぐ後でみるように，今では「認知的無意識」（cognitive unconscious）[Kihlstrom 1987]，あるいは「身体化された認知」（embodied cognition）[Varela et als. 1991=2001; Niedenthal 2007; Wilson & Foglia 2011] を考えるのが主流になってきています。その側面はいっさい放擲するのでしょうか？ 逆にまた，意識的プロセスの方も，これも神経生理学的なプロセスではないのでしょうか？

ではどこに？ どこに分かれ目はあるのでしょうか？ その答えが，ポリヴェーガル理論の中にはうまく見つからないように思うのです。意識が作動する神経系のプロセスと，無意識のまま作動する神経系のプロセスを区別する論理を，ポリヴェーガル理論は自身の内にもっていないように思われます。しかし，それなしには「ニューロセプション」論，ひいてはポリヴェーガル理論は完結できるでしょうか？ 単に，定義されていないもの（意識／無意識）によって定義された理論（ニューロセプション）となってしまわないでしょうか!? 意識が神経系という物理的過程から生じる原因とかの「ハードプロブレム」[Chalmers 1996] までは求めずとも，少なくとも，意識（および無意識）に相関する神経系プロセスの範域について，自ら神経科学的に明示できる論理——例えば今日の神経科学において，ドナルド・ヘッブが1940年代末に，知覚とその発達に伴なうニューロン細胞の「集成体」（assembly）（*10–4*を参照）とその成長として提起し [Hebb 1949=1957, pp. 80, 94-5, 97-

8]，これを受けてJ・P・シャンジューが1980年代に「ある定まった心的対象のグラフを構成する［ニューロン集成体の］相関的なもろもろの活動状態」[Changeux 1983=1989, p. 241] として前進させ，さらにクリストフ・コッホ（とフランシス・クリック）らが1990年代以降具体的な研究を切り開いた「意識と相関するニューロン集合」（neuronal correlates of consciousness：NCC）[Koch 2004=2006, pp. xii, 39-40] を同定しようとする作業に相当するもの——をもつ必要があるように思われます。

　ところが皮肉にも，ポージェスが「社会的関与」システムの「ニューロセプション」（＝無意識的プロセス！）において，安全の「特徴検出器」として重視した側頭葉の「上側頭溝」「紡錘状回」は，紛れもなく皮質に，それも「感覚連合野」に分類されるかなり高次の皮質に属する部位であり[*31]（**6–4**を参照），コッホらの研究においても，むしろ「意識と相関するニューロン集合」（**NCC**）の条件を最もよく満たし，意識の内容を表現する典型的な領域の1つとみるべき部位です[*32] [Ibid., pp. 73-4, 278-80, 511, 514-5, 526]（**10–6**を参照）。さらにややこしいことには，ポージェス自身もしばしば，「上側頭溝」「紡錘状回」による安全の検出を，何と「安全（もしくは信頼）の知覚（perception）」と明記しています [PVT, pp. 57, 193-5, 273-4; Porges 2005, pp. 44-6]。「ニューロセプション」と対置さるべき「知覚」を，この「ニューロセプション」の「特徴検出器」が行なうというのです。

　しかもなお，そうした意識的「知覚」のプロセスですら，そこに至るプロセスの大部分が無意識のプロセス（それ自体は意識されないが，意識が成立するための必要条件となるプロセス）であることも，見落とすわけにはいきません。いやはるか昔，19世紀半ばの視覚研究の草分けヘルムホルツも，「知覚時間」の計測から，「知覚」は脳内のさまざまなプロセスに媒介される「無意識の推論」であることを看破していましたし（もっとも同じ世紀の後半，ショーペンハウエルからハルトマン，フロイトに至る系譜が同じ「無意識」の語を「流行」させる世相への嫌悪感から，晩年の彼はこの語を唾棄しますが），少し後にウィリアム・カーペンターらイギリスの「精神生理学」（mental physiology）[Carpenter 1874]（**1**の＊2を参照）のグループも，知覚

（のみならず注意，思考，感情，パーソナリティ）の大部分が意識的な自覚の外で作動する「無意識的精神活動」であることを先駆的に見い出していましたし，1960年代の"認知革命"以降，心理学が明らかにしてきたのも，人間の心理過程の大半が「認知的無意識」（cognitive unconscious）[Kihlstrom 1987]，「適応的無意識」（adaptive unconscious）[Wilson 2002=2005]（="最初の2秒の「第1感」"！）であるということでした。認知心理学自身が，認知プロセスを単なる意識過程などと見てはいません。

　私たちの五感は，毎秒少なくとも1100万要素もの情報を取り入れているといわれますが，そのうち意識的に処理できるのは，どんなに多く見積もっても毎秒わずか40要素にすぎないとされます[Wilson 2002=2005, p. 33]。1100万分の40！　知覚とは，そのつどたえず世界から訪れる感覚刺激に，私たちがすでに抱いている世界についての無意識のモデル（予測）を，（計100ミリ秒オーダーで何度も）付き合わせる無意識の照合－修正プロセスなのであり，そのプロセスの完了後，そこから生まれた最終産物だけを，わずかに意識の対象としているにすぎません[*33]。もしも「ニューロセプション」を，神経系の無意識的なプロセスと規定するなら，こうした「知覚」のプロセスの大半を，「ニューロセプション」と呼ばねばならないでしょう。

　「無意識のシステム」としての「ニューロセプション」は，神経系の無意識的なプロセスと意識的なプロセスの仕分けのなかで，どういうプロセスとして位置づけられるべきものでしょうか。*10*章で集中的に考察してみたいと思います。

×第2に，元来は皮質下のプロセスとして提起された「ニューロセプション」が，「腹側迷走神経複合体」を中軸とする「社会的関与」のシステムでは，皮質プロセスを不可欠のファクターとするとき，そこでの皮質プロセスと皮質下プロセスの関係は，あくまで「皮質による皮質下構造の制御」として，つまり専ら皮質から皮質下への「トップダウン」の「コントロール」として捉えられ（一方では「上側頭溝」「紡錘状回」→「扁桃体」の抑制的なルート，他方では「1次運動野」→「皮質延髄路」「皮質網様体路」→「腹

側迷走神経複合体」の促進的なルート），これら以外の同時並列的な「トップダウン」ルートも暗在化されるだけでなく，皮質下から皮質への「ボトムアップ」の側面も後景に退く傾向にあることに留意しなければなりません。抑制される「扁桃体」はもちろんのこと，促進される「腹側迷走神経複合体」もまた，皮質からの直列単線的なトップダウン・コントロールの受け手としてのみ位置づけられているのです。

　もちろんポージェスは，くり返し見てきたように，迷走神経の80%が求心性神経であること，それを集約する「孤束核」から上行するまさしくボトムアップ経路が，最終的には大脳皮質の隅々にまで広く投射されることを重視し（*4-1*を参照），これらをテコに脳－身体の双方向性を強調してきたのでした。しかし，その「孤束核」から豊富な入力も受ける「扁桃体」も，そして「腹側迷走神経複合体」すらも，その上位の大脳皮質との関係でみるならば，ボトムアップの発信者どころか，一方的なトップダウン・コントロールの受信者とされるにすぎません。ここにあるのは，双方向性とはいっても，単に一方向的なボトムアップ経路と一方向的なトップダウン経路とを足し合わせただけの，直列単線的な，グローバルな双方向的ループがあるだけです。ローカルには双方向性の余地はなく，「扁桃体」もそして「腹側迷走神経複合体」も，（「社会的関与システム」では）皮質の命令に諾々と従うのみということになります。本当はボトムアップの起点たる「孤束核」にしてからが，脳幹諸核と複雑な多方向的"脳幹ネットワーク"の内にあり，その各々がまた皮質と複雑な双方向的ネットワークの内にあるのですが。

　おまけに，このグローバルな双方向的ループすら，「ニューロセプション」論では実はあやふやです。そもそも孤束核から上行したボトムアップ経路は最終的に皮質のどこに到達するのか？　それについても，ポージェスは必ずしも明言しておらず（つまりせっかくのボトムアップ情報が，皮質のどこにどんな影響を与えるのかに頓着せず），わずかに1度だけ（「ニューロセプション」論とは別の文脈で），「島皮質」そして「眼窩前頭皮質」「前頭前皮質」に軽くふれるのみです［PVT, p. 223］（*4-1*を参照）。しかしそれも，そこから今度はどこへどう下行してゆくのか，一切明示されることなく，「ニ

ューロセプション」論でいきなり「1次運動野」→「皮質延髄路」「皮質網様体路」→「腹側迷走神経複合体」のルートが打ち出されるばかりなのです。

　もちろんポージェスは，2009年以降，この「孤束核」に発する身体内部の内臓感覚のフィードバックと，中枢（脳）での身体外部についての安全／リスクの検出とを橋渡しする「ニューロセプションの媒体」として，「島皮質」の意義を強調するようになっています［PVT, pp. 59, 275］。でもこれも，「島皮質」の名を挙げたにとどまり，それ以上の具体的メカニズムについては，ほとんど検討されていません（2017年の最新刊では再び言及すらされていません）。トップダウン・コントロールの発信者である「1次運動野」や「上側頭溝」「紡錘状回」だけでなく，その受信者である「扁桃体」にも「腹側迷走神経複合体」にも，どう関係するのか全くふれられていません。

　以上をしかと踏まえるかぎり，ポリヴェーガル理論は，ふつうそう見えるような単純な皮質下プロセスからのボトムアップ・アプローチではなく，むしろ皮質プロセスによる（直列単線的な）トップダウン・アプローチ，「扁桃体」を中心とする防衛システムへの抑制はもちろんのこと，「腹側迷走神経複合体」と大脳皮質の関係という決定的な極点においても，かえって皮質プロセスによる支配を強調した（直列単線的な）トップダウン・アプローチそのものであることを銘記しておかねばなりません[*34]。

　とくにこの「腹側迷走神経複合体」の位置づけは重要です。というのも，ポリヴェーガル理論が「腹側迷走神経複合体」をいくら前面に打ち出したとしても，その内実は実質的に大脳皮質のプロセスの延長（傀儡）以上のものでなく，ポリヴェーガル理論最大の目玉である「腹側迷走神経複合体」が，「背側迷走神経複合体」や「交感神経系」に対してもつ（「機械仕掛けの神」のごとき）特権的なヒエラルヒー上の地位（5–3を参照）も，要はその大脳皮質（前頭前皮質）という本物の神とのつながり，より正確には，大脳皮質という神の後楯の下に匿われた，脳幹レベルにおける神の下僕という聖隷関係に淵源するものではないのか？　ということにもなってくるからです（もしくは，父なる大脳皮質（前頭前皮質），子なる腹側迷走神経複合体，聖霊なる社会的関与システム，の三位一体とも）。その際「扁桃体」は，悪魔の

役回りを付与される（"聖ある所に賤あり"！）……のでないといいのですが。。。

　ここであらためて，大脳皮質の「コンダクター」としての前頭葉（「眼窩前頭皮質」「前頭前皮質」に相当）と，自律神経系の「コンダクター」としての「腹側迷走神経複合体」（の中核を担う疑核）が相似の位置にあったことが想起されますが（5–3を参照），その大脳皮質レベルの「コンダクター」の指揮下でこそ，自律神経系レベルの「コンダクター」も指揮をふるうことができるということでしょうか。だとすると，<u>「前頭前皮質」という「コンダクター」による，「腹側迷走神経複合体」という「コンダクター」の制御</u>が作動しているのでしょうか。それは一体どんな関係でしょうか⁉

　しかし，「腹側迷走神経複合体」と大脳皮質の関係，そして「扁桃体」と大脳皮質の関係，いいかえれば「社会的関与」システムにおける皮質プロセス成分と皮質下プロセス成分の関係は，それ自体をもっと双方向的に，多重並列的に捉えることはできないのでしょうか？　さもなくばポリヴェーガル理論は，大脳皮質（前頭前皮質）論の付録のごときものになりかねません。このことを*11*章で集中的に考察してみたいと思います。

×第3に，「社会的関与」システムでこれほど重要な役割を果たすとされる<u>皮質プロセス</u>の，そのプロセス自体の内実は，ほとんど全く明らかにされていません。もちろんこれは，大脳皮質論に深入りしすぎて，（多重）迷走神経論を逸脱するのを防ぐために，いやむしろ，大脳皮質論の単なる付録でない体裁を示すために，あえてオミットした可能性は十分にあります。ただ，もし本当に，「社会的関与」システムの「ニューロセプション」に皮質プロセスが不可欠だとするなら，そこまで明らかにしないと，「ニューロセプション」論は完結しないのではないでしょうか。

　少なくとも，とりわけ「社会的関与」システムの「ニューロセプション」において不可欠の役割を担う<u>皮質の構造</u>として挙げられていた，前頭葉の1次運動野（中心前回）（「皮質延髄路」・「皮質網様体路」の起始部），側頭葉の「紡錘状回」（FG）・「上側頭溝」（STS）および（皮質ではないが）「扁桃

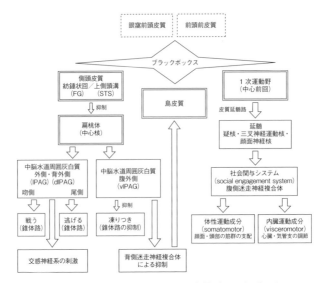

図表6-e　ニューロセプションの皮質ブラックボックス

体」（中心核），そして側頭葉・頭頂葉を分ける外側溝（シルヴィウス溝）の奥にある前頭葉背内側部の「島皮質」の3つの中核部位は，さらにお互いどう関連し，どのようにつながりあっているのか。また，孤束核から上行したボトムアップ経路の最終到達点と目される「眼窩前頭皮質」「前頭前皮質」とは，どうなのか。……それを明らかにしないかぎり，「ニューロセプション」論は宙に浮いたままとなってしまうでしょう。ところが実際には，そのつながりあう皮質領域を"ブラックボックス"とすることで，「ニューロセプション」論は存立しているのではないでしょうか（図表6-e）。

　ひょっとすると，ここにはまだ，「無意識的な皮質下のシステム」という「ニューロセプション」の定義，いいかえれば〈皮質：皮質下＝意識：意識下〉という素朴な二分法の枠組が尾を引いて，足枷になっているのかもしれません。もしその枠組を前提にするなら，皮質プロセスは意識的プロセスということになり，「ニューロセプション」の外部でしかないからです。しかし現実には，すでにみてきたとおり，皮質下どころか，皮質プロセスの大半の過程はむしろ意識下で進行し，皮質プロセスのほんの限られた波頭だけが

私たちの意識の網にかかるにすぎない可能性が高いのです。問題の"ブラックボックス"にも，こうした皮質レベルの，しかし意識下的な（つまり皮質レベルという意味では一見「非ニューロセプション」的だが，意識下という意味では「ニューロセプション」的な！）プロセスも沢山含まれていることでしょう[*35]。もし本当に「ニューロセプション」を無意識的なプロセスとして規定するなら，なおさら，このいわば皮質の無意識的プロセスをも包摂してこそ，「ニューロセプション」論は成立するのではないでしょうか。

　以上，「ニューロセプション」の定義や骨組そのものをめぐる3つの具体的な問題，恐らくはポリヴェーガル理論の根幹そのものにふれる問題について挙げてみました。さて，これらの疑問点を孕みながら，「ニューロセプション」論以降，ポリヴェーガル理論はどのように展開していったでしょうか？　しかしポージェスは，それに答えるよりも，むしろここにみられた「社会的関与」システムへの皮質プロセスの接合を，いっそう拡張していく方向を進んでいくことになります。つまり，「社会的関与」の向社会的システムにとどまらず，それを介してさらに，「可動化」システム・「不動化」システムをも皮質プロセスとのつながりにおいて把握する，やや意想外の，ユニークな解答が提示される形となります。
　すなわち，すでに提起していた「社会的関与」の向社会的システムと皮質プロセスの接合をテコにして，さらにそのもとへ「不動化」システム，次いで「可動化」システムの防衛的システムを「繰り入れ」（co-opting），単なる防衛システムでない「可動化」・「不動化」の神経システムに「再編」（co-opting）するメカニズムを，哺乳類のなかに見い出していくのです——すなわち，「社会的関与」システムと「不動化」システムのいわばブレンドとしての「愛」（love）（＝恐怖による「不動化」を反転する愛による「不動化」），そして「社会的関与」システムと「可動化」システムのいわばブレンドとしての「あそび」（play）（＝闘争でも逃走でもない自由な社会的「可動化」）です。ここに「社会的関与」システムだけでなく，「可動化」システム，「不動化」システムも合わせた，広大な「社会神経系」のシステムが焙り出

されてくることになります。

　ただしそれは，あくまで「可動化」・「不動化」システムが防衛的システムではなくなることと引替えにです。防衛的システムとしては，依然やはり，それらの皮質プロセスとのつながりは想定されません。その意味では，向社会的システム／防衛システムの二元的な対置は再編されるわけではありませんが，このポリヴェーガル理論の新たな興味深い展開について，次の7および8で見ていきたいと思います。

　さらにポリヴェーガル理論は，この延長上に，内分泌系・ストレス反応系・免疫系をも包摂する「拡大ポリヴェーガル理論」を構想するに至ります（9–2へ）。とはいえ，それはあくまで，すでに提起されていた「社会的関与」システムと皮質プロセスの接合のもとへ，「不動化」システム，「可動化」システム，そして内分泌系・ストレス反応系・免疫系の「再編繰り入れ」しようとするものである以上，その大前提をなす「社会的関与」システムと皮質プロセスの接合をめぐる他の問題群への答えは，依然残されたままです。「拡大ポリヴェーガル理論」が，皮質（中枢）から身体（末梢）までを包摂するグローバルな双方向的システムとして，真に実を結ぶためにも，ここで提示した疑問点の解消が必要かつ有益ではないか。あるいは，それ自体が「拡大ポリヴェーガル理論」の重要な要素をなすのではないか。そのことを9–3以降そして10，11，12でまとめて考えてみたいと思います。

〈註〉

[*1]　なかでもポージェスによれば，顔面の上部は社会的関与と安全の手がかりを示し，顔面の下部は闘うか逃げるかの防衛的行動の手がかりを示すので，腹側迷走神経複合体のコントロールが失われてくると，顔面上部の筋緊張が低下し，顔面下部の筋緊張が増大するとされています [PoG, p. 144]。

[*2]　ただしすでにみたように，これらの中でも特に聴覚刺激を，ポージェスは重視しています。聴覚的な特徴は，（少なくとも安全の）ニューロセプションの最も有力なトリガーだというのです [Porges & Buczynski 2011, p. 13]。

*3 ポージェス自身，「意図」（intention）の語を用いるのは，正当にも（腹側）迷走神経レベルでなく皮質レベル，具体的には側頭皮質（の紡錘状回と上側頭溝）の働きに言及する時のみに限っています［PVT, pp. 13, 58, 274, 277］。ただし，*12–3* でみるように，例えば「上側頭溝」が他者の身体の動きに意図を認知できるのは，まさにその背後に「下頭頂小葉」（PF／PFG野）・「腹側運動前野」（F5野）のミラーニューロン系との共同作業が働いているからであり［Rizzolatti & Sinigaglia 2006＝2009, pp. 117, 121, 156］，そのミラーニューロン・システムはといえば，霊長類でのみ見い出されてきたものです。だいいち，上側頭溝や紡錘状回じたい，霊長類以降で大きく発展した領域です。他者の意図の検出は，哺乳類一般でなく，霊長類以降の神経システムにおいてはじめて可能になるメカニズムなのです。

しかし，もし哺乳類の延長で「ニューロセプション」を説くなら，上記を前提する限り，少なくとも他者の「意図」の検出＝ミラーニューロン系に相当するメカニズムの存在を哺乳類全般に見い出す必要があり，それなしには "進化論的フライング" の惧れがないか，再び問われずにはいません。反対にもしヒト限定の話とするなら，他者の「意図」も検出しうる，哺乳類一般とちがうどんな独自の「ニューロセプション」が作動しているのか，説明が必要です。

*4 しかし「ニューロセプション」ということであれば，そこにはまず，反射的な表情模倣の現象（他者の表情をみると，ただちに自動的に，自身の当該表情筋の運動が生じる現象）が作動しているはずです。ディムバーグは早くから，筋電図の測定により，怒り顔や笑顔を呈示された被験者は，それに対応する表情筋（怒り顔では皺眉筋，笑顔では頬骨筋）が活性化することを，しかもその反応はきわめて短い潜時（怒り顔→皺眉筋では400ミリ秒以内，笑顔→頬骨筋では300ミリ秒以内）でほとんど反射的に生じることを，ポージェスも最も関わりの深い精神生理学会の機関誌 "Psychophysiology" に，続々と発表していました［Dimberg 1982, 1991, 1994］。

*5 逆にいえば，私たちが "自他の共鳴" と呼ぶ現象の主な舞台は，まさしく「腹側迷走神経複合体」の支配領域なのです。実際，"共鳴" が最も著明にあらわれやすいのは，呼吸リズムの同期（迷走神経），表情の相似（顔面神経），声のピッチの同調（聴音：三叉神経・顔面神経，発音：迷走神経），姿勢の協応（副神経）etc. . . ではないでしょうか。

*6 ポージェスの記述を追跡していくと，2003-5年，そして2007年ごろまでは，単に「環境から」だけとなっていたのが［PVT, pp. 11, 12, 194; Porges 2005, p. 45］，2007年には「環境（と内臓）から」という過渡的な表現も見られるようになり［PVT, p. 228］，そして2009年以降は，はっきり「環境と内臓から」と明示される言い回しに

統一されてくる［PVT, pp. 57, 58, 273, 274］のがわかります。

*7 それゆえピーター・A・ラヴィーンにとっては，内受容感覚（狭義）だけでなく固有感覚も，トラウマ・セラピーの核をなす重要な要素ということになります［Payne, Levine & Crane-Godreau 2015］。

*8 「社会的関与システム」が同時に「相互調整」（co-regulation）の過程であるというこの論点は，2011年の出版以後いっそう顕著に示されてきています［Porges & Buczynski 2012; PoG, pp. 8, 9, 22, 49-50, 195］。そしてそれは哺乳類としての我々の，「生物学的な必須要件」（biological imperative）［PoG, pp. 50, 51, 182, 195; Porges 2018b, p. 66］だとされます。「生物学的な必須要件」とは，生体が生を存続させるために必要なニーズのことで，ふつうは生存，なわばり，適応度，生殖などが挙げられるのに対し，ポリヴェーガル理論は他者との関わり，そしてそこでの安全感の確保を第一に挙げるのです［PoG., p. 7; Porges 2018b, p. 66］。この関わりを通して，互いに生理学的状態を調整し［Ibid., pp. 8, 9］，さらにこの相互調整により各々は「自己調整」（self-regulation）の能力（相互調整できる相手なしでも，自分の生理学的状態や行動を自分で調整できる能力）を発展させるのです［Ibid., p. 25］。

*9 不安は，ポリヴェーガル理論においては，交感神経系の活性化と腹側迷走神経路（および社会的関与システム）の制御低下の競合状態と捉えうるものとして，近年規定されています［PoG, p. 2］。安全なはずの環境を危険と受けとることで，腹側迷走神経路とその社会的関与システムによる制御が崩れはじめ，交感神経系の支配がそれに取って代わろうとする，そのとば口の状況と言っていいでしょうか。

*10 抑うつは，ポリヴェーガル理論においては，社会的関与システムの制御低下と，そして交感神経系と背側迷走神経路の非定型的な協同関係（あるときは一方が活性化し，あるときは他方が活性化する）と捉えうるものとの仮説が，近年示されています［PoG, p. 11］。安全なはずの環境を危険と受けとるなかで，上記の不安*9に比べて，もう一段階"背側"寄りに病理が深まった状態と言っていいでしょうか。

*11 BPD（境界性パーソナリティ障害）の患者は，社会的状況で社会的関与システムが作動せず，穏やかになる（RSAの振幅が増大）よりむしろいきり立ってしまう（RSAの振幅が減少）こと，心周期が顕著に短縮すること（交感神経系の亢進），そして特徴的なことに実験者の存在への危険視が認められることを，ポージェスらは自ら実験的にも確認しており［PVT, pp. 229, 234-7］，ポリヴェーガル理論的にはBPDは，交感神経系の活性化を抑制すべき腹側迷走神経路（および社会的関与システム）の動揺と捉えうるものとの仮説が，近年示されています［PoG, p. 8］。

*12 トラウマの経験ないしPTSDは，ポージェスによれば，ニューロセプションを変調

して，危険が存在しない時でも危険を検出しようとする状態，ということになります [PVT, p. 253]。その背景として，ACTH のレベルが高すぎると，危険と安全の区別がつかなくなることもわかっています。結果として PTSD は，「背側迷走神経経路に媒介された生の脅威に対する反応」として考えられます [PoG, p. 23]

[*13] 2009 年段階での記述ですから，これは DSM-Ⅳ-TR（2000 年）の分類上での「反応性愛着障害」であり，「抑制型」と「脱抑制型」の下位区分をもちます。ポージェスは単に両者を一括して「誤ったニューロセプション」と述べるのみですが [PVT, p. 17]，その内実を考えると，「抑制型」は安全を危険と誤認するタイプ，「脱抑制型」は危険を安全と誤認するタイプに類別することもできないでしょうか。なお周知のとおり，「脱抑制型の反応性愛着障害」は DSM-5（2013 年）では，「脱抑制型対人交流障害」として「愛着障害」から外れて「対人交流障害」に編入されました。なお「対人交流障害」の原語は "social engagement disorder"！　ポリヴェーガル的にいえば，ズバリ「社会的関与の障害」なのですね。

[*14] 自閉症は，ポージェスにおいては，社会的関与システムの低下によるものであり，その結果，乏しい顔の表情，聴覚過敏，発声の抑揚の欠落，そして闘争／逃走かシャットダウンかの反応が生じやすいのだとされています [Porges 2015, p. 9; PoG, p. 3]。ポリヴェーガル理論は自閉症に関し，それ以外の仮説はいっさい立てないとのことです [PoG, p. 3]。そこで，安全（安心）を感じやすい周波数領域の音声刺激を付与することで，社会的関与システムを強化しようというのが，すでにたびたび見てきた Listening Project なのです（*4–1*, *4–4*, *5–3*, *Column C* を参照）。

[*15] ポージェスはこちらの例としては，「ウィリアムズ症候群」しか挙げていませんが，他にも例えば，DSM-Ⅳ-TR でいう「脱抑制型の反応性愛着障害[*13]」はどうでしょうか。あるいは「双極性障害」の「躁」のファーゼ，さらには近年ときに取り沙汰される「SSRI 誘発性恐怖過少症」（SSRI induced hypophobia）[田島 2011] などは？　……（だとするとここでも，セロトニン系とポリヴェーガル系の関わりが気になってきます）。そして何より，扁桃体損傷がもたらす諸症状，なかでもアカゲザルの両側扁桃体の人工的な破壊がもたらした有名な「クリューバー・ビューシー症候群」（怒りや恐れの感情を表出すべき状況でも，全く反応がなくなり，慣れ慣れしくなる）[Klüver & Bucy 1939]，ヒトのてんかん治療における両側側頭葉（海馬だけでなく扁桃体）の切除手術後の諸症状，あるいはヒトの極めて珍しい遺伝性（常染色体劣性）疾患で両側扁桃体にカルシウム沈着が生じる「ウルバッハ・ヴィーテ病」[Adolphs et als. 1994] なども，まさにこのケースの典型ではないでしょうか。ちなみに，「ウィリアムズ症候群」でも扁桃体の機能低下が報じられ，扁桃

体両側損傷との症候の類似が指摘されています［Galaburda et als. 1994; Bellugi et als. 1999］（さらに**6-4**を参照）。両者の興味深いちがいは、「ウィリアムズ症候群」が接近の過剰（接近すべき相手にも回避すべき相手にもいっそう接近する）とすれば、扁桃体両側損傷は、回避の欠損（回避すべき相手に接近する）ということにありそうです［Bellugi et als. 1999, p. 1656］。

*16 たとえば、心身症とその中核をなすアレキシサイミア、あるいは摂食障害などは、その典型です。なおアレキシサイミアは、精神分析の立場から強制収容所症候群の研究に携わったヘンリー・クリスタルによれば、トラウマが「感情の脱分化」（身体感覚の意味の把握の喪失）を生じることによって、慢性的なトラウマをもつ人に典型的な心身症状の中核をなすものになるとされています［Krystal 1978］。クリスタルは**0-2**でもみたように、ストレスとトラウマの区別に関し、精神的な屈服と感情の凍りつきに注目する［Ibid.］、ポージェスに極めて近い見解をもっていた人です。一方、摂食障害も子ども時代のトラウマとの関連がしばしば指摘され、身体イメージの変容をも含んでおり、同様のことが言えそうです。

実際いずれもよく似て、ポージェスが環境情報と自分の内部情報の媒介として注目するようになる「<u>島皮質</u>」（次の**6-4**を参照）、および（ポージェスは十分に注目しないですが）それとしばしば連動する（**10-6, 11-2**を参照）「<u>前帯状回</u>」に機能低下が生じやすいようです。アレキシサイミアは全般に「島皮質」「前帯状回」「内側前頭前皮質」に機能異常が認められ（感情認知には低下、身体反応には亢進）［守口 2014］、摂食障害も「島皮質」「前帯状回」に機能異常が認められています［Kaye 2008; Sengelmann 2014］。

なお、自閉症スペクトラム障害もしばしばこれとオーバーラップし、fMRI 研究のメタ分析によると、「内側前頭前皮質」と「前帯状回」、そして「前部島皮質」に活動低下が報告され、自閉症者の共感の困難との関連が論じられています［Martino et als. 2009］。「内側前頭前皮質」と「前帯状回」は、非言語的コミュニケーションにおいて、相互の身体どうしが同期する際に活性化することが最近明らかになってきました［Atzil et als. 2013］。とすれば、自他の腹側迷走神経複合体どうしの"共鳴"とも把握しうる「社会的関与システム」においても、「内側前頭前皮質」と「前帯状回」は重要な役割を果たしているはずですね。

反対に、「<u>島皮質</u>」と「<u>前帯状回</u>」に機能亢進の方向で異常が生じる典型が、過敏性腸症候群や線維筋痛症（や顎関節症・慢性腰痛など慢性疼痛症候群（chronic pain syndrom）——単に生理的な痛みでなく心理的な痛み、社会的な痛みの重複する持続的システム——）などでしょうか。そもそも「（後部）<u>島皮質</u>」と「<u>前帯状</u>

回皮質（尾側領域）」は，痛み刺激に敏感に反応する部位で，脊髄から上行する痛み処理回路は，網様体－中脳水道周囲灰白質－扁桃体－視床下部に至る即時的な自律神経系防衛反応の回路と，視床－体性感覚野に至る感覚処理の回路の2つが並列するのですが［Price 2000］，その両方の情報が合流するのが「島皮質」と「前帯状回」なのです「ペイン・マトリックス」［Frith 2007b=2010, p. 189］（*12*の＊11参照）。痛み以外の不快な情動（息苦しさ，飢餓感，口渇感など）でも，このネットワークは活性化します［有田 2012, pp. 99, 105, 107］。

　過敏性腸症候群では，直腸の伸展刺激への疼痛閾値が低く，そこに発する上行性内臓痛経路である「視床」－「島皮質」－「前帯状回」の活性化（それゆえ「島皮質」と「前帯状回」の肥厚）と，それを修飾する下行性内臓痛（抑制）経路である「中脳水道周囲灰白質」や「扁桃体」の機能異常の重要性が明らかになってきています［奥村 2014］。また線維筋痛症（に代表される慢性疼痛症候群）でも，「島皮質」－「前帯状回」の「ペインマトリックス」の結合が増強し，血流増加が著しく，他方「前帯状回」への「中脳水道周囲灰白質」（PAG）－「吻側延髄腹内側部」（RVM）－脊髄系の下行性痛覚（抑制）経路（＊26も参照）の結合が減弱していることが報告されています［仙波 2016］。加えて，「視床」や「中脳水道周囲灰白質」との結合を介して鎮痛に働く「前頭前皮質」，なかでも「**背外側前頭前皮質**」（**dlP-FC**）の萎縮が，（慢性腰痛ですら）注目されています［同；Baliki et als. 2012］。

[*17] ヴァン・デア・コークのもとでウィルソンとクラウディンが行なった調査によると，近親姦サバイバーの免疫系記憶細胞 CD45 では，RA 細胞（既知の毒素に反応する）の RO 細胞（新たな脅威に反応する）に対する比率が，標準より大きくなるとのことです：免疫系という身体の深い次元でも，近親姦の犠牲者の身体は，過去の脅威に過敏に反応し続け，危険と安全を区別するのに苦労していることがよくわかります［Wilson et als. 1999; van der Kolk 2014, p. 210］。

　他方，自閉症児の多くは，活動過多の異常な免疫系をもち，消化管の感染や炎症，食物アレルギー，喘息，皮膚の炎症などを発現する可能性が高いと言われています［Goines & van der Water 2010; Parracho et als. 2005］。自閉症児の実に70％が消化管の症状を抱えた病歴をもつそうです（健常児の2倍レベル）［Vallicenti-McDermott et als. 2006］。のみならず同様に，自閉症児は脳に炎症を起こしている場合が多く，子宮にいる間に脳細胞を標的とする母親由来の抗体をもつことが明らかになっています［Goines & van der Water 2010］。

[*18] 「紡錘状回」（FG）や「上側頭溝」（STS）は，まさに他者の人物同定，他者の表情・動作の意図の認知という点で，後にみるように「社会脳」でも最も重要な部位の1

つとされているところです。というか，まさにこのことを fMRI などを用いて明らかにしたのが「社会脳」の研究で，それをポージェスは借用しているのです。

　ちなみに「紡錘状回」は，顔の認知（人物同定）の中枢で，左右とも（あるいは右のみでも）が損傷されると，「相貌失認」（顔は識別でき，表情も理解できるのに，誰だかわからない）になるのはよく知られています［Ramachandran, 2003=2005, p. 18］。1995 年には，エイナ・ピュースらが，ここに顔だけに特化して反応する領域が存在することをはじめて報告し［Puce et als. 1995］，2 年後にこれを追認したナンシー・カンウィッシャーらが「紡錘状回顔領域」（fusiform face area：FFA）［Kanwisher et als. 1997］と命名しました（後には彼女らは，「海馬傍回場所領域」（PPA）も命名しています）。遺伝性の相貌失認が，人口の 2 ～ 3％に上ることも明らかにされました［Grueter 2007=2008］。また自閉症者は，他者の顔を見るとき，紡錘状回を使わないで，ふつうは物体を認知する領域を使う（そしてオキシトシンの静注で紡錘状回を使うようになる）ようです［Hollander et als. 2006］。

　また「上側頭溝」は，ポージェス自身も言うように［PVT, p. 13; Porges 2007, p. 125］，「生物学的な動き」のセンサーで，車の動きには反応しないのに手足の動きには反応し，とくに目の動き・唇（口周辺）の動きに反応することから［Zimmer 2003, p. 1080］，顔の表情の認知の中枢であることが明らかになっています（損傷すると，顔は識別でき，誰かもわかるけど，表情が理解できない）。「上側頭溝」のなかでも後部は，機能的に未分化で顔の動きにも手足の動きにも反応し，前部に行くにつれ顔選択性が強まるようです［Pinsk et als. 2009］。顔認知における「上側頭溝」の関連を最初に明らかにしたのも，上記の 1995 年のエイナ・ピュースらの研究でした［Puce et als. 1995］。いわば，顔の表情の，静的な側面には「紡錘状回」（FG）が，動的な側面には「上側頭溝」（STS）が反応するといえましょう［Adolphs 2003, pp. 167, 169］。顔が視覚呈示されると，まず真先（約 100 ミリ秒後）に「扁桃体」が反応し，約 165 ミリ秒後に「紡錘状回」が作動し，さらに少し遅れて「上側頭溝」が作動するようです。そして続いて再度，「扁桃体」に差し戻されます。

　しかし，「紡錘状回」が人物を同定できるのも，そこに伝えられた顔情報が「海馬」や「側頭極」との回路を通して記憶との照合がなされるからですし（顔の記憶が記銘ないし想起される際には，「紡錘状回」と「海馬」が同時に活性化するし［Prince et als. 2009］，「側頭極」の切除でも相貌失認が生じる［有田 2012, p. 122］），また「上側頭溝」が顔の表情を認知できるのも，それ単体の力でなく「扁桃体」や「島皮質」，「眼窩前頭皮質」との強い結合によるものです（「眼窩前頭皮質」は顔に由来するポジティブな情報を伝え，「島皮質」は顔に由来するネガティブな情報を

6　ニューロセプション　295

伝えることがわかってきています［月浦2012］（*11–7*を参照）。さらにそこから，
顔の表情や身体動作の意図を認知できるのも，実は純粋に視覚的なニューロンであ
る「上側頭溝」単体の力によってでなく，「上側頭溝」から豊富に入力する「下頭
頂小葉」（PF ／ PFG野）・「腹側運動前野」（F5野）のミラーニューロン系との共同
作業のおかげであり［Rizzolatti & Sinigaglia 2006＝2009, pp. 117, 121, 156］（*12–3*を
参照），また「上側頭溝」が「側頭・頭頂接合部」（TPJ）・「内側前頭前皮質」・「後
帯状回」・「楔前部」などと連動するメンタライジング・ネットワークのおかげでも
あります（*12–7*を参照）。ミラーニューロン系もメンタライジング・ネットワークも，
他者の意図を認知するのに不可欠のシステムです。つまり，こうした少なくとも2
つの，さらに広汎な「社会脳」ネットワークの作動に背後から支えられているから
こそ，はじめて「上側頭溝」の意図検出機能は可能なことなのです。

　実際のところ「上側頭溝」は，同時に共活性化する（coactivate）脳領域が広範
囲にわたることで特筆すべき部位でもあり，どの領域と連動するかで，顔認知（紡
錘状回，内側側頭葉との連動）だけでなく運動知覚（MT/V5野，運動前野との連
動），発話言語処理（下前頭皮質との連動），メンタライジングや心の理論（内側前
頭前皮質・TPJとの連動），視覚・聴覚の統合（TPJとの連動）など多面的な機能
に関与する，いわば「ヒトの脳のカメレオン」（chameleon of the human brain）で
あることが明らかにされてきています［Hein & Knight 2008］（さらに*12–3*を参照）。
なおこのことはまた，脳の神経細胞たちの世界が，それ自体すでにどれほどダイナ
ミックな「1つの社会」となっているかも，雄弁に物語っているといえましょう。

　逆に「上側頭溝」自身だけだと，他者の運動の意図にどのくらい反応するのでし
ょう。上記のように視線の動きに鋭敏に反応し，特にその方向性（＝意図性！）と
いうことに顕著に関心を示すことがわかっていますが（そして視線と同じく指差し
にも矢印にすらも同じ強さで反応する），視線の方向のちがいには反応せず（視線
が自分に向けられた場合と遠ざけられた場合，あるいは特定の的に向いた場合と向
いていない場合では，どちらにも強く反応して差がない），視線とその意図の照合
に主な機能がありそうです（的からはずれた視線だと，的に一致する視線よりも反
応の持続時間が長い）；同様に，表情の動きにも鋭敏に反応しますが，表情の種類
のちがいにはあまり反応せず（笑顔と恐怖の顔と悲しみの顔，人間の顔とロボット
の顔等々で，同じ強さで反応する），ここでも表情とその意図の照合に主な機能が
ありそうです（いい表情を向けた物を選び，いやな表情を向けた物を選ばない時よ
りも，いい表情を向けた物を選ばず，いやな表情を向けた物を選ぶ時の方が，強く
活性化する）［飯高2012］。こうして「上側頭溝」は，意図そのものの理解というよ

り，意図性の有無，つまり意図とその結果，あるいは視線や表情の動きとその意図との一致度の照合というのが正確な機能ではないかと考えられます。

　さてこうなると，果たして「上側頭溝」は，少なくともそれ単独では，ポージェスが期待するような安全／危険の検出装置にどれほど当てはまるのか，こうした観点から改めて詳細に検証し直してみる必要もあるように思われます。むしろその候補は，「扁桃体」の方が有力である可能性も，*11–7* では検討されるでしょう。

[*19] 「上側頭溝」の背壁（dorsal bank）からその上部の「上側頭回」（「下頭頂小葉」とともに「側頭・頭頂接合部」（TPJ）を構成），「上側頭溝」の吻側の「側頭極」，また内側側頭葉の吻側の扁桃体近傍を占める「嗅周皮質」，尾側の海馬近傍を占める「海馬傍回」などが，側頭葉において複数のユニモーダルな連合野や，他のマルチモーダルな領域から投射を受ける，**多感覚連合野**とされています［Amaral et als. 1992, p. 43］（さらに *10* の＊29，*11* の＊12へ）。前部脳でマルチモーダルな感覚が集中する領域は「前頭前皮質」だとすれば，後部脳でマルチモーダルな感覚が集中する領域が「上側頭溝」だともいわれています［Fuster 1997=2006, p. 30］。

[*20] しかしそもそも「上側頭溝」は，安全（だけ）を検出するために作動する部位なのでしょうか。マカクザルの「上側頭溝」が，斜めに向いた目には反応しないのに，正面を向いている目には鋭く反応することを明らかにしたのはデイヴィッド・ペレットらでしたが［Perrett et als. 1985］，**Column G** でもみたように，マカクザルは他者と正面から目を合わせることを非常に嫌い，ただちに威嚇や攻撃の態勢に入る動物です。これはどうみても危険の察知でしょう。しかも「上側頭溝」自体，後に *6* の＊31，*11–7*，*12* の＊35，*13* の＊7でもみるように，ラシュワースらによれば，まさにこのマカクザルにおいてこそ，（「吻側前頭皮質」や「扁桃体」とともに）灰白質が肥厚してきた脳部位なのでした［Sallet et als. 2011, pp. 698-9］。

[*21] 「恐怖」という情動は，ポリヴェーガル理論の視点では，「可動化」（の中の逃走反応），「不動化」（代謝の低下），そして一時的に低下した「社会的関与」（の認知的検出），の３つの異なる神経生理学的な基体（「内臓の表現型」・「行動上のトポグラフィ」）をもつとされています［PVT, p. 279］。

　ところで２番目の「恐怖」は，単なる「危険」への恐怖にとどまらず，「生の脅威」への恐怖ですから，最も深刻な恐怖であり，最も脱出困難な恐怖です。具体的には無力への恐怖，死への恐怖，愛する人との分離への恐怖，そしてさらなる恐怖への恐怖であって，この「さらなる恐怖」のうちには，恐怖からの脱出への恐怖も含まれるのです［Terr 1990=2006, pp. 51, 54］。恐怖から抜け出すこと自体の恐怖……そこでは，恐怖から抜け出すことが死として，無力として，分離として感じら

れてしまう……凍りつきの「不動化」を解いて,「可動化」に移行するのが難しい理由の1つがここにあるでしょう。

　他方,3番目の「恐怖」＝「一時的に低下した社会的関与」とは,裏を返せば,「社会的関与」＝「一時的に低下した恐怖」ということにもなりましょう。とすると,「社会的関与」(向社会的行動) ももともとは,「可動化」や「不動化」と同じく,恐怖に対する防衛行動だったのではないかと考えることもできます(*11*の＊40も参照)。ボウルビィの「アタッチメント」概念の本義も,温かな愛情関係というより,まずは危機状況で恐怖を回避する防衛行動(特定他者へのしがみつき,後追い,定位,泣き,微笑など)にあったことを思い出して下さい[Bowlby 1969=1982, pp. 269-73]。そのボウルビィが強く依拠した往年のローレンツの,"攻撃性を含まぬ愛はない""攻撃性のない愛は存在しない"[Lorenz 1962=1970, pp. 297, 301] というテーゼをもう1段遡って文字って言えば,さしずめ"恐怖を含まぬ愛はない""恐怖のない愛は存在しない"とでもいえるでしょうか(恐怖の情動→攻撃性の衝動→集団を共同で守る闘い→相互のきずな)。そして興味深いことに,ポリヴェーガル理論はまさに,恐怖の再定位としての愛という主張へと展開してゆくことを*7–2*でみるでしょう。そしてこのことの意味を,*11*の＊41でも考えるでしょう。

　ここで想起すべきは,*Column E* でふれておいた,魚(ハヤ)の前脳を切除すると群集行動がとれなくなり[Lorenz 1962=1970, p. 207],その問題の前脳部位は扁桃体相同領域であるであるという発見です[坪川 1999, p. 6]。同様に霊長類でも,扁桃体を破壊された個体は他の個体を仲間と認識できず,群れの一員として振舞うことができないため,集団生活が不可能になることが早くから報じられていました[Rosvold et als. 1954]。生存課題についてはほぼ問題なくこなせたのに,他個体の接近に対しては適切に反応できず,孤立するほかなくなるのです[Kling 1972]。扁桃体といえば,何より恐怖情動とそこからの逃避行動を司る部位であることは周知の通りです。その源になったクリューバー・ビューシー症候群は[Klüver & Bucy 1939],驚くべき恐怖低下(ヘビへの接近,イヌへの接近と交尾の強要など)で衝撃を与えたのですが,実はその前提として,同種サルへの社会的な認知の低下が潜んでいたのでした。——ここから示唆されるのは,まず第1に,扁桃体とは単に恐怖や防衛行動の中枢ではなく,社会生活の根幹に不可欠な中枢であること(つまり恐怖だけでなく幸せにも反応し,危険だけでなく安全も検出する,それ単独でもすでにニューロセプションの中枢装置とみられること)(さらに*11–8*で検討),第2に逆に,社会とは,もともと(捕食者である異種個体に対する)防衛行動のための手段でありながら,その維持のために自己目的化し,(同種個体間において)向社会

的な行動が不可欠になった現象とみられること，ではないでしょうか。しかも自己
目的化が進むほど，社会は複雑化し，今度は同種個体との関係も（いやその方が），
恐怖や他のあらゆる情動の対象となってくるでしょう。こうして向社会的行動が同
時にまた防衛的行動でもある入れ子的な両義性を，社会は宿命的に抱え込んできた
のではないでしょうか（*11–8* を参照）。そもそも防衛的行動がそれ自体，社会的行
動なのであって，とするならむしろ，防衛的行動と向社会的行動を対置するポー
ジェスの枠組で，これらのことはどれほど説明可能なのか，熟考が求められてきます。

　扁桃体が専ら恐怖情動と防衛行動の中枢のようにしか見られてこなかったのは，
魚類では水中での逃避行動を適確に司っていた延髄のマウトナー巨大細胞が，"上
陸革命"以降退化し（カエルら両生類無尾類は例外）［Romer & Parsons
1977=1983, p. 477; 村上 2015, p. 94］，その機能いっさいが扁桃体に移譲され重畳さ
れたという事情もあったかもしれません（*4* の＊51 を参照）。その場合にも，むろ
ん扁桃体は依然として防衛的かつ向社会的な部位でしょうが，あくまで緊急性を要
し，優先的に迅速な反応が必要なのは，今や喜びや幸せよりも恐怖の方です。いき
おい恐怖以外への反応は陰に隠れがちになりますが，それはそもそも反応できない
ということではないのです。

　現実にも，たとえば社会的な和平（あいさつ）の身ぶりは，もともと攻撃や威嚇
の身ぶりを再定位し儀式化したものであることが，系統発生的な比較研究から明ら
かにされています［Lorenz 1962=1970, pp. 252, 263-4, 300］。われわれ人間の微笑や
笑いも，攻撃衝動の儀式化から生じたものですが，何と切ないことに，恐怖状況の
真只中でこそ，われわれは引きつった薄ら笑いを浮かべてしまうのです（たとえば
"いじめ"被害時）。哺乳類（特に霊長類）によくみられる他個体へのグルーミング
（allo-grooming）も，非常にリラックスした，なごやかな純然たる向社会的行動の
ように見えますが，数年間通してデータをとってみると，実は不和や緊張の高まる
状況でこそ最も頻繁になる（一日の生活時間の 20％ も占める！）ことが明らかにさ
れています［de Waal 1982=1984, pp. 145-6］（*Column G* さらに *13–2* へ）。

*22 扁桃体の中心核は，ポージェスも参照している［PVT, p. 178］ブルース・カップの
記念碑的な研究（1979 年）以降，その意義が明らかにされてきました。カップは，
ウサギの扁桃体の中心核を損傷することで，この部位が「恐怖条件づけ」（fear con-
ditioning）に中心的な役割を果たすこと，そして心拍数や他の自律神経反応，凍り
つき（すくみ）反応の源であることを，この論文で最初に示したのでした［Kapp
et als. 1979］（*11–4* を参照）。
　さらにこの分野の研究を大きく前進させ，これまたポージェスが参照している

[PVT, p. 178] ジョセフ・ルドゥーらの研究 [LeDoux 1996=2003] は，扁桃体の機能をより包括的に明らかにしました。その概要は，図表11-bに図示してあります。

*23 サンドナーらが，無麻酔・無拘束の動物の脳にさまざまな種類の電気的・化学的刺激を与えて，その後の行動を観察したところ，刺激の種類にかかわらず，恐怖の反応の最中に活性化する部位はつねに同じく，扁桃体，視床下部内側部，中脳水道周囲灰白質であったとのことです [Sandner et als. 1993]。扁桃体中心核は視床下部の室傍核を刺激してCRFを分泌させ，ストレス反応系（HPA軸）を起動させますし，視床下部の背内側核から中脳水道周囲灰白質の背外側（dlPAG）ないし外側（lPAG）へは，交感神経性の入力があります（視床下部の背内側核や腹内側核と中脳水道周囲灰白質とは，背側縦束を介して密接に連絡しています）。扁桃体自体も，CRFの細胞体，端末，受容体を豊富に含んでおり，扁桃体の刺激とCRFの投与が引き起こす反応は，互いにとてもよく似ています [Gray 1993]。

こうして扁桃体－視床下部－中脳水道周囲灰白質は防衛反応における不可欠の幹線なのですが（ジョン・オールズの言う「罰系」の主軸でもある [Olds & Olds 1965, pp. 363-72]），本文にみたとおりポリヴェーガル理論は，視床下部の存在にはあまり重きをおかず，専ら扁桃体－中脳水道周囲灰白質の連鎖として考察しています。ポージェスの自律神経理論は，概して視床下部をあまり重視しないのが目を引く特徴です（7–3でみるように，オキシトシン・バソプレッシンとの関連で，室傍核・視索上核に言及するのをほぼ唯一の例外として）。ふつう自律神経系の「コンダクター」と目される視床下部を押しのけて，ポリヴェーガル理論では，「腹側迷走神経複合体」がその位置に坐るのです（5–3を参照）。

もっとも，PTSD患者の一連の脳画像研究の結果でも，扁桃体と中脳水道周囲灰白質の極度の活性化はほぼ共通見解といえそうです（さらに＊29へ）。ただし同時に，（前帯状回を含む）内側前頭前皮質（扁桃体への抑制回路の枢軸でもある）を中心とする前頭前皮質の不活性化，および視床や海馬の不活性化（海馬では萎縮！），そして島皮質の過剰活性化もしくは不活性化なども報告されています。これらについては，ポージェスの言及はありません。

なお，島皮質が過剰活性化する場合と不活性化する場合があるのは，ラニウスらのfMRI研究をポージェス流に言い直してみると，それらは交感神経亢進下では過剰活性化するのに対し，背側迷走神経複合体の亢進下では不活性化するということになりそうです [Lanius et als. 2001; 2004]（11の＊28を参照）。

*24 扁桃体とくにその右側部は，ポージェスも依拠するモリスらの画期的な研究によると，閾下でマスク呈示された恐怖条件刺激に素早く弁別の反応をすることができ

[Morris, Öhman & Dolan 1998; 1999]，半側無視の患者でも，注意が向かない側に呈示された恐怖表情の弁別反応が報告されています [Vuilleumier et als. 2002]。人の顔の写真を見て，年齢判断など別の判断を課されている最中にも，同時にその人が信頼できる人かどうかの判断を自動的に行なっていることも確認されています [Winston et als. 2002]。

　これに対して扁桃体の左側部は，マスクされずにじかに呈示された恐怖条件刺激の方に反応し，意識的気づきで強化されます [Morris, Öhman & Dolan 1998; 1999]。さらに，言語による脅威刺激にも反応し，実際に脅威を与えなくても言葉で与えるだけで同様の反応を示します [Phelps et als. 2001]。そして他の認知的課題をしている最中には，恐怖以外のどの情動（ポジティブな情動も含む）にも非選択的に反応できます [Hamann et als. 2002; Fitzgerald et als. 2006]。その1つの有力な可能性として，刺激の「あいまいさ」への反応が考えられています [Davis & Whalen 2001; Fitzgerald et als. 2006]（*11* の＊37 を参照）。あまつさえ意識的・言語的な刺激であれば，ポジティブな刺激にも強く反応します（そして線条体の報酬系領域をも強く活性化します）[Hamann & Mao 2002]。

　こうして扁桃体は，脅威刺激に対して，意識下のプロセスは右側に局在し，左側はむしろ意識的プロセスに関わっているのです [Morris, Öhman & Dolan 1998; 1999]。分離脳患者での実験では，視覚脅威刺激を，右側の扁桃体には意識できないように呈示すると，また反対に左側の扁桃体には意識できるように呈示すると，心拍数が増加することもわかっています [Làdavas et als. 1993]。ただし，脅威以外の刺激に対しても，左側は意識下でも反応しうることも忘れてはなりません。

　そして右側扁桃体の意識下プロセスは皮質下プロセス（中脳の上丘→視床の視床枕）と，左側扁桃体の意識プロセスは皮質プロセスと強く連動し，互いに同時並行的に作動しているとみられます（*11* の＊11 へ）：右側の扁桃体は主に皮質下の，中脳の上丘から視床の視床枕の入力と強く連動し，左の海馬，そして右の下後頭回（外線条視覚皮質）に強く出力するのに対して，左側の扁桃体は，紡錘状回，眼窩前頭皮質，側頭極，両側の下後頭回（外線条視覚皮質）といった高次の皮質構造の意識的なプロセスと強く連動します [Morris, Öhman & Dolan 1999]。ポジティブな情動には，左側扁桃体と隣接する腹側線条体（報酬系領域），さらには密接な相互連絡を有する腹内側前頭前皮質が活性化して，より広いネットワークを形成するのに対し，ネガティブな情動には，隣接領域への広がりはあまりないですが，両側の扁桃体が活性化します [Hamann et als. 2002, p. 139]。そして扁桃体中心核から皮質下諸核への広汎な投射があります。

後に検討するように，扁桃体は皮質下のプロセスだからといって，意識下のプロセスばかりとは限らないし，皮質下とつながる意識下プロセスと皮質とつながる意識プロセスは同時多重並列的に作動しているのです。

[*25] ウサギに恐怖刺激を与えると徐脈が生じますが，これは扁桃体中心核から迷走神経背側運動核への直接の投射によるものと推定されています［Kapp et als. 1979; 佐藤・佐藤・五嶋 1995, pp. 385-6; 鈴木 2015, p. 221］。

[*26] PAGはそもそもが，広範な領域で電気刺激により痛覚抑制効果が得られる，痛覚抑制系の最も重要な中枢です。PAGの痛覚抑制作用は非常に強力で，その電気刺激が麻酔や鎮痛薬の代わりに使用されるほどです（μ受容体に富み，エンドルフィンやエンケファリンの関与とみられます）［Linden 2015=2016, p. 196］。PAGからは，視床に上行する疼痛抑制系と，延髄に下行する疼痛抑制系の2つの疼痛抑制系が出力しています[*16]。PAGの痛覚抑制ニューロンは，ふだんはPAG内部のGABA作動性ニューロンの抑制を受けており，この抑制を，視床下部からのβ-エンドルフィン作動性ニューロンやPAG内のエンケファリン作動性ニューロンで抑制することで，痛覚抑制が脱抑制されるのです［横田 1977, pp. 71-89］。上行性では視床の主に腹側基底核群と髄板内核群に作用し，下行性では，大縫線核のセロトニン神経［有田 2006a, p. 14］を含む，吻側延髄腹内側部（RVM）の「on細胞／off細胞」をへて脊髄後角に達し，侵害受容器からの痛覚を制御するのです（図表4-dを参照）。

　もっとも，痛覚抑制の中枢であるからには，もちろん痛覚の中枢となる神経細胞の密集するところでもあるのでなければなりません：実際PAGは，ジョン・オールズが発見した有名な「報酬系」と対をなす「罰系」の中核をなす部位（オールズの言う「室周系」）でもあるのです［Olds & Olds 1965, pp. 363-72; Gray 1971=1973, pp. 226, 246, 257］。

[*27] PAGの腹外側部（vlPAG）は，膀胱からの感覚を腰仙髄を介して入力し，橋の青斑核近傍の外側網様体にある排尿中枢（PMC：別名「バーリントン核」）に直接出力して，排尿を促進する領野となっています（反対に背外側部（dlPAG）は，排尿を抑制する領野です）［Matsuura et als. 2000; Numata et als. 2008］。橋の吻側部を破壊すると，排尿で膀胱内を空にすることができなくなります［佐藤・佐藤・五嶋 1995, p. 356］。なおバーリントン核は，大腸も収縮させ排便を誘発することが，近年の研究で明らかにされているとのことです［有田 2006a, p. 233］。

　排尿と排便の調節メカニズムは基本的によく似ており，関与する神経もかなり重複しています。どちらも腰仙髄（$S_2 \sim S_4$）と脳幹の橋（バーリントン核）に中枢があり，どちらも腰仙髄の中枢では骨盤神経（副交感神経）・下腹神経（交感神経）・

陰部神経（体性神経）が膀胱壁／直腸壁の平滑筋ないし尿道／肛門の内外の括約筋（平滑筋・横紋筋）を司り，どちらにおいても中脳水道周囲灰白質（PAG）が両中枢を媒介する中継点として枢要な位置を占めているのです（5–3を参照）。そしてもちろん，どちらのどのレベルでも，より上位の中枢（視床下部や大脳基底核・マイネルト基底核・内側前頭前野）から抑制性の制御，あるいは意思的な制御を受けています。新生児では，腰仙髄の中枢の脊髄反射だけで間に合わせていますが，脳の発達とともに，橋以上を介するより完全な排尿・排便が起こるようになります［佐藤・佐藤・五嶋 1995, p. 356］。数ある自律神経系の活動の中で，前脳レベルの上位中枢がじかに関与する割合の大きさも，排尿・排便系の特徴の1つといえましょう（だからこそ，認知症で排尿障害・排便障害の頻発が深刻な問題となってくるのでもあります）。その中継地点としても，中脳水道周囲灰白質（PAG）は枢要な地位を占めているのです。

　排尿では，仙髄排尿中枢（$S_2 \sim S_4$）と橋にある排尿中枢（バーリントン核）の中継点として，さらにそれらに対する上位中枢からの抑制性の指令の中継点として，中脳水道周囲灰白質（PAG）が重要な橋渡し役を演じます：膀胱から骨盤神経（副交感神経）を通して送られた感覚情報を，仙髄の排尿中枢が直接PAGの腹外側部（vlPAG）に送ると，その情報は直接に橋の排尿中枢（PMC）に伝達され，排尿を促進する指令が仙髄排尿中枢に送られ，膀胱が強力に収縮するのです（反対にPAGの背外側部（dlPAG）は，排尿を抑制する領野のようです［Matsuura et als. 2000; Numata et als. 2008; 吉村 2010］。

　排便の場合も，仙髄の排便中枢（$S_2 \sim S_4$）が同じ部位から同じ神経を出力するばかりでなく，バーリントン核も大腸も収縮させ排便を誘発する排便中枢であることが，近年の研究で明らかにされているとのことです［有田 2006, p. 233; 高木 2012］。そして排尿の場合とよく似たプロセスで，中脳水道周囲灰白質（PAG）がやはりこの2つの排便中枢の中継点として，重要な橋渡し役を演じているのです。恐怖状況で，可動化的な恐怖であれ不動化的な恐怖であれ，脱糞や尿漏れが生じるのもこのためとみられます。

　このように中脳水道周囲灰白質（PAG）が排尿と排便を司る中枢であることが，脱糞・尿失禁が"凍りつき"に伴ないやすいことに1つの説明を与えてくれます。

[*28] ただし中脳水道周囲灰白質（PAG）の背外側部（dlPAG），外側部（dlPAG），腹外側部（vlPAG）にはそれぞれ大脳皮質，それも前頭前皮質からかなり密に投射がきており，背外側部（dlPAG）には眼窩前頭皮質・内側前頭前皮質から最も密に，外側部（dlPAG）には背内側前頭前皮質から最も強力に，腹外側部（vlPAG）には眼

窩前頭皮質と前部島皮質から，それぞれ入力があります［Bandler et als. 2000, pp. 100-2］。とすると，「可動化」「不動化」の防衛システムもまた，皮質による制御が働いているということではないでしょうか（さらに*11*の＊4，＊20を参照）。バンドラーに倣って敷衍して言えば，それは「眼窩・内側前頭前皮質（－扁桃体）－PAG－視床下部（－傍小脳脚核複合体）結合」の回路で制御されているといったところでしょうか［Ibid., p. 102］。そしてこの末端の傍小脳脚核と，背側迷走神経複合体との密な接続は，すでにみたとおりです。

　実際，すでに*Column F*でみたように，コントロール不能なストレスで生じる「持続性不動状態」や「学習性無力感」は，背側縫線核でのセロトニンの過剰分泌によるものでしたが［Peterson et als. 1995=2000, pp. 81, 91; Maswood et als. 1997; Amat et als. 1998; Grahn et als. 1999; Amat et als. 2001; Maier & Watkins 2005］，コントロール可能なストレスの場合には，セロトニン分泌が抑制され，むしろ"闘うか逃げるか"の反応になります：そしてこの抑制を行なう部位はどこかといえば，腹内側前頭前皮質＝眼窩前頭皮質であることを，アマットらは明らかにしています［Amat et als. 2005］。だとすると*5*の＊26でもふれたように，能動的コーピングと受動的コーピングを転轍するスイッチは，眼窩前頭皮質にあることになります。

＊29　このうちDSMにいうさまざまの不安障害（恐怖症・パニック発作・PTSD・強迫性障害など）は，どれも扁桃体における「恐怖条件づけ」の関与を共通の根としており［LeDoux 1996=2003, p. 275］，それらの不安障害と抑うつは扁桃体の機能亢進と容積増大で特徴づけられます［Stein 2003=2007］（*11*の＊28を参照）。ただし，うつ状態の主観的側面である「抑うつ感」は，扁桃体の異常が直接の原因ではなく（健常者に抑うつ感を引き起こしても扁桃体の活動は亢進しないし，扁桃体損傷患者も健常者と変わらぬ抑うつ感を抱きうる），おそらく前帯状（回）皮質吻側の膝下部（脳梁膝部前下部）周辺に原因があり（さらに*11*の＊28，＊32へ），それを含む内側前頭前皮質と扁桃体の相互作用の異常から「抑うつ感」は生じるのではないかと推測されています［Drevets et als. 1997; Öngür et als. 1998; 飯高 2007］。

　PTSDについても，扁桃体の果たす重要な役割が報じられています＊23［Davis et als. 1997］。PTSDで海馬が機能亢進のあまり樹状突起の萎縮することはよく知られてきましたが［Bremner 2002=2003］（*11-4*へ），扁桃体でも機能亢進のあまり容積が縮小することが確認されており［Karl et als., 2006; Morey et als. 2012］，さらにはその原因として前帯状回の容積縮小（による扁桃体の抑制不全）も同時に確認され，これこそが今では海馬の萎縮よりもPTSDの特徴とされるようになってきています［Hamner et als. 1999; Yamasue et als. 2003; Karl et als., 2006; 山末・笠井

2006; 笠井・山末 2006]（さらに *11* の＊28 を参照）。

　自閉症の場合は，扁桃体が幼少期には機能亢進し，異常に容積が増大するのですが，その後年齢に応じた容積増加は生ぜず，成人期にはむしろ神経細胞が減少して，定型発達者と同等かそれを下回る状態に至ることが，明らかにされてきています。その説明はさまざまあるのですが，1つの仮説は，扁桃体の過剰活性化が長期にわたって持続した結果，先のマキューアンの「アロスタティック負荷」[McEwen & Lasley 2002=2004] となって，神経細胞の減少をもたらしたというものです [Nacewicz et als. 2004, pp. 1424-5]。

　また統合失調症の場合は，ここでもまた扁桃体の機能亢進が関与しますが，不安障害とちがって，明らかにネガティブな刺激に対してよりも，むしろニュートラルであいまいな刺激に対する方が亢進の度合が強いという特徴をもつようです [Holt & Phillips 2009]。このためか，統合失調症においても扁桃体の容積減少がメタ分析において確認されています [Wright et als. 2000]。

＊30　こうしてそれは，今日，チャーマーズ [Chalmers 1996] からラマチャンドラン [Ramachandran & Blakeslee1998]，クリストフ・コッホ [Koch 2004=2006; 2012=2014] ら多くの哲学者・神経科学者らにより，「ゾンビ・システム」（*10* の＊23 を参照）と呼ばれたものに接近することになります。「ゾンビ・システム」は，皮質下だけでなく皮質プロセスでも意識下であり，大脳の高度な制御を必要とする複雑な行動を，全く意識せずに，まるで意識しているかのようにやってのけるのです。それはいわば「大脳を含めた反射」[Koch 2004=2006, p. 585]，もう少し正確にいうと，「大脳や視床などが関わる，より柔軟で適応的な反射」[Koch 2012=2014, p. 154] です。「ゾンビ」（Zombie）とは，もともとハイチのヴードゥー教において（もっと遡ればコンゴの「ンザンビ」（Nzambi）信仰において），呪術師ボコの魔力で蘇らされた死者が，その意のままに操られ，意識を全く欠いた状態で，外見上はふつうと全く変わらずに，命じられるがままの行動をとる（農園に売り飛ばされ，永遠に奴隷として過酷な労働に使役される！）とされる現象（むろん伝承）を言います。私たちも例えば夢遊病やてんかんの自動症などの際，きわめて複雑な行動を全く意識のないままに行ないうるわけですが，これは「ゾンビ・システム」の一種だということになります。

＊31　「上側頭溝」は，系統発生的にみても，霊長類で大きく発展し，たとえばアカゲザルでは顔の向きや視線の向きに反応する神経細胞が見い出されており [Bruce et als. 1981]，さらにマカクザルでは生活集団のサイズが大きいほど，（「吻側前頭皮質」や「扁桃体」とともに）その灰白質が肥厚することが明らかになっています＊20

6 ニューロセプション 305

[Sallet et als. 2011, pp. 698-9]（さらに **11-7**, **12** の＊35, **13** の＊7を参照）。

*32 実際，たとえば「紡錘状回」は，左右とも（あるいは少なくとも右のみでも）損傷
されると，相貌失認（顔が識別でき，表情も理解できるのに，誰だかわからない）
になることは，＊18でみました。誰だかわからなくなってはじめて，損傷前はそれ
がちゃんと意識されていたことがわかります。というように，それは意識的なプロ
セスなのです。そしてバウアーの興味深い研究によれば，相貌失認の患者は，よく
知っている人（有名人・家族）の顔写真を見て，その人に適合する名前を20％しか
意識的に選べませんでしたが，皮膚伝導反応の検査では，正しい名前が提示された
時に，60％も顕著な反応を示しました [Bauer 1984]。このことは，**11-4** にみるよ
うに，顔の親近さを検出する意識的プロセスとは別に，無意識的なプロセスも並存
していること（同時並列的な二重経路）を示唆しています。なお反対に，無意識の
自律神経系の反応の方だけが失われ，実物の相手をニセモノのなりすましだと頑強
に訴えるのが「カプグラ症候群」です。

*33 そして，意識的知覚で見られるのと同じことが随意運動においても確認できます。
1983年，ベンジャミン・リベットの当時大きな話題を呼んだ実験によると，指を1
本立てるといった最も単純な自発的運動でも，実際の動作の約200ミリ秒前にその
意図の自覚が生じ，その際，脳活動の変化（運動前野・運動野付近）が出現するだ
けでなく，さらにその350ミリ秒前に（長ければ1秒前に，つまり動作の約550～
1200ミリ秒前に），すでに脳活動の変化（準備電位）が発動していること（大脳基
底核？～前頭前野付近），つまり意識が自発的に選択をしたと思うその瞬間，脳は
もう無意識の選択を終えていることが明らかにされたのでした [Libet et als. 1983;
Libet 1985]。今では，行動であれ知覚であれ，開始されてからそれが意識にのぼる
までに，どんなに少なくみても250ミリ秒の遅れがあり，恐らくそれ以上は短くな
ることはないとみられています [Koch 2004=2006, pp. 398, 483, 497]。とすればまた，
リベットがいみじくも指摘するように，どんな皮質のプロセスも，総計少なくとも
500ミリ秒オーダー前後以上の持続時間をもたなければ，意識化されることなく，
無意識レベルにとどまるということになります [Libet 1985, p. 536]。

　こうして感覚的にも運動的にも，大脳皮質を含む脳のプロセスの大部分が，無意
識のプロセスなのです（さらに **10-5** へ）。しかももう1つ注意すべきことに，その
無意識プロセスは，俗に自由意思の拠点とみなされがちの前頭前野ですら起こって
おり，意識的主体としての自覚は，むしろ運動前野～運動野の脳活動に移ってはじ
めて生じていることです。そしてリベットによれば，こうして意図の自覚が生じた
後の100～200ミリ秒の間に，無意識が選択したその動作を，意識が完成させるの

か拒否するのかを最終的に選択する役割が認められています［Ibid., pp. 536-8］。

　200ミリ秒を超えてしまうと，どんなに自分が「意図」した運動でも，他者の運動としか感じられないのです——わずか0.2秒の我らが儚い「主体性」！：パソコン画面上のカーソルが0.2秒以上遅れて動くだけで，もう自分がやったものとは思えないし，自分が自分をくすぐる刺激を0.2秒以上間をおくと，くすぐったくなってしまいます！　自分自身の脳内に潜むまるで他者のような「自分」というこの共同体。「主体」のありかは，単に前頭前野にではなく，前頭前野との関連のもとでの運動前野〜運動野，いわばその両者の間にこそ，探られるべきなのかもしれません。意識とは，それが大脳皮質のどんなに高次の部位であっても，ある特定の部位（意識の座！）だけで生じるものではなく，多くの部位の間，つまりは広汎なネットワークにおいてこそ生じるものであることを，このことは示唆しています。

　なお，サルの1次運動野の細胞活動を個別に記録し解析する研究の先駆者エヴァーツによれば，1次運動野の細胞活動の50〜80ミリ秒後に筋細胞の活動が始まり，その50ミリ秒後に実際の運動が始まります［Evarts 1964］。感覚信号をトリガーにして運動を起こすときは，感覚信号から1次運動野の細胞活動の発火までに，視覚なら100ミリ秒，聴覚なら80ミリ秒，体性感覚なら25ミリ秒かかります［丹治2009, p. 180］。

*34　したがって逆に，同じ理由から，ポリヴェーガル理論は脳幹レベルの自律神経ばかりを論じて，皮質プロセスを考慮していないという，最もよく耳にする批判は，原典を読まずしてなされた印象批評の域を出ないことも確認されねばなりません。

*35　その最も重要な典型は，後に*12–3*で「拡大ニューロセプション」として把握し直される，「ミラーニューロン・システム」でしょう。「ミラーニューロン・システム」は，皮質の最も高次の部位でありながら，「自動的に，無意識のうちに行なわれる」シミュレーションのシステムです［Iacoboni 2008=2009, p. 152］。

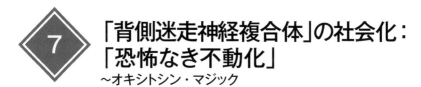

7 「背側迷走神経複合体」の社会化：「恐怖なき不動化」
〜オキシトシン・マジック

7-1 背側迷走神経複合体の社会性⁉

 さてこのように，「腹側迷走神経複合体」の「社会的関与」のシステムにおいて，ひとたび上位中枢とのつながりが見い出されると，環境が安全と判断された時に，向社会的行動を発動し，グローバルな社会神経系として作動しうるのは，「腹側迷走神経複合体」だけでないことを，ポージェスは明らかにしていきます。何と，驚くべきことに，凍りつきやシャットダウンなどの「不動化」を引き起こし，社会性からは最も遠いように見える，「背側迷走神経複合体」の働きもが，上位中枢とのつながりのなかで，社会性を帯びるもう１つのシステムとして捉え返されてくるのです。
 となると，これまでポリヴェーガル理論が主張してきたこととともズレを生じるため，ポージェスはすでに1998年，「愛」についての論文（第11章として所収）の中で，ポリヴェーガル理論の構成（configuration）に修正を施す必要を認めます[*1] [PVT, p. 172]。この辺りからは，世間に流布する"ポリヴェーガル理論"のイメージに，かなり背馳する議論になってくるかもしれません。というか，世に紹介されている"ポリヴェーガル理論"では，これ以降の議論は大幅にネグレクトされているのが現状です。

7-2 「恐怖なき不動化」ということ

 では「背側迷走神経複合体」の社会性とは，どういうことでしょうか。つ

まるところ、「不動化」（immobilization）のシステムには2種類ある、というのが最大のポイントです。これまでみてきた「背側迷走神経複合体」の「不動化」（シャットダウン、虚脱、凍りつき、そして哺乳類では"死んだふり"）は、正確には「恐怖による不動化」（immobilization with fear）と定義しなおされ、それと対比的にここで新たに着目されるのは、「恐怖なき不動化」（immobilization without fear）［PVT, pp. 7, 13, 17, 172, 178-9, 196, 275; Porges 2005, pp. 47-8; Porges 2007, p. 126］なのです。恐怖でなく、安全と思えるが故の「不動化」、向社会的（prosocial）行動での「不動化」、「リラックスした不動化状態」（relaxed immobilized state）［Porges & Pregnel 2011］です。具体的に何を想定しているかというと、妊娠、出産、授乳の際の母親、抱っこされる時の赤ちゃん、交尾（性交）挿入時の女性、性的な「快楽やエクスタシー」の経験、社会的な絆の確立……といった例が挙げられています［PVT, pp. 14, 172］。いずれも安全感・信頼感が確保されていなければ、ゼッタイにおこりえない不動状態です。要するにポージェスにいわせれば、「恐怖なき不動化」（immobilization without fear）とは、「愛」（love）の姿なのです[*2]。「不動化された恐怖」（immobilized fear）にかわる「不動化された愛」（im-mobilized love）［PVT, p. 180］！　もしくは、「解離的な」（dissociative）不動化でなく、「エクスタシー的な」（ecstatic）不動化［PVT, p. 180］！[*3]

　この、恐怖でなく愛による「不動化」のシステム（immobilization love system）［PVT, p. 180］は、「背側迷走神経複合体」による「不動化」のもう1つ別の（正反対の）形態ですが、さりとて「腹側迷走神経複合体」のもたらす「社会的関与」のシステムとも異なる、もう1つ別の次元の社会性をもたらすものでもあります[*4]。恐怖による「不動化」と異なる愛による「不動化」は、愛による「可動化」ともいうべき「社会的関与」とも次元を異にしています。いいかえれば、「愛」には、パートナー選択（接近行動）における「社会的関与」の次元と、充足（consummatory）［PVT, p. 167］経験（近接状態）における「不動化された愛」（「恐怖なき不動化」）の次元の、2つの次元があり、第1の次元には「腹側迷走神経複合体」が、第2の次元には「背側迷走神経複合体」が関わるというわけです。

7-3　オキシトシン・バソプレッシン──社会的な神経ペプチド

　ここに，「腹側迷走神経複合体」による「社会的関与」のシステムとともに，「背側迷走神経複合体」による「不動化された愛」のシステム（immobilization love system）が，いわば2種類の向社会的なシステムとして，立ち並ぶことになります。前者と同様，後者も哺乳類への進化とともに確立してきたシステムです。「背側迷走神経複合体」は，もはや単に原始的な，消極的にのみ発現する退行的なシステムではなく，最も進化した動物（人間！）の最も進化した迷走神経複合体によって積極的に「再編繰り入れ」（co-opting）され［PVT, pp. 179, 180, 183, 194, 196, 197, 272, 275, 279, 285; Porges & Pregnel 2011, pp. 14-5］，アクチュアルなシステムとして作動するのです。

　　どういうことでしょうか？　「背側迷走神経複合体」は，*4-1*でみたとおり，1994年時点では，延髄の「迷走神経背側運動核」（DMNX）を運動成分とし，同じく延髄の「孤束核」（NTS）を感覚成分とするのでした。しかしそこでも示唆しておいたように，1998年の「愛」の論文からは，さらに「最後野」（area postrema：AP）[*5]も感覚成分として付け加えられるようになります［PVT, pp. 172, 175］。そしてこの3つの核は，さらに上位からは，視床下部の主に「室傍核」（Paraventricular Nucleus：PVN）によって制御されていることに注意が喚起されます［PVT, p. 173］。室傍核は同じ視床下部の外側野や腹内側核，さらには扁桃体，ひいては大脳皮質からも制御を受けています。反対に「孤束核」からは，室傍核へも，扁桃体・大脳皮質へも入力しています。そして何より室傍核は，神経分泌細胞として，CRF（副腎皮質刺激ホルモン放出因子）を最も多く産生し，視床下部−脳下垂体−副腎皮質系（HPA軸）の起点ともなる"ストレスの中枢"でもあります[*6]。

　ところがこの視床下部「室傍核」（と「視索上核」）は，哺乳類以降，新たにオキシトシン（oxytocin）とバソプレッシン（vasopressin）の2種類のよく似た[*7]神経ペプチドを産生するようになるのです[*8]［PVT, p. 173］。
　これに呼応して，「背側迷走神経複合体」の諸核の側にも，オキシトシ

ン・バソプレッシンの受容体が豊富に形成されることにポージェスは注目します（「迷走神経背側運動核」と「孤束核」はオキシトシン受容体，「孤束核」と「最後野」はバソプレッシン受容体）。「孤束核」からは逆に，網様体のA1ニューロン群である「尾側延髄腹外側野」（CVLM）をへて「視索上核」・「室傍核」に投射し，バソプレッシン分泌の調節（＝血圧の調整）に関与しているようです [佐藤・佐藤・五嶋 1995, p. 355]（*4*の＊2を参照）。

さらにまた，「背側迷走神経複合体」に「不動化」の反応をひきおこすとされた（*6–4*を参照），あの「扁桃体」の中心核[*9] [PVT, p. 291]（とその周囲の類似の構造を含む「拡張扁桃体」（extended amygdala）[*10] [Carter, Harris & Porges 2009=2016, p. 241]）や，"凍りつき"の反応をひきおこすとされた「中脳水道周囲灰白質」の腹外側部分（vlPAG）（*6–4*を参照）にも豊富に形成されます [PVT, pp. 196, 275; Porges 2005, p. 47; Porges 2007, p. 126]。

この回路によって，とくにオキシトシンの介在によって，「不動化」（immobilization）のメカニズムが，恐怖による「不動化」から愛による「不動化」へと向社会化する，とポージェスはいいます [PVT, pp. 14, 17, 178-9, 275]。「背側迷走神経複合体」に受容されるオキシトシンこそが，「背側迷走神経複合体」の機能を変え，恐怖による「不動化」を愛による「不動化」に変えたのです [PVT, p. 179]。まさにオキシトシン・マジックですね！

のみならず"凍りつき"反応にかかわる「中脳水道周囲灰白質」（PAG）も，こうして哺乳類においては，社会的要求にかかわる領域へと修正されることになります。"凍りつき"の（恐怖による）不動化反応をひきおこす部位だった「中脳水道周囲灰白質」の腹外側部分（vlPAG）が，哺乳類（とくに齧歯類）のメスにおいて，実は同時に，交尾時のロードーシス（lordosis：脊椎前彎姿勢）[*11]，授乳時のカイフォーシス（kyphosis：脊椎後彎姿勢）[*12]という，もう1つの（愛による）不動化反応をひきおこす部位でもあることに，ポージェスは強く注意を喚起しています [PVT, pp. 196-7; Porges 2005, pp. 47-8; Porges 2007, p. 126]。

「背側迷走神経複合体」といえば，凍りつき，シャットダウン（虚脱）や死んだふりなどの，「恐怖による不動化」だけが唯一の作用のように見えて

いたのですが，実はそれは，哺乳類以降では，「背側迷走神経複合体」がも
つ複数のレパートリーのうちの1つにすぎないことになります。それどころ
か，「恐怖による不動化」にオキシトシンの鮮やかな作用が加わると，もう
1つの強力なレパートリー，「愛による不動化」に反転してしまうのです。
オキシトシンとバソプレッシンを「社会的な神経ペプチド」（social neuro-
peptides）［PVT, p. 271; Porges 2007, p. 123］とポージェスが呼ぶゆえんです（バ
ソプレッシンの機能の方は，ポージェスはオキシトシンほどに充分に詳述し
ていませんが，その防衛行動的側面を指摘しているとおり，オキシトシンが
もたらす"愛の空間"を，第三者の侵入から防衛する攻撃行動などに関与す
るペプチドとして知られてきています）[*13]。「オキシトシンなき動物は，社
会失認（social agnosia）だ」とまで，ラリー・ヤングなどは言います[*14]
［Szalavitz 2008, p. 35］。

　社会的な神経ペプチドなら，「腹側迷走神経複合体」でこそ働くように思
いたいところですが，実は何よりもまず，「背側迷走神経複合体」（と視床下
部「室傍核」のコミュニケーション）のなかでこそ，その持ち味を発揮する
ものであることが重要です。もちろん最近では，「腹側迷走神経複合体」で
もオキシトシンを含むプロセスが認められているようですが［PVT, p. 291］，
それでもやはり，オキシトシンの受容体に富んでいるのは「背側迷走神経複
合体」の方であることが，2009年の論文でも確認されています［PVT, p. 291］。
2011年の大著刊行直後の11月，ある対談の中でも，いっそう端的に明言さ
れています[*15]［Porges & Pregnel 2011, p. 15］。

　ではその時なぜ「背側迷走神経複合体」にオキシトシンが分泌されるかと
いえば，その状況が安全な環境と判断されているからにほかなりません[*16]
（危険ないし脅威の環境なら，バソプレッシンが分泌されます[*17]）［PVT, p.
175; Porges 2001, p. 138］。とすればそこには，「腹側迷走神経複合体」の「社会
的関与」のシステムも同時に働いているはずです。その意味では，オキシト
シンによる「不動化された恐怖」の「不動化された愛」への転化は，「背側
迷走神経複合体」の「腹側迷走神経複合体」による「再編繰り入れ」
（co-opting）であり，「背側迷走神経複合体」と「腹側迷走神経複合体」の

ブレンドということもできるかもしれません（実際，2009年の論文の草稿版では，その線で記されていました［Porges 2009, pp. 48-50］）。

そしてまた，オキシトシン・マジックが生じるのはその環境の安全さ（safety），いわばセーフティ・マジック（**5-4**を参照）によるということにもなってきます——「私たちが安全であるとき，マジカルなことがおこる」［PoG, p. 141; Porges & Buczynski 2013a, p. 12］，その一環としてオキシトシンのマジックも生じるのでしょう（ちなみに，「オキシトシン・マジック」とは私の勝手な命名ですが，「セーフティ・マジック」のコンセプトによって，その含意をポージェスが図らずも裏付けてくれたことになります）。

7-4　哺乳類の愛とストレス

では哺乳類はなぜ，オキシトシンとバソプレッシンという新たな神経ペプチドを作り出すようになったのでしょうか？　それはつまるところ，哺乳類の新たな生活条件にとって，同種個体間，なかでもオス−メス間，親−子間での "愛が大事だから" ということに帰着するのですが，愛はしかし，同時にきわめて危険な瞬間かつ空間でもあります。他の個体と一緒にいて，じっと動かずにいないといけない——そんなことはこれまで，（交尾直後ですら）他の個体に食い殺される死の脅威の時しかありえませんでした[18]。でもそれでは，恐怖のあまり，たちまちシャットダウンの反応が起こってしまい，哺乳類の酸素供給が危機に晒されるだけでしょう。それを阻止すること（つまり死の危険なしに，安心して愛に没入できること！）。そう，ここでもまた酸素代謝要求への対処のために，この2種類の神経ペプチドは開発されたのです［PVT, pp. 287, 291; Porges 2007, p. 126］。「オキシトシンは，哺乳類の脆弱な神経系が，より低次の脳幹支配という原始的な状態（たとえば，高次の神経プロセスの機能停止を伴う『爬虫類的』なフリーズ・パターン）へと退行してしまわないように保護しているのかもしれない[19]。」［Carter, Harris & Porges 2009=2016, p. 239］オキシトシンは，（とくに対他者の）恐怖による（右）扁桃体の激しい活性化を鎮静させる効果も，fMRI研究によって確認さ

れています［Kirsch et als. 2005, pp. 11491-2; Domes et als. 2007, p. 1187］……そのため，オキシトシンを社会恐怖の特効薬として開発する可能性すら取沙汰されるほどでした［Szalavitz 2008, p. 36］。

　加えて愛の危険は，愛に伴なうさまざまの営みのストレスも含むものです。交尾（オスの攻撃性の混淆[20]），妊娠，出産，授乳，育児（子という"異物"との共存[21]）等々……これらのストレスフルな行為すべてを，苦痛なく円滑に進めるためにも，オキシトシン（とバソプレッシン）は必要なのです。それは，最も原始的なコーピング・システムだった「背側迷走神経複合体」の，最も高度な最新式コーピング・システムへの変容です。HPA軸の起点となる"ストレスの中枢"でもある視床下部「室傍核」が，同時にオキシトシン・バソプレッシンの産生・放出の中枢でもある理由は，まさにここにあったといえましょう。

　ストレスにより「室傍核」でHPA軸が起動すると，HPA軸のステロイド・ホルモン類は，オキシトシン・バソプレッシンの神経ペプチドの産生・放出，またその受容体とその結合を促し，すると今度は，こうした神経ペプチドの活性化がステロイド・ホルモンの分泌を抑制する（ステロイド－ペプチド相互作用）という，いわば<u>HPA軸のネガティブ・フィードバック・システムの一環としても</u>，オキシトシン・バソプレッシン系は位置づけうることを，ポージェス夫人スー・カーター（7–5へ）は見い出しています［Carter 1998, pp. 783-4, 799, 802, 808, 810］（図表7–aを参照）。もちろんそれは，このストレス反応が<u>ホメオスタシスの範囲内</u>に収まる限りにおいてですが，その限りにおいては，ストレスはむしろ社会的関与や社会的絆の発火剤なのです：しかし，ストレスが<u>極度の条件下</u>になると，HPA軸も抑制されぬまま，「不動化」のメカニズムに再び一気に呑み込まれて終わるでしょう［Ibid.］。

　ともあれ，逆にみれば，こうしてオキシトシン・バソプレッシンが「社会的神経ペプチド」として働けるのは，その独力によってではなく，HPA系のストレスホルモン類をはじめ，エストロゲン・アンドロゲンなどの性腺ホルモン，ドーパミン系やオピオイド系[22]，ノルアドレナリン系，セロトニン系[23]，さらにはグルタミン酸，GABA等のさまざまな神経伝達物質との

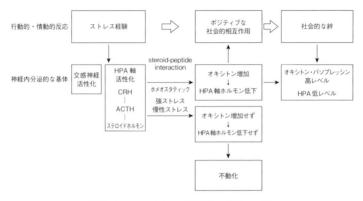

図表7-a　ストレスと愛着のメカニズム
[Carter 1998, pp. 783, 798, 802, 808, 810] により作成

協同作業においてであることは忘れてはなりません。オキシトシン・マジックは，決してオキシトシン（とバソプレッシン）だけで起きるのではないのです[*24]。ポージェス夫人のスー・カーター（**7-5**を参照）はさすがにその点，存分に射程に収めていますが [Carter 1998]，ポリヴェーガル理論は，オキシトシン・バソプレッシンを専ら迷走神経複合体との関係でのみ論じ，他の神経伝達物質との関係については，ほとんどふれていません。一方スー・カーターの方は，当然ながら迷走神経複合体との関係についてはさほど語っていません。この2つの領域に橋が架かるならば，（背側・腹側の）迷走神経複合体の，内分泌環境における位置づけはいっそう明らかになるでしょう。これはしかし，「拡大ポリヴェーガル理論」の対象ということになってくるでしょうか（**9-2**を参照）。

7-5　夫人スー・カーターの大きな存在

　こうして，オキシトシンとバソプレッシンの2つの神経ペプチドが，ポリヴェーガル理論では次第に大きな役割を占めるようになってきます。ポリヴェーガル理論発展の歴史を，"オキシトシン以前"と"オキシトシン以後"に分けてもいいくらいです。ポージェスがオキシトシン（とバソプレッシ

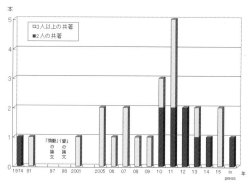

図表 7-b　ポージェスとカーターの共著論文数

ン）を自説に繰り入れるようになったのは，1998年，「愛」についての論文（2011年の大著では第11章に所収）あたりからとみられますが，2011年の大著の第18章に収められた2009年の論文でも詳述され，さらにポージェスの公式サイトの年譜のページをみると，2005年，2008年，そして2009年から13年にはほぼ毎年「オキシトシン」を題名に含む論文を次々に発表しているのがわかります。その背景には，ポージェス夫人スー・カーターの存在が大きく影を落としていることはまちがいありません。ちょうど同時期の2005年以降，並行して，カーターとの連名論文（やWS）が激増していくのが顕著に認められるからです（図表7-bでご確認下さい）[25]。

　もちろん，オキシトシンの研究自体，今なお現在進行形の真只中ですから，たえず新たな発見あり訂正ありの変化を続けており，それに応じてポージェスのオキシトシンについての記述も時期によって変わり，他のテーマに比べて安定していませんが，哺乳類の自律神経系，とくに「背側迷走神経複合体」の社会化において，オキシトシンが重要な役割を果たす点では一貫した議論を展開しているとみていいと思います。

7-6　嫌悪の条件づけ，愛の条件づけ，そしてトラウマ

　ところで，「背側迷走神経複合体」と視床下部「室傍核」のコミュニケー

ションは，それ自体が経験や学習・記憶によって変化し，条件づけによる連合を形成する場でもあります。"パブロフの犬"と同様の，古典的な条件づけです。たとえば「条件づけ味覚嫌悪」（conditioned taste aversion）。いわゆる"ガルシア効果"［Garcia et als. 1966］ですね。ある食べ物を食べた後，何かのきっかけ（や操作）で，吐き気や嘔吐などの内臓不快感が生じると，その食べ物の味覚的特徴が一緒に記憶され，以後その食べ物を食べようとしても，不快感で食べられないという現象です。臨床的にも特に今日，癌治療で抗がん剤療法や放射線療法を行なった後に生じる味覚嫌悪が，しばしば切実な問題となっています。

　それはさしあたり，内臓不快感を「無条件刺激」とする吐き気の嫌悪反応が，食べ物の味覚を「条件刺激」として成立した，古典的な条件づけの1つとして捉えることができるでしょう。ただし，（6–4でみた「恐怖条件づけ」のような）単なるパブロフ的な古典的条件づけとちがって，この連合は，たった1度の経験だけでも成立し（一試行学習），食事と内臓不快感の間隔が数時間あいても成立し（長期遅延学習），特定の組み合わせで強く成立する（味覚刺激でなく視聴覚刺激だと成立しにくく，内臓不快感でなく電気ショックだと成立しにくい）（選択的連合）といったちがいがあり，いったん成立してしまうと，消去への抵抗性が非常に強いという特色をもっています*26。ただし一試行学習は，「恐怖条件づけ」でも生じえますが。

　この「嫌悪学習」（aversion learning）は，4の＊62でも少しふれましたが，爬虫類以降生じてきた現象です［Cabanac et als. 2009］。ポリヴェーガル的にいうと，「背側迷走神経」（つまり哺乳類以前の，横隔膜より下に行く無髄の迷走神経）が関わっており，「腹側迷走神経」（哺乳類以降の，横隔膜より上に行く有髄の迷走神経）は関わっていません［Porges & Buczynski 2013b, p. 18; PoG, p. 162］。その際，延髄では，「背側迷走神経複合体」の「孤束核」（NTS）と「最後野」（AP），そして「迷走神経背側運動核」（DMNX）が深く関与しており，これらの核は「嘔吐中枢」（vomiting center）として知られる延髄の網様体領域と大幅に重なっています*27。嘔吐反応は，生存に不可欠な防衛的な回避反応として，ナメクジのような単純な神経系しかもたな

い生物にすら，すでに備わっているメカニズムとのことです[*28]［坂井 2000］。

　ところが哺乳類以降になって，「背側迷走神経複合体」と視床下部「室傍核」のコミュニケーションが，オキシトシンとバソプレシンを介在させるようになると，このいわば“ネガティブな”内臓状態と環境の感覚的な特徴の間の強力な連合だけでなく，反対に“ポジティブな”内臓状態と環境の感覚的な特徴の間にも，強力な連合を成立させうるようになったとポージェスはみます。そう，それこそがほかでもない「愛」……あの「不動化された恐怖」にかわって新たに生じた「不動化された愛」だというのです。

　愛とは，ポージェスによれば，オキシトシンによって媒介された，ポジティブな・充足的な内臓の感情状態（快楽・エクスタシー！）と，養育者やパートナーなど愛の「対象」の好ましい感覚的な特徴（安全感・信頼感）との間の，学習された条件づけ連合の形成であり，愛とはいつも「条件づけによって生じた愛」（conditioned love）［PVT, p. 176］なのです（“条件つきの愛”と言葉は似てますが，むしろ真逆の話なので念のため）。「愛は，執拗な消去抵抗をもつ，古典的に条件づけられた反応であろう。」［PVT, p. 180］ともポージェスは言っています。そしてその条件連合は，もちろん交尾（性交）によって強化される[*29]。でも反対に，愛を喪ったとき，吐き気や失神，つまりは嘔吐反射やシャットダウン（虚脱）の原始的な「不動化」へと退行してしまうところに，「不動化された愛」の，「不動化」としての出自を見ないわけにはいきません［PVT, pp. 177, 183］

7-7　社会的関与と社会的絆（愛着，共感，親密性）

　ポージェスは，「背側迷走神経複合体」回路に生じるこの「愛」を，「社会的な絆」（social bond[*30]）［PVT, pp. 12, 14, 121, 130, 183, 193, 196, 275, 296］，「親密性」（intimacy）［PoG, pp. 7, 92, 97, 99, 123, 244］，さらにはもっと広く「共感」（empathy）の基盤［Carter, Harris & Porges 2009=2016, p. 237］として理論化してもいます。「共感」は，ふつう認知神経科学では，「大脳皮質を含む高次脳構造の機能」として示されることが多いのに対して，ここでの共感は，「も

っと下位の脳構造や自律神経系に依存」するものとして考えられています [Ibid., pp. 229-30]——今日よく用いられる分類でいえば [Davis 1983; Preston & de Waal 2002; Decety & Lamm 2006; 梅田 2014]，ヒトと大型類人猿に顕著な「認知的共感」（cognitive empathy：自他の分離を前提とする三者関係的な共感）に対して，哺乳類に広くみられる「情動的共感」（emotional empathy：自他の融合を前提とする二者関係的な共感）といったところでしょうか（*13-3* でまた検討します）。それは共感を，ヒトのみに固有の高次な機能でなく，哺乳類以降 1 億年にわたる永い歴史をもつ，根強く普遍的な機能として捉えることを意味します。

　そのようないわば皮質下的な共感の基盤として，ポージェスは「社会的関与」とともに，しかしそれとは相対的に区別して，「社会的絆」の次元を定位しています。ポージェスにとって「愛」が 2 つの次元をもつものであったように，「向社会性」もまた，「社会的関与」（social engagement）の次元と，「社会的な絆」（social bond）の次元の，2 つの次元からなるものと考えられているように思われます。

　とはいえしかし，「社会的関与」と「社会的絆」はそもそも区別できるのか？　むろん実際の場面では，両者は分かちがたく絡み合っています。どちらも互いを安全な存在と判断したうえでしか成立しないものですし，「社会的関与」がまさに「社会的絆」の形成を求めて行なわれるコミュニケーション行動だとすれば，「社会的絆」はまさに「社会的関与」のさまざまなやりとりを通してこそ享受される充足状態でしょう。どちらも他方なしには成立しえません。

　そのうえでしかし，ポージェスは「社会的関与」を，「社会的絆への前段 (the preamble to a social bond)」[PVT, pp. 14, 188; Porges 2005, p. 35] として，あるいは「愛着（アタッチメント）への前段 (the preamble to attachment)」[Porges & Buchzynski 2011, p. 13; PoG, pp. 72, 123] として，別の段階に位置づけています[*31]。それは「社会的関与」こそが，「安全のシグナル」（signals of safety）に依拠するものだからです [PoG, p. 123]。「社会的絆」が形成されるためには，その前にまず「社会的関与」が成立する必要があり [PVT, pp. 12, 193, 197]，「社会的関与」が「愛着」形成のための「ニューラル・プラットフォーム」となって [PoG, p. 123]，「社会的絆」は「社会的関与」の「産物」（products）として生じるべきものとされています*32 [PVT, p. 193]。「それはヒエラルヒーなのです」[PoG, pp. 123, 141]。まず安全，するとその後に健康な愛着が自然に続くというわけです [Ibid., p. 123]。

　ボウルビィの愛着（アタッチメント）の発達4段階論とも共通に [Bowlby 1969=1976, pp. 313-7]，ポージェスは，生後最初期の子どもは，自分が相互作用している相手が<u>誰か</u>ということをあまり識別しておらず，「恐るべき可塑性」（tremendous plasiticity）があるのが*33，成長につれニューロセプションが発達して，<u>誰が</u>安全かを検出し，ますます選択的になっていくのだと指摘します [PoG, p. 73]。ちなみにこれが最終的に完了し，特定の養育者に落ち着くのが，ボウルビィによれば，生後6ヶ月から2歳の時期（第3段階）でしたね [op. cit., p. 315]。ポージェスは，この安全感を獲得してゆく過程をこそ「社会的関与」とみなし，それなしには「愛着」も「社会的絆」も成立しないのだと主張しようとしたのだと思います。

　この2つの次元をポージェスはさらに，「社会的関与」の次元は「互恵的」（reciprocal）[PVT, pp. 15, 59, 274, 277, 296]，「社会的絆」の次元は「共生的」（symbiotic）[PVT, pp. 120, 281, 282, 287, 296, 298]，という位相のちがいで捉えてもいます*34。その意味で哺乳類の社会性は，「共生的でかつ互恵的」[PVT, p. 296] なのです。またこれに応じて，内臓の状態においても，「社会的関与」が「穏やかさと自己鎮静」（calm and self-soothing）[PVT, pp. 158, 170] とすれば，「社会的絆」は「快楽とエクスタシー」（pleasure and ecstasy）*35 [PVT, pp. 167, 172, 178] と対比されています。このように2つの別の次元に分けておいて，そうしてこのそれぞれを，「腹側迷走神経複合体」と「背側迷走神経複合体」の働きに振り当てているように思われます。まとめると――

		自律神経系	社会性の質	「愛」の様相	内臓の状態
防衛的行動 （非社会的）	（恐怖による） 不動化	背側迷走神経 複合体	非社会的	（撤退的）	活性化
	可動化	交感神経系		（闘争的）	抑止
向社会的行動	社会的関与	腹側迷走神経 複合体	向社会的	互恵的 接近行動 （パートナー選択）	穏やかさと 自己鎮静
	社会的絆 （愛による不動化）	背側迷走神経 複合体		共生的 近接状態 （充足体験）	快楽と エクスタシー

　実際，「社会的な絆」としてポージェスがくり返し念頭においているのは，乳幼児期の母子関係におけるような「アタッチメント」（attachment）［PVT, pp. 14, 16, 19, 186, 188, 193, 197, 199; Porges 2005, pp. 44, 48, 51］，そして夫婦ないし性的なパートナーに代表される「ペア関係の絆」（pair-bond）［PVT, pp. 176-7, 180-1, 184, 187, 194, 196, 275, 293; Porges 2005, pp. 34, 45, 47］といった「二者関係」（dyad）［PVT, p. 188; Porges 2005, pp. 35-6; PoG, pp. 9, 49, 231］がほとんどなので［PVT, pp. 12, 14, 17, 121, 130, 183, 193, 196, 275, 282; Porges 2005, pp. 44-5］，「不動化された愛」（「恐怖なき不動化」）のイメージとも符合します。しかも，「ペア関係の絆」こそ「条件づけによって生じた愛」（conditioned love）ですし［PVT, p. 184］，「社会的な絆の形成に関わる神経ペプチド」こそオキシトシンなのです[36]［PVT, pp. 17, 197］。何よりオキシトシンへの注目以降，ポージェスの「社会的絆」への言及は激増してきました。ポージェスにとって「社会的な絆」は，「背側迷走神経複合体」のオキシトシン作用による「不動化された愛」のシステムに連なる概念とみてよさそうです。

7-8　哺乳類の創発特性としての愛

　こうして，「腹側迷走神経複合体」の「社会的関与」のシステム（social engagement system）が，哺乳類への進化とともに，5つの脳神経の「特殊内臓性遠心性神経線維」（SVE）と，心臓・気管支を制御する「ヴェーガル・ブレーキ」の「一般内臓性遠心性神経線維」（GVE）を，ともに有髄神経化して連動させることで，内臓状態と環境の感覚的な特徴の間のシナジー

的な連動を可能にしたのとパラレルに，「背側迷走神経複合体」の「不動化
された愛」のシステム（immobilization love system），あるいは「社会的な
絆」のシステムもまた，哺乳類への進化とともに，オキシトシンとバソプレ
ッシンの2つの神経ペプチドを備えた視床下部「室傍核」とのコミュニケー
ションを介して，内臓状態と環境の感覚的な特徴との間の条件連合を可能に
したものとして並存しています。

　ポージェスにとって，「背側迷走神経複合体」の「不動化された愛」＝
「社会的な絆」のシステムは，「腹側迷走神経複合体」の「社会的関与」のシ
ステムと並ぶ，いわばもう1つの「社会神経系」（social nervous system）
であり，もう1つの"哺乳類革命"だったということになるでしょう。実際，
「社会的関与」システムは，ポージェスによれば，「腹側迷走神経複合体の創
発特性（emergent property）」［PVT, p. 169; Porges 2001, pp. 132, 144］とされて
いましたが，同時に「不動化された愛」の方もまた，「愛」の論文のタイト
ルそのものが示すように，「哺乳類の自律神経系の創発特性（emergent
property）」［PVT, p. 167］とされています。

　ポリヴェーガル理論では，哺乳類への自律神経系の系統発生的進化のもた
らした2通りの「創発特性」として，「社会的関与」と「社会的な絆」＝「不
動化された愛」の2つの向社会的行動が位置づけられることになりそうです。

〈註〉

*1　おそらくはその帰結として，腹側・背側迷走神経（複合体）のハイ・トーン／ロ
　　ー・トーンといった捉え方は，これ以降ポージェスの議論の中で影を潜めてきます。
　　かわって，以下にみるように，背側迷走神経複合体の腹側迷走神経複合体による
　　「再編繰り入れ」（co-opting）という捉え方が前面に出てきます。
*2　いきなり「愛」とか言われて凍りついてしまうでしょうか!?　ポージェスがせっか
　　く「凍りつき」を「愛」に反転させようというとき，それを聞いてこちらは「凍り
　　つき」に逆戻り。。。そのせいか近年のポージェスは，「愛」という言葉を引っ込めて，
　　代わりに「親密性」（intimacy）［PoG, pp. 7, 92, 97, 99, 123, 244; Porges 2018b, pp.
　　59, 63］の語を頻用するようになってきています（最新刊では，元の対談のログで

別の表記だったものを書き改めてまで，そうしています）。

　　ここで思い出されるのは，アカゲザルの代理母親実験で有名なハーロウが，ミアーズと愛情について真剣に議論したときのこんなエピソードです：ハーロウが"愛"（love）という語を使うと，そこに居合わせたある精神医学者が，それは"近接性"（proximity）という言葉でいいのだと言って反対した；そこでハーロウは，"愛情"（affection）と言い換えた；それでもこの精神科医は，"近接性"でいいのだと言い張る；ハーロウは憤慨し始めたが，恐らくその精神医学者が"愛情"（affection）に最も近い状態として"近接性"（proximity）をあげているのだとわかると，やっと怒りが和らいだのだった［Harlow & Mears 1979＝1985，pp. 246-7］。

　　ポージェスもまた，「近接性」（proximity）の語も，「社会的絆」（social bond），そして「親密性」（intimacy）の中核的な要素として用いています［PVT, p. 188; Porges 2005, pp. 35-6; PoG, pp. 113, 123, 149, 157, 167, 175, 223, 237］。そしてもう１つ重要なことには，「親密性」や「近接性」の概念によって，ポージェスはポリヴェーガル理論が必ずしも射程に収めきれなかった「タッチ」の問題に，取り組む足がかりをみようとしていることです［Porges 2018b, p. 63］。

[*3] これは，古代のニルヴァーナ原則から後期フロイトに至る「エロス」と「タナトス」をめぐる哲学的考察に，神経科学的基礎を与えるものと言えるかもしれません。

[*4] それどころか，2011 年の大著刊行直後の 11 月，ポージェスはある対談の中で，学校教育の，あたかも子どもたちを学習機械に仕立て上げるかのような現状を強く批判して，より多くの情報を教え込むことよりも，互いに相互作用し，互いに身体がいい感じでいられるようにすること，煎じ詰めれば「社会の目標は，恐怖なき不動化たりうることにあると言いたい」とまで明言し，また「恐怖なき不動化こそセラピーの目標ではないか」とも言っています［Porges & Pregnel 2011, p. 4; Porges 2017, p. 222］（さらに *8* の＊10 を参照）。

　　もっともこれは，神経科学のもっと穏当な表現に置き換えると，たった１つしかない正解を見つける意思決定（真実に関する意思決定）ではなく，そのつど自分の身体にとっていい感じのものを選択する意思決定（適応的意思決定）の力を身につけることに相当し，ただそうなると，前頭前皮質とのつながりも視野に収める必要が出てきます（現に前頭前皮質の障害，たとえば認知症では，適応的意思決定の方からまず衰えてくるのです）［Goldberg 2001＝2007, pp. 115-23］。

[*5] 「最後野」は延髄の第 4 脳室底（尾側端）にあって，脳内では特別な，血液脳関門のない 7 ヶ所の「脳室周囲器官」（circumventriclar organ：CVO）のうちの１つをなしています［Ganong 2003＝2004, p. 630; 堂本 2001, p. 53; Damasio 1999＝2003, pp.

192-3, 346]。有窓性洞様毛細血管が密な血管床を形成し、「化学受容器引金帯」
(chemoreceptor trigger zone：CTZ) なる物質透過性の高い部位を含んでいるため
[Ganong 2003＝2004, p. 241; 鈴木 2015, p. 143]、血液を通して身体状況の化学情報を
豊富に受容し、それを近接する孤束核や迷走神経背側核に神経伝達してゆきます。
身体からのインプットの重要な部分は、迷走神経求心路などに劣らず、血液を介し
ても伝えられているのです [Damasio 1999＝2003, p. 346]。そしてまた、最後野が
血中の化学物質により興奮すると、延髄深部の嘔吐中枢に伝えられて嘔吐が生じる
メカニズムも備わっています [Ganong 2003＝2004, p. 241; 鈴木 2015, p. 143]。その
際、脳下垂体後葉からのバソプレッシンの急速な放出が関与していることも知られ
ています [deCatanzaro 1999＝2005, p. 153]。最後野はバソプレッシンの最も代表的
な脳内作用部位です [Ganong 2003＝2004, p. 252]。

　また、バソプレッシンは次にみるように、血漿浸透圧の減少作用をもちますが、
血漿浸透圧の変化（増加）を「脳室周囲器官」の1つである終板脈絡器官もしくは
視索上核の浸透圧受容器で敏感に感知し（1～2%の変化も見逃さない）、それに基
づいて反応します。

*6　たとえば室傍核のニューロン活動は、血圧や心拍数の変化と非常に高い相関性があ
り、血圧や心拍数と同じく、報酬刺激の予告音や嫌悪刺激の予告音により徐々に増
加し、報酬獲得時と嫌悪刺激回避時に最大になることが確認されています [小野
1993, p. 112]。

　室傍核のCRFは、扁桃体中心核からの刺激により、**HPA軸**のストレス反応系を
起動させるほか、さらにストレスのアラーム・システムというべき脳幹の**青斑核**の
ノルアドレナリン・ニューロンに直接に投射して発火を促進し、それが扁桃体（や
分界条床核）を活性化させ、それを介して室傍核に戻ってきます [有田 2006a, pp.
60, 226; 鈴木 2015, p. 218]。その引き金を直接引くのは、内部環境のストレスのアラ
ーム・システムいうべき、尾側延髄腹外側野 (CVLM) と孤束核のノルアドレナリ
ン・ニューロンです。こうして、尾側延髄腹外側野と孤束核をスイッチにして、室
傍核→青斑核→扁桃体→（分界条床核→）室傍核、という不安のポジティブ・フィ
ードバック回路（**CRF不安回路**）が生起し、不安が雪だるま式に亢進していくと考
えられています [有田 2006a, pp. 223, 227, 231]（以下の＊10、そして**11-4**を参照）。

　しかもCRFは、背側縫線核のセロトニン・ニューロンを抑制する働きがあり
[Kirby et als. 2000, p. 158; 有田 2012, pp. 201-2]、背側縫線核は青斑核を抑制し、青
斑核は扁桃体を抑制する内側縫線核を抑制する働きがあるから、CRFの過剰分泌は
扁桃体の過剰亢進をおこしやすくするでしょう。うつ病や、PTSDに代表される不

324

安障害がそれです。

*7 オキシトシンとバソプレッシンは，わずか9つのアミノ酸からなるペプチドで，両者はそのうちの2つ（3位と8位）が異なるだけの仲間です［Insel 1997, p. 727; Carter 1998, p. 786］。共通の祖先は脊椎動物と無脊椎動物が分かれる以前，約7億年前にまで遡り，魚類から爬虫類・鳥類には，各々の前駆分子であるイソトシン・メソトシンとバソトシンが生じ，哺乳類でオキシトシン・バソプレッシンの形となり，哺乳類のすべての種でオキシトシンは全く同型，バソプレッシンもほぼ同型*5となっているとのことです（多くは8位のアミノ酸がアルギニンのアルギニン・バソプレッシン，ただしカバ・ブタ・イノシシ等は8位のアミノ酸がリジンのリジン・バソプレッシン）［PVT, p. 290; 小林 1980, p. 28; Uvnäs-Moberg 2000=2008, pp. 23-4; 南方 2006, p. 426］。

バソトシンがオキシトシンの前駆である証拠に，例えばウミガメは産卵の際，浜に上陸し，造巣し，産室を完成させるにつれ，バソトシン分泌量が増加してゆき，最初の卵を生み落とす頃にはピークに達し，最後の卵を産み終える頃には急落し，巣を蔽い，海に戻って行く頃にはほぼ元通りの分泌量に減ってしまうのです［Panksepp 1998, pp. 250-1］。

*8 オキシトシンとバソプレッシンは，視床下部の主に「室傍核」と「視索上核」で合成され，中枢には（centrally）「室傍核」の「小細胞性のニューロン」（parvo cellular neurons）から長い軸索を介して神経伝達物質として伝達され，全身には（systemically）「室傍核」と「視索上核」の「大細胞性のニューロン」（magnocellular neurons）から，脳下垂体後葉を経て，血液中にホルモンとして分泌されます［PVT, p. 174; Carter 1998, p. 786］。「大細胞性のニューロン」では，約1/2のニューロンがバソプレッシンを合成し，残り1/2のニューロンがオキシトシンを合成します［Kandel 2013=2014, p. 1049］。「小細胞性のニューロン」は，延髄背内側の孤束核や迷走神経背側運動核，延髄腹側（の疑核？），脊髄の中間質外側核に投射して，自律神経全体の調節に関与しています［小野 1993, p. 112］。

オキシトシンとバソプレッシンが，それぞれ中枢に（神経伝達物質として）放出される時と全身に（ホルモンとして）放出される時とでは，異なる効果を示します：1998年時点でのポージェスの整理によれば，一言でいえば，オキシトシンは環境を安全と知覚したときの迷走神経の反応に関わり，中枢では「迷走神経背側運動核」の出力をホメオスタシスの維持に最適な水準に制御し，末梢では乳汁の分泌（乳管周囲の平滑筋の収縮），子宮の収縮，射精などを促進するのに対し，バソプレッシンは，むしろ環境を危険・脅威と知覚したときの反応に関わり，中枢では交感

神経系の亢進につながり，末梢では「背側迷走神経複合体」の亢進を引き起こすということです（図表7-c）［PVT, pp. 174-6; Porges 2001, pp. 137-8］。中枢でのバソプレッシンは，特に男性では，扁桃体，分界条床核，外側中隔といった社会的行動を制御する部位にも豊富にあることが確認されています［PVT, pp. 289, 294; Carter, Harris & Porges 2009=2016, p. 241］。

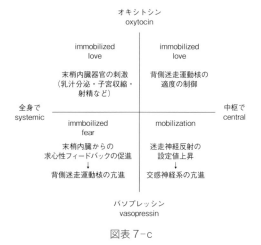

図表7-c

　さらにバソプレッシンは，実はCRFの発見以前から，ACTH分泌に関与し，HPA軸の活性化に関与することが指摘されていた物質です：そもそも室傍核の細胞において，CRFとバソプレッシンは共存することが多く，ACTH分泌にはCRFの方が中心的役割を果たすとはいえ，CRFとバソプレッシンが同時に作用すると，CRF単独の効果をはるかに上回るACTH分泌が発現されるのです［有田2006a, p. 206］。のみならず，ストレスが継続して加えられ慢性化すると，（コルチゾールによるフィードバック制御がCRFには働いても，バソプレッシンには働かないため）CRFは減少する反面バソプレッシンは増加し，ACTH分泌の亢進，コルチゾール放出の遷延化をもたらすことになります［同, pp. 204, 208-9, 218］。

　さらに，オキシトシンはエストロゲン（女性ホルモン）との連動が，バソプレッシンはアンドロゲン（男性ホルモン）との連動が指摘され，すなわちこの2つの神経ペプチドは，性腺ステロイドホルモンとの相互作用においても注目されています［Carter 1998, pp. 795-6, 799-800, 809-10］。エストロゲンはそれ自体，オキシトシンと連動するだけでなく，セロトニンの働きを高める効果もあり，"天然の精神安定剤"とも呼ばれる性質をもっています［Allman 1999=2001, pp. 112-3］。実際，セロトニン再取り込みのトランスポーターは，そのmRNAの発現がエストロゲンによって抑制されており［Pecins-Thompson et als. 1998］，いわばエストロゲンは，セロトニン再取り込みを抑制する"天然のSSRI"のように作動しているホルモンなのです。

*9 扁桃体は，脳内でも最もオキシトシン受容体が高い密度で配分されている領域です［Huber et als. 2005］。扁桃体は，他者に睨まれると活性化するので，他者から注がれる嫌な表情を読み取る機能があるとされていますが，予めオキシトシンを投与しておくと，睨まれても活性化しなくなることが近年報告されました：扁桃体にはオキシトシン受容体が多いため，そこにオキシトシンが作用して，扁桃体で生じる恐怖や不安を打ち消すようです［鈴木 2015, p. 221］。

のみならず近年の（日本人グループによる）研究では，オキシトシン受容体の対立遺伝子 rs2254298A が沢山あるほど，扁桃体の容積が大きくなり（脳全体や海馬ではそうならない），社会的機能不全になりやすいこと，したがってこの遺伝子は「自閉症スペクトラム障害」（ASD）の発症と親和性が高いらしいこともわかってきています［Inoue et als. 2010］。

*10 「拡張扁桃体」（extended amygdala）は，扁桃体の古い構造である中心核・内側核・皮質核と似た性質のニューロンが，吻側に拡張して分界条床核（BNST），さらには側坐核，レンズ核下無名質など前脳基底部や大脳基底核にまで至る連続体で（従って逆に扁桃体を広義の大脳基底核に入れる場合もある），形態学的，化学的，神経シナプス的に性質が共通し，連動してマクロな構造（拡張扁桃複合体）を形成するものとみなされています［de Olmos & Heimer 1999, pp. 13-4; Davis & Whalen 2001, pp. 13-4］。一方，扁桃体の外側核・基底核は，形態学的にも化学的にも神経シナプス的にもこれらと性質を異にするので，ここには入りません。

下等脊椎動物，哺乳類の成体，そしてヒトの胚でも，この連続体は存在するとのことですが［de Olmos & Heimer 1999, p. 13］，しかし霊長類では，分界条床核

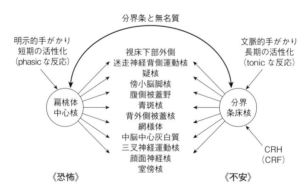

図表 7-d　扁桃体中心核／分界条床核と恐怖／不安
［Davis et als. 1997, p. 326］を改変

7 「背側迷走神経複合体」の社会化　327

（BNST）は内包により扁桃体から物理的にはっきり隔てられているし，ラットでも両者の神経結合性は異なっているので，「拡張扁桃体」の概念に批判的な論者も少なくはありません［Freese & Amaral 2009, p. 17］。

　ともあれ機能上，扁桃体の中心核は瞬発的・相動的（phasic）で刺激特定的な恐怖に関与するのに対し，分界条床核は長期的・持続的（tonic）で刺激非特定的な不安に関与するとされています［Davis et als. 1997, pp. 324-7; Davis & Whalen 2001, p. 13; LeDoux 2002=2004, p. 430; Carter, Harris & Porges 2009=2016, p. 241; Carter, Harris & Porges 2009=2016］。いずれもほとんど共通の皮質下核に投射し，いずれも CRF の受容体がその作用点であるようです（図表7-d を参照）。

　ストレッサーに対してまず扁桃体中心核が phasic に反応し，それが分界条床核の tonic な反応を引き起こし，すでにみた[*6]室傍核→青斑核→扁桃体→（分界条床核→）室傍核の CRF 神経による不安のポジティブ・フィードバック回路（CRF 不安回路）から不安の雪だるま式の亢進が進行するのですが［有田 2006a, pp. 223, 227, 231］（さらに *11-4* へ），そうした部位のいちいちに，オキシトシン受容体が豊富に存在するわけです。

　なかでも「分界条床核」（と「内側扁桃体」）は，ヒトを含む哺乳類において，視床下部吻側の「内側視索前野」（MPOA）——オスでメスよりも大きくかつ多い「性的二型核」（SDN-POA）やメスでオスよりも大きくかつ多い「前腹側室周囲核」（AVPV）——とともに「性的二型核」（sexual dimorphic nucleus：SDN）として報告されている部位で，オスがメスより大きさも細胞数も2倍大きいのです。しかも注目すべきことに，そのちがいは幼児期以降に生じ，また「性同一性障害」では，生物学的な性より自己意識上の性に合致した大きさとなっています［Zhou et als. 1995］。「視索前野」が母性行動・養育行動を制御するセンターであるのに対し，「分界条床核」と「内側扁桃体」には，バソプレッシン神経の細胞体が分布し，オスのマーキング，性行動および攻撃（威嚇）行動，求愛行動としての発声などのオス特有の行動を制御しているのです［有田 2006a, pp. 213-4］。反対に母性行動に対しては，「扁桃体」は抑制する働きをもっています［Fleming et als. 1980］。

[*11] 齧歯類のメスは，発情期（排卵前後）にオスのマウントを受けると，その皮膚刺激・圧刺激により，反射的にロードーシス姿勢をとります（平均潜時160msで，単シナプス反射よりもずっと長い）：つまり背を平たくし，お尻をオスの方へ突き上げたまま不動になって，オスの挿入を容易にする姿勢です。ただしどんなにオスがマウントしても，排卵前後でなければ，つまりエストロゲンの作動がなければ，この反射は起こりません。エストロゲンが，一方で中脳水道周囲灰白質（PAG）のロ

ードーシス反応を促進する視床下部腹内側核の働きを促進し，他方で中脳水道周囲
灰白質（PAG）のロードーシス反応を抑制する視索前野や外側中隔の働きを抑制
（つまりは脱抑制）することで，ロードーシスを発現するのです。メスの内側視索
前野にエストロゲンを注入すると，ロードーシスが誘起しやすく，オスの内側視索
前野にテストステロンを注入すると，マウンティングの回数が増えることも報告さ
れています。

　同様に，齧歯類のメスの成体から卵巣を切除すると，ロードーシス反応は生じな
くなり，オスにも反応しなくなりますが，そこへエストロゲンを注射すると，再び
ロードーシスが誘起されます。反対に誕生直後のオスから精巣を切除すると，去勢
された成体と同様に，ロードーシス反応が生じ，アンドロゲンを大脳に浸潤させる
とロードーシス反応は停止し，マウンティングを始めます。[Changeux 1983=1989,
p. 281]

　なお同様の不動化反応は，齧歯類ならずとももっと高等な哺乳類，よく知られて
いるところではブタでも確認されています。メスのブタは，発情期にマウントどこ
ろか，その場にオスのブタがいるだけで，その強烈なフェロモン（アンドロゲン代
謝物）の作用によって，たちまち不動化してしまうのです。これを逆手にとって家
畜業者は，このフェロモンを人工合成し，スプレー状にしてメスの鼻面に噴霧し，
不動化の具合をみることで，発情したメスブタを手早く識別し，人工授精を効率化
しています（ちなみにこれは，人工合成された家畜フェロモンの第1号だそうです）。
もう1つ余談で恐縮ですが，かねてフランスの農家では，土中に埋まったトリュフ
をメスブタに探し出させてきたのですが，実は最近，トリュフにはアンドロステノ
ンが含有されていることが発見されました。

　ともあれここで銘記しておくべきことは，「恐怖による不動化」を「恐怖なき不
動化」に変容させるのは，単にオキシトシン単独の力ではなく，それと連係する性
ホルモンの強力な作用のおかげだということです。

*12　母の乳房を求めて腹下に潜り込んでくる子たちのために，背を丸め四肢を緊張させ
　　て，腹下にスペースを作るクラウティングの姿勢です。

*13　この意味でも，愛の空間を享受するオキシトシンと，愛の空間を外部から防衛する
　　バソプレッシンは，2つで1つの表裏一体であり，まさにこの2つを合わせてこそ
　　社会的神経ペプチドなのでしょう。バソプレッシン（外部の排除）抜きにオキシト
　　シン（内部の絆）だけを顕揚することの，"オキシトシン・イデオロギー"とでも
　　いうべき危うさを，そのことは物語ってもいます。その源は，おそらく愛と敵対の
　　逆説的な関係にまで遡るでしょう（**Column C** を参照）。現にオキシトシンは，後で

みるように，メスの攻撃行動（妊娠中や出産後に高まる）を促進する働きも持ち，反対にバソプレッシンは，オスの育児行動（父性行動）を促進する働きも持ちます。

　加えてオキシトシンは，アムステルダム大学のドゥドルゥらの一連の研究が示すとおり，内集団の絆を強化する反面，外集団への排除や敵対の感情を強化する可能性も指摘されていることも留意しておかねばなりません。例えば彼らの周到な実験では，オキシトシン・スプレーの吸入により，自民族の方が他民族より人間的に優れた感情をもつと考えたり，自民族の命を守るためには，より多くの他民族が死んでも構わないと考える「エスノセントリズムを増進する」ことが確認されています［De Dreu et als. 2011］。あるいは，自民族内だけにとどまる偏狭な利他主義（parochial altruism）を促進し，集団間の抗争をかえって激化する傾向が確認されています［De Dreu et als. 2010］。すなわちオキシトシンは，いわば自他の融合を前提とし内集団にとどまる二者関係的な共感（いわゆる「情動的共感」）にはきわめて有力ですが，自他の分離を前提とし内集団をこえる三者関係的な共感（いわゆる「認知的共感」）にはいささか無力かもしれないことが伺われます（また7-6を参照）。しかもこうした他民族への「偏見」は，当人の意識的な信念とはあまり相関しない「自動性」（automaticity）をもつことが知られており［Dovidio et als. 1997; Devine & Monteith1999］，だとすれば立派に「ニューロセプション」論の扱うべき範疇です。

　この実験結果は意外でしょうか？　決してそんなことはありません。それはポージェスがくり返し引き合いに出す，「友／敵の区別」［PVT, pp. 15, 190, 265; Porges 2003, p. 505; Porges 2005, p. 37］（5-2を参照）という哺乳類の社会性の第一原理の，そっくりそのまま必然的な帰結であって，それを哺乳類とともに生まれたオキシトシンが最も尖鋭に体現するのは，当然すぎるほど当然のことなのです。オキシトシン賞賛派の賞賛するオキシトシンの特性（友との友好）と，オキシトシン懐疑派の懐疑するオキシトシンの特性（敵との敵対）とはそっくり同一の事態を指しており，どちらか一方の見方が歪んでいるわけではありません。それはオキシトシンそのものの両義性（ambivalence）にほかならないのです。つまるところ，哺乳類の社会性そのものが持つ両義性にほかならないのです。

　ただし，オキシトシンが見知らぬ他者に信頼を感じるときにも関与することを，クレアモント大学の神経経済学者ポール・ザックは「信頼ゲーム」で明らかにしています：予め10ドルずつ与えられた無作為に組み合わされた見知らぬペアに，一方が10ドルのうち一部をもし送金すると（送金しなくてもよい），その3倍額が相手の口座に加算され，相手の方はまたその総額の中から返金することができる（返金しなくてもよい）というゲームですが，85％の人が相手にいくらかのお金を送金し，

受け取った人の98%がいくらかのお金を返金したとのことです；その際，送金を受けた人は，見知らぬ人から信頼されたと感じて，脳内でオキシトシンが産生されます；しかしはじめに送金をした方は，オキシトシンの放出はありません（当初からオキシトシン濃度が高い人も，送金額が多かったわけでなく，見知らぬ他者を信頼する程度が高いともみえませんでした）［Zak 2008＝2008, p. 63］。つまりこの実験でも，オキシトシンは見知らぬ他者そのものへの信頼の度合いではなく，見知らぬ他者との社会的接触で生じる「信頼されている感覚」の度合いを示しているのです。見知らぬ第三者に，内集団的・二者関係的な関係を感じれたときにオキシトシンが分泌されるのであって，外集団的・三者関係的な関係にとどまる限りは，オキシトシンは分泌されないのです。

[*14] このひそみに倣っていえば，オキシトシンなき人間も「社会失認」ということになりましょうか……では，オキシトシンなき人間とはいったい誰か？　例えば自閉症スペクトラム障害にそれを見立てて，特にそのコミュニケーション障害の改善に，オキシトシンを援用する試みが世界的な規模で進められていることは，よく知られているところですね（ポリヴェーガル理論の臨床応用も，もちろんその１つと言っていいでしょう）。あたかもそれは，決して複雑でもないペプチドという一化学物質の作用によって，爬虫類的生き方を哺乳類的生き方に変容させることができるかという，壮大な試みとも言えます。しかしながら，最新の知見は決して楽観を許しません：かねて肯定的な結果も発表してきた山末英典らの浜松医大のグループが［山末2016］，最終的にそうした改善効果は確認できないことを，2018年6月末に報じています［Yamasue et als. 2018］。

[*15] この対談の一幕は，最新刊のポケット版にもそのまま再録されていますが［PoG, pp. 243-4］。しかし同書巻頭の用語集の「オキシトシン」の項では微妙に重心を移し，オキシトシンは腹側迷走複合体と背側迷走複合体のどちらにも関与し，どちらにも受容体が豊富にあり，社会的関与にも恐怖なき不動化にも作用するとされています［Ibid., pp. 20-1］。

[*16] オキシトシンは，新奇性への恐怖（neophobia）を減弱することで，社会行動を増加させるという働きもあり（ラットもオープンフィールドで探索行動が増加する），多くの抗不安薬と似た効果が指摘されています［Carter et als. 1992］。近年の研究成果からすると，オキシトシンが（正中）縫線核のセロトニン神経に豊富にあるオキシトシン受容体を賦活するためと考えられます［Yoshida et als. 2009］。ただし一方，新奇性のストレスは，ヒスタミンH_2受容体を刺激依存性に賦活してオキシトシン反応を抑制するため，オキシトシン分泌を必ずしも亢進させないという研究結果

7 「背側迷走神経複合体」の社会化　331

も出ています［Yagi 1994, p. 357］。

*17　厳密には，危険な環境ならバソプレッシンの分泌が増強され，脅威の環境ならバソプレッシンの分泌が抑制される，というべきかもしれません。バソプレッシンの分泌を指標とする情動ストレス反応の実験系を追求している八木欽治によると，侵害刺激による“闘うか逃げるか”反応と，侵害を予告する恐怖刺激による“すくみ”（凍りつき）反応とでは，前者で行動が活性化し，後者で行動が抑制されるのと同様に，バソプレッシン分泌も前者で増強し，後者で抑制されるとのことです：これは他の神経内分泌系では見られぬ，バソプレッシンに特有の反応のようです（HPA軸のACTHでも糖質コルチコイドでも，プロラクチンでも，オキシトシンですらも，前者でも後者でも分泌は増強されます）［Yagi 1992, p. 681］。

*18　哺乳類ですら，たとえばシリアハムスターでは，スー・カーターによれば，メスが交尾後に非常に攻撃的になるので，いつまでも近くにうろうろ残っているオスはメスに殺されそうになるとのことです［Carter & Getz 1993＝1993, p. 110］。ハムスターのメスは，わずかに交尾期の間にだけ，オスを恐れ内気になるのと反対に，交尾期以外ではいつも狂暴そのもので，見境もなくオスに咬みつくので，「この動物をおりの中で飼うときには，交尾がすんだらしかるべきときに雌雄を分けてしまわないと，雄の死骸の山ができてしまう。」［Lorenz 1963＝1970, p. 183］

　ツパイは，かつては霊長類の一種ともされた原始的な哺乳動物（食虫類と霊長類の中間段階）ですが，同種個体とくに成体のオスによる「子食い」の習性があり，母は生まれた子を守るため巣に子を留め置き，オスを巣から離れた所に誘い出して交尾し，そこから時々授乳のために巣に戻らねばなりません［糸魚川 1988, p. 112］。

　ともあれこうしたわけで，哺乳類でも多くの種において，交尾が完了するとオスはすぐにどこかへ行ってしまうか，どこかへ遠ざけておかねばならず，いきおい子育ての負担は一手に母親にのしかかってきかねません。オキシトシンはその事態を緩和する作用もあることになります。オキシトシンが哺乳類に母親を生成したともいえましょう。これに比べて爬虫類では，そもそも母親なるものが成立してきません。母親は，というかメスは，卵を生んだら，さっさとどこかへ移動してしまうだけのことです（子の方も，孵化した瞬間から事も無げに自立した生活を開始します）。

*19　では爬虫類には「愛」は存在しないのか!?　たしかに彼らは，生殖においてすら，まるで異性との結合よりも同性との闘争の方に夢中であるかのようです。でも彼らにも愛があります。ただし他の個体への「社会的愛着」ではない。「場所への愛着」（place attachment）［Panksepp 1999, pp. 252, 262, 265, 407］です（4の＊62を参照）。そして恐らくは，これが「愛着」ということの嚆矢だったのでしょう。「社会的愛

332

着」は「場所への愛着」を，神経的な基盤として開花してきたものとみられます
[Ibid.]。バソプレッシンの作用も，そのあとを踏襲しているのかもしれません。

「場所への愛着」は極端な場合，ミドリカナヘビの「場所婚」（Ortsehe）のように，
オスとメスがたまたま同じ「愛する」場所に同居し，交尾こそすれ，あとはほとん
ど互いに無関心に暮らす「場所的夫婦」で居続ける，といった状態にもなります
[Lorenz 1963=1970, pp. 212-3]。そしてこのように場所への愛着を強く示す動物は，
もしそこから引き離されると，絆を奪われたハイイロガン，群れから隔離されたチ
ンパンジー，ボウルビィやスピッツの関わった孤児院の乳幼児たちと全く同様の絶
望と悲嘆の反応を示すのです[Ibid. pp. 290-1]。マイヤー＝ホルツアッペルなど
は逆に，「社会的愛着」の対象の方を「郷里価（Heimvalenz）をもつ動物」と呼ん
だほどでした（まるで「ふるさと」みたいにステキなお相手ですね，とでもいった
ところでしょうか）。

*20 実際オキシトシンは，マウスでの研究によると，オスの攻撃性も抑制する可能性が
示唆されています（反対にバソプレッシンは，オスの（他のオスへの）攻撃性を促
進する可能性が示唆されています）。オスのメスへの攻撃性を緩和して，安全な交
尾を確保するとともに，オスの他のオスへの攻撃性を促進して，つがいの絆を確保
するというわけです。ただし注意すべきことに，メスの攻撃性（妊娠中や出産後に
は激しく高まることが，少なくとも齧歯類では確認されています）については，む
しろオキシトシンはこれを促進することが確認されつつあることです[Bosch et
als. 2005]。交尾期のオスの攻撃性，妊娠・産後期のメスの攻撃性……愛を攻撃性と
切り離して純粋抽出することの困難を思い知らされます。

*21 たとえば，ふつう処女のメス・ラットは，新生児の匂いをイヤな臭いとして嫌悪し，
このヘンな生き物と関わることに時間を費やそうとはしないのですが，オキシトシ
ン（とエストロゲン，プロラクチン，その他オピオイドの協調）によって，この嫌
悪が"母性愛"のトリガーへと変貌するのです！[Panksepp 1998, p. 252]

メス（女性）は生まれながらに母性的なのではありません。妊娠，出産，育児と
いういわゆる"母性行動"を通して，なかでもそこで分泌され続けるオキシトシン
の作用を通して，"母性脳"が新たに形成され，母になっていくのです。オキシト
シン・ネットワークが母をつくるのです。

*22 オキシトシンの受容体は，後に7-7でみるように，ドーパミン系の領域とかなり重
複します。ドーパミンやオピオイドをブロックすると，オキシトシン受容体そのも
のをブロックしていないのに，オキシトシンの効果を減衰し（例えばプレーリーハ
タネズミのペアの絆の長期持続を妨げる），反対にドーパミンやオピオイドは母か

ら引き離された子のセパレーション・ストレスを強力に軽減することがわかっています [Pansepp 1998; Szalavitz 2008, p. 35]。

[*23] セロトニン，とくに正中縫線核（中脳）のセロトニン神経は，母性行動の発現にも不可欠であることが確認されています [Barofsky et als. 1983]。

[*24] このことはしかし，例えばオキシトシン・スプレーの吸入や，オキシトシン投与による治療がどこまで有効なのか，といった臨床上の課題にも直結してくるテーマと言わねばならないでしょう。

[*25] ポージェス夫人のスー・カーター（C. Sue Carter）は，ポージェスのいたイリノイ大学で長く教授を務め，イリノイ州の草原に棲息する害獣プレーリーハタネズミ（**Column 1** を参照）の研究でオキシトシン・バソプレッシンの社会的作用の研究を切り開いた [Szalavitz 2008, p. 35]「世界的な指導者」[Wikipedia Stephen Porges] です。ポージェス自身も 2011 年のあの大著で，彼女の論文を 8 本も文献表にあげ，特に「愛」についての論文中くり返し引用したうえ，やはり 2005 年以降，カーターとの連名論文や WS が激増していきます。同じくオキシトシン研究の世界的権威で，ポージェスも大きな影響を受けた，スウェーデンのウヴネース・モベリの一般向け概説書『オキシトシン』[Uvnäs-Mober 2000=2008] でも，カーターの論文が，ポージェスの「愛」についての論文とともに，参考文献に挙げられています。

　実はポージェス夫妻の連名の論文のはじめは，ポージェスの公式サイトの年譜のページによると，何と，1974 年（ポージェス 29 歳！）にまで遡ります。さらにその前年，73 年に発表した「心拍変動」の論文では，ポージェスはカーターに謝意を記しています [Porges, Arnold & Forbes 1973]。2 人はポージェスによると，「どのくらい長いか言えない」ほど「長い長い時間」（2017 年の最新刊によると「40 年以上」[PoG, p. ix]），結婚生活を共にし，研究はお互い全く独立に進めてきたところが，ふと気づくとこの 20 年間，実は同じ研究対象を別の角度から研究してきたのだったと述懐しています [Porges 2016]。実際，ちょうどその 20 年ほど前の 1997 年，ポージェスがポリヴェーガル理論を自律神経系の 3 段階論に進展させた「情動」の論文（**5–1** 参照）は，スー・カーターに多くのアイデアを負っているとして，"special thanks" が捧げられています [PVT, p. 300]。また 1998 年，ポージェスが「愛」についての論文を発表したのは，『精神神経内分泌学』（*Psychoneuroendocrinology*）誌（特集「愛の生物学は存在するか？」）でしたが，このとき特集の編者は，ウヴネース・モベリとともにスー・カーターでした。ここではスー・カーターの方が今度は，自論文で "acknowledgements" をポージェスに捧げています [Carter 1998]。これらの延長上に，2005 年以降の夫妻のコラボが，一気に開花したのでし

334

ょう。ポリヴェーガル理論の確立に夫人スー・カーターの果たした役割は，決して小さくありません。現に 2017 年の最新刊では，ポージェスがそのことを明言しています［PoG, pp. ix-x］。

*26 なおこの味覚嫌悪（とくに一試行学習）を，ポージェスは（単回性）トラウマの成立するメカニズムのモデルとして考えようとしています［Porges & Buczynski 2013b, pp. 18, 20; PoG, pp. 29, 162, 167］。トラウマ治療の伝統的な行動モデル（脱感作，視覚化，認知行動療法等）では見逃されてきた［PoG, p. 167］，トラウマのメカニズムと治療に関する新しいモデルがそこにはないかというのです。実際，一試行学習は，ほとんどの場合 "背側迷走" の回路において生じ，ある 1 度の出来事を "背側迷走" の条件反応に連合してしまうもので［Ibid., p. 162; Porges & Buczynski 2013b, p. 18］，PTSD にしばしば見られる深いシャットダウン反応もこれを源泉とするメカニズムと考えられ［Ibid., p. 26］，またその消去抵抗の強さからトラウマ治療の困難さも理解することができ［Ibid., p. 29］，しかし同じ理由からその治療のポイントは，シャットダウンと相容れない安全な生理的状態をつくることにあるというヒントがでてくる［Ibid., p. 166; Porges & Buczynski 2013b, p. 20］というのです。

*27 ただし「腹側迷走神経複合体」の「疑核」も不可欠に関与していることを見落とせません。嘔吐反射において，「孤束核」・「最後野」に入力した刺激は，「迷走神経背側運動核」から，一般内臓性の遠心性迷走神経（抑制性）をとおして，食道と胃の平滑筋を弛緩させる反応（また同時に悪心，発汗，流涎，心悸亢進，顔面蒼白などの反応）とともに，「疑核」から，特殊内臓性の遠心性迷走神経をとおして，咽頭や口蓋の横紋筋を収縮させる反応，そして横隔神経や肋間神経にシナプスして，横隔膜や腹筋群を収縮させる反応をひきおこす必要があるからです。

*28 ただし嘔吐反応は，生物界では嫌悪の反応に限られず，むしろ愛の反応としても用いられます。例えばオオカミやリカオンでは，子が乳離れしてエサを食べ始める頃には，成獣が肉片を吐き戻して（regurgitate）与えますが（"離乳食" としての嘔吐！），彼らは他者からエサをねだる行為を見せられると，相手が子どもでなくても，また胃内に戻すものが何もなくても，嘔吐反応が起こってしまうとのことです［増井 1991, p. 138］。「恐怖による不動化」から「愛による不動化」への反転があったように，「嫌悪による嘔吐」から「愛による嘔吐」への反転が生じている，とでもいえそうですね。……もっともこれは，ヒトではありえないかもしれませんが。でもお忘れなく！　口外への嘔吐こそ介さずとも，口移しでじかに給餌する所作が，成体どうしにも転用されたのがキスの起源であるということを（ヒトでなくすでに霊長類においてですよ：右の図表 7-e を参照のこと［Eibl-Eibesfeldt, 1970=1974, pp.

192-202])。口移しでの給餌は，オスが熱心に子育てをするタマリンやマーモセットですでによく知られています。

なお，双方が口を合わせるのでなく，一方だけがするキスは，咬む所作とよく似ています（意味は正反対なのに）：キスときつく咬むこととは，顎の筋肉の調節によって（三叉神経！），抑制して咬む—咬むまねをする—遊び半分に歯を当てる—愛咬というように，行動型が連続的に移行しながら，対極的に一致する関係にあるのです［de Waal 1989=1993, pp. 96-7］。ここでは恐怖・嫌悪に代わって攻撃性が愛に反転しています。

またゴリラは，互いに近接しあうとき，近づく側が"グッグフーム"という「げっぷ音」

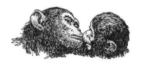
自分の子に口移しで食物を与えているチンパンジーの母親

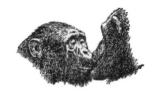
２匹のチンパンジーのキスによる挨拶

図表７-e 口移しとキス
H & J.ヴァン・ラーヴィック = グドール撮影のフィルムによる
［Eibl-Eibesfeldt 1970=1974, p. 195］より転載

で相手の意向を問いかけ，OK なら相手も同じ「げっぷ音」で応じるという挨拶行動を行ないます［山極 1993, pp. 89, 165, 188-9］。

*29 先に 7-4 で見たように，プレーリーハタネズミのつがい形成は，オキシトシン系とドーパミン系で媒介された，一種の条件づけ報酬学習の結果なのでした。

*30 "bonding" の語は，もともと行動主義的な雰囲気の中で，動物行動に擬人的なレッテルを貼らないために採用された言葉でしたが，その後人間社会の"絆"を表わす言葉として多用されるようになり，動物用語としてはかえって擬人的なニュアンスを含むものになってしまっているかもしれません［de Waal 2009=2010, pp. 24-5］。ちなみに行動主義の祖ワトソンは，母性愛の意義を敵視し，自ら「キスされすぎた子ども」と呼ぶものの撲滅運動を展開して，同時代には非常に世評が高かった（！）のです：ハーロウが，あの有名なアカゲザルの実験で母性愛の意義を証明しようとしたのは，こういう時代の空気へのプロテストからなのでした［Ibid., pp. 25-6］。

*31 現に，2011 年の大著出版のすぐ直後に行なわれた，NICABM（The National Institute for the Clinical Application of Medicine）の所長ブチンスキーとのテレセミナー・セッションのなかで，ポージェスは，「アタッチメント」についての世の議論のなかに足りないと思われるのは，「アタッチメントへの前段」(preamble to attachment) としての「社会的関与」だとし，「社会的関与」と「社会的絆の確立」の２つの段階を区別することを明言しています［Porges & Buczynski 2011, p. 13;

PoG, p. 72]。そしてこの2つの段階を，ポージェスは妻のスー・カーターとともに，"neural love code"の2つの局面としても捉えています：第1の局面が社会的関与，第2の局面が肉体的接触と親密性です［Porges 2013; PoG, p. 123]。

*32 逆にいえば，出生後の初期の社会的関与の経験を剥奪された子どもは，社会的絆あるいは社会的愛着の確立ができず，それは恐らくそのために必須のオキシトシン・バソプレッシンのシステムを構築し損なったからではないかということになってきます。

　ポージェス自身，ルーマニアの孤児院で育った反応性愛着障害の子どもたち（"チャウシェスク・ベビー"）のニューロセプションの不全にくり返し言及していますが［PVT, pp. 17-8, 119-20, 200-1]，ちょうどその直ぐ後，フリースらのウィスコンシン大学のグループは，出生直後からそのルーマニアの孤児院で育ち，早期のネグレクトを受けたあと里親に引き取られた子どもと，定型的な家族環境で育てられた子どもの，オキシトシン・バソプレッシンの状態を比較する実験的研究を行なっています：その結果，実験前のベースラインですでに，前者の子どもではバソプレッシンが低い値を示し（オキシトシンは相違なし），母親による身体的接触を受けた後では，後者ではオキシトシンが増加するのに，前者ではそうした反応はなく（バソプレッシンの変化はあまり違いがない），見知らぬ成人女性による身体的接触を受けた後では，両者のオキシトシン・レベルに相違はない（バソプレッシンも同様），とのデータを得，発達初期に種特異的なケアを受けなかった子どもは，オキシトシン・バソプレッシン・システムの正常な発達を損なっていると結論づけています［Wismer Fries et als. 2005, p. 17239]。ただしこの境遇の差だけでなく，個人差の要素も大きいことを付け加えていること［Ibid.］は注意しなければなりません。

*33 興味深いことに最近，遠藤利彦は，まさにこの状態を「ジョイントネス」──「だれかれにかかわらず，人一般につながろうとする状態」──と捉え，「特定の誰かとくっつこうとする」「アタッチメント」の「前段階」と位置づけています［遠藤 2017, pp. 42-3, 60]。一見ポージェスの図式と酷似しているのですが，恐らくある決定的な一点で両者は立場を異にしているとみなければなりません。遠藤にとっては，この「ジョイントネス」それ自体が「発達の呼び水」［同 pp. 43, 58]であり，いわば社会性の始原であるのに対し，ポージェスにとっては，逆にその「恐るべき可塑性」を絞り込んで，特定の安全な養育者に収斂していく過程の方に「社会的関与」をみているように捉えられるからです。皆さんはどちらが腑に落ちますか？　私自身は，遠藤の方に一分の利があるように思います。

　なぜなら，これを系統発生的な進化から反照してみると，「ジョイントネス」は

7 「背側迷走神経複合体」の社会化　337

哺乳類以前の動物たちの原初的な社会（「群れ」を典型とする非個体的な結合社会）に相当し，「アタッチメント」は哺乳類がまさに新たに切り開いた集団としての社会（個体識別に基づく個体的な結合社会）に相当するとみられ（**Column E**を是非ご参照下さい），個体識別による親密な個体だけの「社会」は社会の第一条件どころか，むしろ社会の進化の二次的な展開であって，かえって（生後6ヶ月までの赤ちゃんのように）親密でない見知らぬ他者にどれほど開かれてあるかが，当の社会の社会度を決めるように思われるからです。

　以上とパラレルな傾向が顔認識の能力にもみられます：新生児は出生時にすでに顔を識別する能力をもって生まれてくるのはよく知られていますが，さらに生後6ヶ月までは，あらゆる種類の顔を見分けるのに非常に長け，大人には見分けられぬサルの顔のちがいも見分けられます；しかし，6ヶ月を過ぎるとこの能力は衰え始め，サルの顔を見分ける力は失う一方，ヒトの顔を微細に見分ける力に絞られていくのです［Pascalis, de Haan & Nelson 2002］。

*34　すると社会的関与が社会的絆の前段なので，「互恵的」→「共生的」という順番になりますが，ボウルビィではむしろ，「共生的」（乳幼児期の非対等一体の愛着関係）→「互恵的」（成人後の対等独立な愛着関係）という反対の順番になりそうです。

*35　恋人の写真を眺めている時，あるいは母親がわが子のイメージを見ている時の脳の活動パターンをfMRIでみると，コカインやμオピオイド（モルヒネ系）を注入して腹側被蓋野や線条体（報酬系の快感回路）が活性化した時と極めてよく似た像になり，男性の射精時の腹側被蓋野や線条体の活動パターンをPETで測定すると，ヘロイン・ラッシュで引き起こされるパターンとそっくりとのことです：まさに"love is an addiction"との格言を地で行く現象だと，実験者たちも締めくくっています［Young & Wang 2004, p. 1053］。

*36　シュナイダーマンらが，付き合いだしてから6ヶ月間のカップルのオキシトシンを測定し続けたところ，付き合い始めた初期段階のオキシトシン量が，6ヵ月後の2人の関係（別れているかどうか）を予示していることを明らかにしました［Schneiderman et als. 2012］。

～ *Column I* プレーリーハタネズミ ～

ポージェスが「社会的な神経ペプチド」(social neuropeptides) [PVT, p. 271; Porges 2007, p. 123] (*7–3* を参照) と呼ぶオキシトシン・バソプレッシンの研究において、最も重要な位置を占めてきた動物がプレーリーハタネズミ (*Microtus ochrogaster*) (図表7-f) です [Carter et als. 1992; Carter & Getz 1993; Insel 1997]。その研究の先鞭をつけたのが、7の＊25でみたように、ほかならぬポージェス夫人のスー・カーターでしたが、今ではプレーリーハタネズミを知らずにオキシトシン・バソプレッシンを語るのはモグリ、と言っていいほど重要な存在となっています。

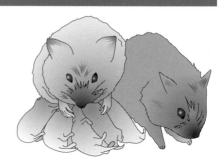

図表7-f プレーリーハタネズミ

プレーリーハタネズミは、乱婚が一般的な齧歯類のなかでも珍しく強固な一夫一妻（単婚）の配偶システムをもち、哺乳類の新たな生活条件における同種個体間、なかでも個体識別されたオス－メス間、親－子間の愛の重要性を、哺乳類の最も早い段階で示す動物です。オス・メス１対の永続的なペアを中心に、その多世代の子たちとともに巣穴で暮らす（拡大）ペア型集団 (*Column E* を参照) を形成します。ペア型集団をつくる他の動物と同様に、体型も性的二型が少なく、ペアで同じ巣を共有し、多くの時間を脇を添わせて並んで過ごし（オキシトシンのおかげです）、侵入者にはペアで揃って威嚇・攻撃し（つがい形成後は外への攻撃性が非常に強まる——これはオスではバソプレッシン、メスではオキシトシンによるようです）、オスも熱心に子育てに加わり（これはバソプレッシンによるようです）、どちらがやもめになっても"再婚"率は20％ほどしかなく、子は親元に同居している間は性的成熟を抑制されるという特徴的な行動様式を示します [Insel 1997, p. 727]。メスの性的成熟は一定の年齢でなく、"家族"外のオスの尿の化学信号に曝

されることで発現するようになっていて、メスは育った巣穴を離れると最初に出会った性経験のないオスと交尾し、24時間ほど一緒に過ごす間に互いの匂いを記憶し（これもオキシトシンによります）、生涯にわたる固い絆を形成するのです。ただしこれは、齧歯類レベルの哺乳類では例外的に突出したケースで、近縁種のアメリカハタネズミ（*Microtus pennsylvanicus*）やモンタナハタネズミ（*Microtus montanus*）では、一夫一妻を全くとらず（それぞれ乱婚と一夫多妻）、後者では社会的関心自体が薄く（子にもオスは親としての関心なく、メスもしばしば生み捨て状態です）、バソプレッシンの役割もずっと小さく、以下に見るように、それらの受容体の脳内分布様式からして異なっているようです [Carter & Getz 1993, p. 111]。プレーリーハタネズミの場合にも、オキシトシンをブロックする薬剤を与えると、近縁種同様、オスはどのメスとも手当たり次第に交尾するようになるのです [Carter 1998, p. 779]。またオスのバソプレッシンを遮断すると、一夫一妻関係は消滅し、逆に他の種で遺伝子技術によりバソプレッシンのレベルを上げると、一夫一妻的な行動をとるようになります [Lim et als. 2004]。

　プレーリーハタネズミならずとも、ラットにオキシトシンをブロックする薬剤を与えると、母性行動を妨げたり（とくに第1子の出産直後）、顔見知りのネズミも識別できなくなってしまいますし [Szalavitz 2008, p. 35]、反対に赤ちゃんを親から引き離しても、オキシトシンを与えると、「セパレーション・コール」／「アイソレーション・コール」（*4-4*、*4*の*39、*Column C*、*Column G*を参照）の頻度が激減したりします [Panksepp 1998]。

　とくに注目すべきことに、一夫一妻のプレーリーハタネズミは、一夫多妻の近縁種ネズミよりも、「側坐核」のオキシトシン受容体の密度がはるかに高いことが見い出されています [Insel & Shapiro 1992, p. 5982]。反対に後者では、「外側中隔」で高いようです [Ibid., p. 5985]。オキシトシン受容体は、プレーリーハタネズミでは前辺縁皮質（尾側被殻）や側坐核などの報酬系の領域、分界条床核、視床正中核、そして扁桃体の外側核、モンタナハタネズミでは逆に外側中隔（むしろ罰系の領域）や副嗅球、視床下部腹内側核、そして扁桃体の皮質核（また、両者共通の領域では扁桃体の中心核、前頭前皮質）に

目立ち，バソプレッシン受容体は，プレーリーハタネズミでは腹側淡蒼球，内側扁桃体，主嗅球や視床（背内側核），モンタナハタネズミではやはり外側中隔に目立っています［Insel & Shapiro 1992, p. 5982; Insel 1997, pp. 730, 733; Young & Wang 2004, p. 1049］。このうち前頭前皮質 − 側坐核 − 腹側淡蒼球は，ドーパミン系の報酬系回路にも重複し，主嗅球や内側扁桃体などの嗅覚系も重複していますから，ペアの絆を形成するには，オキシトシン・バソプレッシンとドーパミン系・嗅覚系の相互作用，つまりオキシトシン・バソプレッシンが嗅覚情報を手がかりに相手の社会的認知を行ない，それを強化刺激としてドーパミンが固定するという連携が作動しているであろうことが推定されます：つがい形成は，一種の条件づけ報酬学習というわけです（つがい形成後，「側坐核」のドーパミン濃度も増加し，特にメスでは1.5倍にも達します）［Young & Wang 2004, p. 1049］。またさらに他の近縁種との比較では，分界条床核（と扁桃体外側核）のオキシトシン受容体は母性行動と，外側中隔のオキシトシン受容体は一夫多妻と，関連するようです［Insel & Shapiro 1992, pp. 5984-5］。

　しかし哺乳類の進化の歴史でみると，むしろプレーリーハタネズミ以降オキシトシンがこれほど中心的な役割を果たすのは，はるか隔たる霊長類の進化にまで飛ぶことになります：要するにそれは，霊長類における大脳皮質の拡大によるもので，頭部の拡大で出産時の危険が増大するのを，オキシトシンが子宮の収縮を促進することで，胎児の神経系を保護し，母体の苦痛も緩和し，また出生後も，オキシトシンが摂食や身辺の世話に養育者を動員させることで，子どもの大脳皮質と知性の発達を安定的に可能にするというわけです［Carter, Harris & Porges 2009=2016, pp. 238-9］。

　プレーリーハタネズミが先駆的に示した哺乳類の特徴を，霊長類以降の種が本格的に開花させたということなのか，それとも逆に，霊長類以降でのみ顕著になる特徴を，プレーリーハタネズミがたまたま例外的に先取りしたということなのか，いずれにせよ，プレーリーハタネズミが霊長類以降の高度な社会性哺乳類の貴重なモデル生物たりうるのは確かだとしても，さりとてその特徴が哺乳類全般に汎通するモデルであるかのように見なすのは，少し

無理があるように思われます。

　ちなみに，一夫一妻（単婚）の配偶システムは，*Column E* でみたように，鳥類でこそ 90% 近くに共有されるものの，哺乳類では約 4500 種中 3% 以下にしか見られない現象でした［Kleiman 1977］。プレーリーハタネズミ以外では，ビーバーなど少数の齧歯類，食肉類のマングース科の一部とイヌ科の大部分（オオカミ，コヨーテ，ジャッカルやキツネ，タヌキなど），あるいはカモシカなどごく一部の有蹄類ぐらいで［三浦 1998; 伊藤 2006］，あとは最も多い霊長類でも 10 数 % のみ。類人猿でもテナガザルとヒトにしか見られません［伊谷 1972, 1987］。そのヒトでも，一夫一妻制を基本に据えるような，逸脱するような微妙な立場をとるのでした（*Column E* を参照）。この微妙さまでもプレーリーハタネズミはモデルにできるのか，それこそ微妙なところではあります。ヒトが（拡大）ペア型集団だけでなく，それをこえる複雑な群れ型集団のコミュニティを重層させている点を，どう評価するかにかかってくる問題と思われます。

　とはいえプレーリーハタネズミは，もう 1 つ強力に，霊長類やヒトとのめざましい共通点を示します。同じ齧歯類でも心臓や迷走神経の感受性が低いマウスやラットとちがって（*5* の＊24 を参照），むしろ霊長類やヒトと同じく，すでに心臓を制御する<u>有髄迷走神経</u>（ヴェーガル・ブレーキ！）を備え，「<u>顔−心臓コネクション</u>」（社会性と内臓反応の連動）を築いているのです［Grippo, Lamb, Carter & Porges 2007］。同じ齧歯類でもマウスの心臓では，副交感神経の線維すら未発達で，交感神経しかないのではないかといわれる状態だったのが（*5* の＊24 を参照），プレーリーハタネズミでは，<u>腹側迷走神経複合体もがもう整っている</u>ことになります。わずか 50g ほどの体重のなかに，齧歯類としては破格の，ヒトに非常に似た迷走神経の心臓制御系を保有するのです［PoG, p. 123］。それゆえ逆に，社会的に孤立すると，迷走神経による心臓の制御が大きく減退し，辛くもオキシトシンの投与で回復することができるそうです［Carter, Harris & Porges 2009=2016, pp. 240-1］。

　また近年のポージェスらの研究によれば，*1-2* でみたように，プレーリーハタネズミでは，ヒトの幼児と同様，泣き声のピッチの高さ・抑揚の平板さ

と心拍数の上昇・RSA の振幅低下との間の共変関係もが確認されているのでした〔Stewart et als. 2013; Stewart et als. 2015〕（*1* の＊15 を参照）。

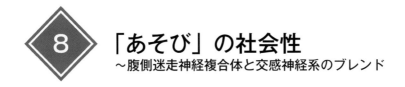

「あそび」の社会性
～腹側迷走神経複合体と交感神経系のブレンド

8–1　交感神経とのブレンド＝あそび

　こうしてポージェスによれば，哺乳類は，爬虫類までの脊椎動物とちがって，「腹側迷走神経複合体」による「社会的関与」（social engagement）システムを新たに創出しただけでなく，最も原始的な「背側迷走神経複合体」の「不動化」（immobilization）システムも，「社会的な絆」（social bond）のシステムへと社会化したのでした。オキシトシンなど社会的な神経ペプチドの開発によって，本来の「恐怖による不動化」（immobilization with fear）を，「恐怖なき不動化」（immobilization without fear）＝「不動化された愛」へと反転させたのです。これはその時ふれておいたように，「不動化」と「社会的関与」のブレンドとみることもできるのでした（7–3を参照）。

　では自律神経のもう1つの段階，「交感神経系」の「可動化」（mobilization）システムはどうでしょうか？　ここで想い出してほしいのは，5–6で少しふれた，「可動化」の「社会的関与」との「ブレンド」としての「あそび」（play）や「性的覚醒」（sexual arousal）です。つまり，「交感神経系」が強く活性化しながら，しかも同時に，「腹側迷走神経複合体」による社会性が「ブレンド」されるケースが，ここでも考えられるのです。「あそび」は，「可動化」と「可動化」の抑制との両方を含んでいます[*1]　[PoG, p. 156]。「腹側迷走神経複合体」が「交感神経系」を抑制かつ包含するのです［Ibid., p. 157］。いわば安全と危険のブレンド（スリル）ですね。ならば「探索」（exploration）も，この「ブレンド」に含めてもいいかもしれません[*2]。

こうして，「不動化」のシステムと同様，「可動化」のシステムもまた，「社会的関与」のシステムと「ブレンド」することによって，単なる防衛反応的な神経システムにとどまらず，向社会的な神経システムとしても作動することが明らかにされていきます [PoG, p. 7]。「可動化」のシステムは，ではどのように「社会化」（socialize）[Ibid., p. 82] されるのでしょうか。

思い出してほしいのですが，ほとんどの哺乳動物の子どもには，「あそび」が観察されます。爬虫類や鳥類でも，あそびらしき行動がありますが，一時的・偶発的なもので，持続的な社会行動としてのあそびは，哺乳類に特有なものなのです [MacLean 1990=1994, pp. 245-6]。哺乳類の子どもたちは（ヒトの子はもちろん，子イヌも子ネコも子ネズミも）*3，見知らぬどうしであれ，互いが安全とわかると，自然発生的にあそび始めます [PVT, p. 12]。では，彼らの一番お好みとも見えるあそびの取っ組み合いは，本気のケンカと何がちがうでしょうか*4。どちらも「交感神経系」の「可動化」システムを，ほとんど全開で活性化させています。それでいながら，前者はつねに"これは本気の攻撃じゃないからね"（="本当は仲間だよね"）という「社会的関与」の意図のサインを*5，たえず互いに伝えあっている……そこに「あそび」のあそびたる所以があるのです*6 [PVT, pp. 275-6; Porges & Buczynski 2011, pp. 19-20; Porges & Pregnel 2011, p. 14]。「社会的関与」システムが，単なる攻撃行動をあそびに変えるのです [PVT, p. 276]。

そしてそれを可能にするのは，相互の「フェイス・トゥ・フェイスな」コンタクトであることを，とくに近年のポージェスは強調しています [Porges & Pregnel 2011p. 14; Porges & Buczynski 2011, p. 18; Porges & Buczynski 2013b, p. 15; PoG, pp. 80-3, 155-8, 243]（5–3 を参照）。その際，相手の意図のサインを見抜くのは，「社会的関与」システムのニューロセプションで重要な役割を担う，側頭葉の紡錘状回・上側頭溝だとするのでした [PVT, pp. 276-7]（6–4 を参照）。そのおかげで互いに安全を検出しあい，必ず双方にはロール・チェンジ（turn taking）[PVT, p. 277] が生じ，本気の攻撃にしない配慮が貫かれます（もし誤ってケガでもしたなら，たちまちあそびはいったん中断して，"ごめん！"とか"大丈夫？"とか謝ったり気遣ったりします）[PVT, p. 276]。い

わば，「あそび」において「私たちは，闘うか逃げるかにならずに，自由に可動化するのです。」（We are free to mobilize without being in fight or flight.）［PoG, p. 243; Porges & Pregnel 2011, p. 14］……ちょうど背側迷走神経複合体の，「恐怖による不動化」に代わる「恐怖なき不動化」が「愛」であったように，交感神経系の「闘うか逃げるかによる可動化」に代わる，「闘うか逃げるかによらない自由な可動化」が「あそび」なのです。同じく激しい活性化ではありますが，闘争モードでも逃走モードでもない，社会的な，"自由にあふれた活性化"が，ここに存在しています。それは12–5でみる，いわゆる「フロー」や「ゾーン」の体験にも通じていく境地ではないでしょうか？

　ただし，この「可動化」と「社会的関与」の「ブレンド」には，「不動化」と「社会的関与」の「ブレンド」としての「愛」にはみられたオキシトシン分泌や条件連合に相当するような，「ブレンド」をもたらす神経・内分泌学的なメカニズムの説明はされていません[*7]。このため例えば，側頭葉のあの扁桃体（〜辺縁系の防衛反応）への抑制性ニューロンは（6–4を参照），一体どうやって一方では抑制しながら（「社会的関与」），他方では抑制しない（「可動化」）のか，その時RSAはどうなるのか（12の＊37へ）等々，不明なままではあります[*8]。そこは残された課題ではありましょう。

8–2　5つの生理心理的な基本状態

　ポージェスは以上を自ら裏付けるように，2009年の段階で，ポリヴェーガル理論のレンズでみるならば，今や生物学的に基礎づけられた生理心理的な「状態」（states）として，次の5つ[*9]を挙げることができると述べるに至っています[*10]［PVT, p. 278］。そしてこの立場は，2017年の最新刊においても，基本的にそのまま維持されています［PoG, p. 7］。

1.「社会的関与」（social engagement）：向社会的なポジティブな，安全感による自発的（中動態的？）な相互作用。

2.「可動化」(mobilization)：危険な状況への能動的な対処としての，闘うか逃げるかの防衛反応。恐怖による運動の増加。

3.「あそび」(play)：上記2つのブレンド。「可動化」と「社会的関与」のハイブリッド状態。……いわば安全と危険のブレンド？

4.「不動化」(immobilization)：生の脅威への受動的な対処としての凍りつき〜シャットダウンの防衛反応。恐怖による運動の減少。

5.「恐怖なき不動化」(immobilization without fear)：向社会的なポジティブな状態だが，安全感による運動の減少。「愛」ないし「親密性」。

これを比較する表にしてみると，こんな感じになるでしょうか。

		社会性	安全感	危険感	活動性
1	社会的関与	◎	○	×	○
2	可動化	×	×	○	○
3	あそび	◎	○	○	○
4	不動化	×	×	○	×
5	恐怖なき不動化	◎	○	×	×

　5つの「状態」のうち，1の「社会的関与」，2の「可動化」，4の「不動化」は，自律神経系の系統発生上の3つの発展「段階」(stages) に相当するプライマリーな「状態」(states) で，それぞれ独自の自律神経のシステム（神経解剖学的構造）をもっています。3の「あそび」，5の「恐怖なき不動化」は，固有の自律神経のシステム（神経解剖学的構造）をもたず，それぞれ2の「可動化」，4の「不動化」の神経解剖学的構造を「基体」にしたうえで，そこから二次的に派生した，あくまでも神経生理学的な，セカンダリーな「状態」(states) にすぎません（3は「可動化」と「社会的関与」のブレンド，5は「不動化」の神経ペプチド作用による転換）。

　しかしこのうち，1の「社会的関与」，3の「あそび」，5の「恐怖なき不動化」の3つが，社会性をもつ「状態」となっています。とすればもはや，哺乳類の向社会的な "革命" は，「社会的関与」の自律神経システムを新た

に創発しただけにとどまらず，先行する「不動化」システムや「可動化」システムの２つの（防衛的な）段階をも二次的に社会化し，その結果，自律神経系の３つのどの段階にも社会性の息吹を吹きかけるものとみなければなりません。つまり，ポリヴェーガル理論には，「社会的関与」，「あそび」，「愛」（＝「社会的絆」＝「恐怖なき不動化」），の３種類の向社会的行動があることになります[*11]。

　一時ポージェスは，１の「社会的関与」システムを含むグローバルな神経ネットワークを，「社会神経系」（social nervous system）と呼んだのでしたが（*5–3*を参照），それはさらに広義には，３の「あそび」，５の「恐怖なき不動化」までをも含むものとなってこないでしょうか。もはや「社会的関与」システム系統だけに「社会神経系」をみるのは狭すぎるので，「可動化」システムも「不動化」システムも，条件によっては「社会神経系」として働きうるからです。もちろん，「可動化」システムと「不動化」システムは，「社会的関与」システムのもとに「再編繰り入れ」（co-opting）されない限りは，依然として非社会的な防衛行動システムです。「社会神経系」の内部に編入される場合（上の３と５）と，「社会神経系」の外部に留め置かれる場合（上の２と４）の，両方がそこにはあることになります。

　「社会神経系」の概念を，ポージェスが2001年の論文のほか用いた形跡がないのは，恐らくこのためではないかと思われます。というのも，哺乳類以降の神経系の，ある特定のプロセスだけを取り出して「社会的」と命名するのは，もはやほとんど意味をなさないことが，こうして明らかになってきているからです：「社会的関与」システムだけでなく，「可動化」システム・「不動化」システムも「社会的」たりえます；ただし状況により変わるのですが──「社会神経系」の概念は，狭くとった場合には（つまり危険な状況では），「腹側迷走神経複合体」だけに留まり，しかもより強勢な「交感神経系」「背側迷走神経複合体」と対峙し圧倒されて，事実上ゼロに近づくのに対し，広くとった場合は（つまり安全な状況では），「腹側迷走神経複合体」「交感神経系」「背側迷走神経複合体」の３段階すべてを含みうる，ほとんど「ポリヴェーガル理論」総体の別名に近づくものとなってこないでしょうか。

すなわち<u>無か全か</u>。とすればもはや「社会神経系」のコンセプトは，あえて特定の神経系固有の述語として存在する必要もないでしょう。

〈註〉

*1 しかし「交感神経系」の「腹側迷走神経複合体」とのブレンドは，いきなり「あそび」になるのではなく，その前にもっと「交感神経系」寄りのブレンドとして，闘争しない闘争，闘争の儀式化である「威嚇」が存在していないでしょうか（同様にこれと対をなして，逃走しない逃走，逃走の儀式化である「降伏」も存在していないでしょうか）（5-3 を参照）。そこには，「威嚇」すれば相手は引き下がる，「降伏」すれば相手は手を出さないという，<u>社会的な合意</u>が共有されています。その合意が履行されるはずという相互信頼があります。しかし，それでも目的はあくまで闘争－逃走です。社会性は手段です。これに対して，闘争の儀式化・逃走の儀式化をいっそう推し進め，今度はついに闘争－逃走を<u>手段</u>とし，社会性そのものを<u>目的</u>とするよう反転するに至ったのが「あそび」とみるべきではないでしょうか。

　ポージェスはなぜ，「あそび」や「愛」は論じても，「威嚇」や「降伏」については論じないのでしょうか。おそらくそれは，「社会」なるものを友好的な関係性（向社会性）においてのみ捉え，対立的な関係性を「社会」の中には含めない立場を，自明の前提としているからではないかと考えられます（5の＊16を参照）。

*2 ポージェスは2010年にある箇所で，「探索」を，「よく組織された可動性の行動」（well-organaized mobilization behaviors）として引き合いに出しています［PVT, p. 211］。「よく組織された可動性」とは，社会的関与システム（腹側迷走神経複合体）とよく調和した可動性のシステム（交感神経系）と読み替えられないでしょうか？……すなわち「ブレンド」です。

　そして「探索」されるべき「新奇性」の方も，社会的関与システムと可動性システムの「ブレンド」の構造を孕むものとみなされているようです。「哺乳類の有機体は新奇性を愛する。ただし，安全な環境内での新奇性を。」［Porges & Buczynski 2013b, p. 13; PoG, p. 154］というのですから。そしてこれこそ，子イヌ，子ネコ，子ネズミたちのあそびで起こってることそのものなのです。

*3 哺乳類以降，子どもはあそびということを知るようになります。ネズミのような下等な哺乳類から食肉類・長鼻類・鯨類そして霊長類など高等な哺乳類に至るまで［Burghardt 2005, p. 192］，さらにはとくに類人猿，ヒト……とあそびの能力も高度

8 「あそび」の社会性〜腹側迷走神経複合体と交感神経系のブレンド　349

化し，あそぶ時間も長くなります。ヒトはその頂点です（ホモ・ルーデンス！）。

　その跡を辿ってみると，社会性が強く，大脳の大きい動物種ほど [Ibid., p. 200]，あそびが盛んなのがわかります。単独生活よりも集団生活の動物に，狩られる動物よりも狩る動物に，あそびは盛んです [Corballis 2014, p. 110]。霊長類では，ニホンザルのあそびとみられる行動は，せいぜい10数秒しか続きませんが，ゴリラでは時に休みを入れながら1時間以上もあそび続けることがあるといいますし，思春期を過ぎた成熟個体でも長々とあそぶことがあるようです [山極 1993, pp. 130-4; 2012, p. 64]。ゴリラはまた，あそぶときによく笑い，その笑い方によって相手が力の入れ具合を調節するのにも役立っています [同，p. 65]。

　こうして，あそびの神経メカニズムを明らかにするには，大脳皮質のプロセスをますますブラックボックスにしておくわけにはいかないことが痛感されないでしょうか。

*4　もっとも，取っ組み合いあそびをするのは，やはりオスどうしの方で，メスは子を相手にもっとおとなしい子守遊びなどをするのがふつうです。取っ組み合いあそびだけであそびを論じるのは，ジェンダーバイアス（！）がかかっていると言うべきかもしれません。ちなみに取っ組み合いあそびは，その集団の順位制と関連が深く，順位の近いものどうしで遊ばれたり，順位の高い個体の方が上に乗ったり噛み付いたりの優位な行動をとることが多かったりするのですが，まさにこの同じ理由から，メスに順位制がみられる場合には，メスの方にも取っ組み合いあそびがみられることになります（例えばハイエナやニホンザル）。

　そうでない場合は，たとえばニホンザルではふつう2歳以降，オスとメスの遊び方に違いがでてきて，オスは同年の遊び仲間をどんどん作っていくのに対し，メスは同年どうしで遊ぶことが次第に減っていき，代わりに母や同血縁のメスとの結びつきを強め，かつ妹や同血縁の幼体などに子守りを多くするようになります：その中身は遊びの要素が沢山あるものの，意味合いとしてはむしろ，かなりの程度まで将来の“母性行動”の予行演習といった風情です [糸魚川 1988, pp. 118-9]。

　ヒト以外の哺乳類，とりわけ霊長類でも，あそびは成体の社会的役割に応じた先行的な社会化として機能しており，こうみてくるとやはり，ヒトの社会だけでなく，霊長類はじめ哺乳類の社会におけるジェンダー論をまじめに考える必要がありそうです。たとえば子守り遊びは，同じあそびでも，「可動化」と「社会的関与」の「ブレンド」といえるでしょうか？　「ポリヴェーガル理論」のあそび論は，どれほどジェンダー・センシティブでしょうか。

　ちなみに，どのあそびも「可動化」と「社会的関与」の「ブレンド」といえるか

という問いは，いわゆる「トラウマ（後の）遊び」（post-traumatic play）［Terr 1990=2006, pp. 218, 279-308］を考慮するとき，いっそう混み入った様相を呈してこないでしょうか。トラウマもあそびも論ずるポリヴェーガル理論は，「トラウマ遊び」をどう説明するでしょうか？

*5 たとえばチンパンジーの子どもは，遊ぶとき，驚いたり不安なときと同じく，口を大きく開けますが，後者のように歯を剥き出しにしないこと（頬筋の弛緩）で区別をつけています（いわゆる“遊び面（play face）”）［de Waal 1982=1984, p. 34; 山極 1993, p. 154］。オランウータンのビデオ映像の分析によると，この遊び面は一瞬のうちに互いの間に伝染します［Davila-Ross 2008］。そして，人間の（押し殺したような）笑い声にも似た特徴的な喘ぎ声も出します［de Waal 1982=1984, p. 35］。ヴァン・フーフは，その筋肉運動上の笑いとの類似を指摘し，そこに笑いの表情の起源をみています［van Hooff 1972］。

パンクセップはさらに遡って，子ネズミがじゃれつき遊びの際に発する，「チープ」（chirping）と呼ばれる50kHzの超音波の音声が，ヒトの子どもの社会的あそびやくすぐりにおける笑いと非常によく似た機能的・神経的な特徴（皮質下レベルでの同質性）をもつことを，明らかにしてきています［Panksepp & Burgdorf 2003, p. 537; Panksepp 2007, pp. 234-6］（*4-4*も参照）。

*6 ここで想起されるのは，ベイトソンの「あそび」論，“This is play”論でしょう［Bateson 1972=2000, pp. 258-76］。ベイトソンも，よく知られているように，動物園の2匹の子ザルのじゃれつき戦い遊びに，相手を攻撃する行動（メッセージ）だけでなく，身ぶりや表情での「これは遊びだ（This is play）」というメタ・メッセージを見い出し，この「メタ・コミュニケーション」の利用を「あそび」の要件とみなしました。もはや「シグナルはシグナルにすぎない」ことを認識するに至った動物の，コミュニケーションの進化における重要な・決定的な一歩として，ベイトソンはこれを記述しています。ポリヴェーガル理論と合わせるなら，交感神経系がメッセージ（シグナル）を出し，腹側迷走神経複合体がメタ・メッセージを出していることになります。ここでもやはり“腹側”はメタの位置にあるのですね。

では，やはり同じく論理階型モデルからベイトソンが導き出した「ダブルバインド」の場合はどうでしょう？　今度はいわば，腹側迷走神経複合体がメッセージ（シグナル）を出し，交感神経系がメタ・メッセージを出しているということになりそうですが，これはこれでまた，腹側迷走神経複合体と交感神経系のブレンドといえないでしょうか。ベイトソンは「ダブルバインド」を，統合失調症の病因論として提起したのでしたが［Bateson 1972=2000, pp. 288-319］，実際にはむしろ，解

8 「あそび」の社会性〜腹側迷走神経複合体と交感神経系のブレンド　351

離や凍りつきの重要な引金の1つとみる方が，的を射ているように思われます。するとその場合，社会的関与と可動化のブレンドが不動化を引き起こすのでしょうか？　ポリヴェーガル理論はこれをどう説明するでしょうか？

*7　ちなみに覚醒剤のアンフェタミンは，やや意外な感じがするかもしれませんが，あそび行動を抑制する作用をもつことが報じられています［Beatty et als. 1984］。あそびが交感神経系の活性化だけでなく，腹側迷走神経複合体の作用とのブレンドであることの1つの裏づけといえるかもしれません。

　　また，あそびの哺乳類以降における意義を十分に把握するためには，ポージェスが必ずしも重視しなかった，哺乳類以降の触覚によるコミュニケーションの意義を十分に掬い上げる必要もあるように思われます。われわれの持つ2種類の触覚のうち，原始的な触覚はまさに哺乳類の誕生とともに発達したものです（もう1つの識別性の触覚は，さらに下って霊長類以降に発達しました）。原始的な触覚のなかでも，有毛皮膚（哺乳類がはじめて獲得したものです）における「C触覚線維」を介した触覚的コミュニケーションの意義については，すでに4の＊11，4-4でみました。「C触覚線維」の刺激は，上側頭溝，内側前頭前皮質，前帯状回そして扁桃体などの「社会脳」の中核部位をも賦活するのでした［Gordon et als. 2011, p. 7］（4の＊11を参照）。哺乳動物たちは，舐め合い，身を寄せ合い，じゃれ付き合いながらそれを発達させ，そしてそうやって社会的な身体感覚，つまりは自己感を獲得してきたのではなかったでしょうか（**Column G**を参照）。取っ組み合いあそびで，（見た目は仲間の足と瓜二つの）自分の足に噛みついても仕方がないのですから。

*8　この問題を先に進めるために，他の研究で補足しておくと，霊長類においては，社会的なあそびの頻度と，大脳新皮質，扁桃体，さらには線条体，小脳のサイズとが有意な比例関係にあることが明らかになっています［Burghardt 2005, p. 201］。扁桃体（と側坐核）は，新奇性（意外性！）に強く反応するせいか，ジョークやユーモアによる笑いにも関与します［Meyer et als. 2007, pp. 246-7］（11-7を参照）。加えてユーモアの能力は，鏡像認知能力をもつ哺乳類にしかない島皮質－前帯状回のフォン・エコノモ・ニューロンを損傷すると喪失するようです（11の＊10を参照）。帯状回皮質は，哺乳類特有の発声を司ると同時に，母には母性行動を，子にはあそび（けんかあそび）を発現させることを，ポール・マクリーンは**Column C**でふれたように，ハムスターとリスザルで明らかにしました［MacLean1990=1994, pp. 147-50］。また2-3歳のマカクザルが，眼窩前頭領域を切除されると，あそびの行為を見せなくなったという報告もあります［Franzen & Myers 1973］。

*9　しかし後に12-4でみるように，さらに「社会的関与」「可動化」「不動化」の3つの

ブレンド状態としての「創造性」もありうるとするならば，これは5つでなく<u>6つ</u>ということになるでしょう。そして向社会的行動も，「社会的関与」，「あそび」，「愛」に加えて「創造性」の4種類ということになるでしょう。

*10　この5つの「状態」をポージェスはさらに，パンクセップの7つの「ニューラル・ベイスド・システム」[Panksepp 1998, pp. 52-4] の基底にある生理的状態と合致するものとしています [PVT, p. 279]。パンクセップは，ラットの脳の特定部位の電気刺激によって特定の情動行動を誘発できることから，7つの原初的な情動タイプを規定しました。その7つとは，Seeking, Rage, Fear, Panic, Lust, Care, Play のことで，はじめの4つは生後すぐから発現する「プライマリーな」システム，あとの3つは次第に適切な時期に発現してゆく，後発的なより洗練されたシステムとされています [Ibid.]。たしかに両者の分類は，かなり符合するものであることが，以下のようにパラフレーズしてみるとわかります。

	〈Porges〉		〈Panksepp〉	
			プライマリーなシステム	後発的なシステム
1次的な生理的状態（神経解剖学的基体あり）	「社会的関与」(social engagement)	——	Seeking（探求・関与）	Care（ケア）
	「可動化」(mobilization)	——	Rage（怒り）	
	「不動化」(immobilization)	——	Fear（恐怖）	
2次的な生理的状態（神経解剖学的基体なし）	「恐怖なき不動化」＝「愛」(love)	——	Panic（アタッチメント）	Lust（情欲）
	「あそび」(play)	——————————————		Play（あそび）

　　ただし微妙なズレもあり，とりわけパンクセップの「Panic/Attachment」と「Care」の位置づけが，ポージェスとは異なるかもしれません。パンクセップの方が「Panic/Attachment」をより1次的なシステムとみなし，ポージェスの方が「Care」⊂「社会的関与」をより1次的なシステムとみなしているような気配も感じられるからです。とはいっても，これはさほど大きなちがいとも言えないでしょう。

*11　ポージェスは，2011年の著書刊行直後の11月，"somatic perspectives on psycho-therapy" についての対談の中で，この3つをクライエントが実現できるようにすることがセラピーの目的だとしています：つまり，世界と<u>柔軟に関与</u>できる経験をもてること，他者とともにいても<u>恐怖なしに不動化</u>できること，闘うか逃げるかでなしに<u>自由に可動化</u>できること，の3つです [Porges & Pregnel 2011, pp. 14-5; PoG, pp. 243-4]。安全・安心と自由・自律の，3通りの掛け合わせ方とも言えそうです。

「拡大ポリヴェーガル理論」へ

9–1 「社会神経系」の理論としてのポリヴェーガル

 さて, これまでみてきたところを少しまとめてみましょう。
 まず図表9-a (=1-bに同じ) に再掲したように, ポリヴェーガル理論は, 環境との刺戟 (S) – 反応 (R) のやりとりを媒介する有機体 (O) の, さらにその中軸に, 脳の中枢 (心理的なもの) と身体の末梢 (生理的なもの) の双方向的なコミュニケーションの結節点として自律神経系をすえようとする精神生理学 (1を参照) から生まれてきたものでした。
 自律神経系を, それまで主流だった交感神経系だけでなく, むしろ副交感神経系の重要性に着目して研究を進めたポージェスは, 副交感神経系の中心をなす迷走神経に, 解剖・生理学的にも系統発生的にも異なる2種類の神経線維を見い出し, そのそれぞれが互いに相対的に独立の神経ネットワーク, 「背側迷走神経複合体」・「腹側迷走神経複合体」を形成していることを提唱しました。
 これをもとにポリヴェーガル理論は, やがて, 「背側迷走神経複合体」－「交感神経系」－「腹側迷走神経複合体」という, 通時的には系統発生的に脊椎動物が順次たどってきた自律神経系の神経解剖学的な3つの発展「段階」(stages), 共時的には哺乳類以降の個体内に重層する, 自律神経系の3つのシステム段階による階層構造 (hierarchy) を, 基軸とする理論として確立されました。そしてここから, この3つの段階それぞれに応じて, 神経生理学的・心理学的な3つの「状態」(states),「不動化」(immobilization)

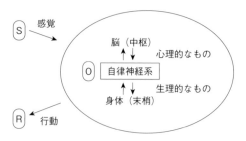

図表9-a（1-bの再掲）　ポージェスにおける自律神経系の位置づけ

のシステム－「可動化」(mobilization) のシステム－「社会的関与」(social engagement) のシステムが，サブシステムとして考察されることになりました。

　このうち，「背側迷走神経複合体」による「不動化」のシステムは，ほぼすべての脊椎動物に共有され，低酸素代謝要求（→低覚醒）に対応しています。「交感神経系」による「可動化」のシステムは，硬骨魚類から両生類・爬虫類・哺乳類に共有されながらも哺乳類で最も大きな意味をもち，高酸素代謝要求（→過覚醒）に対応しています。「腹側迷走神経複合体」による「社会的関与」のシステムは，すべての動物の中でも哺乳類だけに，そして哺乳類への進化とともに備わってきたもので，最適の酸素代謝要求（→最適覚醒）に対応しています。「背側迷走神経複合体」による「不動化」のシステムと「交感神経系」による「可動化」のシステムは，基本的に皮質下の無意識的なプロセス，つまり「ニューロセプション」として作動するとされましたが，「腹側迷走神経複合体」による「社会的関与」のシステムは，皮質の意識的なプロセスとの（トップダウン的な）結合を特徴とし（にもかかわらずポージェスはこれも「ニューロセプション」と呼んだわけですが），一時はこれこそが，脳（中枢）から身体（末梢）までを包摂する「よりグローバルな社会神経系（social nervous system）の部分」として位置づけられるほどでした。

　しかし「社会神経系」というこの卓抜なネーミングは，2001年の論文以外では，後にも先にもほとんど使われていません。代わりにポージェスは，

この「腹側迷走神経複合体」と大脳皮質プロセスとの結合をテコに，そのも
とにまずは「背側迷走神経複合体」の「不動化」システムを，続いて「交感
神経系」の「可動化」システムを，相次いで「再編繰り入れ」（co-opting）
ないし「ブレンド」（blend）していわば社会化し，前者からはいわば「背側
迷走神経複合体」と「腹側迷走神経複合体」のブレンドとしての「恐怖なき
不動化」＝「愛」（love）を，後者からはいわば「交感神経系」と「腹側迷
走神経複合体」のブレンドとしての「自由な社会的活性化」＝「あそび」
（play）を，引き出したのでした[*1]。

　ここに至って，もはや「腹側迷走神経複合体」だけでなく，そのもとに
「再編繰り入れ」された「背側迷走神経複合体」や「交感神経系」もが，「よ
りグローバルな社会神経系（social nervous system）の部分」と呼ぶに値す
るプロセスとして捉え返されるようになったわけです。同じことを逆方向か
らいいかえれば，「腹側迷走神経複合体」「交感神経系」「背側迷走神経複合
体」の自律神経系の３大システムを基礎にして，脳（中枢）から身体（末
梢）にまでわたるグローバルなニューラル・ネットワークを射程に収める態
勢が整ってきたということにもなりましょう。もはや「腹側迷走神経複合
体」だけを，「社会神経系の部分」と呼ぶ必要すらなくなりました。

9-2　液性システムへの拡大ポリヴェーガル理論

　けれども，この章で考察したいのは，ポリヴェーガル理論のこの到達地点
が，果たしてそのポテンシャルを存分に展開しきった到達地点なのかどうか
ということなのです。それというのも，まずそもそもポージェス自身が，決
してこの地点に自足して胡坐をかいているわけではないからです。

　みてきたようにポリヴェーガル理論は，「腹側迷走神経複合体」と大脳皮
質の結合による社会性の息吹きを，「背側迷走神経複合体」や「交感神経
系」にまで及ぼし，グローバルな社会神経系に繰り入れましたが，ポージェ
スはそれをこの自律神経系のテリトリーだけにとどまらず，さらに（広義
の）内分泌系にまで及ぼそうとしています。これもまた明らかに，オキシト

シン（「社会的な神経ペプチド」！）との出会い（1998年）以降に顕在化してきた趨勢であることは間違いないと思われますが[*2]，実際ちょうどその頃から今日に至るまで，くり返しポージェスは，「腹側迷走神経複合体」の「社会的関与」システムが，ストレス反応系（**HPA軸**），神経ペプチド系（オキシトシン・バソプレッシン），免疫系とも密接に神経生理学的な相互作用を行なうものであることを強調するようになってきています [PVT, pp. 192, 263, 271, 296, 297; Porges 2001 pp. 125, 141; Porges 2003, p. 507; Porges 2007, p. 123]。

実際この相互作用は，哺乳類の段階（「社会的関与」システムの段階）になって最も顕著になったものであることを，ポージェスは強調し足がかりとします[*3] [PVT, pp. 192, 263, 271, 297; Porges 2003, p. 507]。哺乳類で顕著になった「腹側迷走神経複合体」の心臓抑制性の有髄神経線維（「ヴェーガル・ブレーキ」）が，「交感神経系」と合わせてストレス反応系（HPA軸）（コルチゾール分泌）も制御し [PVT, p. 225; Porges 2003, p. 510]，心臓（洞房結節）や気管支だけでなく胸腺[*4]（免疫系の総司令塔！）にも達して直接に影響を与え [PVT, pp. 219, 224, 266; Porges 2003, pp. 506, 510]，あるいはすでに7で詳しくみたように，オキシトシン・バソプレッシンの神経ペプチドが哺乳類ではじめて出現し [PVT, p. 290]，やはりHPA軸（コルチゾール分泌）を制御し，のみならず「背側迷走神経複合体」に作用して，「恐怖による不動化」を「愛による不動化」に変容させる媒介になった，……etc. etc.

そうしてついには，これら液性調節系の進化を，これまでみてきた自律神経系の系統発生的な3段階の進化の延長上に包摂する「拡大ポリヴェーガル理論」（expanded polyvagal theory）[PVT, p. 297] を，2011年の大著の「エピローグ」のなかで構想するに至っています。最近ではさらにこれを，神経ペプチド学・神経内分泌学・神経免疫学を含む，「拡大神経自律制御学」（expanded neuroautonomic）とも呼んで，意欲を示していました [Porges 2016]。図表9-bがその概念図です。図表9-aと比べてみて下さい。

もしそれが実現するなら，精神－身体，脳－身体の双方向的なコミュニケーションについての理解は，いっそう容易に，いっそう深くなされるだろうと，ポージェスはその抱負を語っています [PVT, p. 297]。たしかに，身体

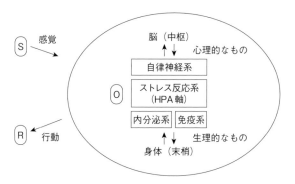

図表9-b　拡大ポリヴェーガル理論の概念図

(末梢)−自律神経系−脳(中枢)のグローバルな双方向ニューラルネットワーク・システムのうち，身体(末梢)の極については，これでかなり広い範囲まで網羅できるかもしれません。免疫系・ストレス反応系(HPA軸)・内分泌系のそれぞれの系統発生的な進化を，どのように自律神経系の系統発生の3段階論に接続するのか，楽しみなところです。

とはいえそのためには，いくつかクリアしなければならない重要な論点があり，もし本気で取り組んだら，恐らく壮大な巨大事業になるのではないか(正直ポージェスの年齢を考えると大丈夫なのか)と心配にもなります。ちなみに，最新刊のポリヴェーガル・ポケット版では，この「拡大ポリヴェーガル理論」の構想には一切ふれられていません。

ではその論点とは何か。ここではそれを少し整理しておきましょう。

まず，ポージェスのこのビジョンの出発点とみられるオキシトシン・バソプレッシン1つをとってすら，ポリヴェーガル的にも未解明の問題が少なくありません。すでに7-4で指摘しておいたように，オキシトシン，バソプレッシンはHPA系のストレスホルモン類にとどまらず，エストロゲン・アンドロゲンなどの性腺ホルモン，ドーパミン系，ノルアドレナリン系，セロトニン系，オピオイド系ほか，さまざまな神経伝達物質との複雑な協同作業のもとに作動しており，このうちセロトニン系は，「腹側迷走神経複合体」と

の恐らくは深い連動関係が予想され（*4–2*を参照），またドーパミン系は，ポリヴェーガル理論がまだ手付かずの（*8–1*を参照），「あそび」に代表される「腹側迷走神経複合体」と「交感神経系」とのブレンドの機序に，深い関与が予想されます。加えて，そもそもオキシトシン系をきちんと位置づけるためには，多重迷走神経の理論が取り込みきれなかった嗅覚や触覚のメカニズムも，そのなかに包摂し位置づけるのでなければなりません（*4–4, 5–3*を参照）。また触覚を位置づけることは，運動感覚・平衡感覚を含む体性感覚全般を位置づけることでもあり，ポリヴェーガル理論が狭義（＝内臓感覚）にとどめていた内受容感覚を，広義（＝内臓感覚＋体性感覚）においても考察する必要を押し開くでしょう。思えばこれらはどれも，「拡大ポリヴェーガル理論」というより，まずはポリヴェーガル理論そのものの完成のためにも，なくてはならないものなのでした。

　さらにそもそも，免疫系・ストレス反応系（HPA軸）・内分泌系はそれぞれ，それ自体は哺乳類になってはじめて出現したものではありません。それどころか，それら3つの系の進化の跡を辿り直してみると，図表9-cのように，むしろその大枠は哺乳類になる以前にほとんど固まっていたと言うべきでしょう。それどころか脊椎動物以前に，それぞれの原型はすでに成立しており，それらのいわば中央集権化された専門器官，つまり神経系における脳，内分泌の中枢器官（脳下垂体，甲状腺，副甲状腺，副腎など），免疫系の中枢器官（胸腺，脾臓，リンパ節など）が，脊椎動物前後から発展し，"上陸革命"（鰓嚢の退化）とともにほぼ確立してきたものとみられます。

　ただし，ヒトにおいてもなお，これらの専門化した内分泌系器官や免疫系器官をすべて足し合わせたものよりも，なお多くの内分泌細胞・免疫細胞が，腸管内にあることも忘れてはなりません（とりわけ体内のセロトニンの95％はここにあります）［Mayer 2016=2018, p. 18］。「拡大ポリヴェーガル理論」においては，哺乳類で最も顕著になった「腹側迷走神経複合体」の段階以前に，むしろ全脊椎動物に共有される「背側迷走神経複合体」の意義を，かえってますます何倍も考慮に入れる必要がありそうです。

　実際，今日の精神神経免疫学その他が明らかにするように，神経系・内分

9 「拡大ポリヴェーガル理論」へ 359

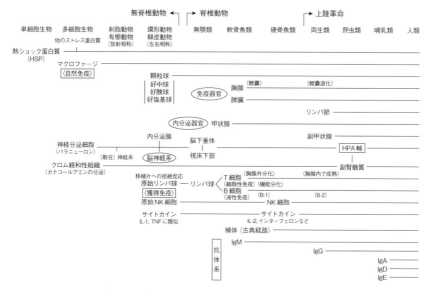

図表 9-c 内分泌系・免疫系・ストレス反応系の進化
[Manning & Turner 1976; Playfair & Chain 2005=2007, pp. 8-9;
小林 1976; 小林 1980; 安保 2006; 浦野 2012-3] などにより作成

泌系・免疫系の3つの系統は，そもそもの素性からして，多細胞生物化以来の生物界に広くみられる基本的な細胞間協調システムとして，それぞれ独立の固有のシステムではなく，共通の細胞間情報伝達のしくみをもつ，**神経・内分泌・免疫相関（ネットワーク）**をなしています：現に，神経系の細胞間情報伝達物質である「**神経伝達物質**」（neurotransmitter）は内分泌系・免疫系との間に，内分泌系の細胞間情報伝達物質である「**ホルモン**」は神経系・免疫系との間に，免疫系の細胞間情報伝達物質である「**サイトカイン**」は神経系・内分泌系との間に，複雑多岐にわたる双方向的相互作用を展開しています［深田 1993; 1996; 堀 1997］；また「神経伝達物質」は神経系・免疫系によっても，「ホルモン」は神経系・免疫系によっても，「サイトカイン」は神経系・内分泌系によっても，産生されることが明らかにされつつあります：結果として，神経系細胞，内分泌系細胞，免疫担当細胞は，今やその異質性においてよりも，むしろ共通性において捉えられる傾向にあるのです。

360

　ポージェスの着目している事実であげてみれば，ストレス反応系（HPA軸）も，**5-3** で掲げた図表5-bにあったように，副腎髄質が登場したのは爬虫類からでした*5（爬虫類・鳥類・哺乳類にのみ存在する）[PVT, p. 157; Porges 2001, p. 128]。また迷走神経も，ポージェス自身指摘するように，哺乳類段階以前にすでに，免疫系・ストレス反応系（HPA軸）・内分泌系との相互作用をもっており，その由来のゆえと思われますが，たとえば求心性迷走神経（無髄神経線維）は，痛覚閾値の制御，サイトカインの制御やストレス反応系（HPA軸）（コルチゾール分泌）の抑制などに強力な作用を及ぼします [PVT, pp. 221, 225; Porges 2003, pp. 508, 510]。反対に，ストレス反応系（HPA軸）の過剰反応状態（hyperresponsive HPA）は，「背側迷走神経複合体」の原始的な受動的回避システム（シャットダウン！）を反映するものと解釈できるとしています [Porges 2001, p. 141]。

　とはいえ，免疫機能に対する迷走神経の制御と，ポリヴェーガル理論とのつながりについては，まだ十分に明らかでない，とポージェスは（2003-5年頃の時点で）付け加えざるを得ませんでした [PVT, p. 224; Porges 2003, p. 510]。ただ少なくとも，迷走神経の心臓抑制性の有髄線維が胸腺に直接に影響を与えたり，また交感神経系を直接に抑制している事実から，免疫機能を増進する神経生理学的状態を整えている可能性は大いにありうること*6，また逆に，心臓への迷走神経緊張の低下で交感神経系の亢進→コルチゾールの放出→免疫機能の抑制，という展開もありうることを，指摘するに留まっています [PVT, p. 224; Porges 2003, p. 510]。

9-3　皮質プロセスへの拡大ポリヴェーガル理論!?

　しかし，だとすれば同時に，身体（末梢）−自律神経系−脳（中枢）のグローバルな双方向ニューラルネットワーク・システムのもう一方の極に当たる，脳（中枢）の極はどうでしょうか。大脳（新）皮質にまで至る上位中枢との複雑なネットワークについても，「拡大ポリヴェーガル理論」は考察する必要はないでしょうか。ポージェスの「社会神経系」が，今や「腹側迷走

神経複合体」を中心に,「交感神経系」「背側迷走神経複合体」をも合わせて
社会化する,皮質中枢から末梢の内臓に至るグローバルな神経ネットワーク
そのものとなった以上,大脳(新)皮質,とりわけその社会的機能に焦点を
当てた,いわゆる「社会脳」(social brain)との関わりを積極的に視野に収
める必要はないでしょうか。

　実際,近年のポージェスは,ヒトの"good brain"の意義を顕揚してきて
います[*7][Porges & Culp 2010, p. 60; PoG, p. 204]。それでなくてもすでに「ニュ
ーロセプション」論は,6–5で確認したように,「腹側迷走神経複合体」に
よる「社会的関与」のシステムでは,大脳(新)皮質に枢要な役割を付与し
ていました:すなわち,「上側頭溝」「紡錘状回」→「扁桃体」による防衛的
行動の抑制,「1次運動野」→「皮質延髄路」「皮質網様体路」→「腹側迷走
神経複合体」による向社会的行動の促進,そして加えて「島皮質」による媒
介……このうち,「上側頭溝」「紡錘状回」「島皮質」は(皮質でなければ
「扁桃体」も),まさに「社会脳」においても欠くことのできない部位でもあ
ります(というか,ポージェスが「社会脳」の研究から自説に移入してきた
ものです)。このように,「社会的関与」のシステムは,「腹側迷走神経複合
体」を軸としながらもそれにとどまらず,むしろ<u>「腹側迷走神経複合体」と
大脳(新)皮質が協働作業する複合体</u>というべきものであり,ここに自律神
経の理論であるポリヴェーガル理論は,大脳(新)皮質の理論をも含みこま
ずにはいなくなったわけですが,しかし6–6で提起しておいたように,それ
が真に「双方向的な脳−身体モデル」(末梢の内臓から皮質の中枢までを包
摂するグローバルな双方向的ニューラルネットワークシステム)(1–1を参
照)となるためには,<u>皮質下の「腹側迷走神経複合体」(+「交感神経系」
「背側迷走神経複合体」)</u>と,<u>大脳(新)皮質</u>との間の相互関係のありように
ついて,「ニューロセプション」論が十分に論じきらなかった,なおいくつ
かの根幹的な論点が解明される必要があるように思われます。

　すなわち,6–6で挙げておいた3つの論点,第1に,「ニューロセプショ
ン」論が皮質・皮質下の区別を止揚してもなお残る,意識的(認知的)プロ
セス−無意識的(神経生理学的)プロセスの区別と相互関係の問題,第2に,

362

「ニューロセプション」論が皮質と皮質下の間に想定するトップダウン回路・ボトムアップ回路の関係（したがって双方向性，同時並列性）の問題，第3に，「ニューロセプション」論が“ブラックボックス”とした，皮質の内部で皮質下のプロセスを中継する大脳（新）皮質内のプロセス（いわば“拡大ニューロセプション”）の問題です。これらの問題がクリアされてはじめて，（拡大）ポリヴェーガル理論は，「二元論の罠」[PVT, p. 3]（*1–1* を参照）に足を掬われることなく，「双方向的な脳－身体モデル」[PVT, p. 3]（*1–1* を参照）として完結することができるのではないでしょうか。

　このことをこれから1つずつ，3つの章に分けて，少し深く掘り下げながら考察してみたいと思います。その作業はまた同時に，ポリヴェーガル理論が今日の神経科学上に占める位置，とりわけいわゆる「社会脳」の研究との異同，そのうえでの両者の接合の可能性，……etc. etc. を見定めることでもあり，その地点から改めて逆照射されるポリヴェーガル理論のポテンシャルを確認することにもなるはずです。

〈註〉

*1　ところで *5–3* でみたように，ポージェスによれば，「腹側迷走神経複合体」による「社会的関与」のシステムのもとでこそ，「交感神経系」（による「可動化」のシステム）と「背側迷走神経複合体」（による「不動化」のシステム）の間の最適な，いわゆる「自律神経のバランス」が現出するのであって [PoG, pp. 4, 6]，これをポージェスは「ホメオスタティック・ダンス」（homeostatic dance）[Ibid., p. 172] と呼んだのでした。すると，ここにまとめたように，「腹側迷走神経複合体」（「社会的関与」システム）のもとでの「背側迷走神経複合体」（「不動化」のシステム）の働きが「愛」（love）で，「腹側迷走神経複合体」（「社会的関与」システム）のもとでの「交感神経系」（「可動化」のシステム）の働きが「あそび」（play）だとするなら，この「ホメオスタティック・ダンス」は「愛」（love）と「あそび」（play）が繰り広げるダンス，「愛」（love）と「あそび」（play）の間の安全でかつ自由な（*5–2* を参照）ダンスということになるでしょう。それは“いま・ここ”とダンスを踊ることでもあるかもしれません。

9　「拡大ポリヴェーガル理論」へ　363

　他方,「交感神経系」（による「可動化」のシステム）と「背側迷走神経複合体」（による「不動化」のシステム）の間のブレンドというものはあるのでしょうか？ それについては，ポージェスは全くふれていませんが,「習慣行動」(habitual action) ひいては「嗜癖行動」(addictive action) がそれに当たるのではないかということを, *11–5*で考察してみます。さらにこのブレンドを「腹側迷走神経複合体」のブレンドで基礎づけると，いわゆる「フロー」や「ゾーン」の体験になるのではないかということを, *12–5*で考察してみます。

*² もちろんこの背景として，ちょうど同時代にめざましく進展しつつあった**精神神経免疫学**の台頭は，見逃せないかもしれません。ポージェスが「愛」についての論文を発表したのも,『精神神経内分泌学』(*Psychoneuroendocrinology*) 誌でした。しかし何より大きいのは，その編者でもあった夫人スー・カーターの存在ではないでしょうか。彼女の深い影響のもとで，オキシトシン・バソプレッシンの神経ペプチドの瞠目すべき社会的作用に着目し，それを自説に繰り入れるようになるにつれ，すでにみたように，「背側迷走神経複合体」の（背側運動核よりむしろ）**孤束核と視床下部の室傍核**との相互連絡に関心が向けられていき，自律神経系を内分泌系・ストレス反応系（HPA軸）・免疫系との相互作用において捉えようとし始めたと言ってほぼ間違いないでしょう。

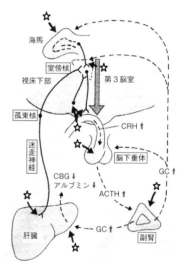

図表9-d　サイトカインによる下垂体―副腎皮質系機能の調節
☆➤はサイトカインの作用部位を示す。
[深田 1996, p. 259] を一部修正して作成。

　ところで実は，精神神経免疫学において，神経・内分泌・免疫相関（ネットワーク）の具体的なありさまが最も早く最も詳しく解明されてきたのは，ポージェスも少しふれている［PVT, p. 221］，インターロイキン-1（IL-1）を中心とするサイトカインによる視床下部-脳下垂体-副腎系（HPA軸）の活性化と腹部迷走神経-孤束核-室傍核ループの相関のメカニズムだったのです（図表9-d）［深田 1996, pp. 258-9］。このメカニズムが,「背側迷走神経複合体」のシャットダウン反応の中でも作動しているものと推定されます。

　IL-1は発熱をはじめ様々な炎症症状を引き起こす炎症性サイトカインですが，

IL-1を腹部に注入すると迷走神経が活性化すること，横隔膜より下の迷走神経を切断すると発熱等の反応は生じないこと，迷走神経の腹腔神経節にIL-1の受容体が多数確認されることもリンダ・ワトキンスらは見い出しています：従来の定説のように，IL-1は直接に脳に入って発熱を促すのでなく（現にIL-1は血液－脳関門を通れない），迷走神経が介在し，迷走神経のシグナルが発熱を制御しているのです［Watkins 1995］。

　これにヒントを得てK. J. トレーシーは，**Column B**でみたように，迷走神経とサイトカイン系の間の「神経炎症性反射」（neural inflammatory reflex），すなわち体内で炎症が生じると，マクロファージの産生するIL-1やTNFなどの炎症性サイトカインが迷走神経を活性化し，孤束核から迷走神経背側運動核を経て脾臓等でT細胞を刺激し，アセチルコリンを放出させて，マクロファージによる炎症性サイトカインの産生を阻止するメカニズムが存在することを見い出し，これを利用して迷走神経の電気的・薬理学的な刺激を施すことで，自己免疫疾患その他の治癒に有効であることを報告したのでした［Tracey 2002; Andersson & Tracey 2009; 2012; Rosas-Ballina & Tracey 2009; Tracey 2015＝2015］。

　さらに近年では，腸内細菌叢が人間の精神状態に影響する"脳腸相関"に注目が集まるなか，その媒介をなすのもほかならぬ迷走神経であることが明らかになってきています（迷走神経を切断すると，その影響は消滅する）：腸内細菌たちは，人間のホルモンや神経伝達物質に酷似した物質を分泌して，迷走神経を活性化させ，その情報が脳に伝達され，脳のニューロンの遺伝子発現に変化をもたらしているようなのです（いわゆる"腸内細菌－脳－腸軸"のコミュニケーション）［Forsythe et als. 2014; Mayer 2016＝2018］。もはや神経系は，内分泌系，免疫系どころか，共生細菌とも同様の仕方で密に連係している！わけですが，のみならずそれを通して腸内細菌叢は，何と（上記のサイトカインと同様に）HPA軸のセットポイントを制御していることも，九州大学の須藤信行らが明らかにしています［Sudo et als. 2004］。つまり腸内細菌のあり方が（サイトカインと同様に），迷走神経を通して，私たちのストレス耐性の度合を左右しているというわけです。

　腸内細菌は，脳・腸に劣らぬ1個の臓器の如くであり（ヒト1個体内の腸内細菌の総重量は，脳や肝臓に匹敵する1～1.5kg！），いわば臓器をかたどる「天然の迷走神経刺激装置」［Collen 2015＝2016, p. 120］なのですね。

　それはあたかも，ヒト（のみならず脊椎動物全般）とその細胞の10倍にも及ぶ数の腸内細菌叢とが，迷走神経を介して「超個体」（superorganism）［Eberl 2010］をなすかのようであり，こうして背側迷走神経の端末はこれら異種共生生物たちの

　　　　　　　　　　　　　　　　　　9　「拡大ポリヴェーガル理論」へ　365

織りなすミクロな超複雑性社会に開かれ，それらと「究極の社会的ネットワーク」
(ultimate social network)［Ackerman 2012］を形成しているのです。腹側迷走神
経複合体が同種親密個体と「社会的関与システム」を展開するとすれば，それは異
種共生細菌との，もう1つの「社会的関与システム」です。こうして迷走神経は，
“頭の脳”と“腸の脳“を双方向的に結合する大幹線路であると同時に（3−1を参照），
同種個体との「社会的関与システム」と異種共生生物たちとの「超個体的システ
ム」とを双方向的に結合する大幹線路ともなっているのです。

*3　そもそも神経伝達物質じたいが，いくつかのものはミミズなど環形動物のような原
始的な動物で同定され，動物界全体にわたって見い出されるものの，多くは特にネ
ズミ，サル，ヒト等，つまり哺乳類によく見い出されるものです［Changeux
1983=1989, p. 124］。

*4　3の＊11でもふれたとおり，2003年以降「ヴェーガル・ブレーキ」の支配領域とし
て，心臓や気管支だけでなく，胸腺が付け加えられるようになります［PVT, pp.
219, 266; Porges 2003, p. 506］。胸腺は鰓嚢から発生するので，発生の初期から迷走
神経の支配があるのです。ちなみに，胸腺のみならず咽喉部の内分泌系・免疫系の
諸器官は，鰓嚢（branchial pouch）に発生するものが少なくありません（図表4−
u）［小林 1980, pp. 108, 130-1, 148, 294］。鰓嚢とは，鰓溝に対応して，前腸最先端の
咽頭腸の側壁に沿って形成されるくぼみで，4つの鰓弓に対応してやはり4つの鰓
嚢が存在します。第1の鰓嚢は鼓室（中耳腔）と耳管を形成しますが，第2の鰓嚢
は扁桃腺，第3の鰓嚢は下上皮小体（副甲状腺）と胸腺，第4の鰓嚢は上上皮小体
と鰓後体（甲状腺に合体）を形成するのです［Sadler 2010=2010, pp. 282-4, 302;
Shubin 2008=2013, p. 136］。甲状腺は，舌表面の上皮の増殖に由来し，発生の過程
で気管輪の前面の高さまで下降してきます［Ibid., p. 303］。

　　とすると，鰓弓神経由来のファミリーであった腹側迷走神経複合体に，鰓嚢由来
の内分泌系・免疫系諸器官も，少なくとも外郭メンバーぐらいの参加資格はもつの
ではないかと4の＊17で指摘しておきました。そして恐らくこの事実は，オキシト
シン系と並ぶもう1つの「拡大ポリヴェーガル理論」の解剖学的根拠をなすもので
はないかと考えられます。そういえば扁桃腺にも舌咽神経の枝が来ます。

　　なお胸腺は，HPA系において副腎皮質から分泌されるコルチゾールによって，と
くに分解されやすい部位です（コルチゾールはタンパク質を分解してブドウ糖を生
成する働きを主な作用の1つにしています）。ストレスが胸腺を萎縮させ，免疫能を
低下させるのはこのためと考えられています。

*5　副腎髄質は，いわばクロム親和性細胞のなれの果てであって（5の＊17を参照），

魚類では、心臓血管系と腎臓に散在していたクロム親和性組織が、両生類以降、交感神経節に集合して主に腎臓と関わり、爬虫類で軸索を失う分泌細胞となって、副腎髄質の形をなすようになったのです［PVT, p. 157; Porges 2001, pp. 128-9］。この経緯ゆえに、交感神経は交感神経節より前の節前ニューロンにおいて、側枝を出して、副腎髄質のクロム親和性細胞とシナプス結合しています［Kandel 2013=2014, pp. 1036, 1038］。交感神経亢進で副腎髄質系が最も迅速に作動するのも、このためでしょう。

*6　その点では、仮に有髄迷走神経つまり疑核発の腹側迷走神経の胸腺支配を手がかりにして考えてみると*4、顆粒球系の免疫系とリンパ球系の免疫系をそれぞれ交感神経系と副交感神経系に関連づけ、リンパ球系の免疫系をさらに胸腺外分化T細胞とB-1細胞の古い免疫系と、T細胞とB-2細胞の新しい免疫系に分ける安保徹の「免疫進化論」［Abo et als. 2005, pp. 23-4; 安保 2006, pp. 14-20］などが、以下のようにパラフレーズすると、案外「拡大ポリヴェーガル理論」でポージェスが目指した地点と近接するのではないかと思えてきます。ただそのうえで、安保が胸腺の"上陸革命"による鰓嚢からの自立を重視するのに対し、ポージェスが胸腺の"哺乳類革命"による有髄迷走神経支配を重視する相違点、また、安保が交感神経系と副交感神経系の二元的対抗関係を基礎におくのに対し、ポージェスが背側迷走神経複合体、交感神経系、腹側迷走神経複合体の3段階の階層論を基礎とする相違点は、等閑に付すことはできませんが。

　ともあれ、両者の共通点からみると、過剰なストレスでの新しい免疫系の抑制・古い免疫系への回帰としての「自己免疫疾患」と［Abo et als. 2005, pp. 27-9; 安保 2006, pp. 18, 120, 163, 220］、過剰なストレス（トラウマ）での腹側迷走の抑制・背側迷走への回帰としての"凍りつき"反応とがパラレルな位置関係になり、<u>「自己免疫疾患」と"凍りつき"反応の類縁性</u>が浮彫りになってくるのも興味深いです。ちなみに、新しい免疫系の抑制・古い免疫系への回帰をもたらすのは、ノルアドレナリンなど交感神経刺激、コルチゾールなどステロイドホルモン、IL-1、IL-6、IFN-γ、TNF-αなど炎症性サイトカインとのことです［Abo et als. 2005, p. 30; 安保 2006, pp. 94, 248］。

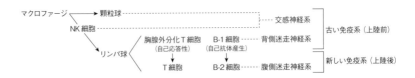

*7 実際ポージェスは，2010年頃から，われわれヒトが種として持つ特徴的な「大きな脳」（big brain──2017年の最新刊からは large brain），ひいては「すぐれた脳」（good brain）と，そこに発するトップダウン・メカニズムを強調するようになり，ボトムアップ・メカニズムを強調していた以前の力点とのコントラストに自ら言及するに至っています［Porges & Culp 2010, p. 60; PoG, p. 204］。以前はボトムアップを強調することで脳−身体の双方向性を主張していたとすれば，近年はトップダウンを強調することで脳−身体の双方向性を重視するというわけです。「ニューロセプション」の定義から，皮質下（と皮質の区別）という要件がオミットされるようになったのも（**6-6**を参照），このことと連動しているのかもしれません。ただし，脳の意義を強調するとは，脳から身体へのトップダウン・メカニズムを強調するだけでなく，脳それ自体内部のメカニズムを，（いわば「拡大ニューロセプション」として）強調することでもなければなりません。

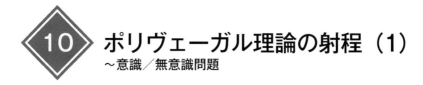

10-1 意識・非意識・身体

　これからあと3つの章，10，11，12章では，ここまでみてきたポリヴェーガル理論の神経科学上の射程（意義と限界）を，6-6で呈示しておいた「ニューロセプション」論への3つの疑問点を手がかりに，検討していきたいと思います。

　その第1の疑問点は，まず意識的（認知的）プロセス－無意識的（神経生理学的）プロセスの区別と相互関係の問題でした。「ニューロセプション」論は，「パーセプション（知覚）」と区別して「ニューロセプション」を規定するわけですが，そのメルクマールとして，当初は採用していた<u>皮質プロセス</u>と<u>皮質下プロセス</u>の区別は次第にふれなくなってきている一方，<u>意識</u>プロセスと<u>無意識</u>プロセスの<u>区別</u>の方は依然として固守されています。しかしそもそも，意識的な神経系プロセスとはいかなるプロセスなのか？　あるいは無意識的な神経系プロセスとは？　両者はどこで何によって区別されるのか？　それは皮質プロセスと皮質下プロセスの区別とどう異なるのか？　それら前提たるべき事柄について「ニューロセプション」論は，神経科学的に全く明示していないというのが論点でした。でもそれだと，「ニューロセプション」は定義されていないものによって定義されたものとなり，結局それは何なのか，画定することができなくなってしまいます。意識／無意識とは何か……壮大な問題ですが，ポリヴェーガル理論の射程を見定めるべく考えてみましょう。

少し哲学的にふり返ってみると，意識は，意識する作用そのものと意識される対象（意識の内容）——現象学的にいえば，意識のノエシス的側面（志向作用）とノエマ的側面（志向対象）（4–1 を参照）——からなっています。そもそも意識が生じるということは，そうした意識の作用と意識の内容の接合構造が成立するということであり，前者なしにはそもそも意識というものが存在しえないし，後者なしにはそのつどの個々の意識が存在しえません。

　すると意識は，前者の存在する程度，後者の存在する程度に応じて，いくつかの意識段階に分けることができます：意識の作用がそもそも生じていない全き非意識の段階（ノンレム睡眠，昏睡，全身麻酔など），意識の作用（覚醒）は存在するが意識の内容が存在しない覚醒せる非意識の段階（持続性植物状態，無言無動症，欠神発作，てんかん自動症など），意識の内容が存在するが単純な（刹那的・限定的・黙示的な）原意識の段階，意識の内容が複雑な（持続的・統合的・明示的な）全き意識の段階です……この４段階のうち，最初の２つを非意識としてまとめるなら，非意識・原意識・全き意識の３段階とみることもできます。すると，5–5 でみたジャクソンの階層論や，アントニオ・ダマシオのいう「非意識（原自己）」「中核意識（中核自己）」「拡張意識（自伝的自己）」［Damasio 1999=2003］の３段階論とも重なってきます。

　ただここでまず重要なのは，意識の根底にあるのはつねに身体であることです。身体なしに意識はありえません。上記の意識の接合構造のうち，意識作用は，対象と関わって働いている身体についての表象，そして意識内容は，その身体に関わって，身体に変化を引き起こしつつある対象についての表象とみることができます［Damasio 1999=2003, p. 40］。意識の作用がそもそも存在しない「全き非意識」の段階とは，つまるところ身体の活動だけが黙々と続いている状態であり，その身体の状態を集約して「覚醒」という形で上位中枢に送っているのが「覚醒せる非意識」の段階です。しかしその「覚醒」という意識作用は，まだ特定の対象を何１つ持たない意識内容なき意識，つまりは依然として非意識にすぎません。覚醒しているけど，意識はない状態で

す。ところが，その身体が利那的・限定的・黙示的ながらも対象を捉えたとき，その対象によって変化を起こされる身体を表象する<u>意識作用</u>と，身体が向き合う対象を表象する<u>意識内容</u>とが接合して，はじめてここに意識が，ただし利那的な "いま・ここ" だけで終わる単純であいまいな意識，「原意識」が生じることになります。そしてこの「原意識」をもとに，意識作用も<u>意識内容</u>もが相ともに持続的・統合的・明示的になって，複雑で明確な意識，「全き意識」になると考えることができます。

「原意識」は即応的である（反応潜時が短い）かわりに，大雑把で単純な（空間周波数が低い）像を結びますが，そのつどたえず生まれては消え，消えては生まれる "いま・ここ" の瞬間の生命をくり返しながら，意識の中核であり続けます（ウィリアム・ジェームズのいう「意識の流れ」［James 1891］）。「全き意識」は時間がかかる（反応潜時が長い）かわりに，精細で柔軟な（空間周波数が高い）像を結びます。持続的な〈いま・ここ〉（過去・未来の厚みをもつ現在）の意識とでもいいましょうか。これがわれわれ人間が（霊長類とともに*[1]），ふつうに "意識" と思念している意識です。「原意識」は「<u>広義の意識</u>」，「全き意識」は「<u>狭義の意識</u>」といってもいいかもしれません。それに対して，「全き非意識」と「覚醒せる非意識」は，「<u>広義の意識</u>」も成立する以前の，「非意識」です。

ともあれこうして，「全き非意識」なしには「覚醒せる非意識」はなく，「覚醒せる非意識」なしには「原意識」はなく，「原意識」なしには「全き意識」はなく，つまるところ「全き非意識」なしには「全き意識」はなく，意識がどの段階までいっても，身体なしには存立しえないのです。反対に「全き意識」を意識成立の<u>十分条件</u>とするなら，「原意識」も「非意識」もその<u>必要条件</u>であり，クリストフ・コッホ（とフランシス・クリック）に倣って，「全き意識」が生じるのに十分な最小のニューロン連合を「意識と相関するニューロン」（NCC：Neuronal Correlates of Consciousness）とするなら*[2]［Koch 2004=2006, pp. 39-40］（**6-6** を参照），「原意識」はその「特定要因」の黙示的な部分，「非意識」はその「可能要因」（NCCe）［Ibid., pp. 168-9］と位置づけることができます（**4** の＊9を参照）。

372

　レム睡眠時に夢を見るとき，身体（骨格筋）の動きはすっかり弛緩するため，意識は身体を必要条件としないかのように即断しやすいですが［Koch 2012=2014, p. 88］，実はまさにそのとき，腸管の蠕動運動はフル稼働し，"腸内細菌－脳－腸軸"は活性化し，内臓感覚はむしろ活発になるので，身体の非意識的活動こそが夢に情動的色合いを付与し，意識の礎となっている可能性を否定することはやはりできないのです［Mayer 2016=2018, p. 195］。

10-2　非意識から覚醒へ

　では実際，それぞれの意識段階に相関するニューロンの領域はどこの部位にあるでしょうか。脳の損傷研究や脳画像研究によると，まず非意識領域の「全き非意識」は脳幹の下部──その中心が孤束核でした（*4-1*を参照）──，「覚醒せる非意識」は脳幹の上部が軸となり[*3]（延髄など脳幹下部の損傷で覚醒障害が生じることはなく，かわりに呼吸中枢・血管運動中枢等の機能停止で生命自体に危険がある，もしくは呼吸と血流だけが人為的に保持される「脳死」となるのに対し，脳幹上部の損傷では，生命は維持されても，「昏睡」など重い覚醒障害が生じます），それらに皮質領域の（後部）島皮質[*4]，1次体性感覚野の一部（内臓感覚・固有感覚の部分），2次体性感覚野，内側頭頂皮質が連動し（ダマシオのいう「原自己」の形成［Damasio 1999=2003, pp. 197-8]），そして脳幹下部から脳幹上部へ，そして脳幹上部から前脳基底部（腹側経路）や視床の非特殊核（髄板内核）（背側経路）へと，上行性脳幹網様体賦活系を上行し[*5]，そこから大脳の広い範囲に投射して「覚醒」をもたらします[*6]（*4-1*を参照）。中脳の網様体（脳幹上部）や視床の髄板内核に両側性の損傷を受けると，覚醒そして意識が著しく失われてしまいます（大脳なら一部をごっそり失っても，そういうことはないですし，片半球しかなくても健常に生活できる人が何百人もいます）［Koch 2006=2008, pp. 170, 178, 234]。処理回路がより空間的に離れている島皮質，体性感覚皮質，内側頭頂皮質の損傷ではそれほどではありません［Damasio 1999=2003, pp. 287-8]。

10–3 覚醒と（原）意識のちがい

しかし覚醒することは，意識があることとは限りません。覚醒せずとも意識のあるレム睡眠時の夢のような場合もありますし，それは別としても，覚醒はまだそれだけではあくまで非意識で（意識内容が存在しているとは限らない），意識の必要条件ではあっても，十分条件ではないのです [Damasio 1999=2003, pp. 122, 290-1]。たとえば「（持続性）植物状態」は，覚醒（と睡眠）はあるけれども，意識はないとみられます。自発呼吸ができ，（脳波上）睡眠と覚醒のサイクルを示し，1日のうち何時間かは目も開きますが，何かが見えているようではなく，刺激への反応や体の動きがあっても反射的・自動的にすぎないのです。1972年にブライアン・ジェネットとフレッド・プラムがはじめて定義したこの「持続性植物状態」（persistent vegetative state）[Jennett & Plum 1972] の，2010年以降の呼び名，「反応のない覚醒状態」（unresponsive wakefulness）[Laureys et als. 2010] がそのまま示すとおり，「覚醒状態」だが意識的な「反応がない」，つまりそこには原初的な意識，「原意識」（ダマシオのいう「中核意識」）が欠けているのです。

こうした事態は，脳のどんな部位の損傷で生じるのでしょうか？　それは視床と大脳皮質（なかでも帯状回）とみられています [Damasio 1999=2003, pp. 140, 292; Massimini & Tononi 2013=2015, p. 70]。また，この状態に（顕著な（salient）対象に対する）最低限の注意が加わる，いわゆる「無言無動症」（akinetic mutism）も，同じく視床と，特に（前）帯状回の両側性損傷によるものとされています[*7] [Ibid., pp. 135, 140, 317; Ramachandran1998=1999, p. 316]。ちなみにこのことは，原初的な注意が動き始めても，まだ意識の始まりとは限らないことを示しています：いいかえれば「注意」には2種類，意識以前の注意と意識的な注意があることを示しています[*8]。

他方，あらゆるもののなかでも最も純粋な意識喪失とされるのが，てんかんによる「欠神発作」（absence seizure）とその後の「自動症」（absence automatism）でしょうが——まさしく欠神（absence）とは，意識の不在（absence）なのです——[Damasio 1999=2003, p. 128]，欠神発作・欠神自動症

もまた，視床・帯状回で生じるてんかん発作により起こりやすいものとみられています [Ibid., pp. 140, 316, 320]。覚醒し筋緊張も保たれているのに（だから倒れない），突然数秒〜数十秒，目の焦点も合わず，顔の表情もなくなり，すべての運動も止まり（痙攣もせず），その間の記憶もいっさい欠く。。。概して，視床における両側性の損傷やてんかん発作，および帯状回での両側性の損傷やてんかん発作は，覚醒を保ったまま意識障害を引き起こすことがわかっており [Ibid., pp. 316, 320]，こうして意識の誕生には，まず視床と帯状回が決定的な役割を果たしていることが判明してきます。視床の特にいくつかの核（網様核[*9]・視床枕[*10]など）[*11]は，おそらく身体（の非意識的な表象）と，対象（の表象）のあいだの関係（の再表象）を非明示的に示し，さらに帯状回（と体性感覚皮質）がそれを受けて，より明示的に示している可能性があるとダマシオは述べています [Ibid., p. 320]。身体の「表象」と対象の「表象」の関係の「再表象」…そうした第三項的な「表象」として，意識が"いま・ここ"に刹那的・局地的ながら作動し始めています。

　こうして，視床・帯状回といったきわめて限定された領域を基軸に，原初的な意識，「原意識」が成立するのです。その領域の正中線上という（**10**の＊8を参照）解剖学的な位置からいっても，それは進化上決して新しく生まれたものとは考えられません。ポージェスもそうですが，生物のもつ意識について語るときに，その「意識」がどのレベルでの意識なのかをはっきりさせておく必要があるように思います。

　「ニューロセプション」の無「意識」的プロセスに対置されるのは，「全き意識」（狭義の意識）だけでしょうか。「原意識」（広義の意識）レベルも入るのでしょうか。「意識」とはしばしば，理性・言語・記憶・注意などを前提にし，ヒトだけがもつもの（つまり「全き意識」）と思念されていますが，それ以前の原初的な意識，「全き意識」成立後もそれを下から支え続ける根原的な意識，つまりは原初的で根原的な「原意識」が，実はここにすでに始まっています。それはどう少な目にみても，（ポージェスが焦点に据える）哺乳類の多くの動物に共有されている意識と考えて間違いないと思われます[*12]。しかもそれは，「原自己」の非意識的な表象の再表象として [Ibid., pp.

216, 223-5], 私たちが"わたし"という1人称的な視点をもつに至る中心軸の源泉（ダマシオのいう「中核自己」）をなすものであることも銘記しておかなければなりません [Ibid., pp. 162, 167, 237, 268, 373]（さらに*10–8*を参照）。

10–4 哺乳類の「原意識」 霊長類以降の「全き意識」

とはいえ，この「原意識」（ダマシオのいう「中核意識」）は，"いま・ここ"にとどまる刹那的・局地的な意識，単純で<u>大雑把な像をしか結ばない黙示的</u>な意識の，次々と生滅するたえざる流れであって（ダマシオは「中核意識はパルスの形で生み出される」としています [Damasio 1999=2003, p. 222]），「全き意識」（ダマシオのいう「拡張意識」）のように，同じく"いま・ここ"ではあっても，過去も未来も含みこむ広大な〈いま・ここ〉へと拡がる<u>持続的・統合的な意識</u>，複雑で明確な像を結ぶ明示的な意識の成立にとっては，必要条件でこそあれ，十分条件にはなりえません。

そして，刹那的・局地的な「原意識」が，哺乳類の多くの動物に共有されている意識と考えられるとすれば，持続的・統合的な「全き意識」は，<u>霊長類（真猿類）</u>以降はじめて本格化する意識といえるかもしれません[*13]。

ではここで，黙示的な意識が明示的な意識になるとはどういうことでしょうか。「黙示的」な意識とは，そこからさらに処理を施さないと（つまり他のニューロン集団が解釈を加えないと），まだ意識対象が何であるか理解できず，直接意識にのぼることができないものであり，「明示的」な意識とは，もうそれ以上処理を施さなくても理解でき，それ自体で明確に意識的な内容となることができるものです [Crick & Koch 1992, p. 112; Koch 2006=2008, pp. 57, 168]。

なお，明示的な意識たりうるにもかかわらず，黙示的な意識にとどまるものが，いわゆる「無意識」であり，この点でそもそも意識対象を持たない「非意識」とは，水準を異にすることは銘記しておかねばなりません。

では対象の知覚において，脳のどの段階の処理で「黙示的」な表象にとどまり，どの段階の処理で「明示的」な表象が生まれるのでしょうか。最も研

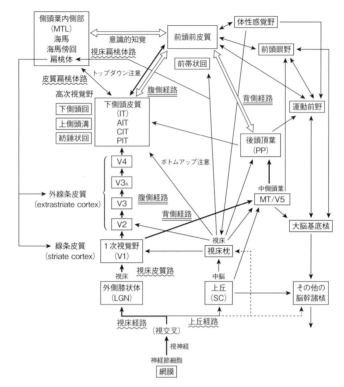

図表 10-a　視覚の2段階の2重経路
皮質下：視床経路／上丘経路
皮質上：腹側経路／背側経路

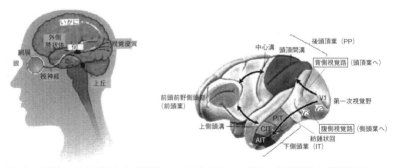

図表 10-b　視覚の視床経路と上丘経路
[Ramachandran 2003=2005, p. 47] による

図表 10-c　視覚の腹側経路と背側経路
[Koch 2004=2006, p. 242] を一部改変

10　ポリヴェーガル理論の射程（1）〜意識／無意識問題　377

究の進んだ視覚の分野で，しばらくクリストフ・コッホの分析にしたがって，みてみましょう。

　視覚野は，すでに *Column D* でみたように，霊長類では30個以上もあるのですが［澤口 1996, p. 151］，基本原理は他の感覚野と同様，1次視覚皮質（V1）でいったん世界を分解し，より上位の視覚野群で段階的に再構成することにあります［同, pp. 110, 153］。食物の消化吸収とも似た，情報の消化吸収ですね。そして先取り的に言えば，分解段階にあるほど意識なきプロセスで，再構成段階が進むほど意識的なプロセスで，情報処理がなされるのではないかとみられます。だとすれば，皮質は皮質でも，ただちに意識的プロセスとは言い切れないことになります。

　まず視覚経路は，アンガーライダーとミシュキンの提起以来［Ungerleider & Mishkin 1982］，1次視覚皮質（V1）（線条皮質）に入った後，2つの視覚路に枝分かれすることが明らかにされてきています（図表 10-a, b, c）。一方では，知覚のための経路（"what" に反応する腹側経路）として，V2・V3・V4（まとめて外線条皮質という）をへて（図表 10-d），側頭葉の下側頭皮質（infero temporal cortex）である IT で純視覚皮質の最終段階に達し，他方では，行動のための経路（"where" ないし "how" に反応する背側経路）として，V1 から側頭葉中部（middle temporal area）の MT/V5 [*14] をへて，頭頂葉の後頭頂葉（PP）に至り，最終的には両系統がどちらも前頭葉の（背外側）前頭前皮質 [*15] で再び落ち合うのですが，ここで知覚のための腹側経路が意識的知覚につながりやすいのに対し，行動のための背側経路は基本的に無意識に進みやすいとされています [*16]。だから以下では，主に腹側経路をみていくことになりますが，しかしまずこの経路が2つに分かれる前に，V1（ないし網膜〜 V1 の経路上のどこか）が損傷するだけで，すでに視覚意識は大きく損なわれ，意識的には何も見えなくなることを確認しておきます（もちろん上丘−視床枕のルートが残るのですが，これだけでは意識化されるに十分とはならず，いわゆる「盲視」[*11] となります）：だから V1 は，意識的な視覚が成立するのに不可欠な必要条件ということになりますが，かといって決して十分条件ではありません［Ibid., pp. 203, 219-20］。なぜなら，

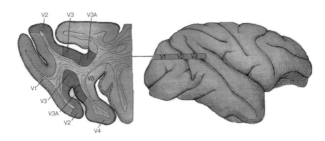

図表10-d　マカクザルの視覚野の断面図
[Zeki 1992, p. 44] より転載

V1でも背側経路でもなく，腹側経路の，それも最終段階に至ってはじめて，意識的知覚は成立するからです。皮質だからといって，ただちに何でも「全き意識」になるわけではないことが，改めて痛感されます。

　さて，その腹側経路ですが，V1を始点として初期段階ほど，その視覚像は網膜上のイメージをそのまま反映し（網膜位相保存的：retinotopic），各段階ごとに角度（方向）（V1）・輪郭・奥行き（V2）・形（V3・V4）・色（V4）・運動（MT/V5）など個々の要素については明示的でも，視覚意識の内容そのものについてはまだ黙示的で，主観的な知覚像には少しも反応しないのに対して，ITを頂点とする後期段階になるほど，網膜上の感覚表象には捉われなくなり，視覚意識の内容を明示的に表現し，主観的な知覚（夢[17]や共感覚[18]を含む）や知覚の反転（両眼視野闘争，フラッシュ・サプレッション，ネッカーの立方体やルビンの壺などの双安定的な錯視）にも対応した反応を示すようになります［Koch 2006=2008, pp. 208-9, 216, 256-7, 499-526］（図表10-e, f）。そしてこの特徴は，ITが密接な連絡をもつ近傍の高次視覚野——とくに上側頭溝（STS）・紡錘状回（FG）——や側頭葉内側部（MTL）——扁桃体や海馬・海馬傍回を含む——にも等し

図表10-e　ルビンの壺
wikipedia
「ルビンの壺」より転載

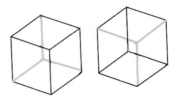

図表10-f　ネッカーの立方体

10　ポリヴェーガル理論の射程（1）～意識／無意識問題　379

く共有されています［Ibid., pp. 278-81, 511-6］。主観的知覚像に対応して反応するニューロンは、アカゲザルでみる限り、V1・V2ではわずか18％なのに対し、V4では38％［Leopold & Logothetis 1996］、MT（V5）では43％［Logothetis & Schall 1989］、ITそして上側頭溝（STS）では実に90％［Sheinberg & Logothetis 1998］に達し、側頭葉内側部（MTL）（扁桃体・嗅内皮質・嗅周皮質・海馬・海馬傍回）でも、ヒトでは2/3もあります［Kreiman et als. 2002］。V1の損傷では失明が起こりましたが、これらのニューロンの損傷では、失認（agnosia）が生じるでしょう[*19]。たとえば自転車が目の前にあっても、V1が損傷していれば、全く見えないですが、これらのニューロンの損傷では、よく見えてはいながら、"2つの輪をつないだ金属の棒がある"などと報告するのです。

　これらの結果から推察するに、1次視覚野（V1）にとどまらず、概して1次感覚皮質レベルではまだ、意識的知覚についての「黙示的」な表象しか生み出せず[*20]、かつて「連合野」と呼ばれた高次感覚皮質（ひいては多感覚皮質）の領域においてはじめて、あるいはむしろ、皮質下の扁桃体・海馬・海馬傍回などを含む側頭葉内側部（MTL）において、「明示的」な表象を生み出しうることが明らかになってきます。これらのニューロン細胞の「集成体」（assembly）（*6-6*を参照）［Hebb 1949=1957, pp. 80, 94-5］によって相関的かつ一過性に創出される、意識的な「知覚」（さらには「イメージ」、「概念」にまで至る）「心的対象」の誕生です[*21]［Changeux 1983=1989, p. 194］。しかも、ポージェスの「ニューロセプション」（無意識のプロセス！）において基軸をなした、上側頭溝（STS）・紡錘状回（FG）、そして扁桃体が、ここにITと密接に連動しながら、意識的知覚のプロセスと濃厚に相関する部位としてエントリーされていることを見落とすわけにはいきません。

10-5　意識／無意識とニューロンの統合度

　とはいえ、ITはもちろんのこと、高次感覚皮質も多感覚皮質も側頭葉内側部（MTL）も、それら単独でニューロンが発火しても、決して必ずしも

（全き）意識を生み出せるわけではありません（実際 IT 野のニューロンは，深いノンレム睡眠の最中に発火することもあるのです）[Koch 2006=2008, p. 184]。ならばどんな時に，それらは明示的な表象をもって，（全き）意識を生み出せるのか？　——それはこれらのニューロンがまた，持続的・統合的な表象となるとき，そのためには，他のニューロンとの広汎で強力な連合の中に置かれるときです。どういうことでしょうか⁉

　そもそも，物事（意識内容）が明確になるとは，無数の他の選択肢の可能性を排除することであり，無限といっていいほどの沢山の潜在的可能性のレパートリーに裏返しに支えられていることだと考えることができます [Massimini & Tononi 2013=2015, pp. 118, 130-1]。スピノザの "すべての規定は否定である" とは，（全き）意識のこの性質を描写したものではないでしょうか。「暗い」という感覚が意識されるためには，「明るくない」に加え，「赤くない」「青くない」「星空でない」「音がしない」「味はない」…etc. etc.，と「〜ではない」の総動員を必要とし，もしそこから「赤」「青」「星空」「音」「味」…etc. etc.，との区別を取り去ったら，その「暗さ」は何物でもなくなり，目の前の「暗さ」は何だか得体の知れないものになってしまうでしょう：私たちは「暗い」と思うとき，目の前の「闇」を見ているのだと考えますが，実は「闇ではないものすべて」を走査し尽くしてはじめて，その「闇」はあらわれ，「暗さ」は感じられているのです [Ibid., pp. 130, 156-8, 169]。こうしたすべての潜在的な可能性の除外により，その「暗さ」は「暗さ」として明確に（！），つまりクロード・シャノン的な意味での高度な「情報」として，立ち現われてきます。

　したがって，「暗い」という明示的な意識内容が生じるには，「暗さ」に反応するニューロンだけでなく，「赤」「青」「星空」「音」「味」…etc. etc.，に反応するニューロンすべてが（非）反応し，そのいちいちにわたる広範囲のニューロン，そのいちいちにわたる長い反応時間を必要とするのです。これが，明示的な全き意識の反応潜時が長い理由です。ある刺激が完全に意識にのぼり，ある自発的な動作が意識にのぼるには，少なくとも 0.3〜0.5 秒はかかります[*22]　逆に，刺激から 0.3 秒以内に生じた反応は，無意識の "自動

10　ポリヴェーガル理論の射程（1）〜意識／無意識問題　381

的な"反応ということになります；しかし0.3秒以上かかる場合でも，その大半が無意識です（**6**の＊33でみたベンジャミン・リベットの実験を思い出して下さい）。その無意識のプロセスの末に，一定の処理時間の「閾値」を越えると，広汎に統合されたニューロン連合が構成されるに十分な強さをもった活動となり，そこに（全き）意識が生じることになると考えられます［Koch 2006＝2008, pp. 378, 470］。こうなると，（全き）意識とは，どこの特権的部位に生じるかということよりも，どれほど多くの・広い範囲のニューロンどうしが統合されているか，というその統合度に由来することになりそうです＊23。だとすれば，この統合されたすべてのニューロンどうしの相互作用から「創発」してくる，まさに「創発特性」（emergent property）として，（全き）意識は成立してくるものといわなければなりません［Ibid., pp. 25, 27, 193］。この統合された1つの全体から創発する，諸機能の総体的な調節のシステムを，私たちは「意識」と呼んでいるのです［Changeux 1983＝1989, pp. 207, 225, 242］。現段階までのコンピュータには，まだ遠く及ばない特性です＊24。

　それゆえ今や，意識的プロセスと無意識的プロセスの分かれ目は，活性化した諸ニューロンどうしの統合度のちがいにこそあるのであって，ニューロンが互いに独立し，単調で分散的なモジュールであればあるほど，そのプロセスは無意識的になるし，ニューロンが互いに連合し，複雑で凝集的なシステムであればあるほど，そのプロセスは意識的になるのです＊25。神経系は，即応性（反応潜時の小ささ）を必要とするときには，単調で分散的な無意識的プロセスを選択するでしょうし，精細性（空間周波数の大きさ）を必要とするときには，複雑で凝集的な意識的プロセスを選択するでしょう。そして前者の方が既定の固定的なパターンで，代謝エネルギー要求が低く，後者の方が複雑で柔軟性を要する反応で代謝エネルギー要求が高いでしょう。無意識的プロセスが前面に出ることもあれば，意識的プロセスが前面に出ることもあり，しかし何より最も頻繁には，無意識的プロセスと意識的プロセスが同時多重並列的に進行することも少なくないでしょう＊26。いずれにしても，やるのはつねに変わらず神経系です。神経系が，状況に応じて，まずは無意識的プロセスを，時に意識的プロセスを，あるいは多くの場合その両方を，

それこそ無意識のうちに選択している……そしてこれこそがまさに、〈ニューロセプション〉ではないでしょうか？

　その場合、〈ニューロセプション〉の無意識性は、無意識的プロセスで行くか意識的プロセスで行くかを選択するプロセスの無意識性、いわば2次のレベルでの無意識性であること（つまるところ、無意識か意識かはつねに無意識のうちに身体自身が決めていること）に注意しなければなりません。それを無造作に1次のレベルに持ち込んでしまうと、不意に神経系のプロセスと意識プロセスを分断する「二元論の罠」[PVT, p. 3]に足を掬われる可能性も秘めています。

　ポージェスは、(1)「ニューロセプション」を「パーセプション（意識的知覚）」と対比して捉え、(2) 意識的（認知的）プロセスと峻別された無意識的（神経生理学的）プロセスだけを「ニューロセプション」と規定し、(3) そうした「ニューロセプション」の方に「パーセプション（意識的知覚）」よりも高い価値を与えていますが、*6-6*でもすでに指摘しておいたように、(1') そもそも「パーセプション（意識的知覚）」もまた神経系の所業、つまり「ニューロセプション」であり、(2')「パーセプション（意識的知覚）」のかなりの部分が実は無意識的なプロセスであり、両者を区別できるとすれば、もはや関与するニューロンの統合度のちがい位しかありません。しかしそのとき、(3') 統合度の低い（＝独立性の高い）状態の方を統合度の高い（＝独立性の低い）状態よりも無条件に高い価値を与える根拠はどこにもないはずです（もちろん逆も同様）。あるのは緊急度（精細度・柔軟度）のちがいだけでしょう。思い出してほしいのですが、ポージェス自身、自律神経系の3段階について、いずれも状況に応じて適応的な、安易に優劣を語ることのできないシステムであるのを鋭く指摘していました（*6-3*を参照）。それと全く同様に、統合度の低い「ニューロセプション」も、統合度の高い「パーセプション（意識的知覚）」も、即応性が要求されるか精細性・柔軟性が要求されるか、それぞれ状況に応じて適応的で、安易に優劣を語ることのできないシステムであるはずです。強いて優劣を語るのであれば、むしろ自律神経系の3段階論と同様に、そしてそれと相似なジャクソンの

「進化と解体」論と同様に，より進化した高次の段階，つまりは意識（＝「パーセプション（意識的知覚）」）の段階の方に，軍配を上げる羽目にならないとも限りません。むしろどちらも同じ〈ニューロセプション〉として，本質的に同じことをしている（いいかえれば，状況に応じてちがうことをしている）ことこそが重要なはずですよね。

　ここで問い直すべきは，意識的：無意識的＝皮質的：皮質下的という，構造による二元論を棄却してもなお，依然として根強く存続する，意識的：無意識的＝認知的：神経生理学的というもう1つの，機能による二元論であるように思われます。

_10-6_　意識形成と相関しやすい領域はあるか？

　さて，できるだけ広汎で強力なニューロン連合を形成するものが意識的プロセスになるとするなら，原理的には，どんな下位ニューロンの作用でも，"草の根"的に広汎なニューロン群を大規模に巻き込むことができれば，意識的プロセスになりうることになります。「顕著性による注意」が脳内を席捲するときなどは，それに近いかもしれません。ただし，上行路をただせり上がるだけのニューラル・ネット・ウェーブは，実は意識化を獲得するのが難しいのも現実です［Koch 2006=2008, p. 232］。単にボトムアップの意識形成作用だけでは持続性をもたず，むしろ多くの場合，「閾値」を越えるだけのそうした大規模な統合を獲得するには，さらにそのせり上がりのエネルギーを増強するフィードバックの作用，トップダウンの意識形成作用が大きな力を発揮する場合が少なくありません。とすると，そのフィードバックの作用をより受けやすい，他よりも意識化に有利な領域が出てこざるをえません。

　視覚皮質において，IT が V1 や V2 と対比的に，意識的知覚に対応しうるのは，単に上位に行くほど視覚情報処理のレベルが上昇するからではなく，IT がさらにそこから上側頭溝（STS）・紡錘状回（FG）など近傍の高次視覚野や，扁桃体など側頭葉内側部（MTL），そして何よりも前頭前皮質（PFC：前頭葉の前部，「前頭前野」と同じ）に投射し，また投射し返される密接な

双方向的連絡を直接にもち[*27][Koch 2006=2008, pp. 276-81]，そのフィードバックの，あるいはこの3者間の相互フィードバックの，反響的な（reverberatory）作用により，活動が増強（自己増強）され，そうした活動がある程度の時間継続し，閾値を越えることが，まさに意識的知覚の成立の十分条件となっているからにほかなりません[*28][Ibid., pp. 378, 403-4, 422, 484, 523, 552, 598-9; Koch 2012=2014, pp. 92, 107, 18-3, 303]。その際，前頭前皮質のフィードバックによって強力になったニューロン連合を，今度は前頭前皮質がそれだけを選択し，それを意識内容とする意識的知覚が生じるのです。前頭前皮質は，視床の背内側核との間に膨大な反響ループ回路をもち，これが他の皮質部位との自己増強的な反響作用（reverberation）の基盤をなすものとみられます[Fuster 1997=2006, p. 174]。前頭前皮質における「ワーキング・メモリー」の本質も，この反響作用にあるといえましょう[Ibid., pp. 165, 174, 296-7]。これと対照的に，V1は（のみならずどの1次感覚野・1次運動野も），前頭前皮質に直接の出力も入力もないことが目を引きます[Koch 2006=2008, pp. 202, 243, 458, 461]。

　ここに炙り出されてくるように，前頭前皮質（PFC）に代表されるフィードバックの自己増強的な反響作用が，意識プロセスの形成にきわめて重要な（十分）条件をなすのであり，それゆえこの前頭前皮質のフィードバックに直接連なりうる双方向的な結合をもつ部位が，意識プロセスに関与しやすい部位，要するにクリストフ・コッホ（とフランシス・クリック）のいう「意識と相関する（必要十分にして最小の）ニューロン集合」（neuronal correlates of consciousness：NCC）[Ibid., pp. xii, 39-40]（*6-6*を参照）ということになります。その最有力候補が，ここにみたように，前頭前皮質（PFC）を中心に，ITから上側頭溝（STS）・紡錘状回（FG）を含む側頭葉の高次感覚連合野[*29]，頭頂連合野，また高次の運動野というべき運動前野，そして扁桃体[*30]・海馬・海馬傍回・嗅内皮質・嗅周皮質などを含む側頭葉内側部（MTL）なのです。そして恐らく，さらに付け加えれば，コッホも，また1999年時点までのダマシオも（「拡張意識」としては），あまり想定していなかった，（前部）島皮質なのです[*31]（さらに*11-6*へ）。

前頭前皮質とそれら諸領域の間に（直接にはそこを結ぶピラミダル・ニューロンに），「（全き）意識」は生まれるといえましょうか[*32]。「間に」ということが，ここで恐らく決定的に重要なのではないかと思われます。いわば，脳という神経細胞1000億個たちの超集合体——ガザニガに倣っていえば「社会的な脳」（social brain）［Gazzaniga 1985］（**13**の＊17を参照）——が織りなす，最も複雑で持続的な相互の社会的関与（social engagement）の産物として，「（全き）意識」は生成するものと言えそうです。言うなれば，意識プロセスとは，脳細胞たちの「社会」活動の顕在化した姿なのですね。

　しかもそれらの部位は，いずれも後に**13–2**でみるように，今度は<u>個体間の社会的関与</u>に関わる「社会脳」（social brain）としても重要な役割を果たす部位です。そして何よりポージェスの「社会神経系」（social nerve system）の「ニューロセプション」においても，上側頭溝（STS）・紡錘状回（FG），扁桃体，島皮質など，やはり重要な役割を果たす部位です。ただし「ニューロセプション」では，その定義上，専ら<u>無意識的</u>プロセスの一環として位置づけられるほかないとすれば，ここではむしろ，<u>全き意識</u>に相関するプロセスとして捉えられています。しかしだとすれば，もしもニューロセプションを，無意識プロセスも意識プロセスも，神経系の統合度の異なる2つの様相として包括するメカニズムと捉えるならば，「社会脳」研究と「社会神経系」研究のめざすところは，大幅にオーバーラップしうるであろうことも展望されてこないでしょうか。

<u>10–7</u>　注意とワーキングメモリー——前頭前皮質という虚焦点

　ところで逆に，意識プロセスの形成にきわめて重要な（十分）条件をなす，この前頭前皮質（PFC）のフィードバックの作用とは，何なのでしょうか。前頭前皮質は，フィードバックのループをとおして，取り巻くさまざまの大脳皮質領域に対して，何をしているのでしょうか。

　それは，さまざまにひしめき合う無数の可能な表象の中から，自らの欲求と関心に沿って，ある特定の持続的な表象を措定する（その結果，意識的な

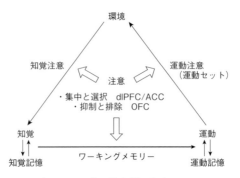

図表10-g　前頭前皮質の注意システム
（時間をこえる随伴性）
[Fuster 1997=2006] により作成

表象たらしめる）作用，つまり一言でいえば，注意（attention）の作用です。
　注意といっても先に見たように，顕著な（salient）刺激に即応して生じる刹那的・自動的な注意ではなく，自身の目標指向に基づくより持続的・集中的な注意……コッホが「顕著さ（saliency）による注意」に対して「焦点的注意」と呼び，「ボトムアップ注意」に対して「トップダウン注意」と呼んだもの［Koch 2006=2008, pp. 299-302］，ダマシオが「低いレベルの注意」に対して「集中的な注意」と呼んだもの［Damasio 1999=2003, pp. 38, 120, 123, 230］，そしてわがポージェスが「定位反射」に対して「持続的注意」と呼んだもの［Porges 1972, p. 110］（*1–2*，*2–3*，*3–3* を参照），に相当するものです。
　環境の中のある特定の事柄に関心を向け（＝それ以外への関心を抑制し），持続的に集中すること（知覚注意），それに反応するために必要なある特定の（知覚的・運動的な）内的表象に注意を向け（それ以外への注意を抑制し），達成するまで持続的に活動状態にしておくこと（内的表象への注意＝ワーキングメモリー[*33]），適切な反応を行なうために，特定の動作のセットに注意を向け（それ以外への注意を抑制し），動作に少し先立って準備を始めていくこと（運動注意＝運動セット）。そうやって時間的に連続しない知覚刺激と運動反応を新たに組み合わせ，時間的な随伴性でなく「時間を超えた随伴性」（cross-temporal contingency）［Fuster 1997=2006, pp. 6, 101, 161, 169,

243, 289-93, 297]，いわば内的な随伴性を実現することこそ，前頭前皮質の最も特徴的な機能であり，それを1つに凝縮する機能が「注意」といってもいいかもしれません（図表10-g参照）。

そのために注意は，相互補完的な2つの側面，一方では（注意を向けるべき対象への）集中と選択（intensive and selective），他方では（注意を向ける必要のない対象への）抑制と排除（inhibitory and exclusionary）という両面をもっています：前者は背外側前頭前皮質（および前帯状回皮質の尾側部）が（*11* の＊6を参照），後者は眼窩前頭皮質が[*34]主に司り，双方合わせて1つの働きを全うしています [Ibid., pp. 218-20, 303]。

ではこれらの注意は，背外側前頭前皮質（および前帯状回皮質）と眼窩前頭皮質において，何を源泉として生じてくるのでしょうか。いいかえれば注意の作用は，何から生じるのでしょうか。それは孤束核を最底部に脳幹から上行する（広義の）内受容感覚，すなわち自己の身体についての非意識の表象であるように思われます[*35]。

また注意は，注意を向けるべき対象，つまり注意の内容そのものも産出するわけではありません。あるいは意識的対象を産出するわけではありません。意識化寸前の他の複数のニューロン連合が競合しているとき，そのなかのどれか1つを選択してバイアスをかけ，他の連合の形成を抑制しながら競合を解消し[*36]，反響的作用をとおして，その選択したニューロン連合を強化し，意識的知覚の産出を助けるのです（注意と意識は同一のものではなく，競合がなければ注意なしでも意識は成立可能です）[Koch 2006=2008, pp. 55, 97-8, 310, 312, 331-2, 422, 503, 566]。ワーキングメモリーも，フィードバックの自己増強的な反響的作用をとおして，前頭前皮質が当面の課題に必要な記憶情報を選択し収集し，必要な期間のあいだ保持し，組み合わせ，操作を加える作用です。ここでもまた，ワーキングメモリーの能力があれば意識はあるでしょうが，ワーキングメモリーと意識は同一のものではありません（ワーキングメモリーの能力が欠損した患者にも意識はあります）[Ibid., pp. 368-70, 379]。注意もワーキングメモリーも，それ自体が意識の内容そのものをなすのではありません。ただ，意識の内容を明示化するうえで不可欠の必要条件となる

ものです。

　前頭前皮質がしばしば大脳新皮質内の「コンダクター」に比せられるのも [Goldberg 2001=2007, pp. 16, 46-8, 52], このためでしょう。「コンダクター」は自らどの1つの楽器も演奏することなく，各々の楽器のパートを，楽曲の流れに応じてそのつど選択し，明示化し，そうしてオーケストラ全体を編成します。そうすることで，オーケストラ全体の意思を代行するものとみなされます。自らどの1つの楽器も演奏することなく……そう，前頭前皮質（PFC）は，「（全き）意識という大交響楽」の中核にあって大きな役割を果たすのですが，それ自体は意識的でないことを見落としてはなりません（ここでも6の＊33のリベットの実験を思い出して下さい）＊37。後出の総覧図（図表10-h）で，「前頭前皮質」が点線で囲ってあるのはこのためです。それはいわば意識世界の虚焦点，意識世界は中空構造なのです。実際，認知科学者レイ・ジャッケンドフの「意識の中間レベル説」(intermediate-level theory of consciousness) もいうように [Jackendoff 1987, pp. 285-301], 思考そのものを意識することはできないのであって，思考する際に私たちが意識するのは，思考の内容をなす何らかの特定の感覚表象（イメージ）だけでしかありません。そして思考の最終結果は意識内容として現われるとしても，それを可能にした思考プロセスそのものは，意識できません＊38 [LeDoux 2002=2004, pp. 34-5, 287]。（トップダウン）注意やワーキングメモリーでも全く同様ですし，意思決定や行動計画のような高次認知機能の場合はすべてそうです。

　こうして意識プロセスは，前頭前皮質という最も中核的な高みに至って再び非意識をその只中に抱え込み，非意識は実に皮質下の低次プロセスと前頭葉の最高次プロセスの両側から，意識成立の必要条件として，意識を包囲しているのです。こうなると前頭前皮質も，よくいわれるような無限後退する特権的な「ホムンクルス」の座というわけにもいかなくなるでしょう。「コンダクター」はあくまで「コンダクター」。意識の内容そのものを産出するのはオーケストラ全体であって，その点では「コンダクター」は全く無力な存在といわねばなりません。意識を生み出すのは前頭前皮質（PFC）ではなく，脳ひいては神経系の全体なのです。

10　ポリヴェーガル理論の射程（1）〜意識／無意識問題　389

　しかもなおそのうえで，そのオーケストラ全体ということが成立しうるに
は，「コンダクター」の存在が不可欠であることもまた事実です。個々のニ
ューロン（連合）がもはや互いに単純に連続しえないとき，あるいはそうで
あればあるほど，そこに新たな随伴性を創出する，皮質内のどの個々のニュ
ーロン（連合）にとっても共通の他者として，あるいは大脳皮質内全ニュー
ロンの共通の第三者として，前頭前皮質は屹立し君臨するものとみなすこと
ができます。おそらく哺乳類以降，大脳皮質が発展し複雑になればなるほど，
それらを統合する中心として，前頭前皮質は進化してきたにちがいありませ
ん（そしてまたおそらく，このいわば脳細胞間の（三者関係的）〈社会〉の
発展と複雑化は，同時に外部世界の個体間の（三者関係的）〈社会〉の発展
と複雑化に照応しあっていたことでしょう）。恐らくその画期は，霊長類
（とくに真猿類以降）の進化の途上にあったものと推察されます[39]。霊長類
以降の社会における三者関係の創発と照応して，霊長類以降の大脳皮質にお
ける三者関係の創発として，前頭前皮質もめざましく進化してきたのではな
かったでしょうか（さらに *Column J* を参照）。

_10–8_　正中線構造と"主体性"の感覚

　以上こうして，意識形成に相関しうる神経系のありようを概観してきまし
た。まず，意識の非意識的な可能要因の領域（ダマシオのいう「原自己」）
として，孤束核を底に置き，脳幹網様体から前脳基底部（腹側経路），視床
の非特殊核（髄板内核）（背側経路）へと上行し，島皮質，1次体性感覚野
の一部，2次体性感覚野，内側頭頂皮質が連動する部位，次いで原意識の領
域（ダマシオのいう「中核意識」）として，視床・帯状回（・上丘）を基軸
とするきわめて限定された中心的な部位，そして全き意識の領域（ダマシオ
のいう「拡張意識」）として，前頭前皮質（PFC）を中心に，そこと密接に
連絡のある高次感覚皮質，運動前野，側頭葉内側部（MTL），そして恐らく
前部島皮質等にわたる部位がそれです。その総覧を，次頁（図表10-h）に
掲げておきましょう。この図に目を凝らすなら，ポージェスが「ニューロセ

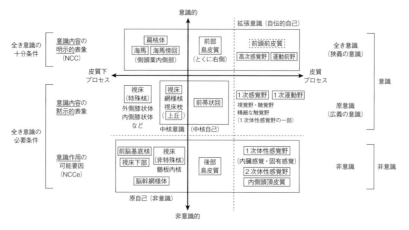

図表 10-h　意識の生成に関与するとみられる諸部位
[Damasio 1999=2003; Koch 2006=2008;
Craig 2002, 2003, 2009] により作成

プション」の無意識的プロセスにおいて基軸とした，あの上側頭溝（STS）・紡錘状回（FG），扁桃体，島皮質等は，実は非意識的な領域から全き意識の領域までを股にかけてしまうものであることに気がつきます。「ニューロセプション」の無意識的プロセスは，「パーセプション」の意識的プロセスと，本当に区別する必要があったのでしょうか。

　しかし，今ここでもう１つ注意を喚起しておきたいのは，非意識的な可能要因の領域（ダマシオのいう「原自己」の非意識）と原意識の領域（ダマシオのいう「中核意識」）が，いずれも脳の正中線の近傍に位置し，正中線をはさんで互いに左右向かい合う正中線構造（midline structure）をなしていることです［Damasio 1999=2003, pp. 141, 239, 321, 325］（*4* の * 6，*10–3* を参照）。これらの構造は進化の古い産物で，系統発生上ヒト以外の多くの動物にもあり，またヒトの個体発生上でも早い段階で発達してくる[*40] ものであり［Ibid., p. 141］，そして情動反応の誘発部位とも大幅に重なる領域であることを［Ibid., pp. 70-1, 87-8, 161］，ダマシオは強調しています。ただそれで言うなら，全き意識の領域（ダマシオのいう「拡張意識」）も，これよりはずっと側方に拡散するものの，やはり頭頂葉の高次感覚皮質から前頭前皮質（PFC）の正中線

10 ポリヴェーガル理論の射程 (1) 〜意識／無意識問題　391

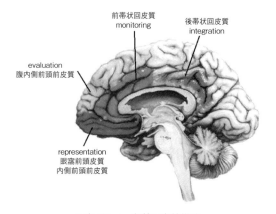

図表 10-i　皮質正中線構造
[Northoff & Bermpohl 2004, p. 104]

を中軸に分布し，「皮質正中線構造」(cortical midline structure)[*41] と呼ばれる領域に大きく重なります（図表10-i）。ヴァン・デア・コークはそれを「自己認識のモヒカン刈り」と呼んだわけですが [van der Kolk 2014=2016, pp. 151-3]（4の＊6を参照），そこはまさしく私たちが"主体"としての感覚（authorship）をもつ [Koch 2006=2008, pp. 552, 600]，高次の自己（自己意識される自己）の宿る部位なのです。なかでもとくに<u>主体性（agency）の感覚</u>に関わるのは，<u>右側の後部島皮質</u>と<u>右側の下頭頂皮質</u> [Farrer et als. 2003]，そして前帯状回と内側前頭前皮質であり [Frith 2002]――そして反対に，<u>左側の島皮質と下頭頂皮質，そして左側の体性感覚皮質</u>は，自身の行為のシミュレーションの際に活性化する [Ruby & Decerty 2001]――，また<u>自己所有感</u>（ownership）に関わるのは，右側の上頭頂皮質と腹内側前頭前皮質であるとされています [Damasio 1999=2003]。

　ダマシオに倣っていえば，私たちは自身の身体を「<u>非意識</u>」で「表象」し（「原自己」），それを<u>「中核意識」（原意識）</u>で「再表象」し（「中核自己」），さらにそれをまた<u>「拡張意識」（全き意識）</u>で「メタ表象」[Damasio 1999=2003, p. 337] する（「自伝的自己」），ということになるでしょうが，その際，身体の「<u>非意識</u>」的な表象をもとに，「原意識」に芽生え始めた1人称

的視点を（*10-3*を参照），前頭前皮質（PFC）の「全き意識」の自己省察的な３人称的視点で捉え返すことで，真に１人称が確立するのです。"いま・ここ"の刹那的・局地的な自己（感）から，過去も未来も含みこむ拡張された〈いま・ここ〉の持続的・統合的な自己（意識）になるのです[*42]。それには，側頭葉内側部（MTL）の記憶情報も大きな役割を果たすでしょう。自己を他者のように見ることができる，高次諸連合野の働きもそこには不可欠でしょう。脳細胞間の社会の「コンダクター」は，個体間の社会では，いや個体間の社会によってこそ，１人称の主体として立ち現われてきます。

　だとすればしかし，逆にこの１人称の主体も，あくまでその根源は身体（と他者の身体）であること，すなわち根源的主体はつねに身体であること——ただその身体のメッセージは，「原自己」に非意識的に表象され，「中核自己」に原意識的に再表象され，「自伝的自己」に意識的にメタ表象され……と媒介され・媒介され・媒介され，媒介されるたびに間接化していきます。間接化した末端の前頭前皮質（PFC）の部分では，もはやそこだけで，あたかも身体がそう感じたかのような表象を，身体が現に感じた表象に取って代えることも不可能ではなくなります：ダマシオがよく言う「あたかも身体ループ」（as if body loop）ですね［Damasio 1999=2003, pp. 97, 110, 335-9, 351］。この"あたかもの主体"にすぎないのか，"真の主体"なのか，という問いが，１人称の主体にはたえず付き纏っており，だからこそ私たちは，前頭前皮質（PFC）という問題を見ないで済ますのでなく（称揚して思考停止するのでもなく，唾棄して思考停止するのでもなく），正面から見据えつづける宿命を負っているのではないでしょうか。その点では，ポージェスが皮質にこそしばしば言及しても，前頭葉の領域についてはほぼいっさい沈黙を通しているのは，気がかりなところです。

〈註〉

[*1]　ダマシオは「拡張意識」を持つのはヒトだけでなく，「単純なレベルでなら」［Damasio 1999=2003, p. 36］ヒト以外でも，（ハンス・クマーの報告する）ヒヒ，

（マーク・ハウザーの報告する）チンパンジー，あるいはボノボたちも，（そして「私の知るイヌ」も）持っていると述べています［Ibid., pp. 245, 249］。すなわち「全き意識」は，（高度に人間化された社会性肉食動物イヌを除けば）ほぼ霊長類のレベルで創発してくるものであることを，それは物語っています。

*2 クリストフ・コッホ（とフランシス・クリック）は，その「NCC」研究を，ダマシオのいう「中核意識」の水準に限定し，「拡張意識」（ここでいう「全き意識」）の水準は捨象する旨，言明していますが［Koch 2004=2006, pp. 36-7］，事実上それが指し示しているのは，「拡張意識」に相当する領域であるように思われます。現に研究の結果，「NCC」の有力候補とされているのは，前頭前皮質を中心に，そこと直接の密接な双方向的連絡のある高次感覚皮質，運動前皮質，側頭葉内側部となっているからです（さらに *10-6* へ）。

*3 ではその上部と下部の境界線はどこにあるのか？　ダマシオによればそれは，橋の中部，三叉神経の入力面のレベルです（図表10-j）［Damasio 1999=2003, p. 306］。ちょうどこのレベルまでで，身体全体からの信号がすべて揃ったところで（脊髄には四肢・体幹部から，延髄と橋の下部では——その中核が背側・腹側の迷走神経複合体でした——頭頸部から），ここから上ではその情報を大脳皮質にまで至る上位の中枢に伝達し，「覚醒」の源となるのです。三叉神経レベル以下の損傷では，脳波上も覚醒状態に影響なく，恒久的な覚醒状態を示しますが，それより少しでも上の部位での損傷

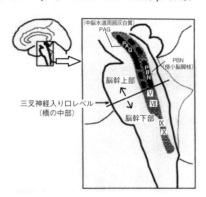

図表10-j　脳幹上部と脳幹下部の境界面
［Damasio 1999=2003, p. 307］を改変

だと，たちまち重い覚醒障害をもたらします［Ibid., p. 310］。たとえば，**傍小脳脚核（PBN）**（*4-1* を参照）。網様体のなかでもとくに傍小脳脚核は，電気刺激すると覚醒や注意を引き起こし，破壊すると覚醒と意識の障害を引き起こすことが確認されている部位です［Ibid., pp. 312-4］。加えて興味深いことに，アルツハイマー病では，海馬や前頭前皮質の萎縮ばかりが言われますが，それとあわせて末期には，傍小脳脚核の両側性の破壊も確認されているのです［Parvizi et als. 1998］。進行したアルツハイマー病に，顕著な意識障害が伴なうのもこのためかもしれません。

*4 ダマシオの「原自己」は，島皮質をとくに前部・後部に分けてはいませんが，*4*

394

の＊14でみたバド・クレイグの説に従い，このレベルの島皮質を後部島皮質に限定
しておきます。

*5 上行性脳幹網様体賦活系には，ノルアドレナリン系（A1-7）・ドーパミン系（A8-
15）・セロトニン系（B1-9）・アセチルコリン系（C1-8）など，前脳の覚醒をもたら
すさまざまの系統の上行性ニューロンがありますが，なかでも意識の必要条件とし
て不可欠なのは，アセチルコリン系のニューロン（コリン作動性ニューロン）とみ
られます。アセチルコリン系は大脳の最も広汎な領域に広がり（とくに前脳基底部
からのC4-6ニューロン），そして覚醒時とレム睡眠時（睡眠中の覚醒局面）に一貫
して作動するのに対し（11–3を参照），ドーパミン系は前頭前皮質など大脳の特定
領域のみへの投射，ノルアドレナリン系とセロトニン系はレム睡眠時に無反応だか
らです［Koch 2006=2008, pp. 170-5］。そしてこの上行性網様体賦活系のとくに腹側
経路（前脳基底核を中継する方のルートで，大脳のより広い範囲に投射する）は，
ほかならぬ迷走神経の孤束核が底支えをしているのであったこと（4–1を参照）も，
ここで想起しておきましょう。4–1でみたように，背側経路が睡眠から覚醒への移
行に関与するのに対し，腹側経路は覚醒からそれ以後，ないしそれ以前（レム睡
眠）の，意識への移行に関与するのです。

*6 覚醒時の脳内の血流量の分布は，「高前頭葉の分布」（ハイパーフロンタリティ），
つまり前頭葉で皮質の他領域を上回る特徴があります［Changeux 1983=1989, p.
237］（11の＊32へ）。覚醒を失い，意識を失うと，この相違は減少ないし消失しま
す［Ibid.］。ちなみに慢性の統合失調症では，覚醒時にも「高前頭葉の分布」とな
りにくく，むしろ高側頭葉の分布，高頭頂葉の分布の傾向を示します［Ibid., p.
238］。

*7 前大脳動脈の梗塞による前帯状回の広汎な損傷から，しばしば生じるものです
［Vogt 1992, p. 437］。帯状皮質運動野（11の＊6を参照）を含んだ領域が損傷され
るため，麻痺も筋力低下もなく，反射運動や外から強く促されての運動はできても，
自ら動作を起こすことはできなくなります［丹治2009, pp. 128-30］。またしばしば，
重篤な自律神経系の障害を伴ないます［Fuster 1997=2006, p. 222］。「心的ならびに
外的な仮死状態」とダマシオは形容しました［Damasio 1994=2000, p. 132］。

*8 注意と意識はしばしば同じ現象とみられやすいですが，仔細に検討するならば，両
者は決して一致するものでないことがみえてきます。注意は，まず顕著な（salient）
刺激に引きつけられて生じる利那的・自動的な注意の段階では，むしろ意識に先行
し，意識のない状態でも現われはじめ，（原）意識の成立する必要条件の1つをすら
なします。そしていったん（原）意識が成立すると，それは注意をより持続的・集

中的な注意へと高めていき，それがまた今度は，全き意識を成立させる必要条件の1つとなっていきます。この2種類の注意を，ダマシオは「低いレベルの注意」「集中的な注意」[Damasio 1999=2003, pp. 38, 120, 123, 230]，コッホは「ボトムアップ注意」「トップダウン注意」，ないしは「顕著さ（saliency）による注意」「焦点的注意」[Koch 2006=2008, pp. 299-302]と呼び分けました。もっともこれらの区別は，ウィリアム・ジェームズの「直接的」／「間接的」，「感覚的」／「知的」，「能動的」／「受動的」，「有意的」／「無意的」な注意の分類に淵源するでしょう[James 1891=1939, pp. 273-7]。

　この2種類の注意は，それぞれ脳のどこに発するものでしょうか？　コッホによれば，前者は視床枕を中心とし，後者は前頭前野を中心とするであろうとのことです[Ibid., p. 338]。さて，ここで是非とも思い出してほしいのが，わがポージェスです（*1–2*を参照）。彼は早壮の院生時代に，前者を「定位反応」(orienting response)，後者を「持続的注意反応」(sustained attention response)として考察し，前者を皮質下レベル（間脳–辺縁系），後者を皮質レベルで作動するものと類別する[Porges 1972, p. 110]，「注意の2成分説」(two-component theory of attention)を提起し，博士論文の到達点としたのでしたが[PVT, p. 51; Porges 1972, pp. 109-10]（*1*の＊10を参照），以後さらにその延長上に，前者を爬虫類に支配的な「迷走神経背側運動核」に発する「植物的な迷走神経」，後者を哺乳類に支配的な「疑核」に発する「機敏な迷走神経」と，2種類の相異なる「迷走神経」に帰属させることで，ポリヴェーガル理論を打ち立てるに至ったのでした[PVT, p. 51]（*1*の＊10を参照）。すると，視床枕等々が顕著な刺激に魅かれてボトムアップの注意を発動しているとき，"背側迷走"はそこでどう作用しているのでしょうか（しかも，"背側迷走"は爬虫類に支配的，視床枕は哺乳類どころか霊長類で支配的です[*10]！）。さらには，前頭前皮質がトップダウンの注意を発動しているとき，"腹側迷走"はそこでどう作用しているのでしょうか。

　視床枕等々と"背側迷走"をつなぐ手がかりは「扁桃体」ではないか？　前頭前皮質と"腹側迷走"をつなぐ手がかりは「眼窩前頭皮質」ではないか？　というのが本書の仮説ですが，*12–2*でそのことに立ち戻りましょう。

[*9] 網様核は，視床の数ある諸核の中でもユニークな位置にある核で，唯一大脳皮質と線維連絡せず，かわりに他の視床核それぞれと相互性の線維連絡をもち，その活動を修飾して，視床と大脳皮質の活動を制御しています：視床皮質線維と皮質視床線維の大部分が網様核に側枝を出し，これに対し網様核の方では，各視床核にGABA作動性の抑制性線維を出して調節を行なっているのです。そしてこれと同時に，脳

396

幹（楔状核，背外側被蓋核，大縫線核など）や前脳基底部からも線維が入力し，睡眠と覚醒に関与してもいるのです。

*10 　視床枕は，視床の数ある諸核の中でも最も大きく，しかも系統発生的に最も新しい核です：哺乳類でもマウス等の齧歯類には存在せず，肉食獣で小さいながらも他の諸核から明確に区別されはじめ，霊長類，とくに真猿類から類人猿への進化の過程で急激に発達し，ヒトではさらに巨大化したものです［Koch 2006=2008, p. 234］。霊長類で大きく発達した背景には，唯一の捕食動物＝天敵ヘビを迅速に見分ける機能を，視床枕がもったためであることが明らかにされています［Van Le et als. 2013］。

　　霊長類では，視床枕のさらにその内部がいくつかの亜核に細分されて，それぞれが特定の皮質連合野と双方向的な連絡をもち，全体としては前頭連合野・頭頂連合野・後頭連合野・側頭連合野など広汎な領域に汎性投射する点で特徴的です。

*11 　なおダマシオは，ここに中脳背側の上丘の役割を追加しています［Damasio 1999=2003, pp. 228, 240, 315, 319-20］。上丘は7層の構造からなり，その最上層で網膜から，2-3層深いところで1次視覚野から，それぞれ視覚情報を，そして上丘と四丘体（中脳蓋）のコンビをなす下丘から聴覚情報を，さまざまな脳幹核から体性感覚情報（内臓感覚を含む）を受けて統合し，外界についての地図を作っています：この地図上のある部分が刺激されると，刺激源へ目や頭・首，そして（耳を動かす動物なら）耳を向けさせて定位反応や注意的な運動を誘発するのですが，それに伴なって，身体と対象の関係についての表象を視床の網様核や髄板内核・視床枕に送っているのではないかと，ダマシオは睨んでいます［Ibid., pp. 319-20］。

　　そして実際，大脳皮質のない動物では，「これが注意的行動の実行を伴う単純な形の中核意識の源かもしれない」と［Ibid., p. 320］。上丘の哺乳類以前の相同領域を「視蓋」といいますが（下丘の相同領域は「半円堤」），たしかにこの視蓋は，魚類や両生類，そして特に爬虫類と鳥類では非常に発達し（爬虫類・鳥類では14～15層もの明瞭な層構造をもつそうです），最も重要な視覚処理器官としてのみならず，聴覚や体性感覚の豊富な入力と合わせて，最高位の統合中枢ともいうべき枢要な役割を担っていました［村上 2015, p. 169］。そのためか条鰭魚類（現生魚類の95％以上を占める）など，中脳が終脳を凌駕して，脳の中で最大の領域となっています［同, pp. 164, 168］。魚類と両生類では，中脳蓋が最も重要な連合中枢の場であり（魚類では専ら視蓋，両生類から半円堤も発達），爬虫類と鳥類でもまだ重要な場所ですが，発達し始めた大脳と競合し始め，哺乳類ではほぼすべての機能が大脳に取って代わられ，中脳はもはや反射と中継の場に成り下がっていきます［Romer & Parsons

1977=1983, p. 481]。

　哺乳類では，視覚よりも嗅覚，聴覚，体性感覚を発達させたこともあって，上丘は二次的に退化し［同，p. 169］，霊長類（とくに真猿類以降）で再び視覚が重要になると復活し，上丘由来の「サッカード」といわれる特有の超断続的な急速眼球運動（0.1秒余の間隔で毎秒3-4回発生）もたえず行なうようになりますが（**Column D**を参照），同時に大脳皮質も発達して多くの精緻な視覚処理を行なうようになるので，上丘の役割自体は限定的になります（サッカードも，上丘による経路と，前頭前皮質（と後頭頂葉の一部）による経路の，2通りができます）［Koch 2006=2008, pp. 126-8］。なお上丘は，顔面神経核にも入力することがわかっています。

　それゆえヒトの場合，上丘単独では上記の働きを行なうには十分ではなく，視床と帯状回の協働のもとに統合されてはじめて可能になることを，ダマシオは付け加えるのを忘れていません［Ibid., pp. 228, 320］。現に上丘は，それらと離れて単独で作動する場合，「中核意識の源」どころか，むしろ非意識の反応の中核をなしているといえます。たとえば「盲視」（blind sight）［Weiskrantz et als. 1974］（さらに**11**の＊11を参照）。すなわち，1次視覚野の損傷で網膜−外側膝状体からの情報が寸断され，すっかり視覚意識を失っても，網膜−上丘−視床枕−外線条皮質という別の弱い経路が残っているために，意識的には何も見えないその視野に，見えないはずの対象を無意識に判別し，（本人も当てずっぽう気分のまま）言い当てることができてしまうのです。

＊12　というのも，視床枕は齧歯類を除く哺乳類で発達し＊10（しかも齧歯類はそもそも視覚にあまり依存しなかったことを割り引いて考えねばなりません），また傍小脳脚核も，**4–1**でみたように，哺乳類で共通に存在するからです［Craig 2002, p. 659］。

＊13　ジョセフ・ルドゥーによれば，強烈な感覚的刺激（捕食者の姿，繁殖期の異性の姿，食物の発見，大きな物音，ケガの痛み等々）に注意を奪われた時に，そのつど生じてすぐ消えるような「原始的な意識」，「受動的な意識」，「ドメイン特異的な感覚的意識」は，霊長類以外の動物も持ちうる意識ですが［LeDoux 2002=2004, pp. 287-8, 294, 307, 341］，特定のドメインを越えて過去や未来にも拡がる「ドメイン非依存的な意識」は，あくまで前頭前皮質とワーキングメモリーとをもつ霊長類以降にのみ顕著な意識です［LeDoux2002=2004, pp. 294-5, 307］。

＊14　MT領域（middle temporal area：側頭葉中部領域）は，親指の爪ほどの大きさの皮質一片で［Koch 2006=2008, p. 258］，霊長類以降にしか存在しませんが，最初にヨザル（新世界ザル）でアルマンとカースによって発見されたときには「MT」，マカクザル（旧世界ザル）でセミール・ゼキによってはじめて記述されたときには

「V5」、そしてヒトにおける相同部位はしばしば「MT/V5」と呼ばれています [Ibid., p. 259; Zeki 1992, p. 45]。

*15 背外側前頭前皮質（46野）は，このように視覚系の最高次の領野であると同時に，運動系の最高次の領野でもあり，そして「ワーキングメモリー」の作動する領野でもあって [澤口 1996, p. 130]，大脳皮質の「コンダクター」である前頭前皮質の中でも最も「コンダクター」らしい領野といえましょう。

*16 グッデールとミルナーの有名な実験によると，エビングハウスの錯視図形（右の図表10-k）で，被験者に左右それぞれの真中の円の大きさを，母指と示指をまるめて示させると，その輪は左側での方がはっきり大きかったのに対し，真中の円をつまむよう指示すると，母指と示指で作る輪の大きさはどちらもほぼ同じでした [Goodale & Milner 1992]。前者つま

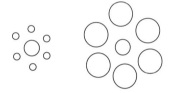

図表10-k　エビングハウスの錯視図形

り円の意識的知覚は，腹側経路ですが，錯覚のままに反応し，後者つまり円に対する運動の関わりは，背側経路ですが，前者とは独立に，無意識に的確な識別を行なうのです。物理的には同一の刺激なのに，意識的知覚反応と無意識的運動反応は異なり，しかもなお同時並列的な多重プロセスをなしています。

　これはまた，クラパレードのよく知られたいわゆる"トラウマ実験"（1911年）を想起させます。海馬損傷によるある健忘症の女性患者は，主治医の彼が訪問するたびに，以前に彼に会ったことを思い出せず，クラパレードはいつも一から自己紹介をしなければなりませんでした；ある日彼は，いつものように手を差し出し，彼女と握手をしたとき，その手の中に画鋲を忍ばせていました；彼女は鋭い痛みにびっくりして，さっと手を引きます；しかし次に訪問したときは，やっぱり彼女は，彼に初対面であるかのように接するのです；そこで彼も，再びいつものように自己紹介をし，手を差し出しました；ところが握手のほうは，今回は彼女ははっきりと拒んだのでした [Baddeley 1987, p. 21]。

*17 レム睡眠時に夢を見ているときは，V1とその周囲の視覚部位はあまり活動せず（閉眼安息時と変わらないレベル），V2・V3・V4の外線条皮質，さらには紡錘状回（FG）や側頭葉内側部（MTL）ではかなり活発に活動することがわかっています [Koch 2006=2008, pp. 208, 209]。

*18 共感覚で見えている色は，fMRIでみると，V1・V2には活動を起こさないのに対して，紡錘状回（FG）の働きを活発にします [Koch 2006=2008, p. 257]。紡錘状回

（FG）は，波長そのものではなく色の，あるいは色の恒常性の，知覚に関わる部位でもあります［Ibid., pp. 254-5］。

[*19] たとえば18野（2次視覚野）・19野（視覚連合野）に損傷を受けた患者は，自転車という視覚的なまとまりをしっかり見分けますが，それを"前と後ろに輪のついた棒"といいます［Changeux 1983=1989, p. 191］。

[*20] 持続性植物状態の患者の脳画像研究によると，意識がないにもかかわらず，適当な刺激に対して，1次視覚野と同じく，1次聴覚野・1次体性感覚野にも強い局所的な活動が観察されるのですが，しかしどの1次感覚野の活動も植物状態の意識喪失を打破するには及ばず，それぞれの感覚モダリティにとっての意識的知覚には十分ではないことを示唆しています［Laureys et als. 2000, 2002］。

[*21] 「知覚」「イメージ」「概念」は，こうした「心的対象」のさまざまに異なる諸形態として連続的に位置づけられます［Changeux 1983=1989, p. 186］。「知覚」は「感覚」（外界との相互作用）に直接に規定され，その瞬間だけ生起するのに対して，「イメージ」・「概念」は，外界との直接の相互作用を必要としない記憶上の対象となります；ニューロン集合体内のニューロンどうしの強く安定した接続によって，外界の対象から独立し，感覚的要素は選択され縮減されていきます；それでも，「イメージ」はまだ感覚的要素を多分に残し，短時間しか続かないのに対し，「概念」は感覚的要素は微弱ないし皆無で，長期に持続します［Ibid., pp. 194-5］。

[*22] したがってスポーツの世界では常識のことでしょうが，短距離走者はスタートのピストルが鳴るのを意識的に聞く前に，スタートを切っていなければなりませんし，野球のバッターは，時速140キロレベル以上の投手のボールを打つためには，打つのか見逃すのか意識的に決める前に，バットを振り始めていなければなりません。

[*23] ここで重要なのは，関与するニューロンの数そのものではなく，それらのニューロンどうしの関係性，統合の度合なのです。その証拠に，脳の全ニューロン1千億個の実に8割を占め，大脳皮質の4倍以上のニューロンを擁する小脳は，ニューロン相互の独立性が強く，1つ1つのプルキンエ細胞は各々たった1つの登上線維しか受けていませんが［Changeux 1983=1989, p. 312］，その結果，膨大な機能を果たしているにもかかわらず，そのほぼすべてが非意識なのです［Massimini & Tononi 2013=2015, pp. 94-5, 145-50, 252］。

同様に大脳基底核も，大脳皮質－視床との間に，運動系・眼球運動系・認知系・情動系など緊密な多重ループ回路をもちますが，それらはきれいに区画されて互いに交わることなく，それぞれ独立に並行して一方向に走り，意識にのぼることなく自動的に作動するのです［Ibid., pp. 163-5］。私たちの脳内のいわば「ゾンビ・シス

テム」（**6**の＊30を参照）の大部分を占めるのはこの2つ，小脳と大脳基底核だと
トノーニらは言います［Ibid., p. 45］。私たちが"体で覚える"というとき，それは
小脳が覚え，大脳基底核が覚えているのです。

　しかもなお，その非意識の「ゾンビ・システム」である小脳と大脳基底核が，随
意運動の意識的プロセスに同時並列的に発生し，それをたえず不随意に調節する2
大中枢となっていることも，見落とせません：物を見て手が動く際，手が動く前に
1次運動野のニューロンが発火するだけでなく，小脳核ニューロンとプルキンエ細胞，
そして線条体と淡蒼球のニューロンが発火することが確認されており［Thach 1968;
Delong 1972］，視覚野－連合線維－1次運動野という従来想定されてきたルート以
外にも，視覚野－小脳ないし大脳基底核－1次運動野のルートの可能性も想定する
必要がありそうです［岩坪・金光 1993, p. 31］。

　また昏睡や植物状態，ノンレム睡眠，麻酔状態，てんかん発作などでも，いっさ
い意識がないからといって，活性化しているニューロンのエネルギー総量は決して
さほど減少しておらず，そのかわり活性化したニューロンどうしの関係がほとんど
バラバラの状態にあることを指摘しておかねばなりません［op. cit., p. 87］。

　このことを個々のニューロンの立場からみれば，同じ1つのニューロンが，ある
状況では，意識的知覚を生成するニューロン連合の一部となって，意識的プロセス
を担うニューロンとなることもあれば，また別の状況では，別の意識的知覚を生成
するニューロン連合の一部となって，別の意識的プロセスを担うニューロンとなる
こともあり，さらには意識的知覚を生成するニューロン連合の一部になることなく，
意識を全く介さずに行動を引き起こすこともある，ということになります［Koch
2006＝2008, pp. 190-1］。意識を生ずる特権的なニューロンは，原理的には存在しな
いのです。

＊24　それはまた，少なくとも現段階までのところ，脳とコンピュータの分かれ目ともな
　っているかもしれません。現代のコンピュータのハードディスクの記憶容量は，す
　でに私たちの脳のそれをはるかに超え，またその処理速度も神経系のそれをはるか
　に凌ぐ水準に達していますが，しかし，個々の要素どうしがつながりあう相互作用
　の統合度においては，全く比較にならないほど低水準であり，ただこの一点でコン
　ピュータは，圧倒的に不利な立場に甘んじています。しかし，もしこの一点を突破
　するなら，たとえ構成要素が無機物のままであり，生命を宿していなくても，コン
　ピュータにも意識の成立は不可能ではないかもしれません。もっとも，現段階のコ
　ンピュータでは，いきなりそれを突破しようとしても，デジタル信号の相互干渉の
　嵐となって暴走するのがオチでしょうが。

10 ポリヴェーガル理論の射程（1）〜意識／無意識問題 401

*25 意識的プロセスと無意識的プロセスを分離するのは実際かなり難しく，神経科学では「プロセス浄化問題」として問題化されてもいます［Koch 2006=2008, pp. 383, 395］。

*26 これはちょうど2002年にノーベル経済学賞を受賞した心理学者で行動経済学の創始者ダニエル・カーネマン風にいえば，「ファスト＆スロー」［Kahneman 2011=2014］といった感じですが，ただしその場合は，その母体というべきジョナサン・エヴァンスらの「二重過程理論」（dual process theory）に即して［Evans 2008］,「速い思考」（直感的・自動的・無意識的思考）＝「システム1」と「遅い思考」（熟慮的・意識的思考）＝「システム2」が，あたかも「独立の主体」として作動するモデルです［Ibid., pp. 31, 41-2］。ところが本書で言う同時多重並列的プロセスは，まずそもそも意識的思考といえども無意識なしには存立しえず（つまり独立の主体ではない），その上で無意識が意識なしに作動したり，無意識が意識に包摂されたり，無意識と意識が独立並列したり，状況に応じてさまざまに姿を変えるそのレパートリーの総体を言うのです。

*27 大脳皮質内での情報のやりとりの大部分は双方向的で，ある領野Aが領野Bに投射している場合，たいてい領野Bから領野Aへも投射があります［Fuster 1997=2006, pp. 34-5; Koch 2004=2006, p. 233］。いいかえれば，皮質内のどの領野も，必ず出力として軸索がどこかへ伸びており，行き止まりの領野（すべてを見下ろし，自身は見られることのない「特権的な」領野）というものは1つもないということになります［Koch 2004=2006, p. 230］。しばしば脳全体の司令塔のように思念されている前頭前皮質ですら，例外ではありません。それどころか，前頭前皮質ほど他の領野へ（フィードバックの）軸索を伸ばしている領野も少ないかもしれません。さらには，専ら一方向的な出力のみと考えられがちな（1次）運動野からの軸索もまた，多くは側腹枝を出し，同側または対側の皮質へ戻ってくる再入路のループを形成するのです：「まるで皮質から出た信号は，皮質からうまく出られないかのようである。」［Changeux 1983=1989, pp. 76-7］

*28 したがって逆に同じ理由から，いくらこれらの領域でも，こうした活動の増強に至らなければ，意識的知覚の成立とはなりません（さらに＊32を参照）。

*29 側頭葉は，記憶や聴覚の中枢として一般に考えられやすいですが，視覚・聴覚・体性感覚の高次感覚連合野（聴覚だけは1次感覚野も含む）をもち，多感覚を統合する嗅周皮質や海馬傍回をもつ，感覚系の高次連合野であるところに特徴があると考えなければなりません［Amaral & Price 1984, p. 493］（6の＊19を参照）。

*30 「扁桃体」は，皮質下領域でありながら，広範囲にわたる皮質領域と双方向に結合し，

加えて延髄の諸核にまで至る下位の皮質下領域とも双方向に結合するという独自の特徴をもっています［Emery & Amaral 2000, p. 158; Freese & Amaral 2009, pp. 19-21］（*11-8* を参照）。側頭皮質と，前頭前皮質と，そして前部「島皮質」・「前帯状回」と，視覚野（線条皮質も外線条皮質も）と双方向のつながりがあり，さらに「腹側線条体」・「大脳基底核」および延髄の諸核など広い脳内領域に投射しています［Morris, Friston et als. 1998, pp. 48, 54］。

*31 島皮質は，脳と身体のインターフェイスとされるだけでなく，脳内でも以上の前頭前皮質，扁桃体，側頭葉・頭頂葉の高次感覚野ほか，広汎な領域と神経連絡があるため［Mufson & Mesulam 1982; Mufson 1982b］，脳内の神経ネットワークの「ハブ」とすらいわれる部位で［Sridharan et als. 2012, p. 12572; 寺澤 2014, p. 66］，「自己感」の形成には不可欠の重要な部位ですが，専ら視覚意識を対象とし，自己意識にあまり重きをおかなかったコッホの関心はあまり引かず，また自己意識にまさに関心の中心をおいたダマシオも，1999 年時点ではまだ，島皮質を「原自己」の非意識的なレベルでのみ取り上げ，「拡張意識」のレベルで論じることはありませんでした。それというのも，島皮質の実相が明らかになり始めたのは，2002 年以降のバド・クレイグの貢献によるところが大きいからです［Craig 2002, 2003, 2009］。これに触発されて，ダマシオも 2003 年以降は自説にクレイグの理論を採り入れています［Damasio 2003, pp. 258-60］。なおポージェスが島皮質を 2009 年以降強調するようになったのは，クリッチュリーの影響によるものでした［PVT, pp. 59, 275］（*6-1*）。

　　クレイグによると，*4* の＊14 でみたように，島皮質はもともと大脳辺縁系に属し，すべての哺乳類に存在するものですが，霊長類以前はまだ非常に未発達で，（広義の）内受容感覚を統合しボディマップを形成する器官となるのは霊長類以降のことです。またそれに合わせて，霊長類とともに，島皮質のとくに前部が大きく膨隆してきます。さらに類人猿の進化，そしてヒトに至って，それは前部島皮質の右側の膨隆として顕在化してきます（その結果ヒトの島皮質は，マカクザルの 30％ も大きくなりました）［Craig 2002, 2003, 2009; Critchley et als. 2004; Blakeslee & Blakeslee 2008］。後部の島皮質が，主に下位とのやりとりで身体信号を「表象」（representation）するとすれば，前部（とくに右側の）島皮質は，さらにその「表象」を上位の高次皮質からの情報とも統合して「再－表象」（re-representation）・「メタ表象」（meta-representation）し，ここに自己の身体の主観的なイメージ，意識的な「自己感」，つまりは自己意識が成立するものとみられています［Craig, 2002, p. 652; 2003, p. 503; 2009］（さらに *10-8*, *12-4* へ）。こうして右前島皮質は，からだとこころ，身体反応と主観的な自己意識・主観的感情を媒介する結節点と位

10 ポリヴェーガル理論の射程（1）〜意識／無意識問題 403

置づけられるようになってきました［Craig 2002, 2003, 2009; Critchley et als. 2004; Blakeslee & Blakeslee 2008］。本書で後部島皮質を非意識の「原自己」に，前部島皮質を「全き意識」の自己意識成分として，位置づけるゆえんです。

　したがって，あんなに"情緒豊かな"イヌも，島皮質はもちますが，前部島皮質はまだきわめて原始的なので，あの豊かな"情緒"は，どうやら我々が信じてるほど自己意識的なものではなさそうです。

*32　実際，いくらこれらの領域であっても，個々の部位だけが活性化しても，意識を生ずることはないでしょう。大事なのは，相互の間の自己増強的なフィードバックの反響作用であって，それらの部位が意識を生むには，他のどの部位のニューロンとつながるか，そしてそのつながりがどのくらいの時間持続できるか，にかかってくるものとみられます（＊28も参照）。

　たとえば，これらの諸領域の中軸をなすともいえる「連合野」は，しばしば意識の座として扱われますが，連合野だけを電気刺激しても，意識も生じず感覚・運動の反応も起こらず，中心前回（運動野）だと，適切な強度なら意識はないまま直ちに運動反応を起こせるのに対して，感覚野その他は，刺激が一定時間（＝500ミリ秒！）以上続くと意識が生じるとされています［杉下1994, pp. 155-6］。連合野単独では意識を引き起こせず，感覚野その他の反応が続いて連合野（とくに前頭連合野＝前頭前皮質）につながると，意識を引き起こしうるということでしょうか。

　こうして，どんなに高次の脳部位でも，つねに意識的とは限らず，同一の部位が他の部位とのつながり具合に応じて，意識プロセスを担うときもあれば無意識プロセスを担うときもあることになります。その意味では，ポージェスが「ニューロセプション」に含めた上側頭溝・紡錘状回も，脳の高次レベルにありながら無意識プロセスを担う可能性をもっていますが，また同時に意識的プロセスの座でもあります。その岐路を説明できる論理を，「ニューロセプション」論が呈示する必要があることには，変わりはありません。同様にして，決して最高次とはいえない皮質下の扁桃体も，意識的にもなり無意識的にもなりうることを，11–5でみるでしょう。

*33　「ワーキングメモリー」［Baddeley 1986; Goldman-Rakic 1992, 1995］とは，訳語でいえば「作業記憶」。作業の進行上，そのつどの〈いま・ここ〉で，必要な内的表象に注意を向け，意識を向ける心の作業です。記憶の一種というより，注意の一種とみた方が実像に近いように思われます。限られた容量の中で，たえず更新されているさまざまな源からの情報を，一時的に（といっても，脳の神経細胞にとっては超長期的ですが）心の中に保持し，元の枠をこえて互いに関連づけながら同時に処理する（したがって抽象化する）能力です。短期記憶の一種とされていますが，そ

れは，すでに知っていることや過去に経験したことにも依拠して処理されるので，いわば特殊な短期記憶，長期記憶の奥行きを湛えた短期記憶ともいえましょう。あるいは，利那的・局地的な“いま・ここ”をこえる，持続的・統合的な〈いま・ここ〉の意識といってもいいでしょうか。「原意識」が，まさに「ドメイン特異的*13」，つまり特定の領域だけに限定され，その場限りの“いま・ここ”にすぎなかったのに対し，ワーキングメモリーでは，そのつど必要に応じて個々の領域が越境され，過去や未来とも往復される［LeDoux 2002=2004］，拡張された〈いま・ここ〉の意識であるところが本質的に異なっています。

　それでいて面白いことに，ワーキングメモリーは長期記憶の入口とはならない短期記憶であり，記憶一般とは異なる原理に支配されていることが伺えます：すなわち，貯蔵される記憶ではなく，状態としての記憶，活動状態以外のあり方をもたない「活動的な記憶」（active memory）なのです［Fuster 1997=2006, pp. 5, 106］。そのせいか，前頭前皮質を損傷しても，長期記憶の形成や想起にはほとんど問題を生じないことは，よく知られているところです。

　ワーキングメモリーを司るのは前頭前皮質だと，1970 年代にフスターはすでに看破していましたが，ルドゥーによれば，前頭前皮質における内側前頭前皮質（下位領域として前帯状回を含む），腹側前頭前皮質（下位領域として眼窩回を含む），そしてとりわけ外側前頭前皮質のトライアングルが，ワーキングメモリーの統合されたシステムの拠点とされます［LeDoux 1996=2003, pp. 327, 331-2; LeDoux 2002=2004, pp. 292-3, 375］。そしてこのトライアングルから，ヒトの心に特有の“知・情・意”［LeDoux 2002=2004, pp. 36, 48, 383］の 3 本柱が生じるとされています。

　系統発生的にみると，前頭前皮質は，哺乳類以外の動物には存在せず，哺乳類にはすべて存在するけれども，ほとんどはその主な機能は運動制御にすぎず，霊長類とくにヒトではじめて，独自の機能をもってよく発達します［LeDoux 2002=2004, pp. 269, 292］。また，他の哺乳類は内側前頭前皮質と腹側前頭前皮質しかもたないのに対し，霊長類だけが外側前頭前皮質をもち，ヒトではいっそう大きくなっています［LeDoux 1996=2003, P. 327; LeDoux 2002=2004, p. 292］。なかでも背外側前頭前皮質（dlPFC）はその極致です。背外側前頭前皮質（とくに 46 野）は，原始的な原猿類ガラゴ（現生霊長類の共通祖先の特徴をよく残す）には存在せず，真猿類マカクザルから存在します［Preuss & Goldman- Rakic 1991; 澤口 1996, p. 158］。（*13–2* を参照）このことを明らかにしたゴールドマン－ラキックは，背外側前頭前皮質をワーキングメモリーに関与する前頭葉の領域としても特定しました［Goldman-Rakic

1992, 1995]。とすると，「ワーキングメモリー」の創唱者アラン・バッドレーのモデルにおける「中央実行系」（central executive）[Baddeley 1986] は，背外側前頭前皮質の実行機能に相当することになりそうです。

　ともあれワーキングメモリーとは，いわば「意識的経験が立つ舞台のようなもの」であり，そこから立ち上がってくる例えば「感情」（情動の意識的経験）は，情動（について）のワーキングメモリー内の「（内的）表象」として，「象徴＝シンボル」として意識化されるのです [LeDoux 1996=2003, pp. 334-6]。そしてその点では，意識的な情動的感情も，意識的な思考も，似たものどうし。ちがうのはただ，前者がより内側・腹側前頭前皮質のもとで，後者がより外側前頭前皮質のもとで創出されること，加えて前者の方がより多くの脳システムを動員すること，にあるだけです [Ibid., pp. 356-7]。

*34 その証拠に，眼窩前頭皮質の損傷患者は，躁状態，社会病質，そして何より注意欠陥多動障害（ADHD）などと区別が難しくなるほど重大な類似性を示すのです [Fuster 1997=2006, pp. 220-1]。

*35 アントニオ・ダマシオは，背外側前頭前皮質における注意とワーキングメモリーの機能に「基準」として影響を与えているのは，「ソマティック・マーカー」ではないかと指摘しています [Damasio 1994=2000, pp. 303-7]（さらに *12-2* へ）。

*36 このいわば「反意識」「カウンター意識」（*0* の *16 を参照）こそ，フロイトが「無意識」と呼んだものだったかもしれません。

*37 その証拠に，前頭前皮質の損傷をしても，あまり重大な意識知覚障害にはならないのです [Koch 2006=2008, p. 457]。ラマチャンドランが，前頭葉の損傷よりも側頭葉の損傷の方が意識障害の程度が大きいことから，前頭葉よりも側頭葉に意識の座をみようとしたのも [Ramachandran & Blakeslee1998, pp. 307-8]，こういうことからかもしれません。ちなみに彼は，側頭葉の中でも扁桃体を，意識の存在に不可欠とみる点で特徴的です [Ibid., p. 307]。

*38 カール・ラシュレーは1950年代の初頭にすでに，私たちは情報処理そのものを決して意識することはできず，処理の結果を意識するだけであることを指摘していました [Lashley 1950]。

*39 すでに *4* の *50 でみたように，前頭前皮質の皮質全体に占める割合は，ラットやマウスではごくわずか，ネコ科で3.5%，イヌ科で7%，キツネザル（原猿類）でも8.5%に対して，マカクザル（真猿類）10.5%，テナガザル（小型類人猿）11.5%，チンパンジー（大型類人猿）17%，ヒトでは何と29%に達するのでした [Fuster 1997=2006, p. 8; Preuss 2000, p. 1224]。前頭前皮質は，まさに霊長類を最もよく特

406

徴づける皮質領域なのです［Fuster 1997=2006, p. 8］。

*40 1998 年夏にダマシオの大学に派遣されてきた講師に，出生直後と生後数ヶ月の幼児のPET画像を見せられたところ，脳幹と視床下部，体性感覚皮質，そして帯状回に早くもひときわ活発な構造があり，次いで数ヵ月後には扁桃体と腹内側前頭前皮質が続いたとのことです［Damasio 1999=2003, p. 321］。

*41 「皮質正中線構造」（cortical midline structure）に含まれるとされるのは，眼窩前頭皮質とその近傍の内側前頭前皮質，前帯状回皮質（とくにその膝上部）から，背内側前頭前皮質をへて，後帯状回皮質，楔前部に至る領域です［Northoff & Bermpohl 2004, p. 102］。そしてこれらの構造は，互いに強力な相互投射をもち，他領域とは互いによく似た接続様式を示すことから，解剖学上の一単位とみなされ，とりわけ腹外側前頭前皮質や背外側前頭前皮質，扁桃体，海馬，島皮質，そして中脳や脳幹の自律神経中枢と密な連関をもつものとされています［Ibid.］。またこれらの構造の内部では，役割分担がなされていて，自己関連刺激は眼窩前頭皮質とその近傍の内側前頭前皮質で「表象」（representation）され，すると前帯状回皮質で「モニター」（monitoring）され，背内側前頭前皮質で「評価」（evaluation）され，後帯状回皮質，とその近傍の楔前部で自身のパーソナリティ特性や情動的・自伝的自己の文脈に「統合」（integration）されるとみられています［Ibid., pp. 103-5］。

*42 われわれ人間（とごく限られた動物）の「自己意識」（＝過去や未来に延長された「自伝的自己」）は，この拡張された〈いま・ここ〉の意識からこそ生まれてくるでしょう。しかしそれ以外の動物たちも，そのつどの「自己感」という（原）意識はもち，それは前者の利那的・局地的な "いま・ここ" の意識から生まれてくるでしょう。逆に言えば，「自己意識」が全くない動物でも，自己（＝持続的に意識されない自己，黙示的自己）は存在するということでもあります［LeDoux 2002=2004, pp. 41-2］。他の多くの動物たちも，「自己感」をもち「意識」ももつけれども，「自己意識」をもつのは人間（とごく限られた動物）だけです。さらに 12-4 で，この問題を考察しましょう。

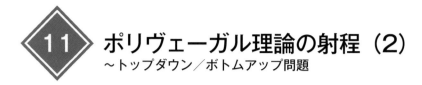

11-1 トップダウンなのかボトムアップなのか

　さて，大脳皮質レベルにおける「コンダクター」が一般に「前頭前皮質」とされるとすれば，自律神経系レベルにおける「コンダクター」を「腹側迷走神経複合体」（の中核を担う疑核）にみたのが，ポージェスでした［Porges & Buczynski 2013a, p. 4; PoG, pp. 128-9］（*5-3* を参照）。

　ところが *6-6* で確認したように，その「腹側迷走神経複合体」が中軸をなす「社会的関与」システムでは，「ニューロセプション」の枢軸をなすのは，「皮質による皮質下構造の制御」［PVT, p. 194; Porges 2005, p. 45; Carter, Harris & Porges 2009=2016, p. 235］であり，そのプロセスは専ら皮質から皮質下への（直列単線的な）「トップダウン」の「コントロール」として捉えられているのでした：すなわち，一方では「1次運動野」→「皮質延髄路」「皮質網様体路」→「腹側迷走神経複合体」の促進的なルート，他方では「上側頭溝」「紡錘状回」→「扁桃体」（中心核）の抑制的なルートです。一方の「1次運動野」のさらに上流，他方の「上側頭溝」「紡錘状回」のさらに上流に何があるか，ポージェスはいっさい明言しませんが（さらに *12-2* で検討）[*1]，一方の「1次運動野」を遡ると「運動前野」から「前頭前皮質」に達し，他方の「上側頭溝」が「前頭前皮質」と密な連絡をもつこと[*2]［川村 1985, pp. 613-6; Seltzer & Pandya 1989］に鑑みれば，これはまさに「前頭前皮質」の「コンダクター」による「腹側迷走神経複合体」の「コンダクター」の制御ということに帰着しそうです。自律神経系のレベルでは最も特権的なメタの位置に

あるかにみえた，ポリヴェーガル理論最大の目玉「腹側迷走神経複合体」ですが，こと大脳皮質との関係でみるなら，事実上「前頭前皮質」の下僕にほかならず，「前頭前皮質」の下僕であるからこそ，自律神経系の最高位に君臨できたということになりそうです。

　だとすると，ポリヴェーガル理論は，その外見に反して，全きボトムアップ・アプローチなのではなく，少なくともこの決定的な極点（「腹側迷走神経複合体」と大脳皮質の関係）において，かえって皮質プロセスによる皮質下の支配を基軸とするトップダウン・アプローチに依拠するものとなっていることを **6–6** で確認しました。抑制される「扁桃体」はもちろんのこと，促進される「腹側迷走神経複合体」もまた，ここでは（直列単線的な）皮質からのトップダウン・コントロールの従者なのです。

　しかし現実の「社会的関与」システムでは，「扁桃体」と大脳皮質の関係において，また「腹側迷走神経複合体」と大脳皮質の関係において，つまりは「社会的関与」システムにおける皮質下プロセスと皮質プロセスの関係において，果たしてポージェスの狭く規定するトップダウン経路しか働いていないのでしょうか。あるいは，そもそもそれは，そんなに大きな役割を果たしているのでしょうか[*3]。むしろそれと同時に他にも，勝るとも劣らず重要なルートは存在しないのでしょうか（同時並列的な多重経路）。ひいては逆に，皮質下（「扁桃体」ないし「腹側迷走神経複合体」）の方から皮質プロセスを制御するルートは存在しないのでしょうか（ボトムアップ経路）。つまるところそこには，もっと緻密で複雑な，双方向的で多重並列的なニューラル・ネットワークが作動してはいないでしょうか。

　実際，もし本当に，「腹側迷走神経複合体」がポージェスの規定する極めて限定された直列単線的ルートにおいてのみ作動するのだとすれば，そこに生じる「社会的関与」の「ニューロセプション」は，「1次運動野」→「皮質延髄路」「皮質網様体路」に解発される，意識的でこそあれ情動性の契機を欠いた単なる随意運動という，およそポージェスの意図にはそぐわない奇妙な結論に到達することになりかねません。

　このあたりのことを，一方における「1次運動野」→「皮質延髄路」「皮

質網様体路」→「腹側迷走神経複合体」の促進的な「トップダウン」のルート，他方における「上側頭溝」「紡錘状回」→「扁桃体」（中心核）の抑制的な「トップダウン」のルートのそれぞれについて洗い直してみましょう。その次第によって，「扁桃体」そして「腹側迷走神経複合体」の臨床的意義も大きくちがってくるのではないでしょうか。

11-2　錐体路をこえる腹側迷走神経複合体

　まず「腹側迷走神経複合体」の「社会的関与システム」は，「1次運動野」から「皮質延髄路」「皮質網様体路」による随意運動の皮質プロセスだけで成立しているのか，ということを考えてみます。ポリヴェーガル理論は，すでにみてきたように，「可動化」と「不動化」の「防衛行動システム」では，皮質プロセスなき皮質下の無意識的なプロセスとして強力に作動し，「社会的関与システム」では，皮質プロセスによる皮質下プロセスの制御として強力に作動するものでした（*6-5*を参照）。

　たとえば私たちは，危険な状況において，認知的にはさほど危険・脅威に気づかなくても，神経生理学的には，身体がすでに動悸・血圧上昇・ふるえ・発汗・顔面の紅潮などの"闘うか逃げるか"の反応を示したり（「不動化」システム），徐脈・血圧低下・脱力・顔面の蒼白・放心などの"凍りつき"の反応を示したりして（この場合なら「可動化」システム），危険な状況に相応する行動（もしくは反応）を開始するのでした[*4]（*6-1*を参照）。だとすれば安全な状況においても同様に，私たちは，認知的にはさほど安全・信頼を自覚していなくても，神経生理学的には，身体が落ち着いた脈拍や血圧，深い呼吸，緩やかな顔の表情，目の輝き，穏やかで抑揚に富んだ声，胸郭の広がり，伸びやかな姿勢，重心の降下……など，安全で信頼できる状況に相応する反応を示すことはないでしょうか。もちろんポージェスもそういう意見のはずです。でもそれは，「1次運動野」→「皮質延髄路」「皮質網様体路」のルート（だけ）で生じるものでしょうか？

　ここで思い出してほしいのは，*4*の＊53でみた「デュシェンヌ型微笑」

をめぐる議論です。19世紀中葉，フランスの生理学者デュシェンヌ・ド・ブローニュは，顔の表情筋への電気刺激により，大頬骨筋への刺激で笑顔をもたらせること，しかし眼輪筋の収縮が欠けていると不自然な笑いにしかならず（目が笑ってない！），大頬骨筋と眼輪筋の両方が収縮してはじめて，本当に心からの自然な笑顔になることを発見し［Darwin1872=1931, pp. 235-7］，これをダーウィンが著書で詳しく紹介したことで，世に広く知られるようになったのでしたが，やがて前者に通じる意図的・儀礼的な"作り笑顔"を「非デュシェンヌ型微笑」，後者に通じる"ほんとうの"自然な笑顔を「デュシェンヌ型微笑」と呼び慣わすようになったのでした。そこでこの両者を，それぞれ神経解剖学的に解明してみた結果，「非デュシェンヌ型微笑」は「運動皮質」と「錐体路」が司り（ゲシュヴィンドは「錐体路的笑い」と呼びました），「デュシェンヌ型微笑」は「前帯状回」が司ることが明らかになってきたのです：その証拠に，前帯状回が損傷すると，作り笑いはまるで自然のようにうまくできますが，自然な笑いを自然にするのが非常に難しいという，パラドキシカルな「情動的顔面麻痺」になってしまいます！［Damasio 1994=2000, pp. 228-30］；反対に，皮質延髄路や皮質網様体路などの上位運動ニューロンが損傷すると，その場合はたいてい感情的に誘発された顔の動きは保たれ，表情筋の情動性支配は他の伝導路を通るものであることを示します［Wilson-Pauwels 1988=1993, pp. 84-5］。顔面神経核は，錐体路系以外にも，（十分究明されていませんが）多領域から入力を受けるのです［Ibid., p. 80］。

　これにポージェスの「ニューロセプション」論を適用すると，どうなるでしょうか？　何と，「1次運動野」→「皮質延髄路」「皮質網様体路」に相当する，運動皮質－錐体路が司る「非デュシェンヌ型微笑」，つまりは"ほんとうの笑顔"でない意図的・儀礼的な"作り笑顔"の方だけしか説明できないことになってしまいますよね。すると"ほんとう"でない笑顔，"ほんとう"でない安心感・信頼感しか視野に収めることができなくなってしまいます。"ほんとう"の笑顔，"ほんとう"の安心感・信頼感を視野に収めるためには，錐体路のトップダウン経路だけでなく，「前帯状回」から「腹側迷走神経複合体」に及ぶ経路も含む，同時並列的な多重経路を考慮しないといけ

ません*5。そうしてはじめて、「ニューロセプション」の実相をずっとよく活写できるのではないでしょうか。

「前帯状回」は，その吻側部ないし膝下部（24a，b，c野，25野，32野）が「扁桃体」や「眼窩前頭皮質」と密接につながる情動領域とされますが*6 [Vogt 1992, p. 438; Vogt 2005; 小林 2005, p. 1227]，そのうち 25野から「孤束核」へ，24野から「中脳水道周囲灰白質」（PAG）へ出力があり [小林 2005, p. 1227]，さらに「中脳水道周囲灰白質」（PAG）からは直接に，あるいは「傍小脳脚核」を経て，「腹側迷走神経複合体」の「疑核」に入力していく [光増 1984; 吉田 2000]（4–2 を参照）ことが明らかになっています。同時に「孤束核」から「疑核」への入力も，言うまでもありません。しかも以上は，発声の，特にその情動性の調節ルートでもあります [片田 1996, pp. 5, 9; 光増 1984, p. 1123]（Column A，4 の＊55，Column C を参照）。

もちろん「前帯状回」は，「腹側迷走神経複合体」よりも上位の中枢ですから，「腹側迷走神経複合体」にはあくまでトップダウンで関わるわけですし，「前帯状回」の吻側部情動領域にはさらに「眼窩前頭皮質」の密接な出入力も知られているところですが，まずは以上の事実から，皮質から「腹側迷走神経複合体」へのトップダウン経路自体が同時並列的な多重経路であること，さらに「前帯状回」ルートの方は，運動皮質－錐体路の直列的なルートよりも，下位に対してはるかに放射的であり，「腹側迷走神経複合体」だけでなく，他の同じ水準の脳幹諸核にも多様に投射していること（でもそうであるが故に，おそらく「前帯状回」ルートの方が“より自然な笑顔”を引き起こしうるとみられること），が汲み取られねばなりません。

加えて「前帯状回」には，「扁桃体」との密接な相互関係があり，「扁桃体」からの情報を受け取って「眼窩前頭皮質」とともに統合し処理した後に，「扁桃体」に返す働きもしています [大村 2005, p. 1263]。「扁桃体」と「前帯状回」のフィードバック回路で，不安や恐怖を制御している可能性も指摘されています [Pezawas et als. 2005]。そしてその「扁桃体」はといえば，後にみるように，（「視床」を除く）皮質下領域と双方向的に結合する独自の特徴をもち，そこには「疑核」も「迷走神経背側運動核」，「孤束核」も含まれていま

412

す［Emery & Amaral 2000, p. 158; Freese & Amaral 2009, pp. 19-21］．とすると，「疑核」から「扁桃体」をへて「前帯状回」（ひいては「眼窩前頭皮質」）に至るボトムアップのルートすら，そこには伏在しているかもしれません。

　こうして「前帯状回」は，ポージェスはあまり注目しないのですが，「ニューロセプション」の媒体として「島皮質」に劣らず重要な，そして大脳皮質レベルの「コンダクター」＝「前頭前皮質」と自律神経系レベルの「コンダクター」＝「腹側迷走神経複合体」（の中核を担う「疑核」）を結ぶ「コネクター」として，「認知と情動のインターフェイス」の座として［有田 2012, pp. 178, 253］，「島皮質」「扁桃体」とともに重要な，脳－身体の双方向的・多重並列的なネットワークの結節点とみることができます。

　そして，だとすればそのとき，ポージェスの「ニューロセプション」論が言う，「社会的関与」システムにおける「皮質による皮質下構造の制御」とは，「1次運動野」→「皮質延髄路」「皮質網様体路」→「腹側迷走神経複合体」のルートと同時に，あるいはひょっとするとそれ以上に，その背後に暗在する，「眼窩前頭皮質」－「前帯状回」ないし「扁桃体」－「中脳水道周囲灰白質」（PAG）（－「傍小脳脚核」）－「腹側迷走神経複合体」（の中核を担う「疑核」）というルートを基盤とするものではないかと考えられます。しかもこの「眼窩前頭皮質」は，4–1でみたとおり，ポリヴェーガル的にも，孤束核から発するボトムアップ経路がまさにこのルートを逆行するかのように上行していく最終到達点として挙げられている部位でもあるのでした［PVT, p. 223］。しかし「ニューロセプション」論は，このルートを暗在化し，それと引きかえに，本来は「眼窩前頭皮質」のものとされる機能（たとえば5–3で少しふれた，交感神経と副交感神経の調整）を，「腹側迷走神経複合体」のものとして，密かに潜り込ませてもいるのではないかと考えられます。

11–3　腹側迷走神経複合体のボトムアップの可能性

　さて，「前帯状回」から放射状に投射を受ける脳幹諸核のうち，主要な1つは縫線核群のセロトニン神経系ですが［Hajós et als. 1998］，この縫線核群は，

すでに*4–2*で一瞥しておいたように，それ自体が「腹側迷走神経複合体」との水平的な深い相乗的連動性をもっており，その相乗的な作用からさらに，「皮質延髄路」の直列的なトップダウン経路に逆行して，上行性脳幹網様体賦活系の一翼を担うボトムアップ経路となり，大脳皮質の最も広い範囲を支配するに至ることが注目されます。

　というのも，まず*4–2*で指摘しておいたように，「腹側迷走神経複合体」を構成する３つの運動核（三叉神経運動核，顔面神経核，疑核）には，それぞれの高さの縫線核（中脳の背側縫線核・橋の大縫線核・延髄の淡蒼縫線核）からセロトニン神経のかなり密な入力があり［Arita et als. 1993］，そのニューロン活動に修飾を加える促通作用（facilitation）を及ぼして［有田 2006a, pp. 6-9］，咀嚼（三叉神経，顔面神経）・呼吸（迷走神経）・心拍（迷走神経）・嚥下（舌咽神経，迷走神経）・発声（迷走神経），ひいては社会的やりとり（「やり－とり」のリズム運動）までをも含む身体のリズム運動に関与し，逆にまたこれらのリズム運動が，セロトニン神経の活動を優先的に賦活する鍵刺激になるという相乗的な関係が見い出されているのでした［有田 2006a, p. 9］。加えて，こうして賦活される縫線核発のセロトニン神経系は，大脳皮質の最も広汎な領野に分布し，その覚醒水準——それもノルアドレナリン神経系の"ホットな覚醒"とはちがう"クールな覚醒"［有田 2003, pp. 56, 60-2, 93, 115]（後述）——を維持するのですから，このセロトニン神経系という間接的なルートを通して，「腹側迷走神経複合体」は皮質領域にボトムアップな影響を及ぼすとみることができます。

　なかでもセロトニン受容体が集中しているのは，近年の発見によると，「腹内側前頭前皮質」（「眼窩前頭皮質」）と「扁桃体」のようです［Damasio 1994=2000, p. 138］。しかもそれは当の個体の社会性の度合と密接に関与していて，行動が非常に社会的なサルでは，「腹内側前頭前皮質」（「眼窩前頭皮質」）と「扁桃体」ないしその近傍の内側側頭葉皮質にセロトニン受容体5-HT_2が非常に多く，他の脳領域ではさほどでないのに対して，非協力的・敵対的な行動をとるサルは，ちょうどその反対になるとのことです[7]［Ibid., p. 139］。とすると，「腹側迷走神経複合体」が縫線核発のセロトニン神経系

414

を介して，「腹内側前頭前皮質」（「眼窩前頭皮質」）・「扁桃体」にボトムアップに連動しながら，「社会的関与システム」を起動していると考えることもできるのではないでしょうか。

　また第2に，同じボトムアップな上行性脳幹網様体賦活系のなかでも，セロトニン神経系は，他のアセチルコリン系・ノルアドレナリン系・ドーパミン系とは異なる独自の覚醒スタイルをもっています。アセチルコリン系は，**10**の＊5でみたように，覚醒時と（睡眠中の覚醒時というべき）レム睡眠時に活性化する，意識成立の最も基礎的な可能要因であり，ノルアドレナリン系は刺激にたえず過敏に注意を配る"ホットな覚醒"，ドーパミン系は報酬や罰の予期に伴なうやはり"ホットな覚醒"であるのに対して，セロトニン系は最も高次のいわば"クールな覚醒"に関与するとみられるものです。

　そしてここで成立する"クールな覚醒"は，恐らく，セロトニン神経系の主な投射先の1つである「（内側）前頭前皮質」におけるマインドフルネス状態の発現とも無関係ではないと考えられます。ポージェスは2011年の著書刊行以降，「マインドフルネス」についてしばしばふれるのが散見され，その基本的な趣旨は，マインドフルネスがうまく成立する場合にも安全感が不可欠の前提になるという主張ですが（セーフティ・マジック！）［Porges & Pregnel 2011, p. 11; Porges & Buczynski 2011, p. 20; Porges & Buczynski 2013, p. 21; PoG, pp. 86, 153, 235-6］（さらに**12-6**へ），どういうメカニズムでそうなるのか，神経解剖学的な根拠については詳らかにしていません。その面においても，ここで提起した論点は重要な意味をもつのではないでしょうか？　また巷では，マインドフルネスによってセロトニン系の"クールな覚醒"が達成できると捉えがちですが，その前にまず，セロトニン系の"クールな覚醒"によってこそマインドフルネスは成立することを，それは示しているのかもしれません。このマインドフルネスをめぐっては，**12-6**で再び検討しましょう。

_11-4_　「恐怖条件づけ」と双方向的多重経路

　では他方，「上側頭溝」「紡錘状回」→「扁桃体」（中心核）のトップダウ

ンの抑制的ルートの方はどうでしょうか。ポージェスは，*6–4*でみたように，「1次運動野」→「皮質延髄路」「皮質網様体路」→「腹側迷走神経複合体」の促進的なルートが存分に作動するためには，「扁桃体」（のとくに中心核）〜中脳水道周囲灰白質（PAG）を主軸とする皮質下の防衛メカニズムに攪乱されないように，これを阻止する皮質からの側面援護が必要だとしているのでした。そしてその役割を果たすのが，「上側頭溝」「紡錘状回」によるトップダウンの制御だと言うのでした。

　ここにまず垣間見られるのは，「扁桃体」（中心核）を軸とする皮質下プロセスの「非社会的な」（asocial）［PVT, pp. 59, 192, 272, 275, 278; Porges 2005, p. 43］防衛システムと，「上側頭溝」「紡錘状回」に仮託される「向社会的な」（prosocial）社会的関与システムとの，トレードオフな対抗関係です：前者が作動すれば，それに攪乱されて後者は作動できず，後者が作動できるためには，前者は「抑制」されねばならない……皮質下：皮質＝非社会的：向社会的という，もう1つの二元論がここにはあります（皮質下：皮質＝無意識的：意識的の二元論は棄却されたとしても，皮質化：皮質＝非社会的：向社会的の二元論は，保持されています）。

　けれども，「扁桃体」など皮質下プロセスは，それほど「非社会的な」，社会性の攪乱要因でしかないのでしょうか。むしろ皮質下から皮質へとボトムアップして，皮質プロセスとともに下から「社会的関与システム」を形成する面はないのでしょうか。逆に皮質プロセスは，「社会的関与システム」にだけ関わって，「防衛システム」には，（それを抑制する以外は）全く無縁なのでしょうか。むしろ「扁桃体」を中心とする皮質下プロセスと，「上側頭溝」「紡錘状回」をはじめとする皮質プロセスとは，つねに双方向的ないし多重並列的な協働関係にあって，その協働関係のあり方のちがいによって，「社会的関与システム」になったり「防衛システム」になったりするのではないのでしょうか。

　このことを，まず扁桃体を中心とする皮質下プロセスの防衛システムで検討してみましょう。扁桃体の防衛メカニズムとしてポージェスがイメージし依拠してもいるのは，ブルース・カップやジョセフ・ルドゥーの研究以降め

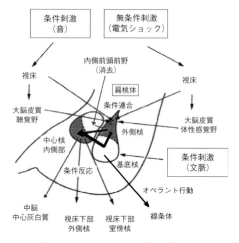

図表 11-a　扁桃体と恐怖条件づけ
［湯浅 2005, p. 4］に加筆改変

ざましく解明の進んだ［Kapp et als. 1979; LeDoux 1993, 1996=2003, 2002=2004］、「恐怖条件づけ」（fear conditioning）なのですが（5の＊15, 6-4を参照）、そのプロセスを仔細に見ると、実はポージェスの想定に反して、「恐怖条件づけ」システム自体がすでに皮質と皮質下に相渉る同時並列的な多重経路であり、また皮質と皮質下に相渉るトップダウン・ボトムアップ双方の制御システムとなっていることがわかります。

　「恐怖条件づけ」は、5の＊15でもみたように、電気ショックによる痛覚など恐怖反応を引き起こす非条件刺激（UCS）に、音、光、場所・状況（文脈[8]）など元々恐怖とは関係ない条件刺激（CS）を連合させると、条件刺激（CS）のみで凍りつき（すくみ）などの恐怖反応を示すようになる、パブロフ的な古典的条件づけ［Pavlov 1927］（刺激－刺激連合学習）[9]の典型的な現象です［Kapp et als. 1979; LeDoux 1993, 1996, 2002; 井上・小山 1997, 2005］。

　そのとき神経系ではどんなことが起こっているかというと、①まず無条件刺激も条件刺激も、それぞれ視床から扁桃体の外側核に入力し、そこで互いに連合（association）して条件づけを形成します［LeDoux 2002=2004, p. 186］。すると、②扁桃体外側核に恐怖記憶が保持され固定化され、以後は条件刺激

11　ポリヴェーガル理論の射程（2）〜トップダウン／ボトムアップ問題　417

のみで恐怖記憶が想起されるようになります。そして，③条件刺激によって
引き起こされる条件反応（恐怖反応）は，扁桃体外側核より直接・間接に入
力した中心核から出力して，視床下部や中脳水道周囲灰白質など下位諸領域
を経て，凍りつき（すくみ）などのさまざまの恐怖反応を引き起こします
［LeDoux 1996=2003, pp. 189-9; LeDoux 2002=2004, pp. 182-3］。ポリヴェーガル理論
が言う「背側迷走神経複合体」の反応も，もちろんその１つです。ただし，
④条件刺激のみがくり返し呈示されるようになると，扁桃体に対して大脳新
皮質の「内側前頭前皮質」（mPFC）（とその下位領域でもある「前帯状回」）
や「眼窩前頭皮質」（OFC）から抑制性の制御がなされるようになり，条件
反応の消去のメカニズムも形成されるようになるのです［LeDoux 1996=2003,
p. 295; LeDoux 2002=2004, pp. 323-4］（以上，図表11-aを参照）。そのプロセスを，
図表11-bでもう少し仔細にみてみましょう。

×ここで，まず①の入力段階ですでに，最低２つのルートが同時並列的に存
在することが注目されます[10]。１つは視床から皮質を経由せずに，直接に扁
桃体へと直結する原始的な低位経路（視床扁桃体路），もう１つは視床から
感覚皮質を経由したあと扁桃体に至る高位経路（皮質扁桃体路）[11]。低位経
路（視床扁桃体路）は，経路が短く情報処理が速いため（たとえば耳から扁
桃体までわずか12ミリ秒，脳内の反応が生じるまでに110ミリ秒），意識以
前に広い範囲の大雑把な刺激に反応し，高位経路（皮質扁桃体路）は，皮質
に到達するのに約２倍かかるうえ，情報処理に500ミリ秒もかかる代わりに，
詳細で細密な知覚を作り出します［LeDoux 1996=2003, pp. 191-6; LeDoux 2002=2004,
pp. 182-5］。ただし後者もなお，扁桃体への意識的な経路ではないことに，ル
ドゥーは注意を促しています［Le Doux 2002=2004, p. 186］。
　　また音や光（手がかり）だけでなく，場所や状況そのもの（文脈）が条件
刺激となる場合には，感覚皮質からさらに海馬周囲の移行皮質（海馬傍回）
を経て海馬を介する[12]，別の高位の経路からの入力が用いられます[13]［Le-
Doux 1996=2003, pp. 196-9, 232; LeDoux 2002=2004, pp. 156-9, 198, 322］。その場合，扁
桃体で入力を受けるのは，外側核ではなく，基底核です（基底外側核ともい

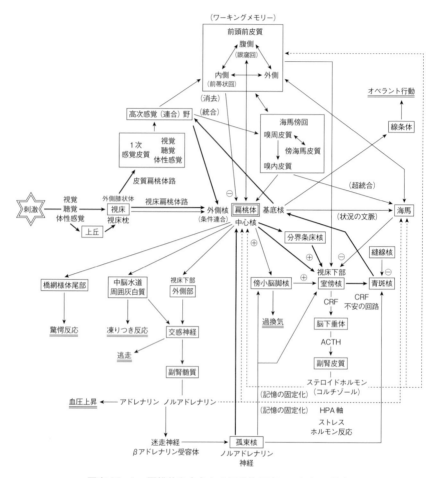

図表11-b　扁桃体を中心とする恐怖反応・ストレス反応
[LeDoux 1996=2003, pp. 186-209, 222-47, 285-305; 2002=2004, pp. 182-6, 292-3, 333, 337] により作成

う）[LeDoux 2002=2004, p. 322]。そして海馬とその周囲の皮質領域（海馬傍回）では，出来事の事実関係や状況の文脈についての記憶がなされます[*14]。

　危険の回避など緊急性ある生存の必要には，視床から扁桃体に直結する高速の視床扁桃体路が圧倒的な有用性をもちますが，しかし「これが利用されるためには，皮質［扁桃体］路が［視床扁桃体路の］直接路の上に乗ってい

ることが必要」だとルドゥーはいいます [LeDoux 1996=2003, p. 195]。視床扁桃体路と皮質扁桃体路とは，同時並列的・同時相関的な二重経路なのです。視床扁桃体路の方が単独に先行することもあれば，皮質扁桃体路のもとに包摂されることもあれば，そして（ルドゥーはあまり想定していないかもしれませんが）両者が並列的に進行することもあるでしょう。さらに海馬経由の経路も合わせると，これだけでもうすでに（皮質プロセスも複雑に含みこんだ）多重経路です。

　しかも，視床扁桃体路が防衛システム，皮質扁桃体路が社会的関与システムと予め決まっているのでなく，ただ防衛システムの方が緊急性の高いことが多いため，視床扁桃体路を用いることが多く，社会的関与システムの方が細密性の高いことが多いため，皮質扁桃体路を用いることが多いのにすぎません。防衛システムでも細密性の必要が高ければ，皮質扁桃体路を用いるでしょうし，社会的関与システムでも緊急性が高ければ，視床扁桃体路を用いるでしょう。その按配は，皮質と皮質下の協働関係の中で，そのつど自生的に自己決定されていくものと考えられます。これこそまた，ニューロセプションではないでしょうか。

×他方，③の出力段階でも，扁桃体（中心核）——とその延長部たる分界条床核（BNST）の外側部 [Schwaber et als. 1980, 1982; Davis et als. 1997, pp. 324-7; Stein 2003=2007, pp. 70, 84]（*7-3* を参照）——から下方へ，やはりいくつもの異なる遠心路が出ており，それによってさまざまの反応が調節されています：視床下部の室傍核に行くとストレスホルモン反応（HPA軸），視床下部の外側核に行くとアドレナリン反応（頻脈，皮膚電気反応，瞳孔散大，血圧上昇など），中脳水道周囲灰白質に行くと凍りつき（すくみ）反応，そして発声や痛覚脱失の反応，橋網様体尾部に行くと驚愕反応 [LeDoux 1996=2003, pp. 187-90]，また傍小脳脚核に行くと呼吸数の上昇（パニック発作の機序とも目されています：*4*の＊3参照）……etc. [Maren 1999]。そしてもちろん迷走神経背側運動核，孤束核にも行って，ポージェスの「ニューロセプション」論にあるとおり，「背側迷走神経複合体」を作動させます。

上方の大脳皮質へは，中心核からはほとんど出力しませんが，中脳の腹側被蓋野（ドーパミン系），橋の縫線核（セロトニン系），マイネルト基底核（アセチルコリン系），橋の青斑核（ノルアドレナリン系）のそれぞれ神経伝達物質系の主要な起点に直接投射して，そこから間接的に大脳皮質の広い範囲にボトムアップな大きな影響を与えてもいます [Davis et Whalen 2001, p. 16; Whalen et als. 2009]。ストレス時には，青斑核のノルアドレナリン過剰分泌 [Charney et als. 1993]，マイネルト基底核のアセチルコリン過剰分泌，腹側被蓋野のドーパミン過剰分泌で過覚醒や過注意を起こす一方[*15]，縫線核のセロトニン過剰分泌はむしろ持続性不動状態を生じます [Gallup & Maser 1977, pp. 349-50]（**Column F** を参照）。腹側被蓋野のドーパミン分泌は，急性ストレスなら過剰分泌，慢性ストレスなら過少分泌で，いずれも前頭前皮質の機能低下をもたらし，扁桃体へのネガティブ・フィードバック機能を弱化します。

このうち，視床下部の2つの核から生じる2つのストレス反応，つまり外側核を起点とする交感神経—副腎髄質系でのアドレナリン・ノルアドレナリンの分泌，および室傍核を起点とする視床下部—脳下垂体—副腎皮質系（**HPA軸**）でのステロイドホルモン（コルチゾール）の分泌，この2通りのストレスホルモンは，全身をめぐって再び扁桃体に到達すると，ますますホルモンを放出させるように指示するポジティブ・フィードバックのシステムになっています。またこれと並行して，HPA軸の引金を引く室傍核のCRFもまた，7の＊6でみたように，室傍核→青斑核→扁桃体→（分界条床核→）室傍核，という不安のポジティブ・フィードバック回路（**CRF不安回路**）を展開します [有田 2006a, pp. 223, 227, 231]（7の＊6と10を参照）。ストレスはこうして，かえってますます扁桃体の防衛反応を強化するのです[*16] [LeDoux 1996=2003, p. 292]。これに対し海馬では，ストレスホルモンの受容は，逆にその放出を抑制するよう指示するネガティブ・フィードバックのシステムになっています [Ibid., p. 287]。海馬のグルココルチコイド受容体は，室傍核のCRF産生を抑制します[*17]。ただ，そうであればこそ，ストレスが長くつづくと，抑制しても抑制しても追いつかなくなって，海馬は次第に機能を低下させ，（PTSDでよく知られるとおり）樹状突起の萎縮すら起こり始め

るのです[18] [Bremner 2002=2003] (**6**の＊29を参照)：ストレスが短期で中断されるなら，まだ可逆的に回復する余地もありますが，ストレスが長期に及ぶと，海馬内の細胞が変性しはじめ，記憶も永久に失われかねません（ストレス性の記憶喪失）[LeDoux 1996, pp. 287-90; Bremner 2002=2003]。アドレナリンは，マッガウらの研究によって，記憶の固定化を増強する作用をもっていることが明らかになっていますが（逆U字曲線）[McGaugh 2003=2006, pp. 194-9]，それはあくまで強烈でないストレスの場合のことで，ストレスが非常に強く，しかも長引く場合には，海馬が障害を受け，記憶は実際に低下してしまうのです[19] [LeDoux 1996=2003, p. 290; LeDoux 2002=2004, p. 332]。ノルアドレナリンの前頭前皮質に対する影響も，同様の逆U字型です。

またそんな状態のもとでは，もちろん，中脳水道周囲灰白質から凍りつき（すくみ）反応，橋網様核尾部から驚愕反応，傍小脳脚核から過換気，といった一連のストレス反応も非常に起こりやすくなります。ただ，これらのストレス反応のうち，どれがどんな状況で発現するかついては，まだ充分によくわかってはおらず，今さまざまな研究が進められているようです[20]。

<u>11-5</u> 迷走神経－扁桃体－内側前頭前皮質コネクション

しかし，扁桃体は元来，脅威刺激を最も早く察知する器官でこそあれ，このように反応を亢進し暴走するのが本性というわけではありません。他の諸領域との間にも，それを制御するさまざまなネットワーク回路が周到に張り巡らされています。にもかかわらず，これほどしばしば亢進し，もともと暴走する器官であるかのように危険視すらされるのは，ひとえに，それほどストレスが強烈ないし持続的だからにほかならず，その強烈で持続するストレスが，扁桃体を周囲のネットワークから切り離し，孤軍奮闘させてしまうからではないでしょうか。

実は扁桃体ほど，脳内の他領域と相互投射を行なっている部位はなく，その範囲は，上は前頭皮質，側頭皮質，島皮質，帯状回皮質など広汎な大脳皮質領域から，下は視床下部，そして中脳・橋・延髄の多くの脳幹諸核にまで

及んでおり［Freese & Amaral 2009, pp. 15, 19, 24］，この点で辺縁系の他の部位と比べても，特筆すべきユニークな特徴をもっています。霊長類の前脳の中で他と最も密な相互結合をもつ部位とされ［Young et als. 1994］，そしていっそう注目すべきことに，皮質下領域ともほとんどが双方向的に結合する（視床とだけは例外）とされる部位なのです［Emery & Amaral 2000, p. 158; Freese & Amaral 2009, p. 19］。つまり，他領域に一方的に強烈なメッセージを送るだけでなく，先方からはたえずメッセージが戻って来る回路が開かれている。だから扁桃体には，そのぶん制御の回路は決して乏しくはありません。下位からも，上位からもです。

　下位からのボトムアップ制御としては，扁桃体の中心核が橋・延髄との間で強力な相互投射を行なっており，そこには傍小脳脚核や青斑核だけでなく，わが疑核・迷走神経背側運動核・孤束核も含まれています［Price & Amaral 1981, p. 1257; Freese & Amaral 2009, p. 21］。とくに，傍小脳脚核・迷走神経背側運動核・孤束核との間の相互連絡は強力とされています［Price & Amaral 1981, p. 1256; Amaral et als. 1992, p. 35］。*4–1* 以来みてきた孤束核以降の求心性迷走神経系上行路が，扁桃体に対するボトムアップ制御の経路ともなっていることは，ポリヴェーガル理論にとっても見逃すことのできない事実と思われますが，ポージェスは少なくともこの文脈に位置づけた考察を，十分に展開したとは言い難いところです（扁桃体はあくまでトップダウンで抑制されると言うのですから）。けれども，内臓や筋緊張の具合に応じて不安が高まったり鎮まったりする，ささやかな日常の1コマをみるだけでも，このことは明白と言うべきでしょう。

　加えてもう1つ，ここでもまた中脳の背側縫線核からセロトニン神経が，扁桃体から投射を受けつつ，扁桃体（の外側核をはじめほぼ全領域）に強く投射し返し，セロトニンの作用で扁桃体内のGABA抑制性ニューロンを興奮させることで，扁桃体の活動を抑制しています［Wang & Aghajanian 1977a; LeDoux 2002=2004, p. 94］。ところで，このセロトニン神経系は，*4–2* 以降くり返しふれてきたように，「腹側迷走神経複合体」との水平的な深い相乗的連動性をもっていたわけですから，これは「腹側迷走神経複合体」による扁桃

体のボトムアップ制御とみることもできないでしょうか。セロトニン神経は，さらに次にみる内側前頭前皮質にも到達し，その扁桃体とのネガティブ・フィードバック回路（すぐ後述）を支えます[*21]。

一方，上位からのトップダウン制御は，ポージェスの想定する上側頭溝・紡錘状回よりも[*22]，（広い意味での）内側前頭前皮質に帰属させるのが神経科学上の定石です［LeDoux 1996=2003, pp. 203, 295; Barbas 2000, pp. 324-5; Miller & Cohen 2001, pp. 168-71; LeDoux 2002=2004, pp. 323-5, 436; Quirk et als. 2003, p. 8800］。

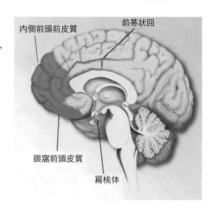

図表11-c　内側前頭前皮質と眼窩前頭皮質，前帯状回，扁桃体
Wikipedia「前頭前皮質」を改変

広い意味での，というのは，その下位領域たる前帯状回も含め［LeDoux 2002=2004, p. 323; Milad & Quirk 2002］，また眼窩前頭皮質（腹内側前頭前皮質）までをも含む［Fuster 1997=2006, pp. 89-92］領野が関与するからです[*23]（各部位の位置関係は，図表11-cで確認して下さい）。現に大脳皮質から扁桃体に入力する下行神経線維は，主に眼窩前頭皮質と内側前頭前皮質に起始するものです［Ibid., p. 37; Freese & Amaral 2009, p. 24］。また逆に，扁桃体に起始する上行神経線維も，眼窩前頭皮質と内側前頭前皮質に豊富に入力します（対照的に同じ前頭前皮質でも，背外側前頭前皮質にはあまり入力せず，しかもこの一方向だけです）［Amaral & Price 1984, p. 469; Fuster 1997=2006, p. 27; Ghashghaei & Barbas 2002, p. 1275; Freese & Amaral 2009, p. 26］。扁桃体の中心核は，皮質に上行する線維をあまりもたなかったですが，基底核（および副基底核）からはこの両領域に豊富な投射を行なっているのです［Amaral & Price 1984, p. 473; Freese & Amaral 2009, p. 26］。

ただしこのトップダウン制御は，（広義の）内側前頭前皮質による扁桃体の活動自体の抑制というより，扁桃体が活性化しすぎることへの抑制，つまりむしろ両者の適度な調和的バランスによって，危険や恐怖に対処しようと

424

する機制とみられます。いわゆる「マインドフルネス」も，この調和的なバランスの模索のあり方とみることもできないでしょうか［Marchand 2014］（*12–6* を参照）。

　もし扁桃体の活動が弱すぎれば，無防備に危険に身を曝し，たちまち生命を失うことになりかねません（*11–8* で後述のように，「社会的脱抑制」［Emery et als. 2001, pp. 540, 542］となって，社会的な生命を失うことにもなりかねません）。扁桃体が働くことで，毎瞬毎瞬の刺激の種特異的な生物学的意味（情動的な価値）を——報酬性であれ嫌悪性であれ，また新奇性であれ——いち早く判別し，適切な行動に敏速につなげることができます（生物学的な価値評価）[24]。かといって，扁桃体の活動が強すぎれば，過剰な行動を亢進させ，これまた危険です。扁桃体が強すぎず弱すぎず，適度な活動をできるように，（広義の）内側前頭前皮質は，扁桃体の活動を抑制するのです。しかし扁桃体の活動そのものを阻止するのではないですから，ここにあるのは紛れもなく，扁桃体と（広義の）内側前頭前皮質との協働関係というべきでしょう。

　ところで内側前頭前皮質は，これも海馬と同様，扁桃体の活性化を引金とするストレスホルモンの分泌に対して，抑制的なネガティブ・フィードバックのシステムになっています——縫線核の活性化を引金とするセロトニンの分泌に対して，抑制的なネガティブ・フィードバックのシステムになっていたのと同様です［Hajós et als. 1998; Robbins 2005］（*Column F* を参照）。だから内側前頭前皮質を電気刺激すると，扁桃体中心核の活動が抑制されることが，ラットとネコで確認されています［Quirk et als. 2003, pp. 8801-4］。内側前頭前皮質－前帯状回の両部位は，「恐怖条件づけ」の消去に関与し，条件刺激のみがくり返し呈示され続ければ（つまり現実の恐怖が去っていけば），条件反応の発現を抑制するニューロンが増殖しますが，反対に内側前頭前皮質を実験的に損傷すると，「恐怖条件づけ」の消去はきわめて困難になり，刺激がもう危険でないことが示されても，執拗に意識下の恐怖反応を示し続けます［LeDoux 1996=2003, pp. 295-6; LeDoux 2002=2004, pp. 323-4］。さらに，この消去反応を持続させるのは眼窩前頭皮質で，ここを損傷すると，いったん消去さ

れた条件反応がすぐに復活してしまうことが確かめられています [Quirk & Gehlert 2003, p. 265]。

しかし強烈なストレスが長引くと，以上のネガティブ・フィードバック・システムも，海馬の場合と同様，ストレスホルモンに曝され続けてうまく作動しなくなり，むしろ次第にポジティブ・フィードバック・システムと化して，恐怖反応の消去を起こりにくくするだけでなく，以前に消去されたはずの恐怖反応の復活も起こしやすくしてしまいます [LeDoux 1996=2003, p. 297; LeDoux 2002=2004, pp. 332, 417]。逆にいえば，扁桃体に形成される意識下の恐怖記憶は，それほどに強靭ということでもありましょう（生命を脅かしうる危険な刺激は，いつまでも覚えておかねばなりません）。だいいち情報処理の速度からして勝負になりません。「恐怖条件づけ」の"消去"とは，実は完全な払拭ではなく，あくまで皮質領域による"抑制"[LeDoux 2002, pp. 297-8]，いわば消去記憶という新たな記憶の上塗り [Quirk & Gehlert 2003, p. 265] 以上のものではないのです。最も典型的には，PTSDの場合，トラウマ関連の刺激や記憶想起に際して，扁桃体の過剰反応とともに，内側前頭前皮質－前帯状回の低反応ないし無反応がしばしば生じます [Bremner et als. 1999; Lanius et als. 2001]（**6**の＊23, 29を参照）。

のみならず，慢性的なストレスによるストレスホルモンの過剰分泌によって，（腹）内側前頭前皮質がダメージを受けると，生体の意思決定システムも「目標指向行動」（goal-directed action）（**11–6**を参照）から「習慣行動」（habitual action）へと大きく比重を移すことになります[*25][Schwabe & Wolf 2011, pp. 323-6]。実際ラットでは，「目標指向行動」はヒトの腹内側前頭前皮質・眼窩前頭皮質の相当部分やヒトの尾状核の相当部分が司り，「習慣行動」はヒトの被殻の相当部分が司ることが明らかにされていますが [Ibid., pp. 322-3; Balleine & O'Doherty 2010]，慢性ストレスに曝されたラットは，前者が萎縮し，後者が膨張することが確認されています [Dias-Ferreira et als. 2009, p. 625]。そしてヒトでも，ほぼその相当部位に同様の変化が生じること（ただし，ストレスから解放されれば可逆的に回復可能な可塑性をもつこと）が確認されています [Soares 2012, pp. 3-5; 大平 2013, p. 14]。のみならず，ストレス

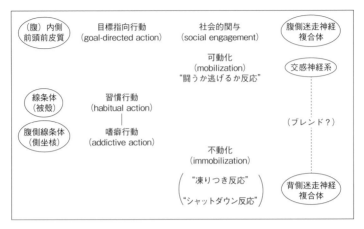

図表11-d　目標指向行動・習慣行動・嗜癖行動と社会的関与・可動化・不動化

ホルモンによる「習慣行動」への切替は，しばしば「嗜癖行動」ともなりえます［Sinha 2008; Schwabe et als. 2011, pp. 57-8］*26。腹側線条体（側坐核）もが誘発され，腹内側前頭前皮質の機能低下と扁桃体・腹側線条体（側坐核）の機能亢進のアンバランスとなるのです［Bechara 2005］。こうした「習慣行動」（〜「嗜癖行動」）は，"闘うか逃げるか反応"から"凍りつき反応"への切替の前段階として位置づけられないでしょうか。なぜならそれは，習慣的・反復的ながらも行動である点で，"凍りつき反応"とは異なる一方，行動でありながらも習慣的・反復的な"凍りついた"行動でしかない点で，"凍りつき反応"の前段階，もっと言えば（ポージェスは言わないですが）"闘うか逃げるか反応"と"凍りつき反応"のブレンド，交感神経系の可動化システムと背側迷走神経複合体の不動化システムのブレンドといえるかもしれないからです（図表11-d）（9の＊1も参照）。

　そして前頭前皮質のワーキングメモリー機能も，ストレスで阻害されることは私たちもよく知るところです。扁桃体の強靭な〈情動（による）記憶〉に比べて，前頭前皮質の〈陳述（的）記憶〉は，当面アクセス可能なのはワーキングメモリーに意識内容として一時的に保存されたせいぜい「7個」（G・ミラーの"マジカル・ナンバー"！）前後の情報にすぎず，その容量も

ストレスによって縮小しかねません（そこにはドーパミン系のアンバランスも関与します[27][Arnsten & Goldman-Rakic 1998]）。その結果，扁桃体の恐怖反応の亢進が，内側前頭前皮質に制御されるどころか，逆に前頭前皮質のワーキングメモリーの空間を占拠し，恐怖や不安の情動が意識を独占するに至るのです[LeDoux 2002=2004, pp. 336, 427]。現に扁桃体はしばしば，トップダウンの抑制をボトムアップの上げ潮で凌駕し，情動の意識化をもたらします。しかし，本来このレベルの意識とは異質な，より自由度の低い，より原始的なこの感覚的な意識[Ibid., pp. 287, 294, 341]の占領によって，過剰な負担のかかった内側前頭前皮質は，ますます機能低下しかねません[Ibid., p. 341]。こうして，皮質レベルの記憶システム（=〈陳述記憶〉）が機能を低下するなかで，皮質下レベルの恐怖記憶システム（=〈情動記憶〉）が自乗的に亢進している状態が，ルドゥーによれば，不安障害の本態ということになります[28]。しかも，その皮質レベルのコントロールの低下を惹起したのは皮質下レベルでのストレスホルモンの過剰なのですから，不安障害とは，皮質レベルと皮質下レベルの同時並列的な協働関係プロセスの，動的なバランスの崩れ，内側前頭前皮質と扁桃体の調和的なバランスの崩れによるものであることが鮮明に浮かび上がってきます。その結果，ワーキングメモリーを担う背外側前頭前皮質（dlPFC）と，情動性を担う扁桃体との「機能的乖離」（functional disconnect）が生ずるのです[Arnsten & Goldman-Rakic 1998]。

　もちろん協働関係プロセスの動的なバランスの崩れは，不安障害では扁桃体機能の過剰亢進という形で現われますが，反対に扁桃体機能の過剰低下という形で現われることもあるでしょう。前者なら安全な環境に危険を見い出し，後者なら危険な環境に安全を見い出してしまう。そう，ポージェスの言うあの「誤ったニューロセプション」（**6-3**を参照）が，ここに扁桃体そのものの，（広義の）内側前頭前皮質との協働関係の動的なバランスの崩れによる，機能異常として立ち現われてくるのをみることができます。

11-6 扁桃体と前頭・側頭皮質ネットワーク

　しかし「扁桃体」が意識を賦活するのは，こうした機能異常，つまり（広義の）内側前頭前皮質との協働関係の動的なバランスが崩れた場合だけでなく，その円滑に機能している場合にも（にこそ）生じることです。

　「扁桃体」は，（広義の）内側前頭前皮質，つまり眼窩前頭皮質（腹内側前頭前皮質）と内側前頭前皮質（前帯状回を含む），眼窩前頭皮質のすぐ後方に接する島皮質，そしてその外側の側頭皮質，なかでも扁桃体のすぐ外側で眼窩前頭皮質の後部にある側頭極（"傍辺縁系" とも呼ばれる）から，高次視覚連合野の下側頭皮質（IT）（紡錘状回も含む），高次感覚連合野の上側頭皮質（上側頭溝も含む）など広汎な大脳皮質領域から強力な入力を受ける一方，それらに対して，いっそう強く，いっそう広い領域に出力を返し[*29][Amaral et als. 1992, pp. 17, 53; LeDoux 1996=2003, pp. 315, 340, 360; Freese & Amaral 2009, p. 24]，すでにみたように，大脳皮質の最も広汎な領域と最も密な相互結合をもつ部位なのでした。

　こうして扁桃体と，眼窩前頭皮質（腹内側前頭前皮質）・内側前頭前皮質（前帯状回を含む），島皮質，側頭極・下側頭皮質（IT）から上側頭溝や紡錘状回を含む側頭葉の高次感覚連合野までもが互いに結合しあう，<u>双方向的な協働関係のネットワーク</u>が展開しており，この双方向的な協働関係のなかで，相互増強的な反響作用（reverberation）をとおして，持続時間と蓄積エネルギーがある閾値を越えると，まさに<u>意識的知覚</u>が成立してくるものとみられます。だとすると，側頭葉の高次感覚連合野で形成される知覚情報は，前頭前皮質との相互作用だけでなく[*30]，扁桃体に送られて，そこで情動的な価値を付与され（種特異的な生物学的価値評価），再び戻されてくるなかで，意識を獲得しうるのです [Amaral & Price 1984, p. 493; Ghashghaei & Barbas 2002, p. 1276]。もし皮質レベルだけのやりとりで，皮質下の扁桃体の介在がなければ，意識的プロセスには到達しなかったかもしれません。*10-6*で，クリストフ・コッホ（とフランシス・クリック）のいう「意識と相関するニューロン集合」（neuronal correlates of consciousness：NCC）[Koch 2006=2008, pp. xii, 39-40]（**6–6**を参照）の最有力候補が，前頭前皮質（PFC）を中心に，扁桃体を含む側頭葉内側部，下側頭皮質（IT）から上側頭溝・紡錘状回を含む側頭葉の高次感覚連合野，そして（前部）島皮質などであったことを（**10–6**を参照），ぜひここで想起してください。

　このうち，扁桃体と眼窩前頭皮質は最も相互結合が強く［Porrino et als. 1981, p. 121; Amaral et als. 1992, p. 46; Fuster 1997=2006, pp. 27, 37, 113, 281; Barbas 2000, p. 321; Ghashghaei & Barbas 2002, p. 1275］，しかも両者は，互いにもともとかなり類似した性格をもつ構造物であり[31]，したがって眼窩前頭皮質（と内側前頭前皮質）の最も特徴的な機能である抑制性制御（inhibitory control）が［Fuster 1997=2006, pp. 5-7, 107-8, 135-6, 300-4］，扁桃体に及ぼされるとはいっても，その抑制は，単にトレードオフな相剋的抑制でなく，相互調整的な相乗的抑制，扁桃体の活動自体への抑制でなく扁桃体が活性化しすぎることへの抑制，つまりむしろ両者の適度な調和的バランスの形成と考えねばなりません（ネガティブ・フィードバック・システム）[32]。両者のこうした協働関係をとおして，生物学的な価値評価に基づく目標指向的な行動（goal-directed action）（**11–5**を参照）は導かれるのです（両者の連絡を解剖学的に切断すると，目標指向行動は成立しません）［Baxter et als. 2000, pp. 4316-7］。ポージェスが想定する，上側頭溝や紡錘状回による扁桃体へのトップダウンの「抑制」ということも，それら単体の機能というより，こうした協働関係のネットワークの一環として捉えられるべきものでしょう。そして，これらの前脳レベルの双方向的な協働関係の（意識化しうる）ネットワークの下では，さらに自律神経レベルで，腹側迷走神経複合体の無意識的プロセスが（双方向的・同時並列的に）連動しているというのが，ポージェスのいう「皮質による皮質下の制御」ということの実像ではないでしょうか。

　もちろん「扁桃体」は，つねに意識的過程に関与しているわけではなく，むしろ反対に，先に見たように，そしてこの側面の方が早くからよく知られてきたように，緊急性の高い脅威刺激には無意識のうちに迅速に即応し，中心核をとおして視床下部や脳幹の諸核を賦活し，「可動化」「不動化」の防衛反応を無意識のうちに引き起こします。緊急性の高い報酬刺激にも無意識の

うちに迅速に即応し，基底核（および副基底核）をとおして大脳基底核の線
条体を賦活し，オペラント行動を無意識のうちに引き起こします。しかし緊
急性（反応潜時）よりも精細性（空間周波数）の方が重要となれば脅威刺激
であれ報酬刺激であれ，基底核（および副基底核）をとおして上記の大脳皮
質とのネットワークを作動させるでしょう。こうみてくると「扁桃体」は，
皮質によってトップダウンに「抑制」されるべき攪乱要因どころか，むしろ
それ自体が，皮質下プロセスと皮質プロセスの「インターフェイス」[Ama-
ral & Price 1984, p. 493] をなすものであり，その両者をどう組み合わせて，「可
動化」「不動化」の防衛システムを作動させるか，あるいは「社会的関与」
の向社会的システムを作動させるか，を転轍するスイッチの位置にあるもの
とみなければなりません。つまりは，「扁桃体」こそまさしくニューロセプ
ションの枢軸とみるべき存在ではないでしょうか。

11–7 「社会脳」としての扁桃体

とすれば，「上側頭溝」「紡錘状回」と「扁桃体」の関係もまた，社会的な
器官である「上側頭溝」「紡錘状回」が非社会的な器官である「扁桃体」を
トップダウンに「抑制」するのでなく，ともに社会的な器官である「上側頭
溝」「紡錘状回」と「扁桃体」の，双方向的な協働関係のネットワークにお
ける調和的なバランスの形成として進行するものとみなければなりません
[Freese & Amaral 2005]。***Column E*** でみたように，"集まる" ことと "離れ
る" ことは，生物のあらゆる社会において，ともに不可欠の成分なのでした。
社会性とは，"離れる" ことそのものの抑制ではなく，いわば "離れ" すぎ
ることへの抑制，おそらく "離れる" ことと "つながる" ことの適度な調和
的バランスの形成であり，この調和的なバランスこそが，ここでもつねに目
指されているといえそうです。

ポージェスが「トップダウンのコントロール」ということで依拠したのは
[PVT, pp. 195, 274; Porges 2005, p. 46; Porges 2007, p. 125]，ペッソアらアンガーラ
イダー門下による研究なのですが [Pessoa et als. 2002, p. 11458]，そこで明らか

にされていた「トップダウン」とは，原典に当たってみると，実はポージェスの意図に反して，“恐怖”の顔表情への反応（防衛反応！）においても，皮質プロセスに由来する「トップダウン」の（意識的）注意が介在する方が，「扁桃体」の（抑制どころか）はるかに大きな活性化がみられること，“喜び”の顔表情への反応（向社会的反応！）でも，同様のメカニズムにより，同じ皮質過程の「トップダウン」のもとで，（皮質過程に限られるどころか）「扁桃体」そのものが強く活性化すること，を含意するものでした [Ibid., pp. 11460-3]。すなわち，皮質下の「扁桃体」の防衛反応を「抑制」(inhibition) するものでもなく，皮質の向社会的反応に「扁桃体」を「包摂」(inclusion) するものでもあること。このことは，ポージェスの「ニューロセプション」論が，二重の意味で自らに背馳する説に仮託して構築されている可能性を示しており，とくに「扁桃体」と「上側頭溝」「紡錘状回」（等の皮質プロセス）の関係が，相反的なトレードオフの関係というより相乗的な協働関係である可能性を明示しています。

　しかもペッソアらの想定する皮質プロセスとは，「紡錘状回」を含む後頭・側頭葉の「視覚皮質」，「上側頭溝」，「腹内側前頭前皮質」ないし「眼窩前頭皮質」であり，「扁桃体」にこれらを合わせたものが「顔面ネットワーク」(face network) と呼ばれています [Ibid. 2002, pp. 11460, 11463]。ポージェスの「ニューロセプション」論は，この「顔面ネットワーク」から「腹内側前頭前皮質」ないし「眼窩前頭皮質」を密かに（あるいは理由不明のまま）切り落とし*33，そして残った「紡錘状回」「上側頭溝」から「扁桃体」への抑制という側面を引き抜いたものといえますが，切り落とす前のこの布陣が，これまで見てきた「扁桃体」と前頭・側頭皮質との双方向的な協働関係のネットワークに，ぴったり符合するものであることに気づいて下さい。加えて「上側頭溝」と「吻側前頭皮質」，そして「扁桃体」は，マカクザルにおいて相携えて，社会の規模や複雑さの増加とともに灰白質が肥厚してくる脳部位であることも，ラシュワースらによって確認されていたのでした [Sallet et als. 2011, pp. 698-9]（**6**の＊20と＊31，さらに**12**の＊35，**13**の＊7も参照）。

　「扁桃体」と「上側頭溝」「紡錘状回」の関係が，相反的なトレードオフの

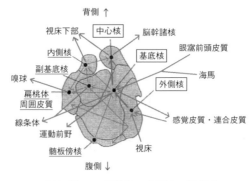

図表11-e　扁桃体の主要核の概念図

関係でないことは,「扁桃体」と「眼窩前頭皮質」の関係に同様で,たとえば「上側頭溝」や「紡錘状回」(顔領域)に,顔の表情や視線の動きに選択的に反応する細胞が存在することは今日よく知られていますが [Puce et als. 1995] (6の*18を参照), 実は「扁桃体」にもまた, 顔の表情や視線の動きに選択的に反応する細胞が見い出されてきています [Brothers & Ring 1993; Davis & Whalen 2001, p. 18]。つまり, どちらの部位も, それ単独で, 表情や視線の意味を検出しうるのですが, ただそのうえで, より緊急性の高い情報を大まかながら迅速に検出しようとすれば「扁桃体」が, より精細な情報を丁寧に検出しようとすれば, 動的なら「上側頭溝」が, 静的なら「紡錘状回」が, それぞれ持ち味を発揮し, 双方を撚り合わせて必要な知覚像を練成していくのでしょう。その際「トップダウン」の抑制とみられるのは,「扁桃体」の大まかな情報が,「上側頭溝」・「紡錘状回」の精細な画像に練り上げられていくうえで, 整理されていくプロセスを指すのではないでしょうか。逆に「扁桃体」の緊急度の高い大づかみな画像の方が求められるときは,「上側頭溝」・「紡錘状回」の詳しすぎる情報が予め排除されるのも, ある種の抑制, いわば「ボトムアップ」の抑制と言えるかもしれません。

現に「上側頭溝」(など高次感覚連合野)は,「扁桃体」に, それも中心核ではなく外側核に豊富に投射して視覚情報を送り [Aggleton et als. 1980, p. 357], 外側核から基底核 (および副基底核) に送られて種特異的な生物学的価値評

価を付されると，再び「上側頭溝」（など高次感覚連合野）に送り返される
という相互関係が確認されています [Emery & Amaral 2000, pp. 175, 179]（図表
11-e）。いやそれどころか，レオナードらの実験的研究によると，顔刺激に
対する「扁桃体」の反応は，興味深いことに「上側頭溝」よりも遅く（「上
側頭溝」ニューロンの反応潜時が90 〜 140ミリ秒，「扁桃体」ニューロンは
110 〜 200ミリ秒）[Leonard et als. 1985, pp. 169, 171, 174-5]，この反応遅延によ
って「扁桃体」は，むしろまず「上側頭溝」で皮質連合野的に処理された社
会的情報に基づき，より適切な生物学的価値評価，そして感情反応を行なえ
るよう調整しているものと考えられます（そのためには，皮質発の高度に洗
練された感覚情報が必要でしょう）。だとすれば「扁桃体」は，自律神経系
とともに皮質からトップダウンに抑制されるというよりは，むしろ自律神経
系からの情報と皮質からの情報を縒り合わせて統合し，ボトムアップに送り
返す「結節点」（nodal point）[Amaral et als. 1992, p. 57] であり，向社会的シ
ステムを攪乱する反射的な防衛反応であるどころか，かえってそれ自体が，
向社会的システムを練成する不可欠の成分であることになります。

　実際「扁桃体」は，しばしば信じられているように，単に"恐怖"や脅威
刺激だけを検出する防衛反応専門の器官などではなく，とくにその左側では
他の情動，"喜び"すらをも検出しうることは，上記のようにペッソアらも
明らかにするところでしたが [Pessoa et als. 2002, p. 11463]，ちょうどそれと相
前後して今世紀に入る頃から，このことを明らかにする研究が続出してきて
おり [Breiter et als. 1996; Hamann et als. 2002; Yang et als. 2002; Winston et als. 2003;
Sommerville et als. 2004; Hennenlotter et als. 2005; Fitzgerald et als. 2006; 森岡ほか 2010;
有田 2012]，ポリヴェーガル理論は，そっくり同時代に進行したこれらの神経
科学的な研究成果を，十分に生かしきれていないように思われます。元来
「扁桃体」は，どんな刺激であれ，その自分にとっての生物学的な価値評価
（快刺激→接近行動，不快刺激→回避行動）を行なう器官であり，刺激を報
酬・罰に関連づけ，負の強化学習（恐怖条件づけ！）だけでなく正の強化学
習にも決定的に関与すること[*34] [Baxter & Murray 2002; Everitt et als. 2003]，と
りわけそれらを社会的な場面で顕著に用いること，さらには「心の理論」を

434

含む社会的な判断にも関与すること，母性行動，性行動など向社会的なさまざまな行動に下からボトムアップ的に関与すること，要するに紛れもなく社会的関与システムの器官，社会脳の1つとしても働いていることを銘記しなければなりません。

ポージェスの「ニューロセプション」論が，「扁桃体」を「社会的関与システム」では専ら抑制すべき対象としてしか捉えなかったのは，「扁桃体」自体を"恐怖"等に選択的に反応する防衛反応の器官とのみ捉える，90年代までの旧パラダイムを脱却しきれていないせいではないかと惧れます。ポージェスが「扁桃体」を語るとき，事実上ほぼいつも，専ら中心核のみが語られているのも，これとパラレルのことでしょう。

ではなぜ，そうしたパラダイムは存続しえたのでしょうか。まずは端的に，そうした切り口からの研究（恐怖条件づけ！）が取りかかりやすく，先にみたようにそこから「扁桃体」の研究も本格的に進捗してきたこと［Kapp et als. 1979; LeDoux 1993, 1996, 2002］，次いで顔反応の一連の研究で，無意識の自動的な反応として"恐怖"反応が最も顕著に示されたこと［Morris, Frith et als. 1996］，逆に"恐怖"以外の情動は，実験場面では刺激の強度不十分のために反応しにくかったこと（逆にいえば，十分な刺激強度なら，"喜び"や"怒り"も"恐怖"に劣らず反応すること）［森岡ら 2010］，等々のいわば研究上の都合が大きかったとみられますが，それは実際にも「扁桃体」の現実を反映するものでもありました。というのも，幾多の刺激の中で，脅威刺激への反応は，多くの場合，最も緊急性が高く，他を差置いて無意識にでも迅速な反応を要求するからであり（いわゆる"ネガティビティ・バイアス"ですね：**6-3**を参照），それゆえ「扁桃体」も，"恐怖"以外のどんな情動にも反応しながらも，最も強く最も迅速に反応するのは"恐怖"ということになるからです[*35]。

ちなみに，"嫌悪"に最も強く反応するのは「（右）島皮質」（と強度が強まれば「皮質−線条体−視床回路」）［Phillips et als. 1990; Wicker et als. 2003］，"怒り"には「前帯状回」と「眼窩前頭皮質」［Blair et als. 1999］，"悲しみ"は強度が強まれば左「扁桃体」と右「側頭極」［Ibid.］，"喜び"は「腹側線条

11　ポリヴェーガル理論の射程 (2) ～トップダウン／ボトムアップ問題　435

体」や「眼窩前頭皮質*36」（どちらも報酬系領域）〔Gorno-Tempini et als. 2001;
Hamann et als. 2002; O'Doherty et als. 2003; 月浦 2012〕，とされていますが，「扁桃
体」も，緊急性が問われない場面では，“恐怖”以外のそれらの情動にも反
応しうるし，それらの情動も緊急性が高ければ，「扁桃体」は，他を差置い
て無意識にでも反応しうることになります*37。何よりジョークやユーモア
による“笑い”が，ほかならぬ「扁桃体」（と「側坐核」）を中核とする高次
連合野とのネットワークで生じることこそ（*8*の＊8を参照），その強力な
証左ではないでしょうか〔Meyer et als. 2007, pp. 246-7〕。

11-8　防衛反応／向社会的反応の進化的入れ子構造

　扁桃体が社会脳の1つとして機能するのは，このように大脳皮質，それも
前頭前皮質や高次感覚連合野といった，霊長類以降に顕著になる構造との協
働関係においてである以上，それは系統発生的な進化の上で新しく獲得され
た“二次的な特性”であって，本務はあくまで非社会的な防衛反応の方にあ
るのではないかと問いたくなるかもしれません。ところが扁桃体の社会性は，
実は進化上決して新しいものではないのです。

　ここで想起すべきは，*Column E* でふれておいた，魚（ハヤ）の前脳を切
除すると群集行動がとれなくなり，他個体には全く無頓着のまま平然と単独
行動するようになるというフォン・ホルストの報告であり〔Lorenz 1962=1970,
p. 207〕，その問題の前脳部位が，メダカで調べると，「扁桃体」相同領域
——扁桃体にだけ高濃度で存在する神経伝達物質CGRP（カルシトニン遺伝
子関連ペプチド）が検出される領域——に当たるという発見です〔坪川 1999,
p. 6〕。硬骨魚類の原初的な扁桃体が，すでに“社会脳”であったことをそれ
は物語っています*38。硬骨魚類の前脳は，中脳よりも小さく*4-4*でみたよ
うに「古皮質」，つまり嗅球と原始的な前脳部分だけからなるので〔Gloor et
als. 1972, p. 60〕，その問題の領域も，おそらく扁桃体のなかでも古皮質に由来
する部分，中心核など「亜核」とされる系統発生的により古い部分の原姿で
あったとみていいでしょう*39。中心核は，ついさっき見たように，「恐怖条

件づけ」など防衛反応の要衝をなす部位でした。つまり異種動物（捕食者）から"離れる"防衛反応の部位が，そのまま同種動物どうしで"集まる"向社会的反応の部位でもあるのであり，ここには防衛反応がそのまま同時に向社会的反応であるような社会性が働いていることになります。原初の扁桃体は，そのような意味で社会的な脳，つまり，防衛反応の中枢であることによって向社会的な反応の中枢でもあるような脳であったのです。

　対異種動物では防衛反応であるものが，対同種動物では向社会的反応であるような社会性……それは対異種動物での防衛反応を目的に，対同種動物での向社会的反応を手段として，作動させるということでもあります。そもそも"社会"という現象自体，生物の進化の上でみるなら，防衛反応（"闘うか逃げるか"）の一手段，それも進化上おそらく最もめざましく有力な手段として創発してきたものであること[*40]，それゆえ，防衛行動と向社会的行動をはじめから対極に置く見方では，扁桃体の社会性ということ自体，把握し損ないかねないことをそれは示唆しています。

　さて硬骨魚類のあと，扁桃体が明確に形をなすのは，ポール・マクリーンの説［MacLean 1990］が想定する哺乳類だけでなく，爬虫類・鳥類も合わせた羊膜類（**4**の＊62を参照）全体にみられる共通の現象ですが［Murray et als. 2009, p. 98］，それはこれら"上陸革命"の3つの完遂型において，嗅板が嗅球に連絡し，鋤鼻器が出現してそこからの線維の受け皿として原始的な扁桃体が分化してきた一方［Gloor et als. 1972, p. 60］，水生からの離脱によりマウトナー細胞が側線系と共に退化し，その防衛行動の機能が扁桃体に委譲され重畳されてきたことと無関係ではないでしょう（**4**の＊51，**6**の＊21を参照）。ここに扁桃体は，まず何より防衛反応の（いっそう増強された）器官として確立することになります。それはまた，これら3タイプの動物たちにおいて，対異種動物だけでなく同種動物内でも，しばしば（とくに繁殖期に）"闘うか逃げるか"の防衛反応を発動する必要のある社会形態が伸長してきたことに見合うものでもありました［Lorenz 1962=1970, pp. 300-1］。

　なかでも，この事態に最も斬新で有力な対処法を創出したのが哺乳類です。そしてその対処法こそ，ほかでもない哺乳類の「社会」なのです。直接には

11 ポリヴェーガル理論の射程 (2) 〜トップダウン／ボトムアップ問題　437

哺乳養育の必要に伴なって，哺乳類は，単に異種動物から同種動物を識別するだけでなく，同種動物内でさらに特定の個体を識別し（**5–2**, **_Column E_** を参照），その個体との特定の関係（母－子，父－子，オス－メス等々）を積極的に維持する向社会的反応に，独自の生存価を付与するようになりました。反面それは，これまでの異種動物に加え，同種動物でも他の非親密な個体に対して防衛反応を発動することと，表裏一体であるのは言うまでもありません[*41]。今や，特定の個体どうしの「社会」を守るために，異種であれ同種であれそれ以外の個体に対して防衛反応が行使されます。それまで防衛反応の一手段にすぎなかった“社会”が，単なる手段のレベルにとどまらず，むしろそれ自体が自己目的化してゆき，それを維持するための固有の向社会的反応（社会的関与システム！）を新たに生み落とし，逆にその維持のための手段として防衛反応を用いるようになります。ここに目的と手段が逆転し，まず同種動物内の特定の個体への向社会的反応という目的があって，そのもとに異種動物と同種動物内の非親密な個体への防衛反応を手段として作動させるのが，扁桃体の役割となります。扁桃体が“恐怖”や“嫌悪”に伴なう防衛反応の中枢とみられるのは，正確にはこうした文脈でのことなのです。つまり，あくまで向社会的反応との一つながりの目的－手段関係の連鎖のうちでの防衛反応なのです（目的と手段は反転したものの，その点では以前と共通です）。

　ところで，自己目的的に維持される“社会”は，いったんそうなると，そこで止まることなく，まさにそれゆえにますます複雑化してゆくことになります。霊長類（真猿類以降）がだいたいこの段階に当たるとみられますが，二者関係的な「社会」だけでなく，三者関係的な〈社会〉も孕むようになり，“敵”（異種動物と同種動物の非親密な個体）に対する防衛行動と“友”（同種動物の親密な個体）に対する向社会的行動の区別だけでは済まなくなり，“友”（同種動物の親密な個体）にも，適度な距離をもって“離れ”つつ（防衛反応），しかもなお“つながる”（向社会的反応）という新たなタイプの社会性，あるいは“敵”（同種動物の非親密な個体）に対しても，単に“離れる”ばかりでなく，適度な距離をもって“つながる”という新たなタイプの

社会性がお互いに必要となってきます（さらに*13-2*へ）。"敵"だからといって敵対一辺倒（防衛反応一辺倒）でなく、"友"だからといって友好一辺倒（向社会的反応一辺倒）でもなく、両者を適度に抑制し合成しながら、同一の相手に対して（これまでのように相手によって使い分けるのでなく）、防衛的でかつ向社会的な反応であるような社会性を支える扁桃体の機能が、現われてくることになります。ここでも扁桃体の防衛反応は同時に向社会的反応であって、その防衛反応は、向社会的反応に適度な「ブレーキ」[Emery et als. 2001, pp. 540-2] をかけることで向社会的反応に寄与するというパラドキシカルな形をとるのです。

　実際、こうした扁桃体を破壊された霊長類の個体はどうなるか？　恐怖や回避の防衛反応を欠損し、友好や接近の向社会的反応を過剰に亢進させ、「社会的脱抑制」（social disinhibition）[Ibid., pp. 540, 542]（*6-4*, *11-5*を参照）、もしくは「社会恐怖が不適切に欠如した状態」[Stein 2003=2007, p. 100]）となって、結局は社会性を喪うのでした。アカゲザルで扁桃体を含む側頭葉の広汎な領域の損傷により生じた、有名な「クリューバー・ビューシー症候群」（*6*の＊15を参照）では、接近すべき対象と回避すべき対象の識別の喪失（外的刺激の生物学的価値評価の解体＝「精神盲」（psychic blindness）もしくは視覚失認）、恐怖反応の衝撃的な低下（天敵のヘビへの接近、"犬猿の仲"のはずのイヌへの接近や交尾の強要、初対面の同種個体への物怖じしない接近、同性個体への交尾の強要など）、そして奇妙なほどの温和化・従順化、口唇傾向（何でも口に運ぶ）、過剰な性行動（hypersexuality）などが生じますが[*42] [Klüver & Bucy 1939]、社会生活の実場面でも、仲間を仲間と認識できず、他個体の接近に適切に反応できず、自分の地位を認識できず、ついには社会的順位を転落してしまうなど、群れの一員として振舞うことができない一種の「社会失認」（social agnosia）を呈し、そのため集団生活が不可能になってしまうのでした [Rosvold et als. 1954; Kling 1972]。またヒトでも、「ウルバッハ・ヴィーテ病」（*6*の＊15を参照）のような「扁桃体」の両側性損傷において、他者の恐れの表情を認知できず（他の情動は認知可能）、社会的な危険に無防備で、極端に社交的すぎ、無遠慮で騙されやすい、とい

った事態になります［Adolphs et als. 1994］。まさにポージェスの言う，「誤ったニューロセプション」「妥当でないニューロセプション」（**6–3**を参照）が，ポージェスの想定する「扁桃体」の機能亢進だけでなく，機能低下（両側性損傷）でも露呈するのです！　機能亢進でも機能低下でも「扁桃体」は「ニューロセプション」を誤作動させ，社会性を解体するのであり，逆にいえば適度に機能するなら，社会性に寄与するのでなければなりません。「扁桃体」は，社会性を攪乱する抑制すべき脳内危険分子などではなく，むしろ社会性に適度にブレーキをかけることによって，逆説的な形で社会性の成立に積極的に寄与する社会脳の一器官なのです（**6–4**を参照）。

　なおこの場合，「社会的脱抑制」が生じるのは，扁桃体のなかでも**外側核**や**基底核**の損傷が大きいときであり，中心核の損傷はそれだけではあまり影響を与えないとのことです［Emery et als. 2001, p. 542］。同様に，「社会失認」が生じるのも，　中心核でなく**外側基底核**の損傷が決め手になるようです［Rosvold et als. 1954, pp. 177-8］。これに対して，中心核の損傷が影響を与えるのは，自律神経系や内分泌系を中心とする生理的な反応の方でした。**外側核**や**基底核**は，霊長類以降，大脳新皮質（とくに感覚連合野や前頭前野）と複雑な社会的情報をやりとりし，大脳新皮質とともに大きく拡大してきた部位であるのに対し，中心核は，霊長類以前から，嗅脳や脳幹諸核とともに，内臓をはじめとする体内情報をやりとりするのに大きな役割を果たし，嗅脳や脳幹諸核と同じく霊長類以降はむしろ相対的に重要度を低下してきた部位です（図表13-gを参照）。この結果，外側核に入力した情報が基底核をへて中心核から出力する大まかな流れは，進化上一貫しているとしても，霊長類以前までは反応潜時の短い「視床扁桃体路」からの入力が大半だったのが，霊長類以降は，反応潜時の長い「皮質扁桃体路」からの入力が増大するのです。こうして「扁桃体」と「上側頭溝」「紡錘状回」（をはじめとする皮質過程）との間の，あの相乗的で双方向的な協働関係が成立してきたのでした。

　どうやら「扁桃体」は元来，それ自体が社会的な器官，社会脳の１つなのです。かといって防衛反応の器官でないというのでなく，防衛反応の器官でありながら，かつそのことがそのまま即同時に向社会的な器官であるような，

そんな社会的器官なのです。言いかえれば，危険に反応しうる器官でありながら，同時に安全に反応しうる器官ということであり，だとすれば「扁桃体」は，それ自体で，安全にも危険にも反応することができ，安全か危険かを識別することができる，まさしく「ニューロセプション」装置の枢軸そのものであることが改めて確認されます。ポリヴェーガル理論では，「扁桃体」は可動化・不動化の防衛行動システムではそう位置づけられていましたが，社会的関与の向社会的行動システムでは，そう位置づけられていませんでした。ポリヴェーガル理論では専ら「上側頭溝」「紡錘状回」だけに割り当てられていた，環境の特徴検出器（feature detector）としての機能は，「扁桃体」にも，いやまずもって「扁桃体」にこそ，分かち持たれるべきではないでしょうか。

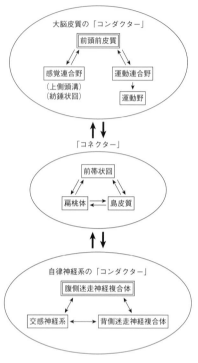

図表11-f　皮質—辺縁系—自律神経系の双方向的コネクション

　ただし，「扁桃体」がそうした「ニューロセプション」装置の枢軸たりうるのは，それ単体においてではなく，上は前頭前皮質や高次感覚連合野から，下は自律神経系にまで至る，広汎な領域との密接な双方向的ネットワークに支えられているからであり，「扁桃体」はこれまで見てきたように，一方では霊長類の前脳の中で最も密な相互結合をもつとともに［Young et als. 1994］，他方では（「視床」を除く）皮質下領域とも双方向的に結合する［Emery & Amaral 2000, p. 158; Freese & Amaral 2009, p. 19］，社会脳ネットワークの「ハブ」とみなすに十分値する［Bickart et als. 2014, p. 236］，特筆すべきユニークな領域なのです（*10*の＊30を参照）。これぞポリヴェーガル理論が標榜する「脳

－身体の双方向モデル」の，まさしく枢軸そのものではないでしょうか。

　いいかえれば，上は前頭前皮質，下は自律神経系の間を密な双方向的結合で中継する……すなわち，あの大脳皮質の「コンダクター」（＝前頭前皮質）と，自律神経系の「コンダクター」（＝腹側迷走神経複合体）（*5–3* を参照）の上下２つの「コンダクター」どうしを接続する「コネクター」なのです。これはのちに *12* でもみる，同じく皮質の辺縁領域に位置する「（前）帯状回」・「島皮質」とも通底しあう特質とみられます（そのうえこれら３つの部位は，お互いどうしも密な相互連絡があり，互いに機能を明確に分けて考えるのも不可能かもしれません［有田 2012, pp. 47, 100-1]）。いいかえれば，「扁桃体」・「（前）帯状回」・「（前部）島皮質」の３つの構造こそ，大脳皮質と自律神経系，こころとからだを直接に結合する最も重要な結節点なのです（図表11-f）。だとすれば，この３つの構造こそ，「ニューロセプション」装置の３つの中軸に据えるべき構造ではないでしょうか（さらに *12–8* へ）。

〈註〉

*1 興味深いことにポージェスは，皮質についてはともかく前頭前皮質については，皆無といっていいほど一貫して言及をしていません。もう１つ一貫してほとんど言及しないのが，*6* の＊23 でみたように視床下部（室傍核を例外として）でした。自律神経理論でありながら，破格のことというべきでしょうか。

*2 のみならず，側頭連合野・頭頂連合野・後頭連合野から前頭前野に直接投射する領域は，「上側頭溝」周囲皮質域を介して，つまりそこでいったんニューロンを変えて，２次的に投射する領域と一致します［川村 1985, p. 616]。

*3 皮質延髄路よりもいっそう色濃くこの性格をもつ，皮質によるトップダウン制御の大御所・ヒトの**皮質脊髄路**ですら，錐体路を構成する神経線維の60％を占めるにすぎず［Jane et als. 1967, p. 247; 水野 1986, p. 720]（アカゲザルではもっと少なくてわずか31％［Russel & DeMyer 1961, p. 101; 水野 1986, p. 720]），残り40％は，運動前野に起始する線維，補足運動野に起始する線維，帯状回皮質運動野に起始する線維，さらには体性感覚野や頭頂連合野の一部に起始する線維が占めているのです［水野 1986, p. 720; 谷口ほか 2015]。すると「錐体路」を皮質脊髄路の別名とするの

は，正確ではありません［丹治2009, p. 28; 谷口ほか2015］。

　加えてこの皮質脊髄路にしても，脊髄の運動神経細胞に直行するものは，多く見てもせいぜい10％程度にすぎないとのこと［谷口ほか2015, p. 276］。脊髄まで直行する出力細胞を多数もつのは1次運動野の特徴の1つですが［丹治2009, p. 27］，1次運動野から脊髄の運動神経細胞にトップダウンに直行する文字どおりの「皮質脊髄路」は，ここから計算すると，何と随意運動の王道・錐体路の60％の10％，つまりわずか6％をしか占めていないのですね［谷口ほか2015, p. 277］。

　あまつさえ皮質脊髄路は，一般に軸索側枝（axon collateral）を大脳皮質内に豊富に送り［水野1986, p. 723］，広汎な範囲にわたる皮質への再入路となってループを形成し，連合線維の入路をなしますが［Changeux 1983=1989, pp. 64, 76-7, 199］，のみならず皮質下でも，線条体・視床・赤核や橋・延髄の諸核，三叉神経感覚核群や後索核などに側枝を送っているのです［水野1986, p. 728; 丹治2009, p. 28］。錐体路自体でさえ，こうした双方向性や多重並列性を備えているのです。

　そもそも皮質脊髄路は，系統発生的にみて，大脳新皮質の小さい爬虫類までは，それに相当するものすらほとんどなく，哺乳類でもしばらく進化してからようやく存在がはっきりしてくる，最も後発の新しい神経線維群で［水野1986, p. 719; 岩坪・金光1993, p. 21］，爬虫類まで，そして齧歯類など下等哺乳類でも，運動系の最高中枢は大脳基底核にあったのですから，そこから由来するいわゆる〝錐体外路系〟の神経線維群の方が運動系の主軸をなすのでした。齧歯類でもまだ，皮質脊髄路は後索を通って主に脊髄後角に入力し，むしろ感覚系の調整系とみられる状態であり，ネコなどでようやく，側索を通って運動系の介在ニューロンに入力するようになり，霊長類になってはじめて側索を通って脊髄運動ニューロンそのものに直結するようになったのです［谷口ほか2015, pp. 269-70, 273］。

　結果として1次運動野は，解剖学的にも吻側と尾側の2つに下位区分されており，吻側は多くの哺乳類に共通の古い1次運動野で，太い繊維を出して脊髄の運動ニューロンに間接的に接続し，粗大運動を行なう大型細胞の領域であるのに対して，尾側は高等霊長類以降にみられる新しい1次運動野で，細い繊維を出して脊髄の運動ニューロンに直結し，微細な巧緻運動を行なう小型細胞の領域となっていることも明らかにされています［Rathelot & Strick 2008; 丹治2009, p. 40］。いわゆる皮質脊髄路は，後者だけに相当するものです。

　これとパラレルに，ネズミはもちろんのこと，イヌでもネコでもアカゲザルでも，皮質脊髄路だけを損壊しても，あまり極端な運動障害は生じないことが報じられています［岩坪・金光1993, p. 32; 谷口ほか2015, pp. 271-2, 273, 275］。それに比べると，

11　ポリヴェーガル理論の射程 (2) 〜トップダウン／ボトムアップ問題　443

微細な巧緻運動がちょっとしたストレスでも乱れてしまう現象も，案外バカになりません。現に重篤な運動障害をもたらすのは，同時に大脳基底核が損傷する場合とのことです［岩坪・金光 1993, p. 32］。もし反対に，皮質脊髄路だけが無傷で残るようなことがある場合，恐らく極めてぎこちない動きしかできないでしょう……究極の「錐体路的笑い」のように（*4*の＊53を参照）！　しかしポージェスが想定しているのは，それにかなり近いものということにもなりかねません。

*4　しかし実は，これらの防衛的な反応も，ポージェスの想定に反して，皮質プロセスによる皮質下プロセスの制御として作動している可能性があるのでした。たとえば，"闘うか逃げるか"の能動的対処（可動化システム）に関与する，中脳水道周囲灰白質（PAG）の背外側部（dlPAG）には眼窩・内側前頭前皮質から最も密に，外側部（dlPAG）には背内側前頭前皮質から最も強力に入力があり，"凍りつき"の受動的対処（不動化システム）に関与する腹外側部（vlPAG）には，眼窩前頭皮質と前部島皮質から入力があって，眼窩前頭皮質がPAGの防衛反応を転轍するスイッチとなっている可能性も報じられています［Bandler et als. 2000, pp. 100-2］（*6*の＊28を参照）。

*5　ほかにも，ここでは詳述できませんが，運動皮質から線条体−淡蒼球をへて橋・延髄の網様体に投射するルートも，顎の運動をはじめ口腔顔面領域の運動に深く関わると考えられています［水野 1984, p. 17; 彦坂 1987, p. 36］。運動皮質に起始しながらも大脳基底核と網様体を経由する，錐体路でなくむしろ"錐体外路"です。

*6　（前）帯状回は，解剖学的には中間皮質（古皮質と原皮質の中間）として大脳辺縁系に分類されますが，機能的には大脳辺縁系（一方で扁桃体系，他方で海馬系）だけでなく，前頭前皮質（一方で眼窩前頭皮質，他方で背外側前頭前皮質）と不可分に結びついています［小林 2005; 2011］。

　同じ辺縁系のなかで，とくに扁桃体との関わりが深いですが，扁桃体がそのつどの刺激を自己の生命維持に有用か無用かで評定し（生物学的価値評価），しかるべき行動を速やかに決定するのに対して，前帯状回は，葛藤を制御し，異なる要求の間を調停し妥協し歩み寄らせる能力によって，扁桃体の働きをコントロールします［Posner & Rothbart 1998］。この両者の対抗的相補性は非常に重要です。

　前帯状回（ACC）の機能区分，領野区分は図表11-gのとおりですが，なかでも吻側ないし前下部・膝下部（脳梁より前方）（24a-c, 25, 32野）は，扁桃体（とくに基底核・副基底核）や眼窩前頭皮質との線維連絡が強く，内臓制御や母性行動・発声・あそびなどを含む情動領域に当たります（*4-4, Column C*を参照）。ちなみに24野の最吻側部を電気刺激すると，オキシトシンの分泌を生じ［Beyer et als. 1961;

Vogt 1992, p. 438]．24野は中脳水道周囲灰白質に直接に投射し [An et als. 1998]．25野は孤束核や迷走神経背側運動核，そして疑核に直接に投射し（24野は脳幹の自律神経中枢への直接の投射はない），内臓制御に直接に関与しています [Terreberry & Neafsey 1983, pp. 245, 247; Hurley 1991; Vogt 1992, p. 438]．

これに対し，より尾側ないし後方の領域は，扁桃体との線維連絡が乏しく，そのうち腹側部（24a', b' 野）は背外側前頭前皮質との線維連絡が強く，痛覚などの認知の領域をなし，ワーキングメモリー・ネットワークのコアシステムとして働く [有田 2012, pp. 184-6]（*10-7* を参照）一方，背側部（24c', 23c 野）は

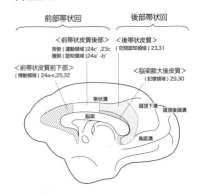

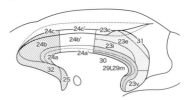

図表11-g　帯状回の機能区分と領野区分
[小林 2005, p. 1226; 小林 2011, p. 475] により，一部改変

運動前野～1次運動野との線維連絡が強く，運動領域とされます（いわゆる「帯状皮質運動野」）[Vogt 1992; 小林 2005; 大村 2005; 丹治 2009, pp. 124-8; 小林 2011]．運動皮質より小さくて，正中線近くにある分，進化上古いのでしょう．扁桃体・眼窩前頭皮質→前帯状回吻側情動領域からの情動情報や，背外側前頭前皮質からの認知情報を受けて，運動情報に変換し，運動前野～1次運動野に伝達するものとみられます [小野・西条 2008, p. 999]．あるいはじかに脊髄に投射し，1次運動野からの皮質脊髄路とは別に，自ら錐体路の線維をも構成します [Vogt 1992, p. 439; 丹治 2009, pp. 124, 128; 小林 2011, p. 477; 谷口ほか 2015, pp. 276, 277]．このため前帯状回の後部・背側の運動領域は，それ自体が広義の運動野に含まれることも多いのです．加えてこの部位は，側坐核をへて腹側淡蒼球など大脳基底核にも接続し，いわゆる"錐体外路系"の高次中枢ともなっています：つまり前帯状回は，錐体路系・錐体外路系の双方の高次中枢なのです [大村 2005, pp. 1263, 1265]．

ついでに後帯状回（PCC）についても簡単に記しておくと，脳梁後部をぴった

11　ポリヴェーガル理論の射程 (2) 〜トップダウン／ボトムアップ問題　445

り取り巻いている「脳梁膨大後皮質」(29, 30 野) が, 側頭葉内側部 (とくに海馬) や背外側前頭前皮質 (とくに 46 野) と線維連絡が強く, 記憶領域とされるのに対し, それをさらに取り巻き頭頂葉との移行領域をなす「後帯状皮質」(23i, e, v, 31 野) は, 頭頂葉 (とくに 7 野後部や下頭頂小葉) や背外側前頭前皮質 (とくに 9 野) と線維連絡が強く, 空間認知領域とされています [Vogt 1992; 小林 2005; 大村 2005; 小林 2011]。もちろん, 記憶領域, 空間認知領域のどちらも, 前帯状回の情動領域, 認知領域, 運動領域とも双方向的な連絡をもっていますが, 記憶領域, 空間認知領域どうしの相互連絡ははるかに強力です。

[*7] 実際 *4–2* で少しふれたように, 少なくとも霊長類では (奇妙なことに, 他の種では役割が異なる [Damasio 1994=2000, p. 138]), セロトニン機能は親和的な「向社会的行動」と関連が深く, その機能が低下すれば親和的な社会行動を回避し, その機能が亢進すれば親和的な社会行動を増進することが確認されていますし, またオスの社会的地位を上昇させる (逆もある) ことも知られています [Raleigh et als. 1984; Raleigh et als. 1985; Allman 1999=2001, pp. 22-3; Stein 2003=2007, p. 101]。オスの地位上昇など, 攻撃性の発露であって, 親和性と無関係ではないのか？ ところが, 例えばベルベットモンキーの世界では, オスのセロトニン濃度が高まると, メスとのグルーミングが頻繁になり (グルーミングはセロトニン系を賦活するリズム運動の 1 つであったことを思い出してください : *Column G* を参照), それがメスたちからの支持を高め, メスの支持を集めた者こそ結果的に地位が高くなるのであり, 霊長類の群れにおける社会的地位の高さは, もはや攻撃性によってではなく, 向社会的な親和性の能力によるのであることが明らかになっています [Raleigh et als. 1991, pp. 188; Allman1999=2001, pp. 22, 114]。霊長類では, 高い地位を手に入れるには, 攻撃性よりも向社会的能力の方が物をいうのです。結果として, コルチゾールの濃度も, ヒヒの世界で確認されているように, 社会的地位に反比例する形で分布します。ここに, 支配と攻撃は単純に等置できないこと, 反面, 親和性も攻撃でなく支配とは結びつきうる, ある種の"政治性"をもつこと, つまりはオスどうしの二者の上下関係が, メスとの親和性という第三項を介して, 支配−服従の"政治的な"三者関係となっていることも, ここで銘記しておかなければなりません。

[*8] ここで文脈とは, 条件刺激以外の, その場で与えられるすべての刺激を一括したものをいいます。

[*9] それは, オペラント条件づけが刺激−反応連合学習であるのと区別されます。その場合は, 何か行動すること (反応) で報酬や罰 (刺激) が得られるという連合の学習ですが, 古典的な条件づけの場合は, 何をするかと関係なしに, ニュートラルな

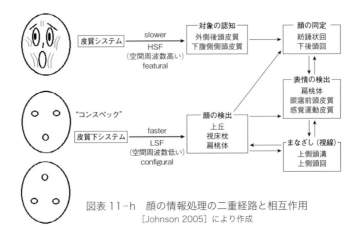

図表11-h　顔の情報処理の二重経路と相互作用
[Johnson 2005] により作成

刺激（条件刺激）と，それと同時にあるいは続いて起こる報酬か罰の刺激（無条件刺激）との連合の学習です。オペラント条件づけが能動的な条件づけなのに対して，古典的な条件づけは受動的な条件づけです。

*10 この皮質下レベルと皮質レベルの同時並列的な二重経路は，顔の表情認知の場面において，恐怖だけでなく他の基本情動の認知においても，図表11-hのようにプロセスの骨格をなしています。同一の顔刺激に対して，皮質下レベルも皮質レベルも同時並列的に作動し，ただそれぞれが反応する切り口（空間周波数）がちがい，そのぶん反応速度がちがい，いわば分業しているのです。たしかに一方は他方なしにも作動しうるかもしれませんが，仮にどちらか一方が欠落するならば，どちらもがその意義を大幅に失なうでしょう。

　マーク・ジョンソンのこの2005年の論文は，「社会脳」研究の大きな業績と思いますが，「社会脳」研究にとってだけでなく，「(拡大)ポリヴェーガル理論」にとっても，根源的な重要性をもっているように思われます（ポージェスは残念ながら参照の跡もみせていませんが）。皮質中心主義が支配的だった「社会脳」研究においても（の方が？），最近10年来の成果として，特に顔の知覚・認知における皮質下のシステムの重要性，その皮質システムとのちがいや相互関係にあり方について，説得力のあるモデルが形成されつつあることを，ジョンソンは示しています。その主な論点は以下のようです。

・顔の知覚・認知において，皮質システムだけでなく，皮質下システムが重要な働きをしていることが，半側空間無視（頭頂葉の右半球の損傷），盲視（後頭葉の1

11 ポリヴェーガル理論の射程（2）〜トップダウン／ボトムアップ問題　447

次視覚野の損傷），相貌失認（側頭葉の左右紡錘状回の損傷）等の皮質部位の損傷
においても顔検出の残遺能力が存在することから，明らかにされつつあること。

・この皮質下システムの中核をなすのは，中脳の上丘，間脳の視床枕，大脳辺縁
系の扁桃体の3つの構造であること。これは視床扁桃体路，つまり視床から皮質を
経由せずに，直接に扁桃体へと直結する原始的な低位経路に相当します。

・皮質下システムと皮質システムは異なる顔認知システムをもつこと。皮質下シ
ステムは，空間周波数の低い（low spatial frequency：LSF）つまり諸要素の大ま
かな配置（configuration）を，小さい反応潜時で（100ミリ秒以下），つまり素早く
察知するのに対して，皮質システムは，空間周波数の高い（high spatial frequen-
cy：HSF）つまり諸要素の細密な特徴（feature）を，より大きな反応潜時で，つま
り少し時間をかけて察知すること。

・皮質下システムは，（皮質中心主義が想定してきたように）皮質システムの「奴
隷」（slave）ではなく，皮質システムと双方向的な相互作用をもつこと。それどこ
ろか皮質下システムは，むしろ皮質システムのあり方を調整し（modulate），そし
て皮質における「社会脳ネットワーク」の確立を助ける位置にあること［Johnson
2005］。逆に皮質の「社会脳ネットワーク」のほとんどに皮質下構造からの入力が
あること。

・新生児が生後1〜2ヶ月で示す，顔（に似た“コンスペック”の）パターンへ
の選好反応は，まだ皮質システムの未熟なこの時期に，上記と同じ上丘以下の皮質
下システム（あるいはその前駆体）をとおして生じる反応であること。

・同様に，発達途上での皮質下システムの不具合が，さまざまのタイプの非定型
発達（自閉症スペクトラム障害，ターナー症候群，ウィリアムズ症候群，そして先
天性の相貌失認など）の原因と考えられること。皮質下のどの部位に不具合がある
かで，障害のちがいが生じること（たとえば扁桃体の欠損と自閉症の密接な関係，
それ以外の皮質下領域の不具合と先天性相貌失認の関連性）。皮質下システムの低
空間周波数への反応の鈍さと，皮質システムの高空間周波数への反応の偏倚。その
結果としての，高空間周波数への依存（たとえば自閉症での「こだわり」行動）。

　以上の諸点において，もともと皮質中心主義の「社会脳」研究は，今や「ポリヴ
ェーガル理論」の対極から，皮質下システムの重要性に着目し，皮質システムと皮
質下システムの双方向的な相互作用を明らかにしつつあります。ポージスの「ニュ
ーロセプション」論がめざす地平と，それは大幅にオーバーラップするものではな
いでしょうか（*13*の＊4を参照）。ちなみにジョンソンのこの提起は，「ニューロ
セプション」論のすぐ翌年のことなのでした。とはいえその「社会脳」研究も，自

448

律神経系のレベルにまでは目を届かせていません。皮質システム−皮質下システム
−自律神経システムの統合的理解の必要性が，改めて痛感されます。

*11 それは中脳の上丘，間脳の視床枕，辺縁系の扁桃体を結ぶルートです（**6**の＊24を
参照）。上丘−視床枕は盲視のルートですが（**10**の＊11を参照），扁桃体につなが
ることで意識下の情動刺激を伝えるルートともなります。怒った顔の写真の提示後
に騒音を聞かせて恐怖条件づけをしたあと，この写真を30ミリ秒間提示し，続いて
中立的な顔をマスク刺激として意識にのぼらないようにしたところ，右の扁桃体が
活性化し，視床枕・上丘との連結が増加するのが確認されたのです［Morris et als.
1999］。さらに情動的表情そのものに対する盲視も確認されています：両側の1次視
覚野が完全に破壊された全盲の患者に，示された写真の顔の表情を2択で当て推量
させると，偶然以上の確率で正答し（幾何図形を円か四角か当て推量させた場合に
はダメだった），右の扁桃体が活性化するのが確認されました［Pegna et als. 2005］。
サルの視床枕にはヘビの姿に反応する細胞が発見されていますが［Van Le et als.
2013］，ヒトでも短時間提示したヘビの姿に扁桃体・視床枕・上丘が特異的な活性
化を示すことが確認されています［Almeida et als. 2015］。

*12 記憶研究に数々の業績を残したラリー・スクワイヤーらは，海馬とその周囲領域
（海馬傍回・嗅周皮質・傍海馬皮質・嗅内皮質）が，ヒトを含む霊長類において単
一のシステムをなしていることに着目し，それらをあわせて「内側側頭葉記憶シス
テム」（medial temporal lobe memory system）と命名しました［Squire & Zo-
la-Morgan1991］。当初は海馬（と扁桃体）が重要とみられていましたが，むしろ海
馬傍回や嗅周皮質が正常な記憶にとって重要であることもわかってきています［Zo-
la-Morgan1989］。そのうち嗅周皮質は，視覚的な物体の認識・記憶に関わり，海馬
傍回はむしろ物体の空間的な配置の認識・記憶に関わるとみられます［佐藤2000］。
側頭葉が記憶の中枢と見られるのは，正確にはこの側頭葉内側部であって，それ以
外はむしろ高次感覚の中枢です（のみならず海馬傍回もすでにその1つです）（**6**
の＊19，**10**の＊29を参照）。

*13 視床が，視覚・聴覚・体性感覚など諸感覚を統合し，そこから関係ある情報と関係
ない情報を仕分けるフィルターの役割をもつとすれば，海馬は記憶をその状況の文
脈のもとで，また他の記憶との関係（時と場所と前後関係）において，統合する働
きをもつといえます。

*14 皮質下−皮質レベルの同時並列的・同時相関的な二重経路に符合して，「恐怖条件
づけ」で獲得された条件刺激−恐怖反応の連合は，扁桃体外側核において，意識下
の黙示的記憶（implicit memory）＝「情動による記憶」［LeDoux 1996=2003, pp.

11　ポリヴェーガル理論の射程（2）〜トップダウン／ボトムアップ問題　449

218, 239］＝「非陳述的記憶」［LeDoux 2002=2004, p. 148］として保持され，時間
がたっても減弱しにくく（しばしば増強さえする），同様の刺激でただちに扁桃体
の中心核を賦活し，後述のさまざまな身体的防衛反応を発動します。こうした古典
的条件づけのほか，プライミングや技能学習（手続き記憶）も，黙示的な記憶の代
表例といえます。恐怖条件づけが扁桃体で成立するとすれば，プライミングは前脳
基底部，手続き記憶は線条体・側坐核で成立するとされています。いずれも扁桃体
と密接な連絡をもつ近接領域です。

　他方，出来事の事実関係や状況の文脈に関わる事柄は，海馬とその周囲の皮質領
域（海馬傍回）によって，意識上の明示的記憶（explicit memory）＝情動体験の記
憶」［LeDoux 1996=2003, pp. 218, 239］＝「陳述的記憶」［LeDoux 2002=2004, p.
148］（エピソード記憶や意味記憶）として保持されますが，「陳述的」とは裏腹に，
細部は必ずしも正確でなく，かつ時とともに変化しやすい傾向をもちます［LeDoux
1996=2003, p. 243］。海馬が意識的な記憶に関わるからといって，海馬自身が意識の
座とかであるわけではなく（海馬を損傷しても正常な意識覚醒状態は妨げられませ
ん），海馬が（背外側）前頭前皮質のワーキングメモリーと直接に連絡をもちやすく，
その記憶がワーキングメモリーの中に置かれやすいから，ということなのです［Le-
Doux 2002=2004, pp. 196, 471］。いわば，海馬と（背外側）前頭前皮質のワーキン
グメモリーの間に，意識（的記憶）は宿るわけです。

　こうして私たちは，同じ出来事においても同時多発的な複数の記憶システムを備
えており，多くの場合，かつてと同じ刺激に出会うと，普通この2つの記憶のどち
らもが賦活されますが，しかし意識上の記憶が賦活されなくても，意識下で扁桃体
が活性化し，意識下の記憶だけが賦活されることも決して少なくありません［Ibid.,
p. 241］。例えばPTSDは，驚くべきことに，頭部外傷により明示的記憶が失なわれ
た場合でも生じるのであり［Macmillian 1991］，明示的な認知が作動せず，陳述的
でなく非陳述的な形で保存された記憶だけで推進力になるのです。

　幼年期健忘の存在や早期トラウマの執拗な持続といった現象も，この2つの記憶
レベルのズレ，つまり個体発生上，扁桃体（意識下の恐怖記憶）の方が海馬（意識
上の恐怖記憶）より先に成熟する事実から説明できるとされています［LeDoux
2002=2004, p. 241］。ひいては，この扁桃体を中心とする皮質下の記憶システム（〈情
動記憶〉［LeDoux 1993]）と，海馬を中心とする皮質レベルの記憶システム（〈陳述
記憶〉）のズレは，強烈なまたは慢性的なストレスに曝されつづけると，ますます
ギャップが拡大し，「恐怖条件づけ」による意識下の身体的反応の方が突出してく
ることになります——そして，これこそが不安障害の本態ではないか，というのが

ルドゥーの問題提起です[*28]。

[*15] 注意反応ないし定位反射（orienting reflex）は，扁桃体の電気刺激によって生じる最もありふれた反応です［Davis & Whalen 2001, p. 17］。また同時に扁桃体は，同じ刺激が少しでもくり返されると，馴化（habituation）が素早く起こりやすいという特徴もあります［Breiter et als. 1996, pp. 880, 882; Hamann et als. 2002, p. 136］。

[*16] 重いうつ病においても，コルチゾールの血中濃度が大幅に高くなることが明らかにされてきています：うつ病患者の約半数（40 ～ 60%）が過度のコルチゾール分泌を示して，HPA 軸のフィードバックシステムが機能せず，CRF も ACTH も分泌過剰になっているのです：デキサメタゾンのような，ACTH 分泌を抑制する強力な合成グルココロチコイドを投与しても，抑制への抵抗性を示します［Kandel 2013=2014, pp. 1379-80］。

[*17] *Column G* でみたように，出生後 10 日以内に母親からリッキングやグルーミングを受けた子は，海馬のグルココルチコイド受容体が増進し，室傍核の CRF 産生を抑制して，ストレス耐性が増すことがわかっています［Sapolsky 1997, p. 1620; Liu et als. 1997］。

[*18] コルチゾールは海馬をじかに損傷するのではなく，その主要なエネルギー源であるブドウ糖を枯渇させることで，BDNF（神経栄養因子）を不足させ，海馬の<u>CA3 領域</u>での細胞萎縮と細胞死，<u>歯状回</u>でのニューロン新生（neurogenesis）の抑制を引き起こすのです［Holden 2003, p. 811; LeDoux 2002=2004, pp. 413-5］。逆に多くの抗うつ薬（や電気けいれん療法）が海馬におけるニューロン新生を促進することが報じられてきました［Malberg et als. 2000; Santarelli et als. 2003］。

　　ちなみに，成体後もニューロンが新生する脳部位は，海馬歯状回の顆粒細胞下帯（SGZ）と，脳室の周囲壁面にある側脳室上衣下帯（SVZ）の 2 ヶ所で，そこには神経幹細胞がつねに存在し，SVZ からは神経前駆細胞ができて嗅球（主嗅球・副嗅球）まで，RMS（rostral migratory stream）と呼ばれる長い経路を移動します：したがって<u>海馬と嗅球</u>で，生涯ニューロン新生が起こっていることになります［村上 2013, p. 242; 市川・守屋 2015, p. 79］（*4* の * 37 を参照）。それぞれ古皮質と原皮質の代表であるのも興味深いです。ただし以上は，ラット・マウスやネコなどの哺乳動物の話で，ヒトでは嗅球は，少なくともそれらの動物のようにニューロン新生を生じないことが判明しています（かわりに，他の霊長類にもない特異的な現象として，生後 6 ヶ月までのごく短期間，RMS から内側に分岐して，<u>腹内側前頭前皮質</u>に続く移動経路が存在します……詳細は不明ですが）［Sanai et als. 2011］。海馬<u>歯状回</u>の方は，ヒトでも周知のとおり，ニューロン新生が確認されています。では<u>新</u>

11　ポリヴェーガル理論の射程（2）～トップダウン／ボトムアップ問題　451

皮質はどうでしょうか？　長らくそれは，どの哺乳動物にもないとされてきたのでしたが，近年，成熟したラットの大脳新皮質の表層（第Ⅰ層）に神経細胞を生み出す神経前駆細胞（L1－INP細胞）を，日本人グループが発見したところです［Ohira et als. 2010］。なお，脳幹の橋に隣接する第4脳室にも，神経幹細胞が発見されているようです［Doidge 2015=2016, p. 418］。

　さらにコルチゾールは，別のシステムでは細胞のアポトーシスを促進する働きをもつことが知られており，ひょっとすると海馬でも，アポトーシスの引き金となっている可能性もなくはありません［Allman 1999=2001, p. 113］。

　一方アドレナリンは，正常状態では血液－脳関門を通れず，脳内に直接入らないのですが，マッガウによれば，迷走神経を介して孤束核～青斑核からノルアドレナリン系を通して間接的に扁桃体や海馬に影響を与えるとみられています［McGaugh 2003=2006; LeDoux 1996=2003, p. 267］。

[*19]　「ヤーキーズ・ドットソンの法則」の記憶版というべきでしょうか。

[*20]　まず，扁桃体中心核から脳幹への出力が凍りつき（すくみ）などの（受動的な）恐怖反応を起こすのに対して，逃避（のモチベーショナルな）行動などの能動的コーピングは，扁桃体基底核（基底外側核ともいわれる）が関与するとみられます［Amorapanth et als. 2000; Le Doux & Gorman 2001; LeDoux 2002=2004］。ポリヴェーガル理論の枠組でいえば，「不動化」システムは扁桃体中心核と，「可動化」システムは扁桃体基底核と，主に関連するともいえそうです。条件づけ学習の前に外側核を破壊しておくと，凍りつき（すくみ）も逃避行動も起こりませんが，基底核の破壊では，凍りつき（すくみ）だけ生じ，逃避行動は起こらず，中心核の破壊では凍りつき（すくみ）だけが妨げられるという結果が出ています［Amorapanth et als. 2000］。

　のみならず，扁桃体の基底核（と副基底核）からは，大脳基底核の線条体（新線条体＝被殻＋尾状核，腹側線条体≒側坐核）への強い投射があり（線条体から扁桃体への投射はない）［Freese & Amaral 2009, p. 17］，辺縁系としてはユニークな特徴をもちますが，このモチベーショナルな行動が報酬獲得のための随意行動にも関与していくことが明らかになっています［Killcross et als. 1997］。マイナスのモチベーショナルな行動（逃避）だけでなく，プラスのモチベーショナルな行動（報酬）にも，扁桃体は基底核（と副基底核）を介して関与するのです。基底核は，ショ糖溶液と連合した音や光の条件刺激には強く反応しますが，連合していない音や光の刺激には全く反応しません；また条件刺激を次第に減弱させる消去学習を行なうと，それに応じて反応潜時が長くなり，ついには消失しますが，もう一度報酬と

再連合させると，条件反応も復活します［Toyomitsu et als. 2002］。扁桃体が恐怖
－凍りつき（すくみ）の反射的な行動の中枢であるのは，あくまで中心核系の回路
においてのことであって，基底核系ではむしろ，報酬行動をも含むモチベーショナ
ルな随意行動の中枢でもあるのです。ところでこれまでみてきたとおり，ポージェ
スは扁桃体について語るとき，ほぼいつも，その中心核においてのみ語っているこ
とを付記しておきましょう。

　その扁桃体中心核が中脳水道周囲灰白質（PAG）の背外側部（dlPAG）ないし外
側部（lPAG）を刺激すると，“闘うか逃げるか”の反応となり，腹外側部（vlPAG）
を刺激すると，“凍りつき”の反応となるというバンドラーらの説［Leite-Panissi et
als. 2003; Keay & Bandler 2001, pp. 669-70］をポリヴェーガル理論は採用していた
のでしたが［PVT, pp. 195; Porges 2007, p. 125; Porges 2009, p. 47］（*6–4*を参照），
その説は実はそれに先立って，内側前頭前皮質からの下向性制御の作用を前提とし
ているのでした：すなわち，中脳水道周囲灰白質（PAG）の背外側部（dlPAG）に
は内側前頭前皮質から最も密に，外側部（dlPAG）には背内側前頭前皮質から最も
強力に入力があり，“凍りつき”の受動的対処（不動化システム）に関与する腹外側
部（vlPAG）には，（腹）内側前頭皮質と前部島皮質から入力があって，内側前
頭前皮質領域がPAGの防衛反応を転轍するスイッチボードとなっている可能性が
示唆されるのでした［Bandler et als. 2000, pp. 100-2; Keay & Bandler 2001, pp. 672-
4］（*6*の＊28，*11*の＊4を参照）。にもかかわらずポージェスは，同じ論文にも記さ
れたこの部分の方には全く言及をしていません（さらに*12–2*を参照）。

　ところがこの（腹）内側前頭前皮質，実はさらに，哺乳類の多くの種で，背側縫
線核・正中縫線核との間で直接に両側性の相互投射があって，縫線核でのセロトニ
ン神経を抑制していることも知られてきており［Hajós et als. 1998］，*5*の＊26や*6*
の＊28でもふれたように，コントロール可能なストレスの場合には，セロトニン分
泌を抑制して“闘うか逃げるか”の反応になり，コントロール不能なストレスの場
合にはセロトニン分泌を抑制できず，セロトニン分泌過剰で“凍りつき（すくみ）”
の反応となるというように，腹内側前頭前皮質すなわち**眼窩前頭皮質**のスイッチ・
メカニズムである可能性もいっそう詳細に明らかにされてきています［Amat et
als. 2005］。

　加えてこの縫線核には，内側前頭前皮質→間脳最背側部の手綱核（habenula）か
らの投射がありますが［Wang & Aghajanian 1977b］（***Column F***を参照），岡本仁
ら理研の日本人研究者グループが，ゼブラフィッシュを用いて，背側手綱核（哺乳
類では内側手綱核に相当）の外側亜核が［Agetsuma et als., 2011］，あるいは腹側

11　ポリヴェーガル理論の射程（2）～トップダウン／ボトムアップ問題　453

手綱核（哺乳類では外側手綱核に相当），ないし腹側手綱核－縫線核の回路が［Amo et als., 2014］，パニック的な凍りつき（すくみ）反応を阻止し適切な逃避行動に切替えるスイッチの役割を果たしている可能性を究明してきています。

*21　以上のセロトニン作用の減弱に対抗できる2大抗不安薬として用いられてきたのが，ベンゾジアゼピンとSSRIです（**Column F を参照**）：どちらもセロトニン系の働きを増強し，それによって扁桃体の活動を抑制しますが，しかし両者の作用機序にはちがいがあり，ベンゾジアゼピンは扁桃体内に密集するGABAの抑制作用を直接に増強するのに対し（これが依存性と離脱症候群の源でもあるのですが），SSRIは，扁桃体に入力するセロトニンの量を増強して，間接的に扁桃体の活動を抑制するとみられています［LeDoux 2002=2004, p. 423］。GABA受容体（ベンゾジアゼピン受容体）は，扁桃体への感覚入力のほとんどを受ける外側核に集中しており，ベンゾジアゼピンはここで感覚刺激が情動的意味に結合するのを阻止するものとみられます［Amaral et als. 1992, p. 56］。セロトニン受容体（5-HT$_1$）は，扁桃体の外側核・基底核・扁桃周囲皮質に豊富に分布し，その大半が背側縫線核（と補助的に正中縫線核）からの入力を受けています［Ibid., p. 22］。

　　しかしそのうえで，どちらも同じセロトニン系抗不安薬として，「恐怖条件づけ」では，その獲得過程でも再現過程でも「凍りつき（すくみ）反応」を抑制し，抗不安作用を示すことが確認されています（ちなみに抗精神病薬だと，獲得過程にしか効果がみられないとのことです）［井上・小山 1997, p. 555］。「恐怖条件づけ」では，脳内のうち内側前頭前皮質のセロトニン代謝が最も亢進するので，不安はこれと関連が深く，反対に「凍りつき（すくみ）反応」は，扁桃体の破壊で抑制され，内側前頭前皮質の両側性破壊でも出現率に変化がないので，扁桃体と関連が深いようです［Ibid., p. 557］。

*22　そもそも扁桃体の中心核へは，「内側前頭前皮質」や「眼窩前頭皮質」からの投射は中程度の強さで来ていますが，「上側頭溝」からは外側核や基底核（ただしそのすべての領域）にしか来ていません［Aggleton 1983, pp. 357-9; Freese & Amaral 2009, pp. 24-30］。

*23　ブロードマンの有名な分類でいえば，「内側前頭前皮質」は8-10野，12野，24野，32野に相当しますが，このうち24野，32野は「前帯状回」を構成します。一方，「眼窩前頭皮質」は11野，13野，14野に相当します。

*24　扁桃体には，生物学的に意味のある感覚刺激に選択的に反応するニューロンがさまざまに見つかっており（視覚専用型，聴覚専用型，口腔内感覚専用型，多感覚共通型などの分化まであるようです），それらはそのつどの感覚刺激に，報酬性であれ

454

嫌悪性であれ，またとりわけ新奇性であれ，生物学的な意味があれば反応し，生物学的な意味がなければ反応しないのが特徴です［小野 1993, pp. 110-1］。

*25 すべての生体は，この2つの意思決定システムのバランスをとることによって環境に適応しているといえましょう：どちらか一方だけが価値があるのでなく，「目標指向行動」は，意識的努力を要し，要求するエネルギーもリスクも大きいかわりに，新奇な状況への柔軟性が高いのに対し，「習慣行動」は自動的で紋切り型の反応しかできないかわりに，意識的努力を要せず，要求するエネルギーも小さくてすみます；だから環境が安定している場合には，「習慣行動」の方が有利ですが，環境が変化する場合には「目標指向行動」が求められます；しかしその際，対処が不可能な場合には，リスクの大きい「目標指向行動」をあえて放棄し，過去に有効だったレパートリーからなる「習慣行動」に切り替えるのも，それはそれで適応的といわねばなりません［大平 2013, pp. 9, 14］。

*26 同じ線条体（＝報酬系）で，同じく大脳新皮質と密に連絡しても，尾状核が前頭前皮質と連絡が密であるのに対し，被殻は運動野との連絡が密で，感覚（刺激）－運動（反応）の連合形成に関連が深いため，そのつどの感覚的な報酬に駆られて依存性を深める傾向が強いのです［Schwabe et als. 2011; 大平 2013, p. 15］。

*27 ワーキングメモリー機能を担う背外側前頭前皮質（dlPFC）には，ドーパミン D_1 受容体が豊富に存在し，D_1 受容体作用薬を投与すると，ワーキングメモリー機能が向上し，拮抗薬では阻害されますが（D_2 受容体拮抗薬ではそういう効果なし），前者の場合でも投与量が多すぎれば機能低下となります；つまり多すぎても少なすぎてもダメなので，そのため急性ストレスや回避可能なストレスではドーパミン分泌過剰となり，「保続」（perseveration）という形でワーキングメモリーは機能低下するし，慢性的ストレスや回避不能なストレスではドーパミン分泌過少となり，「注意散漫」という形でやはりワーキングメモリーは機能低下するのです［Arnsten & Goldman-Rakic 1998］（さらに *12* の ＊24 を参照）。そして，ストレスによるこのドーパミン分泌の具合は，扁桃体中心核（もしくは分界条床核）から腹側被蓋野への投射に由来します［Goldstein et als. 1996, pp. 4795-6; Davis & Whalen 2001, p. 16］。

*28 DSM にいうさまざまの不安障害（恐怖症・パニック発作・PTSD・強迫性障害など）は，ルドゥーによればどれも根は同じで，大本には「恐怖条件づけ」が大きく関与していて［LeDoux 1996＝2003, p. 275］，それが強度のストレスによって増幅される一方，大脳皮質レベルの制御が低下するに至った時に，不安障害が起こるというのがルドゥーの主張です［Ibid., p. 271］（*6* の ＊29 を参照）。
　　その恐怖反応において，条件刺激への意識的な記憶が欠落し，直接関係のないこ

とまで過度に心配する場合は全般性不安障害，条件刺激となる何らかの外的対象が過剰に強く意識されれば恐怖症（もっとも，しばしばその対象は広く全般にわたり，結局何が対象なのか見失なわれたりしますが），条件刺激が外的刺激でなくむしろ内的刺激（心拍数，血圧その他の身体内部のシグナル）で，それが血中 CO_2（ないし乳酸）レベルの情報（非条件刺激）と連合して窒息警報システムを活性化する場合はパニック発作，条件刺激以前にそもそも非条件刺激が圧倒的に強力で，些細なありふれた条件刺激にも激烈に反応してしまう場合が PTSD，といった具合です [Ibid., pp. 273-4, 300-10]。表現型はさまざまとはいえ，いずれも扁桃体を中心とする皮質下レベルの恐怖記憶システムの，皮質レベルのコントロールをこえた突出が根幹をなしている点に，共通点が見い出されています。

なお PTSD については，PTSD 患者の脳のさまざまな領域の体積の研究をメタ解析したカールらの所見によると，PTSD における脳の特徴としてまとめられるのは，海馬の体積が（PTSD が重症なほど）小さいこと（ただし，未成年者では健常者と変わらないこと），左の扁桃体の体積が小さいこと（**6** の＊29 を参照），前帯状回の体積が小さいこと，（未成年者では）前頭前皮質の体積が小さいこと，（未成年者では）脳梁の体積が小さいこと，などであるとのことです [Karl et als., 2006]。

すっかり人口に膾炙した感のある海馬の体積減少 [Bremner 2002=2003] は，PTSD において決して安定した必要条件ではなく，ここにもあるように，むしろ重症度や慢性化度の指標とみたほうがよさそうなのに対して──（左）海馬の容積と解離症状の重篤さは強い逆相関（-0. 73）を示す一方 [Stein et als. 1997]，単回性のトラウマによる PTSD や，慢性のトラウマによるものでも，うつ病やアルコール・物質関連障害の合併のない PTSD では，海馬の体積減少はあまりみられない [山末・笠井 2006, p. 154] ──，むしろ PTSD における前帯状回（を含む内側前頭前皮質）の有意な体積減少の報告が，近年では目を引くように思われます [Hamner et als. 1999]。日本でも地下鉄サリン事件被害者の PTSD 罹患者で，（左側の）前帯状回尾側部の灰白質の有意な体積減少が確認されました [Yamasue et als. 2003; 山末・笠井 2006; 笠井・山末 2006]。ここから PTSD の症状発現は，前帯状回の機能不全による扁桃体の過剰な恐怖反応の抑制不全がもたらすものと考えることができます [山末・笠井 2006, pp. 156-7]（**6** の＊29 を参照）。また，東日本大震災に際しては，東北大学加齢医学研究所の研究グループが，震災前から右前帯状皮質の脳体積が小さい人ほど PTSD 症状を生じやすい（PTSD 症状の原因）のに対し，PTSD 症状が強い人は，震災後の左眼窩前頭皮質の脳体積の減少が大きい（PTSD 症状の結果）という調査結果を明らかにしています [Sekiguchi et als. 2013]。

なお PTSD, 社会不安障害, 特定の恐怖症の計30件のメタ解析によれば, いずれ
にも共通しているのは扁桃体と島の機能亢進であり, 帯状回の機能低下が認められ
たのは PTSD のみとのことでした [Etkin & Wagner 2007]。反対に, ラマチャン
ドランによれば, 大きな脅威に遭遇するような緊急時には, 前頭葉の前帯状回が極
度に活性化し, 極度の覚醒と警戒を生み出す一方, 辺縁系の情動中枢 (扁桃体のこ
とでしょうか) を抑制して, 不安や恐怖などの情動を一時的に抑制し, 現実感喪
失・離人感などの解離状態を引き起こすとのことです [Ramachandran 2003 =
2005, p. 137]。

　また, 大うつ病性障害と双極性障害に共通して機能異常が生じるのも, やはり前
帯状回 (とくにその膝下部) であり[*32] (**6** の * 29 を参照), また扁桃体の拡大と海
馬の体積減少 (そしてそれは, 年齢よりうつ病の既往歴の期間と相関する) も伝え
られています [Drevets et als. 1997; Öngür et als. 1998; Drevets 2000; Kandel
2013=2014, p. 1377]。

　ただし前帯状回は, 島皮質とともに, 過剰活性化の場合と不活性化の場合も報告
されています。これは, ラニウスらの fMRI 研究によると, ポージェス流に言い直
すなら, 交感神経亢進下では過剰活性化するのに対し, 背側迷走神経亢進下では不
活性化するということになりそうです [Lanius et als. 2001, 2004] (**6** の * 23 を参照)。
ともあれ PTSD において, 海馬・扁桃体・前帯状回・内側前頭前皮質の機能不全が
病態の中核をなすことはまちがいなく, あらためて恐怖条件づけが根強く貫徹して
いるのを見てとることができます。もっともルドゥーによれば, 統合失調症やうつ
病を含む主要な精神障害はすべて, 海馬・扁桃体・内側前頭前皮質に何らかの変化
があり, それほどこれらの部位は, "自分とは何者なのか" ということに決定的に
重要な役割をもつ部位なのだとのことです [LeDoux 2002=2004, p. 437]。

[*29] それどころか, そもそも解剖学的な構造として, 大脳皮質から扁桃体への投射より
　も, 扁桃体から大脳皮質への投射の方が, はるかに多いのです [Amaral et als.
　1992, p. 53; LeDoux 1996=2003, pp. 315, 340, 360]。しかも扁桃体は, 眼窩前頭皮質
　や内側前頭前皮質・前帯状回とは強い結合が双方向的にあるのに, 外側前頭前皮質
　には弱い結合が一方向的にしかありません [LeDoux 1996=2003, p. 342; Ghashghaei
　& Barbas 2002, p. 1275; 川村 2007, p. 824]。情動が意識的思考に容易に侵入しやす
　いのに対し, 情動を意識的に制御するのが難しい理由がここにあるとみられますが
　[Ibid., p. 315], それでも霊長類では, 他の哺乳類に比べて, 大脳皮質から扁桃体へ
　の投射が強くなってもいるのです [LeDoux 1996=2003, p. 361]。

[*30] たとえばアラン・ショアは, 眼窩前頭皮質 (と内側前頭前皮質) を「意識への入り

11　ポリヴェーガル理論の射程（2）～トップダウン／ボトムアップ問題　457

口」（entrance door to the door）とみています：そこにはすべての内受容感覚と外受容感覚が収斂するけれども，まだ意識的にはなりきらず，むしろ前意識的であって，他の領域との相互作用のなかでそれらは意識的になっていくのだと述べています[Schore 2003]。たとえば情動刺激がインプットされると，約200ミリ秒後に眼窩前頭皮質（と内側前頭前皮質）のニューロンが活動し，外側前頭前皮質やより後部の正中線構造では，さらに遅く300～800ミリ秒後に活動するのです[Kawasaki et als. 2001]。

*31　**4**の＊49でみたように，これは古皮質と原皮質の間隙に伸長した新皮質の発生の都合に由来するもので，前頭葉のレベルでも，主に古皮質とくに扁桃体と密接に連絡しあい，情動機能に関与する腹側の眼窩前頭皮質と，主に原皮質つまり海馬と密接に連絡しあい，認知や記憶の機能に関与する背側の背外側前頭前皮質の二元的な構成となっているのです[Brutkowski, 1965, pp. 722-3; Porrino et als. 1981, p. 121; Fuster 1997=2006, pp. 9, 37]。眼窩前頭皮質は，齧歯類にはあまり発達しておらず，霊長類以降によく発達しています[Rolls 1999, p. 301]。背外側前頭前皮質も，霊長類以降にのみ顕著に発達します[Preuss & Goldman-Rakic 1991; 澤口1996, p. 158]（**10–7**を参照）。しかし背外側前頭前皮質が専ら他の大脳皮質と出入力する（側頭葉・後頭葉・頭頂葉の連合野から入力し，運動皮質に出力する）のに対し，眼窩前頭皮質は扁桃体（や前帯状回）と密接に出入力します。

　　眼窩前頭皮質と扁桃体の共通の特性としては，まず何より，どちらも視覚・聴覚・体性感覚・嗅覚・内臓感覚のすべての感覚を入力し，視覚・聴覚・体性感覚はむしろ高次感覚連合野から（聴覚だけは1次感覚野からも）入力していること（これらは大脳皮質の他のどの部位でも見られません）[Barbas 2000, p. 321; Ghashghaei & Barbas 2002, pp. 1261, 1275]，嗅覚は扁桃体が1次嗅覚野で，眼窩前頭皮質が2次嗅覚野であること（**4–4**を参照），また，眼窩前頭皮質の損傷は扁桃体の損傷による「クリューバー・ビューシー症候群」（**6**の＊15を参照）と酷似した状態（攻撃性の減弱，口唇傾向の増大，食行動の異常，注意散漫など）を示すこと[Fuster 1997=2006, p. 113]，そして定位反射（orienting reflex）でも，扁桃体の損傷と同じく[Davis & Whalen 2001, p. 17; Breiter 1996, pp. 880, 882; Hamann et als. 2002, p. 136]，眼窩前頭皮質の損傷で，その抑制および馴化（habituation）に困難が生じること[Fuster 1997=2006, p. 89]，**11–3**でも見たように，眼窩前頭皮質と扁桃体が前脳のなかで最もセロトニン受容体が集中する部位であること[Damasio 1994=2000, p. 138]（それゆえ「腹側迷走神経複合体」によるボトムアップな制御が想定できること），などがあげられます。

458

*32 たとえば大うつ病の場合，（この点では統合失調症等と似て）前頭葉の代謝低下（いわゆる"ハイポフロンタリティ"）（*12*の＊23）——とくに内側前頭前皮質の膝下部の代謝低下と容積低下*25（*6*の＊29を参照）［Drevets 1992; Drevets et als. 1997; Öngür et als. 1998］——，さらには脳全体の代謝低下が多くの研究で報じられていますが［Fuster 1997=2006, p. 261］，そのなかで対照群より代謝の活性化を示す部位として，（左側の）外側眼窩前頭皮質と（左側）扁桃体が明らかになってきています：その際，両者の活性化の意味合いは異なっていて，扁桃体の活性化の度合はうつの重症度と相関するのに対し，（外側）眼窩前頭皮質の活性化の度合は，うつのいくつかの指標とむしろ反比例的であり，（外側）眼窩前頭皮質が扁桃体の病的な亢進を抑制するのに作動していることが示唆されます［Drevets 1992; 2000］。

　ちなみに，統合失調症にはこの現象はなく，むしろ背外側前頭前皮質の機能低下が特徴的とされます［Fuster 1997=2006, pp. 257-8］。また，以上に対し健康安静時には，前頭葉は脳の他の領域に比べて，相対的に高いレベルの代謝活性（いわゆる"ハイパーフロンタリティ"）を示す傾向にあることが（*10*の＊6を参照），1974年にスウェーデンの脳生理学者デヴィッド・イングヴァールによって発見されています［Ingvar 1979; Ibid., p. 239］。これが後に，（内側）前頭前皮質を中心とする「デフォルトモード・ネットワーク」［Raichle et als. 2001］（*12–4*を参照）と呼ばれるようになるものです［Buckner et als. 2008, p. 2］。

*33 ここでもまたポージェスは，中脳水道周囲灰白質（PAG）の防衛反応の転轍に対する制御に続いて（*6*の＊28，*11*の＊4と＊20を参照），「眼窩前頭皮質」（「腹内側前頭前皮質」）の関与を明確に暗在化しました。どういう理由からでしょうか。むしろなされるべきは，「眼窩前頭皮質」（「腹内側前頭前皮質」）の存在を明示したうえで，その「腹側迷走神経複合体」との関係（の有無）を解明することではないでしょうか（*12–2*を参照）。すでにみたように，「眼窩前頭皮質」と「腹側迷走神経複合体」は構造的にも機能的にも共通面が少なくないですし，また「腹側迷走神経複合体」は，縫線核発のセロトニン神経系を介して「腹内側前頭前皮質」へとボトムアップに連動し，「社会的関与システム」を起動している可能性もあるのでした。ことによると，*12–2*でみるように，「眼窩前頭皮質」ないし「腹内側前頭前皮質」をもしポリヴェーガル理論に付け加えるなら，ダマシオの「ソマティック・マーカー」説にかなり酷似したものとなるかもしれません。あるいは反対に，「ソマティック・マーカー」説で「眼窩前頭皮質」（「腹内側前頭前皮質」）が果たす役割を，脳幹の「腹側迷走神経複合体」に委譲させると，ポリヴェーガル理論にかなり酷似したものとなるかもしれません。そのことでポリヴェーガル理論の独自性は薄まる

11 ポリヴェーガル理論の射程 (2) ～トップダウン／ボトムアップ問題 459

かもしれませんが，しかしその汎用性は高まるかもしれません（さらに *12-2, 13* の＊3へ）。

*34 しかもそれは，恐怖条件づけの重要な部位である中心核においてさえ行われていることで，中心核を破壊すると，負の強化学習だけでなく正の強化学習も獲得が障害されることが確認されています［Killcross et als. 1997］。

*35 フィッツジェラルドらの研究によれば，扁桃体の"恐怖"，"怒り"，"嫌悪"，"悲しみ"，"ニュートラル"，"喜び"の表情に対する反応に統計的な有意差はないのですが，活性化の度合や領域の広さはやはり"恐怖"で最も大きかったのです［Fitzgerald et als. 2006, p. 1445］。

*36 「眼窩前頭皮質」は報酬系の一部として，美を感じる領域でもあります。美しい（魅惑的な）顔を見ているとき［O'Doherty et als. 2003］，美しいと感じる絵画を観ているときに［Kawabata & Zeki 2004］，有意に活性化するのです。

*37 すると扁桃体は結局何に反応しているのか？　という疑問がわくかもしれません。近年有力な注目すべき説は，扁桃体はあいまいさ（ambiguity）＝予測不能性に反応し，状況があいまいな時ほど活性化し，あいまいさを解消するよう反応を起こすとするウォーレンらの説です［Whalen 1998; Yang et als. 2002］。この説によるなら，環境の中でも最もあいまいなのは社会環境であり（ここに扁桃体の社会的機能の根源があるでしょう），社会環境を構成する他個体の姿で最もあいまいなのは表情・姿勢であり，表情のなかで最もあいまいなのは目の表情であり（ここに扁桃体の他者の目の注視能力，さらには高次視覚皮質との深い関係の根源があるでしょう），目の領域のシグナルを最も手がかりにしやすい情動は恐怖であり，そのため扁桃体はまずもって恐怖に最も反応しやすいのだ，というわけです。

　しかしだとすると，それは恐怖である必然性は少しもありません（*6*の＊24も参照）。むしろ扁桃体は，馴染んでいない新奇な刺激にはすべて強く反応するのです。それは喜びの表情でもニュートラルな表情でも同様です。ただ恐怖の表情が，あいまいさが最も大きいだけのことです。つまり予測不能性は，安全の侵害の源であり，かつ同時にスリルさらには創造性の源でもあります。どちらに転ぶかは扁桃体と前頭・側頭ネットワークの協働のあり方次第とみられます。

*38 硬骨魚類の原初の扁桃体がそういう状態なら，果たして危険に対する（恐怖）反応はどうしていたのか？　それを担っていたものこそ，*4*の＊51でみた延髄マウトナー細胞なのでした。しかしそれは，両生類の無尾類までは存在したものの，"上陸革命"で側線系とともに退化し［Romer & Parsons 1977＝1983, p. 477; 村上 2015, p. 94］，爬虫類・哺乳類では，かわりにその恐怖反応と逃走機能いっさいが扁桃体に

460

移譲され重畳されたものとみられるのでした。扁桃体は依然として防衛的かつ向社会的な部位なのですが，向社会性は次第に陰に隠れ，他の部位でも分け持たれることから，扁桃体には存在しない機能の如く誤認されてきたのではないでしょうか。

*39 「相同」とは，*4*の＊34でみたとおり，単に構造や機能が類似している（「相似」）だけでなく，その進化的な起源が共通していることをいいます（コウモリの羽とトリの羽は「相似」ですが，コウモリの羽と哺乳類の手は「相同」です）。同様の関係が，魚類の「扁桃体相同領域」と私たちの「扁桃体」の間にあるということです。

ただし扁桃体は，霊長類とヒトでは全部で12の核がありますが，進化上も発生上も起源を異にする2つの部分に類別されます：**主核ないし基底外側核群**（外側核・基底核・副基底核など）と**亜核ないし皮質内側核群**（中心核・内側核・皮質核など）です［小池上1965, p. 30; 川村2007, pp. 817-8］。前者は終脳腹側の「外套下部」（大脳基底核）から，後者は終脳背側のうちの「腹側外套」（古皮質）から発生し（*4*の＊48を参照），前者は進化的に新しい核（新皮質と密接に連絡し，ヒトで最も顕在化），後者は進化的に古い核です（嗅脳，視床下部や脳幹と密接に連絡し，むしろ進化を遡るほど顕在化）［Barton & Aggleton 2000; Barton & Dunbar 1997］。

そして*13*の＊7でみるように，新皮質と密接に連絡のある前者は，新皮質と相携えて社会集団の拡大とともに大きくなり，反対に視床下部や脳幹と密接に連絡する後者では，そうした相関はないことが確認されています［Barton & Aggleton 2000; Barton & Dunbar 1997; Price 2003］。

*40 生物の社会は，***Column E***でみたように，まずは個体が互いに"離れて"暮らし，牽制しあいながら共存しあう，"社会"ならぬ社会（単独性社会）を基本としますが，しかしやがて，捕食者である異種個体に対する防衛行動（"闘うか逃げるか"！）のための有力な手段として，各個体が非個体的なまま"集まる"「群れ」社会が登場します（群れが，闘うためにも逃げるためにも，どんなにすぐれた武器になるかは，改めて言うまでもありません）：いわゆる"社会"の誕生です。"社会"はそのはじめから，（異種個体に対する）防衛的行動が同時にまた（同種個体に対する）向社会的行動となる，入れ子的な両義性（*6*の＊21を参照）を孕んでいるのでした。

しかしいったん誕生するとこの"社会"は，単に防衛行動の手段にとどまらず，次第にそれ自体を維持すべきものとして自己目的化し，その内部の，同種個体間での，個体識別に基づく，向社会的な行動を不可欠の要素とする社会へと発展してゆきます。これが哺乳類の段階とみられます。しかし，こうした社会の自己目的化が進めば進むほど，社会はいっそう複雑化し，個体化が進み，今度は同種個体どうしの関係も（いや次第にその方がますます），恐怖や他のあらゆる情動の対象となら

11 ポリヴェーガル理論の射程 (2) ～トップダウン／ボトムアップ問題 461

ずにいません（他者という最も予測不能な存在（**5**の＊23を参照）への対処！）。
"集まる" ことと "離れる" ことの適切なバランスが，ますます切実に問われてく
ることでしょう。こうして向社会的行動が同時にまた（同種個体に対する）防衛的
行動でもある入れ子的な両義性を，社会は宿命的に抱え込んできたのではないでし
ょうか。それはほかでもない，霊長類以降の私たちがいちばんよく知るところです。

　こうしてみると，防衛行動と向社会的行動は，私たちが想定しているほど，相反
するものではないのではないでしょうか。**6**の＊21でもふれましたが，「社会的関
与」（向社会的行動）といえども，もともとは「可動化」や「不動化」と同じく，
恐怖に対する防衛行動に始まったものではないかと考えることもできます。「不動
化」は単独性社会の，「可動化」は「群れ」社会の，「社会的関与」は自己目的化し
た社会（個体識別に基づく社会）の，それぞれなりの恐怖に対する社会的防衛行動
だったとはいえないでしょうか。

＊41　コンラート・ローレンツによると，個体識別を行ない，個体的きずなを結ぶ能力が
　　あって，同種動物に対する攻撃性をもたない動物は1つも知られておらず，同種内
　　攻撃の高度に発達した動物でだけ，またそうであるほど，個体間のきずなは固いと
　　のことです［Lorenz 1962=1970, pp. 210, 299-300］。「愛という個体の結びつきは，
　　多くの場合種内攻撃から，いくつかのよく知られている場合でいうと，攻撃とか威
　　嚇を再定位して儀式化するというやり方で生じたことは明らかである」［Ibid., p.
　　300］。これは**6**の＊21でもふれましたが，ポージェスにおける「恐怖なき不動化」
　　（＝恐怖の再定位）としての愛という議論とパラレルではないでしょうか。

＊42　なおさらにクリューバーとビューシーが確認したのではないのですが，朝比奈正人
　　は手掌の発汗反応が，両側扁桃体にほぼ限局した病変をもつ症例で消失したり，辺
　　縁系の脳炎で低下したりする事実を報告しています——扁桃体が精神性発汗の発現
　　に最も重要な部位の1つであり（他は前帯状回や島皮質），それはまさに逃走反応に
　　手掌・足底の発汗が不可欠の装置としてバンドルされているからにほかなりません
　　［朝比奈 2016, p. 888］。パーキンソン病の場合も，とくにレビー小体型認知症になる
　　と，扁桃体－線条体路の密接な連結によると思われますが，他人の表情の理解の低
　　下とともに，手掌の発汗反応の低下がみられるそうです。同じ認知症でもアルツハ
　　イマー病では，少なくとも初期には恐怖や嫌悪の感情は比較的よく保たれるし，ひ
　　ょっとしたら手掌の発汗反応も低下しないかもしれません。

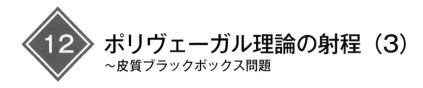

12-1 大脳皮質というブラックボックス

こうして今や私たちは,「扁桃体」・「前帯状回」・「島皮質」の3つの構造を中軸とし,それを「コネクター」とすることで,大脳皮質の「コンダクター」(=前頭前皮質)から自律神経系の「コンダクター」(=腹側迷走神経複合体)に相渉る,脳−身体のグローバルでローカルな,双方向的で同時多重並列的な「拡大ニューロセプション」装置を見通すことができます。

ところが,改めて確認しておけば,ポリヴェーガル理論は,大脳皮質レベルの「コンダクター」というべき「前頭前皮質」については,ほぼ全く言及をしていません。かといって皮質プロセスを軽視したわけではなく,とくに「社会的関与」システムの「ニューロセプション」に関しては,すでにみてきたように,「皮質による皮質下構造の制御」(cortical regulation of subcortical structure)[PVT, p. 194; Porges 2005, p. 45; Carter, Harris & Porges 2009=2016, p. 235] と特徴づけ,「腹側迷走神経複合体」と皮質プロセスの不可分の紐帯を非常に重視していました。しかし肝腎のその皮質プロセスそのものの内容には全くふれず,"ブラックボックス"の状態としているのです。これが 6–6 でみた,「ニューロセプション」論へのもう1つの疑問点でした。

くり返し見てきたように,「社会的関与」システムの「ニューロセプション」としてポージェスが示したのは,一方で「1次運動野」→「皮質延髄路」「皮質網様体路」→「腹側迷走神経複合体」の促進的なルート,他方で「上側頭溝」「紡錘状回」→「扁桃体」(中心核)の抑制的なルートの,2通

464

りの皮質から皮質下へのトップダウン・コントロールの経路でしたが，一方の「運動野」のさらに上流，他方の「上側頭溝」「紡錘状回」のさらに上流で両者がどうつながっているかは，全く明らかにされていません。また2009年より，「ニューロセプションの媒体」として抜擢された「島皮質」[PVT, pp. 59, 275] についても，それがさらに脳内でどう他の領域と接続し作動しているのか，いっさい明言されていません（そして2017年の最新刊では，言及自体されなくなりました）。つまるところこうして，「社会的関与」システムの「ニューロセプション」で挙げられた「運動野」のさらにその上流，「上側頭溝」「紡錘状回」のさらにその上流，「島皮質」のさらにその上流で，お互いどうつながっているのか，文字通り全くの"ブラックボックス"となっています。ちなみに，「上側頭溝」「紡錘状回」「島皮質」の3つの領域は（皮質下の「扁桃体」も含めると4つの領域は），いずれも「社会脳」システムにおいても，重要な位置を占める部位です[*1]。

　ポージェスとしては，そこから上流はどのように多様であろうと，下流での「皮質による皮質下構造の制御」のプロセスにスイッチが入りさえすれば，あとは大きなちがいはなく，その不動のプロセスこそ（のみ？）が重要だということなのかもしれませんが，だとすれば逆に，皮質プロセスの多様は皮質下プロセスの一様を説明できず，「皮質による皮質下構造の制御」ということ自体が意味をなさなくなってしまいます。だいいち，そもそも皮質プロセスがどういう状態のときに，スイッチが入るのでしょうか？　「社会的関与」システムの「ニューロセプション」が，苟も「皮質による皮質下の制御」であるとするなら，皮質プロセスなしには完結せず，その皮質プロセス自体が闇に包まれている限り，「ニューロセプション」は闇夜の虚空を彷徨い，宙に浮くほかないでしょう。今やこの"ブラックボックス"の内部に分け入って，光を当て，ミッシングリンクをつなぐべき時と思われます。

12–2　ポリヴェーガル理論とソマティック・マーカー説

　しかし今しがた *11* ですでにまず，「腹側迷走神経複合体」と「扁桃体」の

機能を再考するなかで，「眼窩前頭皮質」（OFC）そして「内側前頭前皮質」（mPFC）という，まさしく「前頭前皮質」領域の不可欠の意義が炙り出されるのを見てきたところでした。どちらもポリヴェーガル理論はほぼ完全に言及しない部位ですが，「社会的関与」システムの「ニューロセプション」が実質的に作動するためには，どちらも欠かせぬ重要な部位であることがみえてきました。のみならず，多重迷走神経システム全体にとっても，いっそう欠かせぬ重要な部位ではないかと思われます。

改めて振り返っておくと，「ニューロセプション」論において，防衛的行動を制御する2つの軸をなした，「扁桃体」のトップダウン抑制と，「中脳水道周囲灰白質」での外側・背外側部−腹外側部の転轍メカニズムでは，ポージェスはそれぞれペッソアらの研究とバンドラーらの研究に依拠していましたが [Pessoa et als. 2002; Bandler et als. 2000]（*6–4*，*11–7*を参照），その彼らの研究ではいずれも明確に論及されていた「眼窩前頭皮質」（や「内側前頭前皮質」）の働きを，なぜか（あえて？）揃ってポージェスはオミットしています（*11–7*を参照）。また向社会的行動の方でも，その軸をなす「腹側迷走神経複合体」は，「眼窩前頭皮質」のお株をほとんど奪うかのような権能を託され，ひょっとするとそのおかげでか，自律神経系のコンダクターの地位に抜擢されているのでした（*5–3*，*6–6*を参照）。「ニューロセプション」論の"ブラックボックス"の闇に葬られた行方不明者の筆頭は，何よりもまず「眼窩前頭皮質」（OFC），「内側前頭前皮質」（mPFC）ではないか？　そのことから考えていくことにしましょう。

まず，この領域がもし闇に葬られていなかったなら，それらが高次感覚連合野を運動連合野に接続する前頭連合野であることにより，高次感覚連合野である「上側頭溝」「紡錘状回」から前頭連合野である「眼窩前頭皮質」「内側前頭前皮質」をへて「背外側前頭前皮質」に達し，そこから運動連合野である「運動前野」，そして「1次運動野」，「皮質延髄路」をへて「腹側迷走神経複合体」に至る，感覚皮質→前頭前皮質→運動皮質のオーソドックスな随意的な直列単線回路を明示していたことでしょう。

しかしそうした直列的な回路だけでなく，さまざまな多重並列的・双方向的な回路によって，「眼窩前頭皮質」そして「内側前頭前皮質」は，多重迷走神経システムと縦横無尽に密接不可分の関わりをもつ部位であることが，これまでそのつどふれてきた大小交々の論点を再結集してみるだけで，浮かび上がってきます。

何より「眼窩前頭皮質」は，「背側迷走神経複合体」の延髄「孤束核」からの上行路が，「傍小脳脚核」と「青斑核」を介して，「中脳水道周囲灰白質」（PAG），「視床」の諸核，「視床下部」「扁桃体」（中心核）「島皮質」「前帯状回」などをへて，最終的に到達する部位であり——これはポージェスが「眼窩前頭皮質」に言及する数少ない文脈の1つです［PVT, p. 223; Porges 2003, p. 509］（**4–1** を参照）——，そのことを裏付けるかのように，早く1938年にベイリーとブレマーがはじめて「迷走神経刺激」（VNS）（**Column B** を参照）をネコに施した際，ここに同期する活動を見い出し，「迷走神経の皮質的再現」の場と捉えるに至った部位でもあったのでした［Bailey & Bremer 1938］（**Column B** を参照）。すなわち「眼窩前頭皮質」は，前頭葉の中でも唯一，視覚・聴覚・体性感覚にとどまらず，迷走神経から伝えられる味覚や内臓感覚の最終的な処理器官なのであり，さらに加えていえば嗅覚の，（「視床」は経ずに「扁桃体」を経ての）皮質内での唯一の最終処理器官でもあるという（**4–4** を参照），都合すべての感覚を受容し統合しうる部位なのです［Barbas 2000, p. 321; Ghashghaei & Barbas 2002, pp. 1261, 1275］。その点で「扁桃体」と共通する，脳内でも他にない部位であることは **11–6** でみたばかりでした。とすれば「眼窩前頭皮質」を視野に入れることで，多重迷走神経論は，嗅覚系にとどまらず，それ単独ではカバーしきれなかった諸要素を統合しうる足がかりとすることもできたのではないでしょうか。

他の諸感覚についても，「眼窩前頭皮質」「内側前頭前皮質」は，**11–7** で詳しく見たように，「扁桃体」を中心に「上側頭溝」「紡錘状回」，さらには「島皮質」と双方向的な協働関係のネットワークを形成し[*1]，その双方向的な協働関係の中で，時に迅速に，時にかなり精細に，環境の知覚，安全／危険の検出を行なっているのでした。ポージェスの「ニューロセプション」論

が「社会的関与」システムに想定していた，「上側頭溝」「紡錘状回」による「扁桃体」の抑制も，「上側頭溝」「紡錘状回」が単体で行なうというよりは，この機能を本来もつ「眼窩前頭皮質」「内側前頭前皮質」とのこうした協働関係のもとで，その一環として行なわれていると理解するのが妥当なように思われます（恐怖条件づけの「消去」も，*11–5* でみたように，「眼窩前頭皮質」「内側前頭前皮質」が主軸をなすのでした〔LeDoux 1996=2003, pp. 295-6; LeDoux 2002=2004, pp. 323-4〕）。

　ではこの「眼窩前頭皮質」「内側前頭前皮質」からの出力の方はどうでしょうか。その入力にはわずかに言及したポージェスですが，出力には少しも言及がありません。せっかく「孤束核」から「眼窩前頭皮質」「内側前頭前皮質」に到達した情報は，そのあと一体どこへ行ってしまうのでしょう？　脳−身体の双方向性のために，あれほど彼が意義を強調した求心性迷走神経は，その最終入力先から忽然と行き先を見失なってしまいます。そのとき脳−身体の双方向性は，どうなるのでしょうか？

　もちろん上記のように，ここから「背外側前頭前皮質」をへて「運動前野」に達し，そしてポージェスが想定したように，「1次運動野」から「皮質延髄路」を介して「腹側迷走神経複合体」に至る直列単線路を考えることはできます。でもそれならそうと，「眼窩前頭皮質」「内側前頭前皮質」の存在を明示してもよかったはずです。

　しかしもっと重大なことには，この直列路だけだと，「社会的関与」システムはポージェスの意図に反して，意識的だが情動性を欠いた単なる随意運動（「錐体路的笑い」！）に切り縮められかねないことを *11–2* で確認しました。むしろ「腹側迷走神経複合体」の自然な柔軟性に富んだ情動表現は，「眼窩前頭皮質」が直接に強い結合をもつ「扁桃体」，「前帯状回」，そして「島皮質」を経て[*2]（相互にも強い結合をもつ「コネクター」！），「帯状皮質運動野」からそのまま錐体路に入るルート，「腹側線条体」から情動表出に関与する運動ルート，そして「前帯状回」や「扁桃体」から「視床下部」「中脳水道周囲灰白質（PAG）」「傍小脳脚核」を経て「疑核」その他の脳幹諸核に至るルート等々，さまざまな同時多重並列経路が劣らず重要な役割を

果たしている（しかもその多重並列性こそが，自然な表情の微妙なニュアンスをもたらしている）こともそのとき確認しました。加えて「眼窩前頭皮質」は，「孤束核」にじかに投射もし [van der Kooy et als. 1982; Terreberry & Neafsey 1983; Terreberry & Neafsey 1987]，それを介して「迷走神経背側運動核」だけでなく「疑核」にも，間接的に到達し [光増 1984, p. 1121]，またまばらながらも直接に到達する [Terreberry & Neafsey 1983, p. 248; Hurley 1991, pp. 257, 263] ことも報告されていたのでした（*4* の＊19 を参照）。

現に先の「迷走神経刺激」のベイリーらは，「眼窩前頭皮質」を刺激すると，ネコやサルにおいて，呼吸の減速ないし低下，血圧の低下，胃運動の低下[*3] などを引き起こし，さらに興味深いことには，副次的とはいえ咀嚼，嚥下，舌の運動なども引き起こすことを明らかにしていたのでした [Bailey & Sweet 1940]（*5* の＊26 を参照）。まさに「疑核」の働きです！「眼窩前頭皮質」の，「迷走神経背側運動核」に加えて「疑核」への深い連動が伺えます……「疑核」が働くときは「眼窩前頭皮質」も働き，「眼窩前頭皮質」が働くときは「疑核」も働くのではないでしょうか。あるいはそもそも，「疑核」と「眼窩前頭皮質」は共進化してきたと考えることもできないでしょうか（実際「疑核」は，ポリヴェーガル理論が出発点にすえたとおり，哺乳類において発展しましたが，「眼窩前頭皮質」もまた，哺乳類とともにめざましく発展した部位でした [Rolls 1999, p. 301]）。

他方「眼窩前頭皮質」「内側前頭前皮質」は，「扁桃体」の外側核から入力して抑制的に投射するだけでなく，中心核にも自ら直接に促進的に投射し [Hurley et als. 1991, p. 257]，そこから視床下部や脳幹諸核への出力の調整に介入します。こうして「眼窩前頭皮質」「内側前頭前皮質」は，「腹側迷走神経複合体」をはじめとする自律神経レベルの内臓反応や頭頸部の横紋筋の反応にも影響を与える，大脳皮質中でも特筆すべき部位なのです。このため，「内臓運動野」（visceral motor area）と呼ばれることもあり（「孤束核」にじかに投射するルートも，ここから出力します）[Terreberry & Neafsey 1983, p. 248; Hurley-Gius & Neafsey 1986, p. 247]，前頭葉を損傷すると「内受容感覚失認」（interoceptive agnosia）になるとも言われるのでした [Nauta 1972, p.

182]（**5**の＊26を参照）。

　こうしたことから「眼窩前頭皮質」は，交感神経系のアクセルと副交感神経系のブレーキを巧みに制御する中枢ともみられており［Siegel 1999, p. 280］（**5**の＊26を参照），現に，中脳水道周囲灰白質（PAG）に直接投射して［Bandler et als. 2000］，あるいは背側縫線核のセロトニン分泌への抑制作用をテコにして［Hajós et als. 1998］，交感神経系の能動的コーピングと副交感神経系（「背側迷走神経複合体」）の受動的コーピングを転轍するスイッチとして働いていることも明らかになってきているのでした［Amat et als. 2005］（**6-4**，**11-2**，**11-4**を参照）。これはしかし，ポリヴェーガル理論では，奇妙なほど執拗に黙殺され，むしろ「交感神経系」や「背側迷走神経複合体」に対して一段高いメタの位置，ヒエラルヒー上の特権的な地位に置かれる「腹側迷走神経複合体」（疑核）に割り当てられる役割となっているのでした（**5-3**を参照）。「眼窩前頭皮質」に言及しない代わりに，その役割が「腹側迷走神経複合体」（疑核）に転移され，自律神経系のコンダクターである「腹側迷走神経複合体」が，大脳皮質のコンダクターの一部である「眼窩前頭皮質」のお株をほとんど奪いそうな勢いすら感じます（**5-3**を参照）。

　それでいてポリヴェーガル理論は，「腹側迷走神経複合体」から皮質へのボトムアップの可能性をみていたわけでもありませんでした（**6-6**を参照）。でも実際には，その可能性は否定できません。たとえば「腹側迷走神経複合体」を構成する3つの運動核（三叉神経運動核，顔面神経核，疑核）は，それぞれの高さの縫線核（中脳の背側縫線核・橋の大縫線核・延髄の淡蒼縫線核）のセロトニン神経との間に促通作用による相乗的な連動があり［Arita et als. 1993; 有田 2006a, pp. 6-9］，そのセロトニン神経の大脳皮質への汎性投射を通して，皮質レベルにボトムアップに影響を及ぼしうるのです：そしてこの汎性投射の最も集中する宛先こそ，「眼窩前頭皮質」と「扁桃体」なのでした［Damasio 1994=2000, p. 138］（**11-3**を参照）。そしてポージェスは，「腹側迷走神経複合体」による「社会的関与システム」によって，安全感さえ確保できれば，あとはマジカルなことがおこると喝破しましたが［PoG, p. 141; Porges & Buczynski 2013a, p. 12］，ポージェスは説明しなかったその「マジカルなこ

470

と」の神経科学的メカニズムは何かといえば、「前帯状回」と「眼窩前頭皮質」も有力候補の1つと考えられる（その場合、プラシーボとの異同も焦点となる）のでした（5の＊30を参照）。

また注意の過程を、若きポージェスは、「定位反応」と「持続的注意」に区別し、当初は前者を皮質下レベル（間脳−辺縁系）、後者を皮質レベルで作動するとみる「注意の2成分説」を提起し、博士論文の到達点としたのでしたが［PVT, p. 51; Porges 1972, pp. 109-10］（1の＊10を参照）、以後さらにその延長上に、前者を「迷走神経背側運動核」に発する「植物的な迷走神経」、後者を「疑核」に発する「機敏な迷走神経」と、2種類の相異なる「迷走神経」に帰属させることで、ポリヴェーガル理論を打ち立てるに至ったのでした［PVT, p. 51］（1–2, 2–3, 3–3 を参照）。前者は、皮質下レベルの「上丘」−「視床枕」−「扁桃体」を主軸とし（10–4, 11–4 を参照）、おそらくそこから「迷走神経背側運動核」を経て「背側迷走神経複合体」が作動するとみられるとすれば、後者は皮質レベルの「眼窩前頭皮質」−「眼外側前頭前皮質」の相補的な協働作業を主軸とし（10–7を参照）、恐らくそこから「疑核」を経て「腹側迷走神経複合体」が作動するものとみられ、こうして「扁桃体」と「背側迷走神経複合体」の密接な関係、「眼窩前頭皮質」と「腹側迷走神経複合体」の密接な関係が示唆されるのです。

こうしてみると、「眼窩前頭皮質」は「腹側迷走神経複合体」と非常に密接な関係にあり、「腹側迷走神経複合体」と連動するとされた皮質プロセスのなかでも、特に大きな役割を果たしていることがわかります。上記から、そのポテンシャルを最大限に膨らませて推察するなら、先述のように「疑核」が働くときは「眼窩前頭皮質」も働き、「眼窩前頭皮質」が働くときは「疑核」も働く、いや、それのみならず「眼窩前頭皮質」から「疑核」へのトップダウンな投射と、「疑核」から「眼窩前頭皮質」へのボトムアップな投射とが、双方向的に作動しうる、とみることができます。そのうえ、「眼窩前頭皮質」は「背側迷走神経複合体」から上行するルートの終着点でもあったわけですから、「眼窩前頭皮質」は「背側迷走神経複合体」と「腹側迷走神経複合体」の交差地点でもあることになります。ポージェスがポリヴェ

ーガル理論に，とりわけ「ニューロセプション」論に，「眼窩前頭皮質」（ないし「腹内側前頭前皮質」）を繰り入れなかったのが不可解なほどです。「内臓感覚野」とも呼ばれる「島皮質」を「ニューロセプションの媒体」として抜擢するなら［PVT, pp. 59, 275］，「**内臓運動野**」とも呼ばれる「眼窩前頭皮質」もまた（**5**の＊**26**を参照），同じく「ニューロセプションの媒体」として採用すべきではなかったでしょうか。もしそうしていたなら，「腹側迷走神経複合体」と皮質プロセスの相互関係も，より正確に，緻密に，かつダイナミックに，理解することができたのではないでしょうか。

　でも実際にポリヴェーガル理論が選んだのは，「眼窩前頭皮質」の領域を"ブラックボックス"とし，代わりにそれがもつはずの機能の少なくない部分を，「腹側迷走神経複合体」に事実上担保させるスタンスであったように思われます。その前にしかしまず，「眼窩前頭皮質」（ないし「腹内側前頭前皮質」）と「腹側迷走神経複合体」（ないし疑核）とが，実際にどう連動しあっているのかいないのか，それをこそポリヴェーガル理論は，解明しておくべき課題として残しているように思われます。そのためには，例えばRSAの測定と何らかの脳画像の測定を合わせた調査が要請されるでしょう。

　ところで，「眼窩前頭皮質」ないし「腹内側前頭前皮質」のこうした機能を最も前面に打ち出して，新たな理論を展開したのが，アントニオ・ダマシオの「ソマティック・マーカー」説（**12-4，13-1**を参照）でした［Damasio 1994=2000］。皮質レベルでのどんなに合理的な意思決定も，「ソマティックな」感覚（＝内臓感覚＋体性感覚）の一種の自動化された「予備選抜」［Ibid., pp. 272, 292］の枠内でしか行なわれえず，その意味でつねに皮質と皮質下，脳と身体は相互作用しながら環境と相互作用し，意思決定に参画しているというその主張は[*4]［Ibid., pp. 31-2, 337-44］，ポリヴェーガル理論の特に求心性迷走神経の意義を強調する部分と，大幅に重なり合ってきます。ひょっとすると，ポリヴェーガル理論にもし「眼窩前頭皮質」（「腹内側前頭前皮質」）を付け加えるなら，「ソマティック・マーカー」説にかなり酷似したものとなるかもしれません。あるいは反対に，「ソマティック・マーカー」説が「眼窩前頭皮質」（「腹内側前頭前皮質」）に与える役割を，脳幹の「腹側迷走神

経複合体」に委譲させると，ポリヴェーガル理論にかなり酷似したものとなるかもしれません（*11*の＊33を参照）。とはいえ，ポリヴェーガル理論が皮質プロセスを十分に視野に収めえなかったのと同様に，「ソマティック・マーカー」説は，皮質下の自律神経レベルのプロセス（とくに多重迷走神経のプロセス）を，もちろん十分に明らかにしえているわけではありません。ポリヴェーガル理論が，「眼窩前頭皮質」（「腹内側前頭前皮質」）を採用すると，一見「ソマティック・マーカー」説と区別がつかなくなって，独自性が薄まる恐れがあるでしょうか？　いいえ！　そうではなく，むしろ皮質・皮質下双方のプロセスを視野に収めることで，「ソマティック・マーカー」説が論じない迷走神経の多重理論が，いっそう奥行きを深めて，かえって汎用性を高めるのではないでしょうか。まさに両者は相補的なのです。

12–3　ポリヴェーガル理論とミラーニューロン説

　しかし“ブラックボックス”に伏在しているのは，「眼窩前頭皮質」（「腹内側前頭前皮質」）だけではありません。いいかえれば，ポリヴェーガル理論は単に「ソマティック・マーカー」説と互換的な理論として片付けられるものではありません。それはポリヴェーガル理論が，唯一無二の絶対的存在だからではなく，むしろ全く反対に，もっと多くの他の諸理論とも相補的だからです。そのことを，ポージェスが「ニューロセプション」論において導入した３つの皮質部位，「１次運動野」，「上側頭溝」「紡錘状回」，「島皮質」のそれぞれを手がかりに，以下に考察していきましょう。

×まず第１に，前頭葉（中心前回）の「１次運動野」ですが，言うまでもなくこれは，大脳皮質の最終的な出力部位，随意運動全般の直接の実行中枢とされる部位です。とはいえ，あくまでそれは要素的に分解された運動の中枢であって（その要素が１つ１つの単一筋なのか，単純な運動パターンなのかは，今もって決着がついていないとはいえ），それ単独では，必ずしもまとまった行動の中枢の役を果たせないことは，ペンフィールド以来よく知られ

12　ポリヴェーガル理論の射程（3）〜皮質ブラックボックス問題　473

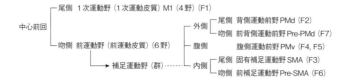

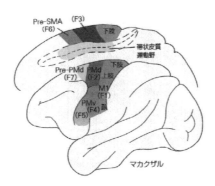

図表12-a　運動性の皮質の構造
[Kandel 2013=2014, pp. 825-6] より作成

ていることです。彼は有名なあの脳部位電気刺激実験で，この部位を刺激して誘発される運動の大半が，新生児のようにバラバラで原始的な，「ピアノの鍵盤に掌を叩きつけた時の音のような」，意図の感じられない運動であることに注意を喚起しています——被験者の右手が動いても，"私が動かしたんじゃありません。先生がなさったんです。"といつも同じ答えが返ってきます。そして左手を伸ばして，右手の動くのを止めようとしたりする……
[Penfield & Rasmussen 1950=1986; Penfield 1975=1977, pp. 71, 132-3]。

　ところが，1次運動野のすぐ吻側にある「運動前野」など高次の運動野を刺激すると，ずっと複雑でまとまった，滑らかな運動が引き起こされ，被験者自身，"私が動かした"と言いたくなるような，意図の感じられる運動となるのです [Penfield & Rasmussen 1950=1986]。もちろんこの「運動前野」が，ある意図をもって運動計画を立て，個々の原始的な運動を複雑な運動に取りまとめるニューロンだからですが，なかでも（マカクザルでは）**F5野**（「**腹側運動前野**」）（図表12-aを参照），とくにF5c（前頭葉の弓状溝に接する平

474

面部）と呼ばれる霊長類に特有の部位は，自分が運動する時だけでなく，他者が運動するのを見る時にも同様に活性化し，他者の運動の意図をシミュレートして自分の運動の意図としうる，「ミラーニューロン」として作動していることをリゾラッティらが1992年に（ポリヴェーガル理論誕生の2年前です！）発見した［di Pellegrino et als. 1992］部位でもあります［Rizzolatti & Sinigaglia 2006; Iacoboni 2008］。

「ニューロセプション」を支える1次運動野の背後には，「ミラーニューロン・システム」が作動していることに，留意しなければなりません。他者の意図の検出といえば，ポリヴェーガル理論においては，むしろいきなり側頭葉感覚連合野の「上側頭溝」「紡錘状回」，とくに「上側頭溝」の機能とみなされていたのですから。さらに近年では，この「1次運動野」自体，それを「運動前野」，「1次体性感覚皮質」，「2次体性感覚皮質」との間の緊密な相互作用の総体として，「感覚運動皮質」（sensorimotor cortex）と一括してみると，これまたミラー様の活動を示し，「拡張ミラーニューロン・システム」（extended mirror neuron system）の不可欠の成分と考えうるとのジェイム・ピネダの報告もあります[*5]［Pineda 2008］。

×そこで第2に，「ニューロセプション」で外界との窓口に据えられた，側頭葉の「上側頭溝」「紡錘状回」は，他者の表情や動きからその運動の「意図」を読み取る安全検出器と目されましたが，それらは「外線条視覚皮質」に連なるあくまで感覚系の皮質ですから，実はポージェスの意に反して，それ単独の働きでは不可能であり，ここでもその背後に，他者の意図を自己の意図からシミュレートする「ミラーニューロン・システム」との共同作業のネットワークが不可欠となっているのです。「ミラーニューロン」は，その発見者リゾラッティが解き明かしたように，「上側頭溝」から直接に，また間接に（「上側頭皮質」をへて）豊富にニューロンが入力する「下頭頂小葉」（IPL）[*6]のとくに吻側（「縁上回」のPF野／PFG野）と，そこからさらに密に入力するF5野（「腹側運動前野」），および（ヒトでは）F5野と相同の「下前頭回」（IFG）後部（ほぼ「ブローカ野」に相当[*7]）からなるも

ので（上側頭溝からF5野への直接の投射はない[*8]），ポージェスの想定する「上側頭溝」の意図検出機能は，実にこのF5野‐PF野／PFG野での他者の意図と自己の意図のミラーリング機能に依拠しており，「上側頭溝」はいわばそのミラーリング・システムの表玄関にすぎません［Rizzolatti & Sinigaglia 2006=2009, pp. 110, 137-8; Iacoboni & Dapretto 2006］。

　ヒトではこのシステムでさらに，行為とその意図だけでなく，その背景にある文脈にも反応し，文脈から意図を察知することもできます［Iacoboni et als. 2005］。その限りで「上側頭溝」も，広義の「ミラーニューロン・システム」の一翼に位置づけられるほどですが，ただ「上側頭溝」自身は（感覚系のニューロンとして），他者の運動には反応しても自身の運動には反応しないので，それ自体は「ミラーニューロン」とはいえず，あくまで「ミラーニューロン・システム」への主要な入力源の1つとして位置づけられるにとどまります。とはいえ，それほどに「上側頭溝」は，「ミラーニューロン・システム」と深い紐帯のうちにあることは変わりがありません。

　こうして，「ニューロセプション」の“ブラックボックス”となっていた，前頭葉（中心前回）の「1次運動野」と側頭葉「上側頭溝」「紡錘状回」のあいだには，頭頂葉「ミラーニューロン・システム」が介在していることが明らかになってきます。他方では同じこの間隙に，「前頭前皮質」が「コンダクター」として介在してもいるわけですが，そこはまさに同時並列的な多重経路となっているものとみられます。そもそも「上側頭溝」からして，すでに6の＊18でみたように「内側前頭前皮質」「腹側前頭前皮質」「外側前頭前皮質」「頭頂皮質」「運動前野」「内側側頭葉」など，脳の広汎な領域と双方向的な密接な結合をもち［Seltzer & Pandya 1989, 1994; Hein & Knight 2008］，他のどんな領域とネットワークを組むかで多元的に機能を変える「ヒトの脳のカメレオン」（chameleon of the human brain）［Hein & Knight 2008］ともいわれる部位です：すなわち，「紡錘状回」「内側側頭葉」と連動すれば顔認知，上側頭溝の後上部「側頭・頭頂接合部」（TPJ）[*9]と連動すれば視覚・聴覚の統合，「下前頭皮質」と連動すれば発話理解，「内側前頭前皮質」・「側頭・頭頂接合部」（TPJ）と連動すればメンタライジングや「心の理論」，

「MT/V5野」「下頭頂小葉」「運動前野」と連動すれば運動知覚といった具合で［Ibid.］，このうち「内側側頭葉」との連動による顔認知に関して，ポージェスは「上側頭溝」による「扁桃体」（中心核）へのトップダウン・コントロールを想定したのでしたが，実際には「扁桃体」にもっとイニシアティブのある双方向的なプロセスの可能性があることは，*11-7*でみたとおりです；また「扁桃体」の恐怖反応の制止や恐怖条件づけの消去は，一般に「上側頭溝」より「内側前頭前皮質」（と「前帯状回」）の方を主役と考えるのが通例ですが［LeDoux 1996=2003, pp. 203, 295; 2002=2004, pp. 323-5, 436］，それはもう一歩突っ込んでみれば，「上側頭溝」と「内側前頭前皮質」「側頭・頭頂接合部」（TPJ）その他の連動による「メンタライジング・ネットワーク」（*12-7*を参照）の作動の一環である可能性も考えられます；そして最後に挙げられた「運動前野」との連動においてこそ，まさにほかならぬ「ミラーニューロン・システム」が作動しているというわけです。

×さてもう1つ，3つ目の要素の「**島皮質**」（insula）は，*6-5*でみたように，環境（他者）についての中枢（脳）の感覚情報と，自分の側での末梢（内臓）から孤束核をへて伝えられる感覚情報とを，媒介し綜合する「ニューロセプションの媒体」（mediation of neuroception）として，2009年以降ポリヴェーガル理論に抜擢されるようになった部位ですが［PVT, pp. 59, 275］，脳内での他領域とのつながりにかけては，脳内の「ハブ」ともいうべき［Sridharan et als. 2012, p. 12572］，驚くほど多くの領域と結びつきをもつ部位で［Mufson & Mesulam 1982; Mesulam & Mufson 1982b］，片や隣接する「下前頭回」（IFG）を含む「ミラーニューロン・システム」にも，片や大脳辺縁系とくに「扁桃体」にも，共に解剖学的に強く接続することが充分に立証されている唯一の領域です［Iacoboni 2008=2009, p. 148］。「扁桃体」とは密な相互関係があり［op. cit.］，（霊長類では）「扁桃体」への皮質からの出力で最も多いのが「島皮質」です［Freese & Amaral 2009, p. 27］。他者の顔写真を見るとき，また模倣するとき，「島皮質」は「ミラーニューロン」領域，そして「扁桃体」と同時に活性化するのをイアコボーニらはfMRIで確認しています（ただし

12　ポリヴェーガル理論の射程（3）〜皮質ブラックボックス問題　477

イアコボーニは，ここから「ミラーニューロン」領域→「島皮質」→「扁桃体」という一方向的なプロセスを想定していますが，これはさらに精査が必要のように思われます）[op. cit., pp. 150-1]。

　それどころかこの結果，「島皮質」それ自身が「ミラーニューロン」であること，自分の身体の内部状態を表象する時にも，他者の情動表現を認識する時にも，同様に反応する「情動のミラーニューロン系」であること，そして「島皮質」と密接に連動する[*10]「前帯状回」もまた「ミラーニューロン」として働くことを，リゾラッティらは明らかにしています[*11] [Rizzolatti & Sinigaglia 2006, pp. 205. 207]。特に（ヒトで大きく発展した）右側の「島皮質」にそれは顕著で，共感性の高い人は，その灰白質が大きいことをクリッチュリーも確認しています[*12] [Critchley 2004]。さらにいうなら，「扁桃体」にしても，たとえば自分の恐怖の感情を生み出すだけでなく，他者の恐怖の認知にも作動するのだから [Adolphs et als. 1994]，それ自身やはりミラー的な活動をしている部位といえなくもありません。しかも「島皮質」「前帯状回」「扁桃体」は，互いに密な双方向的連絡を交わしあう関係にあるのでした（*11-8*でみた，大脳皮質と自律神経系のあいだの「コネクター」ですね）。

　こうしてみると，「腹側迷走神経複合体」を基軸とする「社会神経系」（social nervous system）システムは，出力側（中心前回）から見ても入力側（紡錘状回・上側頭溝）から見ても，「ミラーニューロン」を基軸とする「社会脳」（social brain）システムとの共同作業においてはじめて，「社会神経系」として作動しうる，といえるのではないでしょうか。あるいは，「ニューロセプション」において"ブラックボックス"となっていた領域（*6-6*参照）の最も中核的な部分は，ほかならぬ「ミラーニューロン・システム」だったということにもなってこないでしょうか。そして（とくに情動的な）「ミラーニューロン・システム」が作動しているときには，自－他の「腹側迷走神経複合体」の間の「ポリヴェーガルな相関性」（*6-1*を参照）が働いているということではないでしょうか。誤解を恐れずにもっと端的にいえば，「腹側迷走神経複合体」の皮質部分が「ミラーニューロン・システム」であ

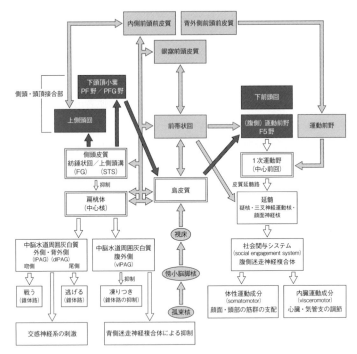

図表12-b　社会神経系（ニューロセプション）と社会脳
白枠はニューロセプション，網枠（濃）はミラーニューロン，網線（薄）は正中線構造

り，「ミラーニューロン・システム」の皮質下部分が「腹側迷走神経複合体」である，とすら言えないでしょうか[*13]（図表12-bを参照）。

　しかも注目すべきことに，「ミラーニューロン・システム」は，大脳新皮質の高次機能でありながら，「自動的に，無意識のうちに行なわれる脳内ミラーリング」[Iacoboni 2008=2009, p. 152]のシステムですから，意識下という点では，単に皮質下の「ニューロセプション」にとどまらず，まさに皮質レベルにまで拡張されたいわば「拡大ニューロセプション」と言うこともできないでしょうか[*14]。そしてだとすれば，この「拡大ニューロセプション」こそ，「拡大ポリヴェーガル理論」の重要な一翼を担う拠り所とすべきではないでしょうか。にもかかわらず，「ニューロセプション」のこの皮質部分を"ブラックボックス"の闇に追いやるならば，「ニューロセプション」は

完結せず，そればかりか脳−身体の「二元論の罠」[PVT, p. 3]に足を掬われてしまう懼れもなしとしません。

12–4 ポリヴェーガル理論とデフォルト・モード・ネットワーク

　しかし，「島皮質」（insula）が「島」の名にそぐわず，脳内のむしろ「ハブ」ともいうべき広汎な領域と結びつきをもつのは[Mesulam & Mufson 1982b; Sridharan et als. 2012, p. 12572]，「ミラーニューロン・システム」だけではありません。もう1つ"ブラックボックス"に伏在する，大脳皮質の「コンダクター」たる「前頭前皮質」との間にも深い関わりを有しています。なかでもまず，*4–1*，*10*の＊31で一瞥しておいたように，「眼窩前頭皮質」「内側前頭前皮質」と「前帯状回」（以上は主に前部「島皮質」から），さらには「後帯状回」「楔前部」「下頭頂葉」（こちらは主に後部「島皮質」から）など，大脳の正中線に沿って広がるいわゆる「皮質正中線構造」（cortical midline structures：CMS）（ヴァン・デア・コークのいう「自己認識のモヒカン刈り」！），とりわけそれを軸とする「デフォルト・モード・ネットワーク」[Raichle et als. 2001; Buckner et als. 2008; Raichle 2010]との関わりが重要です。

　「デフォルト・モード」（default mode）とは，外界に意識的な目標をもって働きかける課題遂行時には活性が低下し，逆に特別な活動をせず，脳内が安静状態の時にかえって強く活性化することから，そう呼ばれるもので[15]，脳がぼんやりと"何もしていない"ベースラインの状態（＝デフォルト）での活動というわけですが，意外にもそのベースラインは驚くほどいつも一定で，しかもその消費エネルギーは，意識的な外的活動の20倍にも達するとのことです[Ibid.]。そのとき脳は一体何をしているのか⁉　当面の課題とは関係のない思考（task unrelated thought），雑念・空想・想像・白日夢（・妄想？）…etc. etc.，刻々の"いま・ここ"にとらわれず，"いま・ここ"と同じくたえず変転し，奔放に彷徨い続ける（wander）心の迷走であり，このため「マインドワンダリング」（mind wandering）の名でそれは呼ばれています[16][Mason et als. 2007]（私たちの日中生活の46.9％は実はこれだと言

いますし［Killingworth & Gilbert 2010, p. 932］，私たちの96％までが日中の白日夢を報告するとのことです！［Klinger 1971, p. 347］）。課題遂行を専ら第一義とする立場からすると，非生産的で，気が散ってるだけのムダな時間にすぎないようですが，それによって外界でなく内界，つまり自分自身（の過去・未来）について，たえざる自己モニター・自己言及を行なっており，ここから「デフォルト・モード」のさらに少なくとも2つの非常に重要な機能が導き出されてきます（いわゆる「マインドフルネス」も，「創造性」や「メンタライジング」の問題も，この文脈の中から生まれてくるものです）。

　しかし，そのことは以下の*12–5*から*7*で詳述するとして，まずここで前提として確認しておかねばならないのですが，この自己言及モードでたえずモニターされる自己自身の活動，つまり「マインドワンダリング」の内容とは，元を質せば，<u>自己の身体の活動</u>ではなかったでしょうか？　「マインドフルネス瞑想」自体，そのことをよく物語っています。しかしだとすれば，この自己言及的な正中線ネットワークを下から支える「島皮質」を，さらにその下から支える最も重要な要素の1つが，<u>「背側迷走神経複合体」の中心</u>でもある延髄の「孤束核」だったことを，忘れるわけにはいきません。*4–1*でみたように，「孤束核」から「傍小脳脚核」「青斑核」「中脳水道周囲灰白質」「視床」を経て「島皮質」に至る<u>皮質以前の正中線構造</u>を，「島皮質」から「前帯状回」「内側前頭前皮質」「眼窩前頭皮質」……とさらに上行していく<u>「皮質正中線構造」</u>（CMS）に「デフォルト・モード・ネットワーク」があるとするなら，そこで形成されてくる意識的な「自己感」（sense of self）（＝「自己意識」[*17]）は，まさに背側迷走神経その他から上達される内受容感覚の情報をこそ不可欠の源泉とする，ボトムアップ回路の所産（メタ表象）と見なければなりません（*4*の＊14，*10–8*，*10*の＊31を参照）（ただし，その内受容感覚は，背側迷走神経の伝える内臓感覚に限定される<u>狭義の内受容感覚</u>にとどまらず，体性感覚も含む<u>広義の内受容感覚</u>として捉えるべきではないかというのは，すでにくり返し述べてきたとおりです。そしてその点では，「C触覚線維」が同じく「島皮質」，さらには「上側頭溝」「前帯状回」「内側前頭前皮質」を，下から支えるもう1つ重要な要素であったことも，*4*

の＊11でみたとおりです）。

　そしてまさにほかならぬこのルートの終着点，そして先に *12–2* でみたように，「背側迷走神経複合体」と「腹側迷走神経複合体」の交差地点というべき「眼窩前頭皮質」（OFC）ないし「腹内側前頭前皮質」（vmPFC）において，「合理的な」意思決定に不可欠の影響を及ぼす「情動的な」身体情報こそ，ダマシオの言う「ソマティック・マーカー」なのでした［Damasio 1994=2000, pp. 270-2］。ポリヴェーガル理論において「背側迷走神経複合体」と「腹側迷走神経複合体」の交差地点たりうべき「腹内側前頭前皮質」（と「扁桃体」）は，ダマシオにとって理性と情動の交差する所です[18]［Ibid., p. 131］。さらにそこから「ソマティック・マーカー」は，ダマシオによれば，「背外側前頭皮質」（dlPFC）に至って，そこでの注意機能とワーキングメモリー機能に「基準」として影響を与えている可能性もあるといいます[19]［Ibid., pp. 303-7］。そして「ソマティック」とは，ダマシオにとって，内臓的な感覚と非内臓的な感覚の双方を含めた身体感覚全般をさすもので［Ibid., pp. 125, 270, 315］，その処理を司るのは「島皮質」「体性感覚皮質」（S_1, S_2）と「（腹内側）前頭前皮質」の間に交わされる相互作用と目されていました［Ibid., pp. 125, 219, 281］。それが「（腹内側‐背外側）前頭前皮質」での，注意，ワーキングメモリー，意思決定の機能において，「基準」をなすのです。

　逆にまた，大脳皮質において自律神経系と最も重要な関わりをもつ部位が，「島皮質」であり「（腹）内側前頭前皮質」である事実［Verberne & Owens 1998; 鈴木 2015, p. 58］も忘れてはならないでしょう。実際 *5* の＊26, *12–2* でみたように，前者は「内臓感覚野」，後者は「内臓運動野」とも呼ばれ（合わせて「内臓皮質」とも呼ばれ），両者とも延髄の「孤束核」に直接に到達するルートをもつのでした[20]［van der Kooy et als. 1982, p. 123; Terreberry & Neafsey 1983, p. 248; Hurley-Gius & Neafsey 1986, p. 247］）。のみならず，特に「前部島皮質」に留意するならば，「島皮質」も内臓感覚野にとどまるのでなく，自律神経〜身体の働きを無意識に（認知プロセスを介さずに）制御する［有田 2012, pp. 58, 165］，これまた内臓運動野の名に値する存在です。「島皮質」はこうして，まさしく自律神経系を大脳皮質の「コンダクター」と連動して

働かせる「コネクター」であり，この大脳皮質の「コンダクター」（=「前頭前皮質」）との連動を経てはじめて，ポージェスのいう「ニューロセプションの媒体」となりえているのではないでしょうか。

12–5　ポリヴェーガル理論と創造性（フロー，ゾーン）の理論

さて，このように自己の身体感覚に基づいた，「デフォルト・モード・ネットワーク」のたえざる自己モニター・自己言及の働きは，そこからさらに少なくとも2つの注目すべき重要な機能に関与するのでした。

まず第1に（第2の方は12–7へ），その自己言及機能はあくまで「デフォルト・モード」，つまり何らかの課題を遂行していない安静状態で強く活性化するもので，課題遂行時には逆に鎮静化するのでした。そして課題遂行時には，かわりに実行機能を担う「エグゼクティブ・ネットワーク」ないし「ワーキングメモリー・ネットワーク」が，同じ前頭前皮質の「背外側前頭前皮質」（dlPFC）に「前帯状回（尾側部）」（11–2を参照），そして「後部頭頂皮質」が連動する形で活性化します。そしてこちらは課題が終われば鎮静化する。……つまり私たちは日中つねに，「デフォルト・モード・ネットワーク」と「エグゼクティブ・ネットワーク」の間をシーソーのように往ったり来たりしており［Fox et als. 2005; Hasenkamp et als. 2012］（あたかも睡眠時にノンレム睡眠とレム睡眠の間を往来するように[21]），ちょうど自律神経系のレベルで交感神経系と背側迷走神経複合体の間に「揺動」（oscillation）がみられたのと同様に（5–3を参照），いわば高次皮質の認知レベルにおける「振動」（fluctuation）ないし「揺動」（oscillation）［Fox et als. 2005, p. 9677; Hasenkamp et als. 2012, p. 757］が生起しているのです。実際にも，外界に注意を持続する「エグゼクティブ・ネットワーク」と交感神経系，内界に意識が彷徨する「デフォルト・モード・ネットワーク」と背側迷走神経複合体は，親和的とみることもできなくはありません[22]。

交感神経系と背側迷走神経複合体のオシレーションは，ポージェスによれば腹側迷走神経複合体が司っているのでしたが（5–3を参照），「デフォル

ト・モード・ネットワーク」と「エグゼクティブ・ネットワーク」のオシレーションは，どこが司っているのでしょうか？　ここでもまた，「島皮質」と「前帯状回」の「セイリアンス・ネットワーク」，なかでも「右前島皮質」がその切替を行っていることが明らかにされてきています［Seeley et als. 2007; Sridharanet als. 2008］：「右前島皮質」は，「前帯状回」はもちろんのこと，一方では「デフォルト・モード・ネットワーク」で賦活される「内側前頭前皮質」「後帯状回」「楔前部」等，他方では「エグゼクティブ・ネットワーク」で賦活される「背外側前頭前皮質」「後部頭頂皮質」等にも，豊富な投射をもっており，課題非遂行時には前者に，課題遂行時には後者に多く出力することで，スイッチの機能を果たしているのです［Sridharanet als. 2008］。とくに，顕著な（salient）刺激に気づいたとき，注意を高めて前者から後者に移行するのに，「島皮質」（と「前帯状回」の「セイリアンス・ネットワーク」）は不可欠の役割を果たします［Hasenkamp et als. 2012 pp. 756-7］。その意味では，「エグゼクティブ・ネットワーク」と「セイリアンス・ネットワーク」を一括して，「タスク・ポジティブ・ネットワーク」と呼ぶ場合もあります（その場合は，「デフォルト・モード・ネットワーク」が「タスク・ネガティブ・ネットワーク」とされる）［Fox et als. 2005, p. 9675］。

　では，「タスク・ポジティブ・ネットワーク」だけが課題達成に必要で，「タスク・ネガティブ・ネットワーク」は不要な余計物かといえば，決して必ずしもそうではないように思われます（交感神経系だけで，副交感神経系なしに"がんばり"続けることができないように）。むしろ「ネガティブ」あればこその「ポジティブ」であって，内界で意識を拡散させる「デフォルト・モード・ネットワーク」がふだん休みなく（というか，休みでない時だけ休んで）働いているからこそ，外界の注意対象に意識を集中させる「エグゼクティブ・ネットワーク」が，しかるべき時にしかるべく働くことができるのです。

　ギルフォードによる「拡散的思考」（divergent thinking）と「収束的思考」（convergent thinking）の対比［Guilford 1967］をもう一歩進めるならば，この大規模なオシレーションこそまさに，創造性（creativity）の条件とす

らいえないでしょうか？　すなわち，ギルフォードは「拡散的思考」の方に
創造性の源泉をみたのでしたが [Ibid., pp. 162-6]，むしろ「デフォルト・モー
ド・ネットワーク」の「拡散的思考」も「エグゼクティブ・ネットワーク」
の「収束的思考」も，どちらも，そしてどちらもが揃うとき，はじめて創造
的な営為に寄与することができるのではないでしょうか？*23 前者はファン
タスティックな想像力によって，後者はリアリスティックな注意力によって。
あるいは，前者は生成的な（generative）思考様式によって，後者は評定的
な（evaluative）思考様式によって [Ellamil et als. 2012]。もっと突き詰めれば，
ドナルド・キャンベルの言う，進化を根源的に駆動する２つの力，「盲目的
変異」と「選択的保持」（blind variation and selective retention: BVSR）に
よって [Campbell 1960; Simonton 2010]。これら二極のどちらか一方だけならば，
つまり「デフォルト・モード・ネットワーク」（マインドワンダリング）だ
けなら，非現実的で散漫な直感的思いつきに，「エグゼクティブ・ネットワー
ク」（実行機能）だけなら，紋切り型の固着的な思考に，終始するばかり
でしょう*24。そこに統合的なオシレーションの交互運動をもたらすのが，
「島皮質」（と「前帯状回」の「セイリアンス・ネットワーク」）なのでした
……例えば「セイリアンス・ネットワーク」を介した，前者から後者への移
行の劇的な瞬間が，いわゆる「アハー体験」とみられます [Baird et als. 2012;
Hasenkamp 2012; Goh 2016]……「デフォルト・モード・ネットワーク」（マイ
ンドワンダリング）と「エグゼクティブ・ネットワーク」（実行機能）のオ
シレーションとしての「創造性」*25。

　イギリスの社会心理学者 G・ウォーラスは，すでに 1926 年に，創造性の
プロセスは，①「準備」（preparation），②「孵化」（incubation）――課題
への取り組みをいったん中断し寝かせている状態――，③「ひらめき」（il-
lumination）ないし「洞察」（insight）――いわゆる "アハー体験" ！
――，④「検証」（verification）の４つの段階を辿るものとみなしましたが
[Wallas 1926, p. 10]，このうち①「準備」段階は「エグゼクティブ・ネットワー
ク」をもとに「デフォルト・モード・ネットワーク」が，②「孵化」段階
は「デフォルト・モード・ネットワーク」が，③「ひらめき」ないし「洞

察」段階は「セイリアンス・ネットワーク」が，④「検証」段階は「エグゼクティブ・ネットワーク」が，それぞれ中核を担うものとみることもできます [Baird et als. 2012; Hasencamp et als. 2012; Goh 2016]。

「創造性（creativity）」を最も簡潔に，端的に定義するなら，「斬新（novel/original/unique）でかつ有用（useful/appropriate/meaningful）」ということになりましょう。「有用」（＝「収束的思考」）なだけなら，知能一般も同様ですから，ギルフォードも「斬新さ」（＝「拡散的思考」）の方を強調したのでしょうが，さりとて「斬新」なだけでは「創造性」たりえないとすれば，「有用さ」も不可欠でなければなりません。「斬新さ」は，拡散的・生成的・盲目的なおそらく「デフォルト・モード・ネットワーク」のプロセスによって生じ，「有用さ」は，収束的・評価的・選択的なおそらく「エグゼクティブ・ネットワーク」のプロセスによって生じるとみられ，少なくともこの2つの大規模ネットワークの対極的な統合の作用が「創造性（creativity）」の源泉と考えられます……いいかえれば「創造性」は，脳内のどの限定された特定領域ないし特定ネットワークからも（たとえば，単に右脳からも，単に前頭前皮質からも，単に「デフォルト・モード・ネットワーク」からも）生じません [Dietrich & Kanso 2010, p. 845]。「デフォルト・モード・ネットワーク」は，「創造性」の「第一近似」とみられていますが，「創造性」はそれをさらに超え [Jung et als. 2013, pp. 9, 11]，むしろ「デフォルト・モード・ネットワーク」と「エグゼクティブ・ネットワーク」，前頭前皮質と他の皮質領域，右脳と左脳，認知プロセスと情動プロセス……等々の脳全域にわたる対極的なシナジー的連合とみるべきものではないかと思われます。

とするなら，そのときさらにその根底では，自律神経レベルにおいて，腹側迷走神経複合体のもとでの交感神経系と背側迷走神経複合体のオシレーション，ポージェスの言うあの「ホメオスタティック・ダンス」（5–3を参照）がくり広げられていないでしょうか。自分の身体で自在に感じ，自分の頭で自由に考える――それこそが創造的な営みでつねに生じていることではないでしょうか。「創造性」がしばしば「直観と理性の融合」等々と言われたりするのも，この一例のように思われます。「創造性」はまずもって「身体

知」であり，その多彩な結晶化作用として「知性」は捉えられねばなりません。そして恐らくそのとき，自律神経系における腹側迷走神経複合体のもとでの交感神経系と背側迷走神経複合体のオシレーションと，前頭前皮質における「セイリアンス・ネットワーク」による「エグゼクティブ・ネットワーク」と「デフォルト・モード・ネットワーク」のオシレーションとの間には，シナジェスティックな双方向的連動が展開しているかもしれません[*26]。

　興味深いことに，ポージェスは最近年になって，「創造性」（creativity）についてしばしば言及するようになっており，2017年の最新刊では，身体レベルで安全感を感じることが，脳のより高次のレベルで「創造性」（creativity）を発揮するための前提条件だと強調しています[*27][PoG, pp. 42, 47, 122, 141, 218]（しかも，同書の元になった対談の時点ではまだ述べられていなかったのを[Porges & Pregnel 2011, p. 3; Porges & Buczynski 2012]，最新刊への再録に当たって，この部分は逐一新たに書き加えられています）。しかしここでもまた，なぜそう言えるかという，ポリヴェーガル理論なりの神経科学的なメカニズムの説明は一片だになく，あくまで「創造性」が成立するための必要条件を挙げたにとどまっています。このもう1つの"ブラックボックス"も，やはりまた，陽の当たる場所に解き放ってやらねばなりません。

　たとえば「身体レベルで安心感を感じる」とは，ポリヴェーガル理論では，何を意味していたでしょうか？　いうまでもなく，腹側迷走神経複合体の有効に機能している状態です。そこでは，交感神経系と背側迷走神経複合体のオシレーション＝「ホメオスタティック・ダンス」が展開するのでした。しかし，腹側迷走神経複合体のもとでの交感神経系と背側迷走神経複合体のオシレーションとは，9の＊1でみたように，腹側迷走神経複合体－交感神経系と，腹側迷走神経複合体－背側迷走神経複合体の間のオシレーション，言いかえれば自由と安全，「あそび」（play）と「愛」（love）の間のオシレーションとみることもできました。「あそび」の「エクスタシー」とも言えるし，社会化された「解離」とも言える。いずれにせよそれは，腹側迷走神経複合体－交感神経系のブレンドと，腹側迷走神経複合体－背側迷走神経複合体のブレンドの間のさらにそのブレンド，要するにいわば腹側迷走神経複合

体－交感神経系－背側迷走神経複合体の３つのブレンドということになります。それをこそ身体的基礎として，前頭前皮質における「フロー」な「ゾーン」の創造的時空が花開く，ということになるでしょうか[*37]。

だとすれば，その腹側迷走神経複合体－交感神経系－背側迷走神経複合体のブレンドに到達する要衝は，腹側迷走神経複合体だけでなく，交感神経系や背側迷走神経複合体でもありうるでしょう。安心だけでなく危険，ひいては生の脅威からも，いやしばしばその方が，「フロー」や「ゾーン」の「創造性」が開花するのもこのためではないでしょうか。「創造的」とされる人物がしばしば，安心どころか苛酷なマージナリティの境遇に育った事実も見逃せません [Csikszentmihalyi 1999, pp. 328-9; Kotler 2014=2015, pp. 172-3]。あるいはその性格特性が，常識的な安心空間を逸脱する奇抜さを特徴とする，シゾタイプのパーソナリティと重複しやすい事実も見逃せません [Carson 2011, p. 146]──その重複領域，カーソンのいう「共有される生物学的脆弱性」(shared biological vulnerability)[*28] [Ibid., pp. 144, 147] には，まず「創造性」に不可欠の「認知的脱抑制」(cognitive disinhibition) が推定されていますが [Ibid., p. 150]，それはマインドワンダリングの解放の別名ともいえないでしょうか。

反面，腹側迷走神経複合体－交感神経系－背側迷走神経複合体のブレンドは，腹側迷走神経複合体と，交感神経系－背側迷走神経複合体のブレンドとの間のブレンドとみることもできます。交感神経系－背側迷走神経複合体のブレンドは，嗜癖行動にも相当することを **11-5** でみましたが，チクセントミハイも周到に指摘するように，「フロー体験」は必ずしも絶対的な意味で「良い」ことばかりでなく，「中毒」と紙一重の二面性をもつ体験であることにも注意しなければなりません [Csikszentmihalyi 1990=1996, pp. 78-9, 88-90, 104]。とするなら，そこを区別して有用な肯定的な「フロー」であるためには，ポージェスの想定どおり，腹側迷走神経複合体（の社会的関与システムで安心感を感じること）の意義が，改めてクローズアップされてきます。

ならば，その社会的関与の相手は誰か？ ……やはり親密な安心できる他者の範囲内でしょうか？ それとも，通常では無縁な他者 [Ibid., p. 82] にも

及ぶのでしょうか？　ここでもチクセントミハイがくり返し指摘するように，「フロー」の魅力は複雑さから生じること [Ibid., pp. 52-3, 58-60, 66] を銘記する必要があるでしょう。当の社会的関与自体が，たえず複雑さを繰り込んでいくのでなければ，「フロー」を新鮮な状態で維持する力を失なうほかありません（愛の関係がそうであるように！）[Ibid., p. 130]。加えて，たとえある集団が「フロー」を充溢させるとしても，実は外部にはその機会を奪い，他者の犠牲の上にはじめて成り立つ可能性もありうることを，この「フロー」研究の第一人者は指摘するのを忘れていません [Ibid., pp. 89, 104]。そのとき「フロー」は，快楽でこそあれ，果たして「創造」といえるのか⁉　とすれば安心空間と複雑性……一見真逆なこの２つの，その交叉地点に「創造性」（creativity）は開花するのではないか（さらに *13-3* へ）。安心感だけでなく複雑性も，劣らず創造性の必要条件であること。となると今や「創造性」は，この第一人者が辿り着いたように，単に当の個人の資質というより，取り巻く社会システム全体の産物ということにもなってくるでしょう [Csikszentmihalyi 1996=2006, pp. 26-35; 1999, pp. 313-4, 333]。

12-6　ポリヴェーガル理論とマインドフルネス

　ところで，「タスク・ポジティブ・ネットワーク」と「タスク・ネガティブ・ネットワーク」，あるいは外界の注意対象に意識を集中する「エグゼクティブ・ネットワーク」と，内界で意識を拡散させる「デフォルト・モード・ネットワーク」は，このように「島皮質」（と「前帯状回」の「セイリアンス・ネットワーク」）を切替スイッチとして，時間的に交互する関係にあるのですが，さらにその両者が一挙に同時に共活性化する（coactivate）という場合もありえます [Spreng 2012, p. 3]。そのつどの〝いま・ここ〟で，内界の注意対象（自己の身体）にたえず意識を集中する，いわゆる「マインドフルネス」は，その典型ではないでしょうか。それは内界に意識を向ける点で「デフォルト・モード・ネットワーク」の「マインドワンダリング」と共通し，注意の集中である点で「エグゼクティブ・ネットワーク」の実行機

能と共通し，要するに「デフォルト・モード・ネットワーク」と「エグゼク
ティブ・ネットワーク」の利点を同時に保持し，かつそのつどの "いま・こ
こ" で保持し続ける境地とみることもできます。このように，「デフォル
ト・モード・ネットワーク」と「エグゼクティブ・ネットワーク」の両者を
ともに活性化でき，相互の結合を高めている状態を，「マインドフルネス」
とみることができるのではないでしょうか。

　実際それを裏づけるように，「マインドフルネス」の状態においては，「デ
フォルト・モード・ネットワーク」（「内側前頭前皮質」「後帯状回」「楔前
部」等）が活性化するだけでなく，なかでもとくに「後帯状回」（PCC）か
ら，「前帯状回背側部」（dACC）を介して，「エグゼクティブ・ネットワー
ク」の中核をなす（左側）「背外側前頭前皮質」（dlPFC）が連動して活性化
すること，そしてこの両者の機能的結合性がトップダウンで肉体的・精神的
健康を制御し，痛みやネガティブな情動やストレスを低減し，炎症性サイト
カイン IL-6 もしばし抑制することが明らかにされています（しかも単なる
リラクゼーションでは，これらの効果は得られないことも）[Brewer et als.
2011, pp. 20257-8; Creswell et als. 2016, pp. 59-60; Creswell 2017, p. 505]。他方，「内側
前頭前皮質」と「扁桃体」のトレードオフ関係は強化され，「扁桃体」は脱
活性化し [Creswell 2007, p. 560; Brewer et als. 2011, p. 20255; Marchand 2014, p. 476]，
そしてストレス時に増強される扁桃体–前帯状（回）皮質膝下部の結合（*11*
の＊28）も低減することが報じられています [Taren et als. 2015, pp. 1763-6]。

　もしこの境地が保持されるのであれば，「マインドフルネス」は，「デフォ
ルト・モード・ネットワーク」と「エグゼクティブ・ネットワーク」の（継
時的でなく）同時的な対極的統合として，これまたもう1つの「創造性」
（creativity）の源泉となるポテンシャルを十分に秘めていることは疑いあり
ません。また，認知レベルでのその特権的な位置どり（「デフォルト・モー
ド・ネットワーク」と「エグゼクティブ・ネットワーク」に対するメタな位
置）も，自律神経レベルにおける「腹側迷走神経複合体」の特権的な位置ど
り（「背側迷走神経複合体」と「交感神経系」に対するメタ位置）との相
似を感じさせます。それかあらぬか，ポージェスは「マインドフルネス」に

ついて近年次第に言及を増してきており，その趣旨はここでもまた，「腹側迷走神経複合体」の「社会的関与システム」による安全感こそが「マインドフルネス」成立には絶対不可欠の前提ということなのですが［Porges & Pregnel 2011, p. 11; Porges & Buczynski 2011, p. 20; Porges & Buczynski 2013, p. 21; PoG, pp. 86, 153, 235-6］（セーフティ・マジック！）（*11–3*を参照），ではなぜそういえるかという神経科学的な根拠については，つまり「腹側迷走神経複合体」（自律神経系の「コンダクター」）から「前頭前皮質」領域（大脳皮質の「コンダクター」）に至る神経科学的なメカニズムについては，またしても全く触れられていません。そしてここでもまた，「マインドフルネス」成立の必要条件に触れてるだけで，十分条件には触れられていません（例えばポージェスのいう「安全感」は，「マインドフルネス」と「リラクゼーション」のちがいをどこまで説明できるでしょうか）。それに，ポリヴェーガル理論のこのボトムアップな説明のベクトルと，「マインドフルネス」のトップダウンな説明のベクトルとは，逆向きの関係にあります。その兼ね合いを説明しなければなりません[29]。双方向性モデルをめざすなら，それは避けて通れない課題ではないでしょうか。

　もっとも，事はそう単純でないのもたしかで，「マインドフルネス」における「デフォルト・モード・ネットワーク」と「エグゼクティブ・ネットワーク」の結合は，それ自体，両義的です。対極的な両者が，ともにその持ち味を生かしながら，相乗的に交響する文字通りの対極的統合もありえますが（その場合は「創造性」の源泉たりうる），むしろ前者の奔放な彷徨を鎮めて後者の下に包摂する場合もあり（その方が多い!?），その分かれ目は，まずは「デフォルト・モード・ネットワーク」の「マインドワンダリング」をどう評価するかにかかっているように思われます。つまり「マインドワンダリング」の位置づけからして，「マインドフルネス」ではすでに両義的なのです[30]。「マインドフルネス」とは，よく知られているように，たえず変転する"いま・ここ"のそのつどの瞬間に意識的に注意を集中し（focused attention），それをあるがままにとらわれなく受け容れる（open monitoring）ことをさすのでした［Kabat-Zinn 1990=2007, pp. 29-35; Lutz et als. 2008; Manna et als. 2010]。このたえず変転 "いま・ここ" こそ，まさに「マインドワンダリング」の姿と考えるならば，それをあるがままに受容することは，「エグゼクティブ・ネットワーク」による「デフォルト・モード・ネットワーク」の「マインドワンダリング」そのものの活性化でなければなりません [Christoff et als. 2009; Hasenkamp et als. 2012]。

　しかし「マインドフルネス」では，必ずしもそうは考えないのですね。「マインドフルネス」にとって「マインドワンダリング」とは，「自動思考」（過去や未来へのとらわれ）や「ネガティブな情動的思考」の蠢きあう，むしろ「マインドレスネス」（mindlessness）なのであり [Weissman et als. 2006; Mason et als. 2007; Mrazek et als. 2012, pp. 442-3]，（恐らくは「エグゼクティブ・ネットワーク」の）注意集中とオープン・モニタリングによって「脱中心化」し，「適応的思考」へと認知的変容すべき対象なのです。「マインドワンダリング」の「暴走」（！）を鎮めるのが「マインドフルネス」なのだ，といった解説もしばしば見受けられます。

　ところが，「マインドワンダリング」で彷徨い，蠢きあっているのは，これら「自動思考」や「ネガティブな情動的思考」のような「非適応的思考」だけでなく，やがて創造的思考の種にもなりうる「新奇な思考」「奇異な思考」といった種類の「非適応的思考」でもあるのではないでしょうか。なのに，それを前者ばかりに限定してしまうとすれば，それは「マインドフルネス」唱道者自身の「自動思考」ではないのか？　そして，いきおい後者も一緒に「脱中心化」して手放してしまうとすれば，「マインドフルネス」は，あたら創造性そのものをも手放し，順応主義に帰着することになりはしないか？　（"仕事の能率を上げるマインドフル瞑想"！）……つまり，（恐らくは「エグゼクティブ・ネットワーク」による）注意集中とオープン・モニタリングによる「脱中心化」の試みも，これはこれでまた両義的なのです。第三者の目（観察者の立場）で客観的に観察することは，その対象の<u>肯定</u>であり，しかも同時に，その<u>熱冷まし</u>でもあります。「自動思考」や「ネガティブな情動的思考」の場合は，それこそが必要と言えましょうが，やがて創造的思考の種にもなりうる「新奇な思考」「奇異な思考」の場合は，そうとば

かりも言えません。むしろ "アハー体験" の源泉たりえます [Zadelius et als. 2015]。だとすればその場合，そうした「マインドフルネス」の考え方の方を，マインドフルに眺め直してみる必要が生じてこないでしょうか。

　こうみてくると，「マインドフルネス」は，創造性を育むポテンシャルを存分にもちながら，創造性の芽を摘む可能性も秘めた両義的な営みであるということにもなってきます。少なくとも「マインドフルネス」は，「マインドレスネス」（＝「マインドワンダリング」）を自らに対置するかぎり，この隘路から抜け出すことはできないように思われます。むしろ反対に，「マインドフルネス」は，それ自体が同時に「マインドレスネス」（＝「無心」「無我」!）でもあるときにのみ，「マインドフルネス」たりうるのであり（それこそが本来の仏教の考え方でもなかったでしょうか），それはちょうど「マインドフルネス」の "いま・ここ"（now-here）が，「マインドレスネス」の "どこにもない"（no-where）[*31] と，（ハイフン1つずらすだけの）かすかな違いで踵を接する近しさと同根なのです。さて，それでは，そのブレイクスルーに，ポージェスの想定する「安全感」はどれほど寄与できるのか？そのことも問うべき課題になってくるように思われます。まして，「安全感」は「創造性」の必要条件ともされていたわけですから（*12–5* を参照），なおさらです。

12–7　ポリヴェーガル理論とメンタライジング（心の理論）

　さて，「デフォルト・モード・ネットワーク」のたえざる自己モニター・自己言及の働きは，それ自身の中からもう1つ（*12–5* を参照）重要な機能を紡ぎ出しているのでした。ここまでは，その名の通り「デフォルト」状態，つまり脳内の安静状態で強く活性化する特質に即して考察してきたわけですが，実は「デフォルト・モード・ネットワーク」は，そうでない場合にも活性化することがその後知られるようになり，その最も典型的な場合は，社会的な事柄をイメージする社会的認知（social cognition）においてであることが確認されてきました [Uddin et als. 2007; Corbetta et als. 2008; Schilbach et als.

2008; Iacoboni 2008=2009, p. 314; Mars et als. 2012]。その活性化の度合は，安静状態を上回るという報告すらなされています [Zysset et als. 2002]。自己自身についてのモニターとして働く「デフォルト・モード・ネットワーク」は，実はそのまま同じメカニズムによって，他者についてのモニターとしても働くのです（そのとき「他者」とは，私たちの外界でなく内界の延長物でしょうか）。

　何も課題をしていないとき私たちは，実はいわば社会的な作業をしているのであり，単に自分の過去や未来に彷徨い出る（マインドワンダリング）ばかりでなく，自分（の過去・未来）のことを想うように他者のことを想い，他者のことを想うように自分（の過去・未来）のことを想っているというわけで，実際，自分の過去や未来を省察することと，他者を省察することとは，ほぼ全く同じ脳内状態にあることが，fMRI研究からも明らかにされてきています。「デフォルト・モード」のセルフ・アウェアネスをそのまま他者のアウェアネスにも用いるならば [Keenan et als. 2003=2006, pp. 111-3]，それはすなわち「メンタライジング」（他者の心的内容の同定）ということになってきますが[*32]，現に「デフォルト・モード・ネットワーク」の領域（「内側前頭前皮質」「前帯状回」「下頭頂小葉」「後帯状回」「楔前部」など）は，そのまま「メンタライジング・ネットワーク」の領域（「（背）内側前頭前皮質[*33]」「前帯状回」「上側頭溝」「側頭・頭頂接合部」「後帯状回」「楔前部」など）[Amodio & Frith 2006] と大幅に重複しています。前者から後者へは，皮質正中線構造の中軸を共有しつつも，「下頭頂葉」から「側頭・頭頂接合部」，ひいては「上側頭溝」へと，より他者認知に関わる外側側頭領域に広がっていくところに微妙なズレがあるようです。「デフォルト・モード・ネットワーク」から「ミラーニューロン・システム」に幾分接近していくところに，「メンタライジング・ネットワーク」が開花するともいえましょうか。

　しかし，この「デフォルト・モード・ネットワーク」と「メンタライジング・ネットワーク」の重複領域は，「ミラーニューロン・システム」とはまた別の，「社会脳」のもう１つの重要領域といわねばなりません。「ミラーニューロン」では，他者の行動に対して自分の行動と同じように直接に反応し，

自分の延長に無媒介に他者があったとすれば*34,「メンタライジング・ネットワーク」では，むしろ「自分についてモニターする自分」の延長に「他者についてモニターする自分」があり，自分のことを想う自分と，他者のことを想う自分が，そのつどいわば第三者的な自分として共通に介在する格好になっています。「ミラーニューロン・システム」が，自他の融即を前提とする間主観的・二者関係的な共感に基づく社会性であったとすれば，「メンタライジング・ネットワーク」は，自他の分離を前提とする共同主観的・三者関係的な共感に基づく社会性といえましょう*35 [乾 2013; 明和 2014]。同じ自分でも，2人称水準での1人称の自分（他者と互換的な自分）でなく，3人称水準での1人称の自分（他者の他者としての自分）です（**Column J**へ）。

　ところで，この2つの水準の「社会脳」ネットワークには，どちらも「上側頭溝」（と「下頭頂小葉」）が関与しています。ポリヴェーガル理論では「社会的関与システム」の「ニューロセプション」の起点の1つに位置づけられていた「上側頭溝」ですが（**6–4**を参照），「ニューロセプション」論が“ブラックボックス”とした領域にまで視野を広げてみると，それが「ミラーニューロン・システム」・「メンタライジング・ネットワーク」といった2大「社会脳」ネットワークに，同時並列的な多重経路となって出力していく起点ともなっているのが判明してきます。では，この2つのネットワークの間にも，切替スイッチはあるのでしょうか？　あるとしたら，ここでもまた「島皮質」と「前帯状回」の「セイリアンス・ネットワーク」でしょうか？……それはよくわかりません。「島皮質」も「前帯状回」も，それ自体が「ミラーニューロン」でもあったことからすると，その可能性も大いにありえます。しかもその際に注記したように*11，（とくに左側の）前部島皮質が，「情動的共感」（情動のミラーニューロン）にも「認知的共感」（メンタライジング）にも共通に活性化することが，近年のfMRI研究のメタ分析でも確認されているのを斟酌するならば [Fan et als. 2011]（さらに**13–3**を参照），その可能性は否応なく高まってくるかもしれません。また両者は，「デフォルト・モード・ネットワーク」を補なう「マインドワンダリング」領域に含まれること [Fox et als. 2015] も見逃せないでしょう。

_12–8_　多重迷走神経システムと社会脳システムの相互補完性

　ともあれこうしてみてくると,「島皮質」(と「前帯状回」の「セイリアンス・ネットワーク」)は,「ミラーニューロン・システム」と「デフォルト・モード・ネットワーク」／「メンタライジング・ネットワーク」(「皮質正中線構造」)という「社会脳」システムの2大ネットワークのいずれにも関与し,その両者のいわば水平的な結節点に位置するばかりでなく,同時にこれら皮質の構造(「社会脳」システム)と皮質下〜末梢の構造(「社会神経系」システム)との垂直的な結節点にも位置する「コネクター」であることがわかります(そのうち,より「社会神経系」寄りの結節点が「島皮質」,より「社会脳」寄りの結節点が「前帯状回」といえましょうか)。

　とすれば,(求心性迷走神経を重要な要素とする)内受容感覚路の皮質部分が「セイリアンス・ネットワーク」であり,「セイリアンス・ネットワーク」の皮質下部分が(求心性迷走神経を重要な要素とする)内受容感覚路であるともいえましょう。そしてこの「セイリアンス・ネットワーク」を媒体として,「社会脳」の2大システムのうち,まず自己と他者の互換的なシステムである「ミラーニューロン・システム」は,「社会神経系」の栄華である「腹側迷走神経複合体」と結節し,また自己と他者の双対的なシステムである「デフォルト・モード・ネットワーク」は,「社会神経系」の根茎である「背側迷走神経複合体」と結節する,と総括することはできないでしょうか。またそのとき,「腹側迷走神経複合体」の皮質部分が「ミラーニューロン・システム」であり,「ミラーニューロン・システム」の皮質下部分が「腹側迷走神経複合体」である,と言ったように,「背側迷走神経複合体」の皮質部分が「デフォルト・モード・ネットワーク」であり,「デフォルト・モード・ネットワーク」の皮質下部分が「背側迷走神経複合体」である,と言うことはできないでしょうか[*36]。

　だとすれば,「腹側迷走神経複合体」と「ミラーニューロン・システム」,内受容感覚路と「セイリアンス・ネットワーク」,「背側迷走神経複合体」と「デフォルト・モード・ネットワーク」／「メンタライジング・ネットワー

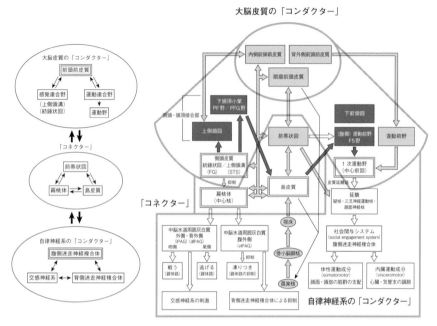

図表12-c　社会神経系と社会脳（「拡大ニューロセプション」）：総覧図
白枠はニューロセプション，網枠（濃）はミラーニューロン，網枠（薄）は正中線構造

ク」が，皮質下部分と皮質部分で相互に補完しあって，"ブラックボックス"を埋め合わせ，大脳皮質の「コンダクター」と自律神経系の「コンダクター」が島皮質・前帯状回（・扁桃体）の「コネクター」を介して，双方向的・多重並列的に連結することになるでしょう。このいわば「拡大ニューロセプション」の概念図を，図表12-cに示しておきます。

　その場合，「コネクター」をなすこの3つの領域，扁桃体・島皮質・前帯状回は，もはやニューロセプション装置の全体を媒介する枢軸そのものとみるべきではないでしょうか（*11–8*を参照）。ポージェスは実際，これまでくり返し見てきたように，島皮質をそのような「媒体」として抜擢しようとし（ただしそれ以上掘り下げることはなく，2017年の最新刊では再び言及しなくなっています），扁桃体は防衛反応の場合に限って枢要な位置を与え，前帯状回はほぼ全く取り上げることもしなかったわけですが，この3つの領域

12 ポリヴェーガル理論の射程（3）〜皮質ブラックボックス問題 497

を上のように中軸にすえることで，前頭前皮質を「コンダクター」とする皮質プロセスと，腹側迷走神経複合体を「コンダクター」とする自律神経系のプロセスとを有機的に結合する，脳−身体の双方向的なニューロセプションの働きを，もっと多彩に自在に活写できるのではないでしょうか[*37]。

〈註〉

[*1] しかも，この「眼窩前頭皮質」（「腹内側前頭前皮質」）・「内側前頭前皮質」（「前帯状回」を含む），「扁桃体」，「島皮質」，「上側頭溝」「紡錘状回」の双方向的な協働関係のネットワークがもつ臨床的意義は重要で，「腹側迷走神経複合体」のそれと合わせて，相補的に考慮していく必要があるように思われます。

　　たとえばEMDRにおいて，PTSD患者のセッション中の脳血流量の変動を追跡すると，右上側頭溝と左右の眼窩前頭皮質で最も顕著な変化がみられ，加えて扁桃体（と眼球運動の関連）が強く関連しているのではないかとの報告が，天野玉記によってなされています［天野 2016; Amano & Toichi 2016］。この３つの部位は，他者の表情（の信／不信）の認知において，共に連動して作動する部位でもありました（*6-4*, *6-6*, そして *11-6* を参照）。またヴァン・デア・コークは，たった３回のEMDRセッションでPTSD評価得点が顕著に下がった患者たちの脳画像から，前頭前皮質と前帯状（回）皮質，それに大脳基底核の活動の上昇を確認しています［van der Kolk 2014, p. 418］。

　　マインドフルネスにおいても，前帯状回を含む内側前頭前皮質や眼窩前頭皮質，それゆえ「デフォルト・モード・ネットワーク」［Rainchle 2010］の活性化，および扁桃体の鎮静化が報告されるのが一般的です［Ricard et als. 2014; 貝谷ほか 2016］。ヨーガにおいても，基本的な自己システムである島皮質と内側前頭前皮質の活動が増すことを，ヴァン・デア・コークは確認しています［van der Kolk 2014=2016, p. 452］。いずれも，ポージェスの「ニューロセプション」論と「社会脳」研究をちょうど橋渡しするような興味深い結果ではないでしょうか。すでに *11-3* でもみたように，ポージェス自身は，マインドフルネスが生じる大前提として，（腹側迷走神経複合体の社会的関与システムによる）安全の感覚を，近年くり返し強調しています［PoG, pp. 86, 153, 235-6］（さらに以下の *12-6* を参照）。

　　なお，ヴァン・デア・コークがヨーガの研究に傾倒していったそもそもの発端は，ポージェスのRSAの研究だったことは *1* の＊16ですでに見ましたが，ポージェス

自身も，虐待経験者（児童期であれ成人後であれ）の低い RSA を，ヨーガで改善する可能性に言及した研究があります（2011年の著書の第16章）［PVT, pp. 240, 242-3］。最新刊では，ヨーガをヴェーガル・ブレーキを改善しうる特殊な「ニューラル・エクササイズ」として位置づけ，とくにプラナヤマ・ヨーガは，呼吸と頭頸部の横紋筋の「ニューラル・エクササイズ」を含む点で，「社会的関与システムのヨーガ」だと述べるに至っています［PoG, pp. 32, 118］。

　以上は，「眼窩前頭皮質」（「腹内側前頭前皮質」）・「内側前頭前皮質」（「前帯状回」）−「扁桃体」−「上側頭溝」「紡錘状回」−「島皮質」ネットワークへのアプローチと，「腹側迷走神経複合体」へのアプローチの相補性をどれも示しており，脳画像の分析と RSA の測定とを併用し，その一致と差異を検討してみることは，今後，ボトムアップ・アプローチとトップダウン・アプローチの統合という意味でも，重要な意義をもってくるのではないでしょうか。

*2　「眼窩前頭皮質」（ラットの「下辺縁皮質」）からの下行遠心路は，大きく3つに大別されます：前辺縁領域や前帯状皮質を司る「背側路」，島皮質と嗅周皮質，梨状皮質の一部を司る「外側路」，視床，視床下部，扁桃体，分界条床核，中脳水道周囲灰白質，傍小脳脚核，延髄腹外側部，そして孤束核，迷走神経背側運動核，疑核を司る「腹側路」です［Hurley et als. 1991, pp. 253-7］。前帯状皮質，島皮質，扁桃体の3つの「コネクター」いずれもが，「眼窩前頭皮質」からじかに神経支配を受け，そして最終的に「背側迷走神経複合体」「腹側迷走神経複合体」に到達するのです。

*3　胃運動の低下は，副交感神経の働きと反対なので意外かもしれませんが，迷走神経には興奮性の線維と抑制性の線維の2つが存在し，別々に賦活されることが，すでに19世紀末のラングレー以来，何人にも報告されてきています［Langley 1898, pp. 413-4; 大賀 1970, pp. 167-70; Hurley-Gius & Neafsey 1986, p. 246］。その抑制の働きは，交感神経によるのでなく，迷走神経の中に非アドレナリン作動性の抑制線維が存在することによるようです［大賀 1970, p. 169］。

*4　逆に言うと，すべての認知プロセスは身体性が一種の「プライミング」となって「認知容易性」（cognitive ease）を創り出し，「身体化された認知」（embodied cognition）として作動するという主張——「身体化認知理論」（theory of embodied cognition）［Niedenthal 2007, pp. 1003-5］なども，ここに重なってくる議論といえるかもしれません。ただ「身体化認知理論」は，認知における感覚−運動システムとしての身体性——「身体化された行為」（embodied action）——の意義を強調するので，自律神経系はさほど重視してはいません。その点，「ソマティック・マーカー」説の方が自律神経系への目配りははるかに効いており，前頭葉損傷患者にお

ける自律神経機能の検査等も必ずなされています。とはいえ自律神経系に，ポージェスのような精緻な目配りはもちろんなされていません。

*5 そしてこのうち「2次体性感覚皮質」には，フランスのグループが触覚のミラーニューロン・システムを見い出しています：自分の足をタッチされると活性化される領域が，他者が足にタッチされるのを見ても，同じように活性化するのです［Keysers et als. 2004, pp. 341-2］。次いでブレイクモアらは，人の顔がタッチされるのを見ると，自分の顔がタッチされていなくても，同じく上側頭溝から側頭・頭頂接合部，紡錘状回，1次・2次体性感覚皮質，前運動皮質（運動前野）が活性化されるのを見い出しています（物体の顔に当たる部位がタッチされるのを見ても，これは起こりません）［Blakemore et als. 2005, pp. 1577-80］。

　ところが"くすぐり"は，他の人からくすぐられるとすごくくすぐったいのに，自分で自分をくすぐっても，ちっともくすぐったくなく，ミラーっぽくありません。くすぐったいのは，2次体性感覚皮質（と前帯状回）が活性化するのにです。それは，自分の行動は小脳が予測して，これらの領域に予めその感覚情報の抑制をかけてしまうからと見られています：そのためこの機能が働かないと，例えば一部の統合失調症では，自分で自分をくすぐってもすごくくすぐったい（つまり自分で起こした触覚刺激が外界から来たかのように感じてしまう）という場合があります（幻聴や"させられ"体験等も，その点ではパラレルなことが起こっているのかもしれません）；レム睡眠覚醒直後の「金縛り」も，同様に，レム睡眠中の小脳と大脳皮質の回路の抑制（身体の脱力）からの回復が遅れると，自己の身体の脱力を外界からの強大な圧力によるものと感じるところから生じるとみられます［Blakemore et als. 2000, p. R16; Linden 2015=2016, pp. 231-3］。

*6 「下頭頂小葉」は「縁上回」と「角回」から成りますが（図表6-d参照），ヒトのこれらの領域は，サルでは「上側頭溝」とその周辺域とみられます［川村 1985, p. 616］。他者の行動からその意図を読み取るときには，どんな状況でも（ミラーニューロンだけでなく，後に12-7で見る「心の理論」の場合にも，そして情動が関与する場合もしない場合も，また協力する場合も騙す場合も，とりわけ協力して騙す場合も），必ずこの「下頭頂小葉」が活性化することが明らかになってきています［有田 2012, pp. 5-9, 19］。協力して騙す場合に最も強く反応するので，三者関係で最も賦活されやすいのかもしれません。他方，情動の絡んだ他者の意図を読み取るときには「内側前頭前皮質」の方が強く活性化するとみられます［同, p. 19］。

*7 「ブローカ野」は，ヒトの主要な言語中枢領域（運動性言語中枢）です。また「下頭頂小葉」は，ヒトではウェルニッケ野にほぼ相当しそうです［有田 2012, p. 32］。

500

とすれば，「ミラーニューロン」は，人間の言語コミュニケーションをもたらした，神経系の進化上における先駆体とみることもできます［Rizzolatti & Sinigaglia 2006=2009, pp. 175-8; Iacoboni 2008=2009, pp. 41, 52, 83, 102, 122］。そこで人間の言語の起源は，叫びのような原初的音声ではなく，身ぶりのような原初的身体運動ではないかというのが，「ミラーニューロン」派の主張であり［Rizzolatti & Sinigaglia 2006=2009, pp. 177-8; Iacoboni 2008=2009, pp. 109-18］，実際「ブローカ野」が手の動きによっても活性化することが現在わかっていますが［Allman 1999=2001, p. 121］，今や「ミラーニューロン」と「腹側迷走神経複合体」の密接なつながりを知る私たちとしては（*12-3*を参照），むしろポージェスが早くから注意を喚起してきた「腹側迷走神経複合体」の発声－聴声における役割も（*4-3, Column C*を参照），再評価の必要があるのではないかと思われます。

*8　佐藤弥（わたる）ら京都大学のグループは近年，子どもたちに動画表情を見せると，この上側頭溝と下前頭回の間の神経回路の機能的結合が，定型発達群では強くなるのに対し，自閉症スペクトラム障害群では弱く，動画表情処理の回路がうまく機能していないことを明らかにしています［Sato et als. 2012］。

*9　「上側頭皮質」の後部と「下頭頂小葉」（＝「縁上回」＋「角回」）の下部に跨る部位を「側頭・頭頂接合部」（TPJ）と呼びます（図表6-d）。側頭葉と頭頂葉の間には明確な境界線をなす脳溝が存在しないので，こういう構造ができるのですが，この部位は視覚・聴覚・体性感覚等のマルチモーダルな統合に関与するばかりでなく，「上側頭溝」をはじめ「内側前頭前皮質」「後帯状回」「楔前部」などとともにメンタライジング・ネットワークの主要部分を構成し，他者の視点取得（perspective taking）や認知的共感，「心の理論」等々に深く関わるとみられる重要な部位です［Saxe 2006; Saxe & Powell 2006］。「上側頭溝」の後部から「下頭頂小葉」の辺りは，こうして「社会脳のコア」をなす構造といわれています［有田 2012, p. 19］。

　　なお興味深いことに，このあたりのとくに右側を電気刺激するか損傷すると「幽体離脱」現象が生じることが知られています*35［Blanke et als. 2002; Blanke & Arzy 2005］。ここから推測するに，おそらく「幽体離脱」は，体性感覚と視覚等の多感覚統合におけるモーダル間の離齬から生じる現象であり，しかし一方，この部位がもつ自己身体からの分離（＝解離！）の機制を用いて，他者の立場の想像上の取得も可能となっていると考えることができます。だとすれば，「幽体離脱」と「メンタライジング」は，いわば自己身体からの分離（＝解離！）という同一の現象のネガとポジとして把握するのが実態に近いのかもしれません。

*10　実際，「島皮質」と「前帯状回」は密接な関わりがあり，一方が活性化すると他方

が活性化する事実が多くの研究で報告されています。その1つの基盤として，両者に共通に存在する「フォン・エコノモ・ニューロン」（von Economo neurons：VENs）が注目されています：1925年に発見した科学者の名にちなんで命名された，この大きな紡錘形の細胞は，迅速に顕著さへの（salient）判断を下す際に作動し，その迅速さと長い紡錘形とによって，物理的には隔たった「島皮質」と「前帯状回」の働きを結合しているとのことです（特に右脳の側に多く，前部島皮質でも左より右に30％ほど沢山ある）；そして何より，鏡像認知の能力をもつ哺乳類はすべてこの細胞をもち（つまりヒトと大型類人猿，ゾウ，そしてクジラとイルカ），反対にこの細胞をもつ哺乳類はすべて鏡像認知の能力をもち，この部位が損傷されると自己認識，視点取得，共感，ユーモア，未来志向性などの能力も喪失することが明らかになっています［Nimchinsky et als. 1995, 1999; Craig 2009; Blakeslee & Blakeslee 2008; Allman et als. 2010; Cauda et als. 2013］。アルツハイマー病では，この細胞はとくに傷つきやすく，数が減るようです［Allman 1999=2001, p. 93］。

[*11] シンガーらの実験でも，痛みを伴なう電気刺激を手に受けた女性の脳では，痛み回路でもある**前帯状皮質・前部島皮質**が活性化しますが（「ペインマトリックス」［Frith 2007b=2010, p. 189］）（*6*の＊16を参照），彼女の恋人の男性が手に電気刺激を受けるのを見るだけでも，同じ部位が活性化するのが確認されています［Singer et als. 2004］。自分の痛みも他者が経験する痛みも，神経上は同様に処理されるのです。いわば自他の融合を前提とする二者関係的な共感（いわゆる「情動的共感」［Davis 1983］）。

しかもこの共感性は，その後，痛みだけでなく，痛み以外のネガティブな情動，ポジティブな情動を含むすべての情動に貫徹し，どの場合にもやはり**前部島皮質・前帯状皮質**が中心的役割を果たしていることが明らかになってきています［Lamm & Singer 2010; Gu et als. 2013］。とするとその原動力を，もはや「ペインマトリックス」であることだけに帰するのでは，不十分ということにもなってくるでしょう。

またこの痛みの回路は，身体の痛みだけでなく，他者からの排除など<u>社会的な痛み，精神的な痛み</u>においても作動します［Eisenberger et als. 2003; Eisenberger 2012］。強力な社会的拒絶（最近フラレたばかりの恋人の写真を見せる等）では，身体の識別的な痛みの中枢である**2次体性感覚野**までもが活性化します！［Kross et als. 2011］まさに心も身体と全く同じように「痛む」のですね。特に心の痛みは**前帯状皮質**が関与します。だからひどい慢性痛に時に行なわれた帯状回切除術では，摘出後，痛みは感じても苦痛は消失しますし（つまり痛みは残るが痛みに無関心になる）［Folz & White 1962; Frith 2007b, p. 203］，熱湯に手を入れる際に催眠で痛覚

の有無を暗示すると，体性感覚野でなく前帯状回に変化が生じます［Rainville et als., 1997］）。また幻視痛のような"phantom pain"においても，不快な情動の生成には前帯状皮質や後帯状皮質の活性化が報じられています［Willoch et als. 2000; Petrovic & Ingvar 2002］。

ただし他者の社会的な痛みを観察する時は，この同じ痛み回路でなく，側頭・頭頂接合部（TPJ）・内側前頭前皮質・楔前部のメンタライジング・ネットワークが（高度に共感的な人では，メンタライジングとペインマトリックスの両方が），活性化するとのことです［Masten, Morelli & Eisenberger 2011］。いわば自他の分離を前提とする三者関係的な共感（いわゆる「認知的共感」）。これに対して，自身の痛みとして共感するほど，ペインマトリックスが賦活されます。

実際，この被害者に実際に向社会的行動を行なう（例えば支援や励ましのメールを送る）時には，前部島皮質と内側前頭前皮質の両方がともに活性化するとのこと［Ibid.］。まさに二者関係的な共感と三者関係的な共感，皮質下的な「情動的共感」と皮質的な「認知的共感」が，この両部位で象徴的に連動するときに，社会的な支援行動は生じるのだということがよく示されています。（とくに左側の）前部島皮質が，「情動的共感」にも「認知的共感」にも共通して活性化することは，近年のfMRI研究のメタ分析でも確認されています［Fan et als. 2011］（*13*の＊21を参照）。

他方，オピオイドやプラシーボによる鎮痛の場合，やはりここでも前帯状皮質（吻側領域）が活性化し，それに合わせて，一方では中脳水道周囲灰白質（PAG），そして傍小脳脚核（PBN）や吻側延髄腹内側部（RVM）などの下行性疼痛抑制系が（*6*の＊26を参照），他方では（外側）眼窩前頭皮質が，連動することが明らかにされています［Petrovic et als. 2002, pp. 1739-40］（*5*の＊30を参照）。

さらに，前帯状皮質はヒステリーにも関わりの深い領域であることが近年のイメージング研究からもわかってきました。ヒステリー性の左半身麻痺患者が，左足を動かす準備をすると，右側の運動前野と1次運動野が活性化するのに，実際に動かそうとすると右側の1次運動野が活性化せず，かわりに右側の前帯状皮質と眼窩前頭皮質が著明に活性化することが確認されており，この2つの領域で前頭前野の意思が1次運動野に伝わるのを抑制しているらしいことを示しています［Marshall et als. 1997］。催眠誘導で麻痺が生ずる際に活性化する領域もまた同じであることがわかっていますから［Halligan et als. 2000］，フロイトが元来ヒステリーの治療から着想した，「抑圧」によって生じるというあの「無意識」も，実はこのようにかなり高次の皮質レベルの所産であって，単に"原始的な"身体的プロセス（むしろ「非意識」）などではないことは注意しておく必要があります。

*12 **6–1, 10**の＊31でも指摘しておいたことですが，ポージェスがニューロセプションにおいて「島皮質」を2009年以降強調するようになったのは，とりもなおさずこのクリッチュリーの研究の影響によるものでした［PVT, pp. 59, 275］。

*13 「感覚運動皮質」(sensorymotor cortex) を「拡張ミラーニューロン・システム」(extended mirrorneuron system) の不可欠の成分とみた［Pineda 2008］ジェイム・ピネダらは，他方で「ミラーニューロン」の皮質プロセスだけが社会的な神経活動ではない（たとえば自閉症スペクトラム障害は「ミラーニューロン・システム」の機能不全が唯一の原因ではない）として，末梢の自律神経反応も合わせて重視し，図表12-dのように，「ミラーニューロン・システム」（白枠黒字部分）と，ポージェスの「社会的関与システム」（黒枠白字部分）を接合する，本書と通じる図式を近年すでに提起していました［Friedrich et als. 2014, p. 2］。臨床的にはそれは，ニューロフィードバック・トレーニングと心拍変動の併用を帰結するでしょう［Ibid.］。

ただしピネダのこの図式は，「上側頭溝」(Superior Temporal Sulcus) だけを結

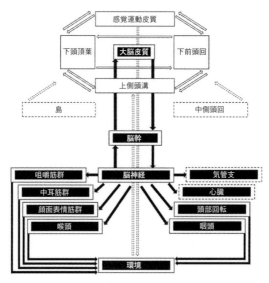

図表12-d　ミラーニューロン・システムと社会的関与システム
（ピネダらのモデル）
［Friedrich et als. 2014, p. 2］より改変

504

節点にしていて，「島皮質」(Insula) 等の位置づけが曖昧です。「島皮質」は，「ミラーニューロン・システム」では，これまた「拡張ミラーニューロン・システム」の不可欠の成分とされるのですが [Pineda 2008]，「社会的関与システム」の中には，ここでは組み込まれていません。ポージェスの論文を，2007 年のものまでしか参照していないからでしょうか。ポージェスが「島皮質」に言及し始めたのは，2009 年以降ですから。

*14 加えてリゾラッティは，あるインタビューで答えて曰く，「ミラーニューロンは，概念的な推論でなく直接的なシミュレーションを通して，他者の心を把握させてくれます。考えることによってではなく，感じることによってです。」[Blakeslee 2012, F4]

*15 これは霊長類においても，マカクザルでもチンパンジーでも同様であり，活性化する領域もヒトの場合とほぼ同じです [Rilling et als. 2007; Mantini et als. 2011]。

*16 全くの余談ですが，迷走神経を表わすラテン語から借りた "vagus" も，英語でいえば "wandering" という意味なのでした（3–1 を参照）。もっともこちらは，意識上でなく肉体上のあちこちを彷徨うという意味ですから，"ボディワンダリング" とでもいったところでしょうか。しかしだとすると，"ボディワンダリング" が "マインドワンダリング" の基礎をなしているともいえるのかもしれません。

*17 これをさらに 2 段階に分けて，島皮質レベルで生じる自己意識を「情動的自己意識」，（腹）内側前頭前皮質レベルで生じる自己意識を「認知的自己意識」と呼び分けることもできます [有田 2012, pp. 44-50]。ただしいうまでもなく，それら 2 つは別々のプロセスではなく，それらだけが「自己意識」の特異的な領域でもなく，あくまで「自己意識」という 1 つのプロセスの 2 つの側面，自己意識のネットワークの 2 つの中心以上のものではありません。その点でいえば，「孤束核」や「傍小脳脚核」もまた，このネットワークの下側からの中心です。

*18 するとここでは，「理性」とは単一の脳中枢に依拠する機能ではなく，前頭前皮質から視床下部や脳幹まで（もちろん「腹側迷走神経複合体」も「背側迷走神経複合体」も入るはずです！），高位の脳中枢と低位の脳中枢が協力して産出する機能ということになります [Damasio 1994=2000, pp. 26-7]。「合理性」の器官は，伝統的に「新皮質的」とされてきたわけですが，実はそれ自体，これまた伝統的に「皮質下的」とされてきた生体調節器官なしには機能しないのであって，自然は「合理性」の器官を生体調節の上に組み立てただけでなく，そこから，それを使って組み立てたのだというわけです [Ibid., p. 211]。

*19 のみならず「眼窩前頭皮質」自身も，すでにその外側部（下凸面）において，「背

外側前頭前皮質」とは異なるワーキングメモリー機能（視覚対象の短期記憶保持）をもつことが，損傷研究から明らかになっています［Rolls 1999, pp. 303-4, 310］。

[20] さらには迷走神経背側運動核や疑核周囲にも，よりまばらにですが入力するようです［Terreburry & Neafsey 1983, p. 248］。

[21] なお最近では，レム睡眠中の脳活動とデフォルト・モードにおける脳活動との類似が伝えられており［Koike et als. 2011］，両者には共通の脳活動のメカニズムがある可能性が窺われます。それが本当なら，「デフォルト・モード・ネットワーク」はまさに白昼の覚醒時の夢であり（逆にいえば，夢は睡眠中のデフォルト・モード的な活性化であり），レム睡眠を有する哺乳類・鳥類には存在し，レム睡眠を有さない魚類には存在しないということになるかもしれません［渡邊 2013, p. 14］。

　ちなみにレム睡眠時に PET で局所的脳血流量を測定すると，橋の被蓋，左の視床，両側の扁桃体，前帯状皮質，右の頭頂弁蓋で正の相関を示し，両側の背外側前頭前皮質の広い領域，両側の頭頂皮質（縁上回），後帯状皮質，楔前部で負の相関を示すようです［Maquet et als. 1996］。デフォルト・モードはむしろオフでは？

[22] **解離**の病理をもつ人が，もともと幼少時から「空想傾向」（fantasy proneness）が強いとされることも［柴山 2007, pp. 62, 120-1; 柴山 2010, pp. 101, 140, 201, 211］，このことと関係あるかもしれません。あまりに重い現実に心が鎖でつながれていて，そうした空想への解放が十分に叶わないとき，現実世界と自分を結びつけている身体にメスを入れて，そこから解き放たれようとするというわけです［柴山 2010, pp. 210-1］。「空想傾向」の強い人は，人口の約 4% に見られるとのことですが，ではなぜ「空想傾向」をもつようになったかといえば，やはり幼児期の孤独状況やストレスフルな環境（虐待，養育放棄，親の精神疾患など）からの逃避が指摘されています［柴山 2007, p. 121］。

[23] ギルフォードによれば，「収束的思考」（convergent thinking）とは，既知のさまざまな情報を統合して，明確な 1 つの答えを合理的に導き出す思考様式，「拡散的思考」（divergent thinking）とは，所与の情報から多彩に未知のアイデアを広げていく思考様式なのですが，「流暢性」「独創性」「柔軟性」を特徴とする「拡散的思考」こそが創造性の源泉とみなされていました［Guiford 1950, 1967］。

　ギルフォードが，従来の「知能」に対して「創造性」の意義を提起し，以後の心理学界の「創造性」研究に火をつけたのは，1950 年，アメリカ心理学会の会長に就任時の記念講演においてでしたが［Guiford 1950］，その「知能」に集約される「収束的思考」に対置して，「創造性」を「拡散的思考」として想定したために，「創造性」を専ら「拡散的思考」の方に引き寄せて規定したのでした。

しかしこれに対して，チクセントミハイなどは，創造的な人々はみな，「収束的思考」と「拡散的思考」という正反対の思考方法の両方をうまく使いこなせるようだと，本書と同趣旨の指摘をしています［Csikszentmihalyi 1996=2016, p. 68］。それまで分離していたものを結合し，結合していたものを分離する力。ちがうものに共通を見い出し，同じものにちがいを見い出す力。

　そしてそれを可能にするものこそ，「フロー体験」（flow experience）」［Ibid., p. 125］にほかならない……なぜならそれは，「ほぼ自動的で，努力を必要としないが［＝拡散性］，非常に集中した［＝収束性］意識の状態」［Ibid.］であり，その意味で「意識がバランスよく秩序付けられた時の心の状態」［Csikszentmihalyi 1990=1996, p. 8］だからです。逆にいえば，「フロー体験」とは，「収束的思考」と「拡散的思考」の間の，極限的にフローな往復運動といえるかもしれません。

　では，これまで純心理学的にのみ記述されてきた「フロー」の状態のとき，脳ではどんなことが起こっているでしょうか。チクセントミハイ自身，「フロー」の研究を始めた1970年代に，早くもその最初の試みとして，最もハイレベルなチェス・プレイヤーのゲーム中の脳波を測定し，前頭前皮質の活動が低下する事実を見い出していました［Adee 2012］。アルネ・ディートリッヒはこれをさらに掘り下げ，「一過性の前頭葉機能低下（ハイポフロンタリティ）状態」（a state of transient hypofrontaility）［Dietrich 2004a, pp. 757-8］，すなわち背外側前頭前皮質（dlPFC）の明示的システムの抑制と前脳基底部など皮質下の黙示的システムの解放を見て，この点で「フロー」を，背外側前頭前皮質（dlPFC）による明示的システムの作動を必須とする「創造性」（creativity）とは異なるものとして捉えました［Ibid., pp. 758-9］。「ハイポフロンタリティ」については，*11* の＊32でみたところです。

　ところがチャールズ・リムは，プロのジャズ・ピアニストがインプロヴィゼーションで「フロー」状態にあるときの脳を，fMRIを用いて調べたところ，単に前頭前皮質の活動低下にとどまらず，むしろ正確には「前頭前皮質の活動の解離したパターン（dissociated pattern of activity）」が存在することを明らかにしました：つまり背外側前頭前皮質（dlPFC）および外側眼窩前頭皮質（lOFC）の活動低下に加えて，内側前頭前皮質（mPFC）の集中的な活動増加（focal activity）です［Limb & Braun 2008, pp. 1, 3-5］。シユアン・リウらは，フリースタイルのラップの場合にも，fMRIにより，やはり内側前頭前皮質（mPFC）と背外側前頭前皮質（dlPFC）の同様の解離パターンを見い出しています［Liu et als. 2012］。こうしたパターンは，レム睡眠時にも生じることが報告されてきましたが[20]［Braun et als. 1997］——レム睡眠中の脳活動とデフォルト・モードにおける脳活動（マインドワンダリング）

12 ポリヴェーガル理論の射程（3）〜皮質ブラックボックス問題 507

が類似するのは先述のとおりですし[21]，レム睡眠と「アハー体験」の密接な関係も指摘されています——，それは意識的なモニタリングや評価を抑制した（＝dlPFC・lOFCの活動低下）自己表現の展開（＝mPFCの活動増加）であり，「創造過程に内在しうる認知的な解離」を表わすものということになります[Limb & Braun 2008, p. 5]。創造性に内在しうる解離。あるいは裏返せば，解離に内在しうる創造性。そこまで背側迷走神経複合体〜デフォルト・モード・ネットワークのポテンシャルは，斟酌される必要があるかもしれません。このいわば，意識レベルにおける「一種の冬眠状態」[Kotler 2014=2015, p. 97]は，冬眠状態が背側迷走神経複合体のポテンシャルを恐らく最高度に極限化した状態であったように（*Column F*を参照），内側前頭前皮質（mPFC）を中心とするデフォルト・モード・ネットワークのポテンシャルを最高度に極限化した状態といえるかもしれません。

　とはいえ，これはまだなお「創造性」の拡散的・生成的な側面にとどまるものです。収束的・選択的な側面の方は，背外側前頭前皮質（dlPFC）が恐らく前頭眼野・上頭頂小葉などと連動して（「背側注意ネットワーク」ともいわれる）有用な可能性を絞り込む作業とみられますが，その際デフォルト・モード・ネットワークの方では，内側前頭前皮質（mPFC）はトレードオフ的に抑制されるのか，あるいは内臓感覚的・情動的な選択原理として背外側前頭前皮質（dlPFC）の理性的・認知的な選択原理と共活性化するのかなど[Ellamil et als. 2012, pp. 1788-91]，まだ不明の点が多々あるように思われます。両者に介在する「前頭頭頂制御ネットワーク」（腹外側前頭前皮質・前帯状回背側部・下頭頂小葉など）がどれほど関与するかが1つの手がかりとなるかもしれません[Spreng et als. 2010]。

[24] *11*の＊27で少しふれたように，背外側前頭前皮質（dlPFC）の担うワーキングメモリー機能は，ドーパミンD_1受容体への刺激の大小に左右され，刺激過剰なら「保続」という形で機能低下し，刺激過少なら「注意散漫」という形で機能低下するのでした[Arnsten & Goldman-Rakic 1998]。

[25] このことは，アンリ・ポワンカレが「数学上の発見」（invention mathématique）について述べた有名な論考にもそっくり通じます[Poincaré 1908=1953, pp. 50-69]。ポワンカレによれば，意識的活動だけでなく「無意識的活動が数学上の発見に貢献すること大で」，そのおかげで突然の「天啓」「霊感」が下るかのごとくに考えが啓けてくるのです：ただしこの無意識的活動は，意識的活動が一方でこれに先立ち，他方でこれに続くのでなければ，不可能かつ無効に終わるでしょう；先行する意識的活動は，一定の目的をもって無意識的活動（のある一小部分）を「発動」させ，その自由で無限の活動によって，予期せぬ有用な組み合わせ（我々の注意を最も引

き，最も感受性を魅する組み合わせでもある）が選択され啓示されるのですが，この啓示も後に続く意識的活動における計算の出発点となるのみで，そこで啓示の結果が意識的に検証されてはじめて発見となるのです［Ibid., pp. 55-68］。この意識的活動−無意識的活動−意識的活動のオシレーションにおいてこそ，創造的な発見はなされるのです。そこでは，無意識的活動がいわば1次選抜，続く意識的活動が2次選抜ともいえます［Ibid., p. 56］。

*26 実際たとえば知的努力など精神活動の際にも，情動的な覚醒と同じく，筋肉が緊張し，血圧が上昇し，心拍数も上昇し，とりわけ瞳孔が顕著に拡大するなど，情動的な覚醒とはまた別の意味での身体的覚醒が生じるのであり［Hess 1965, pp. 52-3; Kahneman et als. 1969, p. 166; Kahneman 2011=2014, pp. 40-1, 62-4］，これら交感神経系の活性化が伴なうことは，19世紀の末から指摘されてきました［Kahneman et als. 1969, p. 164］。なかでも瞳孔の反応を詳細に明らかにしたエッカード・ヘスは，瞳孔は「魂の窓」（windows of the soul）だと述べていますが［Hess 1965, p. 46］，この点では，性的覚醒による瞳孔拡大（ベラドンナ現象）（5–6を参照）と酷似することがおこっているわけです。

*27 しかしこれだけを，果たして必須の前提条件と言い切ってしまっていいでしょうか。ポージェスは好んで生物の進化の「創発性」を引合いに出しますが，そこで新たな種・新たな系統が「創造」されるのは，むしろ安全を喪失した所，安全を喪失した結果ではなかったでしょうか？　人類がここまで進化してきたのは，海の敗者であり，陸の敗者であり，森の敗者であり，サバンナの敗者であったからではなかったでしょうか？　あるいはまた，生命に関わるようなリスクの高い活動，予測不可能な状況，要するに安全でない条件こそがむしろ意識状態を大きく変容させ，最高度に注意力を高める「フロー」や「ゾーン」の入口となることが，エクストリームスポーツ等でも強調されています［Kotler 2014=2015, pp. 53-7, 208-14］。

　リスクを忌避するのでなく，さりとてリスクに圧倒されるのでもなく，リスクと新しい関係を築くこと（リスクを生かすこと，リスクを享受すること⁉）［Ibid., p. 210］，その新しい関係の構築こそが創造性なのではないでしょうか。

　安全な環境とは，ポージェスの最新の定義では，一定の構造（structure）と予測可能性（predictability）をもつ空間でした［PoG, p. 105］（5–2を参照）。そこからどうやって創造性，つまり既成の構造を組み換え，予測不能な新たな組み合わせを創出する営みが生まれるのか，説明が必要です（キャンベルはそれを「盲目な変異」と呼びました）。創造性は，単に安全な秩序の維持（ノモス：単純明快さと快適さ）ではなく，むろん危険な無秩序への翻弄（カオス：乱雑さと不快）でもなく，

新たな秩序の創出（コスモス：複雑さと楽しさ）であり、いわば安全と危険のブレンドなのです。あるいは、予測可能性と予測不能性のブレンドなのです。（安全な・予測可能な）秩序の存在は、もちろんその必要条件たりえますが、（危険な・予測不能な）無秩序も劣らずそうであり、しかもどちらも決して創造性の十分条件たりえません。創造性は、結合する力と分離する力、築く力と壊す力、信じる力と疑う力のそれぞれ両方が揃ってはじめて生まれるものです（というか、人が生きていくためには、誰しもこの両方の力を必要とします）。安全な環境はおそらく結合する力、築く力、信じる力を授けてくれるのに大いに力あるでしょう。しかし分離する力、壊す力、疑う力を授けるには、必ずしもそうとは限りません。相反するこの2つの力を共に備えた複雑な自己においてこそフロー体験は生じやすく、逆にまたフロー体験の反復においてこそ、人はそうした複雑な自己になっていくでしょう。

*28 カーソンはそれを、ドーパミン系ないしセロトニン系に関与する遺伝子の変異にみています［Carson 2011, pp. 144, 149-50］。

*29 ポージェスの立場は、マインドフル瞑想が迷走神経をも整えるという世の風潮の方向とは反対に、むしろ迷走神経の整序がマインドフル瞑想をも可能にするということになりそうです。"瞑想"が"迷走"をなのか、"迷走"が"瞑想"をなのか。さて皆さんは、どちらに軍配を上げるでしょうか!?　しかしその判断のためにも、主張の神経学的な根拠がもっと明示されねばなりません。

*30 例えばカバット－ジンは、マインドフル瞑想に取り組むとき、「白昼夢」にただよいながら、"何もしていない"という非常に重要なことをしているのだと述べたあと、そのすぐ数頁後では、反対に"いま"というこの瞬間を意識していない無自覚な"自動操縦状態"を「半睡半醒」の状態と述べています［Kabat-Zinn 1990＝2007, pp. 31, 34］。マインドフルな「白昼夢」とマインドレスな「半睡半醒」……この2つはどれほど対極的な状態なのでしょうか？

*31 ちなみに、"no-where"（どこにもない）をギリシャ語訳すると、"ου-τοπία"（ユートピア）となります。"いま・ここ"は、注意を集中し観察する対象のように言われると、まるで厳然と存在するもののように思ってしまいますが、むしろ（ほとんど）どこにもないのであり（現に"いま・ここ"に意識を向ける瞬間、それはもう一瞬前の"いま・ここ"でしかなくなっています）、どこにもないからこそユートピアたりうること、非在だからこそリアリティの根源にあることを自覚しておくことは、"いま・ここ"に意識を集中するのに劣らず重要なことと思われます。そこを忘れて短絡すると、"いま・ここ"に開かれてあるどころか、むしろ閉じられてあり、単なる刹那主義か現状肯定主義に終わる可能性があります。

*32 自己認識と他者への配慮（向社会的行動）は，ドゥ・ヴァールがゴードン・ギャラップの動物研究（「マークテスト」）[Gallup 1970] とドリス・ビショフ＝ケーラーの子ども研究 [Bischof-Khler 1988] を合わせて提唱した「同時創発仮説」にもいうように [de Waal 2009＝2010, p. 177]，系統発生的な進化のうえでも，個体発生的な発達のうえでも，両者一挙に獲得されたものとみられます。他者の理解には他者の視点取得が必要であり，自己認識には自己をみる他者の視点が必要だからです。"他者を自己のように"と"自己を他者のように"——どちらにも自他融合と，同時に自他分離が働いています。その表われが鏡像認知能力でしょう。

　　なおその際の「他者」とは，そのつど対面する当事他者だけでなく，より抽象化された一般的な他者（ないし他者一般），つまるところ第三者的な他者であることに留意しましょう。他者（一般）の視点を取得することで当面の他者を理解し，他者（一般）の視点から自己をみることで自己を認識するのです。鏡像認知能力は三者関係的な社会性の能力とも言い換えられそうです。

　　したがって，ドゥ・ヴァールも指摘するように，鏡像認知の能力とともに，他者の視線への意識，人称代名詞の使用，「ごっこ遊び」の開始など一連の社会的能力が同時に創発してきます [de Waal 2009＝2010, p. 176]。

*33 なかでも前頭極の内側部がメンタライジングで強く活性化されます：前頭極は前頭前皮質で最大の小葉で，ヒトで最も発達し，その大きさはチンパンジーの約2倍，神経細胞数は3倍以上（約2億5千万個）あります [有田 2012, pp. 22-3]。

*34 このため，例えば"あくびの伝染"をミラーニューロンで説明しようとする向きも多いかと思いますが，実は"あくびの伝染"の際の脳画像をとってみると，意外にも，賦活されるのは「後帯状回」「楔前部」そして「視床」「海馬傍回」であり，「ミラーニューロン・システム」とは全く無関係，むしろ「メンタライジング・ネットワーク」に近いものでした [Platek et als. 2005, pp. 450-1]。"あくびの伝染"は自他の間の直接的な伝染でなく，従って"あくび"をするどの動物にも反射的に見られるものではなく，むしろ自他の間の間接的な視点取得に近いもので，ヒト以外にはチンパンジー，ボノボ，ゲラダヒヒ，イヌ，オオカミなどかなり社会性の強い動物たちにしか見られないのもここから納得することができます [Anderson et als. 2004; Joly-Mascheroni et als. 2008; Harr et als. 2009; Palagi et als. 2009; Demuru & Palagi 2012; Romero et als. 2014]。

*35 オックスフォード大学のラシュワースらは，マカクザルにおいて，上側頭溝と吻側前頭前皮質つまり「心の理論」にかかわる領域（と扁桃体）が，生活集団のサイズの大きさ・複雑さの増加につれて灰白質が肥厚する脳部位であることを確認してい

12　ポリヴェーガル理論の射程（3）〜皮質ブラックボックス問題　511

ます［Sallet et als. 2011, pp. 698-9］（**6**の＊20および＊31，**11–7**，**13**の＊7を参照）。

　ちなみに上側頭溝と扁桃体は（中側頭回・嗅内皮質とともに），ヒトにおいても社交圏のサイズと相関することが伝えられ，近年では何と，フェイスブック上の「友だち」の数にも比例して大きくなる脳部位でもある（！）ことが，金井良太らによって確認されています［金井ほか 2013, pp. 90-3］。ともあれこうなると，**扁桃体と上側頭溝は**，（ポージェスが想定したように）単に前者が後者を抑制するといった関係でなく，両者相携えて社会的に発展する関係にあること，つまり上側頭溝も危険をただちに察知するのに，おそらく扁桃体とともに作動する中枢として発展してきた部位であること（**6–4**を参照），逆に扁桃体も，単に恐怖や嫌悪の中枢というより，向社会性の中枢として発展してきた部位であること（**11–8**を参照），しかもその社会性は，単なる二者関係にとどまらず，むしろ複雑な社会の三者関係でこそ力を増したであろうことを，これらのことは示しています。

　現に上のラシュワースらの研究でも，同じ社会脳でも二者関係的な色彩の強い腹側運動前野，下頭頂葉，下前頭溝など「ミラーニューロン系」の部位では，集団のサイズが大きくなっても，灰白質の肥厚がみられないのです［op. cit., p. 699］。

＊36　あるいは「背側迷走神経複合体」が活性化しながら，「デフォルト・モード・ネットワーク」が活性化しない場合が「凍りつき」「シャットダウン」（虚脱）の反応，それゆえトラウマ反応とみることができるかもしれません［Lanius et als. 2010］。

＊37　実際「フロー」がその名で呼ばれるのも，極度の注意集中とコントロール感をもちながら，なおかつ"流れに運ばれるような"最高度に能動的な受動性，もしくは最高度に受動的な能動性による「楽しみ」（enjoyment）の体験だからでした［Csikszentmihalyi 1990=1996］。いわば「可動化」の極における「不動化」，「不動化」の極における「可動化」。いやむしろ，能動的でも受動的でもない中動態？「可動化」でも「不動化」でもない「社会的関与」？　実際，優れた神経科学者にして超絶ピアニストでもあるフレデリック・ウーレンらの研究では，演奏中にフロー状態にあるピアニストは，深い呼吸，緩徐な心拍，低い血圧，そして笑顔を作る表情筋＝大頬骨筋の活性化（反対に皺眉筋は非活性化）を示します［de Manzano et als. 2010, pp. 306-9; Csikszentmihalyi 1997=2010, p. ix］。ただそのとき，RSA はむしろ減少するとのこと［Ibid., p. 306］……ウーレンらはここに，RSA 増加に拮抗する交感神経と副交感神経との共亢進（coactivation）をみるのですが［Ibid., p. 307］，ならばこれは，腹側迷走神経複合体－交感神経系－背側迷走神経複合体の三重のブレンドとも解釈可能です。同時に一方，ブレンド時の腹側迷走神経複合体の活動指標は RSAで有効かとの問いも生じます。

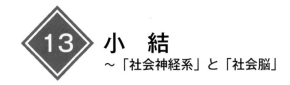

13　小　結
～「社会神経系」と「社会脳」

13–1　「社会神経系」と「社会脳」の断層

　以上，ポージェスの「拡大ポリヴェーガル理論」(expanded polyvagal theory) の構想が，「ポリヴェーガル理論」における自律神経系の系統発生の3段階論に，さらにストレス反応系（HPA軸）・内分泌系（とくにオキシトシン・バソプレッシンの神経ペプチド系）・免疫系の液性調節系の系統発生的な進化も追加することによって，身体（末梢）−自律神経系−脳（中枢）のグローバルな双方向ニューラルネットワーク・システムを，身体（末梢）の極の側では，かなり広い範囲まで充実させうる可能性をみせたのに対し（9–2を参照），他方の側の脳（中枢）の極では，決して充分に掘り下げた考察がなされていない点に着目し（9–3を参照），「ニューロセプション」論がはらむいくつかの疑問点に取り組むことをとおして，10，11，12の3つの章で，脳（中枢）の極の側への「拡大ポリヴェーガル理論」の展開（＝「拡大ニューロセプション」）の可能性を探ってみました。

　その疑問点とは，6–6で挙げておいた3つの論点，すなわち第1に，「ニューロセプション」論が前提とする，皮質・皮質下にわたる意識的（認知的）プロセス−無意識的（神経生理学的）プロセスの仕分けの問題，第2に，「ニューロセプション」論が皮質・皮質下プロセス間に想定するトップダウン回路・ボトムアップ回路をめぐる双方向性・多重並列性の問題，第3に，「ニューロセプション」論が"ブラックボックス"とした，皮質プロセスの内実の問題でした。

514

　それらを考察するなかで，*10*では，「ニューロセプション」の無意識的プロセスを「パーセプション（知覚）」の意識的プロセスに対置する図式を再考し，むしろ意識・無意識の両者を包括する神経系のプロセスそのものとして「ニューロセプション」を位置づけ直し，そこでのニューロンどうしの相互作用の統合度の深さ，それ故また反応潜時の長さの度合によって，意識的プロセスと無意識的プロセスのちがいをたえず自ら創出し続ける神経系の（それ自体無意識的な）働きを，「ニューロセプション」とみるのが整合的ではないかと考えてみました。

　*11*では，ポージェスの打ち出す神経系の「双方向性」が，一方向的なトップダウン回路（運動野→皮質延髄路→腹側迷走神経複合体，上側頭溝・紡錘状回→扁桃体）と，一方向的なボトムアップ回路（求心性迷走神経→孤束核→島皮質）の直列単線的な接続以上のものではなかったのに対して，腹側迷走神経複合体や扁桃体を中心に，ミクロなレベルでの複雑な双方向性や同時並列的な多重回路の一端を考察し，脳－身体のグローバルでローカルな，双方向的で多重並列的な「ニューロセプション」の可能性を考えてみました。

　そして*12*では，「ニューロセプション」論が"ブラックボックス"の闇に葬った皮質プロセスに光を当てることによって，「ニューロセプション」論が一貫して封印し続けた前頭前皮質，なかでも「眼窩前頭皮質」と「内側前頭前皮質」の重要性（ソマティック・マーカー説との近似)，「腹側迷走神経複合体」と「ミラーニューロン・システム」の相補性，「背側迷走神経複合体」と「デフォルト・モード・ネットワーク」「メンタライジング・ネットワーク」の相補性，加えてマインドフルネスや創造性の意義をも包摂する「拡大ニューロセプション」の意義を明らかにしました。

　そしてそれらの結果，皮質レベルの「コンダクター」（「眼窩前頭皮質」「内側前頭前皮質」「背外側前頭前皮質」）と自律神経レベルの「コンダクター」（「腹側迷走神経複合体」）の「コネクター」として，*10*からは「前帯状回」，*11*からは「扁桃体」，*12*からは「島皮質」があらためて決定的な重要性をもつこと，すなわちニューロセプション装置の全体を媒介する枢軸そのものと位置づけるべきことを示しました。「ニューロセプション」論をここ

まで掘り下げ，埋め合わせ，補強することではじめて，（拡大）ポリヴェーガル理論は，「二元論の罠」[PVT, p. 3]（*1-1* を参照）に足を掬われることなく，「双方向的な脳−身体モデル」[PVT, p. 3]（*1-1* を参照）として完結することができるのではないかと考えてみました。

　こうしてみてくると，脳の中枢から身体の末梢に至るグローバルな双方向ニューラルネットワークを，一方では自律神経を中軸に「社会神経系」として解明しようとしてきたポリヴェーガル理論と，他方では大脳皮質を中軸に「社会脳」として解明しようとしてきた脳科学の研究が，もっと接合して進められていく必要があらためて痛感されてこないでしょうか。少なくともポリヴェーガル理論の側からいえば，「社会脳」の研究を「拡大ポリヴェーガル理論」の一分野として，もっと積極的に位置づけていく必要はないでしょうか。それこそがかえって，ポリヴェーガル理論のポテンシャルを存分に展開してゆく足がかりになるのではないかと思われます。そして臨床的にもまた，「社会神経系」のポリヴェーガル理論が明らかにしてきた「腹側迷走神経複合体」に関わる知見と，「社会脳」研究が明らかにしてきた「ミラーニューロン・システム」や「メンタライジング」「心の理論」等に関わる知見とが，統合されないままバラバラに論じられるかぎり，どちらの知見も充分有効に活用することはできないのではないでしょうか。いやそれ以前にまず，「腹側迷走神経複合体」の働きが，大脳皮質さらには前頭前皮質との関わりにおいて，より充全に理解できるように，「ミラーニューロン・システム」，そしてとくに「メンタライジング」や「心の理論」の働きが，身体性との関わりにおいて，より充全に理解できるのではないでしょうか[*1]。

　省みれば，時期的にみても，注目すべきことに，1990 年を皮切りに，90 年代（米国議会決議"脳の10年"！）を経て 2000 年代に大きく発展した「社会脳」の研究は（*13-2* を参照），ちょうどポージェスの「ポリヴェーガル理論」の発展してきた時期と，ぴったり軌を一にしています。にもかかわらず，実際には両者は，当時から今日に至るまで，奇妙なほど互いに没交渉なのです。……この事実自体，神経科学の世界全体が脳−身体，皮質−皮質下の

「二元論の罠」に嵌った姿ではないかと問うことも禁じえません。

　もちろんすでにみたように，ポージェスの「ニューロセプション」論は，実は側頭葉の「紡錘状回」（FG）や「上側頭溝」（STS）などの機能を明らかにした，「社会脳」の脳画像研究の成果をひそかに取り入れることで成立していたのでした［PVT, pp. 13, 195, 274, 276-7; Porges 2007, p. 125; Carter, Harris & Porges 2009＝2016, p. 235］（*6–4* を参照）。また，クリッチュリーやクレイグの研究に触発されて，「島皮質」の意義を取り込んでもいました［PVT, pp. 59, 275］（*6–1* を参照）（もっとも 2017 年の最新刊では，再び言及しなくなりましたが）。でもだからといって，ポージェスは「社会脳」に言及するわけでもなく，また「拡大ポリヴェーガル理論」に大脳皮質との相互作用を積極的に含めようとの意図もさしあたり見せていません。むしろそれら「社会脳」から導入したいくつかの部位は，そこから先の皮質プロセスには踏み込まない言わば行き止まりの道標として屹立し，「ニューロセプション」論に表われていたように，「認知的レベル」（perception !）と「神経生理学的レベル」（neuroception !）の区別を強調したまま，前者を “ブラックボックス” とし，両者をつなぐ論理を宙吊りにしてしまっているように思われます。

　もっとも，その理由の１つとして，ポージェスが，情動や社会行動を専ら皮質中枢の機能ばかりに還元する認知神経科学の「認知中心的」（cognitive-centric）・「皮質中心的」（cortico-centric）・「脳中心的」（brain-centric）［PoG, pp. 33, 120, 213; Porges & Buczynski 2013a, p. 7］な風潮に，批判的なスタンスをとっていることが作用していることは見落とせません。このスタンスは，文句なく正当と思います。ただそのあまりに，今度は皮質（中枢）レベルのプロセスに足を踏み入れることを回避し，いきおい身体（末梢）の神経生理学的プロセスの方を強調しすぎる結果となる懼れもなしとしません。でもそれでは，さっき否定したばかりの認知神経科学の風潮と等しく一面的な，同位対立物にしかなりえません。そしてもしそうならば，これこそまさに「二元論の罠」［PVT, p. 3］でなくて一体何でしょうか。

　同じことを「社会脳」研究の側からみるとどうでしょう。ポルトガル生まれのアメリカの脳科学者アントニオ・ダマシオが，すでに 1994 年に（ポリ

ヴェーガル理論誕生の年です！*2)，主に前頭葉の損傷患者の豊富な臨床経験をもとに，先述の「ソマティック・マーカー説」（*12-2*を参照）に代表される脳と身体（と環境とくに社会）のダイナミックな相互作用を広く世に問うていたにもかかわらず（ポージェスと全く共通の問題意識です！*3)）［Damasio 1994=2000］，さらにはイギリスのマーク・ジョンソンのように，他者の顔認知において皮質プロセスだけでなく，皮質下のネットワークに大きな役割を認めようとする問題提起を行なう研究者もあり*4（ポージェスがまさに進めてきたことです！）［Johnson 2005］，しかも大きな議論を巻き起こした事実もあったにもかかわらず，そうした方向での研究がめざましく前進したとは言い難いのが現状ではないでしょうか。ましてポージェスのポリヴェーガル理論が，「社会脳」研究で言及されたり参照されたりした例を目にしたことは，管見の限りほぼ皆無です。「社会神経系」と「社会脳」の関係は，一体どう考えるべきでしょうか？

　そしてこれは，単に理論的にでなく臨床実践的にも，重要な課題と思われます。たとえば現在，トラウマや解離の治療において，あるいは各種の心身相関的なストレス性疾患の治療において，さまざまの身体志向のサイコセラピーが盛んですが，皮質レベルでの認知的な再処理（トップダウン・アプローチ）と，皮質下レベルでの身体的な再処理（ボトムアップ・アプローチ）をどううまく統合してゆくかということが，喫緊のテーマになっているように思われます。そのことにも，じかに連動してくるはずの問題です。

13-2　大脳の複雑性・社会の複雑性

　「社会脳」（social brain）という言葉が世に浸透するようになったのは，1990 年，アメリカの生理学者レスリー・ブラザーズが，「社会脳：霊長類の行動と神経心理学を新しい領域で統合するプロジェクト」と題する論文を発表し［Brothers 1990］，脳科学は社会脳の研究であるべきだと提起してからのことです。大脳（新）皮質はそれ自体が社会的な脳そのものというわけで，なかでもその重要な部位として，側頭葉（前側頭皮質・上側頭溝・側頭極）・

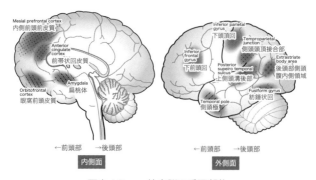

図表13-a　社会脳の重要部位
佐々祐子「脳機能画像法を用いた社会的認知メカニズムの研究」
http://networkbrain.web.fc2.com/body/brain.html より一部改変

眼窩前頭皮質・帯状回・扁桃体があげられていました [Ibid., p. 47]。

　90年代後半以後は，PETやfMRIなど非侵襲的な脳機能画像による多くのめざましい研究の結果，「社会脳」は図表13-aのようにマッピングされる領域に広がりました（ただし，外側溝の奥，前頭葉・頭頂葉の下に隠れる「島皮質」はこの図には載っていません）。2007年，その第一線の重要な研究のいくつもに関与してきたクリス・フリスは，「社会脳？」と題する小論で，この17年間の「社会脳」研究の成果をふり返り，新たに付け加えられた脳領域を，(1) **内側前頭前皮質**を中心に眼窩前頭皮質・帯状回も合わせた「メンタライジング」や「デフォルト・モード」の領域（あるいは「皮質正中線構造」といっていいでしょう），(2) **下前頭回・下頭頂小葉**を中心とする「ミラーニューロン・システム」の2つに類別しています [Frith 2007b]。まさについさっき*12–8*でみたばかりの，社会脳の2大システムですね。

　むろんこれらだけに「社会脳」は限局されるというはっきりした区画ではなく，むしろ大脳皮質全体が「社会脳」そのものといった方がいいのは先述のとおりですが，これらの領域がその最も中核的な構成要素であることにちがいはありません。

　世に大脳（新）皮質というと（たいていは前頭葉ないし前頭前皮質のイメージのようですが），とかく抽象的な言語的思考や操作的・道具的な知性の座とばかり考えられがちで，"万物の霊長"を証す最も崇高な器官として過

度に善玉視されるか，身体や情動と分離した"頭でっかち"の器官として過度に悪玉視されるか，というのが通り相場ですが……つまり，大脳（新）皮質とか前頭前皮質といった実在の構造物をも私たちは，"おまじない言葉"へと神話化して思考停止しやすいわけですが，実は大脳（新）皮質とは，何よりまず，コミュニケーションや感情のための社会的な脳なのであって，ただ（霊長類以降）次第に複雑になる社会的やりとりを整序する必要から，いわばその副産物として，抽象的な思考や操作的な知性の機能も創発してきたのにすぎません。後者だけをもつということなら，ダマシオもいうように，むしろ前頭前皮質の損傷患者によく似ています［Damasio 1994=2000］。現に前頭葉を損傷しても，知能や記憶力の低下は伴なわず，そのためかつては「沈黙野」（silent area）と呼ばれた時代もあったほどで，生じるとすればむしろ感情や社会行動の著しい変化であることでも明らかです：いわゆる「前頭葉症候群」——たとえば，眼窩前頭皮質に選択的に損傷を受けたフィニアス・ゲージ［Damasio, H. et als. 1994］や症例 EVR［Eslinger & Damasio 1985; Damasio et als. 1990］の例でも，知能や言語，記憶，知覚，注意などはほぼ全く無傷なのに，社会的行動の障害，感情や動機づけの障害，意思決定や計画の能力の劣化，そしてパーソナリティの変容等が顕著なのです［Eslinger & Damasio 1985, pp. 1734-9; Damasio 1994=2000, pp. 49-51］。ロボトミーなどは，その最悪の好例というべきでしょう[*5]。人間ほど社会的にみえない他の動物でも，事情は変わりません。

　これらの症候群が生じるのは，前頭葉の損傷によって思考や知性を喪ったからではなく，注目すべきことに，むしろより根源的に自身の身体の感覚（とのつながり）を喪ったからなのです。すでにみたように，ナウタによれば，前頭葉の損傷は内臓から伝えられる情報を処理する方途を喪失し，「内受容感覚失認」（interoceptive agnosia）をもたらすのであって［Nauta 1972, p. 182］（*5* の＊26，*12-2* を参照），表面にあらわれる社会的・感情的・意志的なさまざまの障害は，「精神（mind）を喪った」からではなく，「身体（body）を喪った」から生じるのにほかなりません［Damasio et als. 1990］。とするなら，たえず複雑化する社会のなかで，しかもなお身体とのつながりを

確保し続ける橋頭堡として進化してきたのが前頭葉（とくにその眼窩部）だと考える方が妥当ではないでしょうか。

　つまるところ，アリソン・ジョリーがマダガスカルのキツネザル（原猿類）研究から提唱したように，社会は知性を必要とすることなしに発生することはできますが，しかしいったん社会が形成されると，おそらくはその複雑化に相応して，知性を淘汰してゆく方向を次第に選んでゆくのです［Jolly 1966, p. 506］。知性は社会的な世界の中で進化するのです［Byrne 1995=1998, pp. 286-8］。そこで進化した知性は，自然環境への適応能力というより，"社会" という自ら創出した環境（の複雑化）への適応能力とみなければなりません——現に，知性ではより高度な類人猿が，旧世界ザルよりもずっと狭い限られた分布に追いやられ，今ではチンパンジーも含むほぼすべてが絶滅危惧種となっています。同様の知性を引き継ぐヒトは，果たしてどうなることでしょう。ともあれ5の＊3でも少しふれておきましたが＊6，おそらく哺乳類がはじめて切り開いた「社会」を生きるなかで，少しずつ複雑な〈社会〉へと発展し，それと相携えて，複雑な社会的脳としての大脳（新）皮質が増殖し＊7，そしてさらにそれを取りもつ不可欠の第三者的な媒体として，脳内に抽象的な思考や知性の機能を担う部位が（多くは特にヒトになって）創発してきたのにちがいありません……それこそが前頭葉なわけですが，なかでも霊長類からはじめて存在し［Preuss & Goldman-Rakic 1991; 澤口 1996, p. 158］（**10–7** を参照），ヒトで顕著に発展した「背外側前頭前皮質」（dlPFC）はその極北です＊8。

　けだしその転回点は，哺乳類のあくまで友／敵の区別を軸とする（**5–2** を参照）二者関係的な（dyadic）単純な「社会」から，霊長類（とくに真猿類以降）＊9の友／敵の区別にとどまらない三者関係的な（triadic）複雑な〈社会〉への転回ではないかと思われます。いわば「敵」との「友」的な共存（非血縁的な協力関係：互恵的な利他行動［Triverse 1971］→間接的な互恵性［Alexander 1987; Nowak & Sigmund 1998, 2005］（**Column E** を参照），対立後の和解＊10，二者関係への第三者の介入可能性の想定，第三者間の関係の認識＊11，etc.），逆にいわば「友」との「敵」的な共存（自他分離的な共感としての視点取得（perspective taking），共感能力による欺き＊12・他者操作・狡猾

図表 13-b　身体各部位の重量とエネルギー消費量

	重量		エネルギー消費量		比率
骨格筋	28kg	40.0%	367kcal	22.0%	0.6
脂肪組織	15kg	21.4%	68kcal	4.0%	0.2
脳	1.4kg	2.0%	337kcal	20.0%	10.0
心臓	0.33kg	0.5%	146kcal	9.0%	18.0
肝臓	1.8kg	2.6%	362kcal	21.0%	8.1
腎臓	0.31kg	0.4%	137kcal	8.0%	20.0
その他	23.1kg	33.0%	275kcal	16.0%	0.5

[Gallagher et als. 1998] より作成

な協同などの「マキャベリ的知性」[Byrne & Whiten 1988=2004; Whiten & Byrne 1997=2004])（*11-8* を参照）。しかも二者関係の「社会」では，物理的に三者が居合わせたとしても，二者の関係としてしか作動しませんが，ひとたび三者関係の〈社会〉になると，物理的に二者しかいないとしても，三者の関係として作動し始めることも注意しなければなりません（*5-2* を参照）。

　「大脳＝社会的な脳そのもの」ということを，霊長類の大脳新皮質の系統発生的進化をとおして明らかにしたのが，イギリスのロビン・ダンバーでした。図表13-b にも示すとおり大脳の最も発達したヒトでは，脳は体重の約2%にすぎないのに，身体全体で使うエネルギーの約20%も消費します（チンパンジーでは，体重の約0.8%でエネルギーの約8%，ラット・イヌ・ネコなど多くの哺乳類は，体重の約0.5%強で5%以下[13]）。酸素代謝要求を危機にさらすこんな高コストの器官が，なぜどんどん進化してきたのか？ダンバーは1992年（ポリヴェーガル理論発表の前々年！），脳全体に対する新皮質の割合を霊長類の種間で比較し，その結果，新皮質の割合と相関があったのは，唯一，集団（群れ）のサイズ[14]という社会的要因であることを見い出し[15][Dunbar 1992]（図表13-c を参照），1998年，霊長類の新皮質の進化は，〈社会〉という自ら創出した特異な環境に適応するためだったという，「社会脳仮説」[Dunbar 1998]を発表したのでした [Dunbar 1993, 1996, 1998]。

　もちろん別の要因として，たとえば食性のちがいが脳の相対的な大きさと相関することが，すでに霊長類以外の哺乳類でも，齧歯類や食虫類，翼手類

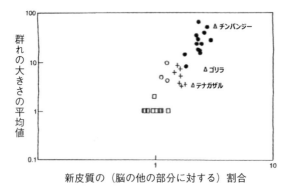

霊長類の新皮質の相対的大きさと群れの大きさの割合 (1)
[Dunbar 1992, p. 478] を一部改変

□は夜行性の原猿類, ○は昼行性の原猿類, ＋は一夫一妻の真猿類,
●は一夫多妻の真猿類, △は大型類人猿を示す

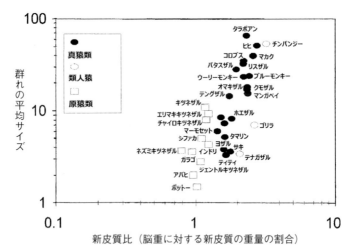

霊長類の新皮質の相対的大きさと群れの大きさの割合 (2)
[Dunbar 1998, p. 184] を一部改変

図表 13-c

等で報告されていますし，霊長類では葉食より果実食の方が新皮質の割合が大きいという「食性脳仮説」も提起されています：しかしそれもある範囲ま

13　小結〜「社会神経系」と「社会脳」　523

では有効でこそあれ，いっそう妥当する範囲が大きいのは「社会脳仮説」の方とみなければなりません［Dunbar 1993, 1996, 1998; Dunbar & Schultz, 2007］。というのも，たしかに果実食は，葉食に比べると，空間的にも時間的にも食料獲得の予測可能性が小さく，さまざまな情報を記憶しておかなければならないことが脳を大きくしたと考えられるわけですが，しかしその点でいうなら，果実の分布の不確定性も，同種個体の振舞い，まして同種個体どうしの関係の予測困難性に比べれば，ほとんど比較に値しないほど小さいと言わねばならないからです。まことに*5*の＊23や*11*の＊40でもみてきたように，この世界の中で，最も曖昧で最も未知な予測不能の存在こそ他者であり，さらにその他者の他者との関係であり，そして何より他者（にとって）の他者たる自分なのですね！　とすれば，せっかく自分が食料を手に入れ，<u>食料獲得の偶発性</u>を解消できたとしても，そのことが他者との関係においてどんな意味をもつか（たとえば独占するか分配するか等）という，もっと大きな<u>社会的な偶発性</u>は，解消しないどころか，かえって倍加せずにはいません。

　とはいえ，こうした集団（群れ）サイズと新皮質の割合の相関は，霊長類（とくに真猿類）以降に独自の特徴で，霊長類以前の哺乳類，鳥類，そして霊長類でも原猿類までは，こうした相関を見せることはなく，かわりに「ペア関係の絆」（pair-bond），つまり特定の相手と長くつがうモノガミーの婚姻形態が最もよく相関します＊16 ［Dunbar & Schultz, 2007, p. 1346］。ところが霊長類（真猿類）では逆に，「ペア関係の絆」からの逸脱度の指標というべき性的二型や社会性比（大人オス1頭当たりの大人メス数）が大脳新皮質の相対的大きさとの間に強い正の相関を示し（図表13-dを参照），性競争，すなわちメスをめぐるオスどうしの競争が激しいほど，新皮質がよく発達する関係にあることが報じられています［澤口 1996, pp. 96-9］。二者関係から三者関係へ──霊長類（真猿類）以降，大脳皮質そして"社会"の性質が明らかに変わったのです（あるいは，哺乳類・鳥類では生殖上のパートナーとしかもたなかった絆を，性を問わず群れ全体の個体と持とうとするようになったとも言えるかもしれません）［Dunbar & Schultz 2007, p. 1346］。おかげで今や，他個体それぞれの振舞いとそのパターン（性格）はもちろんのこと，他個体

と他個体どうしの関係のパターンまでをも大まかながらも記憶しておくのでなければ，社会生活自体が立ち行かなくなりかねない事態となってしまったのです！

　もちろん霊長類でも，群れのサイズが大きくなるからといって，つき合いの範囲自体が即そのまま大きくなるわけではありません。むしろここでこそ，群れの拡大に伴なう三者関係の複雑な錯綜を凌ぐかのように，あらためて二者関係的な関わりが重要性を増してきます。そしてその方が，各個体にとって，より強力な直接の社会圏をなします。最も目につくのは，グルーミングのやりとりの関係です。そこでダンバーは，霊長類の属ごとに，「毛づくろいをしあう仲間」の平均数（mean grooming clique size）を測定し，各々の新皮質比と照合したところ，これま

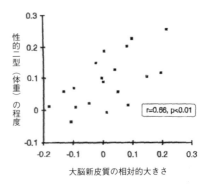

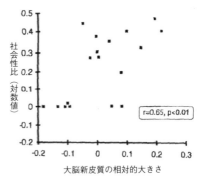

図表 13-d　真猿類の新皮質の相対的大きさと性的二型（体重）・社会性比の関係
[澤口 1996, p. 98] より転載

たやはり，比例的な相関関係が見い出されたのでした（図表13-eを参照）[Dunbar 1998, p. 186]。親密な二者関係を結ぶ相手の範囲が大きくなるほど，新皮質の脳全体に対する割合も大きくなるのです。だからといって，三者関係が実際には意味をもたないということではありません。反対にその二者関係は，三者関係の拡大により喪われるかもしれない重要な何か（愛!?）を補なう緩衝装置であったり，さらには，そこにはいないかもしれない第三者との関係を前提とする二者関係（ということはそれ自体が三者関係であるような二者関係）であったり，要するに三者関係を前提とするような二者関係であって，三者関係が発展するからこそ二者関係が発展し，二者関係が発展す

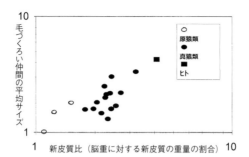

図表13-e 新皮質の相対的サイズと
毛づくろい仲間の平均サイズ
[Dunbar 1998, p. 186] を一部改変

るからこそ三者関係が発展する，そういう新たな形での二者関係なのです。現にグルーミングは，穏やかな平和時でなく，緊張と軋轢の高まる危機状況においてこそ最も隆盛を極める，もともとストレス反応であることはすでにみたとおりです（**Column G, 6** の＊21を参照）。

こうして，いうなれば霊長類の身体は，外側に他の身体たちとの複雑な関係，つまり複雑な社会を展開するにつれて，内側では脳内に神経細胞たちの複雑な社会を展開して[*17]，膨大な大脳新皮質を創出したことになります。ダンバーの言葉を借りれば，〈社会〉と大脳新皮質の「共進化」です [Dunbar 1993]。逆にいえば，われわれの身体は，その「共進化」した外なる"社会"集団と内なる"社会"脳とを結節する，両開きの扇の蝶番のような地点に立っているのです！ ……ところで，仮にこの身体の位置を，自律神経系で代表させてみたらどうでしょう？ これまでみてきたポージェスの自律神経系の位置づけに，かなり近いものになってこないでしょうか。つまり「社会脳」研究が大脳の側から脳の社会性を追求してきたのと同じことを，ポージェスは自律神経系の側から，いわば「社会神経系」として，追求してきたとみることもできないでしょうか。

そしてだとすれば，どちらからみた場合にも，つまるところ社会とは身体と身体の関係にほかならず，また脳はどこまでいっても身体なしにはありえません。まず《身体》があり，その身体と身体の関係として《社会》が進化

し，その社会の中で個々の身体の中に，膨大な神経細胞たちの社会として
《脳》が進化し，そうして《心》が進化したのです。

13-3　二者関係の「社会」と三者関係の〈社会〉

　すると「社会脳」の研究は，哺乳類一般とちがって，霊長類以降〈社会〉
が複雑化するにつれて生じてきた大脳（新）皮質の独自の特徴に，基本的に
照準を合わせるものといえるかもしれません。これに対して，ポージェスが
自律神経系を基軸に進めてきた「社会神経系」の研究は，生物の歴史におい
て哺乳類とともにはじめて生じたタイプの「社会」に照準を合わせており，
哺乳類以降，霊長類から人類への進化の独自性よりも，哺乳類一般，爬虫類
までに対する哺乳類一般の独自性のほうに力点があります。ポージェスの記
述を追跡してみると，「爬虫類とちがって哺乳類は…」とか，「哺乳類，なか
でも霊長類（人類）は…」といった表現こそしばしば見られるのに対し，
「哺乳類一般とちがって霊長類（人類）は…」といったような表現は全く見
られないことからも，そのことが伺われます。また，大脳皮質にこそいくら
か言及はあっても，前頭葉（前頭前皮質）には奇妙なほど言及がないのも，
その表われかもしれません：前頭葉（前頭前皮質）こそ，霊長類以降，三者
関係的な〈社会〉の発展とともに急激に増殖した，霊長類を特徴づける脳活
動の場だったのですから［Fuster 1997=2006, p. 10］。

　二者関係と三者関係はどのようにつながるのか？　ポージェスの記述にそ
れを探すとすれば，せいぜいのところ，「哺乳類の迷走神経は，早期の母－
子相互関係を生み，複雑な社会行動の発展への基体（substrate）として働
くとの仮説が立てられる」［PVT, p. 151］という表現がみられるのが精一杯で
す。「早期の母－子相互関係」という二者関係は，その後発展する「複雑な
社会行動」つまり三者関係の「基体」なのです。しかし「基体」とは何でし
ょう。早期の母－子の二者関係（アタッチメント）は，言うまでもなくその
後の複雑な三者関係の発展に不可欠の必要条件ですが，では必要十分条件で
しょうか。そうでないとすれば，十分条件は何でしょうか。しかしそうした

議論は見られません[18]。

　おそらく，**5–2**でもふれましたが，（ポージェスも想定するとおり）三者関係の自他分離的な異質性の〈社会〉が成立するためには，二者関係の自他融合的な同質性の「社会」を必要とするはずですが，同時に（ポージェスはあまり論じていませんが）二者関係の自他融合的な同質性の「社会」が安定的に持続するためには，三者関係の自他分離的な異質性の〈社会〉の成立を不可欠とするはずです。二者関係（安全・安心）が確立してはじめて三者関係（自由・自律）は成立するけれども，三者関係（自由・自律）が確立してはじめて二者関係（安全・安心）も安定するのです（**Column J**を参照）。

　ポリヴェーガル理論の従来の神経科学に対する新しさは，"上陸革命"（あるいはその総仕上げである"羊膜革命"（**4**の＊62を参照））よりも"哺乳類革命"に焦点を当てたこと，"上陸革命"の単なる連続延長線上に"哺乳類革命"をみるのでなく，"哺乳類革命"のそれまでとは断絶する独自性（ポージェスお気に入りの言葉でいえば「創発特性」）をみたことにあり，そこに「社会」への注目も生じてきたのでした。この新しさについては，疑問の余地はありません。"上陸革命"（あるいは"羊膜革命"）と"哺乳類革命"の連続性，陸生四肢動物と哺乳類の連続性に切断線を入れ[19]，"哺乳類革命"の独自性に着眼することで，ポージェスは新たな境地を切り開きました。

　しかし，まさにその同じ理由から，"哺乳類革命"の独自性に依拠するあまりか，"哺乳類革命"と"霊長類革命"の連続性，要するに哺乳類と霊長類の連続性を暗黙の前提にしてしまい，"霊長類革命"（〜"類人猿革命"〜"ヒト革命"の相次ぐ大きな革命）以降のさらに新たな独自性（これまた創発特性！）に目を向けることが疎かになってはいないでしょうか。いやそれだけならまだしも，"霊長類革命"以降になってはじめて生じたはずの変化を，"哺乳類革命"のなかに先読みする"進化論的フライング"の懼れも垣間見られなかったでしょうか。しかもそれは，表情筋の表情筋としての成立（**4**の＊54，**Column D**），アイ・コンタクトの成立（**5**の＊21，**Column G**を参照），表情・視線・運動の背後の意図の検出（**6**の＊3），さらには「ヴェ

ーガル・ブレーキ」の成立（5の＊24）等々，いずれもポリヴェーガル理論の大目玉である「腹側迷走神経複合体」の「社会的関与システム」に関わるアイテムにおいて散見されるものなのでした！ ……もっとも逆にこのことは，ポージェスが主に二者関係の「社会」に的を絞って打ち出した「腹側迷走神経複合体」の「社会的関与システム」が，実は三者関係の〈社会〉にも共通する，いやむしろそれ以前に，三者関係の〈社会〉でこそ実質的に成立したシステムであった可能性をも示唆します。

　ともあれ「創発特性」を語るのなら，それを哺乳類だけに留めるわけにはいきません。生命の歴史は不断の創発特性の歴史。脊椎動物の"有顎革命"〜"上陸革命"（〜"羊膜革命"）〜"哺乳類革命"に続き，哺乳類以降も霊長類〜類人猿〜人類と，"哺乳類革命"に勝るとも劣らぬ，たえざる創発特性が次々に生起してきました。"社会"でこそまさにそれは最も顕著です。社会を語るのなら，それを哺乳類の段階だけに留めておくわけにはいきません。

　けだし，"哺乳類革命"の独自性（創発特性）が，単純な二者関係的な（dyadic）「社会」性の成立にあったとすれば，"霊長類革命"の独自性（創発特性）は，さらに複雑な三者関係的な（triadic）〈社会〉性の胚胎であったということができるのではないでしょうか（**Column J** を参照）。「社会神経系」研究（ポリヴェーガル理論）と「社会脳」研究（脳科学・認知神経科学）の断層の要因の1つは，双方のこの"社会"のイメージのちがい，イメージする"社会"の複雑性のちがいにもあるのではないでしょうか。

　たとえば「共感」（empathy）。ポリヴェーガル理論（「社会神経系」研究）はそれを，オキシトシンによる恐怖の愛への転化を基礎とする，いわば自他の融合を前提とする二者関係的な共感において捉えました（7-7を参照）。これに対し，認知神経科学（「社会脳」研究）は，自他の分離を前提とする三者関係的な共感において捉える傾向があります。今日，前者の共感は「情動的共感」（emotional empathy），後者の共感は「認知的共感」（cognitive empathy）と呼ばれることが多くなってきました[20]［Davis 1983; Preston & de

Waal 2002; Decety & Lamm 2006; 梅田 2014]。あるいは，「ホットな共感」「クールな共感」という呼び分け方もあり [亀田 2017]，両者の性格をうまく捉えた卓抜なネーミングではあります。しかしいずれにせよ，この線で整理しきってしまうと，ここにまた情動と認知の「二元論の罠」が頭を擡げてこないでしょうか。

　少なくとも私たち人間の“共感”は，「情動的共感」を必要条件とし，それなしには決して“共感”が成立しないと同時に，さりとて「情動的共感」だけで決して“共感”が成立するわけでもなく，つまり「情動的共感」は必要十分条件ではなく，おそらく「認知的共感」という十分条件を合わせてはじめて“共感”として成立するものと思われます。情動の共有なしに，“客観的に”他者の心を推論するなら，それは憐憫にも詐欺にも用いられうるでしょう（すでに**13**の＊12でみたように，霊長類以降，他者に共感する能力の獲得は，そのまま他者をだます能力の獲得でもあるのでした）。かといって，一定の距離化なしに他者の苦悩を丸ごと共有しようとするなら，皮肉にも共感とはますます離れたもの（自分の側の思いの単なる投影）となり，かえって当人の苦悩を増幅しこそすれ，その安息に役立つこともないでしょう。

　「情動的共感」は，たしかに亀田らも正当に注意するように，そしてオキシトシンにみられるように，内集団の絆を強化する反面，外集団への排除や敵対の感情を強化する可能性をはらむものでした（7の＊13を参照）。この限界を超え，内集団に囚われない共感の原理（いわば愛の原理に対する正義の原理）として，「認知的共感」が引き合いに出されるのが常道です。この問題意識自体は全く正当と思います。しかし「認知的共感」は，たしかに共感を，内集団をこえ外集団に広げうる大きな可能性をもっていますが，同時に全く同じ理由から，内集団への法外な暴虐の可能性をも存分に孕んでもいます（多くの内戦の現場において，それまで内集団だったなじみの仲間に，いきなり外集団として認知的レッテル替えを施し，銃口を向ける瞬間のように！）。反対に「情動的共感」は，たしかに内集団にとどまり，故に外集団への敵対と表裏一体の危険性を孕むものですが，同時にまた，それまで外集団だった無縁の異邦人とも，ひとたび近づきになれば分け隔てなく親しくな

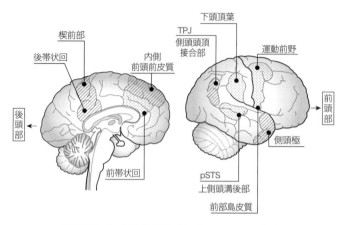

図表 13-f　情動的共感（ミラーニューロン）と
認知的共感（メンタライジング）の脳地図
[Zaki & Ochsner 2012, p. 677] を改変

りうる（＝内集団にしてしまう）可能性ももっています。生後6ヶ月までの赤ちゃんの「ジョイントネス」ように！（7の＊33を参照）

　「認知的共感」が，認知的であるがゆえに「情動的共感」より優れた原理であるとは，いささかも言うことはできません。情動のない単に認知的なだけの共感は，およそ共感として機能しないでしょう。同様に，「情動的共感」が，情動的であるがゆえに「認知的共感」より優れた原理であるとも，いささかも言うことはできません。情動にあふれた共感は，親近性の手がかりの1つもないアカの他人には，およそ共感として機能しないでしょう。双方の秘める解放性をうまく掬い上げ，しかもなお同時に，双方の秘める暴力性にも深く思いを致しながら，「共感」（あるいは「安全な空間」）というこの哺乳類伝来のわれらが内なる特性を，どう「使いこなして」いくのか。それこそは，現代〈社会〉のまさしく地球的・人類的規模での焦眉のテーマといわねばなりません。

　「情動的共感」と「認知的共感」のこの相補性は，図表13-fでも一瞥できるように，「情動的共感」に関わる神経系の回路が主に，「前部島皮質」「前帯状回」「運動前野」「下頭頂小葉」「上側頭溝後部」の活性化を中心とするの

に対し，「認知的共感」に関わる神経系の回路が主に，「側頭・頭頂接合部（TPJ）」「側頭極」「楔前部」「後帯状回」「内側前頭前皮質」の活性化を中心とし，両回路はほぼ全く重複しないという fMRI 実験結果とも［Zaki & Ochsner 2012, p. 677］，符合するように思われます。もはや言うまでもないですが（*12–3*，*12–7* をもう一度参照してください），前者は「情動のミラーニューロン系」，後者は「メンタライジング・ネットワーク」にほぼ完全に符合するものです。「情動的共感」は皮質下で，「認知的共感」は皮質，なんていう単純な話ではなく，双方は皮質レベルですでに画然と区分けされているのです。だとしたら皮質下ではどうでしょう？　とくにその根底，自律神経のレベルでは？　でも残念ながら，それには全くふれられていません。これまでみてきたところでは，前者には「腹側迷走神経複合体」，後者には「腹側迷走神経複合体」のもとに再編繰り入れされた（co-opted）「背側迷走神経複合体」が，それぞれ作動している可能性を考えることもできます。その正否を含め，「社会神経系」のレベルと「社会脳」のレベルをつなぐ理論フレームが強く求められます[*21]。

　この点では，「情動的共感」「認知的共感」の2種類の共感を，微妙にずらして，「ボトムアップ的共感」「トップダウン的共感」と捉えなおし［大平 2015］，共感の情動的側面と認知的側面の連続性，そして2つの共感の「共感」としての共通性に着目しようとするスタンスは注目に値します。そこでは「情動的共感」というもの，「認知的共感」というものが別々にあるというより，両者はいずれもボトムアップ的・トップダウン的なルートの両端として，いいかえれば双方向的なネットワークの不可欠な2つの項として，つねに共に存在します。ただしその両者のあり方は，いつも連続的とは限らず，不連続的・対抗的な場合も少なくないでしょう。「情動的共感」というもの，「認知的共感」というものがそれぞれ屹立するかのように立ち現われてくるのは，恐らくそのときです。

　それら一切の動態を，「情動的共感」の側から，皮質下レベルの側から考察するなら「社会神経系」研究であり［Carter, Harris & Porges 2009＝2016］，「認知的共感」の側から，皮質レベルの側から考察するなら「社会脳」研究であ

るということもできるかもしれません。ただその場合も，前者は決して「認知的共感」のレベル，皮質レベルを排斥するのでなく，後者も決して「情動的共感」のレベル，皮質下レベルを排斥するのでないことが重要になってきます。なぜなら，「認知的共感」は「情動的」であることではじめて共感として意味をもち，「情動的共感」は「認知的」であることではじめて共感として安定しうると考えられるからです。さらに突き詰めるなら，再び上記に舞い戻って，二者関係が確立してはじめて三者関係は成立し，三者関係が確立してはじめて二者関係も安定しうると考えられるからです（**Column J** を参照）。

　では実際はどうでしょう。これまでみてきたように，ポリヴェーガルの「社会神経系」研究は皮質レベルを，（哺乳類で発達した）大脳皮質にまでは及びえても，（霊長類で発達した）前頭前皮質にはほぼ全く到達していないのが現状でした。反対に「社会脳」研究は皮質下レベルを，皮質下脳までは及びえても，自律神経系〜身体にまではまだまだ十分に到達していないのが現状でした（ソマティック・マーカー説，もしくは身体化認知理論のような試みもなされつつあるのですが）。

　単純な二者関係的（dyadic）「社会」と複雑な三者関係的（triadic）〈社会〉の重層的な相互関係において，身体（末梢）−自律神経系−脳（中枢）の双方向的なニューラル・ネットワーク，さらにその脳（中枢）の内部での，脳幹（自律神経系の「コンダクター」）−辺縁領域の「コネクター」（扁桃体・前帯状回・島皮質）−大脳（新）皮質−前頭前皮質（大脳（新）皮質の「コンダクター」）の双方向的なニューラル・ネットワーク（**12–8** を参照）を総体的に射程に収めるとき，はじめてポリヴェーガル理論は（そして「社会脳」研究も），真に「二元論の罠」[PVT, p. 3] をこえた「双方向的な脳−身体モデル」[PVT, p. 3]（**1–1** を参照）を確立することになるのではないでしょうか[*22]。そしてそれはまた，私たちヒトが，哺乳類とともにはるかに引き継ぐ二者関係の「社会」を，霊長類とともに新たに引き継ぐ三者関係の〈社会〉とどうバランスさせるのか——逆にいえば，二者関係と三者関係の軋轢（戦争など），二者関係なき三者関係の支配（犯罪，事故，災害など），

13　小結～「社会神経系」と「社会脳」　533

三者関係なき二者関係の支配（虐待，DV，いじめ，各種ハラスメントなど）が，どれほどトラウマを誘発する温床となりうるのか（*0–7* を参照）――に応答し，あるいは，哺乳類が単純な二者関係の「社会」において切り開いた「腹側迷走神経複合体」のもたらす向社会性（prosociality）を，複雑な三者関係の〈社会〉においてどう位置づけ生きるのか――いいかえれば安全（安心）空間と複雑性の交叉領域（*12–5* を参照）をどう確保するのか*23――に応答しうる，「理論的プラットフォーム」（*1–1* を参照）を「創発」することになるのではないでしょうか。

〈註〉

*1　「メンタライジング」や「心の理論」，つまり他者が自分とは異なる信念を持ちうることを類推できる能力は，4歳前後で獲得され，それ以前の（精神）年齢のヒトや自閉症者，まして高等類人猿を含む他の動物たち全般には，せいぜい限定的にしか存在しないという説が，これまでのところ最も有力です。しかしこれも，果たして言語指標を無反省に自明の前提とした結果ではないかどうか，仔細に検証してみる必要はあるでしょう。

　　オーストリア出身のイギリスの心理学者パーナーとヴィマーが1983年に開発した［Wimmer & Perner 1983］有名な"アンとサリー"の誤信念課題……アンは大好きなチョコを机の上の箱の中に入れると，そのまま遊びにいき，その後部屋に入ってきたサリーがチョコを見つけて戸棚の引出しにしまってしまう；さて，遊びから戻ってきたアンは，チョコをどこに探すでしょうか⁉　……という"心の理論"の有無を調べるリトマス試験紙"ともいわれる例のあれですが，このシーンを見せられた子どもは，4歳前後になるまでは，「引出し」と答えてしまうのでした。つまり彼らはまだ，自分が知っていることと，他者が知っていることを区別できないというわけです。

　　ここでクレメンツとパーナーは，アンがどこを探すかを尋ねるのに加えて，アンが部屋に戻ってきたとき，被験者の子どもたち自身がどこを見るかも観察してみることにしました――すると，たしかに2歳10ヶ月ぐらいまでは，「引出し」と答えるだけでなく，目も引出しのところに向けていたのですが，2歳11ヶ月以降4～5歳にかけて，言葉では55%の子が「引出し」と答えながら，90%の子が目を正しく

アンの箱に向けるようになるのです：そして3歳8ヶ月以降には，箱に目を向ける
だけでなく，言葉でも「箱」と答えられるようになっていきます［Clements &
Perner 1994］。

　つまり子どもたちは，言語報告で正解を示す年齢に先立って，すでに視線におい
て早くも「心の理論」を遂行していることになります。これぞまさしく「ニューロ
セプション」ともいうべき現象ではないでしょうか。そしてだとすればまた，「心
の理論」はヒト以外の少なくとも高等霊長類にも存在しうる，あるいは身体的に
（非意識的に）遂行されている，という公算もかなり強まってくるかもしれません。

*2　ただし，「ソマティック・マーカー説」が一般によく知られるようになったのが
1994年（の著書）ということであって，「ソマティック・マーカー説」自体をダマ
シオが明らかにしたのは，もっと遡って1980年代の前半のことでした［Eslinger &
Damasio 1985, p. 1731］。ポージェスがRSAの研究に専念していた頃です。

*3　しかも11の＊33でくり返し見たように，「ソマティック・マーカー説」における
「腹内側前頭前皮質」（「眼窩前頭皮質」）と，「ポリヴェーガル理論」における「腹
側迷走神経複合体」とは，縫線核発のセロトニン神経系を介して，ボトムアップに
連動しあいながら「社会的関与システム」を形成している可能性が高いのでした。

*4　11の＊10に掲げた「顔の情報処理の二重経路と相互作用」の図（図表11-h）は，
ほかならぬこのマーク・ジョンソンによるものでした。

*5　前頭葉は長らく知性の座として重視されてきましたが，すでに1930年代に，前頭葉
を大規模に切除する「精神外科」的処置が行なわれるなかで，知能の低下でなくむ
しろ人格や社会性，感情，意志，選択，計画性，創造性などに不具合が生じること
が明らかになり，前頭葉はむしろ感情の座，社会性の座と見るべきことが明らかに
なってきたのでした［Andreasen 1984=1986, pp. 172-4］。1932年，ブリックナーは，
アメリカの有名な脳神経外科外科医ウォルター・ダンディにより前頭葉の外科的切
除を受けた患者が，人格の著名な変容を呈しながら知能は本質的に正常のままであ
ることを報じ，1936年，エガス・モニスの悪名高き「ロボトミー」手術でも，人格
の重篤な欠陥は生じても知能の低下はふつう起こらなかったことが知られ，1939年，
若きドナルド・ヘッブは，てんかん治療のために前頭葉を大きく切除した4つの症
例について，いずれも知能指数が低下していないことを見い出したのでした［Hebb
1939; 1945］。

*6　つまり5の＊3で指摘しておいたように，哺乳類以降においては，"生存要求"の創
発特性として，新たに"向社会的な要求"が付け加わり，酸素代謝要求だけでなく
社会的要求が，次第に哺乳類の進化の原動力となってきたのでした。自然環境への

適応だけでなく，（同種動物間の）"社会"という生物自らの創出した特異な環境へ
の適応，という新しい課題が進化の原動力となったのです。ところがこの"社会"
という環境は，生物自身の創造物ですから，それに適応して生物が進化すれば環境
自体も進化し，それがまた生物の進化をもたらします。そのなれの果てが，霊長類
から人類に至る複雑な〈社会〉の発展と，それにパラレルな大脳（新）皮質（なか
でも前頭前皮質）の発展でした。人類ではついに，自身の進化よりも，（社会）環
境の進化（つまり「歴史」）のほうが，先を行くようにさえなりました（実際，私
たちの身体そのものは，「採集狩猟時代」とさほどちがっていません。部位によっ
ては退化すらしています！）。複雑な〈社会〉の「歴史」という進化までをも外側
に展開し，大脳新皮質（とくに前頭前皮質）という複雑な脳までをも内側に備えて
しまった人類の，そこでの身体のあり方こそが，まさに問われ続けるべき，私たち
人間の究極的なテーマでしょう。

　霊長類〜人類の系統発生的な進化は，もはや生物学的な進化だけでは行動を決定
できないレベルへの，生物学的な進化でした。ポージェスが（自律）神経系の系統
発生的な進化を，まずは生理的なものや心理的なものの決定因的な「基体」（sub-
strate）として位置づけ，後に2010年頃以降，より柔軟な「ニューラルプラットフ
ォーム」（neural platform）（*1–1*, *5–2*を参照）と位置づけなおすに至った背景にも，
こうした事情が暗に作用しているのではないでしょうか。

*7 大脳新皮質だけでなく扁桃体でも，霊長類とヒトにおいては，全部で12ある核のう
　ち，新皮質と密接に連絡する進化的に新しい核＝外側核・基底核の大きさは，社会
　集団の大きさと有意の相関があったこと，反対にその周囲にあって，視床下部や脳
　幹と密接に連絡する進化的に古い核＝中心核・内側核は相関がないこと，が確認さ

図表13-g　哺乳類の扁桃体の進化

	亜核（皮質内核）		主核（基底外核）	
	扁桃体全体に占める割合（%）	大きさ指標	扁桃体全体に占める割合（%）	大きさ指標
テンレック科食虫類平均（N=4）	46.8	1.00	53.2	1.00
食虫目平均（N=50）	46.8	1.08	53.2	1.13
原猿類平均（N=18）	31.1	1.16	68.9	2.23
新・旧世界ザルの平均（N=23）	26.5	1.30	73.5	3.05
テナガザル	23.4	1.20	76.6	3.24
ゴリラ	26.4	0.88	73.6	1.94
チンパンジー	27.4	1.11	72.6	2.28
ショウジョウ科（大型類人猿）平均	25.7	1.06	74.3	2.49
ヒト（N=1）	24.7	2.52	75.3	6.02

[Eccles 1989=1990, p. 112]より作成。Nとは種の数を示す。

れています〔Barton & Aggleton 2000; Barton & Dunbar, 1997〕。外側核・基底核は進化とともに発達し，ヒトで最も著明になりますが，中心核・内側核はむしろ進化を遡るほど著明で，ヒトでは発達がよくありません。

両者は発生上も起源を異にしていて，外側核・基底核は「外套下部」（大脳基底核）の成分から，中心核・内側核は「腹側外套」（古皮質）の成分から，それぞれ発生したもので（4の＊49，11の＊39を参照），哺乳類においても，図表13‐gのように，食虫類の段階では両者拮抗していたのが，霊長類（原猿類）に入るとその均衡が崩れ，真猿類以降はほぼ一貫して75％：25％の割合となっています。扁桃体自体の大きさでも，真猿類で2—3倍，ヒトでは実に6倍となっています。

その結果ヒトでは（老若男女を問わず），扁桃体全体の容積が（その左右を問わず），関係する社会のサイズや複雑さに皮質下構造では最もよく相関し，同じく社会のサイズや複雑さによく相関する3つの皮質構造のうち少なくとも2つ（前帯状皮質膝下部，下側頭溝尾部）と密接なつながりをもつことが，近年ビッカートらにより明らかにされてきています〔Bickart et als. 2011〕。またラシュワースらも，扁桃体が上側頭溝や吻側前頭前皮質（眼窩前頭皮質）とともに，社会のサイズの大きさ・複雑さの増加につれて大きくなることを確認していたのでした〔Sallet et als. 2011, pp. 698-9〕（6の＊20および＊31，11‐7，12の＊35を参照）。

なおこうして，扁桃体も大脳皮質同様，社会集団の大きさに比例して拡大する際，その中身は，大脳皮質から扁桃体への投射よりも，扁桃体から大脳皮質への投射の方がはるかに多いことも確認されています〔LeDoux 1996＝2003, p. 361〕。ただし，霊長類になると，他の哺乳類に比べて前者がずっと多くなるようです〔Ibid.〕。

以上から推察するに，扁桃体の新しい核＝外側核・基底核は向社会的システム（社会的関与行動）と，古い核＝中心核・内側核は防衛システム（恐怖反応）と，深く関わって作動するよう発展してきたものといえそうです。

＊8　4の＊49でみたように，最高次の新皮質である前頭葉においてもなお，主に古皮質（とくに扁桃体）と関連の深い腹側の情動的な部分＝腹内側前頭前皮質（眼窩前頭皮質）と，主に原皮質（つまり海馬）と関連の深い背側の認知的な部分＝背外側前頭前皮質の，二元的な構成が保たれているのでした〔Fuster 1997＝2006, pp. 9, 37〕。前頭葉が専ら"知性の座"としてばかりイメージされるのは，実はせいぜい後者の側面だけを切り出したのにすぎません。

しかしその背外側前頭前皮質ですらも，情動的な要素に無縁なわけではなく，むしろその認知的機能（とくにワーキングメモリー）は，刺激の情動的ヴァレンスに顕著に左右され，ポジティブな刺激だと非常に促進されるのに対し，ネガティブな

13 小結〜「社会神経系」と「社会脳」 537

刺激ならはっきり低減すること，ただし課題がワーキングメモリーを要求しない場合にはその限りでないこと，が明らかになってきています；ちなみに眼窩前頭皮質の方は，ポジティブな刺激にもネガティブな刺激にも（つまり刺激の覚醒度に）強く反応し，ただし課題がワーキングメモリーを要求する場合にはその反応は弱く，むしろネガティブな刺激の方に偏るようです [Perlstein et als. 2002]。

[*9] ただし霊長類以外でも，同等の複雑な社会をもつ哺乳類として，ゾウ，イルカ，クジラ等も挙げられます [Whiten & Byrne 1997=2004, p. 382]。いずれも鏡像認知能力をもつ動物であることに注意しましょう。

[*10] ヒトやチンパンジーは，個体どうしが争いになったあと「和解」をすることができますが，同様のことは類人猿でない真猿類でも，ベニガオザルでは顕著に，最も攻撃的なアカゲザルでも暗黙になされるので，和解行動の歴史は，類人猿がサルの仲間から分岐した3000万年前よりさらに以前まで遡るものとみられます [de Waal 1989=1993, pp. 105, 264, 304]。

[*11] 実際，サルや類人猿，つまり真猿類以降は，他の哺乳類にはない「第三者間の関係を認識する能力」[Dunbar 1996=1998, p. 91]，「三者関係の認識」（triadic awareness）[de Waal 1982=1984, p. 243; de Waal 1989=1993, p. 125]，「自分自身に直接関係のない社会関係を理解する能力」[de Waal 1989=1993, p. 125] を持ちはじめています。それは，哺乳類すべてが共有するツール「友／敵の区別」（*5–2* を参照）をこえる新たな能力の芽生えです。詳しくは *Column J* を参照して下さい。

[*12] バーンとホワイテンの数多くのデータに基づいて行なわれた調査によれば，「欺き」は原猿類には全く見られず，すべての真猿類そして類人猿に見られます [Byrne 1995=1998, p. 298; Whiten & Byrne 1997=2004, p. 8]。なお「慰め」でも，（真猿類では限定的・散発的とはいえ）似た傾向が見られることが劣らず重要です [de Waal 1996, pp. 81-2, 102, 115, 131; 2005, pp. 225-7; 2009, pp. 199-212]。おそらく他者をだます能力と他者を慰める能力は，同じ1つの「共感」という能力の表と裏であることを，それは示唆しています。

[*13] こうしてみると，ヒトの大脳新皮質だけが取り立ててエネルギー高消費的というより，大脳新皮質というものがそもそも，どの哺乳類でもほぼ同程度にエネルギー高消費的であることがわかります。ヒトはただその新皮質を，他の哺乳類になく大きく膨張させてしまったところに問題があるということになりそうです。哺乳類としてもうこれ以上脳を拡大させられないギリギリ限界の地点に，ヒトはあるということでしょうか。そしてこの拡大が社会の複雑化によるのだとすれば，人類はもうこれ以上社会を複雑化させることはできない，これまたギリギリ限界の地点にいると

538

いうことになるでしょうか。今日，いわば"外付けの脳"としてのコンピュータ，"外付けの社会"としてのWebネットワークで代行しようとする動きが蠢進するのもむべなるかな。もっともそれは代行どころか，元々の脳と社会のさらなる複雑化でしかないかもしれません。そのとき，思考停止による単純化で安全（安心）を守るのか，複雑性の創造性への転化で安全（安心）を築くのか。複雑性の哺乳類ヒトの真価が問われます。

*14　なお，この延長上でダンバーは，人間が安定した社会的関係（相手が誰であり，自分とのつながりは何であるか知っているような関係）を維持できる他者の数には上限があり，それはヒトの大脳の大きさからいって，**150人ぐらいだろう**としました（「**ダンバー数**」として知られています）[Dunbar 1996=1998, p. 100; Dunbar 1998, p. 187; Dunbar 2010=2011, p. 22]。奇しくもそれは，ちょうど狩猟採集民の「氏族」や初期農耕民の村など伝統的共同体の標準サイズと合致するとダンバーは言います [Dunbar 1996=1998, pp. 100-9; Dunbar 1998, p. 187; Dunbar 2010=2011, pp. 22-5]。とはいえ同時に，150人ものサイズで互いの関係を維持するには，グルーミングという従来の霊長類のやり方では一日の40%もの時間を費やさねばならず，そこから言語が必要になったともいうのでした [Dunbar 1996=1998, pp. 110-1]（**Column C**を参照）。もし集団の人数が150人をこえた場合には，ヒュッテル派やアーミッシュのように，共同体はしばしば2つに分割して，適正サイズを保とうとするとされています [Dunbar 1996=1998, p. 103; Dunbar 2010=2011, pp. 22-5]。

　　ところで，ここで想起されるのが，統合失調症の有病率です。統合失調症者は，大体どの地域でも約120人に1人で一定とされてきましたが，これも集団の人口が150人の上限数に近づくと，そこから率先して離脱する性向を示す者（シゾイド気質者！）が必要だったからではないかとする説も提出されています [Stevens & Price, 1996; Cartwright 2001=2005, pp. 134-5]。

　　なおこの150人の「新皮質集団」に対して，深く感情移入できる親密な関係（非言語的なコミュニケーション圏）の上限は**15人**——いわゆる「共鳴集団」（sympathy group）（**Column C**を参照）の規模：ゴリラの群れ〜ヒトの家族，スポーツのチーム，陪審員や諮問委員会など——，顔と名前の一致する程度の関係（言語的コミュニケーション圏）——伝統的共同体の「部族」レベル——の上限は**1500人位**とのことです [Dunbar 1996=1998, pp. 108-9]。この数の当否はともかくとして，少なくとも数十人以上の規模の，顔の見える関係の中で，霊長類は安定的に暮らせるわけで，だとすれば，霊長類の社会の進化が二者関係だけにとどまらず，より広くより複雑な三者関係を軸に生じてきたことは論ずるまでもないと考えられます。

*15 ただし非常に興味深い例外として，霊長類以外の哺乳類で群を抜いて強い社会性を見せた，あのオオカミらイヌ科の社会性肉食動物が，やはり新皮質と群れの規模の関係で，霊長類の先頭集団の水準にぴったり収まっており，「社会的にはまさしく小さな脳の霊長類」[Dunbar 1996=1998, p. 96] であることは注目されます。だったらあのプレーリーハタネズミではどうなのか？……非常に気になるところです。

*16 ペア関係の長期的持続，両親による子の世話，成熟した子と両親との間の世代間連合といった"家族"的な集合を形成する動物は，哺乳類で約 80 種，鳥類では 300 種以上あるようですが，哺乳類の場合，わずかな例外を除いてどれも霊長類ではありません：ほとんどの霊長類は，繁殖個体どうしのペア関係は存在せず，オスが子の世話に関わるとしても最小限で，どの子が自分の子かについても情報がないのです [Emlen 1997, pp. 281-2]（**Column E** を参照）。

*17 こうした脳自体の社会的なあり方を，マイケル・ガザニガは「社会的な脳」(social brain) と呼びました [Gazzaniga 1985]（**10–6** を参照）。今日のいわゆる「社会脳」が提唱され始める数年前のことです。ガザニガによれば，私たちの脳は，「単一の統一された実体」というよりは，多数の独立のモジュール（ニューロン集団）の集合した活動から再構築された「社会的な実体」だというのです [Ibid., p. 2]。脳は，それぞれ独立したモジュールが各々の場で同時多重的に作動し，時には互いに競い合い，時には協力し合いながら，あたかも人間たちの織りなす社会のように単一の実体として現象するプロセスだということになってきます。こうして「社会脳」とは，脳外の他個体との社会的な関係に関わる脳の構造・機能という意味に先立って，まずは脳自身のニューロン集団間の社会的な関係性という意味を担って登場してきた言葉だったのです。

　それはちょうど同じ頃，人工知能研究の鬼才マーヴィン・ミンスキーが打ち出した，各々は心をもたない専門分化した「エージェント」が組み合わさって社会を構成すると，心を生みだすという「心の社会」の理論 [Minsky 1986=1990, pp. 2-16] とも響き合う提起だったといえましょう。

　ちなみに今では，脳の「エージェント」というべき「モジュール」は，さらにその基本単位となる「コラム」がいくつか集まったクラスターとみなされていますが [澤口 1996, p. 114]，その「コラム」がすでに数万個のニューロンの集合体であることが明らかになっています [同, pp. 107, 129, 167]。しかも驚くべきことに，「コラム」を構成するそれらニューロン群は，ラットの幼若個体に関してみると，何とシナプスでなく「ギャップ結合」（細胞膜どうしの融合）によって連結しており [同, pp. 191-2]，それほどに絆の固い集団（元祖・二者関係！）として出発するものなの

です。

*18 早期のアタッチメントの安定している子どもほど，「心の理論」が進んでいるという主張が，フォナギーらの報告［Fonagy et als. 1997］以来いくつかなされてきましたが，今ではその反証も複数存在しており，ラターが強く警鐘を鳴らしていたように［Rutter 1995］，結局そうした過度の一般化は性急とみるのが妥当のようです。

*19 ポリヴェーガル理論の系統発生進化論が自明の前提にしているのは，爬虫類から哺乳類への単線的な発展段階論的進化であり，爬虫類にはなかった新しい特性の哺乳類における創発ということですが，しかし今日比較形態学等が明らかにしてきているのは，爬虫類と哺乳類はそのように直列式に進化したのでなく，むしろ両者の共通祖先から並列的に進化してきたという事実です（図表 13-h を参照）。現に爬虫類の王者・恐竜には，「羽毛恐竜」の化石の発見から恒温動物の可能性も取り沙汰され，ひいては「子育て恐竜」（鳥脚類マイアサウラほか）すらも見い出されています。今日では，恐竜（獣脚類）を直接の祖先として進化したことが確定された鳥類は，恐竜とともにワニと同じ主竜類に含められており（トカゲやヘビは鱗竜類），そのため鳥類と区別された意味での「爬虫類」なる語じたい，比較形態学的にはすでに死語になりつつすらあるのですが［村上 2015, p. 43］，その鳥類（どころか爬虫類一般）の脳と哺乳類の脳とは，0 の＊6 でもふれたとおり，実はこれまで想定されてきた以上に相同（4 の＊31 を参照）であることが明らかにされつつあります［Ibid.,

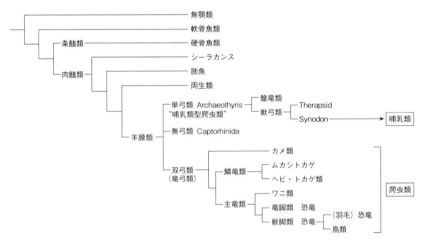

図表 13-h　爬虫類と哺乳類
［Clack 2000＝2000, pp. 26-50; 村上 2015, pp. 39-45］より作成

p. 126-7, 232, 236-40]。それでなくても，爬虫類から哺乳類の間に明確な切断線を入れるポリヴェーガル理論は，鳥類をどう位置づけるのか？　という疑問は，よく耳にするところです。

　そうしたことも踏まえてでしょうか。最新刊ではポージェスは，爬虫類に言及する箇所でしばしば，これまでのように単に「爬虫類」と言って済ますのでなく，「絶滅した原始爬虫類（の祖先）」[PoG, pp. 22, 46, 49, 99, 107] とか「（哺乳類の）脊椎動物の親戚」[Ibid., p. 48] とかの言い回しを用いているのが目を引きます。こうすることで，（現生）爬虫類−哺乳類は直列的な進化関係にないことを認める体裁はとれるわけですが，反面それと引き換えに，ポージェスがこれまで引き合いに出してきた「爬虫類」から現生の爬虫類は除かれることになり，これは実はポリヴェーガル理論の根底をさりげなく覆しかねない重大な転向でもあるかもしれません。なぜなら新たに規定された〈爬生類〉，つまり「絶滅した原始爬虫類」と異なる生物群には，もはや哺乳類だけでなく，現生爬虫類や鳥類も含まれてしまうからであり，そうなるとポージェスが前面に掲げてきた哺乳類と爬虫類の区別が意味を失なってしまうからです。

[*20]　それは"empathy"（主に「共感」と訳されてきた）と"sympathy"（主に「同情」と訳されてきた）の区別の焼き直しともいえなくもありません。前者は，身体反応による自動的・非意識的な他者の情動との共鳴や同期，後者は，類推による能動的な他者の心情の理解や援助行動といったニュアンスが込められていますから。

　ちなみに"empathy"は，19世紀後半に，ドイツの美学でフィッシャーが美の対象への自己投射による美的認識を「感情移入」（Einfühlung）と呼んだのを，20世紀初頭にリップスがはじめて心理学の概念に採り入れ，他者の内的過程の把握に拡張して，それを自身の内的過程からの類推でなく，他者の動きへの自身の内的模倣で説明しようとしたのを，ティッチナーが1909年に英訳したものです（従って，それ以前には英語圏に"empathy"の語はありませんでした）[澤田1992, pp. 10-1; Preston & de Waal 2002, p. 2]。"sympathy"は17世紀頃から，他者の境遇に対する「憐憫」（pity）等と同系の一般語として用いられてきました [澤田1992, pp. 9-10]。

　しかしどちらも心理学の用語として用いられるうちに，原義を離れて広まっていったことで区別が曖昧になり，混乱が生じているのも確かです。現に「感情移入」（Einfühlung）の語は，ティッチナーが"empathy"と訳したのに先立って，1895年，文芸評論家のリーにより"sympathy"とも訳されていたのです [同, p. 11]。結局のところ，両者は互いに異なる論理に基づきながら，しかも事実上多くの場面でと

542

もに作動するという固有の特性が，これらの混乱の源なのかもしれません。

*21 ただしここでもまた，（とくに左側の）前部島皮質がその鍵を握るかもしれません。
12 の＊11でもふれたように，（左側）前部島皮質が「情動的共感」にも「認知的共
感」にも共通して活性化することが，近年の fMRI 研究のメタ分析で確認されてい
るからです［Fan et als. 2011］。

*22 ポリヴェーガル理論は，「ニューロセプション」論において当初，「知覚」:「ニュー
ロセプション」=「皮質」:「皮質下」=「脳」:「身体」=「意識的」:「無意識的」
=「認知的」:「神経生理学的」という二項対立図式を孕み，そこから2017年の最新
刊において，「皮質」:「皮質下」=「意識的」:「無意識的」という，構造的な二元
論を棄却したようにとりあえずは見られそうですが（*6–6* を参照），それでもなお依
然として根強く存続する，「意識的」:「無意識的」=「認知的」:「神経生理学的」
というもう1つの機能的な二元論を孕んでおり（*10–5* を参照），また「皮質」:「皮
質下」=「向社会的」:「非社会的」というさらにもう1つの社会的な二元論も孕ん
でいるように見受けられることをみてきました（*11–4* を参照）。

*23 例えば「認識論的信頼」（epistemic trust）などの概念も，その1つの手がかりとな
るかもしれません［Sperber et als. 2010; Fonagy & Allison 2013］。でももっと卑近
には，例えば痛みは，身体的なものであれ精神的なものであれ，安心感の欠如から
も，複雑性（多様な選択可能性→自由）の欠如からも，等しく生起するように思わ
れます（不安の痛みと閉塞の痛み）。どちらもが欠かせず，どちらもが必要で，で
きることなら安心感を増すことでスリリングな複雑性に開かれ，複雑性を増すこと
でシンプルな安心感に洗練される途を，痛みは文字どおり痛切に訴えているのでは
ないでしょうか。

~ *Column J*　霊長類の脳と三者関係の〈社会〉 ~

　"哺乳類革命" と "霊長類革命" のちがいはどこにあるのか？　それは社会のあり方と脳のあり方に最もよく顕示されているように思われます。

　哺乳類一般とは水準を異にする霊長類の複雑な社会的知性を，チャンスとミードが真猿類マカクザルの性的 "三角関係" において [Chance & Mead 1953]，アリソン・ジョリーがマダガスカルの原猿類キツネザル（での三者関係の未熟）において [Jolly 1966]，ハンス・クマーがマントヒヒ社会の三者関係において [Kummer 1967] 明らかにし，直接にはジョリーの仕事に触発されて，心理学者・哲学者のニコラス・ハンフリーが1976年に高等霊長類が暮らす複雑な社会での「知性の社会的機能」，社会の複雑さと個体の知性の正の相関の可能性を指摘し [Humphrey 1976]，そしてこれらの説をバーンとホワイテンが1988年に「マキャベリ的知能仮説」（あたかもマキャベリのような社会的な駆け引き能力の仮説）として統括しましたが [Byrne & Whiten 1988=2004; Whiten & Byrne 1997=2004]，それらに共通のアジェンダは，いわば霊長類（原猿類を除く真猿類以降）に新たに生じる "三個体問題" とでもいうべきものであるように思われます。すなわち，三者以上の複雑な社会における関係性に各個体がどう適応し，関係性が維持されていくかという問題であり，そのことに伴なって，複雑な脳と複雑な知性の発展が創発されたのではないかという問題です。

　物理学における三体問題は，よく知られている通り，完全に解くことはできない（＝運動する3つの物体の相互作用の結果を完全に予測する方程式を作ることはできない）とされるわけですが，恐らくそれ以上に複雑で予測不能な，いわば "社会的三体問題" の中に，真猿類以降の各個体は否応なく繰り込まれ，サバイバルしていかねばならないということです。

　霊長類のこの知性は，まず霊長類（真猿類）以降の大脳皮質のめざましい発展と強く関連づけられました。実際，哺乳類における大脳新皮質の体積の脳全体に占める割合は，*4-4* でみたように，原始的な哺乳類とされる食虫類ではせいぜい10 ～ 15%，ほとんどの哺乳類で30 ～ 40%なのに対し，霊長

類ではどんなに少ない原猿類でも50％を超え，真猿類で70％，ヒトでは80％と，霊長類以降にはじめて本格的な進化をとげたことが伺われるのでした［Dunbar 1996＝1998, p. 91; 澤口 1996, p. 19; 澤口・澤口 1997, p. 313］。さらに前頭前皮質の皮質全体に占める割合は，これまた*4-4*の＊50でみたように，ラットやマウスではごくわずかですが，ネコ科で3.5％，イヌ科で7％，キツネザル（原猿類）でも8.5％に対して，マカクザル（真猿類）10.5％，テナガザル（小型類人猿）11.5％，チンパンジー（大型類人猿）17％，ヒトでは何と29％に達するのでした［Fuster 1997＝2006, p. 8; Preuss 2000, p. 1224］。

これ自体*10-7*でみた，大脳プロセスを媒介する第三者としての大脳新皮質の発展，さらにはその大脳新皮質の皮質プロセスを媒介する第三者としての前頭前皮質の発展の軌跡とみることができると思いますが，さらにロビン・ダンバーは*13-2*でみたように，この脳の大きさとの相関関係を，群れの大きさという単純な尺度で実証してみせたのでした［Dunbar 1993, 1996, 1998］。群れのサイズが大きくなるほど，大脳新皮質の脳全体に対する割合が大きくなるのでしたが，群れのサイズが大きくなるとは，それだけ三者関係をめぐる複雑な関係性が展開するということであり，それに応じた複雑な社会的知性が発達し，その結果，複雑な脳内プロセスを媒介するための第三者として，哺乳類までとは異なる膨大な大脳新皮質，ひいては前頭前皮質を増殖せずにはいなかった……すなわち大脳内でも三者関係が進行していったのであり，それは当の個体が身を置く複雑な社会における三者関係の進行と相照らしあうものといえないでしょうか（*10-7*を参照）。

実際，サルや類人猿，つまり真猿類以降は，他の哺乳類にはない「第三者間の関係を認識する能力」［Dunbar 1996＝1998, p. 91］，「三者関係の認識」（triadic awareness）［de Waal 1982＝1984, p. 243; de Waal 1989＝1993, p. 125］，「自分自身に直接関係のない社会関係を理解する能力」［de Waal 1989＝1993, p. 125］を持ちはじめています（*13*の＊11を参照）。真猿類カニクイザルはすでに，（同コロニー内の顔見知りの）母ザルの写真とその子の写真を対応づけることができます（しかも若い頃の古い写真ではそれに失敗するので，血縁上似ているからわかるのでなく，現在の社会関係全体の知識を動員して判断して

いるのです）[Dasser 1988]。上記のチャンスとミード，クマー，ジョリーの観察が伝えるのも，真猿類マカクザルの性をめぐる三角関係であり，マントヒヒ社会の「後楯のある威嚇」のような三者関係であり，原猿類キツネザルにおけるその未熟であり，……といった，まさに（真猿類以降の）霊長類社会の三者関係の進化状況でした [Chance & Mead 1953; Jolly 1966; Kummer 1967]。そこでは二者間の相互交渉が第三者との関係に依存し [de Waal 1989=1993, p. 41]，二者関係が三者関係なしには存立しえなくなっています（ただし同時に，その三者関係も，グルーミング等々の二者関係の増殖なしには存立しえなくもなっています）。この三者関係の認識の基礎をなす，個体識別の能力とすぐれた記憶力は [Ibid., p. 125]，たしかにそれ自体は，ハイエナ，シマウマ，ゾウ，イルカなど多くの社会性哺乳動物にも共有され [Ibid., pp. 105-6]，「三次元的な集団生活」は，多くの鳥類や哺乳類でもその基本型がすでに胚胎するのですが，「しかし霊長類は，この点において，疑いなくぬきんでている」と，ドゥ・ヴァールは指摘しています [de Waal 1982=1984, p. 243]。

　3頭のサルがいるとすると，サルＡは，自分とサルＢ，自分とサルＣの関係だけでなく，サルＢとサルＣの関係も念頭に置き，それが自分とサルＢ，自分とサルＣの二者関係に与えるであろう意味を理解しうるし，また理解できるのでなければなりません（例えば，サルＢとサルＣが仲良しだと知ると，サルＢに，サルＣに逆らって自分を助けてくれるよう頼んでも意味がないことを理解するということです [Ibid., pp. 88-9]）。サルＡにとって，サルＢは友，サルＣは敵とします。じゃあ，サルＢとサルＣの関係は？　サルＡはそこまでを考慮に入れ，葛藤状況におかれます……この葛藤をどう解決するか？　（ちなみに，葛藤を制御し妥協できる能力の中枢は「前帯状回皮質」でした [Goldberg 2001=2007, p. 184]）――つまり彼らの問題は，単にサルＢ・サルＣそれぞれと自分の関係に注意を払うことではなく，サルＡ－サルＢ，サルＡ－サルＣ，サルＢ－サルＣの3つの関係のバランスをとっていくことであり，サルＡがサルＢとサルＣを「同時に満足させ続けることは，単に彼らが互いに友であるか否かを記憶することよりも，ずっと困難な芸当なのです」[op. cit., p. 97]。もはや哺乳類みんなの共有ツール，友／敵の

区別（**5-2**を参照）だけでは間に合いません！

　しかも離合集散忙しいチンパンジー社会の，とくにオスの「連合」になると，今は友であるサルBも，いつ敵になるかわかりませんし，今は敵であるサルCも，いつ友になるかわかりません［de Waal 1989=1993, p. 67］。友／敵の区別が明確で，特定の個体を保護する，かなり一定した関係の「社会的絆」と対照的に，そしてそれに基づくのではなく，「連合」はそのつど流動的で，絶対的な敵も絶対的な味方も作らず，攻撃と和解が相伴ないあう複雑なつながりなのです［Ibid., pp. 64-5］。

　ましてや，3頭が5頭になれば，自分自身と他の仲間との4つの関係にたえず注意し，さらに他の4匹の個体間にある6つの関係をチェックしなければならないし，20頭の群れともなると，自分自身と仲間との19の関係と，群れの他の19頭間にある171の第三者間の関係にたえず注意を払わねばならず，……といった具合に，群れの規模が大きくなるにつれ，より高い知的能力が要求されるようになり，知的能力が高まれば群れはさらに規模を大きくしていくでしょう［Ibid., p. 92］。そうやってどんどん大脳新皮質は大きくなってきたのでしょう。

＊　　　　　＊　　　　　＊

　いったい，二者からなる関係と三者からなる関係の，たった1個体ちがうだけのことで，何がそんなにちがうというのでしょうか!?　それを解く鍵は，これまたバカバカしいほど当たり前のことなんですが，三者関係では<u>他者が2人いる</u>，ということにあるように思われます。つまり自分Aには，他者Bと他者Cがいるわけです。二者関係では，自分Aにとって，他者Bは（他者Cも）基本的に自分の向こう側にいる<u>自分の延長</u>にほかならなかったですが，ここ三者関係では，いずれも自己の延長であるはずの他者B・他者Cは，むしろその2人の間の差異から，2人それぞれが他者の<u>他者</u>として（他者Bは他者Cの他者として，他者Cは他者Bの他者として），つまり自己Aの延長<u>でない</u>他者として，しかもなお"よそもの"でもない他者として，つまりは，はじめて共に存在しうる「他者」として現われてくることになります（**5-2**を参照）。

そのとき自分Aにとって，他者Bは他者Cの他者であり，他者Cは他者
Bの他者です。ところで，他者Bが他者Cの他者であるとしたら，どうし
て自分Aもまた他者Cの他者ではないでしょうか!?　あるいは，他者Cが
他者Bの他者であるとしたら，どうして自分Aもまた他者Bの他者ではな
いでしょうか!?　もちろん，客観的にはそうだとしても，どの個体もがその
ことにただちに気がつくわけではありません。しかし，ひとたびそのことに
気がつくとき，そしてそのことに気がついたちょうどその分だけ，当の個体
は「自己」の意識，そして同時に「他者」の視点取得を手に入れることにな
るでしょう。どういうことでしょうか？

　他者Bが他者Cの他者であるとき，自分Aもまた他者Bと同じく他者C
の他者であることに気づくとするなら，そのとき自分Aは，知らず知らず
のうちに他者Cの立場に立っていることになり，またあるいは，他者Cが
他者Bの他者であるとき，自分Aもまた他者Cと同じく他者Bの他者であ
ることに気づくとするなら，そのとき自分Aは，知らず知らずのうちに他
者Bの立場に立っていることになり，今や自分Aは，他者Cの立場にも立
ち・他者Bの立場にも立ちうる「他者」の視点取得を行ないながら，なお
かつその同じ地平で，他者Bとも異なり・他者Cとも異なる「他者の他者」
として，まさにそうした（いわば三人称的な）「自己」として成立すること
になるのです。二者関係では，自己は他者と融合して境界線があいまいです
が，三者関係では，自己はまさに「他者の他者」として屹立します（*12–7*
を参照）。こうして三者関係においてはじめて，自己は「自己」（他者とちが
う自己）として，他者は「他者」（自己とちがう他者）として，同時双対的
に存立することになるわけです。いわゆる「メンタライジング」や「心の理
論」は（*12–7*を参照），まさにこの地平において生成する現象ではないでし
ょうか。

　そしてそうなればもう，三者が物理的に揃わずとも，つまり2人きりでも，
1人きりですらもが，三者関係として作動することになるでしょう。哺乳類
では，3個体以上いても二者関係にしかならなかったとすれば，霊長類をへ
てヒトに至ると，2個体以下でも三者関係になりえます。二者関係，三者関

係といっても，もはや単なる数の問題ではありません：物理的には2者でも，互いの異質性（自他の分離）を尊重しあうなら，三者関係とみるべきものですし，物理的には3者（以上）でも，互いの同質性（自他の融合）に依拠しあうなら，二者関係とみるべきものです（*5–2*を参照）。

＊　　　　　＊　　　　　＊

とすると，三者関係の〈社会〉をもつようになった霊長類（とくに大型類人猿など高等霊長類）は，「メンタライジング」や「心の理論」を備えているといえるでしょうか？

これまでの定説では，彼らが，「第三者間の関係を認識する能力」をもつとしても，他者を単に<u>行動する生体</u>として認知する三者関係にとどまっていて，他者を互いに<u>意図をもち</u>，「心」を<u>もつ主体</u>として認知しあう（いわば間主観的な）三者関係にまで至っているかは，疑わしいとされてきました。ヒトではじめて，しかもいわゆる「<u>9ヶ月革命</u>」[Tomasello 1999=2006] 以降の「<u>共同関与</u>」「<u>視線追従</u>」「<u>共同注意</u>」等に始まり，4歳前後とされる「<u>心の理論</u>」「<u>メンタライジング</u>」＝他者の「心」の状態についての類推の獲得において，それは完成するとみられてきています。トマセロのいう「9ヶ月革命」では，二者関係の<u>二項関係</u>（母－子）が「共同注意」等の<u>三項関係</u>（母－子－モノ）に発展し，発達心理学者トレヴァーセンに倣っていえば，「<u>1次の間主観性</u>」から「<u>2次の間主観性</u>」に発展します [Trevarthen 1978=1989; 1979=1989]；するとそれはさらに<u>三者関係</u>（母－子－他の人）の世界を切り開き，「<u>共同主観性</u>」（ひいては「<u>客観性</u>」）へと発展していくでしょう。4歳前後が1つの目安とされるのは，あの"アンとサリー"の誤信念課題（*13–1*を参照）の正答率に基づくものです。それは考案者パーナー自身がいうように [Perner & Wimmer 1985]，他者の〈1次の信念〉（"アンはチョコが自分の箱にあると（誤って）信じている"こと）の理解です。あるいはデネット流にいえば [Denette 1983]，"アンはチョコが自分の箱にあると（誤って）信じている"ことを私は知っている，という〈2次の志向性〉の理解でもあります（「n次の信念を表象すること＝（n + 1）次の志向性システム」[Perner 1988, p. 273]）。

パーナーも実際，さらにこの地点から，〈2次の信念〉の理解（=〈3次の志向性〉）——例えば，"アンはチョコが引き出しにあると（誤って）信じている"ことを，サリーが知っている，というような事態の理解——が，6～10歳に獲得されることを（そしてここをクリアすると，〈n次の信念〉の理解まで到達しうることも）明らかにしていきました［Perner & Wimmer 1985］。ではそのとき，霊長類がすでに備えていると複数の報告がある，「第三者間の関係を認識する能力」［Dunbar 1996=1998, p. 91］や「自分自身に直接関係のない社会関係を理解する能力」と決定的にレベルを異にする点はどこでしょうか。もしそれが僅少な場合，霊長類の「心の理論」は，その成立の指標とされる〈1次の信念〉の理解（=〈2次の志向性〉）の次元をはるかに超え，〈2次の信念〉の理解（=〈3次の志向性〉）の水準に達している可能性もあることになるでしょうか。霊長類の「心の理論」の問題は，依然未解決のままですが，そもそも結論を出すには相当に慎重な態度が必要，というか人間側の思いもよらぬ自明の予断が，知らぬ間に問題設定にどこかズレを生じている可能性に目を開いておく必要を痛感させられます。

　ところで，*13*の＊1でクレメンツとパーナーの実験にみたとおり，これまで報じられた「心の理論」をめぐる成否は，あくまで言語報告に依拠するかぎりのことであって，実はヒトの子も2歳末頃からすでに，「心の理論」はまず言語以前の身体レベルで遂行され始めるのであり，だとすればヒト以外の少なくとも高等霊長類にも，言語以前のレベルで「心の理論」が作動している可能性を残すのでした［Clements & Perner 1994］。高等霊長類の三者関係への感受性に鑑みても，その存在を無下に否定できるとは思えません。そもそも「心の理論」という概念は，もともと1970年代の霊長類研究に端を発しながら，霊長類の実験では否定的な結果しか得られないことから，霊長類には存在しないとみられてきたのですが，しかしこれまでのそうした実験のほとんどは，いわば「チンパンジーが人間の心をどう推測したか」の調査だったので，うまく正答できないのはある意味当然の結果です。まずは，「チンパンジーが他のチンパンジーの心をどう推測したか」の研究こそ急務でしょう［de Waal 2005=2005, pp. 233-4］。

いま確実にいえるのは，三者関係が「メンタライジング」や「心の理論」の成立する必要条件であろうこと，そしてこの境位において三者関係は，二者関係の水準をこえる新たな地平に立つものであることです。もちろんそれは，二者関係が無用の過去の遺物という意味ではありません。あくまでも，三者関係の〈社会〉が成立するためには，二者関係の「社会」が前提され，二者関係の「社会」が安定的に持続するためには，三者関係の〈社会〉の存在を不可欠とするのです（*5-2，13-3* を参照）。そのように，二者関係にはない独自の特性をもって，三者関係は二者関係と互いに支えあっています。

「心の理論」の成立を大型類人猿には認めないという点で，バーンやドゥ・ヴァール等とはちがった見解をもつトマセロも，三者関係の成立の点では彼らと同じく，霊長類が哺乳類一般とちがって「他の個体間の第三者的な社会関係」を理解することを重視し，例えば連帯する相手を選ぶときには注意深く選択を行い，潜在的な敵対者の上位にいる個体を選んだりする，と指摘しています［Tomasello 1999=2006, p. 20］。「ここから出てくる仮説は，あらゆる哺乳類は個体認識を行い，自己と他者の間の関係を形成するが，霊長類だけが自己を直接には含まない，外的な社会関係を理解するということである。」［Ibid., p. 21］すなわち，哺乳類は個体識別に基づく二者関係（dyad）の「社会」を切り開いたとすれば，霊長類はそれをさらに複雑化する三者関係（triad）の〈社会〉を切り開いたのであり，それならさらに，哺乳類の大脳新皮質は二者関係（dyad）的な「社会」脳，霊長類以降の大脳新皮質（前頭前皮質）は三者関係（triad）的な〈社会〉脳，ということになりそうです。さてそのときポリヴェーガル理論は，二者関係（dyad）的な「社会」脳はもちろん，三者関係（triad）的な〈社会〉脳をも十分に視野に収めたかどうか，くり返し問い直す必要が私たちには課されています。

文献一覧 （著者名のアルファベット順・年号順）

安保　徹，2006　『免疫進化論』河出書房新社。

Abo, T., Kawamura, T. & Watanabe, H., 2005 Immunologic states of autoimmune diseases, in *Immunologic Research*, vol. 33, no. 1, pp. 23-34.

Ackerman, J., 2012 The ultimate Social Network, in *Scientific American*, vol. 306, no. 6, pp. 36-43.

Adee, S., 2012 Zapping the Brain to Get with the 'Flow', in *Washington Post*, February 13, 2012.

Adolphs, R., 2002 Trust in the Brain, in *Nature Neuroscience*, vol. 5, no. 3, pp192-3.

─────, 2003 Cognitive Neuroscience of Human Social Behavior, in *Nature Reviews Neuroscience*, vol. 4, pp. 165-78.

Adolphs, R., Tranel, D., Damasio, H., & Damasio, A. 1994 Impaired Recognition of Emotion in Facial Expressions Following Bilateral Damage to the Human Amygdala, in *Nature*, vol. 372, pp. 669-72.

Agetsuma, M., Aizawa, H., Aoki, T., Nakayama, R., Takahoko, M., Goto, M., Sassa, T., Amo, R., Shiraki, T., Kawakami, K., Hosoya, T., Higashijima, S. & Okamoto, H., 2010 The habenula is crucial for experience-dependent modification of fear responses in zebrafish, in *Nature Neuroscience*, vol. 13, no. 11, pp. 1354-6.

Aggleton, J. P., Burton, M. J. & Passingham, R. E., 1980 Cortical and Subcortical Afferents to the Amygdala of the Rhesus Monkey (*Macaca Mulatta*), in *Brain Research*, vol. 190, pp. 347-68.

Akselrod, A., Gordon, D., Ubel, F. A., Shannon, D. C., Barger, A. C. & Cohen, R. J., 1981 Power Spectral Analysis of Heart Rate Fluctuation: A Quantitative Probe of Beat-to-beat Cardiovascular Control, in *Science*, vol. 213, pp. 220-2.

Alexander, R. S., 1946 Tonic and reflex function of medullary sympathetic cardiovascular centers, in *Journal of Neurophysiology*, vol. 9 pp. 205-17.

Alexander, R. D., 1987 *The Biology of the Morals: Foundations of Human Behavior*. Hawthorne, N. Y. : Aldine De Gruyter.

Allman, J. M., 1999 *Evoluting Brain*. ＝養老孟司訳，2001『別冊日経サイエンス 133 進化する脳』日経サイエンス社。

Allman, J. M., Tetreault, N. A., Hakeem, A. Y., Manaye, K. F., Semendeferi, K., Erwin, J. M., Park, S., Goubert, V., & Hof, P. R. 2010 The von Economo neurons in fronto-insular and anterior cingulate cortex, in *Brain Structure and Function*, no. 214, pp. 495–517.

天野玉記，2016　「脳血流量からみた EMDR の脳における機序〜近赤外線分光法（near-infrared spectroscopy, NIRS）による〜」『EMDR 研究』第 8 巻第 1 号，pp. 23-7。

Amano, T. & Toichi, M., 2016 Possible neural mechanisms of psychotherapy for trauma-related symptoms: cerebral responses to the neuropsychological treatment of post-traumatic stress disorder model individuals, in *Scientific Reports*, vol. 6, Article Number: 34610, pp. 1-20.

Amaral, D. G. & Price, J. L., 1984 Amygdalo-Cortical Projections in the Monkey (*Macaca fascicularis*), in *Journal of Comparative Neurology*, vol. 230, pp. 465-96.

Amaral, D. G., Price, J. L., Pitkanen, A. & Carmichael, S. T., 1992 Anatomical organization of the primate amygdaloid complex, in Aggleton, J. (ed.), *The amygdala: Neurobiological aspects of emotion, memory, and mental dysfunction*. New York: Wiley-Liss, pp. 1-66.

Amat, J., Baratta, M. V., Paul, E., Bland, S. T., Watkins, L. R. & Maier, S. F., 2005 Medial prefrontal cortex determines how stressor controllability affects behavior and dorsal raphe nucleus, in *Nature Neuroscience*, vol. 8, no. 3, pp. 365-71.

Amo, R., Fredes, F., Kinoshita, M., Aoki, R., Aizawa,. H., Agetsuma,. M., Aoki, T., Shiraki, T., Kakinuma, H., Matsuda, M., Yamazaki,. M., Takahoko, M., Tsuboi, T., Higashijima, S., Miyasaka, N., Koide, T., Yabuki, Y., Yoshihara, Y., Fukai, T., Okamoto, H., 2014 The habenulo-raphe serotonergic circuit encodes an aversive expectation value essential for adaptive active avoidance of danger, in *Neuron*, vol. 84, no. 5, pp. 1034-48.

Amodio, M. & Frith, C. D., 2006 Meeting of minds: the medial frontal cortex and social cognition., in *Nature Review Neuroscience*, vol. 7, no. 4, pp. 268-77.

Amorapanth, P., LeDoux, J. E. & Nader, K., 2000 Different Lateral Amygdala Outputs Mediate Reactions and Actions Elicited by a Fear-Arousing Stimulus, in *Nature Neuroscience*, vol. 3, pp. 74-9.

Anderson, J. R., Myowa-Yamakoshi, M. & Matsuzawa, T., 2004 Contagious yawning in chimpanzees, in *Proceedings of the Royal Society B: Biological Sciences*, vol. 271, pp. 468-70.

Andersson, U. & Tracey, K. J., 2009 Neural reflexes in inflammation and immunity, in *Journal of Experimental Medicine*, vol. 6, pp. 1057-68.

————, 2012 A New Approach to Rheumatoid Arthritis: Treating Inflammation with Computerized Nerve Stimulation, in *Cerebrum*, March 21, 2012, pp. 1-8.

Andreasen, N. C., 1984 *The Broken brain*. ＝岡崎祐士・安西信雄・斎藤治・福田正人訳, 1986『故障した脳』紀伊國屋書店。

Angelone, A. & Coulter, N. A., 1964 Respiratory Sinus Arrhythmia: A Frequency Dependent Phenomenon, in *Journal of Applied Physiology*, vol. 19, pp. 479-82.

Anrep, G. V., Pascual, W. & Rössler, R., 1936a Respiratory Variations of the Heart Rate, I: The Reflex Mechanism of the Respiratory Arrhythmia, in *Proceedings of the Loyal Society of London, Series B*, vol. 119, pp. 191-217.

————, 1936b Respiratory Variations of the Heart Rate, II: The Central Mechanism of the Sinus Arrhythmia and the Inter-relationship between central and Reflex Mechanism, in *Proceedings of the Loyal Society of London, Series B*, vol. 119, pp. 218-30.

Arendt, H., 1958 *The Human Condition*. 2nd. ed. ＝志水速雄訳, 1994『人間の条件』ちくま学芸文庫。

有田秀穂, 2003 『セロトニン欠乏脳』NHK 出版。

————, 2006a 『脳内物質のシステム神経生理学──精神精気のニューロサイエンス』中外医学社。

─────（編），2006b 『呼吸の事典』朝倉書店。

─────，2012 『人間性のニューロサイエンス──前頭前野，帯状回，島皮質の生理学』中外医学社。

Arita, H., Oshima, T., Kita, I., 1994 Generation of hiccup by electrical stimulation in medulla of cats, in *Neuroscience Letters*, vol. 175, pp. 67-70.

Arita, H., Sakamoto, M., Hirokawa, Y. & Okado, N., 1993 Serotonin innervation patterns differ among the various medullary motoneuronal groups involved in upper airway control, in *Experimental Brain Research*, vol. 95, no. 1, pp 100–110.

Arnsten, A. F. & Goldman-Rakic, P. S., 1998 Noise stress impairs prefrontal cortical cognitive function in monkeys: evidence for a hyperdopaminergic mechanism, in *Archive of General Psychiatry*, vol. 55, no. 4, pp. 362-8.

Aron, E. N., 1996 *The Highly Sensitive Person.* ＝冨田香里訳，2008 『ささいなことにもすぐに「動揺」してしまうあなたへ。』ソフトバンク文庫。

─────，2002 *The Highly Sensitive Child.* ＝明橋大二訳，2015『ひといちばい敏感な子』1万年堂出版。

朝比奈正人，2014 「純粋自律神経不全症とアセチルコリン」『BRAIN and NERVE』第66巻5号，pp. 539-50。

─────，2016「精神性発汗の神経機構」『BRAIN and NERVE』第68巻8号，pp. 883-92。

Baddeley, A., 1986 *Working Memory*. London: Oxford University Press.

─────，1987 Amnesia, in Gregory, R. L. (ed.), *The Oxford Companion to the Mind*. New York: Oxford University Press, pp. 20-2.

Bailey, P. & Bremer, F., 1938 A sensory cortical representation of the vagus nerve, in *Journal of Neurophysiology*, vol. 1, pp. 405–12.

Bailey, P. & Sweet, W. H., 1940 Effects on respiration, blood pressure and gastric motility of stimulation of orbital surface of frontal lobe, in *Journal of Neurophysiology*, vol. 3, pp. 276–81.

Baird, B., Smallwood, J., Mrazek, M. D., Kam, J. W., Franklin, M. S. & Schooler, JW., 2012 Inspired by distraction: mind wandering facilitates creative incubation, in *Psychological Science*, vol. 23, no. 10, pp. 117-22.

Baker, A. B., Matzke, H. A. & Brown, J. R., 1950 Poliomyelitis III. Bulbar poliomyelitis: a study of medullary function, in *Archives of Neurology and Psychiatry*, vol. 63, pp. 257-81.

Baliki, M. N., Petre, B. Torbey, S., Herrmann, K. M., Huang, L., Schnitzer, T. J., Fields, H. L. & Apkarian, A. V., 2012 Corticostriatal Functional Connectivity Predicts Transition to Chronic Back Pain, in *Nature Neuroscience*, vol. 15, pp. 1117-21.

Balint, M. D., 1959 *Thrill and Regressions.* ＝中井久夫・滝野　功・森　茂起訳，1991『スリルと退行』岩崎学術出版社。

Balleine, B. W. & O'Doherty, J. P., 2010 Human and rodent homologies in action control: corticostriatal determinants of goal-directed and habitual action, in *Neuropsychopharmacology*, vol. 35, no. 1, pp. 48-69.

Bandler, R., Keay, K. A., Floyd, N. & Price, J., 2000 Central circuits mediating patterned autonomic activity during active vs. passive emotional coping, in *Brain Research Bulletin*, vol. 53, pp. 95-104.

Barbas, H., 2000 Proceedings of the Human Cerebral Cortex: From Gene to Structure and Function Connections underlying the synthesis of cognition, memory, and emotion in primate prefrontal cortices, in *Brain Research Bulletin*, vol. 52, no. 5, pp. 319–30.

Barofsky, A. L., Taylor, J., Tizabi, Y., Kumar, R. & Jones-Quartey, K., 1983 Specific neurotoxin lesions of median raphe serotonergic neurons disrupt maternal behavior in the lactating rat, in *Endocrinology*, vol. 113, no. 5, pp. 1884-93.

Barton, R. A. & Aggleton, J. P., 2000 Primate Evolution and the Amygdala, in Aggleton, J. P. (ed.), *The Amygdala. A Functional Analysis. 2nd ed.* New York: Oxford University Press, pp. 479-508.

Barton, R. A. & Dunbar, R. I. M., 1997 Evolution of the Social Brain, in Byrne, R. & Whiten, A. (eds.), 1997. ＝川合伸幸訳，2004「社会脳の進化」『マキャベリ的知性と心の理論の進化論Ⅱ』ナカニシヤ出版，pp. 223-43。

Bateson, G., 1972 *Steps to an Ecology of Mind.* ＝佐藤良明訳，2000『精神の生態学 改訂第2版』新思索社。

Bauer, R. M., 1984 Autonomic Recognition of Names and Faces in Prosopagnosia: A Neuropsychological Application of the Guilty Knowledge Test, in *Neuropsychologia*, vol. 22, pp. 457-69.

Baxter, M. G. & Murray, E. A., 2002 The amygdala and reward, in *Nature Reviews Neuroscience*, vol. 3, no. 7, pp. 563-73.

Baxter, M. G., Parker, A., Lindner, C. C., Izquierdo, A. D. & Murray, E. A., 2000 Control of response selection by reinforcer value requires interaction of amygdala and orbital prefrontal cortex, in *Journal of Neuroscience*, vol. 20, no. 11, pp. 4311-9.

Bazhenova, O. V. & Porges, S. W., 1997 Vagal reactivity and affective adjustment in infants: Convergent response system, in *Annals of the New York Academy of Sciences*, vol. 807, pp. 469-71.

Bechara, A., 2005 Decision making, impulse control and loss of willpower to resist drugs: a neurocognitive perspective, in *Nature Neuroscience*, vol. 8, no. 11, pp. 1458-63.

Bechara, A., Damasio, H., Damasio, A. R. & Lee, G. P., 1999 Different contributions of the human amygdala and ventromedial prefrontal cortex to decision-making, in *Journal of Neuroscience*, vol. 19, no. 13, pp. 5473-81.

Bechara, A., Damasio, H., Tranel, D. & Anderson, S. W., 1998 Dissociation Of working memory from decision making within the human prefrontal cortex, in *Journal of Neuroscience*, vol. 18, no. 1, pp. 428-37.

Beck, U., 1986 *Riskogesellschaft.* ＝東 廉・伊藤美登里訳，1998『危険社会』法政大学出版局。

Bekoff, M., Allen, C. & Burghardt, G. M., 2002 *The Cognitive Animal: Empirical and Theoretical Perspectives on Animal Cognition.* Cambridge: MIT Press.

文献一覧 555

Bellugi, U., Adolphs, R., Cassady, C. & Chiles, M., 1999 Towards the neural basis for hypersociability in a genetic syndrome, in *NeuroReport*, vol. 10, no. 8, pp. 1653-7.

Benveniste, E., 1966 *Problèmes de la linguistique générale.* ＝岸本通夫監訳，1983『一般言語学の諸問題』みすず書房。

Berntson, G. G., Cacippo, J. T. & Quigley, K. S., 1993 Respiratory Sinus Arrhythmia: Autonomic origins, physiological mechanisms, and psychological implications, in *Psychophysiology*, vol. 30, pp. 183-96.

Beyer, C., Anguiano, G. & Mena. F., 1961 Oxytocin release in response to stimulation of cingulate gyrus, in *American Journal of Physiology*, vol. 200, pp. 625-7.

Bickart, K. C., Dickerson, B. C. & Barrett, L. F., 2014 The amygdala as a hub in brain networks that support social life, in *Neuropsychologia*, vol. 63, pp. 235-48.

Bickart, K. C., Wright, C. I., Dautoff, R. J., Dickerson, B. C. & Barrett, L. F., 2011 Amygdala volume and social network size in humans in *Nature Neuroscience.*, vol. 14, pp. 163-4.

Bieger, D. & Hopkins, D. A., 1987 Viscerotopic Representation of the Upper Alimentary Tract in the Medulla Oblongata in the Rat: The Nucleus Ambiguus, in *Journal of Comparative Neurology*, vol. 262, pp. 546-62.

Binswanger, L., 1957 *Schizophrenie.* ＝新海安彦・宮本忠雄・木村　敏訳，1959『精神分裂病』みすず書房。

Blair, R. J. R., Morris, J. S., Frith, C. D., Perrett, D. I. & Dolan, R. J., 1999 Dissociable neural responses to facial expressions of sadness and anger, in *Brain*, vol. 122, pp. 883-93.

Blakemore, S. -J., Wolpert, D. & Frith, C., 2000 Why can't you tickle yourself?, in *Neuroreport*, vol. 11, pp. R11-6.

Blakemore, S. -J., Bristow, D., Bird, G., Frith, C. & WardBrain, J., 2005 Somatosensory activations during the observation of touch and a case of vision–touch synaesthesia, in Brain, vol. 128, pp. 1571-83.

Blakeslee, S., 2006 Cells that read minds: A new look at Mirror Neurons, in *The New York Times*, 2006. 1. 10, F1-4.

Blakeslee, S. & Blakeslee, M., 2008 *The Body Has a Mind of Its Own: How Body Maps in Your Brain Help You Do（Almost）Everything Better.* ＝小松淳子訳，2009『脳の中の身体地図』インターシフト。

Blanchard, D. C. & Blanchard, R. J., 1972 Innate and conditioned reactions to threat in rats with amygdaloid lesions, in *Journal of Comparative and Physiological Psychology*, vol. 81, no. 2, pp. 281-90.

Blanke, O. & Arzy, S., 2005 The Out-of-Body Experience: Disturbed Self-Processing at the Temporo-Parietal Junction, in *Neuroscientist*, vol. 11, pp. 16-24.

Blanke, O., Ortigue, S., Landis, T. & Seeck, M., 2002 Stimulating Illusory Own-Body Perceptions, in *Science*, vol. 419, pp. 269-70.

Borg, E. & Counter, S. A., 1989 The Middle-Ear Muscles, in *Scientific American*, volume 261, issue 2, pp. 74-80. ＝養老孟司訳，1989「外部からの音を制御する中耳の筋肉」『サイエンス』第217号，pp. 88-95。

Bosch, O. J., Meddle, S. L. & Beider, D. I., 2005 Brain Oxytocin Correlates with Maternal Aggression: Link to Anxiety, in *Jourtnal of Neuroscience*, vol. 25, pp. 439-48.

Bower, T. G. R., 1979 *Human Development*. =鯨岡　峻訳，1982『ヒューマン・ディベロプメント』ミネルヴァ書房。

Bowlby, J., 1969 *Attachment and Loss. vol. 1: Attachment*. =黒田実郎・大羽蓁・岡田洋子訳，1976『母子関係の理論①愛着行動』岩崎学術出版社。

Bradbury, S. & Eggleston, C., 1925 Postural Hypotension: A Report of Three Cases in *American Heart Journal*, vol. 1, no. 1, pp. 73–86.

Breiter, H. C., Etcoff, N. L., Whalen, P. J., Kennedy, W. A., Rauch, S. L., Buckner, R. L., Strauss, M. M., Hyman, S. E. & Rosen, B. R., 1996 Response and Habituation of the Human Amygdala during Visual Processing of Facial Expression, in *Neuron*, vol. 17, no. 5, pp. 875-87.

Bremner, J. D., 2002 *Does Stress the Brain?: Understanding Trauma-Related Disorders from a Mind-Body Perspective*. =北村美都穂訳，2003『ストレスが脳をだめにする』青土社。

Breuer, J. & Freud, S., 1893 Über den psychischen Mechanismus hysterischer Phnomene Krankengeschichten, in *Neurologischen Zentralblatt*, Nr. 1 u. 2. =懸田克躬・吉田正己訳，1955「ヒステリー現象の心的機構について〈予報〉」『フロイド選集9』日本教文社，pp.. 311-36。

――――, 1893-5 *Studien über Hysterie*. =懸田克躬・吉田正己訳，1955「ヒステリー研究」『フロイド選集9』日本教文社，pp. 1-336。

Brewer, J. A., Worhunsky, P. D., Gray, J. R., Tang, Y. Y., Weber, J. & Kober, H., 2011 Meditation experience is associated with differences in default mode network activity and connectivity, in *Proceedings of the National Academy of Sciences of the U. S. A.*, vol. 108, pp. 20254-9.

Broadhurst, P. L., 1975 The Maudsley Reactive and Nonreactive Strains of Rats: A Survey, in *Behavior Genetics*, vol. 5, pp. 299-319.

Brothers, L., 1990 The Social Brain: A Project for integrating primate behavior and neuropsychology in a new domain, in *Concepts in Neuroscience*, vol. 1, pp. 27-51.

Brothers, L. & Ring, B., 1993 Mesial temporal neurons in the macaque monkey with responses selective for aspects of social stimuli, in *Behavioral Brain Research*, vol. 57, pp. 53-61.

Bruce, C., Desimone, R. & Gross, C. G., 1981 Visual properties of neurons in a polysensory area in superior temporal sulcus of the macaque, in *Journal of Neurophysiology*, vol. 46, no. 2, pp. 369-84.

Brutkowski, S., 1965 Functions of prefrontal cortex in animals, in *Physiological Review*, vol. 45, no. 4, pp. 721-46.

Buck, L. & Axel, R., 1991 A Novel Multigene Family may Encode Odorant Receptors: A Molecular Basis for Odor Recognition, in *Cell*, vol. 65, pp. 175-81.

Buckner, R. L., Andrews-Hanna, J. R. & Schacter, D., 2008 The Brain's Default Network, in *Annals of the New York Academy of Sciences*, vol. 1124, pp. 1-38.

Burghardt, G. M., 2005 *The Genesis of Animal Play*. Cambridge: MIT Press.

Byrne, R., 1995 *The Thinking Ape*. ＝小山高正・伊藤紀子訳，1998『考えるサル──知能の進化論』大月書店。

Byrne, R. & Whiten, A. (eds.), 1988 *Machiavellian Intelligence*. ＝藤田和生・山本博志・友永雅巳訳，2004『マキャベリ的知性と心の理論の進化論──ヒトはなぜ賢くなったか』ナカニシヤ出版。

───，1997 *Machiavellian Intelligence. Vol. II*. ＝友永雅己・小田亮・平田聡・藤田和生監訳，2004『マキャベリ的知性と心の理論の進化論 II──新たなる展開』ナカニシヤ出版。

Cabanac, M., 1999 Emotion and Phylogeny, in *Japanese Journal of Physiology*, vol. 49, pp. 1-10.

Cabanac, M. Cabanac, A. J. & Parent, A., 2009 The Emergence of Consciousness in Phylogeny, in *Behavioral Brain Research*, vol. 198, pp. 267-72.

Campbell, D. T., 1960 Blind variation and selective retention in creative thought as in other knowledge processes, in *Psychological Review*, vol. 67, pp. 380-400.

Cannon, W. H., 1914 The Interrelations of Emotions as Suggested by Recent Physiological Researches, in *American Journal of Psychology*, vol. 25, no. 2, pp. 256-82.

───，1915 *Bodily Changes in Pain, Hunger, Fear and Rage*. New York, NY: D. Appleton & Company.

───，1929 Organization for Physiological Homeostasis, in *Physiological Review*, vol. 9, pp. 399-431.

───，1932 *Wisdom of the Body*. ＝舘鄰・舘澄江訳，1981『からだの知恵』講談社学術文庫。

───，1942 Voodoo Death, in *American Anthropologist*, vol. 44, pp. 169-181.

Carpenter, W. B., 1874 *Principles of mental physiology: with their applications to the training and discipline of the mind, and the study of its morbid condition*. London: H. S. King and Co. primary source edition. 2013 Nabu Press.

Carroll, S. B., Greinier, J. K. & Weatherbee, S. D., 2001 *From DNA to Diversity: Molecular Genetics and the Evolution of Animal Design*. ＝上野直人・野地澄晴監訳，2002『DNA から解き明かされる形づくりと進化の不思議』羊土社。

Carson, S. H., 2011 Creativity and Psychopathology: A Shared Vulnerability Model, in *Canadian Journal of Psychiatry*, vol. 56, no. 3, pp. 144-53.

Carter, C. S., 1998 Neuroendocrine Perspectives on Social Attachment and Love, in *Psychoneuroendocrinology*, vol. 23, pp. 779-818.

Carter, C. S. & Getz, L. L., 1993 Monogamy and the Prairie Vole, in *Scientific American* no. 268, pp. 100-6. ＝瀬戸口美恵子訳，1993「ホルモンがプレーリーハタネズミを一夫一妻にする」『日経サイエンス』第263号，pp. 106-15.

Carter, C. S., Harris, J. & Porges, S. W., 2009 Neural and Evolutionary Perspectives on Empathy, in Decety, J. & Ickes, W. (eds.), *The Social Neuroscience of Empathy*. ＝岡田顕宏訳，2016「共感に関する神経学的および進化的視点」『共感の社会神経科学』勁草書房，pp. 229-47。

Cauda, F., Torta, D. M. E., Sacco, K., D'Agata, F., Geda, E., Duca, S., Geminiani, G. & Vercelli, A., 2013 Functional Anatomy of Cortical Areas Characterized by Von Economo Neurons, in *Brain Structure and Function*, vol. 218, no. 1, pp. 1-20.

Chalmers, D. J., 1996 *The Conscious Mind: In Search of a FundamentalTheory*. New York: Oxford University Press. ＝林　一訳, 2001『意識する心——脳と精神の根本理論を求めて』白揚社。

Chance, M. R. A. & Mead, A. P., 1953 Social behavior and primate evolution, in *Symposia of the Soiety of Experimental Biology Evolution*, vol. 7, pp. 395-439.

Changeux, J. -P., 1983 *L'homme neuronal*. ＝新谷昌宏訳, 1989『ニューロン人間』みすず書房。

Charney, D. S., Deutch, A. V., Krystal, J. H., Southwick, A. M. & Davis, M., 1993 Psychobiologic Mechanisms of Posttraumatic Stress Disorder, in *Archive of General Psychiatry*, vol. 50, pp. 295-305.

Chitty, J., 2002 *Triune Autonomic Nervous System: Experimental Applications based on Craniosacral Therapy*. Colorado School of Energy Studies. http: //www. seforeningen. dk/files/articlefiles/Bibliotek/Offentligeartikler/FYSIOLOGISK-TEORI/Chitty%20 Triune%20ANS%20Applications. pdf

————, 2009 *Anatomy of the Triune Autonomic Nervous System*. Colorado Energy School. Anatomy of the Triune Autonomic Nervous System - YouTube

————, 2013 *Dancing with Yin and Yang*. Boulder, CO: CSES.

————, 2014 Polyvagal Theory, the Triune Autonomic Nervous System, and Therapeutic Applications. http: //energyschool. com/wp-content/uploads/2014/04/Triune_Autonomic_Nervous_System_Article-Chitty. pdf

Christoff, K., Gordon, A. M., Smallwood, J., Smith, R & Schooler, J. W., 2009 Experience sampling during fMRI reveals default network and executive system contributions to mind wandering, in *Proceedings of the National Academy of Sciences of the U. S. A.*, vol. 106, no. 21, pp. 8719-24.

Clack, J. A., 2000 *Gaining Ground: The Water to Land Adventure*. ＝池田比佐子訳, 2000『手足を持った魚たち——脊椎動物の上陸戦略』講談社現代新書。

Clements, W. A. & Perner, J., 1994 Implicit understanding of belief, in *Cognitive Development*, vol. 9, pp. 377-95.

Colbert, E. H., 1955 *Evolution of the Vertebrates: A History of the Background Animala through Time*. ＝田隅本生訳, 1967『脊椎動物の進化』（上）（下）築地書館。

Collen, A., 2015 *10% Human*. ＝矢野真千子訳, 2016『あなたの体は9割が細菌』河出書房新社。

Corballis, M. C., 2014 *The Wandering Mind: What the Brain Does When You're not Looking*. ＝鍛原多恵子訳, 2015『意識と無意識のあいだ——「ぼんやり」したとき脳で起きていること』講談社。

Corbetta, M., Patel, G. & Shulman, G. L., 2008 The reorienting system of the human brain: from environment to theory of mind, in *Neuron*, vol. 58, no. 3, pp. 306-24.

Craig, A. D., 2002 How do you feel? Interoception: the Sense of the Physiological Condition of the Body, in *Nature Reviews Neuroscience*, vol. 3, pp. 655-66.

──────, 2003 Interoception: the Sense of the Physiological Condition of the Body, in *Current Opinion in Neurobiology*, vol. 13, pp. 500-5.

──────, 2009 How do you feel－now? The Anterior Insula and Human Awareness, in *Nature Reviews Neuroscience*, vol. 10, pp. 59-70.

Creswell, J. D., 2017 Mindfulness interventions, in *Annual Review of Psychology*, vol. 68, pp. 491–516.

Creswell, J. D., Taren, A. A., Lindsay, E. K., Greco, C. M., Gianaros, P. J., Fairgrieve, A., Marsland, A. L., Brown, K. W., Way, B. M., Rosen, R. K. & Ferris, J. L., 2016 Alterations in resting-state functional connectivity link mindfulness meditation with reduced interleukin-6: A randomized controlled trial, in *Biological Psychiatry*, vol. 80, pp. 53–61.

Creswell, J. D., Way, B. M., Eisenberger, N. I. & Lieberman, M. D., 2007 Neural correlates of dispositional mindfulness during affect labeling, in *Psychosomatic Medicine*, vol. 69, no. 6, pp. 560-5.

Crick, F. & Koch, C., 1992 The Problem of Consciosness, in *Scientific American*, vol. 243, no. 3, pp. 111-7.

Critchley, H. D., Mathias, C. J. & Dolan, R. J., 2001 Neuroanatomical Basis for First- and Second-Order Representations of Bodily States, in *Nature Neuroscience*, vol. 4, no. 2, pp. 207-12.

Critchley, H. D., Mathias, C. J., Josephs, O., O'Doherty, J., Zanini, S., Dewar, B-K., Cipolotti, L., Shallice, T. & Dolan, R. J., 2003 Human Cingulate Cortex and Autonomic Control: Converging Neuroimaging and Clinical Evidence, in *Brain*, vol. 126, pp. 2139-52.

Critchley, H. D., Wiens, S., Rotshtein, P., Ohman, A. & Dolan, R. J., 2004, Neural Systems supporting Interoceptive Awareness, in *Nature Reviews Neuroscience*, vol. 7, no. 2, pp. 189-95.

Crocq, L. & De Verbizier, J., 1989 Le traumatisme psychologique dans l'œuvre de Pierre Janet, in *Annales médico-psychologiques. sér. 15: revue psychiatrique: bulletin officiel de la Société médico-psychologique*, vol. 147, no. 9, pp. 983-7.

Csikszentmihalyi, M., 1990 *Flow*. ＝今村浩明訳, 1996 『フロー体験　喜びの現象学』世界思想社。

──────, 1996 *Creativity: Flow and the psychology of Discovery and Invention*. ＝浅川希洋志・須藤祐二・石村郁夫訳, 2016 『クリエイティヴィティ：フロー体験と創造性の心理学』世界思想社。

──────, 1997 *Finding Flow*. ＝大森　弘訳, 2010 『フロー体験入門』世界思想社。

──────, 1999 Implications of a Systems Perspective for the Study of Creativity, in Sternberg, R. J.（ed.）, *Handbook of Creativity*. Cambridge: Cambridge University Press, pp. 313-35.

Daly, M. De B., 1986 Interaction between Respiration and Circulation, in Cherniack, N. S. & Widdicombe, J. G.（eds.）, *Handbook of Physiology: The Respiratory System II: Control of Breathing, Part 2.* Bethesda, Maryland: American Physiological Association, pp.

529-94.

Damasio, A. R., 1994 *Descartes' Error: Emotion, Reason, and the Human Brain.* ＝田中三彦訳，2000『生存する脳──心と脳と身体の神秘』講談社。

─────, 1999 *The Feeling of What Happens: Body and Emotion in the Making of Consciousness.* ＝田中三彦訳，2003『無意識の脳　自己意識の脳──身体と情動と感情の神秘』講談社。

─────, 2003 Feelings of Emotion and the Self, in *Annals of the New York Academy of Sciences*, vol. 1001, pp. 253-61.

─────, 2010 *Self comes to mind.* ＝山形浩生訳，2013『自己が心にやってくる──意識ある脳の構築』早川書房。

Damasio, H., Grabowski, T., Frank, R., Galaburda, A., M. & Damasio, A. R., 1994 The Return of Phianeas Gage: Clues about the Brain from the Skull of a Famous Patient, in *Science*, vol. 264, pp. 1102-5.

Damasio, A. R., Tranel, D. & Damasio, H., 1990 Individuals with sociopathic behavior caused by frontal damage fail to respond autonomically to social stimuli, in *Behavioral Brain Research*, vol. 41, no. 2, pp. 81-94.

Darwin, Ch., 1872 *The Expression of the Emotions in Man and Animal.* ＝浜中浜太郎訳，1931『人及び動物の表情について』岩波文庫。

Dasser, V., 1988 A social concept in Java monkeys, in *Animal Behaviour*, vol. 36, pp. 225-30.

Davila-Ross, M., Menzler, S. & Zimmermann, E., 2008 Rapid facial Mimicry in Orangutan Play, in *Biology Letters*, vol. 4, pp. 27-30.

Davis, M. H., 1983 Measuring Individual Differences in Empathy: Evidence for a Multidimentional Approach, in *Journal of Personality and Social Psychology*, vol. 44, pp. 113-26.

Davis, M., Walker, D. L. & Lee, Y., 1997 Roles of the amygdala and bed nucleus of the stria terminalis in fear and anxiety measured with the acoustic startle reflex. Possible relevance to PTSD, in *Annals of the New York Academy of Sciences*, vol. 821, pp. 305-31.

Davis, M. & Whalen, P. J., 2001 The Amygdala: Vigilance and Emotion, in *Molecular Psychiatry*, vol. 6, pp. 13-34.

Davis, P. J., Zhang, S. P., Winkworth, A. & Bandler R., 1996 Neural control of vocalization: respiratory and emotional influences, in *Journal of Voice*, vol. 10, no. 1, pp. 23-38.

Deacon, T. W., 1997 *The Symbolic Species: The Co-evolution of Language and the Brain.* ＝金子隆芳訳，1999『ヒトはいかにして人となったか──言語と脳の共進化』新曜社。

de Beavoir, S., 1949 *Le deuxieme sexe.* ＝生島遼一訳，1953『第二の性』新潮社。

de Catanzaro, D., 1999 *Motivation and Emotion: Evolutionary, Physiological, Developmental, and Social Perspectives.* ＝浜村良久監訳，2005『動機づけと情動』協同出版。

Decety, J. & Lamm, C., 2006 Human Empathy through the Lens of Social Neuroscience, in *Scientific World Journal*, vol. 6, pp. 1146-63.

De Dreu, C. K., Greer, L. L., Handgraaf, M. J., Shalvi, S., Van Kleef, G. A., Baas, M., Ten

Velden, F. S., Van Dijk, E. & Feith, S. W., 2010 The neuropeptide oxytocin regulates parochial altruism in intergroup conflict among humans, in *Science*, vol. 328, pp. 1408-11.

De Dreu, C. K. W., Greer, L. L., Van Kleef, G. A., Shalvi, S. & Handgraaf, M. J., 2011 Oxytocin Promotes Human Ethnocentrism, in *Proceedings of the National Academy of Sciences of the U. S. A.*, vol. 108, no. 4, pp. 1262-6.

Delay, J., 1945 *La psycho-physilogie humaine.* ＝三浦岱榮訳, 1952『人間の精神生理』白水社クセジュ文庫。

Dell, P. & Olson, R., 1951 Projections "secondaires" mesencephaliques, diencephaliques et amygdaliennes des afferences viscerales vagales, in *C R Soc Biol*, vol. 145, pp. 1088-91.

de Manzano, O., Theorell, T., Harmat, L. & Ullén, F., 2010 The psychophysiology of flow during piano playing, in *Emotion*, vol. 3, pp. 301-11.

Demuru, D. & Palagi, E., 2012 In bonobos yawn contagion is higher among kin and friends, in *PLoS ONE*, vol. 7, no. 11: e49613.

Denette, D. C., 1983 Intentional systems in cognitive ethology: The "Panglossian paradigm" defended, in *Behavioral and Brain Sciences*, vol. 6, pp. 343-90.

de Olmos, J. S. & Heimer, L., 1999 The concepts of the ventral striatopallidal system and extended amygdala, in *Annals of the New York Academy of Sciences*, vol. 877, pp. 1-32.

Devine, P. G. & Monteith, M. J., 1999 Automaticity and control in stereotyping, inChaiken, S. & Trope, Y. (eds.), *Dual-process theories in social psychology*. New York: Guilford Press, pp. 339-60.

Devinsky, O., Putnam, F. W., Grafman, J., Bromfield, E. & Theodore, W. H., 1989 Dissociative states and epilepsy, in *Neurology*, vol. 39, no. 6, pp. 835-40.

de Waal, F., 1982 *Chimpanzee Politics: Power and Sex among Apes.* ＝西田利貞訳, 1984『政治をするサル——チンパンジーの権力と性』どうぶつ認識社。

————, 1989 *Peacemaking among Primates.* ＝西田利貞・榎本知郎訳, 1993『仲直り戦術——霊長類は平和な暮らしをどのように実現しているか』どうぶつ社。

————, 1996 *Good Natured: The Origins of Right and Wrong in Humans and Other Animals.* ＝西田利貞・藤井留美訳, 1998『利己的なサル, 他人を思いやるサル——モラルはなぜ生まれたのか』草思社。

————, 2005 *Our Inner Ape.* ＝藤井留美訳, 2005『あなたのなかのサル』早川書房。

————, 2009 *The Age of Empathy: Nature's Lessons for a Kinder Society.* ＝柴田裕之訳, 2010『共感の時代へ——動物行動学が教えてくれること』紀伊國屋書店。

Dias-Ferreira, E., Sousa, J. C., Melo, I., Morgado, P., Mesquita, A. R., Cerqueira, J. J., Costa, R. M. & Sousa, N., 2009 Chronic stress causes frontostriatal reorganization and affects decision-making, in *Science*, vol. ; 325, pp. 621-5.

Dietrich, A., 2004a Neurocognitive mechanisms underlying the experience of flow, in *Consciousness and Cognition*, vol. 13, pp. 746-61.

————, 2004b The cognitive neuroscience of creativity, in *Psychonomic Bulletin and*

Review, vol. 11, no. 6, pp. 1011-26.

Dietrich, A. & Kanso, R., 2010 A review of EEG, ERP, and neuroimaging studies of creativity and insight, in *Psychological Bulletin*, vol. 136, no. 5, pp. 822-48.

Dimberg, U., 1982 Facial Reactions to Facial Expressions, in *Psychophysiology*, vol. 19, pp. 643-7.

―――, 1991　Emotional Reactions to Facial Expressions: A Case of automatic Rseponding? , in *Psychophysiology*, vol. 28, pp. S19.

―――, 1994　Facial Reactions: "Immediate " Emotional Reactions, in *Psychophysiology*, vol. 31, pp. S40.

di Pellegrino, G., Fadiga, L., Fogassi, L., Gallase, V. & Rizzolatti, G., 1992 Understanding Motor Events: A Neurophysiological Study, in *Experimental Brain Research*, vol. 91, pp. 176-80.

Doheny, L., Hurwitz, S., Insoft, R., Ringer, S. & Lahav, A., 2012 Exposure to biological maternal sounds improves cardiorespiratory regulation in extremely Preterm infants, in *Journal of Maternal -Fetal and Neonatal Medicine*, vol. 25, no. 9, pp. 1-4.

Doidge, N., 2015 *The Brain's Way of Healing. : Remarkable Recoveries and Discoveries from the Frontiers of Neuroplasticity.* ＝高橋　洋訳，2016『脳はいかに治癒をもたらすか――神経可塑性研究の最前線』紀伊國屋書店。

Domes, G., Heinrichs, M., Gläscher, J., Büchel, C., Braus, D. F. & Herpertz, S. C., 2007 Oxytocin attenuates amygdala responses to emotional faces regardless of valence, in *Biological Psychiatry*. vol. 62, no. 10, pp. 187-90.

Douglas, W. W. & Ritchie, J. M., 1962 Mammalian Nonmyelinated Nerve Fibers, in *Physiological Review*, vol. 42, pp. 297-334.

堂本時夫，2001　「延髄最後野（Area Postrema）の構造」『広島県立保健福祉大学誌　人間と科学』第 1 巻第 1 号，p. 53。

Dovidio, J. F., Kawakami, K., Johnson, C., Johnson, B. & Howard, A., 1997 On the nature of prejudice: Automatic and controlled processes, in *Journal of Experimental Social Psychology*, vol. 33, pp. 510-40.

Drevets, W. C., 2000 Neuroimaging studies of mood disorders, in *Biological Psychiatry*, vol. 48, pp. 813-29.

Drevets, W. C., Price, J. L., Simpson, J. R. Jr., Todd, R. D., Reich, T., Vannier, M. & Raichle, M. E., 1997 Subgenual prefrontal cortex abnormalities in mood disorders, in *Nature*, vol. 386, pp. 824-7.

Drevets, W. C., Videen, T. O., Price., J. L., Preskorn, S. H., Carmichael, S. T. & Raichle, M. E., 1992 A functional anatomical study of unipolar depression, in *Journal of Neuroscience*, vol. 12, no. 9, pp. 3628-41.

Dunbar, R. I., M, 1992 Neocortex size as a constraint on group size in primates, in *Journal of Human Evolution*, vol. 20, pp. 469-93.

―――, 1993 Co-evolution of Neurocortical Size, Group Size and Language in Humans, in *Behavioral and Brain Sciences*, vol. 16, pp. 681-735.

―――, 1996 *Grooming, Gossip and the Evolution of Language.* ＝松浦俊輔・服部清美

訳，1998『ことばの起源——猿の毛づくろい，人のゴシップ』青土社。

―――，1998 The Social Brain Hypothesis, in *Evolutionary Anthropology*, vol. 6, pp. 178-190.

Dunbar, R. I. M. & Schultz, S., 2007 Evolution in the Social Brain, in *Science*, vol. 317 (5843), pp. 1344-7.

Eberl, G., 2010 A new vision of immunity: homeostasis of the superorganism, in *Mucosal Immunology*, vol. 3, no. 5, pp. 450-60.

Eccles, J. C., 1989 *Evolution of the Brain: Creation of the Self.* ＝伊藤正男訳『脳の進化』東京大学出版会。

Eckberg, D. L., 1980 Parasympathetic Cardiovascular Control in Human Disease: A Critical Review of Methods and Results, in *American Journal of Physiology*, vol. 239, pp. H581-93.

―――，1983 Human Sinus Arrhythmia as a Index of Vagal Cardiac Outflow, in *Journal of Applied Physiology*, vol. 54, pp. 961-6.

Eibl-Eibesfeldt, I., 1970 *Liebe und Hass: Zur Naturgeschichte elementarer Verhaltenweisen.* ＝日高敏隆・久保和彦訳，1974『愛と憎しみ』みすず書房。

―――，1984 *Grundriß der Humanethologie: Die Biologie des menschlichen Verhaltens.* ＝日高敏隆監修・桃木暁子ほか訳，2001『ヒューマン・エソロジー——人間行動の生物学』ミネルヴァ書房。

Eisenberger, N. I., 2012 The pain of social disconnection: examining the shared neural underpinnings of physical and social pain, in *Nature Reviews Neuroscience*, vol. 13, pp. 421-34.

Eisenberger, N. I. Lieberman, M. D. & Williams, k. D., 2003 Does rejection hurt? An fMRI study of social exclusion, in *Science*, vol. 302, pp. 290-2.

Ellamil, M., Dobson, C., Beeman, M. & Christoff, K., 2012 Evaluative and generative modes of thought during the creative process, in *Neuroimage*, vol. 59, no. 2, pp. 1783-94.

Ellenberger, H. F., 1970 *The Discovery of the Unconscious: The History and Evolution of Dynamic Psychiatry.* ＝木村　敏・中井久夫監訳『無意識の発見（上）（下）』弘文堂。

Emerson, D. & Hopper, E., 2011 *Overcoming Trauma through Yoga: Reclaiming Your Body.* ＝伊藤久子訳，2011『トラウマをヨーガで克服する』紀伊国屋書店。

Emery, N. J., & Amaral, D. G., 2000 The role of the primate amygdala in social cognition in Lane, R. D. & Nadel, L. (eds.), *Cognitive Neuroscience of Emotion. Series in affective science.* New York: Oxford University Press, pp. 156–91.

Emery, N. J., Capitanio J. P., Mason, W. A., Machado, C. J., Mendoza, S. P., Amaral, D. G., 2001 The effects of bilateral lesions of the amygdala on dyadic social interactions in rhesus monkeys (Macaca mulatta). in *Behavioral Neuroscience*, vol. 115, no. 3, pp. 515-44.

Emery, N. J. & Clayton, N. S., 2007 Evolution of the Avian Brain and Intelligence, in *Current Biology*, vol. 15, no. 23, R946-50.

Emlen, S. T., 1995　An Evolutionary Theory of the Family, in *Proceedings of the Na-*

tional Academy of Sciences of the U. S. A., vol. 92, pp. 8092-9.

―――, 1997　長谷川真理子・寿一訳「ヒトの家族関係のダイナミクス――進化的視点から」『科学』第67巻第4号, pp. 279-88。

遠藤利彦, 2017 『赤ちゃんの発達とアタッチメント』ひとなる書房。

Erikson, K., 1995 Notes on Trauma and Community, in Caruth, C. (ed.), *Trauma: Explorations in Memory*. Johns Hopkins U. P. ＝権田健二訳「トラウマと共同体に関する覚書」, キャシー・カルース編, 2000『トラウマへの探究――証言の不可能性と可能性』作品社, pp. 271-97。

Erlanger, J. & Gasser, S., 1937 *Electrical Signs of Nervous Activity*. University of Pennsylvania Press.

Eslinger, P. J. & Damasio, A. R., 1985 Severe disturbance of higher cognition after bilateral frontal lobe ablation: patient EVR, in *Neurology*, vol. 35, no. 12, pp. 1731-41.

Ethelberg, S., 1950 Symptomatic "cataplexy" or chalastic fits in cortical lesion of the frontal lobe, in *Brain*, vol. 73, pp. 499–512.

Etkin, A. & Wagner, T. D., 2007 Functional neuroimaging of anxiety: a meta-analysuis of emotional processing in PTSD, social anxiety disorder, and specific phobia, in *American Journal of Psychiatry*, vol. 164, pp. 1476-88.

Evans, J. St., 2008 Dual-processing accounts of reasoning, judgment, and social cognition, in *Annual Review of Psychology*, vol. 59, pp. 255-69.

Evarts, E. V., 1964 Temporal patterns of discharge of pyramidal tract neurons during sleep and waking in the monkey, in *Journal of Neurophysiology*, vol. 27, no. 2, pp. 152―171.

Everitt, B. J., Cardinal, R. N., Parkinson, J. A. & Robbins, T. W., 2003 Appetitive behavior: impact of amygdala-dependent mechanisms of emotional learning, in *Annals of the New York of Academy of Science*, vol. 985, pp. 233-50.

江連和久, 1994 「延髄呼吸性ニューロン群の分類」『神経研究の進歩』第38巻3号, pp. 353-63。

Falk, D., 2004 Prelinguistic evolution in early hominins: Whence motherese? , in *Behavioral and Brain Sciences*, vol. 27, no. 4, pp. 491-503.

Fan, Y., Duncan, N. W., de Greck, M. & Northoff, G., 2011 Is there a core neural network in empathy? An fMRI based quantitative meta-analysis, in *Neuroscience and Biobehavioral Review*, vol. 35, no. 3, pp. 903-11.

Farrer, C., Franck, N., Georgieff, N., Frith, C. D., Decety, J. & Jeannerod, M., 2003 Modulating the experience of agency: a positron emission tomography study, in *Neuroimage*, vol. 18, no. 2, pp. 324-33.

Ferguson, C. A., 1966 Assumptions about nasals; A sample study in phonological universals, in Greenberg, J. (ed.), *Universals of Language*. 2nd ed. Cambridge: MIT Press, pp. 53-60.

Fernald, A., Taeschner, T., Dunn, J., Papousek, M., de Boysson-Bardies, B. & Fukui, I., 1989 A cross-language study of prosodic modifications in mothers' and fathers' speech to preverbal infants., in *Journal of Child Language*, vol. 16, no. 3, pp. 477-501.

Figley, C. R. (ed.), 1978 *Stress Disorders among Vietnam Veterans.* = 辰沼利彦監訳, 1984『ベトナム戦争神経症』岩崎学術出版社。

Farrer, C., Franck, N., Georgieff, N., Frith, C. D., Decety, J. & Jeannerod, M., 2003 Modulating the experience of agency: a positron emission tomography study, in *Neuroimage*, vol. 18, no. 2, pp. 324-33.

Fitzgerald, D. A., Angstadt, M., Jelsone, L. M., Nathan, P. J. & Phan, K. L., 2006 Beyond Threat: Amygdala Reactivity across Multiple Expressions of Facial Affect, in *Neuro Image*, vol. 30, pp. 1441-8.

Fleming, A. S., Vaccarino, F. & Luebke, C., 1980 Amygdaloid Inhibition of Maternal Behavior in the Nulliparous Female Rat, in *Physiology and Behavior*, vol. 25, pp. 731-43.

Foley, J. O. & DuBois, F. S., 1937 Quantitative Studies of the Vagus Nerve in the Cat., I. The Ratio of Sensory to Motor Fibers, in *Journal of Comparative Neurology*, vol. 67, pp. 49-67.

Folkow, B. & Neil, E., 1971 *Circulation.* = 入内島十郎訳, 1973『循環』真興交易医書出版部。

Folz, E. L. & White, L. E., 1962 Pain "Relief" by Frontal Cingulotomy, in *Journal of Neurosurgery*, vol. 19, pp. 89-100.

Fonagy, P., Redfern, S. & Charman, T., 1997 The Relationship between Belief-Desire Reasoning and a Projective Measure of Attachment Security (SAT) , in *British Journal of Developmental Psychology*, vol. 15, pp. 51-61.

Fonagy, P. & Allison, E., 2014 The role of mentalizing and epistemic trust in the psychotherapeutic relationship, in *Psychotherapy*, vol. 51, pp. 372–80.

Fornari, F., 1966 *The Psychoanalysis of War*. Bloomington: Univ. of Indiana Press.

Forsythe, P., Bienenstock, J. & Kunze, W. A., 2014 Vagal pathways for microbiome-brain-gut axis communication, in *Advances in Experimental Medicine and Biology*, vol. 817, pp. 115-33.

Fox, K. C. R., Spreng, R. N., Ellamil, M., Andrews-Hanna, J. R. & Christoff, K., 2015 The wandering brain: Meta-analysis of functional neuroimaging studies of mind-wandering and related spontaneous thought processes, in *Neuroimage*, vol. 111, pp. 611-21.

Fox, M. D., Snyder, A. Z., Vincent, J. L., Corbetta, M., Van Essen, D. C. & Raichle, M. E., 2005 The Human Brain is intrinsically Organaized into Dynamic, Anticorrelated Functional networks, in *Proceedings of the National Academy of Sciences of U. S. A..*, vol. 102, no. 27, pp. 9673-8.

Fox, M. W., 1982 Are Most Animals "Mindless Automatons"?: A Reply to Gordon G. Gallup, Jr., in *American Journal of Primatology*, vol. 3, pp. 341-3.

Franzen, E. A. & Myers, R. E., 1973 Age effects of social behavior deficits following prefrontal lesions in monkeys, in *Brain Research*, vol. 54, pp. 277-86.

Freese, J. L., & Amaral, D. G., 2005 The organization of projections from the amygdala to visual cortical areasTE and V1 in the macaque monkey., in *Journal of Comparative Neurology*, vol. 486, no. 4, pp. 295-317.

————, 2009 Neuroanatomy of the Primate Amygdala, in Whalen P. & Phelps, E. A.

(eds.), *The Human Amygdala*. New York: Guilford Press, pp. 3-42.

Freud, S., 1896 *Zur Ätiologie der Hysterie*. =懸田克躬・吉田正己訳，1955「ヒステリー病因論」『フロイド選集9』日本教文社，pp. 337-84。

————, 1910 *Über Psychoanalyse*. =懸田克躬訳，1969「精神分析について」『フロイド選集17』日本教文社，pp. 211-78。

Friedrich, E. V. C., Suttie, N., Sivanathan, A., Lim, Th., Louchart, S. & and Pineda, J. A., 2014 Brain computer interface game applications for combined neurofeedback and biofeedback treatment for children on the autism spectrum, in *Frontiers in Neuroengineering*, vol. 7, pp. 1-7.

Frith, C. D., 2002 Attention to action and awareness of other minds, in *Consciousness and Cognition*, vol. 11, no. 4, pp. 481-7.

————, 2007a The Social Brain?, in *Philosophical Transactions of the Royal Svol. ociety of London B: Biological Sciences*, vol. 362（1480), pp. 671–8.

————, 2007b Making Up the Mind: How the Brain Creats Our Mental World. =大堀壽夫訳，2009『心をつくる——脳が生みだす心の世界』岩波書店。

深田順一，1993 「免疫系と内分泌系の相関」『最新内科学大系12 間脳・下垂体疾患』中山書店，pp. 17-24。

————, 1996 「神経・免疫・内分泌相関」『最新内科学大系2 科学としての内科学』中山書店，pp. 253-61。

深尾葉子，2012『魂の脱植民地化とは何か』青灯社。

Fuster, J. M., 1997 *The Prefrontal Cortex: Anatomy, Physiology, and Neuropsychology of the Frontal Lobe*. 3rd ed. =福井顕二監訳，2006『前頭前皮質——前頭葉の解剖学，生理学，神経心理学』新興医学出版社。

Galaburda, A. M., Wang, P. P., Bellugi, U. & Rossen, M. L., 1994 Cytoarchitectonic anomalies in a genetically based disorder: Williams syndrome, in *Neuroreport*, vol. 5, pp. 753-7.

Gallup, G. G. Jr., 1970 Chimpanzees: Self-Recognition, in *Science*, vol. 167, pp. 86-7.

————, 1977 Tonic Immobility: the Role of Fear and Predation, in *Psychological Record*, vol. 1, pp. 41-61.

Gallup, G. G. Jr. & Maser, J. D., 1977 Catatonia: Tonic Immobility: Evolutionary Underpinnings of Human Catalepsy and Catatonia, in Maser, J. D. & Seligman, M. E. P. (eds.), *Psycholpathology: Experimental Models*. San Francisco: Freeman, pp. 334-57.

Ganong, W. F., 2003 *Review of Medical Physiology*. 21st ed. =岡田泰伸訳，2004『ギャノング生理学 原書21版』丸善。

Garcia, J., Ervin, F. R. & Koelling, R. A., 1966 Learning with Prolonged Delay of Reinforcement, in *Psychonomic Science*, vol. 5, pp. 1221-2.

Gazzaniga, M. S., 1985 *The Social Brain: Discovering the Networks of the Mind*. New York: Basic Book. =杉下守弘・関 啓子訳，1987『社会的脳——心のネットワークの発見』青土社。

———— (ed.), 1999 *The New Cognitive Neuroscience*. Cambridge: The MIT Press.

George, M. S., Sackeim, H. A., Rush, A. J., Marangell, L. B., Nahas, Z., Husain, M. M.,

Lisanby, S., Burt, T., Goldman, J. & Ballenger, J. C., 2000 Vagus Nerve Stimulation: A New Tool for Brain Research and Therapy, in *Biological Psychiatry*, vol. 47, pp. 287-95.

Getz, B. & Sirnes, T., 1949 The Localization within the Dorsal Motor Vagal Nucleus, in *Journal of Comparative Neurology*, vol. 90, pp. 95-110.

Ghashghaei, H. T., Barbas, H., 2002 Pathways for emotions: Interactions of prefrontal and anterior temporal pathways in the amygdala of the rhesus monkey, in *Neuroscience*, vol. 115, pp. 1261-79.

Giedke, H., 1986 Hibernation as a Model of Endogenous Depression, in *Pharmacopsychiatry*, vol. 19, pp. 192-3.

Gilad, Y., Man, O. & Lancet, D., 2003 Human Specific Loss of Olfactory Receptor Genes, in *Proceedings of the National Academy of Sciences of the U. S. A*, vol. 100, pp. 3324-7.

Gloor, P., Murphy, J. T. & Dreifuss, J. J., 1972 Anatomical and physiological characteristics of the two anygdaloid projection systems to the ventromedial hypothalamus., in Hockman, C. H. (ed.), *Limbic System Mechanisms and Autonomic Function*, Springfield: Charles C. Thomas, pp. 60-77.

郷 康広・颯田葉子, 2006 「五感の遺伝子からみたヒトの進化」『日経サイエンス』第36巻第3号, pp. 32-41。

Goh, C., 2016 How to apply mindfulness to the creative process, in *Mindful*. https://www. mindful. org/apply-mindfulness-creative-process/

Goines, P. & van der Water, J., 2010 The Immune System's Role in the Biology of Autism, in *Current Opinion in Neurology*, vol. 23, no. 2, pp. 111-7.

Gold, S. D., Marx, B. P., Soler-Baillo, J. M. & Sloan, D. M., 2005 Is Life Stress More Traumatic than Traumatic Stress, in *Journal of Anxiety Disorders*, vol. 19, pp. 687-98.

Goldberg, E., 2001 *The Executive Brain*. ＝沼尻由起子訳, 2007 『脳を支配する前頭葉』講談社ブルーバックス。

Goldman-Rakic, P. S., 1992 Working Memory and the Mind, in *Scientific American*, vol. 267, pp. 110-7. ＝久保田競訳, 1992 「ワーキングメモリー」『日経サイエンス』第22巻第11号, pp. 72-81。

─────, 1995 Cellular Basis of Working Memory, in *Neuron*, vol. 14, pp. 477-85.

Goldstein, L. E., Rasmusson, A. M., Bunney, B. S. & Roth, R. H., 1996 Role of the amygdala in the coordination of behavioral, neuroendocrine, and prefrontal cortical monoamine responses to psychological stress in the rat, in *Journal of Neuroscience*, vol. 16, pp. 4787-98.

Goodale, M. A. & Milner, D., 1992 Separate Pathways for Perception and Action, in *Trends in Neuroscience*, vol. 15, no. 1, pp. 20–25.

Gordon, I., Voos, A. C., Bennett, R. H., Bolling, D. Z., Pelphrey, K. A. & Kaiser, M. D., 2011 Brain mechanisms for processing affective touch, in *Human Brain Mapping*, vol. 34, no. 4, pp. 914-22.

Gorno-Tempini, M. L., Pradelli, S., Serafini, M., Pagnoni, G., Baraldi, P., Porro, C., Nicoletti, R., Umità, C. & Nichelli, P., 2001 Explicit and incidental facial expression processing:

an fMRI study, in *Neuroimage*, vol. 14, no. 2, pp. 465-73.

Gray, J. A., 1971 *The Psychology of Fear and Stress.* =斎賀久敬・今村護郎・篠田彰・河内十郎訳，1973『恐怖とストレス』平凡社。

Gray, T. S., 1993 Amygdaloid CRF Pathways: Role in Automatic, Neuroendocrine, and Behavioral Responses to Stress, in *Annals of the New York of Academy of Science*, vol. 697, pp. 53-60.

Grossman, D., 1995 *On Killing: The Psychological Cost of Learning to Kill in War and Society.* =安原和見訳，2004『戦争における「人殺し」の心理学』ちくま学芸文庫。

Grossman, P., 1983 Respiration, Stress, and Cardiovascular Function, in *Psychophysiology*, vol. 20, pp. 284-300.

Grossman, P., Brinkman A. & de Vries, J., 1992 Cardiac Autonomic Mechanisms Associated with Borderline Hypertension under Varying Behavioral Demands: Evidence for Attenuated Parasympathetic Tone but not for Enhanced Beta-adrenergic Activity, in *Psychophysiology*, vol. 29, pp. 698-711.

Grossman, P. & Svabak, S., 1987 Respiratory Sinus Arrhythmia as an Index of Parasympathetic Cardiac Control during Active Coping, in *Psychophysiology*, vol. 24, pp. 228-35.

Grueter, Th., 2007 Forgetting Faces, in *Scientific American Mind*, vol. 18, no. 4, pp. 68-73. =横山春彦訳「顔が覚えられない――『相貌失認』という障害」『日経サイエンス臨時増刊』第38巻1号，pp. 38-45。

Guilford, J. P., 1950 Creativity, in *American Psychologist*, vol. 5, pp. 444-54,

――――, 1967 *The Nature of Human Intelligence.* New York: McGraw-Hill.

Hacking, I., 1995 *Rewriting the Soul, Multiple Personality and the Sciences of Memory.* =北沢　格訳，1998『記憶を書きかえる』早川書房。

Hajós, M., Richards, C. D., Székely, A. D. & Sharp, T., 1998 An Electrophysiological and Neuroanatomical Study of the Medial Prefrontal Cortical Projection to the Midbrain Paphe Nuclei in the Rat, in *Neuroscience*, vol. 87 no. 1, pp. 95-108.

Hall, C. S., 1934 Emotional behavior in the rat: I. Defecation and urination as measures of individual differences in emotionality, in *Journal of Comparative Psychology*, vol. 18, no. 3, 385-403.

Halligan, P. W., Bass, C. & Wade, D. T., 2000 New Approach to Conversion Hysteria, in *BMJ*, vol. 320, pp. 1488-9.

Hamann, S. B., Ely, T. D., Hoffman, J. M., & Kilts, C. D., 2002 Ecstasy and agony: activation of the human amygdala in positive and negative emotion, in *Psychological Science*, vol. 13, no. 2, pp. 135-41.

Hamann, S. B., & Mao, H., 2002 Positive and negative emotional verbal stimuli elicit activity in the left amygdala, in *Neuroreport*, vol. 13, no. 1, pp. 15-9.

花澤　寿　2017　「多重迷走神経理論による神経性過食症理解の可能性について」『千葉大学教育学部研究紀要』第65巻，pp. 349-54。

Harlow, H. & Mears, C., 1979 *The Human Model.* New York: Wiley. =梶田正巳ほか訳1985『ヒューマン・モデル――サルの学習と愛情』黎明書房。

Harr, A. L., Gilbert, V. R. & Phillips, K. A., 2009 Do dogs（Canis familiaris）show contagious yawning?, in *Animal Cognition*, vol. 12, pp. 833-7.

長谷川寿一・長谷川眞理子，2000　『進化と人間行動』東京大学出版会。

長谷川政美，2014　『系統樹をさかのぼって見えてくる進化の歴史』ベレ出版。

Hasenkamp, W., Wilson-MendenhallC. D., Duncan, E., & Barsalou, L. W., 2012 Mind wandering and attention during focused meditation: A fine-grained temporal analysis of fluctuating cognitive states, in *Neuroimage*, vol. 59, pp. 750-60.

早野順一郎，1988「心拍変動の自己回帰スペクトル分析による自律神経機能の評価：RR間隔変動係数（CV-RR）との比較」『自律神経』第25巻，pp. 334-44。

―――，1993　「ホルダー心電図処理による自律神経活動の分析とその臨床応用――心拍変動の complex demodulation――」『BME』第7巻2号，pp. 38-47。

早野順一郎・岡田暁宜・安間文彦，1996　「心拍のゆらぎ：そのメカニズムと意義」『人工臓器』第25巻5号，pp. 870-80。

Hebb, D. O., 1939 Intelligence in Man after Large Removals of Cerebral Tissue: Report of Four Left Frontal Lobe Cases, in *Journal of General Psychology*, vol. 21, pp. 73-87.

―――, 1945 Man's Frontal Lobes: A Critical Review, in *Archives of Neurology and Psychiatry*, vol. 54, pp. 10-24.

―――, 1949 *The Organization of Behavior*. ＝白井　常訳，1957『行動の機構』岩波書店。

Hein, G. & Knight, R. T., 2008 Superior Temporal Sulcus――It's My Area: or is it?, in *Journal of Cognitive Neuroscience*, vol. 20, no. 12, pp. 2125–36.

Hennenlotter, A., Schroeder, U., Erhard, P., Castrop, F., Haslinger, B., Stoecker, D., Lange, K. W. & Ceballos-Baumann, A. O., 2005 A common neural basis for receptive and expressive communication of pleasant facial affect., in *Neuroimage*, vol. 26, no. 2, pp. 581-91.

Herman, J., 1992 *Trauma and Recovery*. ＝中井久夫訳，1996『心的外傷と回復』みすず書房。

Hess, E. H., 1965 Attitude and pupil size, in *Scientific American*, vol. 212, pp. 46-54.

彦坂興秀，1985　「大脳基底核の機能Ⅰ」「大脳基底核の機能Ⅱ――大脳基底核のニューロン活動」『科学』第55巻11，12号，pp. 680-9, 756-65。

―――, 1987　「大脳基底核」『神経科学レビュー』第1号，pp. 36-85。

廣田昭久・三浦恵理・小林能成・高原光恵，1994　「呼吸性不整脈：副交感神経機能の新たな指標」『上智大学心理学年報』第18巻，pp. 61-75。

Hirsch, J. A. & Bishop, B., 1981 Respiratory Sinus Arrhythmia in Humans: How Breathing Patterns Modulates Heart Rate, in *American Journal of Physiology*, vol. 241, H620-9.

Hjemdahl, P., 1987 Physiological Aspects of Catecholamine Sampling, in *Life Sciences*, vol. 41, no. 7, pp. 841-4.

Hobfoll, S. E., 1988 *The ecology of stress*. NewYork: Hemisphere.

Hoffman, H. H. & Kuntz, A., 1957 Vagus Nerve Components, in *Anantomical Records*, vol. 127, pp. 551-67.

Holden, C., 2003 Future brightening for depression treatments, in *Science*, vol. 302, pp. 810-3.

Hollander, E., Bartz, J., Chaplin, W., Phillips, A., Sumner, J., Soorya, L., Anagnostou, E. & Wasserman, S., 2006 Oxytocin increases retention of social cognition in autism, in *Biological Psychiatry*, vol. 61, no. 4, pp. 498-503.

堀　哲郎, 1991　『脳と情動——感情のメカニズム』共立出版。

————, 1997　「神経・内分泌・免疫ネットワーク」『最新内科学大系 プログレス2 内分泌・代謝疾患』中山書店, pp. 216-23。

Huber, D., Veinante, P. & Stoop, R., 2005 Vasopressin and oxytocin excite distinct neuronal populations in the central amygdala, in *Science*, vol. 308, pp. 245-8.

Hughes, G. M., 1969 *Comparative Physiology of Vertebrate RFespiration*. ＝柳田為正訳, 1973『動物の呼吸——比較生理学的展望——』河出書房新社。

Humphrey, N., 1976 The Social Function of Intellect, in Bateson P. P. G. & Hinde, R. A. (eds.), *Growing Points in Ethology*. Cambridge: Cambridge University Press, pp. 303-17.

Hurley, K. M., Herbert, H., Moga, M. M. & Saper, C. B., 1991 Efferent projections of the infralimbic cortex of the rat, in *Journal of Comparative Neurology*, vol. 308, pp. 249-76.

Hurley-Gius, K. M. & Neafsey, E. J., 1986 The medial frontal cortex and gastric motility: microstimulation results and their possible significance for the overall pattern of organization of rat frontal and parietal cortex, in *Brain Research*, vol. 365, pp. 241-8.

Iacoboni, M., 2008 *Mirroring People: The New Science of How We Connect with Others*. ＝塩原通緒訳, 2009『ミラーニューロンの発見』早川書房。

Iacoboni, M. & Dapretto, M., 2006 The Mirror Neuron System and the Consequences of its Dysfunction, in *Nature Review Neuroscience*, vol. 7, pp. 942-51.

Iacoboni, M., Molnar-Szakacs, I., Gallese, V., Buccino, G., Mazziotta, J. C. & Rizzolatti, G., 2005 Grasping the Intentions of Others with One's Own Mirror Neuron System, in *PLoS Biology*, vol. 3, no. 3, e79.

市川眞澄・守屋敬子, 2015　『匂いコミュニケーション——フェロモン受容の神経科学』共立出版。

飯高哲也, 2007「うつ病・不安障害と扁桃体」『臨床精神医学』第36巻7号, pp. 849-54。

————, 2012　「顔認知の脳内メカニズム——上側頭溝の機能を中心として」『BRAIN and NERVE』第64巻7号, pp. 737-42。

今西錦司, 1951　『人間以前の社会』岩波新書。

Ingvar, D. H., 1979 "Hyperfrontal" distribution of the cerebral grey matter flow in resting wakefulness; on the functional anatomy of the conscious state, in *Acta Neurologica Scandinavica*, vol. 60, no. 1, pp. 12-25.

Inoue, H., Yamasue, H., Tochigi, M., Abe, O., Liu, X., Kawamura, Y., Takei, K., Suga, M., Yamada, H., Rogers, M. A., Aoki, S., Sasaki, T. & Kasai, K., 2010 Association between the oxytocin receptor gene and amygdalar volume in healthy adults., in. *Biological Psychiatry*, vol. 68, no. 11, pp. 1066-72.

井上　猛・小山　司, 1997　「不安の動物モデルと精神薬理学——SSRIの抗不安作用を

中心に」『神経研究の進歩』第41巻4号，pp. 551-61。

―――, 2005 「Conditioned fearにおけるセロトニンの役割」『日本薬理学雑誌』第125巻，pp. 385-8。

Insel, T. R., 1997 A Neurobiological Basis of Social Attachment, in *American Journal of Psychiatry*, vol. 154, no. 6, pp. 726-35.

Insel, T. R. & Shapiro, L. E., 1992 Oxytocin receptor distribution reflects social organization in monogamous and polygamous voles, in *Proceedings of the National Academy of Sciences of the U. S. A*, vol. 89, no. 13, pp. 5981-5.

乾　敏郎，2013 『脳科学からみる子どもの心の育ち――認知発達のルーツをさぐる』ミネルヴァ書房。

伊谷純一郎，1972 『霊長類の社会構造』共立出版。

―――, 1986 「人間平等起源論」，伊谷純一郎・田中二郎編『自然社会の人類学――アフリカに生きる』アカデミア出版会，pp. 347-89。

―――, 1987 『霊長類社会の進化』平凡社。

糸魚川直祐，1988 「ニホンザルにおける母子関係」『心理学評論』第31巻1号，pp. 112-22。

糸魚川直祐・田中利行，1963 「ニホンザルの分娩と新生児の行動」『動物心理学年報』第13輯，pp. 71-9。

伊藤詩織，2017 『Black Box』文藝春秋。

伊藤嘉昭，2006 『新版 動物の社会――社会生物学・行動生態学入門』東海大学出版会。

岩坪　威・金光　晟，1993 「ヒトの錐体路」『脳と神経』第45巻1号，pp. 21-37。

Jackendoff, R., 1987 *Consciousness and the Computational Mind*. Cambridge, MA: MIT Press.

Jackson, J. H., 1874 On temporary mental disorders after epileptic paroxysms., in *West Ridings Lunatic Asylum Medical Reports 5*, pp. 103-29.

―――, 1884 Evolution and Dissolution of the Nervous System. Croonian Lecture delivered at the Royal College of Physicians, in *Lancet*, vol. 123, pp. 555-8, 649-52, 739-44. ＝秋元波留夫訳，2000『神経系の進化と解体』創造出版。

―――, 1888 On a Particular variety of epilepsy, one case with symptoms of organic brain disease, in *Brain*, vol. 11, pp. 179-207.

―――, 1899 On the symptomatology of slight epileptic fits supported to depend on discharge-lesions of the uncinate gyrus, in *Lancet*, vol. 1, p. 79.

James, W., 1891 *Psychology: Briefer Course*. ＝今田　恵訳，1939『心理学』岩波文庫。

―――, 1894 Notice of Pierre Janet's État mental des hystèriques, and L'amnesie continue; J. Breuer & S. Freud's Ueber den psychischen Mechanismus hysterischer Phänomene, in *Psychological Review*, vol. 1, pp. 195–9.

Janet, P., 1887 L'Anesthésie systematisée et la dissociation des phénomènes psychologiques in *Revue Philosophique*, vol. 23, no. 1, pp. 449-472.

―――, 1889 *L'Automatisme psychologique*. ＝松本雅彦訳，2013『心理学的自動症』みすず書房。

―――, 1894 *L'État mental des hystériques. Les accidents mentaux*. Paris: Rueff.

Jennett, B., Plum, F., 1972 Persistent vegetative state after brain damage: A syndrome in search of a name, in *Lancet*, vol. 1, pp. 734-7.

Johnson, M. H., 2005 Subcortical Face Processing, in *Nature Reviews Neuroscience*, vol. 6, no. 10, pp. 766-74.

Jolly, A., 1966 Lemur social behavior and primate intelligence, in *Science*, vol. 153, pp. 501-6.

─────, 1972 *The Evolution of Primate Behavior.* ＝矢野喜夫・菅原和孝訳, 1982『ヒトの行動の起源──霊長類の行動進化学』ミネルヴァ書房。

Joly-Mascheroni, R. M., Senju, A. & Shepherd, A. J., 2008 Dogs catch human yawn, in *Biological Letters*, vol. 4, pp. 446-8.

Jung, R. E., Mead, B. S., Carrasco, J. & Flores, R. A., 2013 The structure of creative cognition in the human brain, in *Frontiers in human neuroscience*, vol. 7, article. 330, pp. 1-13.

Jürgens, U., 1976a Projections from the cortical larynx area in the squirrel monkey, in *Experimental Brain Research*, vol. 25, no, 4, pp. 401–11.

─────, 1976b Reinforcing concomitants of electrically elicited vocalizations, in *Experimental Brain Research*, vol. 26, no. 2, pp. 203–14.

Jürgens, U. & Pratt, R., 1979 The cingular vocalization pathway in the squirrel monkey, in *Experimental Brain Research*, vol. 34, no. 3, pp. 499-510.

Kabat-Zinn, J., 1990 *Full Catastroph Living.* ＝春木　豊訳, 2007『マインドフルネスストレス低減法』北大路書房。

Kaffman, A. & Meaney, M. J., 2007　Neurodevelopmental sequelae of postnatal maternal care in rodents: clinical research implications of molecular insights, in *Journal of Child Psychology and Psychiatry*, vol. 48, pp. 224–44.

景山　茂, 1983　「心電図 R-R 間隔の変動と自律神経系：生理学的意義と糖尿病性自律神経障害への応用」『神経内科』第 19 巻, pp. 119-26.

Kahneman, D.., 2011 *Thinking, Fast and Slow.* ＝村井章子訳, 2014『ファスト & スロー──あなたの意思はどのように決まるか?』ハヤカワ文庫。

Kahneman, D., Tursky, B., Shapiro, D. & Crider, A., 1969 Pupillary, heart rate, and skin resistance changes during a mental task, in *Journal of Experimental Psychology*, vol. 79, pp. 164-7.

柿沼由彦, 2015　『心臓の力──休めない臓器はなぜ「それ」を宿したのか』講談社ブルーバックス。

亀田達也, 2017　『モラルの起源──実験社会科学からの問い』岩波書店。

金井良太, 2013　『脳に刻まれたモラルの起源──人はなぜ善を求めるのか』岩波書店。

Kandel, E. R., 2013 *Principles of Neural Science.* ＝金澤一郎・宮下保司監訳, 2014『カンデル神経科学』メディカル・サイエンス・インターナショナル。

加納隆至, 1991　「ボノボ（ピグミーチンパンジー）の集団間関係」『遺伝』第 45 巻 7 号, pp. 50-4.

Kanwisher, N., McDermott, J. & Chun, M. M., 1997 The Fusiform Face Area: A Module of Extratriate Cortex Specialized for Face Perception, in *Journal of Neuroscience*, vol.

17, pp. 4302-11.

Kapp, B. S., Frysinger, R. C., Gallagher, M. & Haselton, J., 1979 Amygdala Central Nucleus Lesions: Effect on Heart Rate Conditioning in the Rabbit, in *Physiology and Behavior*, vol. 23, pp. 1109-17.

Karl, A., Schaefer, M., Malta, L. S., Dörfel, D., Rohleder, N. & Werner, A., 2006 A meta-analysis of structural brain abnormalities in PTSD, in *Neuroscience & Biobehavioral Reviews*, vol. 30, no. 7, pp. 1004-31.

笠井清登・山末英典，2006 「PTSDの生物学──脳画像を中心に」『こころの科学』第129号，pp. 43-7.

片田彰博，1996 「中心灰白質発声誘発部位からの下行性線維の解剖学的検討」『喉頭』第8巻，pp. 4-10。

Katona, P. G. & Jih, F., 1975 Respiratory Sinus Arrhythmia: Noninvasive Measure of Parasympathetic Cardiac Control, in *Journal of Applied Physiology*, vol. 39, no. 5, pp. 801-5.

Katona, P. G., Lipson, G. & Dauchot, P. J., 1977 Opposing Central and Peripheral Effects of Atropin on Parasympathetic Cardiac Control, in *American Journal of Physiology*, vol. 232, H146-51.

Kawabata, H. & Zeki, S., 2004 Neural correlates of beauty, in *Journal of Neurophysiology*, vol. 91, pp. 1699-705.

川合謙介，2011 「てんかんに対する迷走神経刺激療法」『BRAIN and NERVE』第63巻4号，pp. 331-46。

川道武男・近藤宣昭・森田哲夫（編），2000 『冬眠する哺乳類』東京大学出版会。

川村光毅，1985 「前頭葉の解剖学──前頭前野の皮質間結合を中心に──」『精神医学』第27巻6号，pp. 611-7。

────，2007 「扁桃体の構成と機能」『臨床精神医学』第36巻，pp. 817-28。

河村正二，2006 「サルの色覚が教えてくれること」『日経サイエンス』第36巻10号，pp. 53-5。

Kawasaki, H., Kaufman, O., Damasio, H., Damasio, A. R., Granner, M., Bakken, H., Hori, T., Howard, M. A. III & Adolphs, R., 2001 Single-neuron responses to emotional visual stimuli recorded in human ventral prefrontal cortex, in *Nature Neuroscience*, vol. 4, no. 1, pp. 15-6.

Kaye, W., 2008 Neurobiology of Anorexia and Bulimia Nervosa Purdue Ingestive Behavior Research Center Symposium Influences on Eating and Body Weight over the Lifespan: Children and Adolescents, in *Physiology and Behavior*, vol. 94, no. 1, pp. 121-35.

Kays, J. L., Hurley, R. A. & Taber, K. H., 2012 The Dynamic Brain: Neuroplasticity and Mental Health, in *Journal of Neuropsychiatry and Clinical Neurosciences*, vol. 24, pp. 118-24.

Keay, K. A. & Bandler, R., 2001 Parallel circuits mediating distinct emotional coping reactions to different types of stress, in *Neuroscience and Biobehavioral Reviews*, vol. 25, no. 7-8, pp. 669-78.

Keenan, J. P., Gallup Jr., G. G. & Falk, D., 2003 *The Face in the Mirror.* =山下篤子訳，2006『うぬぼれる脳──「鏡のなかの顔」と自己意識』日本放送出版協会。

Keysers, C., Wicker, B., Gazzola, V., Anton, J. L., Fogassi, L. & Gallese, V., 2004 A touching sight: SII/PV activation during the observation and experience of touch, in *Neuron*, vol. 42, no. 2, pp. 335-46.

Kihlstrom, J. F., 1987 The Cognitive Unconscious, in *Science*, vol. 237, pp. 1445-52.

Killcross, S., Robbins, T. W. & Everitt, B. J., 1997 Different Types of Fear-Conditioned Behabiour Mediated by Separate Nuclei within Amygdala, in *Nature*, vol. 388, pp. 377-80.

Killingworth, M. A. & Gilbert, D. T., 2010 A Wandering MInd is an Unhappy Mind, in *Science*, vol. 330, p. 932

Kirsch, P., Esslinger, Ch., Chen, Q., Mier, D., Lis, S., Siddhanti, S., Gruppe, H., Mattay, V. S., Gallhofer, B. & Meyer-LindenbergIn, A., 2005 Oxytocin Modulates Neural Circuitry for Social Cognition and Fear in Humans, in *Journal of Neuroscience*, vol. 25, pp. 11489-93.

Kleiman, D., 1977 Monogamy in Mammals, in *Quarterly Review of Biology*, vol. 52, pp. 39-69.

Klein, D. F., 1993 False Suffocation Alarms, Spontanaous Panics, and Related Conditions, in *Archive of General Psychiatry*, vol. 50, pp. 306-17.

Kling, A., 1972 Effects of Amygdalectomy on Social-Affective Behavior in Nonhuman Primates, in Eleftheriou, B. E. (ed.), *The Neurobiology of the Amygdala.* New York: Plenum, pp. 511-36.

Klinger, E., 1971 *Structure and Functions of Fantasy.* New York: John Wiley & Sons.

Kloocke, R., Schmiedebach, H. P. & Priebe, S., 2005 Psychological Injury in the Two World Wars: Changing Concepts and Terms in German Psychiatry, in *History of Psychiatry*, vol. 16, no. 1, pp. 43–60.

Klopfer, P. H., 1971 Mother Love: What Turns It on ?, in *American Scientist*, vol. 59, no. 4, pp. 404-7.

Klüver, H. & Bucy, P. C., 1939 Preliminary analysis of function of the temporal lobe in monkeys, in. *Archives of Neurology and Psychiatry*, vol. 42, pp. 979-1000.

小林英司，1976 「神経内分泌系の系統発生」，塚田裕三編『神経系の発生と分化』共立出版，pp. 238-54。

──────，1980 『内分泌現象』裳華房。

Kobayashi, H. & Koshima, S., 1997 Unique morphology of the human eye, in *Nature*, vol. 387, pp. 767-8.

小林洋美，幸島司郎，1999 「コミュニケーション装置としてのヒトの目の進化」『電子情報通信学会誌』第82巻6号，pp. 601-3。

小林 靖，2005 「霊長類における帯状回の機能解剖学」『Clinical Neuroscience（月刊臨床神経科学)』第23巻11号，pp. 1226-30。

──────，2011 「帯状回──皮質構造と線維結合」『BRAIN and NERVE』第63巻5号，pp. 473-82。

Koch, C., 2004 *The Quest for Consciousness: A Neurobiological Approach.* ＝土谷尚嗣・金井良太訳，2006 『意識の探求——神経科学からのアプローチ』（上）（下）岩波書店。

———, 2012 *Consciousness: Confessions of a Romantic Reductionist.* ＝土谷尚嗣・小畑史哉訳，2014 『意識をめぐる冒険』岩波書店。

Koike, T., Kan, S., Misaki, M. & Miyauchi, S., 2011 Connectivity pattern changes in default-mode network with deep non-REM and REM sleep, in *Neuroscience Research*, vol. 69, no. 4, pp. 322-30.

小池上春芳，1965 『大脳辺縁系』中外医学社。

小泉 修，1999 「ヒドラの散在神経系」『比較生理生化学』第 16 巻 4 号，pp. 278-87。

近藤宣昭，2010 『冬眠の謎を解く』岩波新書。

Korn, H. & Faber, D. S., 2005 The Mauthner cell half a century later: a neurobiological model for decision-making? , in *Neuron*, vol. 47, no. 1, pp. 13-28.

Korner, P. I., Shaw, J., Uther, J. B. West, M. J., McRitichie, R. J. & Richards, J. G., 1973 Autonomic and Non-autonomic Circulatory Components in Essential Hyperternsion in Man, in *Circulation*, vol. 48, pp. 107-17.

Kotler, S., 2014 *The Rise of Superman: Decoding the Science of Ultimate Human Performance.* ＝熊谷玲美訳，2015 『超人の秘密——エクストリームスポーツとフロー体験』早川書房。

Kozlowska, K., Walker, P., McLean, L. & Carrive, P., 2015 Fear and the Defense Cascade: Implications and Management, in *Harverd Review of Psychiatry*, vol. 23, no. 4, pp. 263-87.

Kreiman G., Fried, I. & Koch, C., 2002 Single-neuron correlates of subjective vision in the human medial temporal lobe, in *Proceedings of the National Academy of Sciences of the U. S. A.*, vol. 99, pp. 8378–83.

Kretschmer, E., 1948 *Hysterie, Reflex und Instinkt.* ＝吉益脩夫訳，1953 『ヒステリーの心理』みすず書房。

Kross, E., Berman, M. G., Mischel, W., Smith, E. E. & Wager, T. D., 2011 Social rejection shares somatosensory representations with physical pain, in *Proceedings of the National Academy of Sciences of the U. S. A.*, vol. 108, pp. 6270-5.

Krystal, H., 1978 Trauma and Affects, in *Psychoanalytic Study of the Child*, vol. 33, pp. 81-116.

久保隆司，2011 『ソマティック心理学』春秋社。

黒澤美枝子，2005 「自律神経系」『標準生理学　第 6 版』医学書院，pp. 406-31。

Kummer, H., 1967 Tripartite relations in hamadryas baboons, in Altmann, S. A. (ed.), *Social Communication among Primates*. Univ. of Chicago: ChicagoPress, pp. 63-71.

Kuypers, H. G. J. M., 1958 Some Projection from the Pre-Central Cortex to the Pons and Lower Brain Stem in Monkey and Chimpanzee, in *Journal of Comparative Neurology*, vol. 110, pp. 221-56.

Làdavas, E., Cimatti, D., del Pesce, M. & Tuozzi, G., 1993 Emotional Evaluation with and without Conscious Stimulus Identification: Evidence from a Split-Brain Patient, in *Cognition and Emotion*, vol. 7, no. 1, pp. 95-114.

Lamm, C. & Singer, T., 2010 The role of anterior insular cortex in social emotions, in *Brain Structure and Function*, vol. 214, no. 5-6, pp. 579-91.

Langley, J. N., 1898 On inhibitory fibres in the vagus for the end of the Oesophagus and the stomach, in *Journal of Physiology*, vol. 23, pp. 407-14.

Lanius, R. A., Bluhm, R. L, Coupland, N. J., Hegadoren, K. M., Rowe, B., Théberge, J., Neufeld, R. W., Williamson, P. C. & Brimson, M., 2010 Default mode network connectivity as a predictor of post-traumatic stress disorder symptom severity in acutely traumatized subjects, in *Acta Psychiatrica Scandinavica*, vol. 21, no. 1, pp. 33-40.

Lanius, R. A., Williamson, P. C., Densmore, M., Boksman, K., Math, B., Gupta, M. A., Neufeld, R. W., Gati, J. S. & Menon, R. S., 2001 Neural Correlates of Traumatic Memories in Posttraumatic Stress Disorder: A Functional MRI Investigation, in *American Journal of Psychiatry*, vol. 158, pp. 1920-2.

Lanius, R. A., Williamson, P. C., Densmore, M., Boksman, K., Neufeld, R. W., Gati, J. S. & Menon, R. S., 2004 The Nature of Traumatic Memories: A 4-T fMRI Functional Connectivity Analysis, in *American Journal of Psychiatry*, vol. 161, pp. 36–44.

Laureys, S., Celesia, G. G., Cohadon, F., Lavrijsen, J., León-Carrión, J., Sannita, W. G., Sazbon, L., Schmutzhard, E., von Wild, K. R., Zeman, A. & Dolce, G., 2010 Unresponsive wakefulness syndrome: a new name for the vegetative state or apallic syndrome, in *BMC Medicine*, vol. 8, pp. 1-4.

Lawn, A. M., 1966a The Localization in the Nucleus Ambiguus of the Rabbit, of the Cells of Origin of Motor Nerve Fibers in the Glossopharyngeal Nerve and Various Branches of the Vagus Nerve by Means of Retrogarde Degeneration, in *Journal of Comparative Neurology*, vol. 127, pp. 293-306.

――――, 1966b The Nucleus Ambiguus of the Rabbit, in *Journal of Comparative Neurology*, vol. 127, pp. 307-20.

LeDoux., J., 1993 Emotional Memory: in search of Systems and Synapses, in *Annals of the New York Academy of Sciences*, vol. 702, pp. 149-57.

――――, 1996 *The Emotipnal Brain: The Mysterious Underpinnigs of Emotional Life*. ＝松本　元・川村光毅訳，2003『エモーショナル・ブレイン――情動の脳科学』東京大学出版会。

――――, 2002 *Synaptic Self: How Our Brains Become Who We Are*. ＝谷垣暁美訳，2004『シナプスが人格をつくる――脳細胞から自己の総体へ』みすず書房。

Leite-Panissi, C. R. A., Rodrigues, C. L., Brantegani, M. R. & Menescal- de-Oliveira, l., 2003 The cholinergic stimulation of the central amygdala modifying the tonic immobility response and antinociception in guinea pigs depends on the ventrolateral periaqueductal gray, in *Brain Research Bulletin*, vol. 60, no. 1-2, pp. 167-78.

Leonard, C. M., Rolls, E. T., Wilson, F. A. & Baylis, G. C., 1985 Neurons in the amygdala of the monkey with responses selective for faces, in *Behavioural Brain Research*, vol. 15, pp. 159-76.

Leopold, D. A. & Logothetis, N. K., 1996 Activity changes in early visual cortex reflects monkeys' percepts during binocular rivalry, in *Nature*, vol. 379, pp. 549–53.

文献一覧 577

Lesser, R. P., 1999 Unexpected Places: How did Vagus Nerve Stimulation Become a Treatment for Epilepsy?, in *Neurology*, vol. 52, pp. 1117-8.

Levine, P. A., 1976 Accumulated Stress, Reserve Capacity, and Disease. (Doctoral Dissertation, University of California, Berkeley) http: //traumahealing. org/wp-content/uploads/2016/04/levine-doctoral-thesis-1976-accumulated-stress-reserve_capacity_and_disease. pdf

————, 1986 Stress, in Coles, M. G. H., Donchin, E. & Porges, S. W. (eds.), *Psychophysiology: Systems, Processes, and Applications*. Amsterdam: Elsevier, pp. 331-53.

————, 1997 *Waking the Tigar ——Healing Trauma.* ＝藤原千枝子訳，2008『心と身体をつなぐトラウマ・セラピー』雲母書房。

————, 2010 *In an Unspoken Voice: How the Body Releases Trauma and Restores Goodness.* ＝池島良子・西村もゆ子・福井義一・牧野有可里訳，2016『身体に閉じ込められたトラウマ』星和書店。

————, 2018 Polyvagal Theory and Trauma, in *Porges & Dana (eds.), 2018*, pp. 3-26.

Libet, B., 1985 Unconscious Cerebral Initiative and the Role of Conscious Will in Voluntary Action, in *Behavioral and Brain Sciences*, vol. 8, pp. 529-66.

Libet, B., Gleason, C. A., Wright, E. W. & Pearl, D. K., 1983 Time of conscious intention to act in relation to onset of cerebral activity (readiness-potential) : The unconscious initiation of a freely voluntary act, in *Brain*, vol. 106 (Pt 3), pp. 623-42.

Lim, M. M., Wang, Z., Olazábal, D. E., Ren, X., Terwilliger, E. F. & Young, L. J., 2004 Enhanced partner preference in a promiscuous species by manipulating the expression of a single gene, in *Nature*, vol. 429, pp. 754-7.

Limb, Ch. J. N. & Braun, A. R., 2008 Neural Substrates of Spontaneous Musical Performance: An fMRI Study of Jazz Improvisation, in *PLOS One*, vol. 3, no. 2.

Linden, D. J., 2015 *Touch: The Science of hand, heart, and mind.* ＝岩坂　彰訳，2016『触れることの科学』河出書房新社。

Liu, D., Diorio, J., Tannenbaum, B., Caldji, C., Francis, D., Freedman, A., Sharma, S., Pearson, D., Plotsky, P. M. & Meaney, M. J., 1997 Maternal care, hippocampal glucocorticoid receptors, and hypothalamic-pituitary-adrenal responses to stress, in *Science*, vol. 277, pp. 1659-62.

Liu, S., Chow, H. M., Xu, Y., Erkkinen, M. G., Swett, K. E., Eagle, M. W., Rizik-Baer, D. A. & Braun, A. R., 2012 Neural correlates of lyrical improvisation: an FMRI study of freestyle rap, in *Science Reports*, vol. 2: 834, pp. 1-8. doi: 10. 1038/srep00834.

Logothetis, N. K. & Schall, J. D., 1989 Neuronal Correlates of Subjective Visual Perception, in *Science*, vol. 245, pp. 761-3.

Löken, L. S., Wessberg, J., Morrison, I., McGlone, F. & Olausson, H., 2009 Coding of pleasant touch by unmyelinated afferents in humans, in *Nature Neuroscience*, vol. 12, no. 5, pp. 547-8.

Long, M. E., Elhal, J. D., Schweinle, A., Gray, M. J., Grubaugh, A. L. & Fruch, B. C., 2008 Differences Posttraumatic Stress Disorder Rates and Symptoms Severity between Criterion A1 and Non-Criterion A1 Stressors, in *Journal of Anxiety Disorders*, vol. 22, pp. 1255-63.

Lopes, O. U. & Palmer, J. F., 1976 Proposed Respiratory 'Gating' Mechanisms for Cardiac Slowing, in *Nature*, vol. 264, pp. 454-6.

Lorenz, K., 1962 *Das sogenannte Böse*. ＝日高敏隆・久保和彦訳, 1970 『攻撃』みすず書房。

Lutz, A., Slagter, H. A., Dunne, J. D. & Davidson, R. J., 2008 Attention regulation and monitoring in meditation, in *Trends in Cognitive Sciences*, vol. 12, no. 4, pp. 163-9.

MacLean, P. D., 1990 *The Triune Brain in Evolution: Role in Paleocerebral Functions*. ＝法橋　登訳, 1994 『三つの脳の進化——反射脳・情動脳・理性脳と「人生らしさ」の起源』工作舎。

Macmillian, T. M., 1991 Post-Traumatic Stress Disorder and Severe Head Injury, in *British Journal of Psychiatry*, vol. 159, pp. 431-3.

Maier, S, F. & Watkins, L. R., 2005 Stressor controllability and learned helplessness: the roles of the dorsal raphe nucleus, serotonin, and corticotropin-releasing factor, in *Neuroscience and Biobehavioral Reviews*, vol. 29, no. 4-5, pp. 829-41.

真木悠介, 1993 『自我の起原——愛とエゴイズムの動物社会学』岩波書店。

Malberg, J. E., Eisch, A. J., Nestler, E. J. & Duman, R. S., 2000 Chronic antidepressant treatment increases neurogenesis in adult rat hippocampus, in *Journal of Neuroscience*, vol. 20, no. 2, pp. 9104-10.

Manna, A., Raffone, A., Perrucci, M. G., Nardo, D., Ferretti, A., Tartaro, A., Londei, A., Del Gratta, C., Belardinelli, M. O. & Romani, G. L., 2010 Neural correlates of focused attention and cognitive monitoring in meditation, in *Brain Research Bulletin*, vol. 82, no. 1-2, pp. 46-56.

Maquet, P., Péters, J., Aerts, J., Delfiore, G., Degueldre, C., Luxen, A. & Franck, G., 1996 Functional neuroanatomy of human rapid-eye-movement sleep and dreaming, in *Nature*, vol. 383, pp. 163-6.

Marchand, W. R., 2014 Neural Mechanisms of Mindfulness and Meditation: Evidence from Neuroimaging Studies, in *World Journal of Radiology*, vol. 6, pp. 471-9.

Maren, S., 1999 Long-term potentiation in the amygdala: a mechanism for emotional learning and memory, in *Trends in Neuroscience*, vol. 22, pp. 561-7.

Marks, I. M., 1987 *Fears, Phobias, and Rituals: Panic, Anxierty, and their Disorders*. New York: Oxford Univ. Press.

Marshall, J. C, Halligan, P. W., Fink, G. R., Wade, D. T. & Frackowiak, R. S., 1997 The functional anatomy of a hysterical paralysis, in *Cognition*, vol. 64, no. 1, pp. B. 1-8.

Martino, A. D., Ross, K., Uddin, L. Q., Sklar, A. B., Castellanos, F. X. & Milham, M. P., 2009 Functional Brain Correlates of Social and Non-Social Processes in Autism Spectrum Disorders: an ALE Meta-Analysis, in *Biological Psychiatry*, vol. 65, no. 1, pp. 63-74.

Maser, S. F. & Seligman, M. E. P., 1976 Learned Helplessness: Theory and Evidence, in *Journal of Experimental Psychology: General*, vol. 105, no. 1, pp. 3-46.

Mason, M. F., Norton, M. I., Van Horn, J. D., Wegner, D. M., Grafton, S. T. & Macrae, C.

N., 2007 Wandering minds: the default network and stimulus-independent thought, in *Science*, vol. 315, pp. 393-5.

Massimini, M. & Tononi, G., 2013 *Nulla di piu grande: Dalla veglia al sonno, dal coma al sogno. il segreto della coscienza e la sua misura.* = 花本知子訳, 2015『意識はいつ生まれるのか──脳の謎に挑む統合情報理論』亜紀書房。

Masten, C. L., Morelli, S. A. & Eisenberger, N. I., 2011 An fMRI investigation of empathy for 'social pain' and subsequent prosocial behavior, in *NeuroImage*, vol. 55, pp. 381-8.

増井光子, 1991 『動物の親は子をどう育てるか』どうぶつ社。

Maswood, S., Barter, J. E., Watkins, L. R. & Maier, S. F., 1998 Exposure to inescapable but not escapable shock increases extracellular levels of 5-HT in the dorsal raphe nucleus of the rat. in *Brain Research*., vol. 783, pp. 115-120.

Matsuura, S., J., Downie, W. & Allen, G. V., 2000 Micturition evoked by glutamate microinjection in the ventrolateral periaqueductal gray is mediated through Barrington's nucleus in the rat, in *Neuroscience*, vol. 101, no. 4, pp. 1053-61.

松沢哲郎, 2011 『想像するちから──チンパンジーが教えてくれた人間の心』岩波書店。

Mayer, E., 2016 *The Mind-Gut Connection.* = 高橋 洋訳, 2018『腸と脳』紀伊国屋書店。

Mcallen, R. M. & Spyer, K. M., 1976 The Location of Cardiac Vagal Preganglionic Motorneurones in the Medulla of the Cat, in *Journal of Physiology*, vol. 258, pp. 187-204.

───, 1978 Two Types of Vagal Preganglionic Motoneurones Projecting to the Heart and Lungs, in *Journal of Physiology*, vol. 282, pp. 353-64.

McEwen, B. S. & Lasley, E. N., 2002 *The End of Stress as We Know It.* = 桜内篤子訳, 2004『ストレスに負けない脳──心と体を癒すしくみを探る』早川書房。

McGaugh, J. L., 2003 *Memory and Emotion.* = 大石高生・久保田競（監訳）, 2006『記憶と情動の脳科学』講談社ブルーバックス。

Mesulam, M. M. & Mufson, E. J., 1982a Insula of the Old World Monkey. I: Architectonics in the Insulo-orbito-temporal Component of the Paralimbic Brain, in *Journal of Comparative Neurology*, vol. 212, pp. 1-22.

───, 1982b Insula of the Old World Monkey. III: Efferent Cortical Output and Comments on Function, in *Journal of Comparative Neurology*, vol. 212, pp. 38-52.

Meyer, M., Baumann, S., Wildgruber, D. & Alter, K., 2007 How the brain laughs: Comparative evidence from behavioral, electrophysiological and neuroimaging studies in human and monkey, in *Behavioural Brain Research*, vol. 182, no. 2, pp. 245-60.

Micale, M. S. & Lerner, P. (eds.), 2001 *Traumatic Pasts: History, Psychiatry and Trauma in the Modern Age, 1870-1930.* = 金 吉晴訳, 2017『トラウマの過去──産業革命から第一次世界大戦まで』みすず書房。

三木成夫, 1982 『内臓のはたらきと子どものこころ（みんなの保育大学〈6〉）』築地書館。

───, 1983 『胎児の世界－人類の生命記憶』中公新書。

───, 1989 『生命形態の自然誌 第1巻 解剖学論集－生物史的考察』うぶすな書院。

───, 1992 『生命形態学序説──根原形態とメタモルフォーゼ──』うぶすな書院。

───, 1996 『人間生命の誕生』築地書館。→ 2013 『生命とリズム』河出文庫。

───, 1997 『ヒトのからだ──生物史的考察』うぶすな書院。

―――, 2013 『生命の形態学』うぶすな書院。

Milad, M. R. & Quirk, G. J., 2002 Neurons in medial prefrontal cortex signal memory for fear extinction, in *Nature*, vol. 420, pp. 70-4.

Miller, E. K. & Cohen, J. D., 2001 An Integrative Theory of Prefrontal Cortex Function, in *Annual Review of Neuroscience*, vol. 24, pp. 167-202.

Milner, B. & Petrides, M., 1984 Behavioral Effects of Frontal-lobe Lesions in Man, in *Trends in Neurosciences*, vol. 7, pp. 403-7.

美馬達哉, 2008 「リスク・パニックの21世紀」, 川越修・鈴木晃仁編著『分別される生命』法政大学出版局, pp. 17-51。

南方宏之, 2006 「オキシトシン/バソプレッシン スーパーファミリーの進化」『生体の科学』第57巻5号, pp. 426-7。

Minsky, M., 1986 *Society of Mind*. ＝安西祐一郎訳, 1990『心の社会』産業図書。

光増高夫, 1984 「ネコの疑核に投射する神経細胞に関する研究」『耳鼻と臨床』第30巻6号, pp. 1106-34。

三浦慎吾, 1998 『哺乳類の生物学4 社会』東京大学出版会。

宮地尚子（編）, 2004 『トラウマとジェンダー――臨床からの声』金剛出版。

―――, 2005 『トラウマの医療人類学』みすず書房。

水野 昇, 1984 「随意運動の発現に関する神経回路」『神経研究の進歩』第28巻1号, pp. 7-25。

―――, 1986 「錐体路：とくに大脳皮質脊髄線維について」『脳と神経』第38巻8号, pp. 719-40。

Morey, R. A., Gold, A. L., LaBar, K. S., Beall, S. K., Brown, V. M., Haswell, C. C., Nasser, J. D., Wagner, H. R. & McCarthy, G., 2012 Amygdala Volume Changes in Posttraumatic Stress Disorder in a Large Case-Controlled Veterans Group, in *Archives of General Psychiatry*, vol. 69, no. 11, pp. 1169-78.

Morgan, E., 1982 *The Aquatic Ape*. ＝望月弘子訳, 1998『人は海辺で進化した――人類進化の新理論』どうぶつ社。

森 茂起, 2005 『トラウマの発見』講談社。

守口善也, 2014 「心身症とアレクシサイミア――情動認知と身体性の関連の観点から」『心理学評論』第57号, pp. 77-92.

森岡陽介・福永雅喜・田中忠蔵・梅田雅宏・中越明日香・成瀬昭二・鈴木直人, 2010「表情動画を用いた扁桃体賦活の検討――事象関連的fMRI研究――」『生理心理学と精神生理学』第28巻1号, pp. 17-27。

Morris, J. S., Friston, K. J., Büchel, C., Frith, C. D., Young, A. W., Calder, A. J. & Dolan, R. J., 1998 A neuromodulatory role for the human amygdala in processing emotional facial expressions, in *Brain*, vol. 121, pp. 47-57.

Morris, J. S., Frith, C. D., Perrett, D. I., Rowland, D., Young, A. W., Calder, A. J. & Dolan, R. J., 1996 A differential neural response in the human amygdala to fearful and happy facial expressions, in *Nature*, vol. 383, pp. 812-5.

Morris, J. S., Öhman, A. & Dolan, R. J., 1998 Conscious and Unconscious Emotional Learning in the Human Amygdala, in *Nature*, vol. 393, pp. 467-70.

————, 1999 A Subcortical Pathway to the Right Amygdala Mediating "Unseen" Fear, in *Proceedings of the National Academy of Sciences of the U. S. A.*, vol. 96, pp. 1680-5.

Morrison, I., Löken, L. S. & Olausson, H., 2010 The Skin as a Social Organ, in *Experimental Brain Rsearch*, vol. 204, pp. 305-14.

本川達雄, 2017 『ウニはすごい　バッタもすごい——デザインの生物学』中公新書。

Mrazek, M. D., Smallwood, J. & Schooler, J. W., 2012 Mindfulness and mind-wandering: Finding convergence through oppositing constructs, in *Emotion*, vol. 12, pp. 442-8.

Mufson, E. J. & Mesulam, M. M. 1982 Insula of the Old World Monkey. II: Afferent Cortical Input and Comments on the Claustrum, in *Journal of Cmparative Neurology*, vol. 212, pp. 23-37.

Mufson, E. J., Mesulam, M. M. & Pandya, D. N., 1981 Insular Interconnections with the Amygdala in the Rhesus Monkey, in *Neuroscience*, vol. 6, pp. 1231-48.

村上安則, 2015 『脳の進化形態学』共立出版。

Murdock, G. P., 1967 *Ethnographic Atlas*. Pittsburgh: University of Press.

Murray, E. A., Izquierdo, A. & Malkova, L., 2009 Amygdala Function in Positive Reinforcement: Contributions from Studies of Nonhuman Primates, in Whalen, P. & Phelps, E. A. (eds.), *The Human Amygdala*. New York: Guilford Press, pp. 82-104.

明和政子, 2014 「真似る・真似られる——模倣の発達的・進化的変遷」『岩波講座　コミュニケーションの認知科学 3：母性と社会性の起源』岩波書店，pp. 51-82。

Nacewicz, B. M., Dalton, K. M., Johnstone, T., Long, M. T., McAuliff, E. M., Oakes, T. R., Alexander, A. L. & Davidson, R. J., 2006 Amygdala Volume and Nonverbal Social Impairment in Adolescent and Adult Males With Autism, in *Archives of General Psychiatry*, vol. 63, no. 12, pp. 1417-28.

永島正紀・野上芳美, 1988 「心的外傷」『世界大百科事典　14』平凡社，p. 411。

中川尚史, 2009 「霊長類における集団の機能と進化史——地理的分散の性差に着目して」，河合香吏編『集団——人類社会の進化』京都大学学術出版会，pp. 57-87。

中村江里, 2018 『戦争とトラウマ——不可視化された日本兵の戦争神経症』吉川弘文館。

Natterson-Horowitz, B. & Bowers, K., 2012 *Zoobiquity: What Animals Can Teach Us About Health and the Science of Healing*. ＝土屋晶子訳，2014『人間と動物の病気を一緒にみる——医療を変える汎動物学の発想』インターシフト。

Nauta, W. J. H., 1972 The problem of frontal lobe: a reinterpretation, in *Journal of Psychiatric Research*, vol. 8, pp. 167-87.

Nelson, E. E. & Panksepp, J., 1998 Brain Substrates of Infant-Mother Attachment: Contributions of Opioids, Oxytocin, and Norepinephrine, in *Neuroscience and Biobehavioral Reviews*, vol. 22, no. 3, pp. 437-52.

Niedenthal, P. M., 2007 Embodying emotion, in *Science*, vol. 316, pp. 1002–5.

Nimchinsky, E. A., Vogt, B. A., Morrison, J. H. & , Hof, P. R., 1995 Spindle Neurons of the Human Anterior Cingulate Cortex, in *Journal of Comparative Neurology*, vol. 355, no. 1, pp. 27–37.

Nimchinsky, E. A., Gilissen, E., Allman, J. M., Perl, D. P., Erwin, J. M. & Hof, P. R., 1999 A

Neuronalmorphologic Type Unique to Humans and Great Apes, in *Proceedings of the National Academy of Sciences of the U. S. A.*, vol. 96, no. 9, pp. 5268-73.

西田正規，1986 『定住革命──遊動と定住の人類史』新曜社。

西原克成，2002 『内臓が生みだす心』日本放送協会 NHK ブックス。

───，2016 『生命記憶を探る旅──三木成夫を読み解く』河出書房新社。

西野浩史，2009 「擬死──むだな抵抗はやめよう」，日本比較生理生化学会編『動物の生き残り術』共立出版，pp. 58-77。

西澤　哲，1999 『トラウマの臨床心理学』金剛出版。

Nolte, J., 2007 *Elsevier's Integrated Neuroscience.* ＝白尾智明監訳，2011『神経科学』東京化学同人。

Northoff, G. & Bermpohl, F., 2004 Cortical midline structures and the self, in *Trends in Cognitive Sciences*, vol. 8, no. 3, pp. 102-7.

Nowak, M. A. & Sigmund, K., 1998 Evolution of indirect reciprocity by image scoring, in *Nature*, vol. 393, pp. 573-7.

───, 2005 Evolution of indirect reciprocity, in *Nature*, vol. 437, pp. 1291-8.

Numata, A., Iwata, T., Iuchi, H., Taniguchi, N., Kita, M., Wada N., Kato, Y. & Kakizaki H., 2008 Micturition-suppressing region in the periaqueductal gray of the mesencephalon of the cat, in *American Journal of Physiology - Regulatory, Integrative and Comparative Physiology*, vol. 294, no. 6, R1996-2000.

Nutt, D. J., Ballenger, J. C. & Lepine, J. P., 1999 Panic Disorder: Clinical Diagnosis, Management and Mechanisms. ＝久保木富房・井上雄一・不安抑うつ臨床研究会訳，2001『パニック障害──病態から治療まで』日本評論社。

Nystul, T. G., Goldmark, J. P., Padilla, P. A. Roth, M. B., 2003 Suspended Animation in *C. elegans* Requires the Spindle Checkpoint, in *Science*, vol. 302, pp. 1038-41.

O'Doherty, J., Winston, J., Critchley, H., Perrett, D., Burt, D. M. & Dolan, R. J., 2003 Beauty in a smile: the role of medial orbitofrontal cortex in facial attractiveness, in *Neuropsychologia*, vol. 41, no. 2, pp. 147-55.

Ogden, P., Minton, K. & Pain, C., 2006 *Trauma and the Body.* ＝日本ハコミ研究所訳，2012『トラウマと身体』星和書店。

大賀　皓，1970 「胃運動調節における迷走神経の役割──特に迷走神経による抑制の機序──」『日本平滑筋学会誌』第6号，pp. 163-87。

大平英樹，2004「感情制御の神経基盤──腹側前頭前野による扁桃体活動のコントロール──」『心理学評論』第47巻1号，pp. 93-118。

───, 2013 「慢性ストレスと意思決定」『ストレス科学研究』第28巻，pp. 8-15。

───, 2015 「共感を創発する原理」『エモーション・スタディーズ』第1巻第1号，pp. 56-62.

大隈義一，1991 「火砲の支配・火砲の平和──第一次大戦は人間をどう変えたか」『imago』第2巻1号，pp. 108-26。

大村　裕，2005 「自律神経系と帯状回」『Clinical Neuroscience（月刊　臨床神経科学)』第23巻11号，pp. 1261-6。

大谷　彰，2014 『マインドフルネス入門講義』金剛出版。

岡野憲一郎，1995 『外傷性精神障害——心の傷の病理と治療』岩崎学術出版社。

――――，2007 『解離性精神障害——多重人格の理解と治療』岩崎学術出版社。

奥村利勝，2014 「過敏性腸症候群の病態——脳腸相関から考える——」『日本消化器病学会雑誌』第111巻，pp. 1334-44。

Olausson, H., Lamarre, Y., Backlund, H., Morin, C., Wallin, B. G., Starck, G., Ekholm, S., Strigo, I., Worsley, K., Vallbo, A. B. & Bushnell, M. C., 2002 Unmyelinated tactile afferents signal touch and project to insular cortex, in *Nature Neuroscience*, vol. 5, no. 9, pp. 900-4.

Olds, J. & Olds, M. E., 1965 Drives, Rewards and the Brain, in Barren, F. (ed.), *New directions in psychology, vol. II.* New York: Holt, Rinehart and Winston, pp. 329-410.

Öngür, D., Drevets, W. C. & Price, J. L., 1998 Glial reduction in the subgenual prefrontal cortex in mood disorders, in *Proceedings of the National Academy of Sciences of U. S. A.*, vol. 95, no. 2, pp. 13290-5.

小野武年，1993 「大脳辺縁系と情動の仕組み」『別冊日経サイエンス107 脳と心』日経サイエンス社，pp. 100-13。

小野武年・西条寿夫，2008 「知・情・意の神経機構」『BRAIN and NERVE』第60巻9号，pp. 995-1007。

Palagi, E., Leone, A., Mancini, G. & Ferrari, P. F., 2009 Contagious yawning in gelada baboons as a possible expression of empathy, in *Proceedings of the National Academy of Sciences of U. S. A.*, vol. 106, pp. 19262-7.

Panksepp, J., 1998 *Affective Neuroscience.* New York: Oxford U. P.

――――, 2007 Neuroevolutionary sources of laughter and social joy: modeling primal human laughter in laboratory rats, in *Behavioral Brain Research*, vol. 182, no. 2, pp. 231-44.

Panksepp, J. & Burgdorf, J., 2003 "Laughing" rats and the evolutionary antecedents of human joy?, in *Physiology and Behavior*, vol. 79, pp. 533-47.

Park, T. J., Reznick, J., Peterson, B. L., Blass, G., Omerbašić, D., Bennett, N. C., Kuich, P. H. J. L., Zasada, C., Browe, B. M., Hamann, W., Applegate, D. T., Radke, M. H., Kosten, T. Lutermann, H., Gavaghan, V., Eigenbrod, O., Bégay, V., Amoroso, V. G., Govind, V. Minshall, R. D., Smith, E. St. J., Larson, J., Gotthardt, M., Kempa, S. & Lewin, G. R., 2017 Fructose-driven glycolysis supports anoxia resistance in the naked mole-rat, in *Science*, vol. 356, pp. 307-11.

Parracho, H. M. R. T., Bingham, M. O., Gibson, G. R. & McCartney, A. L., 2005 Differences between the Gut Microflora of Children with Autistic Spectrum Disorders and that of Healthy Children, in *Journal of Medical Microbiology*, vol. 54, no. 10, pp. 987-91.

Parvizi, J., van Hoesen, G. W. & Damasio, A., 1998 Severe pathological changes of parabrachial nucleus in Alzheimer's disease, in *Neuroreport*, vol. 9, pp 4151-4.

Pascalis, O., de Haan, M. & Nelson, Ch. A., 2002 Is Face Processing Species-Specific during the First Year of Life?, in *Science*, vol. 296, pp. 1321-3.

Paul, B. M., Snyder, A. Z., Haist, F., Raichle, M. E., Bellugi, U. & Stiles, J., 2009 Amygdala response to faces parallels social behavior in Williams syndrome, in *SCAN*, vol. 4, pp.

278-85.

Paulsen, S., 2009 *Looking Through the Eyes of Trauma and Dissociation: An Illustrated Guide for EMDR Therapists and Clients*. ＝黒川由美訳，2012『トラウマと解離症状の治療──EMDR を活用した新しい自我状態療法』東京書籍。

Pavlov, I. P., 1927 *Conditioned Reflexes*. ＝川村　浩訳，1975『大脳半球の働きについて──条件反射学──』岩波文庫。

Pavlov, V. & Tracey, K. J., 2012 The Vagus Nerve and the Inflammatory Reflex── Linking Immunity and Metabolism, in *Nature Review Endocrinology*, vol. 8, no. 12, pp. 743-54..

Payne, P., Levine, P. A. & Crane-Godreau, M. A., 2015 Somatic experiencing: using interoception and proprioception as core elements of trauma therapy, in *Frontiers in Psychology*, vol. 6, pp. 1-18. https: //www. ncbi. nlm. nih. gov/pmc/articles/PMC4316402/pdf/fpsyg-06-00093. pdf

Pecins-Thompson, M., Brown, N. A. & Bethea, C. L., 1998 Regulation of serotonin re-uptake transporter mRNA expression by ovarian steroids in rhesus macaques, in *Brain Research. Molecular Brain Research*, vol. 53, no. 1-2, pp. 120-9.

Penfield, W., 1966 Speech, perception and uncomitted cortex, in Eccles, J. C. (ed.), *Brain and Conscious Experience*. New York: Springer, pp. 217-37.

──────, 1975 *The Mystery of the Mind: A Critical Study of Consciousness and the Human Brain*. ＝塚田裕三・山河　宏訳，1977『脳と心の正体』文化放送。

Penfield, W. & Rasmussen, T., 1950 *The Cerebral Cortex of Man*. ＝岩本隆茂・中原淳一・西里静彦訳，1986『脳の機能と行動』福村出版。

Perlstein, W. M., Elbert, T. & Stenger, V. A., 2002 Dissociation in human prefrontal cortex of affective influences on working memory-related activity, in *Proceedings of the National Academy of Sciences of U. S. A.*, vol. 99, no. 3, pp. 1736-41.

Perner, J., 1988 Higher-order beliefs and intentions in children's understanding of social interaction, in Astington, J. W., Harris, P. & Olson, D. R. (eds.), *Developing Theories of Mind*. Cambridge, UK: Cambridge University Press, pp. 271-94.

Perner, J. & Wimmer, H., 1985 "John *thinks* that Mary *thinks* that…": Attributions of second-order beliefs by 5- to 10-year-old children, in *Journal of Experimental Child Psychology*, vol. 39, pp. 437-71.

Perrett, D. I., Smith, P. A., Potter, D. D., Mistlin, A. J., Head, A. S., Milner, A. D. & Jeeves, M. A., 1985 Visual Cells in the Temporal Cortex Sensitive to Face View and Gaze Direction, in *Proceedings of the Royal Society of London. Series B, Containing papers of a Biological character. Royal Society (Great Britain)*, vol. 223, pp. 293-317.

Pessoa, L., McKenna, M., Gutierrez, E. & Ungerleider, L. G., 2002 Neural Processing of Emotional Faces Requires Attention, in *Proceedings of the National Academy of Sciences of the U. S. A.*, vol. 99, no. 17, pp. 11458-63.

Peterson, Ch., Maier, S. & Seligman, M., 1993 *Learned Helplessness: A Theory for the Age of Personal Control*. ＝津田　彰監訳，2000『学習性無力感──パーソナル・コントロールの時代をひらく理論』二瓶社。

Petrovic, P. & Ingvar M., 2002 Imaging cognitive modulation of pain processing, in *Pain*, vol. 95, pp. 1–5.

Petrovic, P., Kalso, E., Petersson, K. M. & Ingvar, M., 2002 Placebo and opioid analgesia: imaging a shared neuronal network, in *Science*, vol. 295, pp. 1737-40.

Pezawas, L., Meyer-Lindenberg, A., Drabant, E. M., Verchinski, B. A., Munoz, K. E., Kolachana, B. S., Egan, M. F., Mattay, V. S., Hariri, A. R. & Weinberger, D. R., 2005 5-HT-TLPR polymorphism impacts human cingulate-amygdala interactions: a genetic susceptibility mechanism for depression, in *Nature Neuroscience*, vol. 8, no. 6, pp. 828-34.

Phillips, D. P., Liu, G. C., Kwok, K., Jarvinen, J. R., Zhang, W. & Abramson, I. S., 2001 The Hound of the Baskervilles effect: natural experiment on the influence of psychological stress on timing of death, in *BMJ*, vol. 323, pp. 1443-6.

Phillips, D. P. & Smith, D. G., 1990 Postponement of Death until Symbolically Meaningful Occasions, in *Journal of the American Medical Assicistion*, vol. 263, no. 14, pp. 1947-51.

Pineda, J. A., 2008 Sensorimotor cortex as a critical component of an 'extended' mirror neuron system: Does it solve the development, correspondence, and control problems in mirroring?, in *Behavioral and Brain Functions*, vol. 4, pp. 1-16.

Pitts, F. N. Jr. & McClure, J. N. Jr., 1967 Lactate Metabolism in Anxiety Neurosis, in *New England Journal of Medicine*, vol. 277, pp. 1329-36.

Platek, S. M., Mohamed, F. B. & Gallup, G. G. Jr., 2005 Contagious yawning and the brain, in *Cognitive Brain Research*, vol. 23, no. 2-3, pp. 448-52.

Poincaré, H., 1908 *Science et méthode*. ＝吉田洋一訳，1953『科学と方法』岩波文庫。

Porges, S. W., 1972 Heart Rate Variability and Decelerations as Indexes of Reaction Time, in *Journal of Experimental Psychology*, vol. 92, no. 1, pp. 103-10.

――――, 1985 *Methods and Apparatus or Evaluating Rhythmic Oscillations in Aperiodic Physiological Response Systems*. United States Patent No. 4510944. April 16, 1985. Washiongton, D. C. : U. S. Patent and Trademark Office.

――――, 1986 Respiratory Sinus Arrhythmia: Physiological Basis, Quantitative Methods, and Clinical Implications, in Grossman, P., Janssen, K. & Vaitl, D. (eds.), *Cardiorespiratory and Cardiosomatic Psychophysiology*. New York: Plenum, pp. 101-115.

――――, 1995 Orienting in a Defensive World: Mammalian Modifications of our Evolutionary Heritage. A Polyvagal Theory, in *Psychophysiology*, vol. 32, no. 4, pp. 301-18.

――――, 2001 The Polyvagal Theory: Phylogenetic substrates of a social nervous system, in *International Journal of Psychophysiology*, vol. 42, pp. 123-146.

――――, 2003 The Polyvagal Theory: phylogenetic contributions to social behavior, in *Physiology and Behavior*, vol. 79, pp. 503-13.

――――, 2005 The role of social engagement in attachment and bonding: A phylogenetic perspective, in Carter, C. S., Ahnert, L., Grossmann, K., Hrdy, S. B., Lamb, M. E., Porges, S. W. & Sachser, N. (eds.), *Attachment and Bonding: A New Synthesis*. Cambridge, MA: MIT Press, pp. 33-54.

――――, 2007 The Polyvagal Perspective, in *Biological Psychology*, vol. 74, no. 2, pp. 116-143.

————, 2009 Reciprocal Influences between Body and Brain in the Perception and Expression of Affect: A Polyvagal Perspective, in Fosha, D., Siegel, D. J. & Solomon, M. F. (eds.), *The Healing Power of Emotion: Affective Neuroscience, Development, Clinical Practice*. New York: Norton, pp. 27-54.

————, 2011 *The Polyvagal Theory*. New York: W. W. Norton & Company. [PVT]

————, 2013 *A Neural Love Code: The Body's Need to Engage and Bond*. (DVD Video). PESI Publishing & Media.

————, 2015 Foreword, in Bridges, H., *Reframe Your Thinking Around Autism: How the Polyvagal Theory and Brain Plasticity Help Us Make Sense of Autism*. London & Philadelphia: Jessica Kingsley Publishers, pp. 9-10.

————, 2016 Stephen Porges Interview with Integrated Listening Systems (Redfield, R. Onderko, K.). Stream the Dr. Stephen Porges Podcast - Integrated Listening

————, 2017 *The Pocket Guide to the Polyvagal Theory: The Transformative Power of Feeling Safe*. New Tork: W. W. Norton & Company. [PoG]

————, 2018a Why Polyvagal Theory Was Welcomed by Therapists, in *Porges & Dana (eds.), 2018*, pp. xix-xxv.

————, 2018b Polyvagal Theory: A Primer, in *Porges & Dana (eds.), 2018*, pp. 50-69.

Porges, S. W., Arnold, W. R. & Forbes, E. J., 1973 Heart Rate Variability: An Index of Attentional Resonsibity in Human Newborns, in *Develomental Psychology*, vol. 8, no. 1, pp. 85-92.

Porges S. W., Bazhenova, O. V., Bal, E., Carlson, N., Sorokin, Y., Heilman, K. J., Cook, E. H., Lewis, G. F., 2014 Reducing auditory hypersensitivities in autistic spectrum disorder: preliminary findings evaluating the listening project protocol, in *Frontiers in Pediatrics*, vol. 2, pp. 1-10. https: //doi. org/10. 3389/fped. 2014. 00080

Porges, S. W. & Buczynski, R., 2011 *The Polyvagal Theory for Treating Trauma. A Teleseminar Session. The National Institute for the Clinical Application of Behavioral Medicine*. pp. 1-28. http: //stephenporges. com/images/stephen%20porges%20interview%20nicabm. pdf

————, 2012 *Polyvagal Theory: Why This Changes Everything. A Teleseminar Session.. The National Institute for the Clinical Application of Behavioral Medicine*. pp. 1-19. p https: //ja. scribd. com/document/137535945/NICABM-Polyvagal-Theorie

————, 2013a *Body, Brain, Behavior: How Polyvagal Theory Expands Our Healing Paradigm. A Teleseminar Session. The National Institute for the Clinical Application of Behavioral Medicine*. pp. 1-30. http: //stephenporges. com/images/nicabm_2013. pdf

————, 2013b *Beyond the Brain: How the Vagal System Holds the Secret to Treating Trauma. A Teleseminar Session. The National Institute for the Clinical Application of Behavioral Medicine*. pp. 1-31. http: //stephenporges. com/images/nicabm2. pdf

Porges, S. W. & Culp, L., 2010 The GAINS Anniversary Interviews, in *Connections & Reflections, The GAINS Quarterly* pp. 58-64.

Porges, S. W. & Dana, D. (eds.), 2018 *Clinical Applications of The Polyvagal Theory:*

The Emergence of Polyvagal-informed Therapies. New York: W. W. Norton & Company.

Porges, S. W. & Eichhorn, N., 2012 Safety: The Preambre for Social Engagement, in *Somatic Psychotherapy Today*, vol. 1, no. 4, pp. 52-4.

Porges, S. W. & Fox, N. A., 1986 Developmental Psychophysiology, in Coles, M. G. H, Donchin, E. & Porges, S. W. (eds.), *Psychophysiology: Systems, Processes, and Applications*. Amsterdam: Elsevier, pp. 611-25.

Porges, S. W., & Furman, S. A.., 2011 The early development of the autonomic nervous system provides a neural platform for social behavior: A polyvagal perspective, in *Infant and Child Development*, vol. 20, no. 1, pp. 106–118.

Porges, S. W. & Lewis, G. F., 2011 United States Patent Application No. 13/992450.

Porges, S. W., Macellaio, M., Stanfill, S. D. & McCue, K., Lewis, G. F., Harden, E. R., Handelman, M., Denver, J., Bazhenova, O. V., Heilman, K. J., 2013 Respiratory sinus arrhythmia and auditory processing in autism: Modifiable deficits of an integrated social engagement system?, in *International Journal of Psychophysiology*, vol. 88 pp. 261-70.

Porges, S. W. & Pregnel, S., 2011 Somatic Perspectives on Psychotherapy. http: //SomaticPerspective. com

Porges, S. W. & Raskin, D. C., 1969 Respiratory and Components of Attention, in *Journal of Experimental Psychology*, vol. 81, no. 3, pp. 497-503.

Porges, S. W., Stamps, L. E. & Walter, G. F., 1973 Heart Rate Variability and Newborn Heart Rate Responses to Illumination Changess, in *Develomental Psychology*, vol. 10, no. 4, pp. 507-13.

Porrino, L. J., Crane, A. M., & Goldman-Rakic, P. S., 1981 Direct and indirect pathways from the amygdala to the frontal lobe in rhesus monkeys, in *Journal of Comparative Neurology*, vol. 198, pp. 121-36.

Porter, F. L., Porges, S. W. & Marshall, R. E., 1988 Newborn Pain Cries and Vagal Tone: Parallel Changes in Response to Circumcision, in *Child Development*, vol. 59, no. 2, pp. 495-505.

Portmann, A., 1976 *Einführung in die vergleichende Morphologie der Wirbeltiere*. ＝島崎三郎訳，1979『脊椎動物比較形態学』岩波書店。

Prather, J. F., Peters, S., Nowicki, S. & Mooney, R., 2008 Precise Auditory-Vocal Mirroring in Neurons for Learned Vocal Communication, in *Nature*, vol. 451, pp. 305-10.

Preston, S. D., & de Waal, F. B., 2002 Empathy: Its Ultimate and proximate Bases, in *Behavioral and Brain Sciences*, vol. 25, pp. 1-20.

Preuss, T. M., 2000 What's human about the human brain?, in Gazzaniga, M. S. (ed.), *The New Cognitive Neurosciences*. 2nd ed. Cambridge, MA: MIT Press, pp. 1219-34.

Preuss, T. M., & Goldman-Rakic, P. S., 1991 Myelo- and cytoarchitecture of the granular frontal cortex and surrounding regions in the strepsirhine primate galago and the anthropoid primate macaca, in *Journal of Comparative Neurology*, vol. 310, pp. 429-74.

Price, D. D., 2000 Psychological and Neural Mechanisms of the Affective Dimension of Pain, in *Science*, vol. 288, pp. 1769-72.

Price, J. L. 2003 Comparative Aspects of Amygdala Connectivity, in *Annals of the New York Academy of Sciences*, in vol. 985, pp. 50-8.

Price, J. L. & Amaral, D. G., 1981 An Autoradiographic Study of the Projections of the Central Nucleus of the Monkey Amygdala, in *Journal of Neuroscience*, vol. 1, no. 11, pp. 1242-59.

Puce, A., Allison, T., Gore, J. C. & McCarthy, G., 1995 Face-sensitive Regions in Human Extratriate Cortex Studied by Functional MRI, in *Journal of Neurophysiology*, vol. 74, no. 3, pp. 1192-9.

Quirk, G. J. & Gehlert, D. R., 2003 Inhibition of the Amygdala: Key to Pathological States?, in *Annals of the New York Academy of Sciences*, vol. 985, issue 1, pp. 263-72.

Quirk, G. J., Likhtik, E., Pelletier, J. G. & Paré, D., 2003 Stimulation of medial prefrontal cortex decreases the responsiveness of central amygdala output neurons, in *Journal of Neuroscience*, vol. 23, no. 25, pp. 8800-7.

Raichle, M. E., 2010 The Brain's Dark Energy, in *Scientific American*, vol. 302, no. 3, pp. 44-9. =宮内　哲・岡　友子訳, 2010「浮かび上がる脳の陰の活動」『日経サイエンス』第468号, pp. 34-41。

Raichle, M. E., MacLeod, A. M., Snyder, A. Z., Powers, W. J., Gusnard, D. A. & Shulman, G. L., 2001 A Default Mode of Brain Function, in *Proceedings of the National Academy of Sciences*, vol. 98, no. 2, pp. 676–82.

Rainville, P., Duncan, G. H., Price, D. D., Crrier, B. & Bushnell, M. C., 1997 Pain Affect Encoded in Human Anterior Cingulate but not Somatosensory Cortex, in *Science*, vol. 177, pp. 968-71.

Raleigh, M. J., Brammer, G. L., McGuire, M. T. & Yuwiler A., 1985 Dominant Social Status Facilitates the Behavioral Effects of Serotinergic Agonist, in *Brain Research*, vol. 348, pp. 274-82.

Raleigh, M. J., McGuire, M. T., Brammer, G. L. & Yuwiler A., 1984 Social and Environmental Influences on Blood Serotinin Concentrations in Monkeys, in *Archives of General Psychiatry*, vol. 41, pp. 405-10.

Raleigh, M. J., McGuire, M. T., Brammer, G. L., Pollack, D. B. & Yuwiler, A., 1991 Serotonergic mechanisms promote dominance acquisition in adult male vervet monkeys, in *Brain Research*, vol. 559, no. 2, pp. 181-90.

Ramachandran, V. S., 2003 *The Emerging Mind*. =山下篤子訳, 2005『脳のなかの幽霊, ふたたび』角川書店。

Ramachandran, V. S. & Blakeslee, S., 1998 *Phantoms in the Brain*. =山下篤子訳, 1999『脳のなかの幽霊』角川書店。

Ricard, M., Lutz, A. & Davidson, R. J., 2014 Mind of the Meditator, in *Scientific American*. =編集部訳, 2015「瞑想の脳科学」『日経サイエンス』第523号, pp. 37-43。

Richter, C. P., 1957 On the Phenomenon of Sudden Death in Animals and Man, in *Psychosomatic Medicine*, vol. 19, pp. 191-8.

Richter, D. W. & Spyer, K. M., 1990 Cardiorespiratory Control, in Loewy, A. D. & Spyer, K. M. (eds.), *Central Regulation of Autonomic Function*. New York: Oxford Univ.

Press, pp. 189-207.

Rilling, J. K., Barks, S. K., Parr, L. A., Preuss, T. M., Faber, T. L., Pagnoni, G., Bremner, J. D. & Votaw, J. R., 2007 A comparison of resting-State brain activity in humans and chimpanzees, in *Proceedings of the National Academy of Sciences of U. S. A.*, vol. 104, pp. 17146–51.

Rivers, W. H. R., 1920 *Instinct and Unconscious: A Contribution to a Biological Theory of the Psycho-Neuroses*. Cambridge: Cambridge U. P.

Rizzolatti, G. & Craighero, L., 2004 The Mirror-Neuron System, in *Annual Review of Neuroscience*, vol. 27, pp. 169–92.

Rizzolatti, G. & Sinigaglia, C., 2006 *So quel che fai.* ＝柴田裕之訳，2009『ミラーニューロン』紀伊国屋書店。

Robbins, T. W., 2005 Controlling stress: how the brain protects itself from depression, in *Nature Neuroscience*, vol. 8, no. 3, pp. 261-2.

Rolls, E. T., 1999 The functions of the orbitofrontal cortex, in *Neurocase*, vol. 5, pp. 301-12.

Romer, A. S., 1959 *Vertebrate Story.* ＝川島誠一郎訳，1981『脊椎動物の歴史』どうぶつ社。

Romer, A. S. & Parsons, T. S., 1977 *The Vertebrate Body.* 5th ed. ＝平光厲司訳，1983『脊椎動物のからだ〈その比較解剖学〉第5版』法政大学出版局。

Romero, T., Ito, M., Saito, A. & Hasegawa, T., 2014 Social Modulation of Contagious Yawning in Wolves, in *PLoS ONE*, vol. 9, no. 8: e105963. https: //doi. org/10. 1371/ journal. pone. 0105963.

Root, M. P., 1992 Reconstructing the impact of trauma on personality, in Brown, L. S. & Ballou, M. (eds.), *Personality and psychopathology: Feminist reappraisals*. New York: Guilford, pp. 229-65.

Rosas-Ballina, M. & Tracey, K. J., 2009 The Neurology of the Immune System: Neural Reflexes Regulate Immunity, in *Neuron*, vol. 64, pp. 28-32.

Rossi, F., Maione, S. & Berrino, L., 1994 Periaqueductal Gray Area and Cardiovascular Function., in *Pharmacology Research*, vol. 29, no. 1, pp. 27-36.

Rosvold, H. E., 1972 The frontal lobe system: cortical-subcortical interrelationships, in *Acta Neurobiologiae Experimentalis*, vol. 32, pp. 439–60.

Rosvold, H. E., Mirsky, A. F. & Pribram, K., 1954 Influence of Amygdalectomy on Social Behavior in Monkeys, in *Journal of Comparative and Physiological Psychology*, vol. 47, pp. 173-8.

Ruby, P. & Decety, J., 2001 Effect of subjective perspective taking during simulation of action: a PET investigation of agency, in *Nature Neuroscience*, vol. 4, no. 5, pp. 546-50.

Ruffié, J., 1986 *Le sexe et la mort.* ＝仲澤紀雄訳，1990『性と死』国文社。

Rutter, M., 1995 Clinical Implications of Attachment Concepts, in *Journal of Child Psychology and Psychiatry and Allied Disciplines*, vol. 36, no. 4, pp. 549-71.

Sacks, O., 1992 *Migraine.* ＝春日井晶子・大庭紀雄訳，2000『サックス博士の片頭痛大全』ハヤカワ文庫。

Sadler, T. W., 2010 *Langman's Medical Embryology. 11th ed.* =安田峯生訳，2010『ラングマン人体発生学　第10版』メディカル・サイエンス・インターナショナル。

Sagan, C., 1977 *The Dragons of Eden: Speculations on the Evolution of Human Intelligence.* 長野　敬訳，1978『エデンの恐竜──知能の源流をたずねて──』秀潤社。

Sahar, T., Shalev, A. Y. & Porges, S. W., 2001 Vagal modulation of responses to mental challenge in posttraumatic stress disorder, in *Biological Psychiatry*, vol. 49, pp. 637-43.

坂井信之，2000　「味覚嫌悪学習とその脳メカニズム」『動物心理学研究』第50巻1号，pp. 151-60。

坂本尚志，1997　「中心灰白質と発声」『神経研究の進歩』第38巻3号，pp. 378-91。

Sallet, J., Mars, R. B., Noonan, M. P., Andersson, J. L., O'Reilly, J. X., Jbabdi, S., Croxson, P. L., Jenkinson, M., Miller, K. L. & Rushworth, M. F. S., 2011 Social Network Size Affects Neural Circuits in Macaques, in *Science*, vol. 334, pp. 697-700.

Sanai, N., Nguyen, T., Ihrie, R. A., Mirzadeh, Z., Tsai, H. H., Wong, M., Gupta, N., Berger, M. S, Huang. E., Garcia-Verdugo, J. M., Rowitch, D. H. & Alvarez-Buylla, A., 2011 Corridors of migrating neurons in the human brain and their decline during infancy, in *Nature*, vol. 478, pp. 382-6.

Santarelli, L., Saxe, M., Gross, C., Surget, A., Battaglia, F., Dulawa, S., Weisstaub, N., Lee, J., Duman, R., Arancio, O., Belzung, C., Hen, R., 2003 Requirement of hippocampal neurogenesis for the behavioral effects of antidepressants, in *Science*, vol. 301, pp. 805-9.

Sapolsky, R. M., 1997 The Importance of a Well-Groomed Child, in *Science*, vol. 277, pp. 1620-1.

Sarnat, H. B., 2003 Functions of the corticospinal and corticobullar tracts in the human newborn, in *Journal of Pediatric Neurology*, vol. 1, pp. 3-8.

佐々祐子，2009　「社会性に関与する脳機能メカニズム：脳機能イメージング研究からの検討」『精神神経学雑誌』第111巻11号，pp. 1407-12。

佐藤昭夫・佐藤優子・五嶋摩理，1995　『自律機能生理学』金芳堂。

佐藤昭夫・鈴木はる江，1992-6「やさしい神経生理学　自律神経系…(1)～(52)」『Clinical Neuroscience』第10巻6号－14巻9号，いずれも pp. 8-9。

Sato, W., Toichi, M., Uono, S. & Kochiyama, T., 2012 Impaired social brain network for processing dynamic facial expressions in autism spectrum disorders, in *BMC Neuroscience*, vol. 13, pp. 99-116.

Savic, I., 2002 Imaging of brain activation by odorants in humans, in *Current Opinion in Neurobiology*, vol. 12, pp. 455-61.

澤田瑞也，1992　『共感の心理学──そのメカニズムと発達』世界思想社。

澤田幸展，1996　「心臓迷走神経活動」『生理心理学と精神生理学』第14巻2号，pp. 77-88.

澤口俊之，1994　「意識とは何か──意識と脳の関係に関する試論」『科学』第64巻4号，pp. 227-36。

─────，1996　『脳と心の進化論』日本評論社。

澤口俊之・澤口京子　1997　「脳の進化──大脳新皮質の"コラム重複説"を中心にして」『科学』第67巻4号，pp. 313-21。

Saxe, R., 2006 Uniquely human social cognition, in *Current. Opinion in Neurobiology*, vol. 16, pp. 235-9.

Saxe, R. & Powell, J. T., 2006 It's the thought that counts: specific brain regions for one component of theory of mind., in *Psychological Science*, vol. 17 pp, 692–9.

Sayers, B. M., 1973 Analysis of Heart Rate Variability, in *Ergonomics*, vol. 16, pp. 17-32.

Schilbach, L., Eickhoff, S. B., Rotarska-Jagiela, A., Fink, G. R. & Vogeley, K., 2008 Minds at rest? Social cognition as the default mode of cognizing and its putative relationship to the default system of the brain., in *Consciousness and Cognition*, vol. 17, pp. 457-67.

Schirmer, A., Jesuthasan, S. & Mathuru, A. S., 2013 Tactile stimulation reduces fear in fish, in *Frontiers in Behavioral Neuroscience*, vol. 7, pp. 1-7.

Schmelz, M., Schmidt, R., Bickel, A., Handwerker, H. O. & Torebjörk, H. E., 1997 Specific C-receptors for itch in human skin, in *Journal of Neuroscience*, vol. 17, pp. 8003-8.

Schmitt, C., 1932 *Der Begriff des Politischen.* ＝田中浩・原田武雄訳，1970『政治的なものの概念』未來社。

Schneiderman, I., Zagoory-Sharon, O., Leckman, J. F. & Feldman, R., 2012 Oxytocin during the initial stages of romantic attachment: relations to couples' interactive reciprocity, in *Psychoneuroendocrinology*, vol. 37, no. 8, pp. 1277-85.

Schnitzlein, H. N., Rowe, L. C. & Hoffman, H. H., 1958 The myelinated component of the vagus nerves in man, in *Anatomical Record*, vol. 131, pp. 649-67.

Schore, A. N., 2003 *Affect Regulation and the Repair of the Self.* New York: W. W. Norton.

————, 2009 Attachment trauma and the developing right brain: Origins of pathological dissociation, in Dell, P. F. & O'Neil, J. F. (eds.), *Dissociation and the dissociative disorders: DSM-V and beyond*, New York: Routledge, pp. 107–41.

Schwabe, L. & Wolf, O. T., 2011 Stress-induced modulation of instrumental behavior: from goal-directed to habitual control of action, in *Behavioral Brain Research*, vol. 219, no. 2, pp. 321-8.

Schwaber, J. S., Kapp, B. S. & Higgins, G. A., 1980 The origin and extent of direct amygdala projections to the region of the dorsal motor nucleus of the vagus and the nucleus ofthe solitary tract, in *Neuroscience Letters*, vol. 20, pp. 15-20.

Schwaber, J. S., Kapp, B. S., Higgins, G. A. & Rapp, P. R., 1982 Amygdaloid and basal forebrain direct connections with the nucleus of the solitary tract and the dorsal motor nucleus, in *Journal of Neuroscience*, vol. 2, pp. 1424-38.

瀬川昌也，1998 「自閉症の神経学的モデル」『脳と発達』第20巻，pp. 170-80。

————，2003 「自閉症とセロトニン」『Clinical Neuroscience』第21巻6号，pp. 693-5。

Sekiguchi, A., Sugiura, M., Taki, Y., Kotozaki, Y., Nouchi, R., Takeuchi, H., Araki, T., Hanawa, S., Nakagawa, S., Miyauchi, M., Sakuma, A. & Kawashima, R., 2013 Brain structural changes as vulnerability factors and acquired signs of post-earthquake stress, in *Molecular Psychiatry*, vol. 18, pp. 618-23.

Seltzer, B. & Pandya, D. N., 1989 Frontal lobe connections of the superior temporal sulcus in the rhesus monkey, in *Journal of Comparative Neurology*. vol. 281, pp. 97-113.

―――, 1994 Parietal, temporal, and occipita projections to cortex of the superior temporal sulcus in the rhesus monkey: A retrograde tracer study, in *Journal of Comparative Neurology*, vol. 343, pp. 445-63.

Seltzer, L. J., Ziegler, T. E. & Pollak, S. D., 2010 Social vocalizations can release oxytocin in humans, in *Proceedings of the Royal Society: Biology*, vol. 277, pp. 2661-6.

Selye, H., 1936 A Syndrome Produced by Diverse Nocuous Agents, in *Nature*, vol. 138, p. 32.

―――, 1976 *The Stress of Life*. revised ed. ＝杉靖三郎・田多井吉之介・藤井尚治・竹宮隆訳，1988『現代社会とストレス』法政大学出版局。

―――, 1979 *The Stress of My Life: A Scientist's memoirs*. 2nd ed. New York: Van Nostrand Reinhold Company.

仙波恵美子，2016 「線維筋痛症の痛みはどうして起こるのか」『心身医学』第56巻5号，pp. 419-26。

Sengelmann, I., 2014 Somatic Wisdom and the Polyvagal Theory in Eating Disorders, in *Somatic Psychotherapy Today*, vol. 4, no. 2, pp. 60-3.

Sheinberg, D. L. & Logothetis, N. K., 1997 The role of temporal cortical areas in perceptual organization, in *Proceedings of the National Academy of Sciences of the U. S. A.*, vol. 94, pp. 3408-13.

柴山雅俊，2007 『解離性障害』ちくま新書。

―――, 2010 『解離の構造』岩崎学術出版社。

椎名　葉，2018 「性的被害と『凍りつき』」『世界』911号，pp. 86-90。

下坂幸三，1961 「青春期やせ症（神経性無食欲症）の精神医学的研究」『精神神経学雑誌』第63巻11号，pp. 1041-82。

進　武幹，2000 「神経機序からみた嚥下とその形態」『音声言語医学』第41巻4号，pp. 320-9。

Shinya, Y., Kawai, M., Niwa, F. & Myowa-Yamakoshi, M., 2014 Preterm birth is associted with an increased fundamental frequency of spontanous crying in human infants at term-equivalent age, in *Biology Letters*, vol. 10, no. 8, pp. 1-5.

Shubin, N., 2008 *Your Inner Fish*. ＝垂水雄二訳，2013『ヒトのなかの魚，魚のなかのヒト』ハヤカワ文庫。

Siegel, D., 1999 *The Developing Mind: Toward a Neurobiology of Interpersonal Experience*. New York: Guilford Press.

Sills, F., 2004 *Craniosacral Biodynamics, vol. II*. ＝森川ひろみ訳，2012『クラニオセイクラル・バイオダイナミクスVOL. 2』産学社エンタプライズ。

Simmel, G., 1917 *Grundfragen der Soziologie*. ＝清水幾太郎訳，1979『社会学の根本問題』岩波文庫。

Simonton, D. K., 2010 Creative thought as blind-variation and selective-retention: combinatorial models of exceptional creativity, in *Physics of Life Reviews*, vol. 7, pp. 156-79.

Singer, T., Seymour, B., O'Doherty, J., Kaube, H., Dolan, R. J. & Frith, C. D., 2004 Empathy for Pain Involves the Affective but not Sensory Components of Pain, in *Science*, vol. 303, pp. 1157-62.

Sinha, R., 2008 Chronic stress, drug use, and vulnerability to addiction, in *Annals of the New York Academy of Sciences*, vol. 1141, pp. 105-30.

Smith, J. C., Ellenberger, H. H., Ballanyi, K., Richter, D. W. & Feldman, J. L., 1991 Pre-Bötzinger Complex: A Brainstem Region That May Generate Respiratory Rhythm in Mammals, in *Science*, vol. 254, pp. 726-9.

Smith, J. J. & Kampine, J. P. (eds.), 1984 *Circulatory Physiology*. 2nd ed. =村松　準監訳, 1989『循環の生理　第2版』医学書院。

Smith, W. K., 1938 The representation of respiratory movements in the cerebral cortex, in *Journal of Neurophysiology*, vol. 1, pp. 55-68.

————, 1945 The functional significance of the rostral cingular cortex as revealed by its responses to electrical excitation, in *Journal of Neurophysiology*, vol. 8, pp. 241–55.

Sobel, N., Prabhakaran, V., Desmond, J. E., Glover, G. H., Goode, R. L., Sullivan, E. V. & Gabrieli, J. D., 1998 Sniffing and smelling: separate subsystems in the human olfactory cortex, in *Nature*, vol. 392, pp. 282-6.

Sokolov, E. N. (соколов, e. н.), 1958 *Perception and th conditioned rfeflex*. (восприя тие и усаовный рефаекс.) =金子隆芳・鈴木宏哉訳, 1965『知覚と条件反射——知覚の反射的基礎』世界書院。

Solomon, S. D. & Canino, G. J., 1990 Appropriateness of DSM-III-R criteria for posttraumatic stress disorder, in *Comprehensive Psychiatry*, vol. 31, no. 3, pp. 227-37.

Somerville, L. H., Kim, H., Johnstone, T., Alexander, A. L. & Whalen, P. J., 2004 Human amygdala responses during presentation of happy and neutral faces: correlations with state anxiety, in *Biological Psychiatry*, vol. 55, no. 9, pp. 897-903.

Sperber, D., Clement, F., Heintz, C., Mascaro, O., Mercier, H., Origgi, G. & Wilson, D., 2010 Epistemic vigilance, in *Mind & Language*, vol. 25, pp. 359–93.

Spreng, R. N., 2012 The fallacy of a "task-negative" network, in *Frontiers in Psychology*, vol. 3, pp. 1-5.

Spreng, R. N., Stevens, W. D., Chamberlain, J. P., Gilmore, A. W. & Schacter, D. L., 2010 Default network activity, coupled with the frontoparietal control network, supports goal-directed cognition, in *Neuroimage*, vol. 53, pp. 303-17.

Spruijt, B. M., van Hooff, J. A. & Gispen, W. H., 1992 Ethology and neurobiology of grooming behavior, in *Physiological Review*, vol. 72, no. 3, pp. 825-52.

Squire, L. R. & Zola-Morgan, S., 1991 The medial temporal lobe memory system, in *Science*, vol. 253, no. 5026, pp. 1380-6.

Sridharan, D., Levitin, D. J. & Menon, V., 2008 A critical role for the right fronto-insular cortex in switching between central-executive] and default-mode networks, in *Proceedings of the Academy of Sciences of U. S. A.*, vol. 105 no. 34, pp. 12569–74.

Stein, D. J., 2003 *Cognitive-Affective Neuroscience of Depression and Anxiety Disorders*. =田島治・荒井まゆみ訳, 2007『不安とうつの脳と心のメカニズム』星和書店。

Stein, D. J. & Bouwer, C., 1997 A Neuro-Evolutionary Approach to the Anxiety Disorders, in *Journal of Anxiety Disorders*, vol. 11, no. 4, pp. 409-29.

Stephan, H., 1983 Evolutionary trends in limbic structures, in *Neuroscience and Biobe-*

havioral Review, vol. 7, pp. 367-74.

Stern, J. A., 1964 Communications toward a Definition of Psychophysiology, in *Psychophysiology*, vol. 1, no. 1, pp. 90-1.

Stevens, A. & Price, J., 1996 *Evolutionary Psychiatry*. London: Routledge.

Stewart, A. M., Lewis, G. F., Heilman, K. J., Davila, M. I., Coleman, D. D., Aylward, S. A. & Porges, S. W., 2013 The covariation of acoustic features of infant cries andautonomic state, in *Physiology and Behavior*, vol. 120, pp. 203-10.

Stewart, A. M., Lewis, G. F., Yee1, J. R., Kenkel1, W. M., Davila, M., Carter, C. S. & Porges, S. W., 2015 Acoustic features of prairie vole (*Microtus ochrogaster*) ultrasonic vocalizations covary with heart rate, in *Physiology and Behavior*, vol. 138, pp. 94-100.

Subramanian, H. H., Balnave, R. J. & Holstege, G., 2008 The midbrain periaqueductal gray control of respiration, in *Journal of Neuroscience*, vol. 28, no. 47, pp. 12274-83.

Sudo, N., Chida, Y., Aiba, Y., Sonoda, J., Oyama, N., Yu, X., Kubo, C. & Koga, Y., 2004 Postnatal microbial colonization programs the hypothalamic-pituitary-adrenal system for stress response in mice, in *Journal of Physiology*, vol. 558, pp. 263-75.

杉山幸丸, 1990 『サルはなぜ群れるのか――霊長類社会のダイナミクス』中公新書。

杉下守弘, 1994 「体性感覚からの意識論――脳の電気刺激と意識」『科学』第64巻4号, pp. 264-8。

角 忠明, 1986 「嚥下運動のメカニズム」『神経研究の進歩』第30巻第2号, pp. 251-61.

鈴木郁子 (編著), 2015 『やさしい自律神経生理学――命を支える仕組み』中外医学社。

Szalavitz, M., 2008 Cuddle chemical could treat mental illness, in *New Scientist*, no. 2656, pp. 34-7.

田島 治, 2011 「不安の進化精神医学」『臨床精神医学』第40巻6号, pp. 823-30。

高橋 良, 1979 『鼻の話』岩波新書。

Takeuchi, H., Taki, Y., Hashizume, H., Sassa, Y., Nagase, T. Nouchi, R., & Kawashima, R., 2011 Cerebral Blood Flow during Rest Associates with General Intelligence and Creativity, in *PLoS ONE*, vol. 6, e25532.

谷口 真・高草木 薫・篠崎宗久・上山 勉・加藤健治・澤田眞寛, 2015 「仮想討論会 皮質脊髄路の基礎知識」『脊髄外科』第29巻3号, pp. 267-78。

丹治 順, 2009 『脳と運動――アクションを実行させる脳 第2版』共立出版。

Taren, A. A., Gianaros, P. J., Greco, C. M., Lindsay, E. K., Fairgrieve, A., Brown, K. W., Rosen, R. K., Ferris, J. L., Julson, E., Marsland, A. L., Bursley, J. K., Ramsburg, J. & Creswell, J. D., 2015 Mindfulness meditation training alters stress-related amygdala resting state functional connectivity: a randomized controlled trial, in *Social Cognitive and Affective Neuroscience*, vol. 10, no. 12, pp. 1758-68.

田多井吉之介, 1956 『ストレス――近代社会と健康生活』創元社。

寺澤悠里, 2014 「感情認識における島皮質の機能」『神経心理学』第30巻第1号, pp. 61-8。

Terr, L., 1990 *Too scared to cry: Psychic Trauma in Childhood*. = 西澤 哲訳『恐怖に凍てつく叫び――トラウマが子どもに与える影響』金剛出版。

―――, 1991 Childhood Trauma: An Outline and Overview, in *American Journal of*

Psychiatry, vol. 148, pp. 10-20.

―――, 1994 *Unchained Memories*. ＝吉田利子訳，1995『記憶を消す子供たち』草思社。

Terreberry, R. R. & Neafsey, E. J., 1983 Rat medial frontal cortex: a visceral motor region with a direct projection to the solitary nucleus, in *Brain Research*, vol. 278, no. 1-2, pp. 245-9.

―――, 1987 The rat medial frontal cortex projects directly to autonomic regions of the brainstem, in *Brain Research Bulletin*, vol. 19, no. 6, pp. 639-49.

Tomasello, M., 1999 *The Cultural Origins of Human Cognition*. ＝大堀・中澤・西村・本田訳，2006『心とことばの起源を探る』勁草書房。

Tracey, K. J., 2002 The Inflammatory Reflex, in *Nature*, vol. 420, pp. 853-9.

―――, 2015 Shock medicine, in *Scientific American*, vol. 312, pp. 28-35. ＝村上正晃訳，2015「脳刺激治療」『日経サイエンス』第45巻6号，pp. 30-9。

Trehub, S. E. & Schellenberg, E. G., 1995 Music: Its relevance to infants, in *Annals of Child Development*, vol. 11, pp. 1-24.

Trehub, S. E. & Trainor, L. J., 1998 Singing to infants: Lullabies and play songs, in *Advances in Infancy Research*, vol. 12, pp. 43-77.

Trevarthen, C. & Hubley, P., 1978 Secondary Intersubjectivity Confidence, Confiding, and Acts of Meaning in the First Year, in Lock, J. (ed.), *Action, Gesture and Symbol*. London: Academic Press, pp. 183-229. ＝鯨岡和子訳，1989 「第2次相互主体性の成り立ち」，鯨岡峻（編訳）『母と子のあいだ』ミネルヴァ書房，pp. 102-62。

―――, 1979 Communication and cooperation in early infancy: a description of primary intersubjectivity, in Bullowa, M., (ed.), *Before speech: The beginning of interpersonal communication*. Cambridge: Cambridge University Press, pp. 321-47. ＝鯨岡和子訳，1989「早期乳児期における母子間のコミュニケーションと協応：第1次相互主体性について」，鯨岡峻（編訳）『母と子のあいだ』ミネルヴァ書房，pp. 69-101.

Trillat, É., 1983 Histoire de l'hystérie. ＝安田一郎・横倉れい訳，1998『ヒステリーの歴史』青土社。

Trivers, R. T., 1971 The Evolution of Reciprocal Altruism, in *Quarterly Reviews of Biology*, vol. 46, no. 1, pp. 35-57.

坪川達也，1999 「社会行動と魚の脳」『慶應義塾大学日吉紀要　自然科学』第26号，pp. 1-10.

月浦　崇，2012 「顔の記憶とその脳内機構」『BRAIN and NERVE』第64巻7号，pp. 743-51。

内田真理子・有光威志・矢田部清美・池田一成・高橋孝雄・皆川泰代，2015 「新生児が母親の声を聴くときの呼吸の安定性と脳反応」『日本女子大学　人間社会学部紀要』第26号，pp. 87-97。

Uddin, L. Q., Iacoboni, M., Lange, C. & Keenan, J. P., 2007 The Self and Social Cognition: the Role of Cortical Midline Structures and Mirror Neurons, in *Trends in Cognitive Sciences*, vol. 11, no. 4, pp. 153-7.

Ueda, S., Kumagai, G., Otaki, Y., Yamaguchi, S & Kohshima, S., 2014 A Comparaison of Facial Color Pattern and Gazing Behavior in Canid Species Suggests Gaze Communication in Gray Wolves (*Canis, lupus*), in *Plos One*, vol. 9, no. 6, pp. 1-8.

梅田　聡，2014「共感の科学——認知神経科学からのアプローチ——」，同編『岩波講座コミュニケーション認知科学2　共感』岩波書店，pp. 1-29。

Ungerleider, L. G. & Mishkin, M., 1982 Two cortical visual systems, in Ingle, D. J., Goodale, M. A., & Mansfield, R. J. W., (eds.), *Analysis of Visual Behavior*. Cambridge, MA: MIT Press, pp. 549–86.

Uvnäs-Moberg, K. U., 2000 *Lugn Och Beröring (The Oxytocin Factor)*. ＝瀬尾智子・谷垣暁美訳，2008『オキシトシン』晶文社。

Vallbo, A. 1., Olausson, H., Wessberg, J. & Norrsell, U., 1993 A system of unmyelinated afferents for innocuous mechanoreception in the human skin, in *Brain Research*, vol. 628, pp. 301-4.

Vallicenti-McDermott, M., McVicar, K., Rapin, I., Wershil, B. K., Cohen, H. & Shinnar S., 2006 Frequency of Gastrointestinal Symptoms in Children with Autistic Spectrum Disorders and Association with Family History of Autoimmune Disease, in *Developmental and Behavioral Pediatrics*, vol. 27, no. 2, pp. S128-36.

van der Kolk, B., 2011 Foreword, in *Porges 2011*, pp. xi-xvii.

―――――, 2014 *The Body keeps the Score: Brain, Mind, Body in the Healing of Trauma*. ＝柴田裕之訳，2016『身体はトラウマを記憶する——脳・心・体のつながりと回復のための手法』紀伊国屋書店。

van der Kolk, B., Greenberg, M., Boyd, H. & Krystal, J., 1985 Inescapable shock, neurotransmitters, and addiction to trauma: toward a psychobiology of post traumatic stress, in *Biological Psychiatry*, vol. 20, no. 3, pp. 314-25.

van der Kolk, B., McFarlane, A. C. & Weisaeth, L., 1996 *Traumatic Stress: The Effects of Overwhelming Experience on Mind, Body, and Society*. ＝西澤　哲監訳，2001『トラウマティック・ストレス——PTSDおよびトラウマ反応の臨床と研究のすべて』誠信書房。

van der Kooy, D., McGinty, J. F., Koda, L. Y., Gerfen, C. R. & Bloom, F. E., 1982 Visceral cortex: a direct connection from prefrontal cortex to the solitary nucleus in rat, in *Neuroscience Letters*, vol. 33, no. 2, pp. 123-7.

van Hooff, J. A. R. A. M., 1967 The Facial Displays of the Catarrhine Monkeys and Apes, in Morris, D. (ed.), *Primate Ethology*, London: Weidenfield and Nicolson, pp. 7-68.

―――――, 1972 A Comparative Approach to the Phylogeny of Laughter and Smiling, in Hinde, R. A. (ed.), *Non-Verbal Communication*, Cambridge: Cambridge University Press, pp. 209-40.

Van Le, Q., Isbell, L. A., Matsumoto, J., Nguyen, M., Hori, E., Maior, R. S., Tomaz, C., Hai Tran, A., Ono, T. & Nishijo, H., 2013 Pulvinar neurons reveal neurobiological evidence of past selection for rapid detection of snakes, in *Proceedings of the National Academy of Sciences of U. S. A.*, vol. 110, pp. 19000-19005.

Varela, F., Thompson, E. & Rosch, E., 1991 *The Embodied Mind: Cognitive Science and Human Experience*. ＝田中靖夫訳，2001『身体化された心——仏教思想からのエナク

ティブ・アプローチ』工作舎。

Verberne, A. J. M. & Owens, N. C., 1998 Cortical Modulation of the Cardiovascular System, in *Progress in Neurobiology*, vol. 54, no. 2, pp. 149-68.

Vogt, B. A., 1992 Functional Heterogeneity in Cingulate Cortex: The Anterior Executive and Posterior Evaluative Regions, in *Cerebral Cortex*, vol. 2, pp. 435-43.

Wallas, G., 1926 *The Art of Thought*. New York, NY: Harcourt, Brace & Company.

Wang, R. Y. & Aghajanian, G. K., 1977a Inhibiton of Neurons in the Amygdala by Dorsal Raphe Stimulation: Mediation through a Direct Serotonergic Pathway, in *Brain Research*, vol. 120, no. 1, pp. 85-102.

――――, 1977b Physiological evidence for habenula as amajor link between forebrain and midbrain raphe, in *Science*, vol. 197, pp. 89-91.

Wang, Y., Cao L, Lee, C. Y., Matsuo, T., Wu, K., Asher, G., Tang, L., Saitoh, T., Russell, J., Klewe-Nebenius, D., Wang, L., Soya, S., Hasegawa, E., Chérasse, Y., Zhou, J., Li, Y., Wang, T., Zhan, X., Miyoshi, C., Irukayama, Y., Cao, J., Meeks, J. P., Gautron, L., Wang, Z., Sakurai, K., Funato, H., Sakurai, T., Yanagisawa, M., Nagase, H., Kobayakawa, R., Kobayakawa, K., Beutler, B. & Liu, Q., 2018 Large-scale forward genetics screening identifies Trpa1 as a chemosensor for predator odor-evoked innate fear behaviors, in *Nature Communications*, vol. 9, no. 1（2041）, pp. 1-15.

渡邊正孝, 2013 「動物におけるデフォルト脳活動とその機能的意義」『生理心理学と精神生理学』第31巻第1号, pp. 5-17。

Watkins, L. R., Goehler, L. E., Relton, J. K., Tartaglia, N., Silbert, L., Martin, D. & Maier, S. F., 1995 Blockade of interleukin-1 induced hyperthermia by subdiaphragmatic vagotomy: evidence for vagal mediation of immune-brain communication, in *Neuroscience Letters*, vol. 183, pp. 27-31.

Weiskrantz, L., 1956 Behavioral changes associated with ablation of the amygdaloid complex in monkeys, in *Journal of Comparative and Physiological Psychology*, vol. 49, pp. 381-91.

Weiskrantz, L., Warrington, E. K., Sanders, M. D. & Marshall, J., 1974 Visual capacity in the hemianopic field following a restricted occipital ablation, in *Brain*, vol. 97, pp. 709-28.

Weiss, J. M., Stone, E. A. & Harrell, N., 1970 Coping Behavior and Brain Norepinephrine Level in Rats, in *Journal of Comparative and Physiological Psychology*, vol. 72, pp. 153-60.

Whalen, P. J., 1998 Fear, Vigilance, and Ambiguity: Initial Neuroimaging Studies of the Human Amygdala, in *Current Directions in Psychological Science*, vol. 7, pp. 177-88.

Wheeler, T. & Watkins, P. J., 1973 Cardiac Denervation in Diabetes, in *British Medical Journal*, vol. 4, pp. 584-6.

Wicker, B., Keysers, C, Plailly, J., Royet, J. P., Gallese, V., & Rizzolatti, G., 2003 Both of us disgusted in My insula: the common neural basis of seeing and feeling disgust, in *Neuron*, vol. 40, no. 3, pp. 655-64.

Williams, P. L. (ed.), 1995 *Gray's Anatomy: The Anatoical Basis of Medicine and Sur-*

gery. 38th ed. New York: Churchill Livingstone.

Williams, R. B., 1986 Patterns of reactivity and stress, in Matthews, K. A., Weiss, S. W., Detre, T., Dembroski, T. M., Folkner, B., Manuck, S. B. & Williams, R. B. (eds.), *Handbook of Stress, Reactivity, and Cardiovascular Disease*. New York: John Wiley & Sons, pp. 109-26.

Willis, W. D., Al-Chaer, E. D., Quast, M. J. & Westlund, K. N., 1999 A visceral pain pathway in the dorsal column of the spinal cord, in *Proceedings of the National Academy of Sciences of U. S. A.*, vol. 96, no. 14, pp. 7675-9.

Willoch, F., Rosen, G., Tolle, T. R., Oye, I., Wester, H. J., Berner, N., Schwaiger, M. & Bartenstein, P., 2000 Phantom limb pain in the human brain: unraveling neural circuitries of phantom limb sensations using positron emission tomography, in *Annals of Neurology*, vol. 48, pp. 842-9.

Wilson, R. A. & Foglia, L., 2011 Embodied Cognition, Zalta, E. N. (ed.), *The Stanford Encyclopedia of Philosophy* (Fall 2011 Edition).

Wilson, S. N., van der Kolk, B., Burbridge, J., Fisler, R. & Kradin, R., 1999 Phenotype of Blood Lymphocytes in PTSD Suggests Chronic Immune Activation, in *Psychosomatics*, vol. 40, no. 3, pp. 222-5.

Wilson, T. D., 2002 *Strangers to ourselves.* =村田光二監訳，2005『自分を知り，自分を変える——適応的無意識の心理学』新曜社。

Wilson-Pauwels, L., Akesson, E J. & Stewart, P. A., 1988 *Cranial nerves: anatomy and Clinical Comments*. 高倉公朋監訳，1993『脳神経の機能解剖学』医学書院。

Wimmer, H. & Perner, J., 1983 Beliefs about beliefs: Representation and constraining function of wrong beliefs in young children's understanding deception, in *Cognition*, vol. 13, pp. 103-28.

Winston, J. S., Strange, B. A., O'Doherty, J. & Dolan, R. J. 2002 Automatic and intentional brain responses during evaluation of trustworthiness of faces, in *Nature Neuroscience*, vol. 5, no. 3, pp. 277-83.

Winston, J. S., O'Doherty, J. & Dolan, R. J., 2003 Common and distinct neural responses during direct and incidental processing of multiple facial emotions, in *Neuroimage*, vol. 20, no. 1, pp. 84-97.

Wismer Fries, A. B., Ziegler, T. E., Kurian, J. R., Jacoris, S. & Pollak, S. D., 2005 Early experience in humans is associated with changes in neuropeptides critical for regulating social behavior, in *Proceedings of the National Academy of Sciences of the U. S. A.*, vol. 102, pp. 17237-40.

Woodruff, M. L., 1977 Limbic Modulation of Contact Defensive Immobility ("Animal Hypnosis"), in *Psychological Record*, vol. 1 (S1), pp. 161-75.

Wright, I. C., Rabe-Hesketh, S., Woodruff, P. W., David, A. S., Murray, R. M. & Bullmore, E. T., 2000 Meta-Ananlysis of Resional Brain Volumes in Schizophrenia, in *American Journal of Psychiatry*, vol. 157, pp. 16-25.

Wundt, W., 1908-11 *Grundzüge der physiologischen Psychologie., 2. Bd.. 6ᵗAufl.* Leipzig: W. Englemann.

文献一覧　599

Yagi, K., 1992 Suppressive vasopressin responses to emotionjal stress, in *Japanese Journal of Physiology*, vol. 42, pp. 681-703.

───, 1994 Effects of a histamin H2-receptor antagonist, ranitidine on the vasopressin and oxytocin responses to novelty stress in the rat, in *Neuroscience Research*, vol. 19, pp. 357-64.

山末英典, 2016 「自閉スペクトラム症とオキシトシン」『精神医学』第58巻1号, pp. 29-36。

Yamasue, H., Kasai, K., Iwanami, A., Ohtani, T., Yamada, H., Abe, O., Kuroki, N., Fukuda, R., Tochigi, M., Furukawa, S., Sadamatsu, M., Sasaki, T., Aoki, S., Ohtomo, K., Asukai, N. & Kato, N., 2003 Voxel-based analysis of MRI reveals anterior cingulate gray-matter volume reduction in posttraumatic stress disorder due to terrorism, in *Proceedings of the National Academy of Sciences of U. S. A.*, vol. 100, no. 15, pp. 9039–43.

山末英典・笠井清登・加藤進昌, 2006 「外傷後ストレス性障害の神経機構」『神経研究の進歩』第50巻1号, pp. 153-9.

Yamasue, H., Okada, T., Munesue, T., Kuroda, M., Fujioka, T., Uno, Y., Matsumoto, K., Kuwabara, H., Mori, D., Okamoto, Y., Yoshimura, Y., Kawakubo, Y., Arioka, Y., Kojima, M., Yuhi, T., Owada, K., Yassin, W., Kushima, I., Benner, S., Ogawa, N., Eriguchi, Y., Kawano, N., Uemura, Y., Yamamoto, M., Kano, Y., Kasai, K., Higashida, H., Ozaki, N., Kosaka, H., 2018 Effect of intranasal oxytocin on the core social symptoms of autism spectrum disorder: a randomized clinical trial, in *Molecular Psychiatry*, 2018 Jun 29. doi: 10. 1038/s41380-018-0097-2. [Epub ahead of print]

Yang, T. T., Menon, V., Eliez, S., Blasey, C., White, C. D., Reid, A. J., Gotlib, I. H. & Reiss, A. L., 2002 Amygdalar Activation Associated with Positive and Negative Facial Expressions, in *Neuro Report*, vol. 13, pp.. 1737-41.

安間文彦・早野順一郎・室原豊明, 2007 「呼吸性洞性不整脈とは何か」『日本医事新報』4364号, pp. 61-4。

Yates, B. J., Grelot, L., Kerman, I. A., Balaban, C. D., Jakus, J. & Miller, A. D., 1994 Organization of vestibular inputs to nucleus tractus solitarius and adjacent structures in cat brain stem, in *American Journal of Physiology-Regulatory, Integrative and Comparative Physiology*, vol. 267, no. 4, R974-83.

Yoshida, M., Takayanagi, Y., Inoue, K., Kimura, T., Young, L. J., Onaka, T. & Nishimori, K., 2009 Evidence that oxytocin exerts anxiolytic effects via oxytocin receptor expressed in serotonergic neurons in mice, in *Journal of Neuroscience*, vol. 29, no. 7, pp. 2259-71.

吉田義一, 1994 「嚥下運動に関与する筋と神経支配」『神経内科』第47巻, pp. 9-16。

───, 1997 「発声に関与する運動ニューロンの脳幹内局在」『神経研究の進歩』第38巻3号, pp. 365-77。

───, 2000 「発声・嚥下を司る中枢神経支配──疑核を中心として──」『音声言語医学』第41巻2号, pp. 95-110。

Young, A., 1995 *The Harmony of Illusions: Inventing Post-Traumatic Stress Disorder*. = 中井久夫・大月康義・下地明友・辰野剛・内藤あかね訳, 2001 『PTSDの医療人類学』

みすず書房。

Young, A. W., Flude, B. M., Hellawell, D. J. & Ellis, A. W., 1994 The nature of semantic priming effects in the recognition of familiar people, in *British Journal of Psychology*, vol. 85, pp. 393-411.

Young, L. J. & Wang, Z., 2004 The Neurobiology of Pair Bonding, in *Nature Neuroscience*, vol. 7, no. 10, pp. 1048-54.

湯浅茂樹, 2005 「扁桃体神経回路の機能制御メカニズム」『生体の科学』第56巻1号, pp. 3-9。

Zabara, J., 1985 Peripheral control of hypersynchronous discharge in epilepsy, in *Electroencephalogr and Clinical Neurophysiology* vol. 61, S162.

Zajonc, R. B., 1968 Attitudinal effects of mere exposure, in *Journal of Personality and Social Psychology*, vol. 9, no. 2, pp. 1-27.

―――――, 2001 Mere exposure: A gateway to the subliminal Current Directions, in *Psychological Science*, vol. 10, pp. 224-8.

Zak, P. J., 2008 The Neurobiology of Trust, in *Scientific American*, vol. 298, pp. 88–95. = 編集部訳「信頼のホルモン　オキシトシン」『日経サイエンス』第448号, pp. 60-6。

Zaki, J. & Ochsner, K. N., 2012 The neuroscience of empathy: progress, pitfalls and promise, in *Nature Neuroscience*, vol. 15, no. 5, pp. 675-80.

Zanchetti, A., Wang, S. C. & Moruzzi, G., 1952 The Effect of Vagal Stimulation on the EEG Patterns of the Cat, in *Electroencephalography and Clinical Neurophysiology*, vol. 4, pp. 357-61.

Zedelius, C. M. & Schooler, J. W., 2015 Mind Wandering "Ahas" versus Mindful Reasoning: Alternative Routes to Creative Solutions, in *Frontiers in Psychology*, vol. 6, pp. 1-13.

Zeki, S., 1992 The Visual Image in Mind and Brain, in *Scientific American*, vol. 243, no. 3, pp. 44-50.

Zhou, J. N., Hofman, M. A., Gooren, L. J. & Swaab, D. F., 1995 A sex difference in the human brain and its relation to transsexuality, in *Nature*, vol. 378, pp. 68-70.

Zilboorg, G., 1941 *A History of Medical Psychology*. = 神谷美恵子訳『医学的心理学史』みすず書房。

Zimmer, C., 2003 How the Mind Reads Other Minds, in *Science*, vol. 300, no. 16, pp. 1079-80.

Zysset, S., Huber, O., Ferstl, E. & von Cramon, D. Y., 2002 The Anterior Frontomedian Cortex and Evaluative Judgment: An fMRI Study, in *NeuroImage*, vol. 15, pp. 983–91.

あとがき

　思いがけず，1冊の本が出来上がりました。まるっきり思ってもみなかったことです。

　私が「ポリヴェーガル理論」を最初に知ったのは，さまざまなトラウマ療法，なかでもソマティック・エクスペリエンシング®（SE™）療法を学びだした 2014 年頃ではないかと思いますが，翻訳もなく，まとまった解説もないなか，本当のところどういうことを言ってる理論なのか，よくわからずにいました。そこでもっと詳しく，じかに知りたくて，スティーヴン・ポージェスの噂の大著 *The Polyvagal Theory*［PVT］を，仕方なくしぶしぶ自分で読み始めたのが 2 年前の春，たしか 2016 年の 4 月半ばのことでした。

　それでも実は，得意でもない英語だし，全部を読もうという気もちっともなくて，大学図書館に購入してもらって，短い章などをチマチマとコピーして読んでいるのがせいぜいでした。しかしもちろん，1 つの章を読んで大した理解ができるはずもなく，かえってますますわからないことが膨らんでくるばかり。1 つ読めばまた別の章を読むほかなくなり，またそこから別の章に……というのをくり返すうちに，気づいたらいつの間にかもう他に読む章がない，という状態になっていたのでした。それでもまだ何だか物足りなくって，やむなく今度は，この本に収められていない，ポージェスの他の重要そうな論文を手に入れて，これまた次々に読んでいくことになりました。

　そうこうするうちに，ようやくだんだんと，その全体像のようなものがおぼろげに浮かんでくるようになりました。そこで，自分の覚えのためだけに細々と書きまとめていた小文を，私の身近な信頼する仲間たち数人（医師・臨床心理士・カウンセラー・ボディワーカー）にちょっと見せたところ，非常に面白がって下さり，在京の幾人かでささやかなポリヴェーガル研究会（「ポリ研」）を開いて下さることになりました（この会は現在もしっかり継

続しており，本書の実質上の著者はこの会と言ってもいいほどです）。当時のスケジュール帳をみると，その第1回の開催は2016年5月31日。4月半ばに読みだしてから，わずかひと月半でこんな展開になっていたのは，一体どういうことなのか⁉ 当時も今も信じられないことですが，事実であることは否定のしようもありません。またこの時点ですでに，仲間たちの何人かから，ただちに出版するよう真剣に叱咤され（いずれも温厚な彼らが，あんなに本気で怒った姿を後にも先にも見たことはありません），にもかかわらず全く不義理にも，全然ピンと来てなかった私は，軽く受け流すばかりで，てんで取り合ってない体たらくでした。今も思い出すたび，自分のあまりの無礼にただただ赤面するほかありません。

　一方，この年の夏ぐらいから，ポリヴェーガル・セミナー開催のご依頼が私のところに舞い込むようになってきます。まずはSE™療法を学ぶ仲間たちを中心に，同年9・10月に行なったのを皮切りに，翌2017年から現在まで，約1年半にわたり，振り返れば北は北海道から南は九州まで全国を飛び回るという，これまた想定外の事態が進行することになりました。毎回たくさんの，実に多岐にわたる専門分野の方々がご参加下さり，しかも本当に熱心に聴講され，スリリングな質疑を投げかけて下さいました。おかげでうっかりすると，セミナー中の休み時間も，ゆっくり座ってる暇もないほどでした。セミナー後も，幾人かの方々とは，メール上でのディスカッションが続きました。セミナー用のテキストには，「ポリ研」で使っていた小文を少し拡充した小冊子を作り，はじめは自分で粗末な印刷・製本もしていたのですが，セミナーを行なうたびに，参加者の皆さんとのやりとりに触発されて，その結実をどしどし盛り込んでいった結果，2017年6月，第3版になったとき，もはや印刷屋さんにお願いせずには手が回らない分量になっていました。こうしてみると，セミナーの参加者の皆さん全員（とのやりとり）が，本書の実質上の著者というのがいちばん当たっているかもしれません。そして同時に，こうしたやりとりをくり返すうちに，はじめて私も，これを書籍として公刊することの意義を実感するようになっていきました。

　とはいえ，日々の臨床の仕事の合間をぬって，出版を前提とした文章を書

いていくのは，私のような無骨菲才の者には，想像以上に困難を極める作業でした。セッション間の寸暇をつないで書き継ぎ，ついにはクライエントさん訪問（自宅・病院・施設等々）の行き帰りの電車の車内を書斎とする芸当まですっかり板についてしまいました。結果的に本書は，セミナー用テキストの第3版の3倍強のボリュームとなっています。そのために，私がこれまでずっと学び，自分なりに考えてきた〈からだ・こころ・社会〉にまつわるたくさんのテーマも織り込んで論じてみました。10年ぶり・20年ぶり・30年ぶりに久々に頁をめくった生物学・心理学・社会学にわたる本たちも少なくありません（私がもし断捨離派だったら，本書は書けなかったかもしれません。もっとも，もし断捨離派だったら，本書はもっとシンプルでエレガントなものになっていたかもしれません！）。一方，神経科学の最先端のめくるめく業績の数々に接する楽しみは，これはこれで何物にも代え難いものがあります。国公立の図書館，いくつもの大学図書館では，司書さんたちが我が事のように親身になって，文献探索に一緒に尽力して下さったのも，ありがたくうれしい思い出です。

　こんな風に本書は，私自身の意図をはるかに超え，私自身の個体をも超えて，実に多くの方々との多種多様なやりとりの中で生まれてきた，集合的な僥倖の所産にほかなりません。しかもその多くが，専らヨコの関係で進行してきたのも愉快なことでした。感謝すべき方々がどれほど沢山になるか，もはや説明するまでもないでしょう。可能ならば，すべての方々のお名前をここに記したいのですが，スペースがとても許さないのが残念です。いやそもそも，そのなかには，お名前も存じ上げない方々だって一杯ある…。せめてこの場を借りて，そのお一人お一人のお顔を順番に思い浮かべながら，心より感謝を申し上げさせて頂きます。ありがとうございました…ありがとうございました…ありがとうございました…。

　しかし実を言うと，何といっても一番大きかったのは，やはり日々お会いするクライエントさんたちとのやりとり，そこに渦巻く奥深い〈からだ・こころ・社会〉のありようでした。誰しも自分の〈からだ・こころ・社会〉に

正面から向き合うとき，自分の人生の当事者になっていきます。その深度に
こちらはどう向き合っていくのか？　そのためには，私の方も，ふだんから
よほど自らの〈からだ・こころ・社会〉に深く沈潜して（さりとて渦に呑み
込まれるのでもなく），向き合い続けているのでなければなりません。その
地点からポリヴェーガル理論はどう読めるのか……それが恐らく，本書を書
き進めるうえで，一番しつこく私が考えていたことではないかと思います。

　そうは言うけど，お前の本には，臨床に直接つながる話がちっとも書かれ
てないじゃないか！　という（全く的を射た）ツッコミも当然ありうるでし
ょう。それはいろいろな理由からあえてそうしているのですが，ひょっとす
ると「臨床にすぐ使える理論なんて，そんなもん，何だよ!?」と思ってるヘ
ソ曲がりの自分もどこかにいるかもしれません。すぐ使えないレベルでの理
論があまりに希薄なのが，ジャンルを問わず今の臨床の世界の，不気味な共
通特徴のようにも見受けられるからです。あるいは，すぐ使えてすぐ廃れる
理論に次々と競って飛びつき，“魔法使いの競争”に血道をあげる空しさを
痛感するからでもあります。

　最後になりましたが，こんな無鉄砲な本の出版を快くお引き受け下さった
星和書店編集部の近藤達哉さんにだけは，どうしても特別にお礼を述べずに
すますわけにはいきません。私はこの間，書き手としての決定的な力不足か
ら，本当に多くの“わがまま”ばかりを近藤さんに訴え続ける無礼を犯して
きました。そして原稿提出予定日の直前には，体調を崩して書けなくなった
りもしました。さあいよいよこれから校正という段になっては，何と不覚に
も，下記の交通事故で大事な利き手を完全使用不能となり，多大なるご迷惑
をおかけしました。ところが何と驚いたことに，近藤さんはいつも忍耐強く，
暖かく見守り，的確な判断を下され，そしてつねに励まし続けて下さいまし
た。私のポリヴェーガル・セミナーにもわざわざ足を運んで下さいました。
原稿の内容もことごとく寛大に包容して下さいました。法外な沢山の図表の
掲載も堪えて下さいました（この件では特に，近藤さんのみならず，イラス
トレーターの方々等，多大なるご労苦をおかけすることになってしまいまし

た）。こんなに恵まれた環境で原稿を書き進めさせて頂けたのは，これ以上
ない，ほとんど奇跡に近い幸せでした。わがまま放題をさんざん通して頂い
て，なお臆面もなく幸せでしただなんて，いい歳をしてまるでお子さま丸出
しもいいとこですが，悲しいかな，これが私の現実。どうにも一杯一杯なの
でした。本当に申し訳ありませんでした。そして本当にありがとうございま
した。心より深くお詫びを申し上げます。そして，心より深くお礼を申し上
げます。

　というわけで，とんだ顛末でしたが，それも稿を書き終えたことでまずは
一段落。私自身は，このあと少しゆっくりできるといいなと思っています。
そしてこの本が世に出たら，今度はまた未だ知ることのない皆さま方とも，
本書を叩き台にスリリングなやりとりができればいいなと思っています。本
書は単なるポリヴェーガル紹介本でなく，むしろここから議論を始める捨て
石になれば，と願うものです。でもまずはその前に，もしこの稚拙この上な
い本を手にとって下さり，目を通して下さったとしたら，本当にありがとう
ございました。心より感謝を申し上げます。

2018 年 5 月 11 日　　津田真人

　※付記
　ところが何と，その後私は，とんでもない事態に遭遇する羽目に陥ってし
まいました。6 月 22 日（金）の深夜，ちょうど日付の変わる頃，自転車で
帰宅途中，「ちょっとぼっとしていた」という初老婦人の運転する車に，後
ろから追い越されざま，左サイドミラーで自転車を右ハンドル側から引っ掛
けられ，その瞬間，私は意識が飛んだまま転倒，右腕の橈骨頭と尺骨の遠位
端（手首側），そして右顔面の頬骨弓の計 3 ヶ所を骨折し，おまけに頭部も
強打する（のち慢性硬膜下血腫）という重傷を負うこととなってしまったの
です。重傷を負う……それはまさに DSM-IV 以降が PTSD の規定に掲げる，
「重症を負う」出来事に適うでしょうか。

路上に投げ出されたまま，しばらく後に，通りすがりの通行人の方のおかげで，意識を取り戻したとき，私のすぐ脇には，ただ捥げ取れたサイドミラーのカバーだけが落ちていました。その主の車の姿は見当たりません。逃げた⁉　……のでなく，しばらく後に戻ってきた運転手の警察への言では，「ちょっと音がした」以外，何も気づかぬまま，いったん走り去っていたとのこと──ミラーのカバーが捥げ落ちるほどの衝撃を与えていたのですが。私はすでに救急車で運ばれるところでしたので，その運転手の，初老婦人らしき声しか知りません。以後も，「謝罪」の電話の型通りのか細い低く抑えた声，一度きりしか知りません。もちろんお顔も知りません。もし今後もハンドルを握り続けるおつもりであるならば，ぜひとも今回のこの出来事に，自ら正面から向き合っておられることを願います。

　私の足腰は，打撲痛以外はあまり問題はなく，歩くのにも支障はありませんでしたが，しかし手の方は，肝腎の利き手が全く動かせません。しかも，本書の校正が始まったのが，その5日後の6月27日。いきなり，左手のみで紙ベースでの校正に臨まざるを得ないことになってしまいました。もちろんここでもまた，近藤さんは，深く心をかけて下さり，私の負担がなるべく軽くてすむよう，さまざまに取り計らって下さいました。本当に感謝この上ありません。だからこそ，今こうして本書を，1冊の本として世に送り出すことができました。

　とはいえ事故直後は，全く自分のミスではないことで，なぜこの時期に，突然こんなことになるのか，憤懣やるかたない思いで一杯だったことも否めません。のみならず，事故のさなか，意識が飛んだおかげで，適切な受身姿勢を取ることもできず，こんな大ケガになってしまって，何であそこで意識が飛んでしまったのか，飛ばなければこんな愚かなケガにはならなかったのに，と悔いたり恨んだり，自分を責めたりもしていたものです。

　ところが，2日たち3日たちするうちに，家族や沢山の仲間たちの暖かい支えもあって，少しずつ落ち着きを取り戻した私は，事故で壊れたメガネを修理に行く道々，行き交う車のサイドミラーばかりに代わる代わる目を凝らしながら，ミラーのその幅のあまりの小ささに改めて得心し，ふと思い至っ

あとがき　607

たのでした——ひょっとして，あそこで意識が飛ばなければ，命が飛んでいたのではなかったか，と。

　というのも，私の傷の具合を見ると，車との擦過傷は1つもなく，打撲傷ばかりなので（自転車もまた同じく，右ハンドル以外は不思議なほど損壊が少ないので），私はそのとき，すみやかに意識を失って，そのまま（車には触れずに）垂直に地面に崩れ落ちたものと思われます。もしあのとき，私の身体が車のボディに少しでも接触していたら（むしろ意識があった方がその可能性は大きかったかもしれません），絶命を含め，もっとひどい大変なことになっていたかもしれません。調書を取りに来られた警察の方も，私が意識が飛んだことはご存知なかったにもかかわらず，ほぼ同じ線で推測しておられたようです。ことによると，“九死に一生”とまではいかずとも，“八死に二生”ぐらいの事故ではあったのかもしれない。。。少なくとも，そのとき身体は，死を直感して作動したのではなかったか。だとするなら，意識を失って負ったこの3ヶ所の骨折は，まさに文字通り，私の命を守りきった証し……この骨折自体がすでにわが身を守る営みの始まりだったのではないか!?そう閃いた瞬間から，この骨折たちと一緒に，この苦境を何としても乗り切ろうと，私のなかに強烈な勇気が湧き上がってくるのを感じました。

　私は，全く何の意識もないままに，身体（背側迷走神経複合体）の精妙な叡智によって，ともかくも生命だけは助けられ，そして，ついぞ何処のどなたかもわからぬままになってしまった通りすがりの方に助け起こされ，救急車・警察などすべて必要な手配まですっかり進めて頂いていました（さもなければ，私は一体どうなっていたでしょう）。そしてそれから，身近な人たちのさりげなく力強い心遣いに支えられて，はじめて自分に何が起こったのかを意識的に捉え直すゆとりを得，そして程なく深い気づきを得ました。まず非意識に働く身体性の力，次いで無縁の者の間に働く社会性の力，そして恐らくその上にこそはじめて開かれる，親密な社会的関与の力と意識の力……。思えばこれらはどれも，まさに本書で考察してきた事柄でした。そしてこれがリスク社会＝トラウマ社会の日常の，決して突飛でもない1コマであることも。

608

　以上を私は，7月3日，まさにこれから手術に入ろうかという直前のひと
とき，病床でしたためました。右腕単独の手術としては異例とも言えるほど
の，4時間余に及ぶ「大手術」でしたが，翌日には退院し，病院の優れた
PTのコラボレイティブなリハビリと，私自身のすべてのセラピー上のスキ
ルと知見と，そしてセラピスト仲間たちの貴重な手助けとを総結集して，い
ま主治医も目を見張るめざましい回復をみせています。加えて後には，頭を
強打（？）したことによる慢性硬膜下血腫も発覚し，手術を行ないましたが，
やはり短期の入院を経てすっかり快癒しており，「外傷性脳損傷」等にも，
またPTSDにも至ることなく，今やかえって，事故前より元気になったの
では⁉　とまでからかわれるほどになりました（まあ，これは言い過ぎでし
ょうが）。

　それにしてもこの間，つらい症状の連続であった（はずの）日々なのに，
まるで"楽しい思い出"ででもあるかのように毎日を過ごしてきた自分が不
思議です。家族や周囲も，そんな私に呆気にとられています。どうやらケガ
のおかげで，否応なく自分の心身とたえず向き合い，対話するほかなかった，
その不快でなく快が……そう，まさに根源的な快が，つらいことも悦ばしい
ことも，どっちも区別なく大切で，愛おしいものにしてしまったかのような
のでした。おまけに私のそんな境位に，病院のケア体制が即応し，補強する
形になって下さったことも大きかった。2度それぞれの，決して簡単でない
手術に全力で立ち向かって下さったのみならず，つねに対話性に富んだ良質
なコミュニケーションを絶やすことのなかった医療スタッフすべての方々，
そして病院の事務員の方々，清掃員の方々，送迎バスの運転手の方々にも，
この場を借りてお礼を申し上げます。おかげで本書の校正も，滞りなく進め
ることができました（奇しくも校正の全期間が，通院・入院の期間とそっく
り重なったのでした）。

　それにしても，なぜこの時期に，こんな大ケガを⁉　……くり返し回帰す
るその問いには，今後の私自身の人生それ自体が，（やはりくり返し）答え
を出して行くことになるのでしょう。本書が店頭に並ぶ頃，私の身体もすっ
かり回復できていれば，ありがたいことです。しかし回復したとしても，し

なかったとしても，この先ずっと "このこと" と共に生きていくことに，いささかの変わりもないでしょう。

2018年9月末　擱筆

索　引

太字はその項目が詳述された頁を示します。各項目について，集約的に把握したい時には太字の頁を，多面的に把握したい時には細字の頁も合わせて検索してみて下さい。

●事項

記号

#Me Too 運動　238

数字

1 次運動野　273, **276**, 282, 284-5, 306, 361, 400, 407-9, 412, 442, 444, 463, 467, **472-5**, 502

1 次感覚野　379

1 次視覚野（V1）　177, 377-9, 396-7, 399, 447

9 ヶ月革命　548

A

ACE →幼児期の逆境体験

ACTH　214, 256, 325, 331, 450

B

Bötzinger Complex　95-8

BPD　268, 275, 290

C

CRF（CRH）　141, 214, 256, 299, **309**, **323**, 325, 327, 420, 450

CRF 不安回路　323, 327, 420

C 触覚線維　125, 142, 155, 351, 480

E

EMDR　11, 497

F

F5 野　289, 295, 473-5 →腹側運動前野

FoxP2 遺伝子　169-70

H

HPA 軸（系）　**29**, 44, 141, 188-9, 209, **214**, 253-6, 288, 299, **309**, 313, 323-5, 331, **356-60**, **363-5**, **419-20**, 450, 513 →視床下部 - 脳下垂体 - 副腎皮質系，ストレス反応系

HSP　128

I

IPL　474 →下頭頂小葉

IT　**377-9**, 383, 428-9 →下側頭皮質

L

Listening Project　32, 145, 156, **165**, 194, 291

Listening Project Protocol（LPP）165-6

M

MESAS　166

N

NCC　141, **281**, 371, **384**, 393, 428 →意識と相関するニューロン

neural love code　336

P

PAG →中脳水道周囲灰白質

PF 野／PFG 野　289, 295, 474-5

Pre Bötzinger Complex　95

PTSD　**7-8**, 15, 19, **24-5**, **28-30**, 33-4, 61, 161, **186**, **196**, 205, 219, 221, 268, 275, **290-1**, **299**, **303**, 323, 334, 420, 425, 449, **454-6**, **497**, 555, 558

R

RR 間隔　46, 48, 57

RSA　**47-51**, 54, **56-61**, 88, 93, 98, 135, 190, **194**, 218, 224, 290, 342, 345, 471, 497-8, **511**, 534 →呼吸性洞性不整脈

S

Safe and Sound Protocol（SSP）　32, 165

SE™療法　11, 551-2

SSRI 誘発性恐怖過少症　275, 291

S－O－R パラダイム　42, 51, 267

S－R パラダイム　40, 53

T

TPJ　272, 295-6 →側頭・頭頂接合部

V

V1 → 1 次視覚野

あ

愛　162, 205, 213, 221, 227, 287, 297, **307-13**, 315, 317, 321, 328, 331, 333-5, 346-8, 355, 362, 461, 486, 488, 524, 528

アイ・コンタクト　135, 190, 215, **248-51**, 527

愛着　254, **318-9**, 331, 336 →ア
　タッチメント
握手　125, 398
あくびの伝染　510
顎の形成（獲得）　**117**, 119,
　123, 126, **148**, 151
欺き　520, 537
アセチルコリン　**82**, 92, 164,
　206, 214, 364, **394**, 414, 420
あそび　129, 162, 167, 200, 213-
　4, 252, 257, 287, **343-52**,
　355, 358, 362, 443, 486, 497,
　511
遊び面　350
アタッチメント　297, **318-20**,
　335, 337, 526, 540 →愛着
圧受容器・化学受容器（反射）
　47, 60, 96, 137, 166
集まる（結合する）原理　**234-
　5**, 430, 436-7, 460-1
アドレナリン　**82**, 139, **213-4**,
　419-21, 451
アトロピン　46-7, 58, 218, 220,
　223, 239
アハー体験　484, 492, 507
アブミ骨筋　128, 135, 168
アレキシサイミア　292
アレルギー　269, 293
アロスタシス（反応）　218,
　222, **269**
アロスタティック負荷　222,
　269, 304
安全／安心（感）　13, 27, 39,
　182, **195-6**, 204, 206, 216,
　219, 221, 236-7, 246, 254,
　263-77, 281, 284, 288, 290-1,
　293, 296-7, 307-8, 311-2,
　317-9, 324, 332, 334, 336,
　344-8, 408-10, 414, 427, 440,
　459, 466, 469, 474, **486-8**,
　490, 492, 497, 508-9, 530,
　533, 538
安全（安心）空間　20, 121, 129,
　167, 180, **216**, 237, 247, **487-**

8, **533**
安全と危険（リスク）のブレン
　ド　182, 509
アントサリーの誤信念課題
　533, 548
アンドロゲン　251, 313, **325**,
　328, 357

い

威嚇　141, 160, **213**, 219, 227,
　248-9, 296, 298, 327, 338,
　348, 461, 545
意識
　原——　370-5, 391
　全き——　**370-1**, **374-5**, 385,
　388-93
　明示的な（全き）——　375,
　380
　黙示的な——　375
意識下固着観念　260
意識と相関するニューロン（集
　合）（NCC）　141, 281, 371,
　384, 428
いじめ　36, 63, 206, 298, 533
一般内臓性遠心性（神経）線維
　（GVE）神経　71, **79-80**,
　85-7, 104, 110-2, 320
一般内臓性求心性神経（GVA）
　80, 137
一夫一妻（単婚）制　228-9,
　338-9, 341
意図（の検出，読み取り，認知，
　への反応，察知）　248,
　264, **266**, **271**, 277, 289, **293-
　6**, 344, **474-5**, 499, 527
いま・ここ　**371**, **374-5**, 392,
　403-4, 406, 479, 488, **490-2**,
　509
インセスト・タブー　233
咽頭　73, 76, 78, 85, 97, 99, **116**,
　118, 120, 134, 146-7, 153,
　159-60, 167, 334
咽頭胚期　38, 147

う

ウィリアムズ症候群　268, **270**,
　275, 291-2, 447
ヴードゥー死　35, 51, 62-3, 186
ヴェーガル・ブレーキ　59,
　110, **191**, **194**, 195, **197**, 201,
　216, 218, 320, 341, 356, 365,
　498, 527-8
ウェルニッケ野　499
うつ（うつ状態，うつ病，抑う
　つ）　7, 8, 13, 161, 208, 246,
　268, 275, **290**, **303**, 323, 450,
　458
　季節性——　246
ウルバッハ・ヴィーテ病　275,
　291, 438
運動前野　112, 295, **305-6**, 384,
　389, 407, 442, 444, 465, 467,
　473-6, 499, 502, 530

え

エグゼクティブ・ネットワーク
　482-6, 488-91
エストロゲン　251, 313, **325**,
　327, 332, 357
エスノセントリズム　329
鰓呼吸　94, 100-1, **115-6**, 146,
　160, 188
嚥下　95, 98-9, 113, 122, **134**,
　146, 217, 223, 413, 468
延髄　5, 8, 60, **66-8**, 72, 76, 81,
　85, 93, **94-8**, 101-4, 109, **116**,
　120, 133, 143, **151**, 157, 163,
　206-7, 273, 298, 301, 316,
　324, 372, 393, **402**, 413, 421-
　2, 480-1

お

横隔神経　120, 206, 334
横隔膜　77, 94, 97, 100, **119-20**,
　152, 206, 334
横隔膜より上位／下位（上／下）
　73, **85**, 90, 104, 152, 186,
　316, 364

嘔吐　95, **98-101**, 112, 141, 164, 211, 221, **316-7**, 323, **334**

嘔吐中枢　316, 323

オキシトシン　154-5, 171, 227-8, 294, 299, **309-15**, 317, 320-1, **324-6**, **328-30**, 335-43, 356-8, 363, 365, 443, 513, 528-9

オキシトシン・マジック　310, 312, 314

オシレーション→揺動

オピオイド（系）254, **274**, 313, **332**, 337, 357, 502

オレオレ詐欺　155

音楽　155, 169-72

音楽療法　32

音楽的な身体　170

音声　102, 123, 126-7, **154**, 160, **167-70**, 250, 291, 350, 500

か

下意識　35

外傷性脳損傷　25, 558

外側中隔　339-40

海馬　32, 130, 154, 156, 163, 170, 240, 253-4, 291, 294, 296, 299-300, 303, 326, 378-9, 384, 393, 398, 406, **417-21**, 424-5, 443, 445, **448-51**, **455-7**, 536

海馬傍回　**294**, 296, 378-9, 384, **401**, 417, 448-9, 510

カイフォーシス　310

解剖学的方向　68, 69

解離　7-8, 20, 26, 29, 33, **34-6**, 63, **186-7**, **197-200**, **210-1**, 222, 246, **260-1**, 274, 308, 350, 455-6, 486, 500, 505-7, 517

解離性障害　19, 29, 36-7

顔－心臓コネクション　193, 341

下顎骨　122, 130, 149

学習性無力感　7, **220**, 239, 303

覚醒　6, 47, 50, 107, 140, 195, 212, 215, 240, 245-7, **370-4**, 393-4, 396, 413-4, 449, 456, 508, 537, 545

過──　7, 10, 13, 215, 354, 420

──理論　179

クールな──　413-4

最適──　10, 13, 215, 354

ホットな──　413-4

拡大ポリヴェーガル理論　44, 288, 314, 353, **355-8**, 360, 365-6, 478, 513, 515-6

下喉頭神経　77, 159, 167

過呼吸　141, 207

仮死状態　243, 247, 394

過剰社交性　275

下前頭回　474, 476, 500, 518

家族（的）20-4, 168-9, 171-2, 230-4, 336, 538-9

下側頭皮質（IT）377, 428-9

カタプレキシー　240

葛藤　35, 443, 545

可動化（システム）6, 28, 36, **187-91**, **195-7**, 209, 211-2, 215, 219, 237, 263-4, 266-8, 270, 274-6, 287-8, 296-7, 302-3, 308, 343-9, 351-5, 362, 409, 426, 429-30, 440, 443, 451, 461, 497, 511

下頭頂小葉（IPL）272, 289, 295-6, 391, 445, 474, 476, 479, 493-4, **499-500**, 507, 518, 530

金縛り　499

過敏性心臓　24, 208

過敏性腸症候群　186, 292-3

夏眠　243, 247

カムフラージュ　175, 208, 236

体揺らし行動　166

ガルシア効果　316

過労死　36, 51, 63

感覚連合野　272, 281, 296, 384, 401, 428-9, 433, 435, 439-40,

465, 474

眼窩前頭皮質（腹内側前頭前皮質）105, 107, 122, 140, 146, 153, 156, 160, 163, **192**, 217-8, **283-6**, 294, 300, 303, 351, 387, 391, 395, 405-6, 411-4, 417, 423-5, **428-9**, 431-2, 434-5, 443-4, 452-3, 455-9, **465-72**, 479-81, 497-8, 502, 504, 506, 514, 518-9, 534, 536

眼窩前頭領域　351

間主観的／共同主観的　184, 494, 548

顔面神経　70, 71, 78-9, 85, 89-90, 94, 104, **109**, **116**, 120, 126, **128-9**, 134-5, 137, 151, 155, 160, 168, 189, 276, 289, 413

顔面神経核　71-2, **112-3**, 143, 273, 276, 397, 410, 413, 469

顔面ネットワーク　431

き

記憶

情動（による）──　426-7, 448-9

陳述（的）──　426-7, 449

疑核（NA）56, 58, 60, **66-8**, **71**, **72-3**, **85-9**, **91-100**, 102-3, **109-14**, 137, **145-6**, 192, 201-2, 224, 239, 273, 276, 285, 324, 334, 366, 395, 407, 411-3, 422, 444, **467-71**, 498, 505

擬死　220, 238

儀式化　**213**, 227, 298, **348**, 461

キス　249-50, 334-5

気絶　186, 211

基体　**44-5**, 136, 180, 296, 346, 526, 535

記念日反応　51, 63

嗅覚（系）77, 103, 122-3, 130, 150, **153-4**, 157, **173-7**, 212, 248, 251, 254, 340, 358, 397,

457, 466

嗅球　122, 130-1, 154, 339-40, 435-6, 450

嗅神経　77, 89, 153

脅威　23-4, 32, 34, 153, 181, 186, 212, 256, 263, 266, 269-70, 273-4, 276, 291-3, 296, 300, 311-2, 324, 330, 346, 409, 421, 429-30, 433-4, 487

驚愕反応　208, 419, 421

共感　170, 292, **317-8**, 477, 501, **528-30**, 537, 541
　クールな――　529
　情動的――　**318**, **329**, 494, 501, **528-32**, 542
　トップダウン的――　531
　認知的――　**318**, **329**, 494, 500, 502, **528-32**, 542
　ホットな――　529
　ボトムアップ的――　531

共亢進／共活性化　8, 30, 200, 209, 220, 295, 488, 507, 511

胸腺　29, **92**, 144, 356, 358, 360, **365-6**

鏡像認知（鏡像での自己認知）　**142**, 249, 351, **501**, **510**, 537

共同体　20-1, 233, 234, 538

共同注意　548

強迫性障害（OCD）　**256**, 268-9, 275, 303, 454

恐怖　34-6, 63, 158, 162, 185-7, 208-11, 221, 227, 242, 254, 272, 277, **296-302**, 308, 312, 326-7, 331, 335, 346, 411, **416-7**, 423-7, 431, 433-8, 446, 448-9, 451, 454-6, 459-61, 476-7, 511, 528, 536

恐怖症　208, 268, 275, 303, 454-6

恐怖条件づけ　139, 187, 209, **212**, 239, 298, 303, 316, **414-21**, 424-5, 433-5, 448-9, 453-6, 459, 467, 476

恐怖なき不動化　36, **308**, 320,

322, 328, 330, 343, 345-7, 355, 461

恐怖による不動化　213, 287, **308**, **310**, 328, 334, 343, 345, 356→不動化された恐怖

共鳴（自他の）　267, 289, 292, 541

共鳴集団　171, 538

橋網様体核尾部　419, 421

虚脱　30, 36, **185**, 209, 310, 308, 317, 511→シャットダウン

起立性低血圧　54

キレる　36

近接性　322

く

空想傾向　505

くすぐったい　306, 350, 499

クリューバー・ビューシー症候群　275-6, 291, 297, 438, 457

グルーミング（毛づくろい）　115, 171, 215, **252-8**, 298, 445, 450, 524-5, 538, 545

け

警戒性徐脈　238

血管運動中枢　93, 137, 139

毛づくろい→グルーミング

毛づくろいの会話　257

楔前部　295, 406, 479, 483, 489, 493, 500, 502, 505, 510, 531

嫌悪　36, 124, 153, 209, **315-6**, 323, 332, **334-5**, 424, **434**, 437, 454, 459, 461, 511

嫌悪学習　162, 316

言語　86, 149, 160, 167-72, 250, 257, 258, 295, 300, 374, 499-500, 518, 533-4, 538, 549

原皮質　130, 133, 156, 177, 443, 450, 457, 536

こ

恒温性（化）　**121**, 124, 156,

244

交感神経（系）　**5-9**, 28-9, 47, 56-8, 62-3, 81-2, 89-90, 92-3, 104, 110, 144, 152, 179, **187-92**, **195-203**, 207-17, 220-1, 237, 240, 248, 268, 273, 284, 290, 299, 324, 341, 343-8, 350-62, 366, 412, 426, 456, 469, 482-9, 498, 508

交感神経–副腎（髄質）系　191, 420

交感神経緊張　47, 63, 221

交感神経系–副交感神経系の対抗的二元論（二元的対抗関係）　47, 52, 62, 82, 144, 179, 366
　――の二重化　197

後顔面神経核　73, 95, 99, 102

後疑核　95, 97, 102

向社会性（的）　6, 115, **181**, **196**, **204**, **234-6**, 251, 263, 265, 274, 276, 287, **297-8**, 307-10, 318, 321, 344-8, 352, 361, 415, 430-40, 445, **460-1**, 465, 502, 510-1, 533, 534-6, 542

甲状腺　144, **148**, 253, 358, 365

後帯状回（皮質）　295, **406**, **444-5**, 479, 483, 489, 493, 500, 502, 510, 531

喉頭　**117-8**, 155, 168, 172

喉頭蓋　121

後頭頂葉（後部頭頂皮質）　376-7, 397, 482-3

高敏感者（HSP）　128

降伏　186, 213, 348

凍りつき（すくみ，freezing）（反応）　**7-8**, 14, 18, 26-8, 30, 36, 63, 71, 105, 140-1, 153, 180, **185-7**, 189, 195-6, 199-200, **207-13**, 238-9, 248, 255, 264, 266, **274**, 292, 297-8, 302, 307-8, 310, 321, 331, 351, 366, 409, 416-7, 419,

索引　615

421, 426, 443, **451-3**, 511

呼吸孔（噴水孔）117, 119, 146-8

呼吸性洞性不整脈（RSA）47-51, 58, 71, 88, **194**, 218, 224→RSA

呼吸中枢　93, **94-102**, 167, 206, 372

呼吸（の）リズム　55, 59, 87, 93-5, 98

心の理論　295, 433, 475, **492-4**, 499, 500, 510, 515, 533-4, 540, 547-50

孤束核（NTS）**71**, **94-108**, 112, 120, 137-42, 145, 163-4, 192, 217, 239, 277, 283-4, 286, 309-10, 316, 323-4, 334, 363-4, **372**, 387, **389**, 394, 411-2, 419, 422, 444, 451, 466-8, 476, 480-1, 498, 504, 514

コタール症候群　210

個体識別（個体認知）129, 153, 155, 176, 206, **227**, 337-8, **437**, **460-1**, 545, **550**

個体的な結合（社会）**227**, 337

骨盤神経　77-9, 89-90, 187, 301-2

コネクター　**412**, **441**, 463, 467, 477, 482, **495-6**, 498, **514**, 532

古皮質　131, 154, 156, 177, 435, 443, 450, 457, 460, 536

鼓膜　119, 127-8, 203

鼓膜張筋　128, 134-5, 168

コミュニケーション　**71**, **87**, 124-5, 130, 135-6, 154-5, 167, 169-71, 176-7, 189, 215, 250, 252, 256, 258, 318, 351

コミュニティ　172, **233-4**, 341

子守唄　165, 171

固有感覚　**107**, 265, 290, 372

コルチゾール　**214**, 256, 325, 356, 360, 365-6, 420, 445,

450-1

コンダクター　**190**, **192**, 285, 299, 388-9, 392, 398, 407, 412, 441, **463**, 465, 469, 475, 479, 481-2, 490, **496-7**, 514, **532**

さ

鰓弓　78, 109, 181, 189

鰓弓（性、系）神経　78, 81, **109-13**, 116, 118, 133-6, 143, 151, 153, 161, 189, 202

鰓弓由来器官　81, 112, 118, 133

鰓孔（鰓裂）94, **116-7**, 119, 144, **146-7**

最後野　99, 103, 140-1, **309-10**, 316, **322-3**, 334

サイトカイン　164, **359**, 363-4, 366, 489

再編繰り入れ（co-opting）136, 287-8, 309, 321, 347

サッカード　174, 397

産業社会　19, 21

三叉神経　70, 71, 78, 94, 99, **109**, 116, 118, 120, 126, **128-9**, 134, 150-1, 153, 155, 160, 163, 168, 189, 206, 276, 289, 335, **393**, 413

三叉神経（運動）核　71, 109, **112-3**, 120, 126, 143, 273, 276, 413, 469

三者関係の認識　537, 544, 548-9

酸素代謝要求（酸素要求）121, 124, **180-1**, 185, 188, 194, 204, 215, 244, 269, 312, 354, 521, 534

三位一体　9, 14, 30-1, 203, 222, 284

し

シェル・ショック　24, 51, 208

視覚　77, 122, **124-7**, 150-4, 157,

160, **173-8**, 215, **248-51**, 272, 281, 295, 300, 306, 334, 396-8, 401, 432, 448, 453, 457, 466, 475, 500, 505

視覚野（皮質）157, 174, **177**, 300, **377-8**, **383**, 399-400, 402, 431, 459, 474

　外線条——　300, 377, 397, 398, 474

刺戟（S）−有機体（O）−反応（R）モデル　42, 51, 267

思考

　拡散的——　483, 485, 505

　収束的——　483, 485, 505

自己意識　**143**, 391-2, 402, **406**, 480, 504, 547

　情動的——　504

　認知的——　504

自己感　**108**, **140-3**, 351, 392, 402, **406**, 480

自己調整　50, 166, 290

自己免疫疾患　27, 91, 164, 269, 364, 366

視索上核　139, 299, 309-10, 323-4

視床　105, 107, 112, 137, 139-42, 163, 293, 299-301, 304, 340, **372-4**, **384**, 389, 395-7, **416-9**, 422, 440, 442, 448, 466, 480, 498, 505, 510

　——VMb核　108, 139

　——VMPo核　107, **142**

　——背内側核　340, **384**

視床下部　103, 105, 123, 137, 139-41, 163, **190**, 214, 293, **299**, 301-3, **309**, 313, 315-7, 321, 324, 327, 339, 363, 406, 417, 419-21, 429, 441, 460, 466-7, 498, 504, 535

視床下部−脳下垂体−副腎皮質系（HPA軸）（ストレス反応系）29, 35, 44, 141, 188-9, 209, **213-4**, 253-6, 288, 299, 309, 313, 323-5, 331,

356-60, 363-5, 420, 450, 513
視床下部−副腎髄質系 213
耳小骨連鎖 **126-8**, 131, 149
視 床 枕 300, 374, 377, **395-6**, 397, 447, 448, 470
視床扁桃体路 **417-9**, 439, 447
視線追従 548
自然治癒力 104
持続性植物状態 373, 399-400→反応のない覚醒状態
持続性（的）不動状態 7, 11, 210-1, 220-1, **238-40**, 248, 303, 420
持続的注意（反応） 46, **56**, 87, 192, 386, **395**, **470**
失 神 7, **137-9**, 180, **186-7**, 211, 317
室 傍 核 139, 141, 299, **309-10**, 313, 315, 321, **323-5**, 327, 363, 419-20, 441, 450
視点取得 500-1, 510, 520, 547
シナジー的（シナジェスティック） 110-1, 189-93, 320-1, 485-6
自閉症（スペクトラム障害） 8, 15, 39, 145, 156, 161, **165-6**, 268, 270, 275, **291-4**, 304, 326, 330, 447, 500, 503, 533
嗜癖行動 **27**, 36, **211**, 363, 426, 487
シャイ・ドレーガー症候群 54
社 会 （的） 183, 313, 389, 520, 527
「社会」／〈社会〉→二者関係 ／三者関係
社会恐怖 313
社会失認 311, 330, **438-9**
社 会 神 経 系 9, **194**, 218, 278, 287, 321, 347, 354-5, 360, 385, 477, 495, **515-7**, 525-6, 528, 531-2
社会的関与（関わり） **6-8**, 13-4, 32, 85, 115, 166, 180, **189-200**, 213-20, 237, 247-8, 265-

78, 282-8, 290-2, 296-7, 307-9, 311, 313, **318-21**, 330, 335, 343-9, 351-2, 354, 356, **361-2**, 365, 385, 407-9, 412-5, 419, 430, 434, 437, 440, 458, **461**, 463-9, 487, 490, 494, 497-8, 503-4, 509, 511, 528, 534, 536
社会的性行動（ボノボの） 250
社会的脱抑制 276, 424, **438-9**
社会的（な）絆 182, 308, **317-22**, 335-6, 343, 347
社会的（な） 神経ペプチド 154, **311**, 313, 328, 338, 343, 356
社会的な脳 385, 539
社会脳 43, 140, 142, 177, 226, 293, 295, 351, 361-2, 385, 434-5, 439-40, 446-7, 464, 477, **493-5**, 497, 500, 511, **515-8**, **525-6**, 528, 531-2, **550**
社会脳仮説 521, 523
社会の複雑化 124, 177, 215, 460→複雑な社会
社会不安障害 256, 269, 456
しゃっくり（吃逆） 98-101, 223
シャットダウン（虚脱） 30, 73, 90, **152**, 185-6, **209-10**, 213, 247, 266, 291, 307-8, 310, 313, 317, 334, 360, 363, 511
自 由 21, 118, 121, **182**, 287, **345**, 352, 355, **485-6**, **527**, 542
──な可動化 345, 352, 355
集団（Gruppe） 227
柔軟性 87, 304, 352, 371, 381-2, 454, 467, 505
終脳 130, 133
手掌発汗 461
主体（性） 306, **389-92**, 548
受動的（な）コーピング（対処, 防衛行動） 8, 28, **196-7**,

212, 220, **268**, **303**, 346, 443, 469
循環中枢 94, 137
純粋自律神経不全症 54
ジョーク 351, 435
ジョイントネス 336, 530
上 丘 174, 300, 377, 389, **396-7**, **447-8**, 470
消 去 316, 417, 424, 425, 467, 476
条件づけ味覚嫌悪 316→味覚嫌悪
上行性脳幹網様体賦活系 **107**, 140, 372, **394**, 413-4
上喉頭神経 76, 159, 167
上 側 頭 溝 （STS） 142, **271-2**, 275-6, 281-5, 289, **293-6**, 304, 344, 351, 361, **378-9**, 383-5, 390, 403, 407-9, 414, 423, 428-32, 439-41, 453, 463-7, 474-7, 480, 493-4, 497-500, 503, 510, 514, 516-7, 530, 536
上側頭皮質 160, **272**, 428, 474, **500**
象徴（シンボル） 190, 215-6, 405
情 動 31, 36, 44, 47, 66, 87, **123**, **135-6**, 141, 156, 159-62, 167, 179-81, 189-90, 192, 194, 203, 210, 212, 224, 240, 260, 293, 296, 300, 352, 372, 390, 399, 405-6, 408, 410-2, 424, 427, 433, 438, 443-8, 456-60, 467, 477, 481, 485, 499, 501, 507-8, 516, 519, **529-32**, 536, 541
上頭頂小葉 507
情動的顔面麻痺 159, 410
情動のポリヴェーガル理論 17, 179
小 脳 143, **152**, 163, 270, 351, **399-400**, 499
上 陸 革 命 101, **117**, 120, 124,

126, 133, 136, 146, 157, 162,
167, 187, 298, 358, 366, 436,
459, 527-8
触覚　**124-6**, 130, 169, 215, 252,
254, 257, 351, 358
　原始的な―― 351
　識別性―― 124, 142, 351
ショック　7, 62, 137, 220, 254,
260
ショック・コントロール不可能
性（逃避不可能なショッ
ク）220
鋤鼻器（ヤコブソン器官）
122, 150, 175, 436
鋤鼻系　**122**, 154
徐脈　16, **51**, 56, 71, 152, 185,
207, 211, 224, 240, 264, 301,
409
自律神経系　6-8, 14, 30-1, **41-4**,
55, 58, 65-6, 70, **82-4**, 133,
144, **179-81**, **189-94**, 199,
201-2, 203, 224, 285, 292,
299, 302, 305, 315, 318, 321,
346-7, 353-7, 363, 382, 394,
407-8, 412, 433, **439-41**, 448,
463, 465, 477, 481-2, 485-6,
496-7, 498, 513, 525-6, 532
自律神経失調症　8
自律神経のバランス　84, 189,
362
進化と解体の原理　**198-9**, 222,
383
進化に基づく誤警報　208, 269
進化論的フライング　177, 216-
7, 250, 289, 527
新奇性（斬新）55, 172, 330,
348, 351, 424, 454, **459**, **485**,
491
神経炎症性反射　164, 364
神経可塑性　105
神経・内分泌・免疫相関（ネッ
トワーク）357, 359, 363
心身症　27, 292
（心臓）血管運動中枢　93,

137, 139
心臓（の迷走）神経枝→迷走神
経心臓枝
身体化された認知　280, 498
身体化認知理論　498, 532
身体志向のサイコセラピー　8,
33, 517
死んだふり　7, 30, 62, **185-6**,
210, 237-43, 266, 308, 310
心肺共通の振動発生器　98
心拍変動（心搏変動）15, **46-8**,
52, 54, 56-8, 61, 93, 333, 503
新皮質→大脳新皮質
親密性　183, 235, **317**, **321**, 336,
346
心理学的自動症　260, 262

す

錐体外路（系）442-4
錐体路　159, 202, 273, 410-1,
441, 444, 467
錐体路的な笑い　159, 410, 443,
467
髄板内核　139, 301, **372**, 389,
396
すくみ→凍りつき
ストレス　**7**, 17-9, **28-30**, 34, 47,
51, **61-2**, 153, 162, 186-9,
196-7, **203**, 205-6, 209, 211,
213-4, 218, 220, 227, 253-7,
268-9, 292, 313, 323, 325,
331, 364-6, 420-1, 425-7, 489
――の中枢　309, 313
――反応　47, 50, 154, 162,
196, 209, **213-4**, 255, 269,
443, 449-50, 452, 454, 525
ストレスの3段階論　29, 209
ストレスの時代　12, **17-20**, 33,
197
ストレス反応系（HPA軸）
44, 288, 299, **356-8**, 360,
363, 513→HPA軸
ストレスホルモン　214, 357,
419, 424-7

スリル　169, 182, 343, 459, 497,
542

せ

精神神経免疫学　358, 363
精神生理学　3, 5, **39-43**, 45-6,
52-3, 57, 66, 194, 219, 281,
353
精神生理学会　4, **52-3**, **65**, 289
声帯　60, 86, 100, 118, 155, **159**,
167-70, 172
正中線構造　140, **389-92**, 496
性的覚醒　200, 343, 508
性的二型　168, 230, 338, 523
性的二型核　327
青斑核　105, 163, 207, 301, **323**,
327, 420, 422, 451, 466, 480
生物学的（な）価値評価　424,
428-9, **432-3**, 438, 443
セイリアンス・ネットワーク
483-8, 494-5
生理心理学　**40-2**, 46, 52
セーフティ・マジック　**196**,
312, 414, 490
脊髄路　107, 140
舌咽神経　70, 71, 76, 78, 79, 85,
89-90, 94, 104, **109**, 116,
118, 129, 134, 137, 153, 189,
276, 365
舌下神経　78, 81, 94, 120, 160
摂食障害　221, 261-2, 292
セパレーション・コール（アイ
ソレーション・コール）
129, **154**, 167, 254, 339
セロトニン（系）**113**, 207,
217, 221, **239-40**, 253, 255,
275, 291, 301, 303, 313, 323,
325, 333, 357-8, **394**, 412-4,
420, 422, 424, **445**, **452-3**,
457-8, 469, 509, 534
線維筋痛症　186, 292, 293
センサリー・モーター・サイコ
セラピー　10
線条体　300, 337, 351, 400, 425,

430, 434, 442, 449, 451, 461,
467
線条皮質　377, 402
潜水反射　185, 206-7, 243
戦争　24-5, 33, 204, 208, 234,
532
戦争神経症　24, 33, 208
前側頭皮質　517
前帯状回（皮質）（ACC）　58,
105, 107, 142, 153, **159-60**,
167, 218, 240, 254, 292-3,
299, **303**, 351, 387, 391, 394,
402, 404, 406, **410-2**, 417,
423-5, 428, 434, 441, **443-5**,
453, **455-8**, 461, 463, 466-7,
470, **476-7**, 479-80, **482-4**,
488, 493-502, 514, 530, 532,
545
―― 膝下部　**303**, 411, **443**,
456, 458, 489
前庭神経核　139, 141-2
前頭極　510
前頭前皮質（前頭葉，PFC）
105, 133, 156, 192, 204, 216-
7, 222, 224, 270, 273, **283-6**,
296, 302, 322, 339, **383-92**,
395, 397-8, 401-5, 407-8,
412, 420, **421-9**, 441, 443,
463-8, 475, 479, 482, 485-6,
490, 497, 504, 506, 510, 514-
5, 518-20, 526, 532, 534-5,
544, 550
前頭頭頂制御ネットワーク
507
前頭葉症候群　519
前トラウマ的（な）心性　21-2,
25-6, **34**
前脳基底部（核）　140-1, 326,
372, 389, 394, 396, 449, 506
全般性不安障害　256, 269, 455

そ

相互調整　202, 267, 290
早産児　39, 47, 50, 60, 224

創造性　352, 459, **480-92**, 505,
507-8, 514, 534
相同　32, 119, 153, 460
創発（特性）　44, 45, 136, 181,
236, 277, 320-1, 381, 508,
527-8, 534
双方向性（的）　**41-3**, 45, 53, 55,
77, **112-3**, 139-44, 160, 193,
283, 285, 288, 353, 356-7,
359-62, 365, 367, 384, 393,
396, **401**, 408, 412, 415, 422,
428-31, 439-40, 442, 445,
447, 456, 463, 466-70, 475,
486, 490, 513-4, **531-2**
双方向的な脳－身体モデル
43, 55, 144, 361-2, 532 →
脳・身体の双方向性
相貌失認　294, 305, 447
ゾーン　345, 363, 487, 508
側坐核　326, 339-40, **426**, 435,
444, 449, 451
側線　119, **150-2**, 155, 459
側頭葉内側部（MTL）　**378-9**,
383-4, 389-90, 393, 398, 429,
445, **448**
側頭極　224, 294, 296, 300, 428,
434, 517, 531
側頭・頭頂接合部（TPJ）　272,
295-6, 475-6, 493, 499, **500**,
502, 531
咀嚼　95, 113, **121-3**, 126, 134,
148, 173, 189, 217, 413, 468
咀嚼筋　122, 134, 136
ソマティック・エクスペリエン
シングⓇ　11, 551
ソマティック・マーカー（説）
458, **471-2**, **481**, 498, 514,
517, 532, 534
ゾンビ・システム　304, 399-
400

た

第2の脳（腸脳）　77
帯状回（皮質）　102, 131, 140,

163, 167, 169, 240, 351, 373-
4, 389, 397, 406, 421, 456,
518→前帯状回，後帯状回
―― 運動野　394, 441, **444**,
467
体性感覚　107-8, 126, 142, 306,
358, 396-7, 401, 448, 457,
466, 471, 480, 500
体性感覚皮質（野）　105, 139-
40, 142, 163, 481, 499
1次――　153, 372, 389, 474
2次――　372, 389, 499, 501
耐性領域　10
大脳基底核　32, 222, 302, 305,
326, **399-400**, 402, 430, 442-
4, 451, 460, 497, 536
大脳（新）皮質（新皮質）　30,
43, 55, 91, 105, 112, 122,
130-3, 139, 141, 145, 175,
177, 185, 192, 204, 215-6,
224, 270-3, **276-7**, **283-5**,
288, 302, 305-6, 309, 317,
340, 349, 351, 355, 361, 373,
385, 388-9, 393-6, 398-401,
407-8, 412-3, 417, 420-1,
423, 428, 430, 435, 439-42,
450-1, 454, 456-7, 463, 468-
9, 472, 477-9, 481, 490, 496,
499, **515-26**, 532, 535-7, 543-
4, 546, 550
大脳辺縁系　31, **131**, 143, 153,
160, 402, 443, 447, 476
体毛　124-5, 129, 131, 156
多感覚統合　108, 272, 401, 500
ダ・コスタ症候群　208
他者の他者　183, **216**, 494, 523,
546-7
多重迷走神経　88, 240, 465-6,
495
多重迷走神経理論　5, 65, 193,
358, 466, 472
闘うか逃げるか（反応）　**6-8**,
18, 26, **28**, 35-6, 137, 152,
180, **188**, **195-6**, 199, 203,

索引 619

211, 264, 266, **273**, 291, 303,
331, 345-6, 426, 436, 443,
452, 460
タッチ 322, 499
手綱核 239, 452
脱糞 **187**, 208-9, 211-2, 220,
274, **302**
ダブルバインド 350
探求反射（反応） 55-6
探索 153, 212, 330, 343, **348**
単純接触効果 206
単独性社会 208, 225-7, **230-6**,
460, 461
ダンバー数 538

ち
窒息警報システム 207, 455
──の誤作動 256, 269
注意 46, **56**, **87**, 192, 282, 373,
385-8, 390, 393-7, 403, 405,
414, 420, 431, 450, 454, 457,
470, 481-4, 488, 490-1, 507-
9, 511, 519
注意の2成分説 **56**, 395, 470
中間皮質 131, 443
中耳 70, **119**, 126, 128, 130,
135, 149-50, 152, 158, 168,
365
中耳音響吸収システム
（MESAS） 166
中枢自律神経経路 105
中枢性パターン発生器 **95**, 98,
255
中動態 196, 268, 345, 511
中脳水道周囲灰白質（中脳中心
灰白質，PAG） 102, 105,
139, 141, 145, 160, 167, 187,
255, **272-4**, 293, 299, **301-3**,
310, 327, 411-2, 415, 417,
419-21, 443-4, 452, 458, **465-
9**, 480, 498, 502
聴－側線系 151, 157
聴覚 39, 77, 126, 129, **130**, 149-
53, 156, 160, 165-6, 176,

224, 254, 272, 288, 291, 295,
306, 396-7, 401, 448, 453,
457, 466, 475, 500
聴覚過敏 128, 135, 161, 165-6,
291
聴覚連合野 160, 167
腸（管）神経系 53, 77, 144
超個体 364-5
腸内細菌 104, 364
腸内細菌－脳－腸軸 364, 372
腸脳 77, 365
直立（二足）歩行 150, 168-70,
233

つ
痛覚脱失 274, 419
痛覚（疼痛）抑制系 293, 301,
502
下行性── 502

て
定位反射（反応） 46, **55-6**, 71,
87, 386, 395-6, 450, 457, 470
デフォルト・モード **479-80**,
482, 493, 505-6, 518
デフォルト・モード・ネットワ
ーク 140, 458, **479-95**, 497,
505, 507, 511, 514
デュシェンヌ／非デュシェンヌ
型微笑 158-9, 409-10
てんかん 163-4, 222, 297, 304,
370, 373-4, 400, 534

と
動眼神経 70, 78-9, 89-90, 134,
161, 223
統合された社会的関与システム
155, 168, **192-3**
統合失調症 52, 268, 275, 304,
350, 394, 456, 458, 499, 538
同時多重並列的（同時並列的，
多重並列的）プロセス
283, 285, 301, 305, 362, 381,
398, 400-1, 408, **410-2**, 415-

9, 427, 429, 442, 446, 448,
463, **466-7**, 475, 494, 496,
513-4
島皮質 105, **107-8**, **139-43**, 146,
153, 217, **265**, 271-3, 277,
283-4, 286, 292-4, 299, 302-
3, 351, 361, 372, 384-5, 389-
91, 393-4, **402-3**, 406, 412,
421, 428-9, 434, 441, 443,
452, 456, 461, 463-4, 466-7,
471-2, 476-81, 483-4, 488,
494-8, 500-4, 514, 516, 518,
530, 532, 542
動物催眠 238
洞房結節 87, **91**, 110, 112, 191,
201, 202, 245, 356
冬眠（状態） 215, 220, 237,
243-7, 507
生理的── 246-7
──能力 245-7
洞毛 125-6
ドーパミン 256, 313, 332, 335,
340, 357-8, 394, 414, 420,
427, 454, 507, 509
特殊内臓性遠心性神経線維
（SVE） 71, 78-9, 85-6, 109-
12, 133-4, 146, 320
突然死 51, 62
トマティスの3つの法則 135,
160-1
トマティス・メソッド 165
友／敵の区別 **182-3**, 204-5,
263, **329**, **520**, 537, 545-6
トラウマ 7-8, 12, **15-29**, **32-7**,
39, 61, 63, 161, 186, 189,
196, 198, 205, 209, 215, 219,
238, **259-62**, 274, 290, 292,
334, 350, 366, 398, 425, 449,
455, 511, 517, 533
Ⅰ型／Ⅱ型／Ⅲ型（の）──
24-5
単回性── 24, 334, 455
──実験 398
──反応 209, 511

──理論　3, 15-6
トラウマ遊び　350
トラウマ後成長　182
トラウマ社会　23-7, 557
トラウマの時代　12, 18-9, 27, 33, 197

な

内耳　119, 127, 149-52
内集団／外集団　204, 329-30, 529-30
内受容感覚　107-8, 141, 143, 265-6, 290, 358, 387, 402, 457, 480, 495
　狭義の──　107, 358, 480
内受容感覚失認　217, 468, 519
内臓運動野　217, 468, 471, 481
内臓感覚　104-8, 139-42, 265, 284, 358, 372, 396, 457, 466, 471, 480, 507
内臓感覚野　217, 471, 481
内臓痛覚　104
内臓皮質　217, 481
内側前頭前皮質（野）（mPFC）140, 142, 146, 160, 167, 239-40, 273, 292, 295, 299, 302-3, 351, 391, 404, 406, 414, 417, 423-9, 443, 452-3, 455-8, 465-8, 475-6, 479-80, 483, 489, 493, 497-9, 502, 506, 514, 518, 531
内側頭頂皮質　140, 372, 389
内分泌系　44, 144, 288, 355-60, 363-5, 439, 513

に

二元論の罠　43, 279, 362, 382, 479, 515-6, 529, 532
二者関係／三者関係（dyad／triad, 二者関係の「社会」／三者関係の〈社会〉）27, 155, 169, 172, 182-4, 204-5, 216, 219, 236, 255, 320, 330, 389, 437, 499, 511,

520, 523-8, 532-3, 538, 543-8, 550
二者関係／三者関係的な共感　318, 329, 494, 501, 528
乳酸　207, 455
乳幼児突然死症候群　51
ニューラル・エクササイズ　498
ニューラル・プラットフォーム　42, 44-5, 180, 267, 319, 535
ニューラル・ベイスド・システム　352
ニューロセプション　42, 263-87, 288-92, 329, 336, 344, 354, 361-2, 367, 369, 374, 379, 382-3, 385, 389-90, 403, 408, 410, 412, 419, 430-1, 434, 439-41, 447, 463-6, 471-2, 474-8, 494, 497, 513-6, 534, 542
　誤った──　268, 270, 274, 291, 427, 439
　拡大──　367, 463, 478, 496, 513-4
　妥当でない──　268-70, 274, 439
ニューロン新生　154, 450
認識論的信頼　542
認知神経科学　43, 317, 516, 528
認知心理学　43
認知的脱抑制　487

ね

ネガティビティ・バイアス　269, 434

の

脳－顔－心臓回路　193
脳室周囲器官　322-3
脳神経　5, 75-81, 85, 109, 133-4, 145
脳－身体の神経系　43, 279
脳－身体の双方向（性）モデル

283, 356, 367, 412, 440-1, 463, 467, 497 →双方向的な脳－身体モデル
脳腸相関　364
能動的（な）コーピング（対処, 防衛行動）　8, 28, 196-7, 212, 220, 268, 303, 346, 443, 451, 469
脳のホメオスタシス　107
覗き込み行動　249-50
ノルアドレナリン　82, 139-40, 207, 213-4, 221, 313, 323, 357, 366, 394, 413-4, 420-1, 451
ノンレム睡眠　50, 370, 380, 400, 482

は

バーリントン核　301-2
肺胃神経　53
バイオダイナミクス　9, 30, 218
背外側前頭前皮質（dlPFC）156, 293, 377, 387, 398-406, 423, 427, 443-5, 449, 454, 457-8, 465, 467, 470, 481-3, 489, 504-7, 514, 520, 536
媒介変数　41-4, 51, 54
肺呼吸　44, 101, 118-20
背側注意ネットワーク　507
背側迷走神経　5, 186, 195, 290, 316, 456, 480
背側迷走神経複合体（DVC）6-8, 11, 18, 27-30, 69, 71, 82-4, 90, 103, 115, 140, 142, 164, 179-80, 186, 190-201, 208-11, 215, 220-1, 239, 244-7, 273-4, 284, 299, 303, 307-21, 325, 338, 343, 345, 347, 353-8, 360-6, 417, 419, 426, 466, 469-70, 480-2, 485-9, 495, 498, 504, 507, 511, 514, 531-8, 557
排尿　187, 208-9, 212, 274, 301-

索引　621

2

肺（の）伸展受容器　96, 164
肺（の）伸展受容器反射　47, 60
ハイパーフロンタリティ　394, 458
ハイポフロンタリティ　458, 506
ハイリスク児　15-6
バソトシン　324
バソプレッシン　139, 141, 227-8, 299, **309-15**, 317, **321-32**, 336, 338-40, 356-7, 363, 513
罰系　299, 301, 339
発声　61, 95, **98-102**, 113, 118-9, 124, 126, 134, 139, 152, 155, 159-61, **167-8**, 190, 254, 291, 327, 351, 411, 413, 419, 443, 500
発達障害　8
離れる（分散する）原理　**234-5**, 430, 436-7, 460-1
パニック（障害，発作）　7, 139, 207-8, 256, 269, 303, 419, 454-5
母親ことば（赤ちゃん言葉）　171
反意識　35, 405
反回神経　77, **86**, 97, 134, 155, 159, **167**, 172
反応性愛着障害　268, 275, 291, 336
反応のない覚醒状態（持続性植物状態）　373

ひ

非意識　104, 107, 139-40, **370-5**, **387-92**, 397, 399-400, 502, 534, 541, 557
　覚醒せる──　370-2
　全き──　370-2
被殻　339, 425, 451, 454
脾曲　77
皮質延髄路　**112**, **202**, **273**, 276-

7, 282, 284-5, 361, 407-10, 412-3, 415, 441, 463, 465, 467, 514
皮質正中線構造　391, 406, 457, **479-80**, 493, 495, 518
皮質脊髄路　202, 441-2, 444
皮質による皮質下構造の制御　**277-8**, 282, 407, 412, 429, 463-4
皮質扁桃体路　**417-9**, 439
皮質網様体路　**273**, 276, 282, 284-5, 361, 407-10, 412, 463
尾状核　425, 451, 454
ヒステリー　23, 34-5, 238, 259, 502
尾側延髄腹外側野（CVLM）　106, 137-41, 310, 323
表情筋　70, **122-4**, **134-6**, 154, 158-9, 176-7, 289, 410, 511, 527

ふ

不安　20, 33, 36, 141, 207-8, 227, 256, **290**, 323, 326-7, 411, 420, 427, 453, 456, 542
不安障害　8, 29, 208, 239, 268, 275, **303-4**, 427, 449, **454**
フェイス・トゥ・フェイス　189, 344
フェロモン　123, 175-6, 251, 254, 328
フォン・エコノモ・ニューロン　351, 501
副交感神経（系）　**5-9**, 29, 41, 45, 52, 56-8, 70, **78-85**, 87-92, 104, 107, 110, **144-5**, 153, 161, 166, 187, **192-4**, 201, 206, 210-1, 214, 216, 221, 301-2, 341, 353, 366, 412, 469, 483, 498, 511
複雑（性）（と安全・安心空間, 創造性）　488, 509, 533, 542
──化する社会と三者関係

204-5, 236, 528, 532, 538, 548, **550**
──な意識（全き意識）　370-1, 375
──な環境　162, 191, 193-4
──な自己　509
──な社会（複雑化する社会, 社会の複雑化）　124, 169, 176-7, 204-5, 213, 215, 236, 298, 341, 389, 431, 437, 460, 510-1, 517, 519-20, 524-6, 528, 535-7, 543-6, 550
──な社会行動　115, 304, 526
──な社会的知性（霊長類）　543
──な神経系（神経系の複雑化）　188, 199, 277, 283, 360, 389, 408, 419, 514, **532**
──なニューロン社会と意識　**381**, **385**, 389
──な（大）脳（複雑化する脳, 脳の複雑化）　204, 216, 222, 224, 517, 519-20, 535, 543-4
複雑性PTSD　24, 33
副神経　70, 71, 73, 76, 78, 97, **109**, **116**, 118, 134, 189, 276, 289
副腎髄質　207, **213-4**, 360, 365-6, 420
腹側運動前野（F5野）　289, 295, **473-4**
腹側経路（視覚路の）　378, 398
腹側経路（脳幹網様体賦活系の）　107, 140, 372, 394
腹側線条体　300, 402, 426, 434, 451, 467
腹側淡蒼球　340, 444
腹側被蓋野　337, 420, 454
腹側迷走神経　5, 58, 155, 159, 162, 167-8, 206-7, 289-90, 316
腹側迷走神経複合体（VVC）

6-8, 27, 58, 69-71, **84**, 90, 109-16, 126, 133, 136, 146, 153, 155, 161-3, 168, **179-80**, **189-201**, 215, 218, 220-2, 240, 247, **264-7**, 273, 276-7, 282, 284, 288-92, 299, 307-9, 311, 319-21, 334, 341, 343, 347-8, 350, 353-62, 365-6, 407-13, 415, 422, 429, 441, 458, 463-71, 477, 481, 485-7, 489-90, **495**, 497-8, 500, 504, 514-5, 528, 531, 533-4

不動化（反応，状態システム）7, 11, 28, 36, 42, 63, 71, **185-7**, 189-90, **195-7**, 208-13, 215, 219-21, 237-8, 241, 244, 247, **263-8**, 270, 274-6, 287, 296-7, 302-3, 307-8, 310, 313, 317, 343-9, 353-5, 362, 409, 426, 429-30, 443, 451-2, 461, 497, 511

愛による―― 287, **308**, **310-1**, 334, 356 →不動化された愛

――された愛 **308-11**, 317, 320-1, 343 →愛による不動化

――された恐怖 308, 311, 317 →恐怖による不動化

プラシーボ 218, 470, 502

フラッシュバック 7

プレーリーハタネズミ 61, 228, **332-5**, **338-41**, 539

ブレンド **200**, 211, 213, 265, 287, **311-2**, **343-52**, 355, 358, 363, 426, 486, 487, 509, 511

フロー（体験）345, 363, **487-8**, **506-7**, 508-9, **511**

ブローカ野 474, 499

分界条床核 122, 139, 323, 325, **326-7**, 339-40, 419-20, 454, 498

文化結合症候群 35

吻側延髄腹内側部（RVM）

106, 293, 301, 502

吻側延髄腹外側野（RVLM）93, 106, 137, 139

吻側前頭前皮質 510, 536

へ

ペア型集団 228-37, 338

拡大―― 229-30, 338, 341

ペア関係（の絆）182, **320**, 523, 539

平衡感覚 141, 152, 358

ベイリー検査 217-8

ペインマトリックス 293, 501-2

ベラドンナ（現象）200, 223, 508

片頭痛 211

扁桃体 32, 103, 105, 112, 122, 142, 153, 156, 158, 163, 214, 222-3, **272-7**, 282-5, 291-4, 296-301, 303-4, 309-12, 323, 325-6, 339, 345, 351, 361, 378-9, 383-5, **390**, 395, 401-3, 405-6, **407-41**, 443-4, 447-61, 463-70, 476-7, 489, **496**, 497-8, 510-1, 505, **514**, 518, **532**, 535-6

拡張―― 310, **326-7**

――外側核 326, 339, 416, 432, 439, 448, 453, 460, 468, 535

――基底核 326, 417, 423, 430, 432, 439, 443, 451-3, 460, 535-6

――相同領域 226, 297, 435, 460

――中心核 103, 139, 141, **272-3**, 277, 285, **298-301**, 310, 323, 327, 339, 407, 409, **414-9**, 422-4, 429, 432, 434-5, 439, **451-4**, **460**, 463, 466, 476, **535-6**

――副基底核 432, 443, 451, 460

ほ

ボイド 226

防衛（的）行動（反応，システム）**6-8**, **28-30**, 44, 63, 73, 84, 101, 152, **186**, 190, **195-6**, 209, 256, **266-8**, 273-6, 287-8, **297-9**, 303, 311, 344, 347, 361, 409, 415, 419-20, 429-34, **435-40**, 443, 449, 460-1, 465, 536

適応的（な）―― 186, 268-9

傍疑核 95, 97

報酬系 300-1, 339-40, 435, 454, 459

傍小脳脚核 101-2, **105-7**, **139-42**, 145, 163, 167, 303, 393, 397, 411-2, 419, 421-2, 466-7, 480, 498, 502, 504

紡錘状回（FG）**271-2**, 275-6, 281-5, 289, **293-4**, 300, 305, 344, 361, **378-9**, 383-5, 390, **398**, 403, 407-9, 414, 423, 428-32, 439-40, 463-7, 472, 474-7, 497-9, 514, 516

縫線核 94, **113**, 217, **239**, 301, 303, 323, 330, 333, 396, 412-3, 420, 422, 424, 452-3, 458, 469, 534

捕獲性筋障害 51

母性（父性）行動 153, 167, **255**, 327, 329, 332, 339, 340, 349, 351, 434, 443

哺乳類革命 111, 120, 131, **133-6**, 153, 159, 162, 177, 321, 366, 527-8, 543

ホメオスタシス 5, 51, 94, 104, 107, **139**, 181, 190-2, 203, 313, 324

ホメオスタティック・ダンス 190, 362, 485-6

ま

マイネルト基底核 141, 302,

420
マイヤー波　57-8
マインドフルネス　414, 424, 480, **488-92**, 497, 514
マインドレスネス　491-2
マインドワンダリング　479-80, 484, **487-94**, 506
マウトナー（巨大）細胞　133, **157**, 298, 436, 459
麻痺　7, 35, 208, 211, 394, 502
マルチモーダル　272, 296
慢性疼痛症候群　292-3

み

ミエリン化（髄鞘化）　91
ミエリン鞘（髄鞘）　90, 91
味覚　104-5, 137, 139, 176, 252, 316, 466
味覚嫌悪（学習）　162, 316, 334
ミクロな超複雑性社会　365
見知らぬ他者（無縁の他者，異邦人）　155, 159, 329-30, 336-7, 344, 487, 529, 557
ミラーニューロン（系・システム）　170, 265, 267, 289, **295**, 306, **474-9**, 493-5, 499-500, 503-4, 510, 514-5, 518
　拡張――　474, 503-4
　情動の――系　477, 494, 531
　触覚の――　499
　聴覚性の――　170

む

無意識（的な）　35, 53, 86, 155, 160, 206, **264-6**, **277-82**, **286-7**, **305-6**, 354, 361, 369, 375, **377-85**, 390, **397-8**, 401, 403, 405, 409, 415, 430, 434, 478, 481, **502**, **507-8**, 513-4, 542
　適応的――　282
　認知的――　280, 282
　――の推論　281
無我　492

ムカツク　36
夢幻様状態　199, 222
無呼吸　16, 185, 206-7, 224
無心　492
無髄神経（線維）　71, **85, 87**, 124, 202, 360
群れ　152, 154, 170-1, 176, **225-7**, 244, 249, 297, 332, 337, 438, 445, **460-1**, 521-4
群れ（型の）集団　228-37

め

迷走神経　5, 15, 31, 36, 41, 46-8, 53, 56-60, 62, **65-72**, **75-81**, 85, 93, 97, 103-4, 108, 116, 118, 129, 134, 137, 141, 152-3, 163-6, 184-9, 192, 201-2, 206, 215, 218-20, 240, 265, 276, 283, 289, 324, 334, 341, 353, 360, 363-5, 394-5, 451, 470, 498, 504, 509
　機敏な――　56, **66**, **71**, 72, **85-90**, 103, 134, 189, 395, 470
　植物的な――　56, **66**, **71**, 72, **85-6**, **87-90**, 103, 184, 395, 470
　腹部――　99, 145, 363
　無髄の――　90, 184, 186, 201, 316
　有髄（の）――　**90**, 172, 191, 201, 215, 316, 341, 366
迷走神経緊張　**47-8**, 50-2, 56, 63, 93, 218, 360
迷走神経刺激（療法）　32, 105, 145, 156, **163-6**, 194, 217, 466, 468
迷走神経心臓枝　58-60, 76, 93, 217
迷走神経背側（運動）核（DMNX）　56, **66-8**, **71-3**, **85-9**, 93-5, 98-9, **103-4**, 137, 143, 146, 186, 201, 273, 301, 309-10, 316, 323-4, 334, 363-

4, 395, 411, 419, 422, 444, 468, 470, 498, 505
迷走神経切除術　90
迷走神経の皮質的再現　**163**, 217, 466
迷走神経パラドックス　51-2, 56, 65
免疫系　44, 104, 144, 269, 288, 293, **356-60**, **363-6**, 513
メンタライジング　295, 475, 480, **492-4**, 510, 515, 518, 533, 547-50
メンタライジング・ネットワーク　295, 476, **493-5**, 500, 502, 510, 514, 531

も

盲視　377, 397, 446, 448
網様核　374, **395-6**
網様体　72, 93-4, 99-100, 102-4, 137, 139, 293, 301, 310, 316, 372, 389, 393, 419, 443
モジュール　539

ゆ

有顎革命　117, 528
有髄神経（線維）　71, **86-92**, **109-11**, 124, 133, 193, 202, 224, 356, 360
有髄（神経）化　58, 72, 91, 224, 320
幽体離脱　500
ユーモア　351, 435, 501
指しゃぶり　224

よ

幼児期の逆境体験（ACE）　189, 254
揺動（オシレーション）　48, 60, 190, 482, 484-6, 508
羊膜革命　162, 527-8
ヨーガ　61, 497-8
抑圧　**26**, **34-6**, **197**, 502
予測可能性　182, 206, 216, 508-

9
予測不（可）能（性） 20, 182, 188, 206, 216, 459, 461, 508-9, 543

り
リスク社会 19-23, 36, 557
リズム運動 95, 113, 115-6, 166, 255, 413, 445
リッキング 115, 215, **252-4**, 450

れ
霊長類革命 177, 527, 528, 543
歴史 204, 535
レジリエンス 50, 182
レム睡眠 50, 162, 372-3, **394**, 398, 414, 482, 499, **505-7**

ろ
ロードーシス 213, **310**, 327-8
ロボトミー 519, 534

わ
ワーキングメモリー 384-8, 397, 398, **403-5**, 426-7, 444, 449, 454, 481, 505, 507, 536
ワーキングメモリー・ネットワーク→エグゼクティブ・ネットワーク
和解 219, **249**, 520, 537

●人名

あ
アーロン, エレイン 128
安保 徹 366
天野玉記 497

い
伊藤詩織 238
イングヴァール, デヴィッド 458

う
ウーレン, フレデリック 497
ヴァン・デア・コーク, B. 9, 12, 16, 24, 36, 61, 140, 221, 293, 391, 479, 497
ウェーバー, エデュアルト 62
ウォーラス, G. 484
ウォーレン, P. J. 459
ヴント, ウィルヘルム 48, 52, 53
ウッドワース, R. S. 42

え
遠藤利彦 336

お
オールズ, ジョン 299, 301
オールマン, J. M. 224
岡野憲一郎 222
岡本 仁 452

オグデン, パット 10-2, 16, 210, 215

か
カーター, スー 313-5, 331, 333, 336, 338, 363
カーディナー, エイブラム 24
カーペンター, ウィリアム 53, 281
ガザニガ, マイケル 385, 539
カップ, ブルース 298, 415
金井良太 511
カバット・ジン, J. 509
ガレノス 90

き
キャノン, ウォルター 6, 29, 47, 62, 179, 203
ギャラップ, ゴードン 11, 239, 510
ギルフォード, J. P. 483, 485, 505

く
久保隆司 12
クライン, D. F. 256
クラパレード, E. 398
クリスタル, ヘンリー 30, 292
クリッチュリー, H. D. 58, 265, 402, 503, 516
クレイグ, バド 142, 394, 402, 516
クレッチマー, エルンスト 238
グロスマン, デーヴ 205

け
ゲシュヴィンド, ノーマン 159

こ
コズロフスカ, K. 210, 238
コッホ, クリストフ 141, 281, 304, 371, 377, 384, 393, 395, 428

さ
ザイアンス, ロバート 206
ザック, ポール 329
佐藤 弥 500

し
シーゲル, ダニエル 10, 210, 217
椎名 葉 238
ジェームズ, ウィリアム 259, 260, 261, 371, 395
下坂幸三 261
ジャクソン, ヒューリングス 66, 198, 199, 222, 370, 382

索引　625

ジャネ，ピエール　24, 34-5, 53,
　198, 199, 222, 259-61
シャルコー，ジャン＝マルタン
　23, 53, 259-61
シャンジュー，J. P.　281
ショア，アラン　456
ジョリー，アリソン　520, 543,
　545
ジョンソン，マーク　446, 447,
　517, 534
ジンメル，ゲオルグ　235

す
スタイン，D. J.　256, 269
須藤信行　364

せ
セリエ，ハンス　29, 61, 203,
　209, 214
セリグマン，マーチン　221

そ
ソコロフ，E. N.　55, 56

た
ダーウィン，チャールズ　42,
　45, 53, 66, 151, 158, 238
ダ・コスタ　30
ダマシオ，アントニオ　140,
　141, 370, 372, 374, 375, 389,
　390, 392, 394, 396, 402, 405,
　458, 471, 481, 516, 519, 534
ダンバー，ロビン　171, 257,
　521, 538, 544

ち
チクセントミハイ，M.　487,
　506
チティ，ジョン　15, 36, 218

て
テア，レノア　24
デュシェンヌ・ド・ブローニュ
　158, 410

デュドルゥ，C. K.　329
デュルケーム，エミール　261

と
ドイジ，ノーマン　105
ドゥ・ヴァール，フランス
　256, 510, 550
トノーニ，G.　400
トマセロ，マイケル　548, 550
トマティス，アルフレッド
　155, 165, 166
トレーシー，K. J.　164, 364
ドレー，ジャン　52, 53
トレヴァーセン，C.　548

な
ナウタ，W. J. H.　217, 519

に
西澤哲　28

は
バーナー，J.　533, 548-9
ハーマン，ジュディス　24, 33,
　219
パールズ，フリッツ　33
ハーロウ，ハリー　255, 322,
　335
バウアー，R. M.　305
花丘ちぐさ　13
花澤寿　221
パブロフ，I. P.　55, 238
早野順一郎　57
パンクセップ，ジャーク　61,
　350, 352
バンドラー，R.　273, 303, 452,
　465

ひ
ピネダ，ジェイム　474, 503
ピュース，エイナ　294
ビンスワンガー，L.　261

ふ
フォーク，ディーン　171
フスター，J. M.　404
ブラザーズ，レスリー　517
プラトン　90, 222
フリス，クリス　518
フロイト，S.　23, 34-5, 183,
　259, 260, 261, 281, 502

へ
ベイトソン，グレゴリー　350
ヘッケル，エルンスト　147,
　223
ペッソア，L.　430-1, 433, 465
ヘッブ，ドナルド　280, 534
ベルナール，クロード　42, 203
ヘルムホルツ，ヘルマン・フォ
　ン　281
ペンフィールド，W.　155, 157,
　472

ほ
ボーヴォワール，シモーヌ・ド
　261
ホール，カルヴィン　211
ポールセン，S.　17, 215
ボウルビィ，ジョン　297, 319,
　337
ポワンカレ，アンリ　507

ま
マークス，アイザック　210
マードック，G. P.　229
マーラー，ピーター　11, 239
マキューアン，B. S.　61, 218,
　269, 304
マクリーン，ポール　30-1, 66,
　145, 147, 163, 165, 167, 203,
　206, 222, 436
マッガウ，J. L.　421

み
三木成夫　89, 161
明和政子　60

も

モベリ，ウグネース　333
モリス，J. S.　299

や

山末英典　330

ら

ライヒ，ウィルヘルム　33
ラヴィーン，ピーター・A
　11-2, 16, 30, 35-6, 61, 239,
　290
ラシュワース，M. F. S.　296,
　431, 510, 536

ラマチャンドラン，V. S.　210,
　304, 405, 456
ラングレー，J. N.　47, 144,
　179, 498

り

リヴァース，W. H. R.　63
リゾラッティ，G.　474, 477,
　504
リヒター，C. P.　62
リベット，ベンジャミン　305,
　381, 388
リボー，テオドール　222
リュフィエ，ジャック　213

リンデン，デイヴィッド　125

る

ルードヴィッヒ，カール　48
ルドゥー，ジョセフ　299, 397,
　404, 415, 417, 419, 427, 454,
　456

ろ

ローマー，A. S.　206
ローレンツ，コンラート　227,
　297, 461

■著者

津田　真人（つだ　まひと）

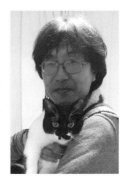

1959年東京都生まれ。「心身社会研究所 自然堂（じねんどう）治療室・相談室」主宰。90年代初めより，東京・多摩の国立（くにたち）市を中心に，地域で1人1人の〈からだ・こころ・社会〉を大切にしながら，さまざまの「障害」・疾病・悩み事・困り事に，当事者と共に取り組む。一橋大学大学院社会学研究科後期博士課程単位取得退学。東洋鍼灸専門学校卒業。精神保健福祉士。鍼灸師。あんま・マッサージ・指圧師。ゲシュタルト・セラピスト。ソマティック・エクスペリエンシング®認定プラクティショナー。首都圏の大学等で非常勤講師も務めるほか，近年はポリヴェーガル理論のセミナーも全国各地で開催中。

「ポリヴェーガル理論」を読む
からだ・こころ・社会

2019年5月24日　初版第1刷発行

著　者　津田真人
発行者　石澤雄司
発行所　㈱星和書店
　　　　〒168-0074　東京都杉並区上高井戸1-2-5
　　　　電話　03(3329)0031（営業部）／03(3329)0033（編集部）
　　　　FAX　03(5374)7186（営業部）／03(5374)7185（編集部）
　　　　http://www.seiwa-pb.co.jp
印刷・製本　中央精版印刷株式会社

ⓒ 2019 津田真人／星和書店　Printed in Japan　ISBN978-4-7911-1013-1

・本書に掲載する著作物の複製権・翻訳権・上映権・譲渡権・公衆送信権（送信可能化権を含む）は㈱星和書店が保有します。
・JCOPY〈（社）出版者著作権管理機構　委託出版物〉
　本書の無断複製は著作権法上での例外を除き禁じられています。複製される場合は，そのつど事前に（社）出版者著作権管理機構（電話 03-3513-6969，FAX 03-3513-6979，e-mail：info@jcopy.or.jp）の許諾を得てください。

トラウマセラピー・ケースブック

症例にまなぶトラウマケア技法

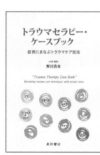

〈企画・編集〉野呂浩史

A5判　372p　定価：本体3,600円＋税

数あるトラウマ心理療法の中からエビデンスのあるもの、海外では普及しているが日本では認知度が低いものなど代表的な10の療法を、経験豊富な専門家が症例を通してわかりやすく解説。

生き残るということ：えひめ丸沈没事故とトラウマケア

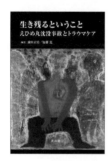

〈編著〉前田正治，加藤寛

四六判　300p　定価：本体2,500円＋税

米国原潜が日本の水産高校実習船に衝突し、9名が亡くなるという衝撃の事故から生還した生徒たちは、どんな心の傷を負い、どのように回復したのか。その軌跡をケアの視点から追う。

発行：星和書店　http://www.seiwa-pb.co.jp

身体に閉じ込められたトラウマ
ソマティック・エクスペリエンシングによる最新のトラウマ・ケア

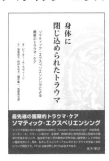

〈著〉ピーター・A・ラヴィーン
〈訳〉池島良子，西村もゆ子，
　　　福井義一，牧野有可里

A5判　464p　定価：本体3,500円＋税

からだの気づきを用いた画期的なトラウマ・ケアとして注目を集めているソマティック・エクスペリエンシングの創始者ラヴィーンによる初めての理論的解説書。読者をトラウマ治療の核心に導く。

トラウマと身体
センサリーモーター・サイコセラピー（SP）の理論と実践
―マインドフルネスにもとづくトラウマセラピー―

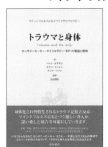

〈著〉パット・オグデン，
　　　ケクニ・ミントン，クレア・ペイン
〈監訳〉太田茂行

A5判　528p　定価：本体5,600円＋税

心身の相関を重視し、身体感覚や身体の動きにはたらきかけるマインドフルネスを活用した最新のトラウマセラピーの理論的基礎から、臨床の技法まで、事例も盛り込みながら包括的に描きだす。

発行：星和書店　http://www.seiwa-pb.co.jp

EMDR革命：
脳を刺激しトラウマを癒す
奇跡の心理療法

生きづらさや心身の苦悩からの解放

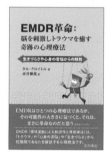

〈著〉タル・クロイトル
〈訳〉市井雅哉

四六判　224p　定価：本体1,500円＋税

EMDR（眼球運動による脱感作と再処理法）は、PTSDや心身の治療に用いられる新しい心理療法。短期間で著効をもたらし、患者のストレスも少ない。EMDRに情熱を傾ける著者がその魅力を紹介。

ブレインスポッティング入門

トラウマに素早く、効果的に働きかける、視野を活用した革新的心理療法

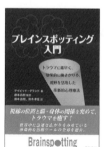

〈著〉デイビッド・グランド
〈監訳〉藤本昌樹
〈訳〉藤本昌樹，鈴木孝信

四六判　264p　定価：本体2,500円＋税

ブレインスポッティングは、クライアントの視線の位置を一点に定めることで脳に直接働きかけ、トラウマ記憶の心理的な処理を進めていく画期的な治療法である。技法の全体を学べる最適な入門書。

発行：星和書店　http://www.seiwa-pb.co.jp